GENE KEYS
遺伝子易経

あなたのDNAに秘められた天の使命を開花する

リチャード・ラッド 著
石丸賢一 訳

この言葉を読み聞きした全ての皆さんに
皆さんのハートが無条件の愛に、炸裂して開きますように！
皆さんの思考が無限の平和に輝きますように！
皆さんの肉体が、本質の光に浸されますように！

この生において、あなたの思考、あなたの言葉
あなたの振る舞いを通じて触れる全ての人が、
あなたの存在の輝きによって変容しますように！

目次

謝辞 xi

序章 xiii

本書の使い方 xv

はじめに xvii

遺伝子の鍵1番：エントロピーからシントロピーへ 01
エントロピー、鮮烈、輝き

遺伝子の鍵2番：一体性への回帰 09
漂流、方向性、一体性

遺伝子の鍵3番：子供の目で見る世界 17
混沌、革新、無垢

遺伝子の鍵4番：宇宙の万能薬 25
偏狭、理解、許し

遺伝子の鍵5番：時間の終わり 31
焦り、忍耐、時の超越

遺伝子の鍵6番：平和への旅 39
争い、交渉術、平和

遺伝子の鍵7番：徳はそれ自らが報いである 45
分断、導き、徳

遺伝子の鍵8番：自分というダイヤモンド 53
凡庸、独創的スタイル、光輝

遺伝子の鍵9番：無限小の力 59
無気力、決意、無敵

遺伝子の鍵10番：悠々とただ在る 65
我執、自然体、ただ在ること

遺伝子の鍵11番：エデンの光 73
曖昧、理想主義、光

遺伝子の鍵12番：純粋なハート 81
自惚れ、区別、純粋

遺伝子の鍵13番：愛を持って聴く 89
不協和音、識別、共感

遺伝子の鍵14番：輝かしい繁栄 95
妥協、才気、絶倫

遺伝子の鍵15番：永遠に満開の春 103
単調、磁力、開花

遺伝子の鍵16番：奇跡の天賦の才 111
無関心、万能、達人

遺伝子の鍵17番：もう一つの目 119
意見、先見性、全知

遺伝子の鍵18番：思考の癒しの力 127
ジャッジ、高潔、完璧

遺伝子の鍵19番：未来の人類 135
共依存、感受性、犠牲

遺伝子の鍵20番：聖なるOM（オーム） 143
浅はか、自己確信、存在

遺伝子の鍵21番：高貴な人生 151
コントロール、権威、勇敢

遺伝子の鍵22番：圧制下の恩寵 159
蔑ろ、人間の愛、恩寵

遺伝子の鍵23番：シンプルさの錬金術 183
複雑、シンプル、神髄

遺伝子の鍵24番：静寂 ― 究極の中毒 191
中毒、発明、静寂

遺伝子の鍵25番：聖なる傷の神話 199
束縛、受容、普遍的な愛

遺伝子の鍵26番：聖なる詐欺師 205
プライド、巧妙、不可視

遺伝子の鍵27番：神々の食べ物 213
利己主義、利他主義、無私

遺伝子の鍵28番：暗黒面を受け入れる 221
無目的、全体性、不滅

遺伝子の鍵29番：空への跳躍 229
中途半端、深い関与、献身

遺伝子の鍵30番：天界の炎 237
欲望、軽やか、狂喜

遺伝子の鍵31番：真理が響く 245
傲慢、統率力、謙虚

遺伝子の鍵32番：先祖崇拝 253
失敗、保全、畏敬の念

遺伝子の鍵33番：最後の天啓 261
忘却、正念、天啓

遺伝子の鍵34番：眠れる森の美しき野獣 269
強引、強さ、荘厳

遺伝子の鍵35番：時空トンネルと奇跡 277
渇望、冒険、無限

遺伝子の鍵36番：人間になる 285
感情の乱気流、人間性、慈悲

遺伝子の鍵37番：家族の錬金術 291
弱さ、平等、優しさ

遺伝子の鍵38番：光の戦士 299
苦闘、粘り強さ、名誉

遺伝子の鍵39番：超越に向かって高まる緊張 307
挑発、躍動感、解放

遺伝子の鍵40番：委ねる意志 315
消耗、決断、神の意志

遺伝子の鍵41番：宇宙の源からの流出　　321
空想、予想、流出

遺伝子の鍵42番：生と死を手放す　　329
期待、無執着、お祝い

遺伝子の鍵43番：現状打破の突破口　　335
聞く耳を持たない、洞察、神性の顕現

遺伝子の鍵44番：カルマ関係　　343
妨害、チームワーク、共同統治

遺伝子の鍵45番：宇宙の霊的交わり　　351
優位、シナジー（相乗効果）、霊的交わり

遺伝子の鍵46番：幸運の科学　　359
深刻、歓喜、恍惚

遺伝子の鍵47番：過去を変異させる　　365
困難、変異、変貌

遺伝子の鍵48番：不確かさの奇跡　　371
無能、機知、知恵

遺伝子の鍵49番：世の中を内側から変える　　379
反発心、革命、再誕

遺伝子の鍵50番：宇宙の秩序　　387
腐敗、均衡、調和

遺伝子の鍵51番：自発性から儀礼の通過　　395
動揺、自発性、覚醒

遺伝子の鍵52番：不動点　　403
ストレス、自制心、不動

遺伝子の鍵53番：進化を超えて　　411
未熟、拡大、あり余る豊かさ

遺伝子の鍵54番：蛇の道　　419
貪欲、志、昇天

遺伝子の鍵55番：トンボの夢　　427
被害者意識、自由、自由

遺伝子の鍵56番：神の道楽　　　　　　　　453
注意散漫、充実、陶酔

遺伝子の鍵57番：優しい風　　　　　　　　461
不安、直感、明晰さ

遺伝子の鍵58番：ストレスから至福へ　　　　469
不満、生命力、至福

遺伝子の鍵59番：ゲノムに宿る龍　　　　　　475
不誠実さ、親密さ、透明性

遺伝子の鍵60番：器のひび割れ　　　　　　483
制約、現実主義、正義

遺伝子の鍵61番：最も聖なる場所（至聖所）　491
精神異常、ひらめき、聖域

遺伝子の鍵62番：光の言語　　　　　　　　499
知性、明確、完全無欠

遺伝子の鍵63番：源へ至る　　　　　　　　507
疑い、探究、真理

遺伝子の鍵64番：内なるオーロラ　　　　　　515
混乱、想像力、光明

遺伝子易経用語集　　　　　　　　　　　　522

参考文献　　　　　　　　　　　　　　　　536

遺伝子易経意識のスペクトル　　　　　　　538

謝辞

本書の執筆は、私にとって素晴らしい冒険の旅となりました。五年前にこの本を書き始めてから、まるでずっと喜びのダンスを踊っているかのようでした。数多くの作家が、時として本自体に魂が宿っているような感覚を味わうといいますが、私が経験したこともまさにその通りでした。遺伝子易経は、私の周りに新しく豊かな景観を次々と作り出し、私自身の人生の鮮やかな色とりどりの物語を、純粋な可能性を秘めた広大な魔法の絨毯に織り込んでいきました。

多くの人々が、この私の旅を支えてくれました。

親愛なるシーラ・ブキャナンとニール・テイラーは、遺伝子易経の旅の始まりから共に歩んでくれた恩人です。いつも言葉を超えて、彼らが私のために、そしてこの仕事のために持っている終わりのない信頼、愛、知恵への恩恵を感じます。何年にも渡って私を支えてきてくれた、彼らの愛他精神によって、本書の出版が実現したといっても過言ではありません。

より近年になってから、テレサ・コリンズとマーシャル・レファーツの二人に常に支えられてきました。二人は、遺伝子易経を深く吸収し取り入れ、それによって私は勇気づけられ、本書の中に新たなレベルの統合と融合を見いだしていくことができました。テレサとマーシャルは共に、遺伝子易経に彼らの愛と時間、豊かな贈り物を無条件で提供してくれました。そして、現在もこの広がり続けるコミュニティへ惜しみない奉仕を続けてくれています。二人のスキルが合わさって、本書の出版の全工程が可能になりました。改めて、二人には何とお礼をいったら良いのか、感謝の言葉もありません。

もちろん私の人生は、多くの師によって影響を受けてきました。遺伝子易経の教えの中にも、私のこれまでの多くの師の鼓動が脈打っています。中でも、オムラーム・ミカエル・アイバノフは、常に私の内なる拠り所として、通常の次元を超越したところから導いてくれる存在です。彼による予言的な「グレート・ホワイト・ブラザーフッド」の概念と、未来の地球レベルの共同統治は、遺伝子易経の知恵の隅々に浸透しています。聖者リシも、私の名誉ある師の一人です。その純粋さと内なる光によって、私に個人的な豊かさを与え、もう何年にも渡って気づきの高みへと私を導いてくれています。

更に実践的な面において、遺伝子易経は、ヒューマン・デザイン・システムの創始者、ラ・ウル・フーにも大きな恩義があります。ラのお陰で、私は易経の本質に目を開かれました。その中の隠された暗号の読み方を教えてくれたのも、ラでした。私の資質をより高い次元へと持ち上げ、最終的に遺伝子易経へ繋がる道を開いてくれたラに、愛と感謝の気持ちを表します。

又、他にも実践的な面において、バーバラ・マッキンレーは、本書の編集と編成、更に文章にも読み易さと自然なリズムを加えてくれました。バーバラの稀有な才能と寛大さには、頭が下がります。本のレイアウトでお世話になったリンダ・レイ、表紙の美しいトンボの絵を描いてくれたジャッキー・モリスにも心より感謝します。この本と遺伝子易経がこの世界に日の目を見るために尽力してくれた、

メラニー・エクレアとトム・ペテレック（天から舞い降りた双子の流星）にも、深く感謝します。

　本書を世に出すことになるまで、私の旅は様々な紆余曲折を経ました。その道中に出会った私のヒーロー、ヒロインたちにも感謝を表します。私の旅は、彼らの人生と心にも大きく影響を受けました。他にも、ワーナー・ピッツタルの兄弟同様の愛、リンダ・ロウリーの信頼と献身、ピーター・マクスウェル・エヴァンズの全体性、マリーナ・エフライモグローの温かさと寛容さ、チェタン・パーキンの際限ない熱意、サリー・サレルの共感と友情、ショーフェン・リーの一貫した純粋な心にも、心より感謝します。上記の人々の温かい愛情と理解のお陰で、私はより高い周波数の光の伝達場へと飛び込み、その中から世にも美しい宝石と気づきの数々を導き出す力を、より一層発揮することができました。改めて、全員へ感謝の意を表します。

　次に、何年もの間に出会った私の生徒たち全員にもお礼を述べたいと思います。多くは私の信頼できる友人、味方、教え合う仲間となってくれました。この教えを中心としたコミュニティからの愛と支援、応援なくして、何一つ実現することはなかったでしょう。これから先も、共に学んでいく素晴らしい教えが待っています。統一された一つの意識として、私たちの霊的交わりをより深く探求していくことを楽しみにしています。皆さん全員に乾杯！

　最後に、私に常にひらめきと喜びを与えてくれる、私の家族、両親、最愛の子供たちに感謝の気持ちを伝えたいと思います。とりわけ、私の最愛の妻、マリアンには最大の感謝の意を表したいと思います。マリアンの強さ、輝き、純粋な精神（魂）は、新しい高次元の教えを地球にもたらすことを可能にしてくれました。世の中では、夫がその功績を称えられる時、その妻の功績が同じように称えられることはあまり多くありません。実際の言葉を紡ぎ出したのは私であったとしても、この魔法が起こる空間を与えてくれたのはマリアンです。いつも私の心の中で重要な位置を占める妻には、いくら感謝してもしきれません。彼女は、女神、母、友人、妻として、私の夢をこの世に根づかせ、私の星空をいつも支えてくれる大地です。

序章

遺伝子易経へようこそ！

本書は、あなたを人生の新たな旅立ちへ誘います。

外側の状況がどうであれ、全ての人間には内なる美しい輝きが備わっています。遺伝子易経のたった一つの目的は、その輝きを外へ向かって放つこと ─ 人間の中の眩い熱い光、無限大の才能の火花によって、他の誰とも違う光を解き放つことです。

　生物学の最新の発見の数々は、驚くべき真実を指し示しています。あなたの運命は、DNA ─ 現在のあなたを形成してきた螺旋状の暗号 ─ によって決まるわけではないという事実です。実はその逆で、あなたの全般的な態度によって、あなたがなりたい人のイメージがDNAに伝わります。これは、あなたの考え、感情、言葉、行動全てが、細胞一つ一つの中に刻印されていることを意味します。ネガティブな考えや感情は、DNAを萎縮させます。一方、ポジティブな考えや感情は、DNAを解き放ちリラックスさせます。生まれた瞬間から死ぬまで、人生の一瞬一瞬で絶え間なくこのプロセスが起きています。

あなたの進化の創造者は、あなた一人しかいません。

この真実を完全に受け入れた時、あなたの旅は始まります。ここから先を読まなくても、この真実はあなたの人生を変えることができます。それは、歴史を通じて、大いなる聖人、精神的指導者たちが私たちに伝えようとしていること ─ 一人一人の内側に大きな可能性と輝きが秘められ、それに制約を課すものは、私たちの自分と世界に対する見方だけである ─ という事実です。

　地球は現在、人間が中心的な役割を担う、壮大な転換期の只中にあります。大いなる量子的跳躍の空気が感じられる時です。遺伝子易経は、今私たちが見ている世界とは全く違う見方をもたらしてくれます。それは、人間が愛や許し、自由といった高次元の原理に従って動く世界です。そのような世界は、決して夢物語ではありません。それは私たちの自然な進化の次の段階であり、その段階に上がれるかどうかは、私たち一人一人がDNAの中に秘められた高次元の目的の扉を開くことができるかどうかにかかっています。

　皆さんが遺伝子易経の魅惑的な迷宮に入り込み、探求を進めていく中で、夫々の最高の可能性に火がつき、美しい夢が受容され、内側で成長することを願います。そして、皆さんの高次元の目的が周りの愛する人々や周囲の環境にも影響を表し始めた時、高次元の素晴らしい世界を夢見る仲間全員と才能を集結させ、共にその夢の実現に向かって進むことができるようになるでしょう。

　リチャード・ラッド

本書の使い方

遺伝子易経の教えは、多様で幅広い方法によって探求可能な、開かれたシステムとしてデザインされています。他の多くの教えとは違い、決められた修練法や師を通して外部から押しつけられる枠組みではなく、夫々の中で覚醒する自習形式の光の伝達場です。この意味で、遺伝子易経は、自らの直感と想像力を信頼し、自分のペースで、自分の人生に合わせて進むことのできる冒険といえます。

観照

遺伝子易経が、その教えとして持つ最大の可能性は、皆さんの中に新しい創造へのパワフルな衝動を目覚めさせることです。その衝動を追っていくことで、皆さんの中の才能が開花していきます。これを可能にする核となるテクニックは、「観照」です。「観照」は、精神探求の道の中でも忘れられた道といえます。それは瞑想とは違って完全に思考を迂回せず、遊び心を持って思考を使うことで、私たちの脳と体の中に新しい伝達経路を切り開きます。遺伝子易経について、緩やかな観照を継続することで、私たちの体内の化学物質構成に微妙な変化をもたらします。

　遺伝子易経を、観照の対象として消化するためには、一定以上の時間をかける必要があります。夫々の鍵には、独自のメッセージが込められ、夫々のメッセージを吸収して人生に変化が現れるには時間がかかります。「観照」は、単に何かについて考えること以上のことです。それは物理的、感情的、精神的レベルで、普遍的真実を直接吸収することです。従って、遺伝子易経の旅を始める際には、リラックスと忍耐を心がけるのが良いでしょう。観照の道を歩むことは、物事をより鮮明に見るために、内面の活動をゆっくりと見ていくことです。

意識の暗号帳

遺伝子易経は、新しい意識の暗号帳です。それらを人生の中で直接応用するには、具体的にどの暗号が、どのように自分に当てはまるのかを理解する必要があります。全ての生体暗号は、決まった時間に刻印され、それらの時から一人の人間に関する多くのことが分かります。

　「遺伝子易経の手引き」には、あなたの「遺伝子の鍵チャート」についての説明があります。あなたの「チャート」は、生まれた時間、日付、場所から算出されます。

　www.genekeysgoldenpath.com から、無料でチャートをダウンロードすることができます。「遺伝子の鍵チャート」を手に入れたら、本格的な観照の旅が始まります。チャートは、あなたの目的、人間関係、繁栄に強く関わる特定の遺伝子の鍵にあなたの注意を向けさせます。

黄金の光の旅を辿る

あなたの「遺伝子の鍵チャート」は、遺伝子の鍵を通して、あなた個人に深く向かう旅へと誘います。生まれた時間に刻印された特定の遺伝子の鍵は、内なる目覚めの扉を開きます。それらについて観照し、教えを日常生活の中で応用するようになると、内側に新しい精神（魂）が目覚めてくるのを感じるでしょう。

遺伝子の鍵チャートには、三つの道があります：

変容の活性化の道 ― 主要ギフトを通じて自らの才能を発見する
ヴィーナスの道 ― 人間関係を通してハートを開く
パールの道 ― 奉仕を通して豊かさを得る

これらの道を統合して、「黄金の光の旅（ゴールデン・パス）」と呼びます。

遺伝子易経の中のメッセージについて観照をする際に、「黄金の光の旅（ゴールデン・パス）」の夫々の道を構成する特定の遺伝子の鍵に、特に注意を向けていくことができます。夫々の道の全内容と、自分の人生への応用方法ついては、ウェブサイト www.genekeysgoldenpath.com の、「黄金の光の旅（ゴールデン・パス）」の中で説明しています。このプログラムは、あなたを形作っている力について、一歩一歩辿っていく、深い観照の旅です。あなたの三つの道と遺伝子の鍵を見ながら「黄金の光の旅（ゴールデン・パス）」を辿り、自分の人生に照らし合わせ、応用していくうちに、とてもパワフルな変容の旅を歩んでいることに気がつくでしょう。

創造の友としての遺伝子易経

遺伝子易経の応用方法は、他にもたくさんあります。元の易経の伝統に沿って、この本を占いの道具として使っても良いでしょう。質問や、直面している問題を思い浮かべて、ランダムに本のページを開いてみましょう。その時に選んだ遺伝子の鍵は、その問題の隠れた本質を鋭く指摘してくれることでしょう。

本の末尾には、"意識のスペクトル"がついています。この一覧には、64個全ての遺伝子の鍵の、夫々の周波数における言葉が記されています。特定の心の闇を経験している時や、他の人のネガティブな振る舞いに影響を受けている時などには、心の闇の列の言葉を見ていき、自分の現状と合った遺伝子の鍵を見つけます。その遺伝子の鍵の章を読めば、状況の背後に秘められた、高次元の意識を見いだす手助けが得られるでしょう。これは、自分自身と他人に対する思いやりを育ててくれます。

遺伝子易経の本をどのように使うかは、夫々の自由に任されています。この本は、単に読んで捨ててしまうものではなく、創造的な仲間として使い続けられるよう意図しています。遺伝子易経は開かれたシステムです。ぜひ、新しい使い方を発明し、夫々の人生の中に取り入れていってください。最も重要なことは、想像力を使うこと、そして自分の旅を楽しむことです。

はじめに

第一部
あなたのDNAに秘められた高次元の目的の扉を開く

聖ベネディクトゥスの目

それは、ある秋の素晴らしい朝のことでした。黄金に輝く朝日がシブルイニ山の上に顔を出し、白く霧がかった、まだ夢見心地の森を明るく照らし始めていました。修道女たちのうちの一人が、私を横の入口から中に入れてくれました。私はたどたどしいイタリア語で、聖なる洞窟への道を聞きました。修道女は何もいわずに、親切に案内してくれました。修道院の中の迷路をくぐり抜け、サンダルの跡がついた無数の階段を下り、やっと辿り着いた先で、私はその夢のような魔法の場所に立っていました。

それから二時間ほど、私はその場所にあった石に頭を預けて横になっていました。その場所は、かつてある一人のつつましい修道僧が同じようにその石に頭を預け、日々神のビジョンを求め、祈り、待ち続けた場所でした。その修道僧の三年間の祈りが届き、修道僧はある時雷に打たれ、天からの啓示を受けました。内なる聖域で目覚めを経験した後、歴史上最大で最も栄えた修道会を設立しました。彼の名は、聖ベネディクトゥスといいました。

皆さんにこの話をしたのは、私自身もその同じ冷たい石に横たわりながら、ビジョンを経験したからです。ビジョンの反響のようなものだったかもしれません。そこで見たことを、私は一生忘れないでしょう。顔全体の記憶は全くありません。ただ、二つの目がそこにありました。その目は、深い愛情と理解を湛えた、「真実」を見た者の目でした。そのビジョンと共に、聞いたことのある一つの文章が、私の頭の中にマントラのように鳴り響いていました：

"眼に浮かびし主の栄光…"

私には分かりました、その目が聖ベネディクトゥスの目だったことを。

多くの新しい物事は、一つのビジョンから始まります。真のビジョンについて私が学んだことは、それが一つの出来事だけで終わらないことです。最初の啓示に始まり、そこからビジョンの本当の目的 ― 最初の啓示の時に触れた、高次元の周波数への変容 ― へ向かいます。本書は、一つのビジョンを中心にして広がり、言葉で伝えられる限り、そのビジョンの核心を伝えるものです。私が個人的にビジョンを受け取ったのは、先の聖ベネディクトゥスの目の経験よりもずっと前のことでした。それはまだ私が幼い頃に訪れ、それ以来、その経験を密かに自分の中にずっと持ち続けてきました。そのビジョンは、私に訪れたというよりもむしろ、私の中から湧き出てきたといった方が良いかもしれません。なぜなら、この本が証明するように、私たちの運命は、私たち自身のDNAの中に書き込まれているのですから。

xvii

聖ベネディクトゥスのビジョンと同じように、私が経験したビジョンは、宇宙に存在する全ての創造物の完全性の直接的な体験でした。その中には、未来のビジョンもありましたが、私にはそれらが既に起こったこととして映っていました。聖ベネディクトゥスの目に映っていた確信と同じものを、そこで見ていました。それ故、この本の視点は普遍的なものです ― 人類の未来の美しさ、奇跡、確信を既に見た者の視点です。私たちは今、新たな「太陽の時代」に入ろうとしています。そう、太陽のように、遺伝子易経は楽観的な視点を携えているのです。

あなたの高次の目的は何でしょうか？

あなたは生きた天才です。全ての人間は、生まれつきの天才です。あなたには、天才になれる可能性があるとだけいっているのではありません。今この瞬間、あなたは天才なのです。あなたの人生の高次の目的は、あなたの固有の才能を世界と共有することです。では、天才とは何を意味するのでしょうか？ 天才（genius）という言葉の元のルーツを辿ると、人間を見守る守護霊といった意味があります。又、遺伝子（gene）という言葉にも繋がりがあることは明らかです。この言葉が、ある知性や知能の分野で遺伝的資質を持った、特別な人々と関連づけられる一つの理由はそこにあります。現在、天才というと私たちが一般的に考えるのは、例えばアインシュタインなどの並外れた知能のことです。

　ここでは、天才の新しい解釈を紹介します。最初に伝えたいことは、天才になるために高い知能は必要ないということです。天才とは、その人の人生の絶頂を生きることです。何も遠慮することなく自らの人生を存分に生きること、そして自らの恐れを受け入れることで、恐れを超越していくことです。天才として生きるとは、人生を豊かなロマンスとして、心を開いて生きる勇気を持つことです。遺伝子易経の旅を進めていくと、全ての偉大な人間の人生を旅していくことになるでしょう。そのような人々の名前が直接出てくることはないかもしれませんが、偉大な人生を歩むには何が必要かを気づかせてくれるでしょう。偉大な人生は、有名人の人生に限られたものではありません。皆さんの知っている人のうち、本当に尊敬する人のことを考えてみてください ― その人の業績ではなく、性格や忍耐、決してめげない楽観主義、勇気などです。天才は、最も平凡な日常の中でも輝くことができます。

　天才になるとは、純粋に喜びに溢れた人間になることです。単純に生きているという理由から、光り輝くこと ― それがあなたの高次元の目的です。天才は、内なる輝きの中からしか生まれません。真に喜びによって輝いていないのであれば、それはあなたの真の天才ではないのです。あなたの中の天才が大地なら、あなたの高次の目的はその大地の中から成長します。それは、小さなハーブになるかもしれませんし、美味しい果実、もしくは樫木に成長するかもしれません。遺伝子易経は、それらの植物を育てるためのガーデニングの手引き書です。種は既にあなたの中にあり、DNAの中でじっと待っています。

　この本の名前からもお気づきのように、高次の目的を生きるためのプロセスは、鍵と錠の概念と似た側面があります。あなたのDNAは、実際の暗号であり、その暗号を紐解いて錠を開けるには、正しい鍵を持っている必要があるのです。この仕組みについては後にもっと詳しく説明しますが、

現時点で大事なことは、あなたは今、あなたの中の天才を開花させるための暗号帳を手にしているということです。あなたの手元には今、たくさんの普遍的な鍵があります。しかし、あなたの遺伝暗号に合った鍵と順番を見つけることができるのは、あなたしかいません。それは、夫々の心によってしか解くことのできない、素晴らしく、そして難儀なパズルゲームです。高次の目的の扉を開くプロセスは、思考から心に権威を明け渡すプロセスです。それだけでも、あなたの人生を大きく変えてしまうでしょう。

解放の旅

遺伝子易経は、旅という形をとります。その旅は、あなたの人生を永遠に変えてしまうものです。私にとって本書の執筆は、内なる献身と変容の旅となりました。遺伝子の鍵の64個夫々の光の伝達場は、細胞レベルで私自身の遺伝暗号について、新たな解釈の扉を開けていきました。そこから、より高次の真の目的が明らかになっていきました。更なる大きな可能性が私の中で目覚め、より高い新しい周波数は私を導き、人間の共通のネガティブ・パターンから抜け出し、越えていくよう後押しし続けてくれています。このプロセスには、多くの困難もありました。遺伝子易経の中の言葉や概念は、私たちの無意識の恐れに根づいています。皆さんもこれから自ら発見していくように、そのような恐れはDNAの中に堅く編み込まれているため、それらと真正面から向き合うには真の勇気を必要とします。しかし、恐れは高次の意識へいたるための材料で、避けては通れないものです。

　遺伝子易経の光の伝達場を最初に受け取った人間として、私がこれまでに何点か学んだことを、私の仲間であり、勇敢な冒険家たちである皆さんにも伝えておきたいと思います。まず、遺伝子易経は、あなたの内側に常に存在する生きたエネルギー場だということです。それは、秩序立って論理的に展開するものというよりも、もっと野性的なプロセスです。人間の内側には決まった通り道は存在しないため、これは私の思考にとって非常に難儀なことでした。これらの教えは、自分の内側を旅して、自分で理解していかなくてはなりません。道案内をしてくれるグルや案内人はいません。自分で発明しない限り、テクニックも存在しません。あるのは、この導入部分で皆さんにも共有していくような、穏やかな指針くらいです。私にとって遺伝子易経は、様々な概念に新たなものを足すというより、むしろそれらの概念を壊していくものです。最終的には、あなたの準備が整った段階で、変化は自発的に起こるものです。

　私の遺伝子易経の旅は、私の内側に新しい大胆な眺望を切り開き続けています。何よりも、遺伝子易経は私に、内なる自由をもたらしてくれました。時には、古いシステムや師、更には友人からも立ち去らなくてはならないこともありました。なぜなら、彼らの考えはこのような広大な内なる自由な見方には相容れず、居心地悪く感じるものだったからです。遺伝子易経に関する最も大きな現状打破の突破が訪れたのは、アメリカで講師の仕事をして戻った後、55番の遺伝子の鍵の執筆を始めようとしていた時でした。遺伝子の鍵55番は、自由そのものの変容の活性化暗号ですから、もっと心の準備をしておくべきだったのです！　私の内側でこの遺伝子の鍵が開かれていくと共に、自分自身の真の自由に対する恐れがいかに深いかに、ショックを受けました。この恐れ ― 自由への恐れ ― が、特に歴史上の現在の時期において、人類の最大の恐れであることは、後になって分かりました。

55番の遺伝子の鍵を読むと、人類の未来には何が待っているのか、少し感触を得ることができるでしょう。現在私たちが生きている時期を、本書の中では「大いなる変容の時期」と呼んでいます。それは、分子レベルで人間の内側で起こっている変化で、ありとあらゆる自然界のシステムと生き物にも影響を与えています。今日の世界 ― 環境、政治、社会構造、世界経済、宗教、科学、テクノロジー ― どこを見ても、意識の飛躍をするために世界が準備をしているのが分かるでしょう。このような時期は、往々にして不安定な時期で、変化に対する集合体レベルの強い恐れが、まるでお化けのように世界中を動き回っています。55番の遺伝子の鍵は、この恐れに直接挑戦状を突きつけます。

私はこの恐れの更に深部へと潜っていきました。そして、私の中の55番の遺伝子の鍵の生きた光の伝達場に触れた時、広がり続ける無限大の内なる自由の感覚が押し寄せ、まるで竜巻のように私の体の中を通っていきました。私はその時、純粋な自由に触れていました。それは、人生をコントロールしようとする思考が止んだ時に訪れる、純粋な自由です。恐れは、そこで簡単に蒸発していきました。他にも更にパワフルな存在が、私の太陽神経叢の中に目覚め、私という乗り物の運転席に座りました。新しい気づきが私の中で目覚め、まるで生まれたばかりの赤子のように、私の心の中で目を開けました。それは、本当に衝撃的でした。私のDNAの中で解き放たれた光は、体の外へと広がり、考え得るありとあらゆる宇宙の側面と私を繋ぎました。

そこから、私はDNAの内に秘められた大いなる真実を知りました。

人間のDNAは時空トンネルです。それは活性化すると、立体画像的な宇宙の核へと繋がる暗号を含んでいます。従って、DNAの分子は光の周波数の変換器ということができます。時空トンネルが、大きく開いていれば、それだけ多くの光がそこに通っていきます。トーラスの形のように、光を吸収すると共に、外へ向かって光を放ちます。究極的には、そこから放たれる光の量があまりにも多くなり、時空トンネルそのものが崩壊します。その結果起きる超新星によって、自らの真性が全ての創造物と一体であることが明らかにされます。

この最終的な壮麗な開花への道を照らすこと ― 自らの「神性」との和合 ― これが、64個の遺伝子の鍵の最も高次元の役割です。これによって、聖ベネディクトゥスが古い自分の殻から抜け出し、誇り高く光の下に出てきたように、知の純粋な感覚、深い思いやり、恐れを知らない自由の炎によって、あなたの目にも煌々とした明かりが灯るでしょう。

第二部：
64個の遺伝子の鍵 — あなたのDNAに語りかける本

例えあなたが誰であろうと、何者であろうと、どこにいようと
常に現状を超越し続けていないとすれば、あなたは死へと向かっています
遺伝子の鍵3番

統合の時代

「大いなる変容」が人類に訪れると、今現在当たり前だと思っている事柄の多くが変わってしまうでしょう。現在、大きな変化が起きている領域の一つに、科学の領域が挙げられます。科学は何百年も、自然観察と経験的実証に基づく左脳的アプローチに基礎を置いてきました。しかし将来、新しい人類の種、ホモ・サンクタス（homo sanctus）が思考による気づきから働かなくなることを考えると、完全に新しい世界が開けてきます。実際、与えられた生命を存分に生きる以外に、生命を観察することは不可能になるでしょう。これは、現代の凝り固まった論理的思考にとっては、理解し難い概念です。人間の脳の構造が根本的に変化しようとしている今日、既にその初期の兆候を見ることができます。人類は「統合の時代」を迎えようとしています。

　真の統合は、人間の右脳と左脳のバランスが取れた時初めて起こります。これは、新しい考え方が世の中に現れてきていることを意味します。但しそれは、考え方とは遥か遠いもので、"既に知っている"という感覚です。例えば、この本を読み進めていく中で、ある内容に対して自分の中心部でそれが真実であると"既に知っている"感覚に出会うことがあるかもしれません。このような直感的な既知の感覚は、人生がより調和していくにつれて、より一層強く、終始一貫したものになっていくでしょう。これは、宇宙全体を通して見られる基本的な立体画像的パターンの中に入っていくことを意味します。人間の遺伝子に見られる幾何学模様と同じ模様を、移り行く広大な銀河の中にも見ることができます。「大いなる変容」が人類のDNAの中を通る時、人々の人生のあらゆる領域を、これらのどこにでも存在する普遍的パターンに徐々に軸を合わせ、調和させていきます。

　64個の遺伝子の鍵は、このような真実への新たなアプローチの到来を告げています。それは遺伝子の鍵が、森羅万象に見られる中核的な原型だからです。64ビットの基盤は、物理、生物、音楽、幾何学、建築、コンピュータープログラムなど、人類の研究と試みのほぼ全ての分野と切っても切れない関係にあります。それは、時空自体の土台となる四面体構造を成すものです。自然界の全てのシステムの芯の部分で、64ビットの基盤が発見され続けているのも不思議ではありません。これから見ていくように、人間のDNAもこれと同じ64をベースにした幾何学を基本とし、人間の内に宇

宙全体の立体画像的小宇宙を作っています。多くの偉大な古代文明と、ヴェーダ、エジプト、マヤ、中国に伝わる知恵においても、芸術や宇宙学、科学の分野でこの数学的構造が使われていました。人間の細胞の構造から銀河系のリズムや動きに至るまでどこを見ても、同じフラクタル・パターンが夫々個性的な形を取りながら、際限なく繰り返されているのを見ることができます。

遺伝子易経

64に基づいた有名なシステムの一つに、中国の易経があります。この並外れた素晴らしいシステムは、何千年も前に起源を持ち、遺伝子易経にも大きな影響を与えているものです。

易経は、自然と調和した明確な決断の手助けをする占いの道具として、何世代にも渡って聖人や一般の人々によって使われてきました。しかしそれ以上に、易経は全ての生体システム内のエネルギーの動態を表す、広範囲な電子地図としての役割を持っています。易経と遺伝暗号の数学的類似は、特に興味深いものです。多くの科学者や形而上学者、神秘家たちが、この驚くべき関係性について研究を始めています。

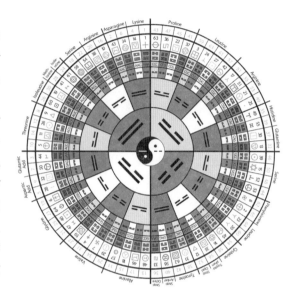

学術的な詳しい説明を省略して、DNAと易経の関係を簡単に説明すると次のようになります。

人間のDNAは二本のヌクレオチドから成り、一本はもう一本の完璧なコピーになっています。この二進法のパターンは、易経の陰と陽の基礎でもあります。又、人間の遺伝暗号は四種類の塩基から構成され、三つの塩基が一つの配列を作ります。夫々の化学物質グループは、アミノ酸と、コドンという形状に関係しています。人間の遺伝暗号の中には、64のコドンが存在します。同様に、易経においても陰陽記号の基本的な組み合わせは四つしかなく、更に陰陽記号を三つ並べた爻という単位が存在します。二本のDNAが鏡映しであるように、夫々の爻は対の爻を持ちます。その二つの爻の組み合わせが、易経の基礎である卦を形成します。DNAの中に64のコドンが存在するように、易経にも64の卦が存在します。

易経と遺伝暗号の間の精密な数学的相関性によって、私たちの細胞と共鳴する新しい全体的言語を生み出すことが可能になります。64個の遺伝子の鍵は、遺伝子の易経であり、私たちのDNAに直接語りかける本なのです。

遺伝子にダウンロードされる自由

遺伝子易経の背景について簡単に説明したので、今度は遺伝子の鍵が実際にどのように機能するか見ていきましょう。

遺伝子の鍵にアプローチする際には、完全にオリジナルの方法を使ってください。まず一つに、あなたがこれまでに身につけた読書に関するありとあらゆる常識的習慣を手放しましょう。この本は、常識的な本ではありません。これは、あなたの日々の現実を作り出している基盤要素 ― あなたのDNA ― に浸透するように特別にデザインされた遺伝子的ダウンロードです。二つ目に、遺伝子の鍵を消化するプロセスに入っていく時、あなたの最大の夢がかなった時の自分を思い描いてください。何を思い浮かべるかは、さほど重要ではありません。重要なことは、内なる絶対的自由の感覚を再び自分の内側に取り戻すことです。

　遺伝子の鍵のプロセスは、自らに自由をもたらすプロセスで、この自由はあなたの心の中で想像の世界から始まります。あなたに秘められた最高の可能性に、心を開く必要があります。このプロセスが進んでいくと、おそらくあなたの中の根深い恐れが見えてくるでしょう。皆さんへの朗報は、皆さんがこのような恐れを恐れる必要が既になくなったということです。私たちは、それらの恐れが全人類のDNAに受け継がれている先祖からの恐れであることを知っています。その恐れは、種としてのサバイバルに必要であったと理解しています。遺伝子の鍵は、自由の前に立ちはだかる個々の恐れに向き合い、一掃する機会を与えてくれます。

　毎日世界のどこかで、科学者によってDNAに関する驚くべき新しい発見がもたらされています。科学の分野において、遺伝子学は今最も旬の最先端の研究です。しかし、この分野における最大の科学的発見は、まだ当分先の話になるでしょう。例えそうだとしても、科学的証明によって人間の論理的思考が満足させられるまで待つ必要はありません。

　あなたは生きているというだけで、既にあなたのDNA研究所に直接アクセスすることができます。やがてあなたのDNAが、あなたが正しい暗号を入力するのを待っているだけだと分かるでしょう。あなたから指示を受け取ると、DNAは新たなプログラムを起動して、新しい肉体、新しい人生、新しい現実を作り出します。科学的証拠がなくても、証拠はあなたの内側にあります。

　これからあなたのDNA研究所の見学ツアーに出かけ、あなたに備えつけられた装置をいくつか見ていきましょう。

　まず、手のひらを見て肌をよく観察してみてください。そこには、何百万もの小さな肌細胞があります。では、一つの肌細胞の中を覗いてみましょう。

　細胞は三重構造になっています ― 外側にある細胞膜、内側の細胞の基幹機能が備る細胞質、DNAとその指示を含む核から構成されています。あなたの体には、夫々異なった役割や責任を持つ細胞がおよそ60兆個あります。しかし一番注目してほしいのは、あなたの体の細胞一つ一つが二つのとても重要な役割を今まさに行っています。

"周りで起きていることに耳を澄ませること、そしてそれに対して反応することです"

　全ての細胞が、細胞膜に備わった無数のアンテナ分子を通して、あなたの環境に耳を澄ましています。この肌細胞

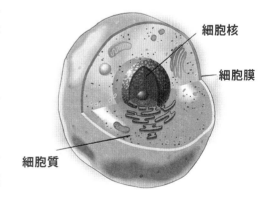

は環境からの信号を受け取り、その指示を細胞核の中にあるDNAに伝えます。そしてDNAはその指示に反応して、細胞内の必要な機能を起動させます。それは蒸気船の船長が、船の見張り番から受け取った情報を機関室へリレーすることに似ています。見張り番が障害物を発見したら船長にそれを伝え、船長は機関室の作業員たちに燃焼室を開く指示を出してタービンを動かすか、閉じる指示を出して、プロペラを動かすためにギアチェンジします。あなたの体内でも同じことが起こっています：細胞内のスイッチ分子が、DNAにどの遺伝子をオンにするか、オフにするかを伝えます。このプロセスは、あなたが生きている限り朝も昼も絶え間なく、60兆個全ての細胞で起こっています。そしてあなたは、体内に備わったこの素晴らしい分子レベルの力を開花するようにデザインされているのです。

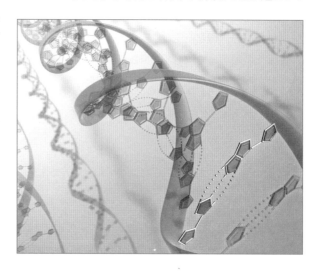

では次に、機関室 ― 核 ― の中を見てみましょう。そこには、皆さんもよく知っているDNAの二重螺旋があります。ほとんどの人が気づいていないのは、塩としてDNAは自然な電気伝導体であるということです。DNAは電磁波にとても敏感です。ほんの少しの気分の変化でさえも、DNAの反応を引き起こすのに十分な環境信号を生み出します。同様に、ネガティブな考えやポジティブな考えも、DNAを刺激する微妙な電磁波を体中に伝え、何らかの生体反応を引き起こします。大半の人が、自らの気分や考え、信念、普段の態度が、自分たちの体を形作っていることに気づいていません。

このDNAの感受性によって、食べ物から一緒に住んでいる人まで生活の全てが、あなたの態度を介して共に体を作っています。DNAに届く電磁波信号の質を決めているのは、あなたの態度なのです。例えば、何をやっても上手くいかず、ネガティブな思考パターンに陥っている時、この態度はあなたの体全体に低い周波数の信号を送り出します。あなたのDNAはこの信号に反応して、脳内の特定のホルモン回路を閉じることで、あなたは悲しい気分になったり、落ち込んだり、イライラしたりします。一方、ツイていない日でも、ネガティブな思考パターンから抜け出して自分のことを笑えれば、高い周波数の電気信号がDNAに届き、あなたの気持ちは軽くなり楽しい気分になるでしょう。あなたのDNAは特定のホルモン信号を送り出し、明るい気分で一日が過ごせるでしょう。

人間の態度によってDNAをプログラムする過程は、よく知られているプラシーボ効果の基礎であると共に、遺伝子学の重要な新しい学派であるエピジェネティクスの中核となるものです。エピジェネティクスは、環境が遺伝子に与える影響を研究する学問です。この生物の新しい分野は、私たちが学校で習った古いモデルに比べて遥かに全体的アプローチに基づいています。エピジェネティクスの視点から、量子レベルの電磁波領域に対する環境の影響を多岐に渡って考えていくならば、その環境は人間の態度も含むと考えるべきでしょう。量子レベルで見た時、環境とはあなたの態度のことを指します。これらが意味することは、人間がDNAによる被害者になるのは不可能だというこ

とです。運命による被害者になることもできません。唯一なれるのは、あなた自身の態度による被害者です。あなたの考え、感情、口から発せられる言葉、全ての行動は、あなたのDNAを直接プログラムし、あなたの現実をプログラムすることになります。

　従って、量子レベルで見ると、あなたの遺伝子をプログラムする環境を作り出しているのはあなた自身です。第三部では、これがどのように機能し、DNAの潜在能力を最大限に引き出すための最適な環境を作り出すことができるかについて詳しく説明します。

　自由になるための秘密 ── これが遺伝子易経の中に隠れている大いなる秘密です。自分自身でそれを発見するうちに、あなたは自らの人生が変化していくのを、すぐ目と鼻の先で目撃していくことでしょう。

第三部：
光の言語

初心者には無限の可能性があり
エキスパートには可能性がほとんどない。
鈴木俊隆

観照という古代からの道

私が遺伝子易経を一文で表すとすれば、64個の遺伝子の原型から成る普遍的言語だというでしょう。同様に、一文で遺伝子易経の役割を説明するとすれば、あなたの自己イメージを完全に変え、あなたの想像力が及ぶ範囲のレベルで、あなたの人生の再創造を可能にするものだというでしょう。

遺伝子易経は、光の伝達場でもあります。仏教には、ダルマという素晴らしい言葉があります。それは、多くの次元と意味を表す含蓄ある言葉の一つです。それは、「高次元の真理の存在、つまりこの世に浸透している普遍的法則」の存在を示唆しています。ダルマへの目覚めは言葉以上のものであるため、静寂と深い瞑想的理解によってしかその光の伝達場を受け取ることはできません。遺伝子易経も、そのような光の伝達場の一つです。夫々の鍵によって表される原型の一つ一つは、普遍的な「真理」という同じフラクタルの一側面を表しています。遺伝子の原型として、体の一個一個の細胞の奥深くで、あなたがその「真理」と共鳴することを可能にします。

そのことは、あなたがこれから遺伝子易経の生きたダルマの場に入っていく前に知っておくべき、とても重要なポイントに繋がります。遺伝子易経は言葉を超えた光の伝達場であるため、知的で貪欲な考え方をする人々には、その秘密を明かすことはできないでしょう。頭で理解しようとすればする程、欲求不満が溜まる結果になりかねません。遺伝子易経は、原型として観照の対象となるもので、観照にはリラックスした態度と忍耐力が必要です。観照は、最も偉大な古代からの神秘的な道であると同時に、人間が最も理解してこなかった道の一つです。

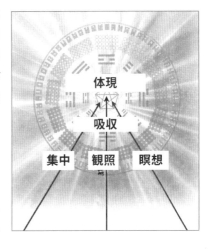

真理へ繋がる代表的な三つの道

高次の意識に至るための代表的な道は三つ ― 瞑想、集中、そして観照です。夫々の道は明らかに異なるものですが、

最終的な目標は共通しています ― 後に詳しく説明する、光の吸収です。瞑想は全ての形あるもの、考え、感情をただありのままに見つめる偉大な受け身の道です。やがて、このような物の見方は自然と現れる内なる明晰さに取って代わられ、最終的に真理への悟りに繋がります。瞑想は、全体的な右脳に根差しています。一方、集中は努力の道です。集中は、自分の内なる存在を本来の高次元の性質に近づけるために、心と頭と魂を磨きます。ほとんどの神秘的なシステムと多種多様なヨーガは、集中の道に基づいています。集中は、左脳に根差しています。継続した段階的な研磨のプロセスを通して、この道もまた、人を真理への悟りへ導きます。

　これらの二つの真ん中の道が、観照です。観照は、瞑想と集中の両方の側面を使います。それは、左脳と右脳を繋ぐ領域、脳梁に根差しています。観照は、細胞レベルの消化というべきプロセスを伴います。努力したり緊張状態を生み出したりすることなく、観照の対象を選び、その対象に全存在をかけて集中します。ある意味で、思考と感情と直感を使って、その対象と遊ぶようなものです。それは、例えばあなたがダイヤモンドの指輪が入ったベルベットのケースを手に持ち、そのケース全体を指で優しく撫でながら、しばらくその感触と中に何が入っているのかというドキドキした感覚を楽しんでいるかのようです。ある時、あなたはベルベットの折り目の奥深くに隠れていた小さな留め金を発見し、全く予期せずいきなりケースの蓋が開き、中の宝物が現れます。

　深いリラックス ― これが遺伝子易経にアプローチする際に必要な姿勢です。真の知性は忍耐と優しい心を通して現れるもので、思考は後から追いつきます。ここで必要とされているのは、謎を解く達人のような姿勢ではなく、神秘を楽しむ初心を忘れない精神です。

意識のスペクトル ― 神経言語アルファベット

遺伝子易経の世界に入っていくと、様々な言葉に出会います。言葉自体は、その言葉を超えた領域へあなたを誘う、単なる指針であり、暗号です。全ての言葉は、あなたの体内で共鳴します。それらは、あなたの体の中に様々な周波数を出し入れします。例えば、争いという言葉を選んで頭の中でその言葉を唱えれば、それは電磁波の振動となって体中に伝わります。この言葉によって呼び起こされる感情を想像すれば、更にパワフルな信号を体内の生理機能の深部へと送ることになります。あなたのDNAがとても感受性があり、そのためそれは全てを聞き、それらに対して反応するのだということを、もう一度思い出してみてください。

　本書の最後に、「意識のスペクトル」という言葉のリストがついています。それらは64個の遺伝子の鍵一つ一つに関連した特定の言葉の暗号です。全ての遺伝子の鍵はこの一覧内に表され、心の闇、天の才、天の光という三つの周波数に分けられています。

　「意識のスペクトル」は、あなた個人の遺伝子プログラム言語です。それらは実際に、神経言語アルファベットと呼ばれるべきもので、これらの言葉とその意味をあなたの人生に応用していけば、有益な高い周波数の電磁波信号によって、あなたの遺伝子のプログラムを解除したり、再構築したりするようになるでしょう。遺伝子易経の目的は、第一にあなたのDNAの中の全ての低い周波数パターン（心の闇）を解除し、その次にあなたの才能（天の才と天の光）の高次元の周波数パターンを、あなたの細胞内に再構築することです。

これから「意識のスペクトル」の言語を、更に詳しく見ていき、どのようにして遺伝子の鍵を活性化できるかを学んでいく前に、ここで一旦これまでに学んできたことを明確にするために復習をしましょう。

あなたの遺伝子は、あなたに備わった性質の青写真を保持しつつも、それらがどのように表現されるかを決めるのは、細胞膜を通してDNAに伝えられる環境です。その環境は、あなたのDNAに大きな影響を与えるあなた自身の考え、感情、言葉などの微かな周波数信号を含みます。遺伝子の鍵は、あなたの遺伝子と直接通じ合い、その機能を改良し、あなたの存在全体に変容をもたらすための非常に明確な言葉を持ちます。最後に、遺伝子易経を活用する際に基本となるのは、観照の道 — 遊び心を持ちつつも、時間をかけて遺伝子の鍵に含まれる真理を吸収する継続を要する道 — です。

錠、鍵、暗号 — 心の闇から天の光への道

64個の心の闇 — 暗闇の世界の通り道

遺伝子の鍵の中で使われている新しい言葉に触れていくに従い、あなたは振動の世界の旅をしていくことになります。全ての生命は、純粋な振動であり、これまでに見てきたように、あなたのDNAは受け取った振動の周波数に基づいて、あなたの人生を形作ります。恐れは低い周波数のエネルギー領域を、愛は高い周波数のエネルギー領域を作り出します。周波数帯の違いによって、DNAの中の異なった暗号が活性化されます。例えば、遺伝子の鍵の一つが開花すると深い平和の感覚が現れる暗号が活性化され、あなたの頭をよぎる思考を沈黙させるでしょう。しかし、高い周波数のエネルギーが細胞に送られない限り、このような開花は見られません。それらの高次元の状態が、あなたのDNAの中に秘められているとされるのはこのためです。それらは、心の闇周波数という低い周波数によって隠されています。64個の心の闇周波数は、多くの人が人間の通常の状態と見なしている意識の状態です。時に、それらの状態が健康的であるといわれることすらありますが、それは真理ではありません。

64個の心の闇周波数は、人間がまだ動物王国に属していた時代からの太古の遺伝子の記憶によって作り出される、集団のエネルギー場を生み出します。64個の心の闇は、主に恐れに基づいた個の生存競争に集中し、それは常に脳の最も古い領域に繋がる生理機能を刺激します。何百、何千年にも渡って人間の脳は進化してきましたが、人類の集団意識は未だにこれらの恐れに根差したプログラムによって強く影響を受けています。いくらポジティブに生きようと努力しても、心の闇と呼ばれるような自分の心の闇周波数パターンを完全に認識しない限り、高い周波数の扉を開くことは決してできないでしょう。

内側で活動している無意識の恐れと向き合うことを可能にする、内なる言語をあなたに与えること — これが遺伝子の鍵の本当の働きです。生まれてきたという事実だけで、あなたの現在の人生には関係のない先祖からの記憶や恐れを引継いでいます。それらは、人類の集合的遺伝子給源から来るものです。遺伝子の鍵の心の闇と向き合っている時、あなたは自身と人類全体の両方の無意識の奥深くにある、真の生理的恐れと向き合っていることになります。心の闇周波数に対する観照

によって、あなたのDNA内にあるこれらの太古の暗号にスポットライトが当てられると、あなたの人生と世の中の大部分がいかにこのような恐れに根差した周波数に支配されているかに気づき始めるでしょう。このように、日常的にあなたの無意識の隠れた側面に意識を向けることによって、効果的に徐々にそれらを和らげることができるでしょう。

正真正銘のあなた

64個の心の闇を見ていくと、夫々に心の闇の抑圧的振る舞い、心の闇の反発的振る舞いがあることにも気づくでしょう。あなたの性格、文化的背景、子供の頃の刷り込みによって、あなたはこれらのエネルギーパターンのいずれかに偏った振る舞いを持っているはずです。心の闇の抑圧的振る舞いは、恐れに根差した、より内向的な心理パターンを示し、心の闇の反発的振る舞いは、より外向的で怒りを露わにしますが、その怒りもまた、恐れの外向きの表現というだけです。これらの二つの極の間で揺れることも、珍しくありません。ですから、どちらの傾向も考慮することが大切です。

遺伝子の鍵を読み、観照をする際、特に心の闇に向き合う時には、この旅の基本が本来のあなたを取り戻すことにあるということを忘れないようにしてください。自分の心の闇を認識し、理解する時、あなたは偽りのない人間 ― 自己受容の力を通じて、自らの周波数を自動的により高いレベルへと進化させていく人間 ― になっています。遺伝子の鍵の旅を始める時には、あなたが長いこと避けていた暗号が紐解かれるため、最大の困難に直面することも考えられます。これらの心の闇の抑圧的振る舞い、心の闇の反発的振る舞いのパターンによって、自らを高次元の周波数から締め出していたという啓示を理解することは、衝撃的なことでもあります。しかし、目の前に現れる気づきや現状打破の突破口の全てを自分の味方につけるようにしましょう。一つの跳躍を遂げる度に、あなたのDNAの周波数も一緒に跳躍を遂げます。この内なるプロセスは時間がかかり、勇気と共に莫大な忍耐も要します。しかし、そのプロセスを継続することによって、より高い周波数があなたの内側で脈を打っている感覚に気づくようになるでしょう。これは、本当のあなた ― 正真正銘のあなた ― の再誕生を意味する、素晴らしい贈り物です。

64個の天の才 ― ハートを開く

全ての心の闇の中に、天の才の種が含まれています。これが、遺伝子の鍵の光の伝達場の根底にあるメッセージです。それは人間にまつわる物語に含まれる、興味深い展開の一つです。神話、伝説、小説、映画、物語全ての根底に、苦しみを乗り越える種は、苦しみの中にあるという考えが存在します。心の闇を受け入れると、あなたは瞬間的にその真性を理解し、内なる創造的な衝動が解き放たれます。あなたのDNAの内で、微かな、しかし大いなる可能性を秘めた突然変異が起こります。遺伝子学では、突然変異は細胞内の遺伝暗号が複写される時に起こる変化で、それによってプロテイン合成方法が変わり、最終的に生体の化学物質に変化を与えることを意味します。あなたの心の闇の中から、秘められていた天の才が姿を現し、あなたの人生のテンポ全体が変化します。血液中の化学物質やバイオリズムが変化し、気分が安定し、食事の摂り方が変わり、人生全般に対してより上

向きで楽観的な態度になります。遺伝子の鍵を使って観照を続けていくことで、これらの変化全ては自然と夫々のタイミングで起こっていきます。

　一度心の闇の変容のプロセスを始めると、あなたの自己イメージと信念体系全体に量子的跳躍が起こります。あなたがより多く天の才周波数で生き始めると、64個の天の光という最高潮の状態に達する可能性すら夢物語ではなくなります。あなたのDNAの周波数が高くなればなる程、周囲のエネルギー場に対してより繊細になります。世界のほとんどが心の闇周波数で回っていることを考えれば、これはあなたにとっては試練となるかもしれません。しかし天の才周波数は、特に心の闇に対してあなたのハートを開きます。一旦あなたが自らの心の闇を理解すると、進化の力は次に他人の周波数を上げるためにあなたを利用し始め、それによってあなたは確実に奉仕の道へ向かいます。

オーラの力の目覚め

人間の体からは、微かな生体電子エネルギー信号が出ています。それは、オーラという力強い電磁波領域を作り出しています。100以上もの多様な文化の中にこれに対する夫々の呼び名が存在しますので、オーラは格別に新しい啓示というわけではありません。ここで新しいのは、DNAの分子の体内での主な役割（プロテイン合成以外）は、電磁波の受信と送信であるという発見です。周波数を化学物質に変換することで、DNAはオーラの全体的な生命力や質を決めます。天の才周波数が人生において大きく成長してくると、オーラも成長していきます。オーラは、その人の健康と、光の周波数を作り出して周囲の環境に伝える能力と直接繋がりがあります。高い周波数は体内であなたのハートを開き、定期的にあなたを愛の波で満たし、恍惚感すらもたらします。そのような波は、他人のオーラ領域に届き、それまで塞がれていた道を開き、あなたに力強い癒しのエネルギーを与えます。

　近年、人間のオーラは引き寄せの場として見なされることがあります。その周波数によって、類は友を呼ぶという全ての人間関係の基礎となっています。しかしそれにも増して、あなたのオーラが大きくなっていくと、より大きな宇宙のリズムとの深い調和が目覚め始め、それは人生の中に力強い表現を生み出します。あなたのオーラは共時性、幸運の普遍的法則を引き寄せます。これはあなたの人生の全てのレベルにおいて、繁栄をもたらします。それは、あなたの大きく広がるエネルギー場と自然に共鳴する人生の真の味方を引き寄せます。夫々の64個の天の才は特定の才能を開花させ、その才能はあなたのオーラの輝きとして現れます。

64個の天の光 ― 悟りの百科事典

遺伝子易経に対する観照が深まり、人生の中で天の才が活性化されるにつれて、あなたの周波数はより一層高まり、洗練されていきます。このプロセスのある時点にくると、観照が自然と吸収に取って代わるようになります。吸収はとても高い周波数の意識状態で、DNAからの指令の元、内分泌システムからある稀有なホルモンが継続して分泌され始めるようになった状態です。ピノリン、ハルミン、メラトニンなど、これらのホルモンは、高次元の脳の機能と光明や超越状態と関係しています。吸収は、あなたのオーラが十分に高い周波数を作り出し、自らの電磁波領域に常にエネルギーが循環

するようになって初めて起こります。そのような段階になると、例え僅かな時間ですら、低い周波数状態に戻ることは不可能になります。

　天の才と天の光の周波数は共に、意識の量子的跳躍を伴います。人類の集団意識は、心の闇周波数を抜け出し、天の才周波数の新しい安定した気づきへと向かう大きな転換期に立っています。これによって、地球レベルで遺伝子の突然変異が引き起こされます。同時に、それよりも遥かに少数の人間が、天の才から天の光周波数へ転換しようとしているところです。Siddhi（天の光）という言葉は、神性から与えられた才能を意味するサンスクリット語に由来します。天の光にまつわる古くからの伝説は多く残っています（ある伝統的な教えの中では、ぴったり64個の天の光が説かれています！）。遺伝子の鍵の中では、64個の天の光を人間の究極的な悟り状態を表す生体表現と見なします。それらは、多様な覚醒の表現の百科事典といえます。

DNAは超伝導体

一人の人間が、純化された言葉を超えた領域にある天の光へ量子的跳躍をする前には、必ずある特別なことが必要となります。遺伝子学的見地からすると、あなたのDNAのほとんどの領域（90%以上）は、何も役目を果たしていないことになっています。そのため、その領域にはジャンクDNAという魅力的とはいい難い名前がつけられました。しかしそれは、そのDNAの領域の真の役目を大いに誤解したものです。ジャンクDNAは、あなたの集合的な記憶パターン全体 ― 人間としての記憶だけでなく、遥か昔の動物時代、爬虫類時代、更に遡って植物やバクテリア時代の記憶 ― を保存しています。天の光状態に到達する前に、これら全ての遺伝子の記憶があなたのDNAから消去される必要があります。これは、あなたの周波数が高くなればなる程、あなたはより深く、先祖からの集合体レベルの過去に根差す心の闇パターンを理解していく必要があることを意味しています。

　インドのヨーガの伝統の中で、サンスカーラとして知られているこれらの古い心の闇周波数は、全人類のDNAの周りに文字通り巻きついています。それらを解くことができるのは、光そのものです。DNAの研究によって更に、DNAには光子（光の素粒子）を引きつけ、それらを二重螺旋に通すという珍しい電磁波特性があることも分かりました。この光を自らに纏うDNAの特性が、体内に隠された役割を明らかにします。それは、体に出入りする周波数を急激に高めることを唯一の目的とする、超伝導体としての役割です。

　これは、同時にあなたという存在そのものの完全な変異に繋がります。この非常に稀な出来事は、理論上では転位バーストと呼ばれ、体内でDNAの何千という構成要素が、突然一斉に共時しながら新たな遺伝子内の位置へ動くことをいいます。それは、完全に新しい人類の種 ― ホモ・サンクタス＝聖なる人間 ― の誕生という驚くべき出来事を表します。

　このような心の闇から天の光への道を見ていくと、遺伝子の鍵がどんなに素晴らしい進化の旅であるか分かってくるでしょう。それらは内なる光の言語の源であり、言葉によって作られていても、それらの言葉も光そのものの周波数であることに変わりはありません。遺伝子の鍵は、あなたのDNAの構造にメッセージを届ける純粋な配達員です。それらの目的は、DNAに指示を出して、あなたがより喜びに溢れた人生を手にするために必要な高次元の肉体を作ることです。体内にある

最も根深い恐れですら、DNAの芯の部分に秘められた純粋な輝く光を覆い隠す、低い周波数パターンに過ぎません。

遺伝子易経の旅は、最後に残された未開の地への大いなる内側の冒険です。それは、あなたのDNAの中に潜んでいる個人と集合体レベルの両方の悪魔に向き合うための、戦士の精神（魂）をあなたの中に呼び覚まします。いずれにしても、遊び心と、焦点を当てた観照と、ある程度の忍耐と勇気によって、あなたは人間の最高レベルの可能性を引き出すことができるでしょう。これは、複雑な旅ではないということを、いつも心に留めておいてください。知性は旅を複雑にしようとしますが、実際には呼吸をするのと同じくらい自然なことです。遺伝子の鍵を使った観照は、あなたが日々の生活を過ごしている間 ― 働いている間、お皿を洗っている間、子供たちの世話をしている間、リラックスしている間、寝ている間、夢を見ている間 ― でさえも続いています。あなたの遺伝子の鍵のパターンは、自動的に現れてくるため、あなたはただそれに気づいて学ぶだけです。人生の外側で起きていることは、あなたのDNAの中で起こっていることの写し鏡です。あなたが観照の対象に選んだ遺伝子の鍵は、まるで魔法のようにあなたの目の前に現れてきます。

案内ツール

未開の地の冒険に旅立つ前には、常に準備をしておくことに越したことはありません。遺伝子易経の中には、様々な領域からきた特定の用語が使われています。この新しい考え、概念、感情の迷宮の中を巡る際には、これらの新しい用語にまず慣れる必要があるかもしれません。夫々の遺伝子の鍵を見ていくと、夫々に生理的機能やアミノ酸との繋がりが存在し、夫々が属す「コドンリング」という遺伝子ファミリーや、対である遺伝子の鍵に気づくでしょう。これらの側面は全て、更に観照を深めていくための入口となります。本書の末尾には、「あなたに力を与える遺伝子易経用語集」という情報が記載されています。これは遺伝子易経の中に出てくる主要な用語や概念への深遠なガイドで、夫々の意味を定義する他、あなたの人生への活用法も説明しています。本書の中で使われるこれらの用語一つ一つは、全体的観点から見た時、遺伝子の鍵の統合の特別な意味を持っています。これらの用語の意味は、その言葉の既存の解釈とは異なる場合もあります。この「用語集」を、言葉の意味とひらめきの源泉として活用することをお勧めします。これが単なる「用語集」ではないことに、あなたも次第に気づくでしょう。これらの用語は全て、これらを使って観照を継続することで、あなたのDNAの周波数を高め、力づけるようデザインされています。

対
つい

遺伝子易経の偉大な洞察の一つは、心の闇、天の才、天の光の繋がりを綿密に紐解くことで得られます。古代中国の聖者は「易経」を作り出しながら、彼らの啓示を活用し、更に広げていく様々な方法を編み出していきました。卦という64個の原型を1から64まで直線的に捉える代わりに、円状に並べた時に、大きな現状打破の突破口が訪れました。この円状の配置によって、二進法のプログラム領域の中で、夫々の遺伝子の鍵が対の鍵を持つことが分かりました。夫々の遺伝子の鍵を、対と

xxxiii

共に見ていくことで、これらの遺伝子の鍵の対がいかにしてあなたの肉体、思考、感情の中で、高次元の周波数を妨害するか、解き放つかどちらかの生体自己防御の循環を作り出しているかが見えてきます。

21種類のコドンリング

遺伝子学において、あなたの細胞の中の遺伝子の役割は、様々なアミノ酸を合成、混合して、あなたの体の土台となるたんぱく質を作り出すこととされています。主なアミノ酸は、本書の中に出てくる21種類の「コドンリング」という、遺伝子ファミリーに分けられています。夫々の「コドンリング」には固有の名前があり、人類というより大いなる体内で、集合的なプログラミング体として働きます。多くの神話は、これらの化学物質グループの中から生まれ、夫々のコドンリングに大いなる秘密が隠されています。それらはヘブライ文字など、多くの原初の神聖なアルファベットや、多くのタロットのシンボルとも直接的な繋がりを持ちます。それらのより深い意味合いについては、本書の範疇を超えていますが、これらの「コドンリング」を通して遺伝子の鍵を考察していくことで、あなたのDNAの中でそれらの秘密を紐解くことができるかもしれません。何よりこれはあなたの旅ですから、どれだけ勇敢に進んでいくかは完全にあなた次第です！

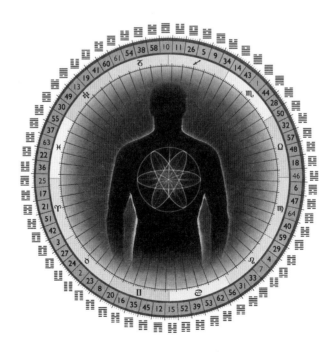

第四部：
遺伝子易経への多様なアプローチ

自分自身の道を歩む

聖アウグスティヌスは、「歩行して解決せり」という素晴らしい言葉を残しました。この言葉は、遺伝子易経のモットーとして据えても良いくらいです。遺伝子易経は、人生のいかなる質問に対しても答えへの道を示唆してくれます。それはシンプルに、常に答えが存在する内側への道を指し示すからです。あなたがすべきことは、歩き続け、探求し続けるだけです。中国の「易経」は、人生における決断の手助けをすることのできる占いです。遺伝子易経はそれを遥かに進歩させ、実際にあなたの遺伝子の中で、生きた「易経」のガイドをします。この本がその役目を果たした時、あなたは自分の外側に真実を求める必要性から永久に開放されます。

　この序章を通して、本書を旅になぞらえてきました ― 大いなる神秘 ― あなたが何者で、なぜここにいるか ― を紐解く冒険の旅です。皆さんも後に分かるように、遺伝子易経には多様な活用法があります。この本以外にも、遺伝子易経を活用できる様々なツールやシステムが無数に存在します。これらの様々な活用法に気負い過ぎず、自分のペースを保って自分に合った方法を見つけてください。もう既に気づいているかもしれませんが、遺伝子易経は単なる新しい情報システムではなく、生きた光の伝達場です。従ってその秘密が明かされるのは、リラックスした瞑想的なアプローチを取る人々のみです。第一歩をどのように踏み出すかによって、その後の旅が決まります。まずは、皆さんが歓迎されていることを知ってください。皆さんには、これから好きなだけ好きなレベルで遺伝子易経を探求する時間があるのです。

アナログとデジタル

遺伝子易経へのアプローチ方法は、最もざっくりと分けると二種類あります。それは、全体的なアプローチを取るアナログ方式と、詳細や部分を追及するデジタル方式です。人生はその両方から成り、双方の健全なバランスが取られるべきです。既に見たように、私たちのDNA自体は、パターンや順序に沿って並べられた、論理的な二進式で解釈できるデジタルの二進法の暗号でできています。アナログ方式は、それとは対照的です。それは神秘的で、遊び心があり、即興的かつ直感的です。高次元の周波数は、アナログ方式によってのみ開かれます。しかしデジタル式によって、私たちはこれらの周波数や経験を思考レベルで理解し、根づかせることができます。**「アナログ方式とデジタル方式を合わせると、遺伝子易経の基本である観照の道となります」**

アナログの道 ― 魔法を可能にする

以上のことを踏まえると、知的な理解を根底にしつつも、皆さんは独自のアナログ方式を使って自由に遺伝子易経への道を作り出すことができます。あなたの天賦の才能は唯一、ハートを通して花開きます。天賦の才能にとって、知性は天敵になる可能性もあります。しかし、遺伝子易経が自分のハートの中で歌うことを許した時、知性は自らのあるべき位置を察し、心を指導する代わりにハートへと奉仕するようになります。ですから、遺伝子易経の旅をする際は、順序にあまりこだわらないことをお勧めします。その方が知性を上手くかわし、基盤を通してあなただけの道を切り開くことができるからです。この本は、ランダムに、様々なタイミングで偶然開かれたページを読むような、「易経」の魔法に則った自由な精神（魂）を必要とします。

　このようなアナログ方式によって遺伝子易経の世界で遊んでいく中で、あなたはこの道に秘められた真の神秘について学んでいくでしょう。私たちは、旅路といえば、デジタル（例：旅程）と捉える傾向がありますが、DNAの中には明確な論理的パターンに従わない幾何学的な順序が存在します。おそらくあなたが遺伝子の鍵を旅する中で、ある教えを学ぶまで、繰り返し特定の遺伝子の鍵に戻ることがあるでしょう。一方で別の遺伝子の鍵は、あなたがそれを活性化する準備が整うまで、後ろに控えられているかもしれません。文章を通してエッセンスを取り入れ、そこへ飛び込んでいくことで、自分だけの道を見つけてみましょう。遺伝子の鍵の旅は、あなたの体内の生体化学物質においても繰り広げられています。全ての遺伝子の鍵は、呼吸パターンから心拍数まで、肉体のあらゆる状態に影響を与える内分泌系と、DNAを通して直接繋がっています。あなたの態度は遺伝子に語りかけ、遺伝子は内分泌腺に語りかけ、内分泌腺はあなたの人生をより高度な調和へと近づけます。

　このプロセスの最中に、あなたのDNAの内の光が暗く、とても遠くにあるように思える時もあるでしょう。そのような時こそ、あなたの態度はとても重要になります。あなたは、旅の折り返し地点に来ているのかもしれません。その時の内なる感情は、尊重されるべきです。あなたの道が間違っていることは決してありません！あなたのDNAが心の闇パターンをあなたの目の前に掲げているのは、あなたがその遺伝子の記憶を永久に消去できるようにするためなのです。全ての人の道には、「啓示や洞察」、現状打破の突破口に辿り着くまで紆余曲折があります。この本から得た啓示によって、あなたは以前とは違う人間になっていきます。全ての現状打破の突破口は、あなたのDNAを高い周波数に突然変異させ、あなたの感じ方や態度に変化を起こします。あなたの内側の旅が、外側の人生に反映された時、真の魔法は起こります。あなたの引き寄せの場が変化し、宇宙の流れに逆行する代わりに、宇宙の流れに後押しされるように、外側の出来事が新しい流れで起こるようになります。

　ここで何よりも皆さんに伝えたいことは、皆さんのDNAは、蓋を開けられるのを待っているたくさんの奇跡が詰まった宝箱だということです。読書にまつわるあらゆる一般的な規則を手放してください。ページをぺらぺらとめくり、奇跡の扉を開くアナログの魔法の流れを楽しんでください！

デジタルの道 ― 立体画像の世界

一度アナログ方式の精神（魂）と魔法を自らの内側に取り入れたら、本格的な遺伝子易経の旅が始まります。今度は、デジタル方式のディズニーランドに飛び込みましょう！既に述べたように、宇宙に関する現在の科学的理解は、急激に変わりつつあり、今見えつつある未来像は、思考停止してしまうくらい衝撃的です。物理学が私たちに教えてくれているのは、目に見えているものは全て、森羅万象に映し出されているように見えることです。思考そのものですら、宇宙の中で様々なものの網に絡まり、既に客観的な理由づけをするための材料ではなくなってしまいました。科学の世界において、意識の研究は何世代にも渡って避けられてきましたが、現在、新たな旬の研究材料の一つになりつつあります。

そのような流れがある中で、遺伝子の鍵と遊んでいく際には、自分が何に足を踏み入れているのかを知っておくべきです。あなたが今踏み入れているのは、立体画像的宇宙の中心であり、全ての生命のプログラムの基盤です。あなたのDNAにおける周波数の変化は全て、宇宙に存在する全ての原子に影響を与えます。あなたが進化する度に、生きとし生けるもの全てが共に進化します。

デジタル宇宙では、全ての生命の形態は無限大のフラクタルに分けられます。これらの多様な要素、関係、システムは分解され、ミクロ宇宙的視点から見ることによって、個人に対するより一層の理解を与えてくれます。つまり、本当に物事の核心に迫るためには、それを分解する必要があるのです！これがデジタル方式の土台です。

遺伝子の鍵チャート

全ての人間は、存在の奥底に埋め込まれた固有の聖なる幾何学を持って生まれてきます。この幾何学は、常に移り行く宇宙において、あなたの生まれた正確な時間と位置によって決められます。これと同じ構造が、立体画像的にあなたのDNAの中にも暗号化され、あなたの人生の異なった側面に関係する遺伝子パターンとデジタルの道によって、あなただけの個別のチャートが作られます。これが、あなたが何者で、どのように機能し、なぜここにいるのかを教えてくれる固有の青写真 ― あなたの遺伝子の鍵チャート ― です。

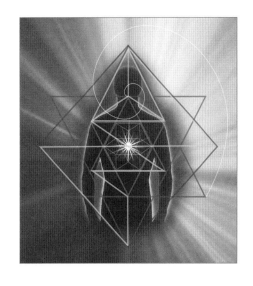

遺伝子の鍵チャートは、いくつかの遺伝子の鍵の道を持ち、あなたの天賦の才能を覚醒させるあなただけの地図です。あなたの人生の目的、人間関係のパターン、金銭的繁栄、家族関係、子供時代の発達周期、健康、癒し、そして精神的な覚醒を司る夫々の道があります。夫々の道は、外側の世界で独自の展開をし、固有の道と教えを持ちます。例えば、ヴィーナスの道は、人間関係に関する道です。この

システムは、個人のDNAの中にある特定の精神的問題や感情的障壁を正確に特定します。そのような障壁は、人間関係と健康に関する人類共通の問題をもたらします。遺伝子の鍵を使ったシンプルなパターン認識のテクニックを使って、誰でも自己破滅的な傾向に気づき、それらをより有益なパターンに変えることができます。ヴィーナスの道は、これまでにも数え切れないくらいの人間関係と個人に、大きな変化を繰り返しもたらしてきました。

　ヴィーナスの道のように数多くある選択肢の一つを選んで、遺伝子の鍵を活用することもできれば、シンプルに本書全体を深く考察していくこともできます。いずれにしても、あなたの人生のある領域の周波数を上げる時、あなたは全人類の周波数を上げるということを知っておいてください。

核となる旅路 ── 観照、吸収、体現

あなたの旅は、観照から始まります。この序章を読みながらも、あなたの観照は始まっています。これらの教えに含まれる真実は、既にあなたのオーラの中に入り始め、これから更に吸収されていく必要があります。観照は、忍耐と消化の道です。遺伝子易経の光の伝達場は、思考が開いて入れば、更に深く感情体＝アストラルオーラ体へと伝わっていきます。その光の伝達場が肉体に届いた時、高次元の周波数を受け取る準備次第で、あなたのDNAは反応します。DNAが反応するためには、その光の伝達場が思考と感情を通り抜ける必要があります。何時も、障壁や心の闇パターンにぶち当たることがあるかもしれません。これは思考においては、ジャッジ、意見や信条として現れます。感情においては、抑圧された無意識の記憶や、罪、羞恥心、恐れといった制限をかける感情パターンとして現れるかもしれません。

　そのような心の闇パターンは、全人類のDNAの中に隠れ、遺伝子易経は自然とそれらに光を当てます。遺伝子易経の旅を始める時には、常に内なる耳を開き、自分の自然な反応、腹から湧いてくる感覚、思考に耳を傾けてください。あなたが不快に感じるものは全て重要なポイントですから、全身全霊でそれに集中してください。これはとても個人的な旅です。高次元の周波数について考えたり、その中であなたの道を感じたり、実践することによって、それらが自分の内側で共鳴することを許していけば、高次元の周波数はそれを待ち構えているDNAへ辿り着く道を見つけるでしょう。DNAの高次元の周波数パターンの扉が開かれれば、それは体、思考、ハートで明るい輝きの洪水として感じられるため、あなたは直ちにそのことに気づくでしょう。そのような瞬間は宝物です。観照が更に深まっていくにつれ、それらは更に頻繁に起こるようになるでしょう。

　吸収は、高次元からエネルギーを受け取れるよう、細胞レベルで肉体が開かれた時に起こります。それには、感情的な成熟と明晰な思考が必要です。吸収の状態に至ると、DNAは細胞に光を取り入れるようになり、オーラを大きく広げます。この段階になると、あなたの肉体ですら高次元の性質について観照をしている状態で、あなたの才能の最高の具現化である天の光の感覚も少しだけ経験するようになります。細胞が高次元の周波数に慣れてくるに従って、まさに遺伝子易経があなたに指し示してきた光の伝達場の核心を体現し始めます。この最後の体現が、あなたの観照の最終段階です。この美しい状態に踏み入ると、そこにはもう何もテクニックや道具などが必要ないことが分かるでしょう。

体現 ─ 光の速さを超える跳躍

体現は、全ての言葉と説明に終止符を打ちます。まだ言葉は使われるかもしれませんが、既に64個の天の光に表される光の言語の領域に入っています。この段階で遺伝子易経は、この言葉を超えた奇跡を可能にするよう細胞に情報を出し入れする配達係です。自分自身をより高次元の進化の一部として認識するようになると、あなたの人生の仕事と内なる目的がようやく一致するようになります。あなたは、大いなる覚醒の一部となります。あなたは人類の集合体の中の一つのDNA分子となり、完全に覚醒しています。あなたの役目はただ一つ、周りの人々を全て新しい高次元の周波数に設計し始めることです。覚醒の光の伝達場を体現するようになると、自分自身の声を見つけ、自らが発する言葉をあなたの輝きに惹かれてやってくる人々に合わせるようになるでしょう。そして、どんな言葉を使うかは問題ではないことに気づくでしょう ─ 重要なのは、メッセージとそのメッセージを届ける人の周波数です。

　現代の子供たちを見ると、人類が築いてきた近代世界が彼らの自然体の無垢さの前に立ちはだかり、幻滅によって彼らの目から輝きが失われるのを容易に見て取ることができます。これらの子供たちに今必要なことは第一に、私たち大人が自らの無垢さを取り戻し、ロマンティックな天賦の才をこの世に具現化することです。遺伝子易経が本来持つ真実の体現は、純粋なロマンスの光の伝達場です ─ それは、私たち一人一人の内側に魔法が生きていること、全てが可能であること、そして奇跡は不可避であることを証明します。未来の世界は、子供の目線から物事を見ることができる大人たちによって作られるでしょう。ホモ・サピエンスからホモ・サンクタスへ遺伝子の突然変異が起きようとしている今、恐れと競争に根差した古いシステムではなく、自然な宇宙の法則によって築かれたもののみを求める、悟りを開いた子供たちが次々と世界に生まれてきています。55番の遺伝子の鍵が証明するように、私たちは本当に驚くべき時代に生きています。

　これらの変化は、この本を今読んでいるあなたが、生きた光の伝播を肉体レベルで体現できた時にのみ起こります。体現にはリラクゼーションが必要であるため、このような変化を起こすには、内なる深遠なリラクゼーションのレベルに達しなければなりません。既に述べたように、観照が核たる道です。それは、リラックスした敬虔な態度を要します。私たちは、心の闇は心の闇に過ぎず、全ての人間が天の才を持っていることを常に覚えておく必要があります。態度を変えた時、全ての心の闇が同じ光から作り出された心の闇であることに気づくでしょう。これは、自分を許す旅です。まず何よりも自分に対する慈悲を持たなくてはいけません。自らの心の闇を許すことは、自らに天の才 ─ 64個の天の才 ─ を与えることです。既に見てきた通り、全ての遺伝子の鍵の中には、更に尊いこと─ あなたのDNAに秘められた高次元の目的の扉を開ける鍵 ─ があります。

　遺伝子易経と、その多くの活用法を通した皆さんの旅が楽しいものになることを祈っています。これらは、皆さんが大いに観照を楽しむためにあります。本書は、この新しい言語を受け取る準備ができた人々を引きつけるようデザインされているので、あなたがこの本を超えて旅を続け、それらを共に創造する相棒として探求し、無限に広がり続ける神秘の中で自らの輝きと天賦の才を祝福していくことを願っています。

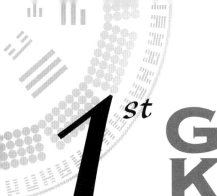

1st GENE KEY

天の光
輝き

天の才
鮮烈

心の闇
エントロピー

エントロピーからシントロピーへ

対：2番
コドンリング：火のリング（1、14）

生理的関連部位：肝臓
アミノ酸：リジン

1番の心の闇 ── エントロピー

シヴァ神のダンス

"昔々、おそらく計り知れないほど昔に、今は伝説となった土地で、若い男が大きな川の横で夢想にふけっていた。この川は既になくなっているが、伝説によると、現在の中国の中心を流れる揚子江の前身だという。男が、しなやかで優しい波が足元に寄せては引いていくのを眺めていると、突然、翡翠色の大河から小さな亀が現れ、誇らしげに水から岸へと上がってきた。その亀は、夢想にふける男の隣に来て動きを止めた。

　長い沈黙が続いた後、遂に男が口を開いた。神が降りてくるのを間近に控えて、亀に聞いた。「小さな亀さんよ、一体これはどういうことなのか、説明してくれないかい？」

　予想外にも、亀は半円を描いて向きを変え、男に背を向けた後、何事もなかったかのように太陽の光の下、のんびりと静かに甲羅を干し続けた。

　男はその小さな生き物の背中の、複雑な格子状の模様と、甲羅が春の陽の光を浴びて乾いていくのを見ていた。眺めているうちに、男に不思議なことが起こり始めた。見つめれば見つめるほど、男は先ほどの質問の真意を理解していった。それは、男がその瞬間に全てを諦め、一心に亀の甲羅を見つめた時に起こった。ゆっくりと、ほとんど分からないくらい微かに、全てが消えてなくなり始めた。まず初めに亀が消え、その次に宇宙が、最後には男も消えてなくなった。数時間後に男が意識を取り戻した時、そこにもう亀の姿はなかった。

　その日を境に、人類は宇宙のあらゆる側面を理解するための手段を得た。それは、一匹の亀の甲羅の入り組んだ模様の中に見いだされ、後に、人類が発見した最も深遠な知識といえるであろう「易経」となった。"

中国の「易経」は、史上まれに見る偉大な精神哲学書の一つです。何千年も昔に、古代中国神話に登場する伝説の帝王、伏羲が記したとされ、生命のあらゆる季節と周期を二進法で表しています。

その本では、生命の過程を陰陽六本の線（爻）から成るシンプルな記号（卦）で表し、全部で64個の組み合わせを作ります。最初の原型、1番目の卦は、六本の陽の爻から構成されています。この原型は、宇宙に存在するあらゆる創造的生命の主要な遺伝子暗号と見なされています。その対は2番目の卦で、六本の陰の爻から構成されます。それは、宇宙に存在するあらゆる創造的生命を導く主要な遺伝子暗号であるとされます。ここに自らのDNAへの旅の始まりの大いなる秘密 ― 二元性力学の神秘 ― が隠されています。ここにあるもう一つの秘密は、「易経」において、つまり人生において、常に女性（陰）が主導権を握っているということです！「遺伝子易経」の神秘に更に深く潜っていくと、徐々にこの言葉の真意を理解し始めるでしょう。

　「易経」は、遺伝子暗号の数学的な写し鏡です。そして、64個の原型は、四つの本質的な原理に集約されます。それらは、「易経」の配列の始まりと終わりにあります。つまり、遺伝子の鍵の1番と2番、63番と64番のことです。これらの二つのペアは、その本自体の序章と終章といえます。生命は、これらの四つの原理や柱の上に築かれています。

　1番の遺伝子の鍵の低い周波数、1番の心の闇は、「エントロピー」という言葉によく表されています。「エントロピー」の簡単な定義は次の通りです。

　"ある閉じられたシステムの中で、エネルギーの秩序がなく役に立たない度合いのこと。エントロピーが増えると、何かに使うことのできるエネルギーが減少することを意味する。"

　現代の物理学と熱力学の原則は、エントロピーの法則と呼ばれる基本に従っています。思考を通して見ると、宇宙は一つの方向性 ― 秩序から混沌 ― へと動いているように見えます。この1番の心の闇は、地球全体が低い周波数で生きるよう仕向けます。それはまるで、人類の文明を覆う毛布のようです。人間の思考から見た場合、エントロピーに対して私たちができることは何もありません。それが人間の主要な問題となっています。人間は通常、自分のことを受け入れません。そして、エントロピーを感情に変換させた時には、憂鬱で、心が麻痺した感覚になります。エントロピーは事実上、愛の反対といえます。

　これらの最初に位置する二つの重要な遺伝子の鍵から何かを学ぶとしたら、二元性の性質についてでしょう。― 生命は両極性なくして存在することはできません。遺伝子易経の啓示の中心にある「意識のスペクトル」の考え方も、「心の闇」と「天の光」という両極性の上に成り立っています。どちらの極も、相反する極を生み出します。ホワイト・ホールが創造性だとしたら、エントロピーは、全てを破壊するブラック・ホールです。1番の遺伝子の鍵は創造性と関係しています。1番の心の闇の中には、創造性を開花させる秘密があります。実はこの本の中の全ての遺伝子の鍵の秘密は、64個夫々の心の闇に眠っているエネルギーを解放し、受け入れることにあります。最初の主要な二つの遺伝子の鍵で、このことを理解すれば、これから先の旅路へ向けて良いスタートが切れます。

　それでは、あなたの人生において、エントロピーはどのような意味を持つでしょうか？先に述べたように、エントロピーは心の麻痺として表出します。この麻痺の状態は、極めて豊かな気づきの状態といえます。大事なことを説明すると、第一に、これが化学物質によって引き起こされる状態で、その次に、それが突発性であり、完全に受容された後は、現れた時と同じように突然去っていきます。エントロピーと創造力は、私たちが生きるこの宇宙で永遠のダンスを踊っています。多くの神話の中に、このダンスが登場します。― ヒンズー教の神々の神話で踊るシヴァ神の像はその一つです。そのダンスは、存在するあらゆるものを破壊し、創造します。

GENE KEYS　1番の鍵　☰　乾為天

　なぜわけもなく憂鬱になる日や幸せに感じる日があるのか多くの説はあるものの、私たちは本当のところは分かっていません。外の天気が変わるように、心にも天気があり、空模様は人それぞれです。しかし、これらの内側の天気の気まぐれな性質によって、多くの人間が苦闘しています。内側に創造的な動きを感じる時、人は幸せだと感じます。内側にエントロピーを感じる時、人は不幸せに感じます。このエネルギーが常に入れ替わりを続けるために、人は常に幸せな状態を維持したいと願い、憂鬱な状態から逃れることを望みます。これが人間の大きな欠点であり、エントロピー本来のエネルギーは歪められ鬱を引き起こします。1番の心の闇は、退屈さや悲しみ、憂鬱な気分を感じた時に現れます。この状態を思考レベルで拒否すると、本来のプロセスの邪魔をし、その状態が鬱として定着する恐れがあります。なぜなら、1番の心の闇は、鬱を招く化学的プロセスの引き金を引くからです。

　1番の心の闇は、元気がなくなったり、悲しくなったり、気分が沈む時に現れます。この時、体内で化学的プロセスが始まっているのですが、それを理解しようとしたり、原因を見つけようとしたり、ましてや直そうとでもしようものなら、自然なプロセスが適切に完了しません。大半の鬱は、人間の遺伝子構造中の特定の心の闇周波数に抵抗した結果引き起こされます。遺伝的な素因によって、人よりも気分が沈みやすい人もいるでしょう。一般的に、創造的な人ほど、このような鬱を招く化学物質の影響を受けやすいといえます。

　エントロピーの状態は真空状態に近いといえます。内なるシステムの充電をするために、内側のエネルギーが停止した状態です。その状態で忍耐強く待つことができれば、そこからくる感覚や熱意の欠如によって、次に何かとても特別なことが起こる、繊細な環境が作り出されます。その環境から、創造のプロセスが始まります。つまり、エネルギーの低下は、本人にはまだ何かは分からないものの、内側でこれから形になる何かが育っていることを意味します。その状態から、表現のステージへと突然変異した時に、初めてそのプロセスが何のためだったのか分かるでしょう。このような憂鬱な時間は、人生の中でも非常に特別な時間で、一人になり内側に籠ることによって、種が芽を出します。そのような時に現れる最大の障壁は、何かがおかしいのではないか、と考える自らの思考（他人の思考の場合もある）です。そのような思考は、創造のプロセスの天敵です。1番の対、2番の心の闇「漂流」は、自分に何が起きているのか頭を使って知的に理解しようとすることで、知的苦痛を更に悪化させます。2番の心の闇は、全ては全体と同調しているにも関わらず、全体との同調がないと感じて不安を煽ります。

　1番の心の闇によって、人類の創造力は、まだ本来の力を発揮していません。その原因に、集合体レベルで、個人が経験する自然なエントロピーの発達段階が社会で否定されていることが挙げられます。この心の闇は、個人レベルで受け入れ、解決することしかできません。それには多大な勇気と忍耐、信頼が必要です。もし急に目の前が真っ暗になり、迷子になったように感じた時に取れる最善の行動は、じっとしてそこから動かず、自分の体の中をその感覚がゆっくりと通り過ぎるのを許し、できるだけそれについて考えないことです。このエントロピーを、人生における自然な状態として深く受け入れることで、エントロピーの真の可能性を開花させ、やがて完全に超越することに繋がります。

心の闇の抑圧的振る舞い ― 鬱

この心の闇における内向的性質は、必然的に鬱に繋がります。鬱状態は、低い周波数の感情が、恐れに起因した精神的崩壊によって定着することが原因です。鬱が一旦肉体を乗っとると、エントロピーは、人生の表層からエネルギーを次から次へと奪っていきます。そのような状態は、様々なレベルで起きます。― 不定期の場合もあれば、長期化することもあります。それによって、寝たきりになってしまうこともあれば、単に目の輝きが奪われることもあります。この鬱状態が定着してしまうと、その状態を打破できるのは、本人だけです。外からの助けを借りることはできません。個々の人間が、鬱の原因の恐れを直視し、あらゆるレベルで自らの振る舞いの周波数を変えなくてはなりません。

心の闇の反発的振る舞い ― 半狂乱

この心の闇の反発的振る舞いは、なんとかして今の気持ちから逃れたい、半狂乱的な衝動となって現れます。自分の殻に閉じこもって一人の時間を過ごすことで、エントロピーを受け入れる代わりに、このような人々は、直ちに活動量や人と接する機会を増やします。内側で起きていることを抑えつけようと半狂乱になり、無謀な計画を遂行したり、単調なパターンに陥ったりします。そのような振る舞いは、すぐに健康に害を与えます。彼らは、体内の化学物質の作用に逆らうことで、とても危険な状態を招きます。自らの感情から逃れようとする衝動は、ありとあらゆる肉体の病気へと繋がります。自らの感情から逃げさえしなければ、患うことのなかったあらゆる病気は、その逃れようとする感情の衝動ゆえに開かれます。

1番の天の才 ― 鮮烈

鬱の美しさ

ほとんどの創造神話では、最初に誕生した命は光であるとしています。それは、旧約聖書の創世記のラッパの音と共に響く「光あれ！」という神の言葉を通じ、西欧の人々の心理に植えつけられています。この1番の天の才は、光が宇宙における創造的エネルギーの具現化であるという考えに根差しています。また、音に根差した創造神話も一般的によく知られており、先の聖書に出てくる神の高々と響く言葉も、その一つの例です。1番の天の才は、これら二つの重要な原理である光と音を統合します。この二つの原理を統合する、第三の創造の象徴が火です。火は焼き尽くすだけでなく変容をもたらすため、最も重要な創造力の原型ということができます。2番の遺伝子の鍵が、人生の真の方向性を指し示す一方、その対、1番の遺伝子の鍵は、そこへ向かうための推進力を生み出します。

　低い周波数の化学的プロセスを、平穏に通り過ぎることができれば、この創造神話 ― 暗闇から現れる突然の光 ― が再現され、まるで魔法のように低い周波数領域が喜びとして感じられるようになります。この喜びは、悲しみと同様予期せず訪れます。しかし喜びは同時に、特に声や芸術を通

して自らを表現したいという欲求と共にやってきます。化学物質の影響による麻痺から生まれるものは全て、完全に新しいものです。それが、1番のギフト「鮮烈」の所以です。64個全ての遺伝子の鍵の言葉は、夫々とても厳密です。例えば、「鮮烈」は、「新しさ」とは意味が異なります。鮮烈は、内なる光によって何かが燃えているような、生き生きとした様子を表します。まるで別世界からもたらされたような眩い光に包まれた状態 ― これが、1番の天の才から力を得た人々の自己表現の方法です。

この1番の天の才は、小さな組織グループの中で素晴らしい能力を発揮します。この天の才を通じて周波数を上げていくと、天性の統率者として突出した存在になっていきますが、本人は、統率者の役割を担うことに消極的でしょう。そのような人は、他人を従えることに少しも興味がないからです！

「鮮烈」の天の才が望むことは、外へ向かって思う存分に表現し、他人に影響を与え、その様子を見て喜びを得ることだけです。DNAの中でこの天の才が目覚めると、自分が属する集団に、自然に生命力と光を注ぎ込むようになるでしょう。

このようなことから、1番の天の才が卓越した能力を発揮するのは、家族や少人数のチーム、親しい人々のグループの中です。「鮮烈」の天の才は、開花に適切な環境を必要とします。それは必要な時にその人を舞台の中心に立たせる、心の広い人々のいる環境です。鮮烈なエネルギーが放出され、創造力によって人々に影響を与えることができた後は、その影響を無駄にしないために、素早くそこから立ち去る必要があるでしょう。花の命は短いことを知れば、その秘密がわかるでしょう。その光はどんな人たちの集まりにもひらめきと喜びをもたらすことができるのと同じように、鬱はエネルギーを奪い取るのです。

「鮮烈」の天の才は、創造的エネルギーはコントロールできないという不滅の真理に根差しています。それはしかるべき時に現れます。その時が来るまでは、くつろいで待つほかありません。「火のリング」というコドンリングを通して、1番の遺伝子の鍵は、「妥協」の心の闇を持つ14番の遺伝子の鍵と化学的に繋がっています。創造の火が燃えている時は、皆がその温もりとひらめきを分けてもらおうとその人の周りに集まります。しかし、その火がちらちらと揺れる小さな灯火になれば、まるで存在感がなくなってしまいます。その時に、意思の力で無理やり創造力に火をつけようとすれば、結果的に、自分自身と他人に対して大きな妥協をすることになります。鮮烈の天の才にとって、人生はフル稼働か完全休息かのどちらかです。

そのような創造的な衝動を感じる人は、この1番の遺伝子の鍵が強く活性化されていることでしょう。従って、そのような人は、予測不可能な創造的プロセスの力の生きた手本となることによって、1番の心の闇を消滅させる使命を持っています。そのような人の真の力は、独りで過ごす能力、自らの独創性とタイミングを信頼する能力にあります。暗い穴の中に入っていく度に、驚くべき創造力の爆発が起きます。鮮烈の天の才は、まだ誰も見たことのない、他の誰にも真似できないものを世界にもたらすことです。

一人一人の内側にある「遺伝子易経」の1番の鍵が、創造性に捧げられているという事実は、人類全体に関して多くを物語っています。人類は、内側の心の闇周波数を乗り越え、真の才能を開花させ、世界に貢献するよう仕向けられています。いずれは個人の創造力によって、全ての病気や否定的な行動パターンなどがこの地球から消え去ります。創造的プロセスのための純粋な器になり、進化が自分自身を通り抜けて、最終的な愛と輝きと統合の永遠の状態に向かう道を見つけて進むことが「鮮烈」の真の意味です。

1番の天の光 ― 輝き

プロメテウスの火

これまで見てきたように、1番の天の才は光と火の力に根差しています。天の光周波数では、光が存在する全てです。その光が人間の気づきを照らすと、輝きとなります。輝きは生命の理由であり、生命は輝きのために存在します。宇宙の中の大いなる四つの柱の一つであるこの天の光が、一人の人間の中に開花する時、それは人類全体の方向転換の象徴となります。天の才周波数であっても、遺伝子の基盤の中で大きな重要性を持ちます。

これら四つの柱となる遺伝子の鍵（1番、2番、63番、64番）の天の光は、聖なる原型の基礎を表します。それらは、様々な文化の中で認知され、多様な神々の物語の中に登場します。これらの四つの根本的なエネルギーは、ユダヤ教のカバラ学者の間で、“Hayoth Ha Kadosh”=“四体の聖なる動物”として知られ、ヘブライ語の神を表す四文字のシンボルテトラグラマトンにも象徴されています。古代グノーシス主義の伝統では、それらを四つの元素として崇め、ネイティヴ・アメリカンは四つの方向として理解し、古代エジプト人はスフィンクスの像に刻みました。64個の遺伝子の鍵の基礎となっている、中国の「易経」は、その根本に四つのバイグラム ― 宇宙の中の生命全ての基盤となる普遍的原則 ― があります。現代の遺伝子学にも、この四つの原型の原則は、遺伝子の四種類の塩基 ― 全ての遺伝子言語を構成する四種類の文字 ― に反映されています。

それらの繋がりを見ても、1番の天の光が人類全体にとっていかに重要であるかが分かるでしょう。1番の天の光は「輝き」で、全ての天の光がそうであるように、対である2番の天の光「一体性」との関係によって成り立っています。「輝き」は全ての存在との一体性の中にあります。真の輝きが表現され、具現化される時、その前提条件となるのは全体性との和合です。この和合は、私たちの想像を遥かに超えたものです。その輝きは、表現不可能なほどに自然なものでもあります。表現される度、それは人々から誤解されてきました。天の光の状態を理解する唯一の方法は、その中に身を投じて一度死を経験することです。それ故、輝きの中に身を投じる必要があるのです。人間が何かを見たり感じたりして、何か輝いていると褒め称える時、人間は輝きから分離し、一体性から離れています。そこに低い次元での輝きの投影はあっても、真の輝きは存在しません。

真の輝きとは空のことです。そこには誰もそれを認識し、感じる人間はいません。輝きはシンプルに存在し得ないのです。そこには輝きの逆説があります。真の輝きを語ることも、真似ることも、共有することもできません。それは独創的で説明しがたいものです。輝きとは、人間の一体性の表現です。低い周波数において輝きは、光や音 ― 輝いた顔、朝日、音楽などを通じてしか認識されません。

人間が通常考える輝きとは、何かが欠けている状態ではなく、何かが存在している状態のことです。真の輝きはむしろ暗闇や静寂など、何かが欠如している状態と深く関係しています。しかし、これらの言葉ですら、二元性や言語、両極性に根づいたものであるため、真の輝きを本当に説明することはできません。

1番の天の光が内側で目覚めると、宇宙に存在する全てが輝き、鮮烈に感じられます。心の闇の状態ですら、輝きと映ります。輝きにおいては、全てが一体性の内にあります。全てのものを、この一

体性の独創的かつ創造的な表現として経験します。ありとあらゆるものが、溢れんばかりの輝く個性を表現していると同時に、同じ源を共有しています。このように内側で輝きの火が燃え出したら、もう教えることは何もなくなり、従って誰の師になることもできません。輝きの経験を、どのように人に教えることができるというのでしょう?輝きとは、ただ受容することのみが許された火のことです。従って、その人に残された唯一の運命は、人類の未来の姿の手本として自らの人生を生きることです。そのような人によって表現された輝きは、未来の人類へ向けた遺言となるでしょう。このようにして覚醒した人物は、人類に偉大なひらめきを与えます。そのような人々の多くは、過去に大衆の手によって多くの苦しみを与えられました。危険なほどに独創的で輝いたものは、嫉妬や否定も惹きつけます。

「輝き」の天の光は、何があろうと妥協せずにその個性を生きるため、大衆の理解を得ることができません。それが神話に残され、しばしば神格にのみ結びつけられてきたのはそのためです。「輝き」は、創造的なプロメテウスの神々の火で、その火によって消されてしまうことすら恐れない、勇気を持ったごく僅かな人々によって盗まれたものです。それは、宇宙における主要な男性的な創造の力です。それはシヴァ神のリンガム＝男根など、様々な文化で男性の繁殖力のシンボルとして象徴されています。皮肉なことに、輝きは往々にして人間の外にあるもの ― 人間が目指すべきもの、生涯手の届かないものとして祀られます。実際には、輝きは人間の真性そのものです。輝きは、今まさに、この瞬間に、私たち一人一人の中にあります。輝きは、完全なる非凡の中にも存在しますが、人間の最も平凡な日常の中にも存在します。

遺伝子の鍵1番の心の闇は、エネルギーが常に秩序から混沌へと向かう、エントロピーに根差していました。天の光の周波数レベルでは、周波数そのものがなくなり、周波数を超越した永遠の「シントロピー」の領域となります。「シントロピー」は、無数に存在する次元の中を動くエネルギーで、全てが意識を持ち、全てが秩序と愛によって一体化しています。内なる聖なる火が、DNAを通じて解放されると、奇跡のような力を持つようになります。「火のリング」は、「輝き」と「絶倫」(1番と14番の天の光)を一つに統合します。そのため、「火のリング」は創造の中心にあるエネルギーの兆しと、存在の目的そのもの ― 際限なく輝かしいものを創造すること、そしてそれを際限のない輝かしい気づきで染めること ― を象徴しています。

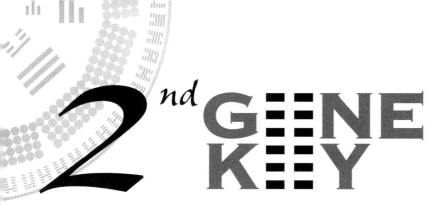

一体性への回帰

対：1番
コドンリング：水のリング（2、8）

生理的関連部位：胸骨
アミノ酸：フェニルアラニン

天の光
一体性

天の才
方向性

心の闇
漂流

2番の心の闇 — 漂流

それを見れば変化は明らかです

64個の遺伝子の鍵の中でも、最も女性性の強い原型である2番の遺伝子の鍵とその旅は、宇宙の叡智を美しくシンプルに抽出したものを表します。もし、地球外生物に人間の本質と存在意義を説明するとすれば、この2番の遺伝子の鍵を伝えれば十分でしょう。1番の遺伝子の鍵が大いなるエネルギーと光の男性性原理を物語る一方、2番の遺伝子の鍵はその物語を物質次元に根づかせます。心の闇の意識においてでさえも、この遺伝子の鍵は全ての存在には目的があることを教えてくれます。進化の過程でこれまでに起こった出来事の内、全てが相互に関連し合う大いなる計画の一部でなかったものは、ただ一つもありません。一見すると全く異なる細胞や関連性のない出来事を結びつける力が、女性性原理に宿る真実です。その意味で、それは私たちを一つに抱き寄せる大いなる母の抱擁を象徴します。この万物の一体性という大いなる真実と個人的に共鳴できるかどうかによって、あなたのDNAを通り抜ける全体的な周波数が決まります。あなたがそれを信じようと、否定しようと、それを願おうと、体現しようと、その真実に変わりはありません。宇宙には森羅万象の営みを演出するある力が存在します。そして、その力はまさにあなたの内にも存在します。

2番の心の闇は、「漂流」という興味深い言葉で表されます。時空間の迷子になった感覚と共に、分離感を示唆する言葉です。しかし、孤独感や孤立感を感じたり、恐怖に苛まれたり、落胆したりする時でも、あなたは決して道に迷っているわけではありません。そのように感じているだけです。心の闇の状態は、生体機能に根差した人間の視点に過ぎません。人生において森羅万象と完全に調和していない時は、一瞬たりともありません。人生で誤った決断をしたり、間違った道を選んだりすることすら不可能なのです。

人の生体機能はその視点を決め、その視点は進化の周波数の物差しとなります。進化の周波数とは、現時点での気づきの発達具合を指します。人間の気づきは進化し続けています。動物の原始的な本能に根差した形から始まり、歴史上のある時期に、脳の発達と共に大きな跳躍をし、その後

現在の"考える人"へと移行しました。現在、人類は"考える人"として頂点に到達し、次の大きな跳躍への準備をしています。太陽神経叢の神経節に根差した新たな生物学的気づきへの跳躍です。人類がどこへ向かっているのかを知りたければ、まずは人類の起源を理解する必要があります。人類が向かっている先は、万物との一体性です。これは非常に逆説的です。人間は一度たりとも一体性から離れたことはありませんが、人間の生体機能の管理システムでは、現時点においてこの一体性を感じ続けることはできません。

　現代人が地球に未だ残る原住民たちの原始的な気づきに憧れを抱き、人間の脳が急速な発達をする以前の気づきへ回帰したいと夢見るのは、ある程度仕方のないことでしょう。大抵の原住民は、生命との一体感を持ちながら生きているため、現代社会に生きる人間はそこから漂流してしまったような感覚を覚えます。私たちは、間違った方向に進んでいるのではないかと考えがちです。私たちの目の前に急激に押し寄せた、大規模な技術革命などがその一例です。しかし、人間の脳の急速な発達は、これから更なる気づきにおける飛躍を遂げるための重要な架け橋です。しかし、頭脳は人類の盲点でもあります。人間は、古い本能的な気づきを忘れてしまうような方法で脳を進化させてきたため、世界中に自滅するのではないかという恐れが根づいてしまいました。

　人類は悪い方向に向かっているのではないかという恐れを生み出すのは、2番の心の闇です。自分は自然の一部ではないという思いが、人類にこの大きな恐れを抱かせるようになりました。真実に留まるか漂流するかは、私たちの視点にかかっています。この集合的な恐れは、個人の人生にも大きく影響しています。2番の心の闇は、対の遺伝子の鍵1番の心の闇「エントロピー」と共に、信頼と繋がりを感じながら生きることを困難にし、行動によって更にこの分離感を強めます。

　信頼に根差す行動は、恐れに根差す行動とは全く異なった結果を生み出します。前者は皆にエネルギーを与え、後者は皆からエネルギーを奪います。個々人の生活において、恐れに根差した行動を許せば、2番の心の闇はその人の全ての決断に影響を与え、障害をもたらす周波数へと引き込みます。そうなれば、共時性に見放されたように感じ、絶好の機会を逃したり、周りの人々を消耗させるような不健全な行動を繰り返してしまいます。

　しかし2番の心の闇「漂流」は、生命のシナリオの一部です。それは、例え宇宙の流れから外れる感覚が幻想であったとしても、少なくとも私たちにそれを経験させてくれるからです。究極的には、混沌とした状態を生み出す周波数でさえも、大いなる存在の一部なのです。漂流した感覚と孤独感から逃げたいと思う時、私たちは2番の心の闇によって自らの無力さを目の当たりにします。正直にしっかりと気づきを持ってこの心の闇の世界に深く足を踏み入れると、それは魔法のように様相を変えていきます。自分により正直になることは、思考の枠を超え、より新しい拡張した気づきへの跳躍を促します。私たちは ― 外側の行動によって現実を変えるのではない ― この意味を真に理解する必要があります。全人類のDNAの中には、知覚の特定の変化があらかじめ仕組まれています。それは、生体機能の進化の一側面として、あなたの準備ができているかどうかとは無関係に、それ自体のタイミングで起動します。ある時期がくると、新しい気づきが不意に目覚め始めます。最初は少しずつ、しかし時がたてば新しい気づきの目覚めは、あなたの人生の質の向上と共に起こります。それを見れば、変化は明らかです。

　最も初期の易経には、近代の解釈や順序から見ると例外と取れるようなものがいくつも見られます。

その中でも興味深いのは、1番目と2番目の卦の順序に関するものです。最も古い易経の伝統では、完全な陰を表す2番目の卦から始まっていたことを示す有力な証拠があります。家長制度に影響を受け、原文が訳される際に主たる陰が、主たる陽に置き換えられたに違いありません！秘儀的、神話的にいうと、男性性から始めるよりも、女性性から始めた方が遥かに理に叶っています。これもまた、あなたの周波数によって決まります。心の闇周波数では、男性性がいつでも優位に立ち、不信感や分離感、強制的なやり方を招きます。一方、女性的なアプローチは、一体性、帰依、信頼など、高い周波数の資質に基づいています。更に、この卦にはもう一つ、「坤為地（こんいち）~偉大なる大地~」という解釈があります。これは、私たちが存在する普遍的領域を象徴し、2番の遺伝子の鍵を見事にいい表しています。方向性とは、この大地と調和して生きることであり、その調和が失われると、方向性を見失い漂流した状態をいいます。

心の闇の抑圧的振る舞い ― 迷子

「迷子」と「窮屈さ」という2番の心の闇を表す二つの状態に、人類の多くが陥っています。抑圧的振る舞いは、本来の普遍的運命から漂流した迷子の状態を表します。抑圧的振る舞いは、まさに物質主義的で自己中心的な生き方であり、周りの環境などお構いなしで我が道を行きます。人類に定められた真の運命は、自己中心主義から抜け出し、人類の普遍性に目覚めることです。人生に対する精神的な理解を持たない人々は、方向性を見失って迷子になり、その結果惨めさや苦しみを味わうことになります。大いなる宇宙の力との直接的な繋がりを経験しない限り、人生の試練に立ち向かう内なる強さは生まれてきません。そもそも人生自体には、目的などないかのように見えます。宇宙との繋がりを心の内に感じることができなければ、世の中で常に戸惑うことになります。

心の闇の反発的振る舞い ― 窮屈さ

この心の闇が逆に振れると、生命にリズムや枠組みを強制的に押しつけようとします。これは解消されてこなかった根深い怒りに根差しています。窮屈さは、実際に世界の主要な宗教の多くに見られ、個人と神性の直接的体験の間に立ちはだかるものです。窮屈さは、他にも生命を管理し、何らかの意味のある形や論理的な枠組みの中にはめようと試みる科学にも見られます。生命をコントロールし、確実に把握しようとする試みは全て、2番の心の闇の反発的側面の表れです。これらは、宗教や科学を否定するものではありませんが、それらは個人の内なる調和を奪うケースも多々あります。人生の真の意味や目的は、夫々のハートの中、森羅万象との完璧なる調和という神秘的な経験の中にのみ見つけることができます。

2番の天の才 ── 方向性

鉱物の電磁気

2番の心の闇で述べたプロセス全体が、2番の天の才「方向性」に関係しています。心の闇周波数では、方向性を見失ってしまいますが、天の才の領域に近づくにつれ、再び方向性を取り戻すようになります。2番の心の闇で説明したように、この変化には多くの行動が伴うように思うかもしれませんが、実際にはあなたの行動によって変化が起きるわけではありません。例えば、セラピーを受け始め、それがきっかけで自分の心の闇に気づき、これまでとは違う選択をするようになり、その結果、人生が変化したのかもしれません。又は、このプロセスを促す素晴らしい神秘的なシステムや師との出会いによるものや、そして又は、人生における危機的状況を経験した結果起こる場合や、自然発生的に全く思いがけず起こる場合もあるでしょう。肝心なのは、どんな人の人生も全てDNAに仕組まれた共通の原型的パターンを辿るということです。進化そのものが、容赦なく人間を一体性への気づきへと向かわせます。

「方向性」の天の才には二つの表現があります。気づきが変化することで、それが行動に反映されるか、又は行動が変化することで、それが気づきの変化を促すかです。どの形で経験した場合でも、天の才の周波数に完全に移行する時には、その前触れとなる兆候がいくつもあります。一つの鍵は、共時性の感覚や出来事が増えることです。共時性は、紛れもない方向性のギフトの表れです。それはあなたに大きな力の存在を仄(ほの)めかし、物事へのより広い視点をもたらします。共時性は強制的に作られるものではなく、2番の天の才の女性性から溢れ出すものです。つまり、それらの現象はあなたが見ていない時に起きるということです。気づきが太陽神経叢を通した最も高い生体レベルで機能するようになると、人生がより軽やかなリズムを刻むようになります。漂流したような感覚が消え、人生にどんどん魔法が満ち溢れるようになります。

気づきの高まりを示すもう一つの兆候は、8番の天の才「独創的スタイル」に見つけることができます。2番の天の才は、同じく「水のコドンリング」という化学族に属し、新しい独自の生き方を提示する8番の天の才と強く繋がっています。より大きな文脈の中で自分の立ち位置を自覚できるようになると、あなたは自分本来の顔を生き始めます。気分や深く関与することへの変化によって調子を狂わされるのではなく、それらを新たな才能を伸ばす手段として使うようになります。そして、他人から投影されるイメージを無視するようになります。簡単にいえば、あなたは人生を大いに楽しみ始め、高まるエネルギーが、あなたの人生に威勢よく流れ込んでいきます。あなたの人生は、時に少し危険なくらい、誰も真似することのできない常に新鮮で、独創的なスタイルを醸し出すようになります。あなたらしさ、つまりあなたの独創的スタイルには、もう一つ逆説的な側面があります。あなたが万物との一体性を感じるようになればなる程、特に創造的プロセスを通して自らの個性が際立つようになります。

2番の天の才はDNAの中でも特別な役割を持ち、あなたの周囲にある種の引き寄せの場を作り出します。それは、マクロ宇宙とミクロ宇宙を繋ぐだけでなく、物質と精神(魂)をも繋ぎます。秘密は、この遺伝子の鍵が司る化学物質とアミノ酸にあります。人体の中には、磁気的な性質を持った特定

の鉱物が存在します。2番の天の才は、これらの鉱物の化学構成や役割に関係しています。これらの鉱物のうち特に内分泌腺に存在するものは、人生にどのように調和を招くか、不調和を招くかを教えてくれるようです。例えば、生物学者たちは松果体の細胞組織の中に、磁鉄鉱という鉄系の化学物質を発見しており、これは電磁気活動と細胞の機能を繋ぐ要となるといわれています。この鉱物が、ほぼ全ての動物の中に発見されているという事実から、全ての生き物には磁石による誘導装置が備わり、より大きなリズムに同調して生きている可能性が示唆されます。原子の回転から銀河の動きに至るまで、全ての生命はこの磁石によって繋がっています。

　2番の天の才を通る周波数が更に高くなっていくと、あなたはより調和の取れた生き方をするようになり、オーラの引きつける力が強くなります。この天の才の女性的な流れに身を委ねるようになればなる程、あなたはより宇宙の力に満たされるようになります。以前にも増してタイミングが良くなり、もし調和を失った場合には、即座に体内の磁性鉱物変換器がそのことを脳に知らせます。2番の天の才を通して、あなたは、生きとし生けるもの全ての気づきを一体性へと導くという人生の隠れた指針を理解するようになります。2番の天の才を体現する人の周りにできる磁気を帯びた引き寄せの場は、周りの人たちに強力な影響を与えます。調和は伝染しやすいのです。人生の流れに深く身を委ね、調和して生きる人々が、他人を力づけることができるのはそのためです。彼らは、他人が自身の普遍性という大いなる真実に対してどれだけ身を委ねているか、抵抗しているかに直感的に気づくことができます。そのような人々はやがて、そのオーラの引きつける力をもってして、他人を夫々の調和へと導きます。

2番の天の光 ― 一体性

神の論理

2番の天の光は、悟りや覚醒の体験を説明しています。それは、聖なる女性性の神髄として、全ての天の光の柱となっています。聖なる女性性の極は、大いなる謎を持ちますが、それがある意味で極とはいえないこともそのうちの一つです。男性性の極は、とてもシンプルで明快ですが、女性性は理屈や人間の理解を遥かに超えています。実のところ、男性原理と女性原理は二重性の関係にあるというよりも、むしろ男性性は女性性の具象化であるといえます。天の光には、二重性は存在しません。一風変わった神の論理によって、二重性は崩壊してしまいます。このような覚醒した気づきのレベルでは、思考レベルとは異なった数学公式が使われます。1+1=2 ではなく、常に 1+1=3 です。天の光レベルにおいては、1と3の数字しか存在しません。1は1です。それは意識のあるがままの姿です。それは、究極的な陰または女性性の状態であり、よく知られているように、易経の2番目の卦とされる受容性です。

　受容性、女性性、従順、母などの言葉は、対極を成す言葉と結びつけて理解されることが多いため、誤解され易い言葉です。しかしそれらの言葉は、言葉自体を超えた事柄を指し示しているので、2番の天の光の真の意味を理解しようとするならば、それらの言葉を異なった視点から見る必要があり

ます。これは、直感的に理解することしかできません。よって、1が具象化する時、それは二重性（二極）の代わりに三重性を生み出します。全ての二重性は実際のところ、一つの関係性であり、どんな関係性も実は3を表します。一人の男性と一人の女性が寄り合えば、瞬時にカップルという関係性もまた生まれます。神の数学では、数字の2は幻想に過ぎません。それは論理的に存在し得ないのです。数字の2について説明をするとすれば、それは橋です。それが生まれる前に瞬時に変化してしまう躍動的なプロセスということができるでしょう。

　これらの概念は、通常の論理で理解することはできません。物理学において人間の認識能力と結びついているように見えるために定義づけされない量子粒子のように、一体性は理解を超えたもので、私たちにはそれを生きることしかできません。「悟りはひとつの経験ではない」このことは、禅の公案のように瞑想するべき事柄でしょう。一体性を、経験できるもの、又はいつか自分の身に起こるものだと考えているのであれば、あなたは直線上の二点の間で捕らわれています。三番目の具象は、超越です。それはあなたの身に起こるというより、むしろあなたを否定します。皮肉なことに、それは言葉から想像されるような、生命から人を引き離すものではありません。それは、あなたがこれまでも常に存在していた生命のど真ん中にあなたを置きます。それは対極にあるものを全て統一し、あらゆる謎を解きながらも、謎を謎のままにし、言葉にはならない信頼の感覚をもたらします。「一体性」の天の光を説明するのに、信頼という言葉すら適切ではないかもしれません。なぜなら信頼も又、二重性を示唆するからです。そこに信頼する人と、信頼される人を作り出します。これは、天の光の状態における素晴らしいジレンマです。

　他の全ての天の光がそうであるように、2番の天の光も個人を通して物質次元で具現化する時、特定の伝説と共に現れます。人間のDNAの主たる柱の一つとして、この天の光の領域に生きる人の生涯は、人類の進化の歴史にとって重要な意義を持ちます。彼らの存在は、地球にとてつもなく強い磁気的影響を与えます。SFのように聞こえるかもしれせんが、2番の天の光が一人の人間によって表現されると、その存在は地球の上を歩きながら、実際に地球の方向性を変えます。従って2番の天の光は、人類全体に意識の跳躍が起きた時にしか現れません。そのような跳躍が起こるためには、宇宙の幾何学が決められた配置に来るのを待つ必要があります。天文学者たちは常に、特別な天体の配置を見つけ、その意味を理解しようと努めてきました。

　2番の天の光は、キリスト神話に出てくるベツレヘムの星（頂上の星）を象徴しています。他の文化の中にも、星や彗星の出現や天体の配置に結びつけられた偉人の物語を見つけることができます。この天の光は、人類の究極的な状態について、あることを教えてくれます。それは、私たちが生きている時だけでなく、場所にも関係するものです。地球はある軌道に沿って銀河系を移動していますが、そう遠くない未来に、別の宇宙の幾何学の中に取り込まれていきます。例えば、古代マヤ人は2012年に地球が銀河系の中心と一直線に並ぶと信じていました。それは彼らにとって、意識の覚醒の芽生えを意味しました。時空間の中のそのような交差点において、2番の天の光は再度地球に降りてくるでしょう。2012年の時のように、それは一人を通して起こるのではなく、その時地球に生きている人類全体に影響するでしょう。

　易経に基づく地球の遺伝子時計によれば、次に人類が大きな転換期を迎えるのは2027年です。春分点の歳差が55番の遺伝子の鍵に移行し、人類の遺伝子的変化の可能性を開きます。2012年、

GENE KEYS　2番の鍵　☷　坤為地

2027年は共に、本書の出版の時期から見ても大きな意味を持つものですが、その他にも多くの転換期が近い将来、遠い将来共に待ち構えています。2番の天の光は意識の本性であり、それは進化の流れに沿って、時空間の中で展開するとても美しい計画として現れます。そのような神話的な旅の展開は全て、始めに温かい母のぬくもりや家からの離別があり、最終的にはいつの日かまた母の胸に抱かれるという、地球と宇宙の旅そのものでもあります。存在する全てとの一体性の意識に目覚めること — これこそが、私たち人類の最終的な運命です。

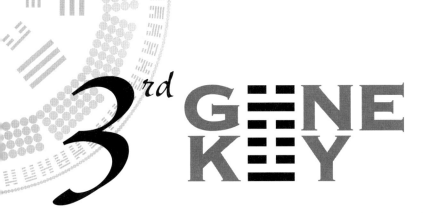

	天の光 **無垢**
	天の才 **革新**
	心の闇 **混沌**

子供の目で見る世界

対:50番　　　　　　　　　　　　　　　　　　　　　　　生理的関連部位:へそ
コドンリング:生死のリング（3、20、23、24、27、42）　　　アミノ酸:ロイシン

3番の心の闇 ― 混沌

混沌から秩序へ

3番の心の闇は、個々の人間は自然や無限大なるもの（神）に比べて、基本的に無力であるという人間の信条の根底にあるものです。これは人間の信念の二つの土台、宗教と科学によるプログラム領域です。宗教においては、神、又は神々の介在によって、人類と自然は分離したものとされ、人間の無意識の現実全体に分断を生み出します。この現実は、自分のイメージする神や、他人のイメージする神の投影に対する崇拝に基づいたものとなります。そのような状況は、人間には自由意志が与えられているという概念と、それに対して善悪の判断を下す神が存在するという概念を生み出します。もう一方で科学が存在し、それは人間の本質は遺伝子によって予め決められており、基本的に遺伝子の機能は生存本能の域に留まるという概念によって、全人類は偶然のいたずらに翻弄されながら生きることになります。いずれにしても、個人が勝利する可能性は低いままです。神性を追いかけた後に結局それを否定されるか、自由を追い求めた後に情け容赦ない弱肉強食の世界に取り残されるかのどちらかです。

　おそらく3番の心の闇は他のどの心の闇よりも、地球の生命体の基礎単位である単細胞の構造への理解を通して、人間のDNAの役割の本質をよく捉えているかもしれません。単細胞への理解を通じ、上記のような二つの信念体系が、いかにとても自然で有機的な進歩の過程で形成され、現在人類が立っている大いなる進化の分岐点に至っていったかを見ていきます。人類は地球意識を代表し、現在深い淵を目の前にして立っています。この入り口に立つ人間の反応は二つあります。混沌に陥るか、秩序へと向かうかです。地球全体の未来とそこに生きる有機体の運命が、これほどまでに人間の態度によって左右されようとしている時は、歴史を見ても未だかつてありませんでした。3番の遺伝子の鍵が、人類が混沌として理解している事象を支配するものであるため、深い淵（chasm）という言葉と、混沌（chaos）が同じ語源を持つことは興味深いものです。又、混沌という言葉の元々の意味を辿れば、原初の宇宙に辿り着きます。単に恐れに基づいた誤解のために、この言葉は無秩序と同等の意味に解釈されるようになりました。

現代科学思想が、現在の進化の分岐点において、全体的にどのような方向に進んでいるかを見ていくことは、3番の心の闇の深い神秘の根本を理解するための一助となるでしょう。近代の科学的思考の主流は、二人の偉大な科学者によって大きな影響を受けています。物理学ではニュートン、生物学ではダーウィンです。その後の多くの新発見にも関わらず、科学界は未だにアインシュタインと彼の発見による余波の影響下にあります。物理学をはじめ、その他全ての科学の分野は、アインシュタインの発見によって、ほとんど理解不可能であるような壮大な次元へと開かれました。科学的思考の根本が強く揺るがされたことから、正直な科学者であれば、もはや誰も確実に科学的前提が当然のことであるとは主張することができなくなりました。自分の名声を犠牲にするような勇気ある数少ない先駆者たちを除いて、アインシュタインの量子の世界観は、未だ生物学の主流に浸透していません。ダーウィンによる、遺伝子によって全てが決まるという独断的な考えは、全ての近代医療の土台となっています。しかし現在、新たな量子生物学は、近代科学の最先端を切り開いている最中でありそこには多くの興味深い可能性が存在しています。

新しい生物学は、単細胞に対する全く新しい理解があります。主流な視点においては、細胞の司令塔は、生命の遺伝的指示（DNA）が存在する細胞の核にあるとされています。そこでは司令塔が核にあるとされ、細胞の核が遺伝的指示を含むのであれば、その指示が細胞を統治し、従って人間を統治していることになります。しかし、量子生物学はそれに対抗する素晴らしい発見をしました。細胞の司令塔は、実際には細胞核の中になどなく、周囲の環境とのインターフェースである細胞膜にあると発見しました。つまり、これは生命が競争するよりも、協力することを目的としていることを意味します。この新たな生物学的視点は、量子物理学と共に考えた時、まさに理に適ったもので、万物は相互に影響を与え合うものであり、単独で存在する代わりに、全体が一つの生命として存在するという考え方です。古い考え方では、人間は利己的な遺伝子によって捕らえられた被害者です。新しい考え方には被害者は存在せず、相互に影響を与え合い、相互依存に基づいた宇宙があるだけです。

古代中国人が3番目の卦につけた名前は少し変わっていて、「水雷屯（すいらいちゅん）〜生みの苦しみ〜」という解釈がされてきました。混沌は、必ずことの始まりを示唆するため、そこには深遠な意味が含まれています。近代科学におけるカオス理論は、一つの体系における初期段階での僅かな誤差に基づいています。しかし、生命の進化の視点から見ると、単細胞の主軸は確たる生存本能であり、それによって3番の心の闇の意識が生み出されます。進化における最大の試練はいつも始まりにありますが、それは単細胞がまず自力で生きることを学ばなくてはならないからです。強くなるもののみが生き残ります。同様に、3番の心の闇周波数では、人類はこのような単細胞的意識に閉じ込められます。これは、地球に影響を及ぼしている意識と同じもので、その副産物が混沌です。しかし、混沌は一つの視点に過ぎず、実はその背後には必然的に秩序へと導く隠れたパターンが隠されています。仮に生命が本当に利己的であったとすれば、単細胞から後の進化へは繋がらなかったことでしょう。

フラクタルの法則から考えて、単細胞を支配する法則は、個々の人間にも当てはまるもので、実際に進化の初期において、人類は生き残り続けるように仕向けられました。人間の生存本能は、猿人類の先祖から進化しているうちに優勢となった、人間の脳の原始的な側面に根差しています。ほとんどの現代人の信条やイデオロギーは、恐れに根差したこれらの原始的な人間の気づきの側面を基盤にしており、依然として、人類は個々の細胞という独房の中に閉じ込められたままです。主流な

科学的思想は、未だに分断された世界観に基礎を置き、宇宙には偶然以外に統治の力は存在しないという見方を採用しています。同様に、人間の宗教観も又、単細胞的意識に閉じ込められ、内なるものと外側にあるもの ― 人間と神 ― を分断しています。

　それでは、これらのこと全てにはどんな意味があるのでしょう。そして、私たちの日常にどんな影響を与えるのでしょう。一つの答えは、この心の闇の対極にある50番の心の闇「腐敗」にあります。それは、私たちを捕らえているものは、自らの考え方のみであることを意味し、自らのDNAに、原始時代からの要素を活性化する周波数に留まることを許すことによってのみ、自身のDNAの情報は腐敗します。目の前に広がる深い淵に、自らの心を開けば開くほど、そもそも混沌など存在しなかったことに気づいていくでしょう。そこに存在したのは、生みの苦しみだけです。人間はもともと変化するべく作られているにも関わらず、3番の心の闇によって変化を恐れます。進化するためには、個々の人間が混沌を防御しようとするのではなく、それを受け入れなくてはなりません。3番の心の闇によって、人間は人生そのものに不信を抱き、食うか食われるかの古い生存戦略を企てます。驚くべきことに、混沌を信頼し、周囲の環境を統治して現状維持しようとする代わりに、環境によって自らに突然変異が起こることを許せば、素晴らしい魔法が明らかになります。そして現在も、これまでもずっと、混沌の中には変化を誘発する秩序がその根底に存在していました。

心の闇の抑圧的振る舞い ― 潔癖症

人生が偶然の産物でしかないという人間の根深い恐れは、人間の偉大なコントロールの仕組みの一つ ― 肛門期（※フロイトが主張する五つの性的発達段階のうちの二番目） ― へと繋がります。この現象についてはフロイトが数々の発見をしましたが、それは多くのヨーガや瞑想において既に何千年も前から知られていました。恐れは、肛門周りの筋肉をわずかに制限し、それによって人間の呼吸パターン全体に影響を与えます。呼吸が浅くなるにつれて、恐れは人生へのコントロールを維持する欲求となって現れてきます。ほとんどの人間が、軽度から重度まで、ある程度の潔癖症です。根源的な恐れの核心に触れるようになって初めて、この根深い体の緊張から解放され始めます。その恐れを感じ、許していけばいく程、宇宙の抱擁の中に身を任せるようになり、その中でいかに深く抱かれ、守られているかをより強く感じるようになります。

心の闇の反発的振る舞い ― 無秩序

この心の闇の反発的振る舞いの人生に対する恐れは、外に向けられた怒りとなります。その結果、人間が最も恐れるもの ― 混沌と無秩序 ― が作り出されます。これらの振る舞いの向かう方向やリズム、目的は、完全に予測不可能です。彼らは、心の闇の抑圧的振る舞いを怖がらせる周波数そのものを世界にもたらします。それは攻撃という形を取る時もあれば、独裁体制となる時もありますが、共通していることはそれがいつも破壊的であることです。ここでも、この病的な傾向には軽度から重度まで、程度の差があります。人生を信用することを止め、恐れを信じる時にはいつでも、混沌の周波数を共に作り出し始めます。例えどんなに平凡な状況であったとしても、その恐れが怒りに変われば、

それは最終的に戻ってきてその人間に憑りつく破壊的な力となります。この意味で見ると、自分の怒りを他人のせいにする度に、世界中で3番の心の闇の周波数を強化することになります。

3番の天の才 ― 革新

島国根性の終焉

3番の心の闇の素晴らしい点は、その恐れに基づいた単細胞的狭い人生観にも関わらず、人類の未来に関する秘密を握っていることです。私たちがすべきことは、人類の進化を省みて、進化が必然的に向かう方向 ― 3番の天の才「革新」― について考えることです。単細胞生物が地球上に繁殖するに従って、進化は量子的跳躍の準備をしました。多細胞生物への大いなる跳躍です。全ての細胞一つ一つの中の細胞核の奥にある衝動が、仮に利己的な傾向を持っていたとすれば、二つの細胞はその目的上競争し合うだけで、協力することは決してなかったでしょう。従って、細胞の特質とその本来の司令塔は、量子生物学者たちの主張する場所 ― 細胞膜の中 ― にあることになります。細胞膜が、単細胞が周囲の環境に反応することを可能にしているということは知られています。しかし、そこから一歩先に進んで見てみると、細胞内のDNAも又、同様に環境に影響されるはずであることが見えてきます。これが量子生物学の基本的原則ですが、現在の生物学の主流からは単に独断的な考えであると見なされています。

　しかし現在、生命はまさにそのように動いているということが分かっています。何百万年も前に、単細胞意識が多細胞意識に量子的跳躍を遂げました。それは、DNA内で生存本能に基づいたプログラムが突然変異を起こしたか、更に複雑な生物へと同質化していくために自ら適応したに違いありません。

　この例え話を人類に当てはめて考えてみると、個々の人間は、3番の天の才の「革新」を通して力づけられることが分かってきます。「革新」は、生命に予め備わっています。つまり、生命そのものが、初めのプログラム（生みの苦しみ）を乗り越え、新しいより高次元の意識形態を発見することを目的としているということです。利己主義と混沌を超えた場所には、協力と革新があります。革新は、自らが自力で考え始めた時に初めて起こります。これは日常茶飯事のように聞こえるかもしれませんが、それは実際に比較的稀な出来事なのです。真に革新的になるためには、集合意識の世界観を超えて物を見ることを可能にする、非常に高い周波数を会得する必要があります。

　「革新」の天の才は、単に創造的であることより遥かに刺激的です。それは、その人物が永遠に心の闇周波数の恐れに基づいた視点から抜け出したことを意味します。「革新」は楽観主義によって活発化します。その楽観主義は、希望の上に築かれたものとは違います。真の楽観主義とは、創造の中心にある力強いエネルギーです。3番の天の才によって、人間は自らのDNAのより高次の側面へと踏み入り始めます。DNA自体が変化するのではなく、そこを通り抜ける周波数が、隠れたプログラムを作動させます。これが、単細胞が協力的生命へと変化した仕組みであり、それと同様に、人間の利己主義も集合体レベルの意識へと必然的に移行していきます。全体には、その構成要素

である個人より、ずっと大きな力があります。それが問題です。

「革新」は生来、協力を示唆するものです。更に高次元の秩序へと生命が突然変異を遂げるには、融合と統合が必要です。広義における革新の道は、新しい要素を導入することを通して何かを改善するという意味を持ちます。3番の天の才を体現する人々は、大いなる生命の統合の促進者です。なぜなら彼らは、万物の構造に仕組まれた根本の原則 ― 一体性は、効率性と同等であること ― を理解しているからです。これが、「生死のリング」というコドングループにプログラムされた最も重要なメッセージです。生と死は、変化が全ての土台となっていますが、それが易経の英語名「変化の書」(The Book of Changes)の意味するところです。生命は突然変異し続け、突然変異すると、それは今超越したばかりのレベルや視点の数々を超え、それらを包括します。あなたが何者であろうと、どんなところにいようと、もしあなたが超越し続けていないのであれば、あなたは死に向かっているのです。

3番の天の才は、統合に関してもう一つ素晴らしいことを教えてくれます。それはしばしば見過ごされてしまう人間の才能 ― 遊び心 ― についてです。革新の天賦の才を本当に見たいと望むのであれば、幼い子供が遊んでいるところを観察しましょう。3番の心の闇の視点から見ると、子供たちは混沌以外の何も生み出さないように見えますが、3番の天の才の高次元の視野に立ってみると、子供は正に遊びの天才といえます。周囲の環境から特定の周波数が入ってくるのを許し、結果的に人間のDNAに影響を与える細胞膜を思い出してみると、幼い子供が大人に見せてくれるのは、正にこのことです。子供は環境を突然変異させると同時に(親なら誰でもわかりますよね!)、環境によって突然変異します。「革新」の天の才は、大人たちも子供同様に、環境によって形作られることを自分自身に許すよう求めます。これは、大人も子供のようにハートを開き、柔軟な思考を持つ必要があることを意味します。全ての固定観念、独断的な考え、信念は、統合に向けた発達に貢献しないのであれば、切り捨てられる必要があります。革新は又、内なる深い信頼を必要とします。この天の才を体現し続ける人は、自らの立ち位置を更新し、変化させ続けます。全ての事柄が最終的にどのように収まっていくかはまだ見えていないとしても、根底にある統合を促す精神(魂)を感じています。そして何より、それを大いに楽しんでいます。

「革新」の天の才を通して、人類は今、これから来る未来へと生き残っていくために、即興的に生きなければなりません。それには、初期の単細胞生物のように、人類は突然変異をして複雑な多細胞生物へと進化する必要があります。初期の生物が神経系を発達させ、脳の発達に至ったように、人類は政府を作り出し、世界を跨いだ活発な意思伝達の行われる文化を作り出しました。しかし、人類の最大の革新はまだこれからやってくるもので、それは人間の司令塔を頭蓋から、遥かに発達した太陽神経叢系へと配置換えするというものです。細胞の真の司令塔が細胞核ではなく細胞膜にあるように、人間の司令塔も感情にあるのです。太陽神経叢系は、細胞膜のように、人間の体に出入りする周波数を決めます。従って、個人がより高次の周波数を受け取れるように突然変異すると、これらの周波数は人類のDNA内に仕組まれた集合体レベルの生命の、より高度な組織原理の扉を開きます。その判断をするのは、人間ではなく生命そのものです。これらの暗号は既に人類の体内で待機し、DNAの奥底にある多くの迷路を縫うように存在しています。生命は革新し続けるよう設計されており、単細胞の島国根性に根差した古い人間の全盛期は終焉を迎えようとしています。これは、聖なる秘密です。

3番の天の光 — 無垢

よく遊びよく遊べ

3番の遺伝子の鍵の真の深みと妥当性を理解するために、3番の心の闇と天の才を考察していく中で、かなり複雑な領域へと旅を進めてきました。実際には、思考の領域を出さえすれば、最もシンプルに理解できる遺伝子の鍵でもあります。その周波数の絶頂、3番の天の光は無垢に関わるものです。この天の光は、人間を含む生きとし生けるもの全てが、本質的に無垢であることを思い出させてくれます。人間が生命そのものの一部ではないという考えは、最も一般的な人間に関する誤解です。人間の思考は、人間が人生をコントロールできるといい聞かせているかのように見えますが、事実これは脳から生まれた幻想なのです。人間は生命の担い手であり、生命そのものにおける実験ですが、人間が単に生命の一部に留まる限り、生命の達人になることは決してできません。

今日、人間はまだ脳を中心とした生き物です。ここまでで、細胞核や脳の中心が生命をコントロールしたいという、人類の深い欲求を見てきました。この欲求は、人類のあらゆる思考水準内において、あらゆる社会で現れています。それらは、人類の神を見つけたいという欲求に代表されます。コントロールする者がいないという考えは、人間にとって恐怖です! 政府が存在しなかったら、世界はどうなるのか? もし宗教や教育、警察、軍隊やお金などがなかったらどうなってしまうのか? 人類は生命を信用していないため、これらの疑問に対する唯一の答えは混沌しかありません。実際にどうなるのかを知ることはできませんが、内なる子供はそれを探し当てたいと強く望みます。何の障壁も、法律も、仕事もなく、遊びだけが存在する世界。それが3番の天の光の全てです。

人類は、一つの生き物として自らを不当に評価してきました。現時点において、人類は地球上の意識の最先端を代表しています。いつか現在の人間が過去の時代の遺物となり、3番の天の光を通してこの時代を省みる時には、この進化の一時代においてなぜそんなにも人類が深刻になってしまったのかと不思議に思うことでしょう。3番の天の光の視点からすると、人類は良い意味で大いに滑稽です。人間の意識が、それ自体を宇宙の中心であると思い込む時期が必要であったという事実は、3番の天の光にとって最大のジョークです。しかし、子供にとって遊びは本気そのものです。個々の人生が宇宙の中心となるように、子供が手にするおもちゃは、実際に宇宙の中心となります。人類は物質世界において様々なおもちゃに囲まれて、この叙事詩的な意識の探検遊びをできることがいかに幸運なことかに無邪気にも気づいていません。

子供がいつか大人になることは、避けることができません。人類は世界的、銀河的調和という最後の素晴らしい運命へ向かって進化を遂げていきます。しかし一つだけ確かなことは、意識は決して大人にならないということです。それは永遠に探検し、遊び、実験し続けます。それは全て、その無垢な性質からくるものです。生命は無垢であり、人類は生命であるとすれば、人類も又無垢なのです。これが次の千年における方程式です。3番の天の光は、間もなく世界に現れようとしていますが、それが現れた時、人類は一斉に自らの無垢さを思い出していきます。それは、新しい人間の運命を担う最初の者が、子供たちだからです(55番の遺伝子の鍵参照)。これらの子供たちに関する不思議な点は、彼らの内なる意識は決して大人になることも、深刻になることもありません。彼らの

気づきは、現在の脳を中心とした気づきとは全く異なった新しい方法で機能します。周囲の環境そのものが彼らの司令塔となります。それは、その他全ての人間、生物、植物、石、星の中にあります。人類は未だそのような宇宙的意識を思い描くことができませんが、間もなくそれは大きな砕け散る波のように世界に押し寄せるでしょう。

　生命が常にそうしてきたように、人類は内側から変化していきます。人類はその環境によって形作られます。もし人類が環境にとって脅威となることがあれば、生命はそのメッセージを自らの細胞構造に伝え、細胞がより効率的なプログラムへと突然変異するよう働きかけます。この判断は人類によるものではなく、生命体全体によって下されるものです。このゲームには敗者は存在しません。なぜなら、各細胞は夫々が持つ独自の情報を、ただ無垢に全体へと寄与しているからです。突然変異の過程において、新たな生命暗号が作動し、突然変異しない細胞は単純に死んでいきます。これはとても自然で有機的な過程で、既に人類に起こり始めていることです。人類は自らの無垢さを信頼していないため、それを恐れます。人間が最も恐れていることは、夫々の個性を失うことです。もし人類が個性を失くし、全てが溶け合ったスープのようになってしまえば、それは進化と逆行することになります。しかし、進化は逆行することはありません。それは前進するのみです。個の独自性を放棄することによって、実際にはもう一つの更に大きな独自性が作り出されます。それは集合体レベルのものでもあり、同時に個人レベルのものでもあります。

　人間の体自体は、人類が向かっている方向を象徴する、主な例です。人間の体は、環境に反応する単細胞のアメーバから進化してきました。体の細胞の中には、一つとして利己的なものは存在しません。存在していたとしたら、人間は死んでしまいます。生命はその無垢さによって、競争し合う個々の細胞を一つの体に統合させることが、進化し続ける最も簡単な方法であることを発見しました。ただ遊んでいるだけで、生命とはなんと信じがたいことを発見するのだろうか！遊びの混沌は、深く信頼し、敬うべきものである。これが「生死のリング」に含まれた中心的メッセージです。遊びは天才の表現であり、天才は常に人生で出会う困難に対して新しい解決法を見つけます。私たちは本来、皆子供 ― 宇宙の子供 ― であり、私たちのたった一つの真の仕事とは、深刻さを手放して、人生が私たちの目の前に差し出す魅惑的な一つ一つの宝石の中に喜びを見いだすことです。

　3番の遺伝子の鍵を読み、その様々な周波数レベルを見ていくことで、皆さんが参加している大いなる実験の不可思議さと、その大きさを感じることができることでしょう。アインシュタインは、「神はサイコロを振らない」という言葉を残しました。人間の脳は、このような深遠な洞察を理解するようにはできていません。神秘家たちによって多くの呼び名がつけられた、より高度な気づきによってのみ、宇宙の秩序を確信として感じ取ることができます。何よりも、それは人間の心と愛の感覚、そして森羅万象の根底に存在する一体性といえるものです。人間の真の居場所は、体の内側にはありません。全てが統括されるような一つの中心的存在が、宇宙のどこかに存在する訳でもありません。人間が探しているものは、愛の感覚そのものであり、それは中心を必要としない人間の永遠の無垢の現れです。

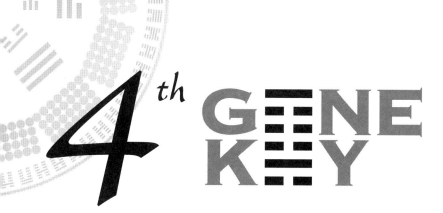

天の光
許し

天の才
理解

心の闇
偏狭

宇宙の万能薬

対：49番
コドンリング：和合のリング（4、7、29、59）

生理的関連部位：大脳新皮質
アミノ酸：ヴァリン

4番の心の闇 ― 偏狭

山水蒙〜若気の至り〜

古代中国の易経学者たちは、易経の四卦に「山水蒙（さんすいもう）〜若気の至り〜」という絶妙な名前をつけました。その名前から、彼らが四卦の低次元の性質をよく理解していたことが分かります。しばしば人間は、感情によって冷静な思考を失ってしまいます。遺伝子の鍵4番の心の闇「偏狭」は、そのような人間の傾向に根差しています。「偏狭」は、対である49番の心の闇「反発心」との関係を見ていくとよく分かります。現在、人類は感情によって支配されているため、その感情模様は一般的に不安定で混沌としています。私たちは、夫々の内に備わっている静かで明確な声に従う代わりに、その時々の気分に振り回される傾向があります。私たちは、自らの感情や他人の感情に対してネガティブに反応する時、自分の感情は絶対に正しいと決めつけ、思考がその後ろ盾をします。

　4番の心の闇は、人間の「論理的に思考する」という素晴らしい天の才の誤った使い方といえます。遺伝子の鍵4番の力は、論理的事象を読み解き、解決する力です。4番の天の才を見ると分かるように、この力は全ての生命のリズムやパターンに関する普遍的な理解へと導きます。しかし、感情的な反応や、過剰な反応に根差した低い周波数レベルでは、自分の気まぐれな性質を正当化するために、歪んだ理論を引っ張り出してきます。例えば、嫌なことがあった日に、誰かのことが気にくわないと思ったら、それを裏づけるための論理的な理由をいくらでも思いつくでしょう。偏った視点に基づいた論理 ― これが偏狭です。心の闇周波数では、思考に頼って人生の重要な決断をします。しかし、思考の本来の役割は何かを決めることではないため、しばしばそれは災難を招きます。思考の本来の役割は、物事を理解し、他人と意思疎通を図ることです。この心の闇が、ネガティブな感情の頂点に達した時、山水蒙〜若気の至り〜という名前の意味が明らかになります。心の闇周波数では、人は完全に感情に同一化し、感情がその人の生き方を左右します。未解消のままパターン化された感情は、思考によって複雑な論理的枠組みの中に組み込まれ、絶対的真実として自らの立場を主張するようになります。意見、批判、恨みは、4番の心の闇を介して確信と事実に変わります。

このように、人は独りよがりの理屈を盲信して分別を失い、危険になることすらあります。偏狭は主観的な偏った論理に基づいて、議論を双方の立場からまんべんなく見る代わりに、自分が見たい部分だけを見ます。4番の天の才の「理解」は、意見をあらゆる側面から客観的に検証するため、一方に肩入れするという落とし穴にはまることはありません。

　論理的思考は元々、相反する立場のどちらか一方の味方をするための手段ではありません。論理の神髄は、その客観性にあります。しかし、ひとたび恐れに影響されると、客観性は失われ、論理は主観を帯びます。集団でも同じことが起こります。では、集団が主観的になるとはどういうことでしょうか。民族差別主義や偏見がその例です。それらは、遺伝子レベルで先祖から引き継がれた恐れが、主観に偏った論理づけによって強化され、特定の集団によって表現されたものです。科学ですら、全ての反論に対してオープンでない限りは、完全に客観的であるとはいい切れません。真実を知るための唯一の手段は論理であるという、科学が基盤とする主張に対し、宗教団体が反論を投げかけることもあります。科学が、その性質に対して懐疑的であるならば、本当の意味で客観的だといえるでしょう。4番の心の闇は、科学から宗教まで、全ての人間の思考構造の底流に微かに流れています。そして、敵か味方のどちらかにつかずにはいられません。

　全ての心の闇の根底にある性質は、恐れです。4番の心の闇は、恐れを他人に投影します。そして、防御的（時に攻撃的）な理論を展開して己の立場を正当化し、恐れをさらに強固にします。偏狭はこのようにして生み出されます。そして、時にそれはとても微妙なものです。偏狭な態度は、事実よりもむしろ私見を拠り所とします。もし、あなたが自分とは反対の意見も検証するために、少しでも時間を割くならば、自分の意見が実は、何かに対する感情的な根深い恐れに基づいていることがすぐに分かるでしょう。論理の大きな問題は、どんな理論も論理的に反証することができるということです。よって人間は、常に不安定な立場に置かれています。従って、大抵の人は、精神的な安定を求めてどちらか一方の立場を取ります。しかし、頭で納得したところで、体が安心するわけではありません。何も欲することなく、ただその瞬間に身をまかせることでのみ、体は安心感を得ます。

　4番の心の闇は、常に物事のパターンを検証し、疑問を解消しようとしているため、際限なくそわそわします。一つ答えが出たと思ったら、次の疑問が生まれます。この遺伝子の鍵の役割は、物事を理解することです。しかし、理解は思考によって生まれるものではありません。これが、4番の心の闇のジレンマで、多くの人が自らの天の才に目覚めることを阻みます。この後に詳しく見ていきますが、理解は、「思考によって真に物事を理解することは不可能である」という気づきの後にしかやってきません。この大きな内なる目覚めに至らない限り、あなたは生涯4番の心の闇の影響を受け続けます。そして、4番の心の闇が謳う「あなたはいつか永遠の平和をもたらす答えに辿り着く」という執拗な約束に振り回されることになります。「永遠の平和をもたらす知性的な答えはこの世に存在しない」という悟りは、多くの苦悶と経験の後にのみやってきます。山水蒙～若気の至り～とはこのことです。4番の心の闇には二つの選択肢しかありません。偏狭的意見に凝り固まって、相手の立場を否定するか、奥深く根づいた不安の感覚を拭い去ろうと、不毛な答え探しの迷宮に迷い込むかです。永遠の誤解と偏狭の檻の外に出るには、4番の天の才の真の理解へと跳躍する以外ありません。

心の闇の抑圧的振る舞い ― 無感動な

4番の遺伝子の鍵の思考の躍動感が、抑圧的振る舞いの無意識の恐れによって、凍りついてしまうと、無感動の思考に陥ります。無感動の思考は、明晰さや聡明さを失った崩壊した思考で、物事を理解することを諦め、一種の精神的不活発状態に陥っています。このような人々は、自分は他人よりも知性的に劣っていると思い込んでいますが、実際には、無意識の恐れによって思考が麻痺した状態にあります。この恐れは、自分で自分の責任を取ること、自分の決断や行動の責任を取ることへの恐れです。そして、恐れるあまり物事に対して全く意見を持たないようにしています。このような人々は、一見、見識がありオープンなふりをしていますが、肝心の生命力が欠けています。それが原因で、やる気がなかったり、健康上の問題を抱えていたりすることがあります。このような無気力状態から脱するためには、再びシンプルに頭を使って考え始めなければなりませんが、思考に支配されないよう気をつけなければいけません。

心の闇の反発的振る舞い ― あら探しをする

心の闇の反発的な振る舞いは、思考が完全に人生を支配している状態です。心の闇の反発的振る舞いでは、様々な疑問に対する答えが分かれば、安心を得ることができると信じ、答えを見つけることへの果てしない欲求を外へ投影します。それでは安心感が得られないことが分かると彼らは怒り出し、それを他者 ― 大抵は、安心を与えてくれるはずだと信じていた人やシステムなど ― に責任転嫁します。彼らは思考が何かしらの解決策をもたらしてくれるという希望にしがみつきます。しかしその結果、彼らは際限なく失望し続けることになります。彼らは、うんざりするほどどうでもよい詳細にまでこだわりますが、実はそれは、鬱憤を晴らすチャンスを無意識に探しているからなのです。これだというものが見つかったら、取るに足らないことをいちいち批判し、文句をいうチャンスを得て、少しは鬱憤を晴らし、緊張を解消することができます。このような人々が本当に探し求めるべきは、思考が彼らに慰みをもたらすという不毛な希望を手放す方法です。その方法が見つかった時、自身の不満から人に当たり散らすことがなくなり、思考を介さない新しい気づきが内側に芽生えてくるでしょう。

4番の天の才 ― 理解

量子的禅問答を理解する

もしあなたがとても知性的な人なら、4番の天の才はあなたに素晴らしくさわやかな風を運んでくれることでしょう。それと同時に、存在全体の大きな量子的跳躍が要求されることになります。「理解」の天の才は、知識とは何ら関係がありません。しかし、頭では、果てしない不安感を取り除くためには知識が必要であると考えます。しかし、知識は決して人に平和の感覚を与えてはくれません。せいぜい、平和への希望を与えるだけでしょう。しかし、皮肉にも、この平和への希望が知的探求を扇

動し、人を心の闇周波数に閉じ込めています。真の理解だけが、平和をもたらします。なぜなら、真の理解は、思考を超えた領域にあるからです。真の理解は、己の全存在をもって理解することであり、頭で考えて理解することはできず、その必要もありません。

4番の遺伝子の鍵を、決断する責任から解き放ち、その本来の役目を遂行させることができれば、実際にそれは、奇跡のような仕事をしてくれます。そして、人間の気づきが思考を超えた領域へと推し上げてくれます。知識を得ることで理解に至ろうと必死になり、ありとあらゆる角度から人生を考察し、常に壁にぶち当たり、ある時点で、これら全ての鬱積したエネルギーは爆発し、思考の介さない領域へと量子的跳躍をもたらします。これが、禅問答の概念の仕組みでもあります。禅問答とは、なぞかけであり、論理的思考で矛盾を解こうとしますが、それではその問いを解くことができないと遂に悟った瞬間、理解がやってくるというものです。この量子的跳躍が、真の理解です。それはあなたの全身に押し寄せ、太陽神経叢から放射される悟りの感覚です。

「理解」の天の才は、人を納得させる唯一の答えです。そして、それは思考が使い果たされた時にもたらされるもので、思考を使わない結果でも、思考した結果でもありません。全ての概念をありとあらゆる角度から論理的に検証する時、最終的に理論で証明できることは何もないのだと、人は気づき始めるでしょう。なぜなら、どんな理論も論理的に反証することができるからです。この理解が訪れた時、人は、人生で重要なことは思考では何一つ解決することができないと永遠に悟り、存在全体が輝き出します。これによって、思考が解き放たれ、本来思考が一番やりたいこと— 研究、他者との意思疎通、遊び — を自由に楽しむことができるようになります。

4番の天の才が、あなたの存在を証明しなければならないという考えから解放されると、その本来の才能を発揮し始めます。存在の様々なパターンと戯れ、それらを斬新な方法で再配列するのです。腹の奥底に直感的な理解が生まれると、自分の意見を論理的に主張したいという欲求に悩まされなくなります。実際、全ての論理式は、ある立場を立証、或いは反証するために、自由に操作可能であることが分かるでしょう。そのような高い周波数の理解は、世界に奉仕したいという衝動へと人を突き動かします。そして、より高尚な目的に仕えるため、4番の天の才の思考の俊敏さを役立てることができます。この新しい才能によって、生命の根底に横たわる、様々なパターンを理解すると、4番の天の才のもう一つの側面が開花します。人々を理解する能力です。

あらゆる思考構造の全ての側面を見ることによって、「理解」の天の才は偏狭に陥る可能性を払拭し、その天の才を使って世界にポジティブな変化をもたらす新たな役割やシステムを創造します。4番の天の才の対は、49番の「革命」の天の才で、常に真の理解を携えたエネルギーです。理解は、一般社会に様々な改善をもたらします。4番の天の才の精力的なエネルギーの背後には、ある種の落ち着きのなさが存在しています。心の闇では、これは不安感を拭い去りたいという落ち着きのなさでしたが、天の才周波数に上がると、一般社会の中の不安感を取り除き、解決したいという落ち着きのなさになります。理解は常に、社会の中の偏狭や、分裂の問題を解決したいという思いを持っています。

遺伝子の鍵49番と55番によって誘発される遺伝子レベルの変容を迎えようとしている今、4番の天の才の役割には、遺伝子レベルでとても重要な変化が訪れていますが、その影響はやがて人類全体に及ぶでしょう。この原型の最も高尚な側面から降りてくる、パワフルな天の光のエネルギーは、遺伝子の鍵4番に関連するアミノ酸、ヴァリンに、微かながらもとても重要な遺伝子の突然変異を引き

起こします。この突然変異は、4番の心の闇を根本から排除していくものです。突然変異後の、新しい遺伝子配列を持って生まれてくる子供たちは、感情的な偏見がありません。彼らの思考システムは、生涯に渡って暴走することはないでしょう。生まれた時から、4番の天の才の「理解」が、操縦席に座って思考を管理しています。彼らは、地球レベルで社会革命を起こします。その革命は、既存のシステムや構造の愚かさを論理的に理解したところから遂行されます。4番の天の才を通して、新しい方程式が世界にもたらされるでしょう。それは間違いなく、新たな問題を増やさずして、長年の問題を解決する技術的な飛躍を人類にもたらすことでしょう。

4番の天の光 ― 許し

容赦ない許し

近い将来起こる変容は、社会的な革命を生むだけでなく、現代人の大いなる中毒 ― 知識の探求 ― にも終わりをもたらします。4番の心の闇が破壊されることで、知識は理解に取って代わられ、現代社会における知的探求のから騒ぎも次第に消えていくでしょう。人類は、存在の矛盾を論理的に解明する必要がなくなります。それは、人類の新しい気づきの中枢によって、存在を身体的かつエネルギー的に理解することが可能になるからです。よって、社会の中における論理の役割は変わっていきます。論理は、人間の偏見や恐れ、個人の利益を守るために使われることがなくなるでしょう。最も高い周波数では、論理は、最も効率的な社会を築くための手段となります。真の効率は、生態システムのより高度でホリスティックな理解に基づいたものです。人類がどれだけ深く繋がり合っているかを一旦理解すれば、利己的行動がこの世で最も非効率的であることを自ずと悟るでしょう。

　4番の天の才は、更に洗練された周波数 ―「許し」の天の光 ― へ跳躍するための発射台となります。許しは理解から生まれます。しかし、それは理解を超えて跳躍した時に訪れます。許しは社会革命から続く更なるステージの一つです。理解と善意のみでは、完璧な社会を構築することはできません。人類の歴史を見てみると、革命によって世界が変わることはありませんでした。革命は社会を変えることはありましたが、それもごく短い期間のことでした。遺伝子の鍵49番の最高の可能性は、「再誕」の天の光です。そして、この天の光は常に「許し」と共に覚醒します。これまで見てきたように、理解は、ある種の社会改革による全体への奉仕の衝動を生み出します。しかし、許しは純粋な天の光領域にあるため、そのような改革への落ち着きのなさが全くありません。全ての天の光は、道の終わりを意味します。それらは、私たちの遺伝子の完全な超越を表し、人間の終わりを意味します。

　許しは、人間がキリスト意識に到達した時に鳴り響く雷鳴です。それは、物質世界に存在する国境や境界線を溶かす、宇宙のぬくもりのようです。許しは、形ある全てのものの背後に存在する真実を、白昼の目にさらします。そして更には、人間に真実を見抜く能力を与え、人間が真実と一体化するよう促します。そして、許しには、時間にまつわる大いなる神秘があります。許しは、進化の力ではなく、創造の力を表します。なぜなら、その力は文字通り、未来から過去へとやってくるものだからです。キリストのように、この世に降り立つのは、具現化する天来の質です。それが人間の姿にな

って現れると、全ての人類に許しがもたらされ、時間を遡り始めます。人類の集合的過去へと浸透していき、長い間閉じ込められ、停滞していたエネルギーを解放します。許しはこのようにして、遺伝子レベルの障壁を溶かし、行く先々で全てのカルマの呪縛を解き放ちながら、人類の先祖の血筋を遡って進んでいきます。これが「許し」の天の光が奇跡の力であるといわれる所以です。それは、幾世代もの間、停滞していたカルマを解消することができるのです。そのようなカルマ解消によって、呪縛から解き放たれた血筋には、信じられないような変化が起こります。この神秘については、「七つの封印」という光の伝達場を通じて、遺伝子の鍵22番で更に詳しく見ていきます。

　4番の天の光は「聖なる恩寵」の重要な媒体です。つまり、それは、人間社会の法則に準じないことを意味します。それは、全てのレベルにおける古いカルマの解消に関係しています。人間の生まれ変わりの全体のプロセスは、純粋な個人のレベルにおいて、カルマという概念が中心となっています。特に人間関係における全てのカルマが解消されるまでは、輪廻転生のゲームから逃れることはできません。そしてまた、4番の天の光は、「和合のリング」の一部であるため、その究極の役割は、個人的なカルマ、人種的カルマ、神話的カルマの解消を通して、人類を一つの集合体へと和合させることです。物質次元では、世界の国々が、お互いの借金を帳消しにするといった形で現れてくるでしょう。このように、許しは集合体レベルで起こる現象です。人間が許しをコントロールしたり、許しを装ったりすることができなかったのは、そのためです。それは青天の霹靂のごとく、あなたの内で閉じ込められていた、何かを解放します。本当にそれは奇跡のような出来事です。

　より多くの人が、この天の光を世界で体現するようになると、彼らは人類の集合的カルマを解消していきます。そのような人々は、理解を超えて純粋な真実に生きているため、人生において何にもしがみつくことがありません。現在、私たちが理解しているレベルの許しは、4番の超越的な天の光の許しと比べると、その影に過ぎません。「純粋な許し」は地球の万能薬となり、時間と空間を超えてあらゆる方向へと放射されます。それは、地球上の全ての問いへの究極の答えです。そして、最初の許しの原子が時間を遡り、時間の始まりまで辿り着いた時、現在私たちが知っている世界は崩れ始めます。そして、そのプロセスはすでに始まっています。全てが許された後、許しそのものが存在しなくなります。そこに残るものは真実のみです。4番の天の光の最終的な運命は、過去と未来、白と黒、陰と陽の繋がりを断つことです。そして遂には、時空間の論理的枠組みそのものがなくなります。許しは情け容赦ありません。なぜなら、それは、あらゆるものを源へと回帰させ、全てを消滅させる純粋な力だからです。許しの究極の目的は、物質世界そのものを終わらせることです。

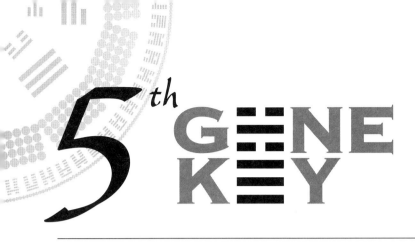

天の光
時の超越

天の才
忍耐

心の闇
焦り

時間の終わり

対：35番
コドンリング：光のリング（5、9、11、26）

生理的関連部位：仙骨神経叢
アミノ酸：トレオニン

5番の心の闇 ― 焦り

新しい遺伝子暗号

5番の遺伝子の鍵は、64個の遺伝子の鍵の骨子を成す鍵です。生命の全ての暗号とパターンを含む遺伝子の鍵5番は、物質における意識の大いなるデジタル図書館といえます。これらの暗号は、誰もが知るDNAの螺旋に巻かれた状態で、細胞一つ一つの中に隠されています。5番の遺伝子の鍵は、あらゆる生物の中に存在し、その生物が夫々の環境で安定した状態を保つために必要な律動的なパターンを単独で維持しています。更に5番の遺伝子の鍵は、全ての生物を生命の鼓動という一つの普遍的なリズムで結びつけるため、ゲノムの中でも非常に神秘的な存在です。

　5番の遺伝子の鍵は、これらの普遍的なパターンを通して全ての生物を繋ぐため、低い周波数では生命への深い不信感を見せる傾向があります。これは、人間の「焦り」となって現れます。人間なら誰しもが、死への根深い恐れを抱えて生きています。おそらく多くの人々が理解していないのは、この恐れには多くの層があるということです。性格として現れるのは、外側の層を成す恐れであり、それらは幼少期に起こった出来事を通して身につけた主要な恐れのパターンです。この個人的な恐れは、今度は集合的な恐れ、例えば変化に対する恐れなどに変わります。しかし、更に奥深くには、ほとんど気づいていない人類の最古の恐れが存在しており、5番の遺伝子の鍵はそれらを象徴します。これらの太古の集合的な恐れは、一つの主要な源泉 ― 宇宙には潜在的秩序など存在しないという恐れ ― からきています。人間の遺伝子の周波数がこの恐れと同調してしまうと、どれだけ人生に安定感をもたらそうと努力しても、体は決して安心しません。これは実際に、人類の集団意識にとって普通の状態なのです。

　5番の遺伝子の鍵には、人生におけるタイミングの大いなる秘密があります。この遺伝子の鍵は、普遍的リズムと自然なタイミングを信頼するか否かに関わります。それは季節というリズムを設定し、あらゆる生物の細胞の成長と老化のタイミングを決め、動物と人間の移住のパターン全てを司ります。既に見てきたように、人生のタイミングに対する不信感は全て5番の心の闇を通して人間の「焦り」

という態度に現れます。この焦りは、人間の健康と幸福感を害し、生命の鼓動から切り離すため、地球上の病気の主な原因の一つとなっています。焦りは、自己満足に陥る代わりに人を行動に駆り立てることができるため、ポジティブな性質と見ることもできます。しかし、この見方は誤りです。なぜなら、焦りは動揺に根差し、動揺に根差した行動は全て全体との調和を欠いているからです。焦りから行動することと、目的意識を持って行動することの間には天と地の差があります。

　焦りは、人間の生来の性質ではありません。それはむしろ、生体内の自然なリズムを欠いた結果です。焦りを感じている時、人間の呼吸は浅くなり、神経系は過剰に反応しています。そして、心の奥で、何かがおかしいと感じています。しかし、いうまでもなく、その感覚は全くの誤りです。全ては、起こるべくして起こっています。ただ、信頼という自らの自然な状態を保てなくなっているだけです。焦りは、常に思考に根差した人間に特有の性質です。大脳新皮質の情報処理の仕様によって、人間は過去、現在、未来という時系列的な物事の見方をするようにできています。焦りを回避する唯一の方法は、思考を回避して、その時間の概念から自由になることで、それはこの遺伝子の鍵の天の才周波数で起こることに他なりません。

　64個の心の闇の原型を、その調和の取れた組み合わせを通して考察すると、多くのことが理解できます。心理学的にいうと、人間の問題の原因は全て32組の心の闇の組み合わせの中に見つけることができます。夫々の心の闇の組み合わせは、強迫的な行動を生み出します。5番の心の闇「焦り」の対は、35番の心の闇「渇望」です。これらの二つの状態は、文字通りお互いを補強し合います。不安感からの逃避の渇望は焦りを招き、又その逆もしかりです。それは全て時間がなくなってしまうことに対する恐れに根差しています。現代社会において、この深く根づいた恐れが全人類に波及していることが分かります。生命が定める進化の青写真に従って人間は行動しているだけだということを、人類は忘れてしまっています。個人や集団の生活の安定が揺るがされると、時折自然な突然変異が起こります。そこで、その時流の中に深く身を投じることができれば、実は物事のバランスはしかるべく保たれていて、やがて全ては明かされるであろうことを理解するでしょう。

　5番の遺伝子の鍵は、万物をより包括的な全体像の中で結びつけるため、偶然など存在しないことを実感できるようになる必要があります。全てのものはその他全てのものに繋がっているということは、あなたが難しい時期を通り抜けている時には、全ての生命も難しい時期を通り抜けているということです。一人の人間の人生において日常的に浮上してくるテーマは、全人類、全生物が同時に取り組んでいるテーマなのです。現在の地球における大衆意識を見てみると、普遍的な突然変異が進行中であることがわかります。ありとあらゆる地球上の生物が、遺伝子の奥深くで、今まさに量子的な跳躍を遂げつつあります。あなたが個人的な恐れと向き合えるようになれば、人類も又、人類全体が抱える恐れと向き合うことができるようになります。あなたが今正に本書を読んでいるという事実は、生命が自らを徹底的に省みていることを物語っています。それによって、生命はその設計基盤における、あらゆる例外的事象や欠陥を見つけ出しています。欠陥が見つかる度に、それは削除され、恐れが受容される度に、それは減少します。よって、古い遺伝子暗号の下から新しい遺伝子暗号が姿を現します。

　まとめると、この5番の心の闇の「焦り」は、ある特定の環境的条件に対する人間の低い周波数の反応に他なりません。その他全ての心の闇同様、全ては見方や態度次第です。時間の進み方は、

常に人間の見方や心的状態で変わります。あなたの呼吸が落ち着いていて、一定のリズムを刻む深いものであれば、時間の感覚がなくなります。5番の遺伝子の鍵の最も高い周波数になると、時間を感じることすらなくなります。自らの焦りと落着きのなさに対して気づきが深まるにつれ、より自分の真の中心軸に根差すようになり、時間やタイミングを気にすることが少なくなっていくでしょう。これが高次元の周波数の誕生であり、その周波数とは私たちが忍耐と呼んでいるものです。この5番の遺伝子の鍵には、最高に美しい方程式 ― 受容＝忍耐 ― があります。なぜなら、人間は自らの恐れを深く掘り下げるほどに、より忍耐強くなるからです。

心の闇の抑圧的振る舞い ― 悲観主義

悲観主義が、実際に焦りに根差しているという事実は、興味深いものです。全ての心の闇の抑圧的振る舞いの共通の特徴の一つに、崩壊があります。心の闇の抑圧的振る舞いが表に現れている時、その人間は一種のエネルギー的崩壊を経験したことを物語っています。焦りによって人生を諦めてしまった時、悲観主義が現れます。悲観主義は、人生における完全なリズムの喪失の傷跡に他なりません。それは、何もかも改善の可能性はもうないという、根深い恐れの表現です。悲観主義は人を悪循環に陥れ、雪だるま式に悲観主義を強化し続けることによって、最終的に危機に陥れたり、何らかの心理的崩壊や神経衰弱を招いたりします。悲観主義に陥ってしまった人間は、そこから抜け出すために前向きな行動が取れなくなります。その為周りの人間は、彼らに危機的状況が起こることを信じて待つしかありません。なぜなら、いずれ本当に危機的状況は訪れるからです。そのような精神崩壊や現状打破の突破口のみが、彼らが悪循環から抜け出るためのエネルギーを持っています。

心の闇の反発的振る舞い ― 押しつけがましい

悲観主義が怒りに根差すと、押しつけがましさとなります。これはシンプルに神経系の分類が異なるだけで、焦りに対する反応として内面的に崩壊する代わりに、それを外に向けて表現します。押しつけがましい人々は、常に生命の自然な流れを無理矢理自分の思うように動かそうとします。彼らはピリピリして怒りっぽく、他人にあれこれ指図し、これといった理由もなくいきなり食ってかかることがあります。このような人々は又、タイミングが悪くて何も上手くいかないような状況を経験することがよくあります。それはまるで、生命が意図的に彼らの行く手を阻むかのようです。それにもめげず、彼らの頑固な性質は物事を推し進め、その鬱積したエネルギーを解放させる人物や物事に出会うまで、状況をどんどん悪化させます。心の闇の抑圧的振る舞いでも、心の闇の反発的振る舞いでも、自然の生命のパターンへの抵抗が、最終的には人間を分岐点へと向かわせることが分るでしょう。そのような分岐点で唯一問われるのは、新たに人生を生き始めることを選ぶかどうかです。その人間がどのような決断を下そうと、それは生命のより大きなパターンの一部として尊重されるべきです。

5番の天の才 ― 忍耐

光の図書館

焦りへの対処法は、忍耐です。これは当然のことのように聞こえるかもしれませんが、実際にはとても深遠な真実です。忍耐の皮肉なところは、忍耐を学ぶのに忍耐が必要だということです！ そして、確かに忍耐は学んで身につけることができます。この天の才はそれを実証します。つまり忍耐を身につけるほどに、忍耐が実を結ぶことがわかり、より自然に気楽に待つことができるようになります。しかし、忍耐は待つことと同じではありません。待つといっても、忍耐強く待つこともできれば、焦りながら待つこともできます。

　忍耐が、人間がただ在ることの自然な土台である一方、焦りは恐れと刷り込みから生まれます。「忍耐」は「信頼」に関係します。これらの二つの言葉には、とても似た意味があります。人生を信頼するということは、試練の時ですらその一瞬一瞬を信頼することであり、そうしている限り人生の流れから外れることはありません。人生において、自分の周囲にある多くのリズムに気づくかもしれません。このような根底にあるリズムの存在が、人間に安定感を与えてくれます。最も分かりやすい一年のリズムといえば、四季の移り変わりでしょう。内なる静けさを持っていれば、四季の移り変わりはその人の心理に大きな影響を与えることでしょう。それはとても深遠な真実を私たちに教えてくれます。例えば、冬の後には必ず春が来るということです。日々の生活の中でも、冬のように資源が乏しくなったり、一時的な喪失感を味わったり、これといった訳もなく憂鬱な気分になったりする時期があるでしょう。そのような時期は、人生に組み込まれたものであり、忍耐強く待てばそれらは自ずと変化し、隠された魔法を明かします。

　「光のリング」という化学族の重要な要素として、5番の遺伝子の鍵は人間の遺伝子の中で意味深い役割を担っています。それはトレオニンというアミノ酸を暗号化し、個々の細胞が光を蓄え、光をエネルギーに変換する方法の青写真を決定します。人体の周りのオーラの磁力によって、肉体の細胞構造の奥深くまで光の周波数を引き入れるか、制限するかが決まります。磁力レベルで見ると、恐れから人生を生きる場合、DNAに届く光の量を制限することになります。よりハートが開いていれば、DNAに高次元の周波数を引きつけます。暗号の中には、特定の周波数域に達して初めて活性化されるものがあります。例えば、恋をしている時、人間はDNA内の高次元の暗号が覚醒するのを感じます。まるで自分の周りだけ時が止まっているかのように、時間の流れが変わります。恋をしたことがある人なら、誰もが経験したことがあるでしょう。

　5番の天の才「忍耐」は、その言葉のイメージを遥かに超えた素晴らしい天の才です。体の奥深くで真に「忍耐」を経験することによって、人間のハートは開かれ、結果的にDNA内の高次元の暗号にスイッチが入ります。人間のDNAは、完全に光の周波数に依存した意識の図書館です。体はこれらの高次元の周波数に覚醒するようデザインされていますが、人類が唯一求めるのは、愛の状態を生きることだからです。自らの人生のリズムに対してより深い信頼と忍耐を養うにつれ、ハートはより大きく開かれ、人生に現れるどんな出来事や人々に対しても、柔和でしなやかな態度で向き合うことができるようになっていきます。そして、DNAの高次元の機能を発見し始めるでしょう。それは、

一つの暗号の内側に隠されたもう一つの暗号です。この暗号は、本人以外の何ものにも依存しません。ハートが開いた状態や、恋をしている状態は、人間の完全に自然な状態です。永遠にこのような状態で生きる人々がこの世界にはいます。

　忍耐強い人にもたらされる贈り物は、内なる静けさの他に、融合があります。生命の自然なリズムが自ずと明らかになるのを待つことによって、生命は最善を知っていることを理解するようになります。人生を振り返る度に、生命とは、美しく完璧な模様が織り込まれた見事な織物であり、個人の人生はそのような宇宙の模様を辿っていることを繰り返し見せられます。冷静に待つ方法を知る人間は、常に自らがそのようなより大きな模様の一部分であること、そして、いつ何どきでも、最大の試練の時でさえも、それらの模様に支えられていることを理解するでしょう。何よりも、「忍耐」の天の才は人生の音楽を聴くことを可能にしてくれます。それは、人生の背後でリズムを刻む微細なメトロノームと人を同調させます。それは腹から深く呼吸することを助け、外部の状況に捕われていると感じることをなくします。忍耐は人を丸くし、ハートと思考を開き続け、人生がシンプルで容易であると思わせます。例え一瞬でも焦りが出てきた時、人はより大きな生命に耳を傾け、信頼することを忘れてしまっています。人間の魂の偉大さを測るのに、忍耐という基準が採用されてきたのはこれらの理由からです。

5番の天の光 ── 時の超越

「ただ在ること」のスピードに達する

DNAと人間のゲノムの地図の発見によって、特定の病気や疾患と繋がりを持つ遺伝子を特定する試みに、多くのエネルギーがつぎ込まれてきました。人類が生命の暗号を解読した今、それを使って人類の生活をより安全なものにすることが目標になっていますが、それはもっともなことです。しかし、暗号を解読できるようになったからといって、それらの暗号に人間が縛りつけられるものではないということを心の闇周波数は理解していません。例えば、子供の遺伝子に先天的心疾患の可能性を発見した場合には、それが諸刃の剣となる場合があります。なぜなら、その事実を知ったことによって心疾患の発症の可能性を高めることになるからです。仮に両親が恐れから反応すれば、その周波数は実際に強化されてしまいます。先に見たように、天の才の周波数では、DNAの高次元の機能が現れます。ハートを開いて生きるということは、最良の健康を得ることであり、従ってそのような遺伝子の先天的可能性を覆します。しかし、まだ天の光周波数には更なる高次元の真実が隠されています。それは、全ての暗号は最終的に超越可能であり、実際に超越されるようにできているという真実です。

　この真実は大変重要なものです。心の闇周波数では問題と見なされていたことの中に、実は高次元の遺伝子へ突然変異する可能性が秘められているのかもしれません。最も高い天の光周波数においては、もはや暗号はデジタルな方法で解き明かすことはできません。つまり、頭ではそれを理解できないということです。DNAの最も深遠な秘密を解くことができるのは、人間の精神（魂）しかありません。悟りという大いなる秘密が隠されているのが、この5番の天の光の領域です。最も高

次元の暗号は、光のスペクトルに含まれる高い周波数が大量に流れ込むことで覚醒します。これが古代人たちが悟り(enlightenment)を光(light)になることと表現した由縁です。より高次元の光の周波数に対して開かれていくに従って、細胞の内のDNAの周波数も上がっていきます。覚醒はいつも、リズムを刻みながら、若しくは対数関数的に訪れます。つまり、完全に悟りを得る前には、定期的に体が高次元の天の光周波数で満たされる経験をするということです。その頻度は回を追う毎に、短くなっていきます。体は、その機能が永遠に変わる経験のための準備をしているのです。

　そのような天の光の高い周波数の光が流れ込む経験をする度に、自らの遺伝子暗号内のあらゆる欠陥が消去されていく強烈な突然変異の時期を通り抜けます。これは、深い無意識の恐れが気づきの表層に浮上する、体を介した経験です。そのような時期を抜けると、体の全システムが本当に再起動されます。このような時期は、その人の人生においてとても難儀な時期となる場合があり、自分が今どこにいるのか分からくなることすらあります。天の光周波数の入り口に近づくにつれ、体の周波数は光の速度に近づいていきます。光のスピードに達した時に初めて、遂に時間が消滅し、純粋にただ在ることを経験します。「ただ在ること」のスピードに達する ── これが全人類のDNAに秘められた高次元の目的です。

　5番の天の光に到達すると、忍耐自体が完全に超越され、ある素晴らしいことが起こります 。あなたという個の存在が消え去ります!「焦り」と「忍耐」は、同じスペクトルの対極にあり、それ故にそれらは時間の概念に根差しています。「意識のスペクトル」からは、とても興味深い教訓を得ることができますが、忍耐がその教訓を得るための唯一の鍵となります。生きとし生けるものは全て待っています。生命そのものは、死を待つものと捉えることができます。夫々の人間が、未来が現実になるのを待っています。そしてそれが遂に現実になった時、人生が用意していた計画を知るに至ります。意識は、独特な原型のダンスを踊りながら、人間の体を通り抜けていきます。心の闇状態でもがくこともあれば、そうではなく深い平和の感覚に満たされる時もあります。人間の人生は、二元論の風 ── 焦りと忍耐、恐れと信頼 ── に吹かれて、終わることなく二極間を揺れるロウソクの炎のようです。

　天の光状態は、このような状態とは異なります。天の光状態では、そのようなゲームから抜け出しています。ロウソクの炎はゆらめき続けますが、その炎と同化することがなくなります。時間や独自性といった観点から物事を見ることができないため、焦りと忍耐という観点から見ることもできません。これが「時の超越」の天の光の意味です。「時の超越」は、意識そのものの本質です。それは産まれることもなければ、死ぬこともありません。「時の超越」は、体が忍耐を示そうと焦りを示そうと、もはや気にすることはありません。それはただ、あるがままそこに在るだけです。よって、「時の超越」は全ての闘いの終わりを意味します。忍耐と焦りは絶対的な状態ではありません。それらは、人間の気づきを通して経験される、生命の内にある二つの極です。「時の超越」だけが、絶対的状態、天の光状態です。

　64個の天の光の性質は、この5番の天の光を通して明晰に理解することができます。それらの言葉はとても魅力的に聞こえますが、実際は決して華々しい状態ではありません。実は、天の光のほとんどは、とても平凡なものです。それらは、自分が自分だと見なしていた一定のパターンの集まりが、本当に単なるパターンの集まりにすぎないと経験した時に起こります!この時点において、意識はそれ自身を顧み、個々の人間の性質としてのパターンは死ぬまで変わらないとしても、人間を通し

て働いている気づきはもはや以前と同じ状態に戻ることはありません。この大きな変化が起こるのは、小さな自己が、蝋燭の炎が異なる二つの気づきの状態の間で揺れ動くのを邪魔しようとするのをやめた時に起こります。つまり、心の闇周波数から立ち去ろうとする試みをやめた時、内なる闘いが残されていない時に、そのような逆説的なことが起こります。

　5番の天の光は又、言葉に潜む問題も明らかにします。本書の中では、様々な状態を周波数帯によって区分しています。高次元の天の才状態とは、高い周波数を有していることであり、心の闇状態は低い周波数を有した状態をいいます。これらの言葉は、より高次元の状態に到達したいという人間の進化の衝動を駆り立てます。これらの言葉によって、高次元の周波数があたかも人間の目標であるかのように捉えられる可能性があります。しかし皮肉にも、天の光状態は周波数という観点から捉えることは不可能です。なぜなら、周波数は時間に基づいた振動パターンによって決まるものだからです。それでは一体どのように時の超越について、更にその他63個の天の光について理解することができるのでしょうか？それは「不可能である」というのが答えですが、私たちはそれらの言葉を使って遊ぶことはできます。意識を測ること、区分けすることはそもそも不可能であるため、「意識のスペクトル」が実は虚偽である — これが「意識のスペクトル」に隠された学びです。

　皆さんは今もしかしたら、64個の遺伝子の鍵の探求を続ける意味が果たしてあるのかどうかと、いぶかしがっているかもしれません！ 答えはイエスであり、ノーです！ 一つだけ確かなことがあります。それは、人生において自らできることは何もないという事実を、頭でより深く理解することができるようになるに従って、より小さな個人の遺伝子に基づいた性質と、より大きな宇宙的な性質の両方に、更に自己を明け渡し始める必要が出てくるということです。最後には、時の超越のみが答えを教えてくれます。

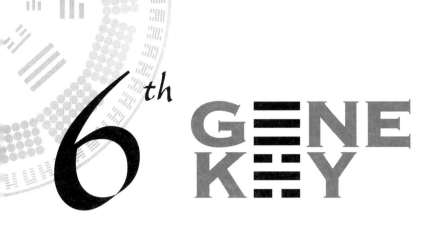

天の光
平和

天の才
交渉術

心の闇
争い

平和への旅

対：36番
生理的関連部位：腸間膜動脈集網（腰神経節）
コドンリング：錬金術のリング（6、40、47、64）
アミノ酸：グリシン

6番の心の闇 ― 争い

男女の戦い

　6番の心の闇「争い」は、人間のコミュニケーションの問題に関する最大にして唯一の遺伝子の鍵です。6番の遺伝子の鍵の持つ最も高次元の可能性は、地球における平和の原型となり、最も低次元の可能性は、全ての人間の争いの根本原因となります。この争いは、人間の感情と、人間が極端に激しい感情に対処できないことに起因しています。争いは、二人以上の人間が夫々の感情との同一化を自ら許した時に起こります。意志が感情に負ける時、興奮しやすい性質に捕らわれることになります。

　人体において、6番の心の闇は血液中のpH値に関係しています。その仕事は、細胞が元気に育つように酸性とアルカリ性の最適なバランスを維持することです。より広い視野で見てみると、6番の心の闇は世界におけるこのバランスの欠如に関係していることが分かります。特にそれは男女間のアンバランスに関係し、長い歴史を通して男女の戦いという概念を作り出してきました。この戦いや争いは男女間だけに限りません。あらゆる反目し合う極 ― 宗教と科学、東と西、富者と貧者 ― の極間のバランスについてもいえます。世界はそれ自体、独自のpH値を持ち、そのバランスが崩れた場所で争いが起きます。肉体においても体組織が過度に酸性に傾くと、ウイルスや癌の温床となり、社会的なアンバランスは動乱や腐敗、最悪の場合は戦争に繋がります。

　6番の心の闇は、個人においては人間関係に、集団では地域やコミュニティに見ることができます。個人では、この心の闇は感情を通して現れます。恥や罪悪感や虐待を通した感情的な抑圧を経験する時、あなたの存在の中の文化全体が乱されてきました。同様に、完全に感情に支配されている人間の内側には、調和の感覚はありません。感情が肉体の健康にも影響を及ぼすことはよく知られています。感情的ストレスに晒されている時、肉体もその影響を受け苦しみます。感情面の問題は、地球上の病気の最大の原因であり、6番の心の闇の対、36番の心の闇「感情の乱気流」が、それを更に強化します。36番の心の闇は、人生において何かに対して確信が持てない時や自信がないと感じる時、神経質になるよう人間を刷り込みます。この神経質さが、地球全体の背景的周波数を作

り出しています。これら二つの心の闇間の生体自己制御循環は、神経質さと防衛的な態度に根差しています。36番の心の闇が人間を神経質にさせ、6番の心の闇を煽り立てることで、今度は防衛的な態度が生み出されます。同様にして、防衛的な態度は更に周囲にいる人々を神経質にします。

　人間は無意識のうちに争いに中毒しています。人間は個人的、世界的な平和を願いますが、集合体レベルの低い周波数は、世界に繰り返し争いを引き起こします。人間関係ほど、この争いが明らかに露呈する領域はありません。男女の争いは、人類の最古の傷の一部であり、人類の遺伝子に組み込まれています。人間は異性に対して防衛線を張るようにサブプログラムされており、異性に心を揺さぶられなくなる程に周波数を高めない限り、そこに平和はありません。争いに終止符を打つには、異性の魅力に惹かれるのを辞めなくてはなりません。これが6番の心の闇の深い皮肉なのです。セックスと戦争には、深い相関関係があります。これは深遠な真実であり、おそらく多くの人の心を乱すことになるでしょう。というのも、人間にはそれに対して全くなす術がないからです。生理機能の突然変異を通してのみ、人間の性を超えることができ、その超越はその人間がいかに高次元の現実と繋がっているかにかかっています。

　社会的に見てみると、6番の心の闇は異なる民族間における人間関係を支配しています。そこは、遺伝的な防衛本能が働く危険な領域です。人間は、異なる遺伝子給源や文化を疑うようサブプログラムされています。国境や境界線という概念を最初に生み出したのが、この6番の心の闇であり、戦争もまたこの心の闇から生まれます。戦争は千年に渡って、人間の遺伝子構造の副産物として存在してきました。しかし、6番の心の闇は進化という視点から見るとそれほど恐ろしいものではありません。それは、太古からある人間の遺伝子の一部であり、進化にとって必要なものでした。それはまず民族の多様性を促し、近親交配に偏り過ぎることなく多様な遺伝子給源が増殖し、繁栄することを可能にしました。全ての遺伝子給源が互いに交わるようになったのはごく最近のことですが、これは人類の遺伝子が重要な地点に辿り着いたことを示唆しています。

　6番の心の闇は、境界線や国境の維持に関係しています。それは誰が仲間であり、誰がよそ者かを見極めることであり、全てが防衛に根差しています。6番の心の闇は、危険から身を守らなくてはならないと人間に信じ込ませます。これは、個人と国家の両方において見られます。人間の感情的な自己防衛戦略は、主に思春期に移行していく二番目の七年期 ― 7歳から14歳の間 ― にその基礎が築かれます。子供の時に経験した感情的に危険な状況から自分を守るため、相当な生命エネルギーが費やされます。根本的な刷り込みの解除を経験しない限り、大人になってもずっとこの防衛体制を張り続けることになります。同じように、国家においても、ほとんどのエネルギーが防衛に費やされています。世界の防衛予算の合計は、一兆ドルを超えるほどです。この内10分の1が創造的な活動に使われるだけで、この世界がどれほど変わるかは容易に想像できるでしょう。

　世界平和の実現を妨げているのは、6番の心の闇です。個々人が感情的革命を果たし、人間関係における平和を見出すまで、この心の闇を超越することはできません。しかしこれから見ていくように、その革命が実際に起こることは人類の進化のシナリオにも書かれていることであり、現在その中でも最大の革命が始まりつつあります。

GENE KEYS　6番の鍵　天水訟

心の闇の抑圧的振る舞い ── 過剰な気遣い

6番の心の闇の抑圧的振る舞いは、なんとしてでも人々の間の平和を取り持とうとします。この傾向は、完全に恐れに根差したものであり、このような人々は、自らの感情的な環境をコントロールし続けるために、自分に完全に妥協しているということです。これは過剰な気遣いからくる防衛パターンであり、八方美人の傾向を持ちます。この抑圧的振る舞いは、争いの勃発を食い止めるあらゆる策を講じ、争いを水面下に隠します。問題は、争いに透明性を持って向き合わない限り、遅かれ早かれ争いは勃発します。過剰な気遣いは、根本的に誤っているため、他人の中に無意識の不信感を引き起すでしょう。又、過剰な気遣いは、不手際を起こすことも多く、人間関係や家庭が手の施しようのない程、機能不全に陥る傾向があります。しかし、意を決して争いと向き合うと、状況は思っていた程悪くないことが分かります。

心の闇の反発的振る舞い ── 気配りの欠如

6番の心の闇のもう一つの側面は、感情を抑えることができません。低い周波数の気配りのなさやタイミングの悪さは、必然的に激しい反動を招きます。このような人々は、常に感情的に困難な状況に陥り、怒りを噴出させ、他人に怒りを投影することによって更に状況を悪化させます。彼らは、自らの興奮しやすい感情に対して責任を持つことができません。わめき散らした後にすぐさまその場を去るのが、彼らの典型的な防衛パターンです。気配りが欠如した振る舞いのジレンマは、自らの気配りの欠如に聞く耳を持たないことです。彼らは問題の責任は常に他人にあると考えるため、当然ながら彼らには友達がなかなかできず、他人から近寄りがたい存在となります。このような傾向を持ったままの人は、前に述べた過剰な気遣いをする人々でもあります。この傾向から抜け出す秘密は、この反発的振る舞いの人間が中二病的な思考に陥ることなく、自らの感情に完全に責任を持つことにあります。

6番の天の才 ── 交渉術

自己防御を解く

高い周波数において、6番の天の才は争いや論争の世界から素早く抜け出します。これは「交渉術」の天の才で、自らの振る舞いを調整することによって、他人との調和に基づいたやり取りができる能力です。この天の才は、他人にハートを開いたことによる副産物です。自らの感情的な刷り込みについてより明確に理解するようになると、より平和を感じ始めるようになります。この天の才は、体内のpHバランスに深く関係しているため、自分のいる環境の感情のオーラを安定させる効果があります。つまり、自らの無意識の投影に気づき、認めることができるようになると、行く先々で集団的な心の闇パターンを打破していきます。一方が反発と責任転嫁のゲームをしなくなると、相手は自分の内に潜む悪魔と対峙することを余儀なくされます。

41

平和への旅

　この天の才を通して、体内のpHバランスについての理解を更に深めていくことができます。人間関係の健全さには、陰陽、受け取ることと与えること、聴くことと話すことのバランスが欠かせません。争いは、バランスが欠落した時に起こります。6番の天の才は、平和を保つために必要なだけの与える量、受け取る量を即座に実践する資質です。例えば、ある人間関係において、相手が攻撃的になった時の交渉術は、その攻撃を吸収した後に、何もつけ加えることなくそのままエネルギーを相手に返すことです。これには多くのやり方が存在するかもしれませんが、気配りの利いた態度は最も一般的な誠実な交渉術の一つです。誠実さにはとてつもない力があり、「交渉術」の秘訣の一つです。もう一つの秘訣は、タイミングです。適切な方法かつ、適切なタイミングで誠実さを行動に現す必要があります。

　6番の天の才を示す人々は、彼らの力強いオーラの共鳴場を通して、常にどのように行動し、何を語るかの適切なタイミングと同調しています。このような人々は、他人のオーラを感じ取り、物理的に入っていくことができます。この資質は、特定の遺伝的な才能によるものですが、それと同時に、その人間が感情的に成熟していなければなりません。感情的な成熟とは、たとえ耐えがたい感情的危機の最中であっても、気づきを持ち続けていることを意味します。自らの感情パターンにより気づくようになるにつれ、感情を通る周波数は解放され、速くなります。これによって、あなたはエネルギーレベルにおいて遥かに感受性が豊かになり、争いごとを早期に察知するようになります。この6番の天の才から機能する時、他人との間の争いが表面化する前に争いに気づくことができます。この資質によって、自らの行動や言葉を調節し、争いを事前に解消することができます。

　しかし、「交渉術」の天の才は、単に適切な言葉を選んで話す能力に留まりません。それは表面的な技術にすぎず、低い周波数であったとしても誰にでも習得できるものです。真の交渉術とは、その人間のオーラを通して働くエネルギーレベルの資質のことです。この6番の遺伝子の鍵は人間の性と強い繋がりがあるため、国境や境界線などを越境することに関わります。6番の心の闇ゆえに、男女間には大きな摩擦が存在しています。両者は共に、自らの個性を防衛することに忙しく、真の愛や繋がりがほとんど存在しません。しかし、この摩擦は両者が防衛し続ける限り存在します。人間関係に6番の天の才が現れ始めると、人々の間の感情的な壁が崩れ始めます。6番の天の才は、男女間の自然な摩擦を消滅させるプロセスを誘発し、それによって両者の間にそれまでよりも遥かに多いエネルギー交換が可能になります。これは、恋に落ちる経験そのものです。

　6番の天の才は、「錬金術のリング」という遺伝子ファミリーの一部として、人類の変容に重要な役割を担っています。このコドンリングは四つの遺伝子の鍵 ― 6番、40番、47番、64番 ― によって形成され、夫々のテーマは「交渉術」、「決断」、「変異」、「想像力」です。これはとてもパワフルな遺伝子グループです。6番の天の才が人間関係の壁を崩し、40番の天の才がコミュニティの中でこれまでにない開放的な気風を育み、47番の天の才が古いやり方を変容し、64番の天の才が人間を新しい生き方の鮮烈な可能性に開きます。従って、集団的に見ると、6番の天の才を現す人間一人一人は、ゆっくりと地球に平和をもたらすこの深い錬金術的プロセスへの参画者といえます。このような人々は、個人、文化、民族規模で防衛線を張ることがいかに自分たちの首を絞めることになり得るかを理解しています。この天の才が、世界全体へと更に広がるにつれ、人々を分断するあらゆる境界線や垣根の崩壊を目にするようになるでしょう。その日は必ずやってきます。

天の光 ― 平和

栄光の肉体を築く

究極的な防衛は、空です。これは偉大な聖人たちが説いてきた知恵の本質です。自己防衛を張り続ける限り、人間一人一人が個別の存在であるという幻想がはびこり続けます。そもそも存在しないものから自分を守ろうとしているため、それは実に不毛な行動です。中国の聖人、荘子による有名な「虚空の舟」という寓話があります。ある日、一人の老人が舟で川を渡っていた時、誤って他の舟と衝突してしまいました。他の舟に乗っていた男は、老人に向かって怒鳴り、罵り始めました。しかし、全く反発を見せず、平然と男を見つめるだけの老人に、男は狼狽します。老人は、個としての意識を全て超越し、悟りを得ていました。老人にとって、自分の舟には誰も怒鳴られるべき人間が乗っていなかったため、そこに防衛の必要はなく、何の反発もしませんでした。

6番の天の光「平和」は、本当に素晴らしい天の光です。それは、全ての天の光に共通する基本的な性質です。実際に、それは物質の本質が意識として理解された時、物質そのものの基本的性質となります。6番の天の光は、6番の天の才のプロセスの最終結果です。6番の天の才は、対極にあるものの間で絶え間なくバランスを取っていました。その意味で、交渉術は二元論の世界で上手くやりくりするための微妙な努力を要します。しかし、ある時点にくると、このプロセスは自然と6番の天の光に変わり、二元論を超越していきます。6番の天の才は平和を維持する活動であり、6番の天の光は平和そのものであるといえるでしょう。平和は、全ての境界線が取り払われた時に経験することになる現実です。それは、人間の真性です。

多くの偉大な師たちが、6番の天の光「平和」について語ってきました。キリストが「神の国はここに既にあるのです」と宣言し、それが人々には見えなかったという話の中でキリストは、この天の光について語っていました。平和は、天の光状態の人間を囲むオーラの流出です。この天の光状態において、人間の存在内の気づきは感情の質から引き離され、気づきが感情的な強い願望の周波数より上に浮かび上がります。これは個々の人間によって引き起こすことはできない自然なプロセスです。なぜなら、ここでは個は消滅する必要があるからです。強い願望として経験されていた基本的な感情エネルギーは、ここにきて平和として経験されます。気づきは、もはや人間の感情ドラマの浮き沈みに振り回されることはありません。ここで、最も深い意味において、人間の内側で全く驚くべきことが起こります。最後の境界線である肉体の境界線が消えてなくなるのです。これが起こると、気づきは肉体に留まらず、あらゆる物質を駆け抜けていきます。物質の内側にある気づきは、物質が消え去ると共に失われるかもしれませんが、万物に命があること、生死のゲームの背後に存在する意識は永遠に失われることはないと分かります。

このような啓示から流出される平和の感覚は、言葉にすることができません。全ての自己防衛は消え去り、あなたの舟は空になります。同時に逆説的ですが、この空は全一性で溢れます。この覚醒の前後とその最中、人間の肉体には深遠な変化が起こります。肉体という外壁がなくなったため、そのプロセスは体内の化学作用にも変化を起こし、内なる争いは全て終了します。それはまるで、体内の全ての細胞同士がお互いに平和な関係を築き、内なる楽園を経験しているかのようです。こ

の意味で、真の楽園は肉体そのものです。この現象に伴う平和の波が、全人類を繋ぐ集合意識の奥深くまで届いていきます。6番の天の光の肉体的存在と同じ空間を共有することは、肉体をその真実の中に浸すことです。それは個人の気づきを超え、肉体を通して肉体的、感情的に旅をしながら、より大きな気づきを経験することです。現在の人類の肉体は、このような高次元の意識状態に対応できるようにできてはいないため、この天の光を経験する人間の肉体には不可思議な現象が起こることがあります。

　6番の天の光は、人類の未来の状態であり、元来の状態です。なぜなら、それは人類の伝説と、楽園の記憶と、未来への直感と切なる希望に根差すものだからです。この状態が自らの内側に訪れる時、肉体が突然変異を起こし始めます。ある意味で、それはこの強烈な新しい周波数を宿すためのより進化した肉体を築こうとしているのですが、その原材料はまだ全て揃っていません。人類は現在、このような周波数伝達が可能な新しいエネルギー回路を進化させているところです。多くの偉大な聖人たちが突然死する理由がここにあります。彼らは、特に体内のpHバランスに関する問題やアンバランスを経験する可能性があります。これらは、肉体が未来の状態へと追いつこうと試みるために起こります。肉体的に何が起こっていようとも、完全なる平和の感覚は少しも揺らぐことはありません。たまに、ごく稀なケースで、遺伝子を介して未来の肉体の要素が準備され、未来の肉体を築くプロセスが継続されることがあります。これは、前に述べた「錬金術のリング」の一員である47番の天の光「変貌」を伴います。6番の天の光は、未来の遺伝子に基づいた肉体の築き方の説明書を含んでいるという意味で、とても特別なものです。6番の遺伝子の鍵のアミノ酸であるグリシンが地球から遥か遠い宇宙空間の惑星間の雲の中で発見された数少ないアミノ酸の一つであることは、実に興味深いことです。このアミノ酸は、銀河系における新しい生命の形成において鍵となる役割を担うと考えられます。

　新しい人類の肉体は、pHの問題と、体内にある境界線の問題と繋がっています。究極的な境界線は皮膚であり、この天の光のもたらす影響の一つに皮膚の突然変異があります。これらの突然変異は、皮膚細胞の光の蓄え方に影響するもので、この天の光を現している人間は透けて見える可能性があります。このプロセスに47番の天の光が伴う場合、それよりも遥かに驚くような現象が起こります。人体の「変貌」が起こり、古代人が「レインボーオーラ体」や「栄光の体」と呼んだ肉体へ変貌します。この「変貌」は、最終的には全人類に広がります。このプロセスを築くのが、6番の天の光です。皮膚細胞が光を蓄えられるようになると、消化系の機能は次第に不要になります。なぜなら、オーラ体にとっての究極の栄養素は全て光に含まれているからです。肉体のpH値に関していうと、この肉体における霊的変化によって、pH値の偏りは次第に減少し、肉体の酸性とアルカリ性の度合いが弱くなります。最終的には、体内の全ての要素が中和され、pHの基礎を成す水素イオンは蒸発し、肉体そのものが消え去ります。

　集合体レベルでは、6番の天の光は未来の地球全体の意識の変化において、最後に突然変異が完了する天の光です。地球上で、平和が集合意識の自然な状態として認められた時、初めて、人類の未来の体が築かれるようになります。つまり、世界平和の神話は、人類が物質そのものを超えていくための未来の肉体が築かれるための口実です。

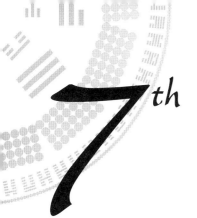

7th GENE KEY

天の光
徳

天の才
導き

心の闇
分断

徳はそれ自らが報いである

対：13番
コドンリング：和合のリング（4、7、29、59）

生理的関連部位：横隔膜
アミノ酸：ヴァリン

7番の心の闇 ― 分断

分断された世界

7番の心の闇の「分断」は、人間社会が階層社会である主な理由の一つです。この心の闇は実際の階級組織の原因であるだけでなく、人間が階層に基づいた考え方をする原因でもあります。人間はこのような考え方に慣れすぎ、別の方法が存在するという発想にすら至りません。階級は、分断に基づいています ― それは人類を社会階級、経済的階級、民族間のカースト制、政治界の派閥などに分断します。この分断の原因は、人間の深層心理よりもずっと深いところにあります ― それは実際に人類の遺伝子に刻まれています。7番の心の闇を通して、ある人々はリーダーに従うようにプログラムされ、ある人々はリーダーとして振る舞うようにプログラムされています。

　この心の闇の中に、統率力と権力の問題の全てが含まれています。古代中国の易経の7番目の卦につけられた名前は「地水師（ちすいし）～軍隊～」で、実に相応しい名前です。軍隊は国の政治的実権を象徴し、軍隊を動かせなければ実権はないも同然です。軍隊は、強制的な力の行使の象徴でもあります。それは7番の天の才と天の光を通して生まれる統率力の真性、ひらめきの力とは対照的なものです。この心の闇は常に力の支配を行使し、現在世界中の政治を制しています。高い理想を掲げる近代民主主義でさえも、力による統率力という概念を完全に排除するわけではありません。現在、民主主義の指導者たちは軍事力ではなく、数の力によって統率する、つまり、過半数の投票を勝ち取らなくてはなりません。

　民主主義ですら、微妙に分断を促進します。近代の政治指導者たちは、未だ力を使って権力の座に登り詰めることができます。不正をし、事実を捻じ曲げ、人を操作し、金の力を使って権力の座に登り詰めることができます。7番の天の光の「徳」という最も高い周波数が、統率力に要求されるようになるまで、人類が政治的分断と階級組織の終わりを見ることはないでしょう。7番の心の闇は、人々への奉仕の代わりに権力への欲望が根底にあるため、真の敬意や忠誠心を集めることができません。指導者として選ばれている人々は、遺伝子的に指導者になるよう刻印されているので選ばれています。

しかし、だからといって彼らが良い指導者になるとは限りません。統率者が存在するということは、必ず追従者も存在します。そして、それらの追従者もまた7番の心の闇の影響下にあります。人類の大衆意識は低い周波数で機能しているため、人々は周波数の高い指導者を認めることもなければ、権力者として選任することもありません。

　稀に、大衆意識は人々を未来へと導く高い周波数の指導者を選ぶことがあります。これは、往々にして非常事態時に見られます。一つの例として、詩人で劇作家のヴァーツラフ・ハヴェルが1989年にチェコスロバキア共和国の大統領として選出された時が挙げられます。当時、共産主義の崩壊によって世界中で人々の意識が高まり、その結果、真に徳を持った人間が指導者の地位に就く機会を得ました。しかし人類の歴史を通して、過去に政治的指導者となった人々の大半は、揺るぎない高い徳を持った人ではなく、むしろ個人的な大志を持つ人々でした。そして、7番の心の闇「分断」は、政治界だけに留まらず、あらゆる社会水準に影響を与えています。そのもう一つの理由は、7番の心の闇の対である、13番の心の闇「不協和音」に見つけることができます。13番の心の闇は、人々の心と波長を合わせること＝共感する能力の欠如に関係しています。それは、異なる人間から成る集団間の仲間意識や信頼の原理原則に支障をきたします。

　他人を権威や指導者として認める時にはいつでも、7番の遺伝子の鍵が働いています。心の闇の周波数において、類は友を呼ぶということは、被害者意識のレベルにいる人が、その周波数を更に強化するような人に惹かれるということを意味します。自分を弱者であると思い込めば、その弱さを更に強固にし、利益のために自分の弱さにつけ込む人々を引き寄せます。人生で初めて、自分がずっと被害者を演じていたのだと気づくことは、大きな衝撃となるかもしれません。それだけではありません。医者、セラピスト、ビジネスアドバイザー、更には精神的な師まで、現在の世界で権威とみなされる人々の大半が「分断」の心の闇の強化に従事していることに気づいたら、その衝撃は尚一層大きいでしょう。指導者として認知されている人々の大半には、人々が被害者を演じなくなれば自分の立場が危うくなるという無意識の恐れがあるために、人々に被害者であり続けて欲しいのです。ここから分かるように、指導者は追従者と同じくらい7番の心の闇の被害者です。

　個人レベルにおいては、自らの権威を他人に譲る傾向に注意しなくてはなりません。7番の心の闇はしばしば、特定の指導者の隠れた指針に気づくのが手遅れになることがあります。カリスマ的な人物や魅力的な人物に対して、自らの権威をあっけなく明け渡してしまいます。人々を自分に縛りつけるのではなく、人々が自らを導くよう力づけることを主な関心事としていることが、真の統率者の証です。偽りの指導者は常に人々に執着し、真の指導者は常に人々を自分の元から追い払おうとします！自分以外の人に対して敬意や畏敬の念を持つこと自体は、間違ったことではありません。それは人類の旅路における、全く自然な一つの段階です。秘訣は、本当に人々に耳を傾けて聴くことができる人を見つけることです。真の指導者は、究極の聴き手です ― 彼らの人々の苦しみへの深い共感によって、人々は初めて恐れずに自身の苦しみを受け入れることを自らに許し、それによって苦しみを超越することができます。

　心の闇周波数における統率力の根底にある力を失うことへの恐れが、階層制度をいつまでも存続させています。7番の心の闇の「分断」は、ビジネス界の常識です。お金が関わる場所では、階層がとりわけ厳格です。そこでは軍隊のように、トップからの指令には絶対的に従わなくてはなりません。

GENE KEYS　7番の鍵　▤▤▤　地水師

そのような構造の中には、個人の自主性や双方向のコミュニケーションはありません。このようなビジネスは、利己的な金儲けの動機に基づいているため、信頼や、打ち解けた関係を築く余地はありません。その結果、分断が生まれるのみです。分断は、自分さえ良ければいいという態度や、少しマシになると、自分のビジネスさえ上手くいけばいいという態度を生み出します。これは、未だに多くの近代ビジネスの根本です。この遺伝子の鍵の冒頭で述べたように、人類は、分断以外にこの世界を築く方法があるとすら考えません。人類は集合体として考えることができないために、分断された世界が作り出されます。

　権力によって腐敗することのない指導者だけが、真の力を意のままに使うことができます。将来、そのような指導者を人々が認めるようになるに従って、人間同士を分断している力の衰退を目にすることができるでしょう。ビジネスや政治を始め、統率力が求められるあらゆる場において、その背後にある原動力を大きく飛躍させる必要があるでしょう。恐れから愛への飛躍、ビジネスであれば、私利私欲から全体への奉仕への飛躍です。これが7番の天の才が示す道で、それは天の光に到達して完全に花開きます。

心の闇の抑圧的振る舞い ── 隠れる

7番の遺伝子の鍵が抑圧された場合、それは単純に表舞台に出て来ません。これらの人々は、指導者として認められるように遺伝子に刻印されているにも関わらず、人々から身を隠します。その結果感じる大きな精神的重圧や欲求不満、憤りはどれも身体症状や感情となって現れることがあります。現在の世界は、その存在を認められることも、世に役立つ才能を生かすこともなく、心の闇のベールに身を隠して生きる統率者たちで溢れています。世間に認められないのは、その人の内側の力が作用しているからであり、どんな仕事や役割を果たしているかとは全く関係がありません。従って、このような人々が統率力を取るようになるには、まず自らの力を認めなくてはなりません。そうすることで、楽観と知性の大きな波が堰を切って世界に向かって流れ出し、瞬時に社会全体の中で認知されるようになります。

心の闇の反発的振る舞い ── 独裁的

7番の心の闇の反発的振る舞いでは、自分の指導者としての素質をよく自覚し、その立場を乱用します。このような人々は、彼らに従う人々を自分の有利になるように利用し、人々を従者の立場に留まらせます。真の統率力が、他人に頼らないよう人々を勇気づける一方、独裁的なタイプの統率力は、その存在感によって人々を威圧するか、もっと微妙な方法によって人々を自分に頼らせようとします。このような人々は、パターンに精通し、人々を特定のパターンに貶めて操作することができます。思考や信条に訴えかける知的なパターン、強く感情に訴えかけるパターン、金銭絡みの物質的なパターンなどです。これは、追従者たちに自分たちには統率力が必要であると信じさせる策略です。そのような統率者たちの周りには必然的に、被害者意識に留ることを望む人々が集まります。

47

7番の天の才 — 導き

影の実力者

真の教育と同様、真の統率力は自らを人に強要することはありません。それは、個人の力を奪い取るのではなく、人生において夫々が進むべき道を見つける手助けをする才能です。これが正に、7番の天の才「導き」が意味するところです。7番の心の闇で見たように、統率者が持つ背後の動機が、どのような追従者、協力者たちを引き寄せるかを決めます。天の才の周波数では、恐れから遠のき、他人への奉仕へと向かう傾向が見られます。この周波数を体現する指導者たちは、集団組織レベルで物事を考えることができます ― 彼らは、個人にふさわしい形で力が与えられることなくして、組織の繁栄がないことを知っています。この意味で、7番の天の才を生きる人々はあらゆる社会水準の中で、個人の力、創造性、自主性を促進する計画の強力な賛同者であり、実践者といえます。

7番の天の才は多くの意味で、民主主義の理想を象徴しています。民主主義の理想では、個人の自由が掲げられ、指導者たちは人々によって選任され、人々を代表し導きます。近代民主主義の政府は、大衆意識の意見に耳を傾け、識別を使って国を導くことを目的としています。このようにして、7番の天の才とその対である13番の天の才「識別」は、集団を一つに結束し、個人はその集団構造の中で協力し合って働きます。これが、少なくとも民主主義の理想です。ご存知の通り、現実は必ずしも理想通りにいきません。指導者たちは、一旦権力を手にすると、それが過半数の人々の希望を反映するか否かに関わらず、自分自身の指針を追求する傾向があります。政治はある意味で歪んだ進路を取る傾向にありますが、その程度は統率者が持つ基本的な資質や理念などに大きく左右されます。以上を踏まえて考えると、自由を促進しない、より原始的な政治体制と比較すれば、近代民主主義はより高次元の意識へ向かう、大きな変換であるといえます。

7番の天の才の「導き」は、奉仕の精神に根差しています。本当の意味で個人や人々の集団を導くということは、自らの意見や判断を脇に置き、彼らのニーズに真摯に耳を傾けることです。素晴らしい導き手とは、素晴らしい聴き手のことをいいます。時に人は、適切に話を聞いてもらうだけで、導き手からの直接的な助言がなくとも問題に対する答えを見つけることがあります。7番の天の才を体現する人々は、磁石のような強い存在感を放ち、彼らのオーラの中にいるだけでも、自らの方向性に対する明快な理解を得ることができます。このような人々は、特に他人が未来の傾向を知る手助けをすることができます。これは、彼らに未来が見えるということではなく、彼らの導きが未来の方向性と一致していることを意味します。このような時代の先を行く素質が、彼らを統率者として際立たせます。しかし、彼らが人々から認められるか否かは、彼らが生きている時代にかかっています。歴史を見れば分かるように、政府、ビジネス、科学、芸術における多くの偉大な指導者たちは、生前に世間から評価されない場合が多々あります。

現在、社会の多様な階層において、7番の天の才の確かな萌芽を見ることができます。1940年代に人間主義の心理学者、アブラハム・マズローが、有名な「マズローの欲求段階（自己実現論）」を提唱して以来、それは近代の組織構造の理解の基礎となりました。特にこの理論はビジネス界で発展し、人々が全く新しい大きな人間の枠組みを理解するために役立っています。ビジネスは、それ

自体の化学作用と生命力を持った一つの文化と考えることができます。人々は歴史上初めて、やっとビジネス全体の意識について語るようになってきました。それは、より高次元の意識がビジネス界に浸透する過程の初期段階にあることを意味します。最も決定的な認識の変化は、真にホリスティックな（全体的視点を持った）奉仕の精神を基礎に置いたビジネスが、古い貪欲さに基づいた帝国よりも成功することが証明された時に訪れるでしょう。

　いくつかの新しい組織形態では、統率力の様式に応じて意識の高さが異なることを理解し始めています。遺伝子の鍵の探求においては、二つの大いなる量子的跳躍 ― 心の闇から天の才への跳躍、天の才から天の光への跳躍 ― を含む、たった三つの意識レベルしかありません。実際には、「意識のスペクトル」の中には微妙な周波数帯が存在し、それが他の多くの異なったレベルになっていくのです。ある新しいビジネスモデルは、ヒンズー教のチャクラ・システムに基づいて、指導者たちを7段階の意識にレベル分けしています。そこには、権威主義者（第1チャクラ）から促進者（第4チャクラ）、先見者（第7チャクラ）までの統率力のスタイルがあります。中間にある統率力のスタイル（促進者）が、7番の天の才に相応します。その名前からも分かるように、促進者は意思の疎通と計画の実行がより容易かつ円滑に進むようにします。7番の天の才を持つ人々は、人の前に立って導くのではなく、集団のエネルギーそのものを導きます。彼らは、妨害を最小限に抑えながら、集団内に有機的な調和が自然に生まれるような場を作り出します。彼らはしばしば必要な才能を持つ他人に活躍の場を譲り、自らは舞台裏から静かに導くだけで満足します。この意味で、7番の遺伝子の鍵は、影の実力者の原型であるといえます。コントロールすることで物事を強引に推し進めようとするのではなく、人生のプロセスを信頼すること― これが「導き」の本当の意味です。この人生そのものに対して自らを委ねることができる能力が、真の統率力の土台となります。

7番の天の光 ― 徳

世界を修復する

7番の天の光は、一人一人の人間の内に隠されているエネルギーの青写真です。徳の解釈は多数ありますが、真の徳は私たちの持つ道徳や振る舞いの概念とは全く関係ありません。誰でも見かけ上は徳を纏うことはできますが、それらにこの天の光の持つ力はありません。7番の天の才を通して、この遺伝子の鍵がいかに統率力の問題に繋がっているかを見てきました。動物の群れには必ず、一匹の長がいます。群れはその一匹の長に自動的に従います。人間社会を見てみても、同じことがいえます。統率力の資質は遺伝子によって決まっているものですが、統率力の質は、それらの遺伝子を通り抜ける周波数によって決まります。天の才では、独裁的なスタイルの統率力が、より民主的なスタイルの促進者に変化することを見ました。7番の天の光では、先見性のある指導者が現れますが、遥かに重要なのは、徳の高い指導者の出現です。

　真の統率力は徳と似ています。しかし、世界に真の指導者が現れたことはほとんどありません。この7番の天の光は、大衆意識の周波数が高まり、人々がその存在を認めるようになる歴史上のあ

る時期を待っています。もし条件が揃っていない場合、天の光を体現する指導者たちは、地元では大きな影響を与えるかもしれませんが、社会全体から認められるまでには至らないでしょう。老子は「老子道徳経」の中で、徳が優れた人間を通して社会に大きな影響を与えるものであると話しています。「徳の秘密は自然への完全な降参にある」これは太古の言葉かもしれませんが、そこに含まれたメッセージは純粋です。それは、この深遠な本のタイトルにも示されています。よく引用される「徳はそれ自らが報いである」という素晴らしい言葉も、この本から生まれたものでした。そのメッセージには、徳の大いなるもう一つの秘密が隠されています。徳は人々から認められる必要と共に、奉仕する必要すら超えたものであるということです。徳は純粋に、絶頂を生きる人間を通して現れる、何にも邪魔されることのない自然の表現です。

「徳」は何世紀にも渡って、深く誤解されてきた天の光です。しかし、この天の光を体現する人々は、素晴らしい模範的な人生を送ってきました。7番の天の光には、未来の人間の種が宿っています。 この原型の非の打ち所のない振る舞いに達することができる人間はほとんどいません。徳が誤解されてきたのは、低い意識レベルの人々が、天の光が開花した人々の態度を真似しようとしてきたためです。徳自体は道ではなく、最終的な開花であるため、これは強い緊張を生み出します。「徳」の天の光は、人類を未来へと前進させる純粋な導きです。それは常に人類の表層下で、ふつふつと湧き上がっています。真の徳を実践する度に、全体の意識が上昇します。この天の光は実際に、人類は決して自滅することはないと保証してくれるものです。人々は、日々至る所で、しばしば誰にも気づかれることのない小さな徳を実践しています。その行為の力は計り知れず、実際に混沌の力を相殺します。

ユダヤ教の神秘思想の中心となっている書物、ゾウハーの中には、7番の遺伝子の鍵の旅との強い類似性が見られます。通常、「世界の修復」と訳される「ティックーン・オーラーム」というユダヤ教のカバラの概念に要約されています。カバラの教えでは、「創造主」が世界を作った時、「神の光」を受け取るための器をいくつも作りましたが、神の光が注ぎ込まれると、それらの器は粉々に壊れ、物質次元へと落ちていきました。そこから、私たちが生きる世界は、光が内に閉じ込められた無数の器の破片によって作られているとされます。カバラの教えの中では更に、一人の人間による徳の実践は全て、これらの破片の一つを修復することに貢献するといわれています。

この美しい隠喩に当てはめてみると、7番の心の闇の「分断」は、その器を壊して世界を引き裂く力であり、天の才の「導き」は、器の破片を元に戻すプロセスを始めることであるといえるでしょう。全ての破片が元通りになった状態 ― 自らの存在の奥深くに、その器の完全なる姿が見える時 ― は、7番の天の光によって表されます。この天の光を体現する人間は、アダム・カドモン ― 神性への目覚めのために完成された体 ― となります。この意識のレベルでは、徳は一人の人間を通して表現される宇宙の意図となります。そのような人間による全ての行為の根底には、徳の純粋な力が存在し、この徳は世界の修復に驚くべき力を発揮します。7番の天の光は、人間に人類の完璧な未来への確証を持たせ、実際にその現実の中で生きることを可能にします。このように、この天の光を体現する人々は時代の先取りをしていますが、彼らは自らの存在の奥深くで未来を思い出したため、彼らにはもう時間の概念はありません。

この7番の天の光と、対である13番の天の光「共感」は、一緒になって興味深いフーガ（遁走曲）を演奏します。これは、古代の己の尾を噛んで環となったヘビの象徴、ウロボロスによってよく理解

GENE KEYS　7番の鍵　▤　地水師

することができます。7番の天の光は人類を未来へと引き寄せ、13番の天の光は過去から人類を後押しします。これらの二つの素晴らしい天の光は、人類の中で同時に開花します。13番の天の光は時の始まりの種を表し、7番の天の光は時の終わりに開く花を表すというように、共に人類の集合体としての運命に関係しています。これら二つの天の光は、多くの神秘的神話との繋がりを持ちます。これらの天の光が花開いた人々は、全人類をエネルギー的に導きます。彼らには世界の番人、イルミナティ、輝ける人、選ばれし者など、様々な文化による様々な呼び名がつけられていますが、多くの文化において大きく誤解されている存在でもあります。

　「和合のリング」という遺伝子の楔の重要な繋ぎ手として、7番の天の光は、4番、29番、59番の遺伝子の鍵と化学的な繋がりを持っています。これらの鍵からなるこの化学族は、地球上の人間関係を浄化するための集合的な暗号を含んでいます。徳、許し、献身、透明性の力が作用しあうことで、集合的統率力という全く新しい現象の種が人類に蒔かれる準備を整えます。集合的統率力とは、統率力が個人の枠を超えて、複数の人間の間で共感を通して分かち合われるエネルギー領域となる段階です。それによって、階層は終わります。

　7番の天の光は、人類の中で目覚めが訪れる特定の時を待っています。「ヨハネの黙示録」の中で、7番の天の光は、キリスト意識の復活前の、7番目の封印を解くことに象徴されます。そこには、数字の7にまつわる神話の更に深遠な秘密が存在します。しかしここで、易経の7番目の卦がなぜ「軍隊」を表すのか、その理由を理解できるかもしれません。軍隊は人間の集合体です。「ヨハネの黙示録」では、14万4千人として知られています。このことについては、44番の天の光で更に詳しく説明しています。この人間の集合体は、より高次元の意識が最初に地球に集団レベルで降り立つ時に使われる遺伝子的機器を象徴しています。ここで単に機器という表現を使っているのは、選ばれし集団と呼ばれるような華々しい印象を与えないようにするためです。これらの人々は、幾世代も跨ぐ周期で、天の光が自然と開花する指導者たちの集合的フラクタルです。彼らは、あらゆる社会水準の中に存在します。これらの人々＝指導者たちの根底にある資質が、7番の天の光「徳」で、彼らを一体にするのが、13番の天の光「共感」です。

　究極的には7番の天の光は未来に関わり、未来を生きるのは子供たちです。7番の天の光が人類の中に開花するようになると、最初に親や教師たちを通して表に現れます。徳を持った大人に囲まれて成長すれば、その他の教育や指導を子供たちは必要としません。現時点においても、この小さな情報は、親たちにとって重大な秘訣となります。真の徳のオーラの中で育てられた子供たちは、そのエネルギーを人生のあらゆる側面にもたらし、それによって彼らはゆっくりと、しかし確実に地球の未来を変えていくでしょう。

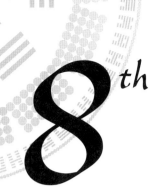

8th GENE KEY

天の光
光輝

天の才
独創的スタイル

心の闇
凡庸

自分というダイヤモンド

対：14番
コドンリング：水のリング（2、8）

生理的関連部位：甲状腺（のどぼとけ）
アミノ酸：フェニルアラニン

8番の心の闇 — 凡庸

ぬるま湯からの脱却

現代の世界では、特に西欧において多くの人々が同じような人生を歩んでいることに驚かされます。8番の心の闇もその他の心の闇周波数の場合と同様、特定の恐れに根差しています。他人と違うことへの恐れです。8番の心の闇は、個人が大衆意識から飛び出し、真の人生の冒険に出る邪魔をします。元来、人間の個性は本質的に反逆的ですが、反逆的な態度を取ることは安全なことではありません。そのため、人類の大衆意識は反逆するよりも、それが例え幻想であったとしても安全な方を選びます。8番の心の闇は世界中を覆って、地球全体がぬるま湯に浸っています。例えば、何らかの危機的状況や愛する人の死などを通して、成長を強いられない限り、人々はぬるま湯を出て自らの真性を経験することはありません。

　特に西欧社会では、子供たちの個性は非常に幼い時に刷り込まれます。特に七歳までの現代教育は、本書で繰り返し問題として取り上げているテーマです。教育システムの殆どは、個性よりも無個性を重視しています。個性はシステムそのものに対する脅威だからです。現代教育において、幼い子供たちは当たり前のものとしてテストや試験に慣らされていきますが、そのような方法は、記憶した情報を反復するだけで、自発的に考える力は育まれません。このような詰め込み教育は子供たちがまだ幼い頃に始まり、20代初期まで続きます。この流れは、私たちの両親とその両親、そのまた両親らが通ってきた教育と同じです。皆と同じであることが良しとされる教育によって、個性的な人々は、異端児や時代に逆行する反革命家などのレッテルを張られてしまいます。

　では、子供の個性を残すためにはどのような教育が必要なのでしょうか。8番の遺伝子の鍵は、そもそも学校教育は必要か？と私たちに問いかけます。現代社会において、柔軟性を欠いた教育システムの問題は、より一層深刻になってきています。もちろん、全体的に、又は部分的に学校教育が性に合う子供たちもいるでしょう。しかし、大半の子供たちは学校教育を必要とせず、実際に学校教育に馴染めない子供が多くいます。この問題は当然、学校教育以外の現代社会の側面にも関わっ

てきます。現在の進化の段階において大事なことは、8番の心の闇が幼い頃に植えつけられるものだということ、そして、多くの場合において、後にそれらを取り除かない限り、天の才や才能を発揮して生きることはほぼ不可能であるということです。

8番の遺伝子の鍵から現れてくる恐れの一つに、成功への恐れがあります。この恐れは、対である14番の心の闇「妥協」によって強化されます。この場合、失敗への恐れから夢に対して妥協することとは違います。夢を妥協するのは、失敗を恐れるからではなく、成功するためには、社会と社会からの期待に背く必要があることを知っているからです。そのような人は、自分がそもそも何者かをよく理解していないため、自分がこれから先どう変化していくのか恐れます。14番の最も高次元の周波数における「絶倫」の天の光は、凡庸さの罠から自由になる勇気を持った個人へ与えられる褒美です。つまり、多くの人々が選ばない道は、宝の在処へと通じているのです。8番の心の闇は、人間を典型的な人物像の枠にはめることで、本人だけでなく他人にも安心感を与えます。このような固定されたイメージがないと、人は自分を説明することができず、他人も自分との関わり方が分かりません。既成概念に収まらない人は、恐怖と畏敬の念の両方を含んだ大衆の眼差しを浴びることになります。

凡庸かどうかを定義するのは、自分ではなくむしろ他人です。「凡庸」の役割は主に二つあります。一つ目は、人々が既成概念の中でしか考えられないようにすることです。低い周波数の影響下にある人間は、皆と同じように考え、同じような格好をし、ほとんど同じように振る舞います。それらは、他人からの固定されたイメージに基づく場合も、そうでない場合もあります。「凡庸」の二つ目の役割は、人々を既存の社会に組み込み、革命を起こさせないことです。つまり、人々を人工的に作られたシステムの歯車の一つにさせることです。そうすれば、人は夫々の人生の主役ではなく、背景の一部になります。「凡庸」は、ヒーローやヒロインになろうとする人間の邪魔をします。現代社会において、大半の人間は、人生でやれば達成できたであろうことに夢をみるだけで満足しています。映画の登場人物から大きな感銘を受けることがあったとしても、8番の心の闇は、そのような人生を手にする自信を打ち砕きます。原因は恐れです。恐れは、私たちの社会のあらゆる場所に蔓延しています。恐れを乗り越えていくなどといったことは、一般常識の枠では、理解できないようです。

8番の心の闇のせいで、人は外側にある権威に従います。権威となる何らかのシステムに服従してしまう場合もあります。この心の闇は、真の自由な性質を持つ新鮮で清々しい空気を吸えなくします。様々な罠を使って、人間の自由な発想を妨げます。自由な発想とは何でしょうか。それは、既成概念の枠を超えて考えることです。自由な発想をする人は、自らの自然かつ自発的な創造力を何よりも大事にします。自由に発想するということは、自由に生きることです。他人から影響を受け、感銘を受けることはあっても、誰の真似もしません。8番の心の闇は、他人によってよく踏み均された道 ── 妥協した生活スタイル、大勢が歩む創造力を欠いた画一的な体制に順応する人生 ── を象徴します。この心の闇による恐れの暗闇から抜け出し、本当の自分と自分の真の可能性を見つけるには、多くのエネルギーと勇気を要します。凡庸さから脱したいならば、自らの道を見つけ、独自性を発揮しなければなりません。それは、他とは全く違う道であり、一旦ぬるま湯から脱却しその危険な領域に足を踏み入れたなら、自らの奥深くに眠る力強い本質を信じる以外に成功の保証はありません。

GENE KEYS　8番の鍵　☰☰☰　水地比

心の闇の抑圧的振る舞い ― 精気のない

凡庸なその他大勢の道に従う人々は、生命力と真の目的意識を欠いています。彼らの言葉や行動は、いくらかは社会に貢献するかもしれませんが、熱意と気概が感じられません。彼らの人生には精気がなく、中身がないすかすかな人間になっています。彼らは大人になるどこかの段階で、夢を諦めてしまっています。恐れと向き合わなかったために、妥協に妥協を重ねながら、義務だらけの人生を生きています。その結果、本来その人に相応しくない、一息ついたり創作したりする余裕もない窮屈な人生を送ることになります。

心の闇の反発的振る舞い ― 気取った

反発的振る舞いと抑圧的振る舞いの違いは、その気力の違いにあります。抑圧的な場合、人生のある時点において気力が萎えてしまっています。反発的な場合、自らの幻想に基づいた偽りの自己像を外側の世界に作り出すことに気力を向けます。そのような人々は、気取った人生を歩みます。表面的には成功し、独創的に見えるかもしれませんが、一枚めくれば内側では、気力を社会の体制に何らかの形で妥協させてきたのです。抑圧的、反発的振る舞いの違いは、恋愛関係を見るとよく分かります。抑圧的な場合、変化を恐れるため、決して関係から立ち去ろうとしません。反発的な場合、時間が経つと当然偽りの仮面が外れて怒りが表出し、関係から立ち去ります。

8番の天の才 ― 独創的スタイル

使命を持った反逆者

8番の心の闇の重たい周波数の中から抜け出すには、自分を信頼して、清水の舞台から飛び降りることが必要です。8番の天の才は、世界に鮮烈なものをもたらすので、人々の注目を集めます。「独創的スタイル」の天の才は、一般的な言葉の解釈とは異なっています。それは、自らの個性的な反逆精神に従い、世間で発揮することです。真の独創的スタイルは、外観の装飾で評価されるものではなく、偽ることもできません。それは、個性の自然な開花です。自分の独創的スタイルを見つけるには、他人がどう思うか気にすることなく、自分自身でいることです。独創的スタイルは思考を介さないため、真似したり、事前に準備したりすることは不可能です。常に自然に現れます。それは危険を伴う道を歩むことでもありますが、社会から見た時に危険であるというだけです。

　真の「独創的スタイル」は、常識的な、凡庸で味気のない世界を壊すことに喜びを見いだします。これは、社会で歓迎されにくい天の才です。危険はあるものの、自らの真性を表現する喜びと自由の方が、その危険をずっと上回っています。社会の中で、個人の独創性が奨励され崇拝される一方、実際には多くの人々が、色とりどりの個性で世の中が溢れることを恐れています。「独創的スタイル」は表面的な部分ではなく、もっと深いところにあります。それは、創造の最先端を示します。この天の才

55

を現す人は、創造的プロセスに身を委ね、自分がコントロールする者になる代わりに、そのプロセスに自らがコントロールされることを許します。創造性は、報われないこともよくあります。その個性は時代を先取りし過ぎるため、生きているうちに人々から受け入れられないことも珍しくありません。しかし、そのようなプロセスに手放しで飛び込むことによって広がり続ける自由の感覚は、本人にとってそれだけで満足に値するため、成功や失敗は、人生の動機や関心の対象としてさほど重要でなくなります。

「独創的スタイル」は、社会と、その中の論理的で社会体制に基づいた思考と社会体制にとって危険な存在です。独創的スタイルは、多くの社会体制が解明し、制御しようとしている自然そのものの模倣だから危険なのです。自然と同じように、独創的スタイルは野性的で有機的な、予測不可能なエネルギーによって形作られ、才能と量子的飛躍に満ちています。8番の天の才は、個人に目的意識を与え、深い満足感をもたらします。しかし、このような個人は往々にして、自分の天の才と社会の接点を見つけることができません。「独創的スタイル」は、それ自体は個人を社会の異端児にするものではありません。むしろ、生命の神秘的な過程の仲間入りを果たします。しかし、世界のコントロールを維持しようとする力にとっては、独創的スタイルは危険分子、良くても変わり者や奇抜な存在として扱われます。これが、個人の独創性がアートやファッション、音楽など個性が許容される場所、個性が開花する余地のある場所に限られている理由です。社会の大半の場所では、個人の独創的スタイルは信頼も理解もされずに抑圧されています。

8番の天の才「独創的スタイル」は、自由な思考の持ち主が集結するまでは、社会の中で異端児扱いされ続けるでしょう。現在の時点で、心の闇の低い周波数から抜け出した個人は、集合意識の恐れと対面することになります。その恐れは、自由な思考を殆ど許しません。自分の独創的スタイルを見つけた自由な思想家たちは、幸い自分が社会に馴染めるかどうかをさほど気にしていません。彼らの唯一の関心事は、更に多くの自由な思想家を解放することです! そのような自由な精神は、本当に伝染していきます。従って、彼らは自覚しているかどうかは別として、この世界で力強い使命を持っています。

最後に、8番の天の才はただ夢を見るだけではなく、実際にそれを実現します。8番の天の才がDNAの内で解き放たれた時、突如として色々なことが実現するようになります。そして、残りの世界が、単に夢物語の中に閉じ込められているように感じます。これは高い周波数で活動しだした時に起こる副産物です。精神（魂）に身を任せることで、全てが可能になります。内側から湧いてくる創造的な力によって滞りが解消され、人脈や機会が流れ込んで来るようになるからです。天才には、新しいアイデアだけでなく、個人の域をはるかに超えた、より高次の領域からの計画が備わっています。

8番の天の光 ─ 光輝

永遠の愛の絆

8番の天の光「光輝」は、全ての天の光の自然な啓示と現れです。個々の天の光は、その他全ての天の光を映し出す立体画像です。「光輝」は、個人を通して神の本質の光が放たれる時に現れます。

この至福の極みの状態では、純粋な自己表現と恋に落ちます。なぜなら、この独創性を通して、神聖な周波数にアクセスできるからです。「光輝」は、言葉ではいい表すことのできない美を仄めかします。創造の中心で、その人はダイヤモンドのように光り輝きます。そして見る人全員の中に、様々な透明度の内なるダイヤモンド、光輝で比類ない美を備えた、夫々の個性を見いだします。

　このような高尚な意識のレベルに達すると、全ての段階や区分が消滅するという矛盾に出会います。そして、個性や差別化という発想がいかに滑稽か ─ どんなに光輝であろうと ─ 個性は思考が作り出した視覚的幻想にすぎないということに気づきます。人は、遺伝子に基づいた個別の肉体において自己を体験しますが、その存在は、個々別々の背後にある意識領域にあります。この段階で、人間は個人の遺伝子的性質を超越します。個別の肉体は持っているものの、集合体レベルの普遍的な視点から見ると、個人の気づきは全ての人間に浸透しています。個人は大海の一滴であると同時に、大海そのものでもあります。

　人間の真性は野性です。神聖なものは手なづけることはできないため、光輝な意識は、何重ものベールの下までを見透かします。全てのシステムは、創造の源から直接流れてくる、ほとばしる野性的なエネルギーの下で崩れ落ちます。この天の光を体現してきた数少ない人々は、光が雲と遊ぶようにはかなく美しい存在です。人生は決して繰り返さず、同じ瞬間は二度とありません。一秒一秒が、新しく生まれています。これが、有名な禅の「同じ川に二度足を踏み入れることは不可能である」という言葉の起源であり、意味するところです。「水のように、常に移ろい、変化し、進化するもの。しかし、川そのものは変わらない。その川は、意識のことだ。」この言葉は8番の天の光の真実 ─ 人間の真性 ─ をいい当てています。

　この真実の光を映し出す人々は、薄暗い過去の歴史において光り輝いています。歴史上の素晴らしい神の化身たち（アバター）や賢者たちは、この天の光の真性を体現していました。人類が侵しがちな間違いは、そのような人々を熱心に真似ようとすることです。それは、人間を本来の個性から遠ざけ、「凡庸」の心の闇へと引き戻します。

　8番の天の光を体現する人々は、指導者ではなく、人々のお手本です。彼らは、人々が彼らに従い、真似することを望みません。偽物や真似事を見つけると、それらの醜さを露わにする性質を持ちます。この性質には、個人を解放する強い力があります。彼らは又、しばしば社会から批判され、拒絶されます。ソクラテスのように、人々が自らの疑問と、自らの答えを見つけ出すことを望みます。彼らの存在は、構造化されたシステムから個人を自由にする光となります。彼らの話す言葉は、反逆者の言葉であり、個人の真性を表現するために、輝きという道具を使います。彼らの表現は、何か一つの形に限られたものではなく、科学、アート、ヨーガ、タントラ、論理、詩など多岐に渡ります。なぜなら、彼らにとって全ての表現は「聖なるもの」の光輝さを形にし、表現するための道具だからです。8番の天の光の至福に浸る者にとって、全ての生命は絶対的に明快です。しかし、その明快さは、不安や野性の中にすらも見つけることができるという矛盾の中にあります。彼らは、他の人が追従できる道を後に残しません。人生が決して解決されることのない、矛盾と神秘の連続であると理解しています。

　「水のリング」という遺伝子ファミリーの一部分として、「光輝」の天の光は2番の天の光「一体性」と化学的な繋がりを持ちます。これらは、人間のゲノムの中の二つの素晴らしい女性性の遺伝子の鍵で、人類を不可避の自己実現の旅へと誘います。ここに、21個のコドンリングの大いなる神秘の

一つがあります。「水のリング」は、対極にある「火のリング」と共に、ある種の永遠の愛の絆を形づくります。これらの二つの化学族と、関連アミノ酸のフェニルアラニンとリジンは、人類を運命の軌道に乗せ、遺伝物質が対の片割れを見つけるよう導きます。これらの化学族は、肉体の奥深くで、全ての内なる対の力の均衡を保つための、重要な青写真を描きます。これらの二つのコドンリングの十字の交わりによって、人間一人一人の中に神秘的な8の字が現れます。人類という遺伝子給源の内に存在するこの永遠の愛の絆は、一人一人の人間を、人間が辿るべき旅路に真正面から向き合わせます。数字の8が真に象徴するものは、人類全員の中に埋もれた得難い宝 ― 人間の真性、内なるダイヤモンド ― の時代を超えた探求です。

　8番の天の光を体現する人々は、光輝で希少な宝石のように光り輝きます。そのような人々は、行く先々で新たな道を作り出していきます。彼らが世界へ残す遺産は、どう生きるべきか、特定の状態に達するためには、何をすべきかといった、全ての考えを打ち破ることです。彼らは、世界の中で唯一、よそ者ではない人々です。なぜなら、彼らは存在そのものの中にいるからです。彼らにとって、世界のよそ者とは、自分自身の外に指導や定義を求め、一生を誰かの真似をして過ごす人々のことです。なぜなら、そのような行為は、人生から自らをよそ者にすることだからです。8番の天の光を生きる人々は、誰一人として、彼らに追随することを許しません。彼らが唯一、世界に与えるものは、光輝な愛情 ― 方法も意義も必要としない、神秘そのものに完全に身を投げ出した絶対的な喜び ― です。彼らの愛情は、存在のほとばしり、過ぎ去る一瞬の疼くような鼓動、自らの存在の中心に触れることでしか得ることのできない無限の喜びです。

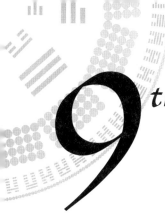

9th GENE KEY

天の光
無敵

天の才
決意

心の闇
無気力

無限小の力

対：16番
コドンリング：光のリング（5、9、11、26）

生理的関連部位：仙骨神経叢
アミノ酸：トレオニン

9番の心の闇 ― 無気力

夢を飼いならす

9番の遺伝子の鍵に対応する、中国の易経の卦の元々の名前は、少し変わっていて謎めいたものです。一般的には、「風天小畜（ふうてんしょうちく）」と呼ばれ、「小さなものを飼いならす力」という解釈がなされています。易経に詳しい人であれば、26番目の卦の解釈が「大きなものを飼いならす力」であるということを思い出すかもしれません。これら二つの易経の原型と、対応する二つの遺伝子の鍵の間には、明らかに強い繋がりがあります。後に詳しく説明しますが、遺伝子レベルで見ると、それらは同じ化学物質系統のコドンリングに属し、共にトレオニンというアミノ酸を司っています。易経の卦の名前には、しばしば多層的な真理と可能性が含まれており、この二つも例外ではありません。9番の心の闇においては、「小さなものを飼いならす力」は、不必要で関係のない細かい点に没頭する傾向を表します。大多数の人間は日常の細々したことに翻弄されながら、何とか毎日を暮らしていくのに精一杯です。高い周波数になると、自らの高次の目的に貢献するものだけにエネルギーを注ぐことによって、小さなものを飼いならします。しかし心の闇周波数では、細かい点に飼いならされ、生命力と熱意が奪われ、最終的には典型的な無気力と無関心（16番の心の闇）に陥ります。

「千里の道も一歩から」という中国の聖人、老子の有名な言葉がありますが、その言葉のより正確な解釈は、「千里の道も足元から」になるでしょう。この時代を超えた知恵は、不確かな先行きを心配するよりも、今自分の目の前にあることに集中することに関わります。

9番の心の闇は、どこに焦点を置くかに関係します。思考の焦点というよりも、主に日常的な活動の焦点をどこに合わせるかです。これから見ていくと分かるように、9番の遺伝子の鍵には魔法のような要素が隠されています。それは最大の秘密の一つ ― 思考に、生来の運命を邪魔されなくなる秘密 ― を隠し持っています。9番の心の闇と天の才の両方を象徴するイメージは、踏み石でできた道です。

9番の心の闇の周波数では、踏み石は円を描いており、人間は一歩一歩足元を見ながら踏み出すために、自分がずっと同じ足跡を辿り続け、自分のエネルギーがどこにも向かっていないことが分

かりません。これは、現在の地球における大多数の人間の意識の状態です。

しかし、天の才では、踏み石は遥か遠く、地平線の彼方まで続いています。それらがどこに向かっているかは分かりませんが、それは重要ではありません。確実に分かっていることは、踏み石をたどれば前進することができるということです。これによって、踏み石を渡る一歩一歩が冒険であることはもちろん、最も重要な一歩となります。この9番の遺伝子の鍵は、日常生活において適切な活動を見つけることに関係しています。あなたの夢が何であろうと、一歩一歩がその夢を叶える方向に近づくものでなければなりません。この道には、ありふれた日常の小さな行為の数々 ― 食べる、洗い物をする、買い物をする、料理をする等 ― が含まれています。日常の家事ですら、全ては夢に近づくための一歩であるため、それらは充実感を与えてくれるものであるはずです。そのような活動に面白味のなさや退屈さを感じる時、それは必ずしも間違った活動をしているわけではありません。それはおそらく、より大きな夢との繋がりを見失ったためです。あなたは、小さなものがあなたを飼いならすのを許してきました。人生において退屈したり無関心になったり、このようなエネルギーの欠如や無気力を感じたりする時、夢と再び繋がるかどうかを決められるのは自分しかいません。

高次の目的を持たない場合、人間は堂々巡りをし、豊さを阻害するエネルギー領域を作り出します。さらに、責任転嫁か心配のいずれかの悪循環に陥る被害者思考も、9番の心の闇の無気力に拍車をかけます。しかし、人間のハートは皆元来、反逆的です。人間は野性的な生き物なのです。夢をくじかれたり、摘み取られたり、飼いならされたりするために生きているのではありません。人間は魔法を起こすために生きています。それには、朝から晩まで、全ての行為の焦点を、大切なヴィジョンや理想の実現に合わせる必要があります。9番の心の闇は、自分のいる状況に即座に結果や改善が現れない時、人間から全ての希望と熱意を奪います。それは、今この瞬間への関心や充足感を奪い、集中力と忍耐を失わせます。近代社会における9番の心の闇の表現は、取るに足らない事柄 ― 私たちの生活に余計で不必要な細かな点や落とし穴の数々― への中毒です。それらが美しいもの、若しくは実用的なものでない限り、確実にとるに足らない事柄に分類されるでしょう。

9番の心の闇は、自分にとって本当に大切なものにエネルギーを注げなくします。その本当に大切なものとは、輝きです。

9番の心の闇とその対である16番の心の闇の「無関心」を取り巻くエネルギー領域は、分厚い雲となり、多くの人間がその中から抜け出せずにいます。これらの二つの鍵が一緒に作用すると、肉体を消耗させます。熱意の欠如は、エネルギーの欠如を招き、エネルギーの欠如は熱意の欠如に繋がります。変化のために一歩一歩踏み出していると思っていても、実際には本質的に関係のない細かな点に気を取られて、堂々巡りをしているだけということもあります。この無気力の領域から抜け出す唯一の方法は、意志のある一つの大きな行動によって、その分厚い雲を貫通することです。被害者周波数から抜け出るこの第一歩によって、人生の軌道は改められ、堂々巡りする代わりに前進し始めます。9番の心の闇は、肉体におけるエネルギーに深い影響を与え、高次元の電圧や宇宙の周波数エネルギーを締め出します。それは又、ハートの羅針盤を狂わせます。一つ一つの行動にハートが伴っていない場合、人生で間違った軌道を選択するだけでなく、自らの健康を害し続けることになります。

まとめると、生命力の低迷やエネルギーの欠如を感じ、人生に対する熱意が持てない場合、それらの問題の答えは、高い可能性で9番の心の闇の内にあります。すぐ目の前にあることに全力を傾

ける代わりに、注意が未来に向きすぎているか、日常における行動や活動の背後に大きな目的を感じられなくなっている状態です。内なる焦点が定まっていないと、声に出す、出さないに関わらず、膨大なエネルギーが不平不満へと向かいます。これらのエネルギーは全て、高次の目的 ― 人間に、日常的な世界とそれに纏わる細かい点を全て超えるもの ― を見いだす必要があります。ほとんどの人間が、自らの肉体の内側にどれだけ多くのエネルギーが存在するかに気がついていません。真っすぐにハートを傾けて取り組めば、人生において達成できないことなどありません。

心の闇の抑圧的振る舞い ― 未練がましい

9番の心の闇の抑圧的振る舞いには、内なる未練があります。現状を理解し、更には打破する方法を分かっているにも関わらず、どうしようもできません。お決まりのパターンから抜け出すことに対する未練は、意識的な選択ではなく、全ての生命エネルギーの凍結からくるものです。この未練は本質的に、発展のないお決まりのパターンの繰り返しの中で、人間の意志が麻痺してしまった状態です。内なる未練から脱出することは、ぬるま湯から出て、恐れに直接向き合うことです。外から見ている者は、自らのパターンから抜け出せない人々をもどかしく感じるかもしれませんが、根深い恐れに捕らえられている本人たちも、同様にもどかしさを感じています。最終的に、現状を打破するか、同じ惨めな下り坂へと落ちていくかを決めるのは、人間の意志の力です。

心の闇の反発的振る舞い ― 脇道へ逸れる

9番の心の闇の反発的振る舞いは、無気力でも全くタイプが異なっています。このタイプの人々は、じっと座っていることなどできないかのように、とても落着きがなく、そわそわしています。彼らの戦略は脇道に逸れることであり、彼らは無意識に自分のエネルギーと激しい怒りを多少なりとも解放するあらゆる刺激を求めます。当然ながら、このような逃避癖を永遠に続けることはできず、健康を著しく害したり、財政的困難に陥ったりします。このような人々は、人生において一定のパターンを維持することができません。そうしようとすれば、彼らの怒りは全て外に向かって爆発することでしょう。このため、彼らにはたとえわずかの間でも何かに真剣に取り組み続けることは不可能です。彼らの人生が、言葉の意味通りに無気力であるとは一概にはいえませんが、シンプルに休むこともリラックスすることもできず、充実感を得られないという点において、彼らは無気力です。

9番の天の才 ― 決意

意図的な行動に宿る魔法

9番の天の才は、全ての決意を焚きつけます。「決意」の天の才は、とても小さな行動一つ一つによって築かれています。アレイスター・クロウリーという諸説紛々たるイギリスの儀式魔術師は、この天の

才の深い真実をよく表す言葉を残しました。「意図的な行動には全て魔法が宿る」というものです。どんなに小さな行動であろうと、宇宙にまで及ぶ波及効果があるということです。憤りや恐れに基づいた行動は、個人と世界の両方の心の闇周波数を強化します。無関心な行動は、無関心を煽る一方、喜びや奉仕に基づいた行動は更なる喜びを生み出します。この9番の遺伝子の鍵の様々な側面を見ていく度に、夫々が同じ真実を指し示していることが分かります。内側に燃えるような理想を持たない人間は、どうしても多数派に従って生きる運命にあるという真実です。しかしこの天の才は、一つの力強い目標に向かって取り組み、活動を継続することであり、単に夢を見ることとは違うのだと見分けることが重要です。

　9番の天の才の力は、繰り返しの力です。この天の才は、決まった軌道を作り出し、それが完成すると、人生における全てのエネルギーがその軌道の上を辿るようになります。これが、「決意」の天の才がこれほどまでにパワフルな所以です。それは又、低い周波数において、9番の心の闇の「無気力」から抜け出すのがいかに難しいことであるかも説明しています。低い周波数から抜け出し、奥深くで感じる感覚や確信として、自らのビジョンや理想と繋がることが、真の意味で千里の道への出発点となります。その瞬間から、どんなに取るに足らないように見える行動であっても、その核のビジョンの達成に近づくための一歩となります。自らのハートの向かう方向へ継続して進んでいくと、その軌道は更に強固なものになり、辿ることがどんどん容易になっていきます。これが、決意の力です。このように人生の目的に向かって進むことで、内的な強さが養われ始め、人生のあり方そのものが変わっていきます。

　「決意」の天の才の面白い点は、決意が強まれば強まるほど、エネルギーや意思の力をさほど必要としなくなってくることです。一般的に決意という言葉からイメージされる、大変な戦いや苦闘とは真逆の意味を持ちます。実は、「決意」の秘訣は勢いです。小さな行動の一つ一つに心を込めることで、それは勢いを生み出し、その勢いはどんどん増してやがて止められぬ程になります。そのような人物の後ろ盾には、宇宙全体の力が集まり始めます。心の闇周波数から脱出するには、最初に大きな力を必要とします。初めの数歩に、相当な意思の強さと勇気が求められるからです。従って9番の天の才は、天の才周波数における大いなる秘密を解き明かします。それは、ハートの道を進んで行けば行く程、物事は容易になっていくという秘密です。人生に飼いならされる代わりに、人生において最も小さく、最も取るに足らない行動を飼いならすことによって、自らの方向と運命を切り開きます。

　9番の天の才は、磁力と重要な繋がりを持ちます。万物は磁力を持っており、この天の才は自らの軸を真北 ― 宇宙が全体として求めて止まない内なる方向とリズム ― に合わせることによって磁力を用います。それは、宇宙のエネルギー供給網の磁力線を横切ったり、逆行したりせず、磁力線に沿って進んでいくことです。これまで説明してきた軌道とは、このことをいいます。その視点で見ると、決意はもう一つの意味を持っています。人生における真のレールは生まれつき決まっているため、人間がすべき唯一のことは、それを見つけ、それに従うことです。心の闇周波数の説明でも触れたように、9番の天の才の魔法のような側面にはもう一つ、その思考への影響があります。一度軌道に乗ると、自らのレールがより確かなものに感じられるようになり、思考に足を引っ張られることがなくなります。肉体における自然なエネルギーの流れが普遍的な調和と同調し始め、それにつれて脳波の周期がゆっくりと速度を落とし、高次元の意識領域に入っていきます。それは遺伝子の

鍵における逆説の一つで、霊的な周波数が上昇するほど、脳波の周波数は低下するという事実です。

このような思考機能における急進的な変化は、人生を更に効率化していきます。思考が深い意識の領域で働く時、人間は精神構造、つまり、意見、恐れ、信条、更に最終的には希望をも手放し始めます。思考は、より大きく、より集合的な気づきの中に沈んでいきます。それによって、徐々に思考による妨害が減るだけでなく、自らの方向の妥当性が論理的に裏づけられます。天の光意識へ跳躍を遂げる準備をする中、天の才周波数の高みに至ると、最も小さいものすら通り抜けることができる、広大な力に気づくようになります。現実を見る目が拡がり、宇宙をも包含するようになるにつれ、自分がどんなに小さな存在であるかが分かります。同時に、自らが意を決してハートに耳を傾ける時、それが全体にどんなに大きな貢献となるか知るようになります。

9番の天の光 — 無敵

内なる宇宙 — 最後の未開拓地

私たちの住む世界は、小さなことを飼いならすことから得られる力の例えで溢れています。人類が原子の力 — 物質の基本的な磁力単位 — をどうにかして飼いならした時、とてつもなく大きなエネルギーを解き放ち、大いなる宇宙の法則つまり、小さければ小さいほど、内に蓄えられている宇宙エネルギーの密度が高いことを証明したのです。この原則は、9番の天の才で見てきたように、個人の人生にも当てはまります。この9番の遺伝子の鍵には、もう一つ驚くようなことが待っています。それは、天の光の「無敵」としての究極的な表現の中に見つけることができます。9番の天の光は、無限小 — 無限に小さいもの — の力に関係しています。無限小も又、逆説的です。一本の紐を半分に分けていく時、理論上は、永遠にその紐を半分に分け続けることができます。従って、無限小は無限となり、内なる宇宙は外側の宇宙に通じます。

意識の最も高次元の段階に来ると、段階の概念そのものが消え去ります。外側の宇宙が内なる宇宙になり、時間は永遠でありながら今この瞬間にあり、全ての境界線は意識そのものに吸収されます。物質から境界線がなくなった瞬間、それは — 無防備で無敵 — という二つの相反する性質を生みます。従って、無敵とは個の気づきが宇宙の意識に溶けることと定義できます。無敵になるとは、あらゆる可能性のある敵の中に、あなたの自己が溶けることによって、敵に降参することです。これが二つのよく似た名前を持つ9番の天の光、「小さなものを飼いならす力」と、26番の天の光、「大きなものを飼いならす力」が密接な相互関係にある所以です。9番は「無敵」を、26番は「不可視」を表します。無敵になるとは、不可視になることであり、不可視になるとは、無敵になることです。無敵とは、宇宙の意志の中に己を消滅させることであり、それは多くの文化において崇められてきた天の光です。キリスト教の例をとると、大天使ミカエルが無敵の原型です。

宇宙において真に無敵である唯一の力は、愛です。愛は与えることしか知らないため、それは真空を作り出し、その結果、そこは更なる愛がとめどなく溢れるようになります。そのような力に抗って戦うことは不可能です。なぜならそれは、他の全てのエネルギーをその源へ返すことによって無効

にするからです。一人の人間がこの天の光を会得すると、その人間の人生は、そのような愛の無敵の力の表現者となります。このような人々は、肉体の中のミクロ宇宙に、宇宙全体が存在することを発見するため、この真実の伝道師となる可能性があります。この意味において、彼らはマクロ宇宙をミクロ宇宙に投影する技術の熟練者になれます。彼らは地球において、とても専門的な役割を担う「神の光」の強力な周波数が集まる焦点となります。「小さなものを飼いならす力」は、まるでレーザーのように、生命の特定の側面に狙いを定め、その領域に激しく働きかけます。一般の人々は、そのような人物のオーラをほとんど耐えがたく感じるかもしれませんが、それは自分たちが最も恐れる己の闇の性質を照らし出すからです。そのような人物とカルマ的によって結ばれるという恩恵に預かった場合、高い確率で一生の内に完全なる覚醒が訪れることになるでしょう。

　私たちのDNA内の高次元のプログラム基盤が、人類の進化において、特定の力が特定の時期に人類の中で覚醒するよう設計されていることは、大変魅惑的なことです。9番の天の光は、トレオニンというアミノ酸によって、人類の遺伝子構造を通して相互に結びつく天の光の遺伝子ファミリーに属しています。トレオニンは、5番、9番、11番、26番の天の光を繋ぎ、それらは力を合わせてとても力強い、人間の高次元の性質の普遍的テーマ ― 時間と光 ― を解き放ちます。「光のリング」として知られるこれらのテーマ ― 無敵、時の超越、光、不可視 ― は、遺伝子給源全体を通して働くようデザインされた、ある種の共通のメッセージを持っています。いつか、人類はオーラによって運ばれる光の波長を通して、遺伝子における高次元の周波数へと素早く覚醒する時がやってきます。従って、他人とオーラを介して交流し合うようになることで、思考を介して時間を経験することはなくなるでしょう。この視点からいくと、人類は集合的性質を理解した時のみ無敵になります。完全に集団的気づきに溶け込むという意味で、個は見えなくなります。

　9番の天の光から現代人が学び取れることは、人間の一つ一つの行動が、進化全体にとって大きな重要性を持つということです。人生に宇宙的な観点を取り入れることによって、生命がその人間の中で増大し、周囲の環境と人々と、自然により協力的なパターンを築いていくでしょう。全ての意図的な行動には魔法が宿り、創造性の力か、衰退の力かのいずれかを引き起こします。旅のスタート地点に立つ時、初めの第一歩が旅全体を方向づけ、その次の数歩によって軌道を作り出します。従って、数歩歩いた時点で既に、方向転換は非常に難しくなっています。方向転換するためには、既存の軌道から自らを引きずり出し、また新たな軌道を作り出さなくてはならないからです。従って、自然な出発点に辿り着いた時 ― 新しい周期、新しい人間関係、新しい家、新しい年ですらも ―「最初の数歩が、その後の進化を決定する」というこの真実をしっかりと覚えておくと良いでしょう。自らの夢のエネルギーを掴み、内側の奥深くでそれをしっかり握っている必要があります。なぜなら、その夢こそが人生における魔法と具現化の力を集約するレンズの役割をするものだからです。

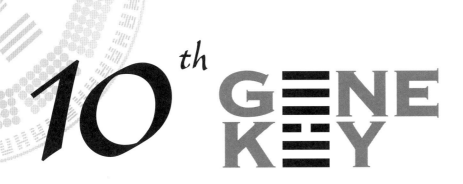

天の光
ただ在ること

天の才
自然体

心の闇
我執

悠々とただ在る

対：15番
コドンリング：人間性のリング（10、17、21、25、38、51）

生理的関連部位：胸（心臓）
アミノ酸：アルギニン

10番の心の闇 ― 我執

自己という迷宮

人間の個性の基盤の一つ、10番の遺伝子の鍵とその周波数帯は、人間の最も深いテーマの一つ ― 自己愛 ― を示唆するものです。この人間の形なき内なる力は、10番の心の闇から生まれます。それは個人にとって一番身近な環境である肉体に、絶え間なく焦点を当てます。これは人間の遺伝子における原型の中でも、最も原始的な側面を表します。人間のあらゆる生命エネルギーを委縮させ、内側へ向かわせる心の闇として、長期的な観点から64個の心の闇の中でも最も神秘的なものの一つです。真の意味で、個人の覚醒と超越への旅はここから始まります。しかし、この遺伝子の求心的な力は、自分のごく身近なもののみに人間の注意を向けさせ、他の存在を視野に入れることを妨げます。原始時代においては、10番の心の闇の何よりも自らの肉体の安全を優先させる性質が、個の生存を約束するものでした。自らの命を最優先する10番の心の闇を超越する時、人は他人や高尚な目的のために自らの命を捧げます。

　10番の心の闇は、未だに近代社会全体を支配していますが、覚醒への兆しも見え始めています。10番の心の闇は個人に重きを置きますが、それが吉と出ることも、凶と出ることもあります。個人の差別化は、進化そのものの根本にあるものです。人間が個の独自性と唯一無二であることを発見しなければ、それらを超越し、より高次の社会へと移行することはできません。それが吉と出るならば、個人個人の違いを認めるほどに、全体が一体になって機能するようになります。多様化を通してのみ、人類は一体となる― これは、人間であることの最も美しい逆説の一つです。しかし、そこにはまた進化の流れと逆行する力も存在し、それらの力は内側から現れて真に唯一無二であることを発揮しようとする人間の足を引っ張ります。この心の闇の対は、15番の心の闇「単調」で、この15番の心の闇は他人と異なることへの恐れを隠しているため、人類を封じ込めます。15番の心の闇は、人類を群集に従う愚民にし、唯一無二であることを埋没させます。

　15番の心の闇は、自分の個性だけは見ないようにしますが、10番の心の闇はその逆のことをします。

65

自分が唯一無二であることに執着し、個性を見つけて従うよう駆り立てます。従って、世界には主に二種類の人間が見られます。集団に従う人間と、集団を是が非でも避けようとする人間です。10番の心の闇は、自分以外の他人は眼中にありません。この心の闇を通して人間はあまりにも我執し、周囲の人たちの感情を察することができなくなります。これによって自覚はなくとも、他人からは近寄りがたい人だと思われます。他人と多くの関係を持ったとしても、実際には、他人のことを考えている心の余裕はありません。全ての物事や他人は、主観的な投影フィルターに通されます。この客観性を欠いた視点は、一つの結果しか生みません。それは、あらゆる人間関係において大波乱を引き起こします。

　10番の心の闇のレンズを通して誰かを見る時、その相手を無性に変えたくなります。よって、そのような人にとって他人の個性を認めるのはとても難しくなります。心理学と精神医学では、そのような我執はナルシズムとして知られ、適度であれば人間の健康な心理の基本的要素であると考えられています。しかし、心の闇周波数におけるそのようなナルシズムは、その言葉の元になった伝説のように、自分の投影の中に人間を（終わりのない）罠にかけます。皮肉にも、低次元の自己について熟知すればするほど、高い周波数の自己からは遠ざかってしまいます。

　この10番の心の闇の我執は、恐れによって突き動かされています。それは、ある特定の無意識の恐れ ― 自分の独自性を失う恐れ ― です。それは人間の最も根深い恐れの一つで、人生において何らかの拠り所となる定義を見つけたいという思いから、真の自分を追求するパターンに陥れます。自らの真の独自性の探求は、数多ある人間の探求の極みです。それは、デルフォイ（ギリシア最古の神託所）の神殿の入り口に刻まれた有名な格言 ―「汝自身を知れ」― という言葉によく現された永遠の自己認識の旅です。しかし、心の闇の低い周波数では、この自己認識の探求は執着となり、実際に自分が何者なのかを定義する妨げとなります。自らの恐れを回避するために、永遠に終わりのない旅を作り出します。その旅は、多くのドラマと冒険に満ちたものかもしれませんが、人間が自分自身に向き合うことを最後まで妨げます。これが10番の心の闇の策略です。それは鏡に映った自分の影の後を追わせ、真の自己を追求する旅自体が人間を捕える罠になります。

　現代社会には、我執が蔓延しています。人々は自分がどんな気持ちなのか、身にまとう服、所有する物、住む場所によって自分がどう見えるかに執着しています。自分のことを見ている限り、周りのことが見えません。それが、厄介なのです。自らの我執を認識しない限り、それを超越することはできません。それが、我執が必要悪である所以です。全ての内なる旅はこの我執から始まりますが、それは終わりなき迷宮になる可能性を含んでいます。例え我執が精神探求の形を取ったとしても、それも罠になり得ます。西欧諸国で多くの人々の心を捕える真実への精神探求は、実際に多くの意味で最大の我執といえます。探求の道そのものが、容易に中毒の対象となり、本当の自分自身になることを阻みます。個の真の独自性を探そうとすればする程、それは儚いものとなります。

　全ての堂々巡りにも、最終的に現状打破の突破口が訪れます。自己認識の道を進む人々は（古代中国の易経の10番目の卦の名前は「天沢履（てんたくり）～虎の尾を履む～」）、自分の求めているものは決して見つからないと理解した時に、遂に果て無き探求から逃れます。この自然な啓示は、自己の迷宮の中で完全に迷子になった時にのみ訪れます。この啓示が訪れるのは個人差があるため、どれだけ時間がかかるかは誰にも予測できず、偽ることもできません。10番の心の闇を通して訪れる真の啓示は、必然的に10番の天の才「自然体」を通して現れる創造の爆発へと繋がります。

心の闇の抑圧的振る舞い — 自己否定

「我執」の心の闇の内向的傾向は、自分自身を真っ向から否定します。このような我執のエネルギーは、完全に反転して遠心的になり、自分のことは捨て置き、他のことばかりを重視します。このような人々は、他人の為に生き、他人を通じて生きます。しかし、そのような殉教的態度はポジティブな流れを作らず、進化に貢献することもありません。自分自身を否定しながらこのような妥協に満ちた人生を生きる人々は、集団の中でゾンビのようになります。このような言葉が使われることに衝撃を受けるかもしれませんが、実際に世界中の大多数の人間が内側に真の自己愛、中心軸、ハートを持たず、ゾンビのように生きています。このような人々が、世界の主要な宗教の一番の標的となります。この自己否定のせいで、人は自らの内なる「神性」を見つけることができず、外に権威を求める方が遥かに容易に感じるのです。

心の闇の反発的振る舞い — ナルシズム

我執のエネルギーが心の闇の反発的振る舞いによって外に向かった時、それは他人を全て排除するようなナルシズムとなります。心の闇の抑圧的振る舞いが自らの存在を否定するように、心の闇の反発的振る舞いは他人の存在を否定します。このような人々は、人生を完全に自分中心に生きています。彼らの内側にある恐れは、怒りとなって表出します。独自性を失うのではないかという自らの恐れを、他人や一般社会へ投影します。このような人々は、他人にほんの少しですら自分を委ねることができません。彼らは、世界や他人が何らかの方法で自分から自由を奪い取るのではないかという被害妄想にとりつかれています。心の闇の反発的振る舞いは、真の自己と恋に落ちるのではなく、本質的に自分自身との恋の情事に嵌っているため、人間関係を一番難儀に感じます。真の自己の本質は愛であるため、それはどこにでもあり、あらゆるものの中に存在します。しかし、そのような考えに至るためには、自分にまやかしの安全を与えてくれるもの ― 個の独自性 ― 自体を手放す必要があります。

10番の天の才 — 自然体

自分の神話を生きる

「自然体」の天の才は、全ての人間の内側に眠っている天の才です。それはただ在ることの中心で、この中心を通してのみ、人は唯一無二の創造性を発揮することができます。一人一人の人生は、この10番の遺伝子の鍵の様々な周波数を辿る旅です。自然体になるということは、本来の自分自身になるということです。皆そのようになろうと試みますが、多くの人間が刷り込みよって自分自身ではないものになってきたのです。人類の歴史を遡ると、複雑な大脳新皮質が発達し始めて以来、ずっとこのような状態が続いています。思考によって自己を顧みることができるようになった途端、最も重要な「私は誰?」という疑問が生まれました。この疑問が生まれる前には、人類は実際に自然体で

生きていましたが、同時にその時点での人類は、まだヒト（ホモ・サピエンス）として完全に発達を遂げる前の、より動物に近い段階にありました。それでも、人類がこの10番の天の才について、いつも自然体で生きている動物世界を通して学ぶことが多い事実は、興味深いことです。

　人間の旅はもちろん唯一無二のもので、明らかに動物の一生とは異なります。私たちは、自らを省みることのできる思考を持つ人類の謎を解かなくてはなりません。「自然体」の天の才を再び取り戻すためには、最も根本的な「私は誰?」という疑問に対する答えを見つける必要があります。10番の天の才は多くの逆説がありますが、その主なものは次の通りです。人間は、自分が何らかの独自性を持った誰かであると考える限り、本来の自分自身にはなれませんが、それでもそれを探し求めなくてはならない理由は、最終的にそれが存在しないと理解するためです! このシンプルで手短な「私は誰?」という疑問は、大きな緊張を含んでいます。自分の独自性に纏わる緊張を解放することが、10番の天の才の本質です。10番の天の才「自然体」は、我執し尽くした時にのみ訪れます。自分の個性への旅の中で最初に訪れる大きな啓示は、自分は何ものにも定義されないというものです。自分が自分の名前でもなければ、行動、感情、思考、信条でもないと一度理解すると、人間の自然体の姿が、それまで考えていたいかなるものより遥かに壮大で幅広いものであることを理解します。

　天の才の周波数では、自らの存在を通して解放された膨大なエネルギーが自分の人生へと流れていくのと同時に、自分が何者であるかを定義するあらゆる試みは減少していきます。多くの場合、このエネルギーは、これまでとは一味違う遊び心を伴った力強い創造力となります。そこに独自性という概念はなく、より広い枠組みの中で自分の中心を感じています。「自然体」の天の才は、練習したり、真似したり、システム化したりすることはできません。それは、高まる内なる自由と広がりの感覚を通してのみ生まれます。人生におけるこの安心感とくつろぎの増加は、しばしば普遍的に見える大昔からの原型的な段階を辿った後に訪れます。これまで見てきたように、ユングが「個体化」と呼んだプロセスは、「私は誰?」という疑問から始まります。「なぜ私はここにいるのか?」「私がこれをしているのはなぜか?」といった疑問にもすり替えられるこの疑問は、自分の人生の目的と意味を問う内なるプロセスの出発地点となります。

　自然体が二番目の段階に上がると、多くの場合、それまでの責任から距離を置き、自らの真性を理解するための時間と自由を自分に与える、内なる深い問いかけと探求の時期が訪れます。この段階は大半が長期化し、ほとんどの人間は自己認識への終わりなき探求に恋に落ち、我執の低い周波数に嵌って動けなくなってしまいます。しかし、ある時点にくるとこの探求の段階は自然と崩壊し、明らかに定義不可能なものを見つけようとする試みの不毛さを理解し、全ての探求を手放すことになります。この理解は、人生における大きな転換期となり、我執からの解放を表します。これは、構造や技術など、自らを同一化させ安心を得ていたものを全て手放す、とても難儀な時期になる可能性があります。幸運にも、この三番目の段階はすぐに定着してあなたの存在へ融合され、更に深いくつろぎを伴う新たな領域へと入っていきます。四番目の段階は、内なる真の自己を人生で初めて表に出す、再誕生といえる段階です。それは、深い喜びと目的を伴います。このくつろいだ感覚を見つけることによってのみ、人は再び真に自然体の自分を感じることができます。

　本来の自分自身になるプロセスの最後の五番目の段階は、他の誰とも違う個性を持った、差別化された自己の開花です。これは、自分の神話の頂点に到達した時に起こり、自らの内側に常に潜

んでいた高次元の原則に基づく、全く新しい何かを世界にもたらします。真の自己は常に進化の最先端にあるため、この内なる存在の最後の開花は、現在の常識に挑戦するものとなります。何であれ、それは個人の内にある真の輝くきが具現化されることを表します。

　この遺伝子易経全体が、DNAの中に隠された化学的回路と関連しています。これらの遺伝子ネットワークは、「21のコドンリング」と呼ばれ、そこには多くの神秘が隠されています。10番の遺伝子の鍵は「人間性のリング」という化学族で、他にも17番、21番、25番、38番、51番の遺伝子の鍵で構成されています。この化学族は、コドングループの中でも最も複雑なものの一つであり、全ての文化における神話の筋書きの鍵を握るものです。これらの六つの遺伝子の鍵は、人間であることの神話的要素を内包しています。最終的に覚醒に至るために（51番）、生まれた時から傷ついた状態（25番）から、自らの心の闇と格闘し（38番）、自らの思考の限界を乗り越え（17番）、人生をコントロールする欲求を手放し（21番）、真の自己を見つけなくてはなりません（10番）。このとても深遠な鍵の集まりから、人類がいかに同じ基本的なシナリオを通して繋がり合っているかが分かるでしょう。ここには又、大いなる輝きも存在します。それを見つけた時に初めて、自然体であることこそ、この世で一番シンプルなことであると理解します。その輝きは、自然の摂理に逆らうのを辞めた者の中に、自ずとその姿を表すでしょう。

10番の天の光 ─ ただ在ること

聖なる怠惰

10番の天の才を通して、差別化された自己が、その最高の表現を外へ向かって具現化した時、最後に一つ、あっと驚くことが待っています。本来の自分自身になるプロセスには、六番目の段階があり、それは自己認識という概念そのものを終わらせるものです。ある意味、それは「私は誰?」という宿命的な疑問が生まれる前の段階へ戻ることです。この六番目の段階が、10番の天の光「ただ在ること」です。10番の天の光が人間に降りると、その人間にとっては進化そのものすら終わります。10番の天の光において、差別化された自己は自然に消滅します。これは、三番目の段階の高次元の写し鏡の中で起こり、自己認識の追求という概念が終わります。しかし、この天の光では、全て ─ 自己、非自己、思考、形、目的、意味 ─ も同時に消滅します。10番の天の光の意味を示唆する唯一の言葉は、「ただ在ること」です。神秘的教えの表現では、これはしばしば「I Am（私は既に私である）」という意識として知られていますが、この中の「I（私）」という言葉そのものは、しばしば誤解を招きます。10番の天の光には、「I（私）」という感覚がありません。そこには、ただ在るとして表現される純粋な意識しかありません。10番の天の光は人生は、ほとんどゲームや遊び場、戯曲に過ぎず、最も高尚な大志ですら最終的には意味を持たないことを、私たちに思い出させてくれます。

　10番の天の光を受け入れられない人々からは深く誤解される運命にあり、対である15番の天の光「開花」と共に、それは永遠の形而上学的逆説を作り出します。この逆説は、特に仏教における現象 ─ 阿羅漢と菩薩の、悟りや自己実現といった高次元の状態の具象 ─ によく表れています。

ここでは、膨大な仏教の教義に深く触れずに、これらの二つの完璧な人間像を、夫々"ただ在ること"、"なること"と理解します。阿羅漢は10番の天の光の純粋な「ただ在ること」を表します。進化がもはや存在せず、意味も持たない状態です。阿羅漢にとって、一度、悟りを得れば、宇宙全体も悟りを得るため、そこにはもはやするべきことはありません。15番の天の光の菩薩にとっては、人生は終わりがなく、開花が絶え間なく進化し続ける状態です。従って菩薩は、人々を解放へと導くことによって、進化そのものが完結する手助けをし、自らの悟りを意図的に先伸ばしにする誓いを立てた存在です。

これらの二つの人間の完璧さの表現 — 阿羅漢と菩薩 — は、神秘思想家たちの間に大きな混乱をもたらしてきました。「ただ在ること」は、最古のインド哲学の一つである不二一元論(アドヴァイタ・ヴェーダーンタ哲学)に強く映し出されています。10番の天の光を通して、素晴らしい軽やかさと、人生そのものに関する大いなるユーモアが生み出されます。10番の天の光を通して人生を経験することは、通常人間が重要だと考えるもの全てを、ただのゲームか幻想として捉えることです。阿羅漢にとって、人生に意味はなく、時間は幻です。従って、進化そのものもゲームに過ぎません。この視点は、悟りを得ていない凡人には往々にして利己的に映り、進化と同一化している自分たちの存在を脅かすため、阿羅漢はほとんどの場合、菩薩の影に身を潜めています。悟りにも、勢力争いが存在するのです! 悟りに至らない人々にとって、二つの存在は完全に対照的に見えますが、それらを表す存在は、その両方を同時に経験しています。唯一の違いといえば、自らの状態や啓示を説明するのに使う言葉の違いだけです。阿羅漢にはこの世でするべきことは何もなく、菩薩には他人を助けるという強い目的があります。

10番の天の光は、人間を通して現れる真に輝く意識の表現です。このような人々の覚醒は、存在する全てを包含します。10番の遺伝子の鍵を通して現れる強い自己への執着は、ここにきてやっと物質との同一化を辞め、全てを愛の泉の中に浮かぶ「大いなる自己」の様々な様相として経験します。人々が進化に向かって益々駆り立てられている現代においては特に、いかにこの10番の天の光のメッセージが誤解されやすいかが分かるでしょう。10番の天の光は人生は、ほとんどゲームや遊び場、戯曲に過ぎず、最も高尚な大志ですら最終的には意味を持たないことを、私たちに思い出させてくれます。この視点は進化の終わりを表しているため、もし人類が皆この視点を持てば、明らかに進化そのものが止まってしまうでしょう。10番の天の光は、進化のゲームの中にある輝きを見つつも、それを覆さずにはいられません。「ただ在ること」は、全てを覆します。それは、今という瞬間の不思議さ以外のいかなるものにも同一化を許しません。

10番の天の光の神秘に踏み入った者にとって、"ただ在ること"と"なること"は一つです。ただ在ることの真性の中でくつろぎながら、同時に進化を通じてより複雑化する生き生きとした物質の流れを目撃することが、彼らの啓示です。人間一人一人の外側の運命は、遺伝子的に繋がった「主要な遺伝子の鍵」によって支配されています。従って、その天の光が、人間が悟りを現す時の言葉遣いや表現方法を決めます。10番の天の光が、しばらくの間、形而上学者たちによって不当にジャッジされてきたことは、ある意味仕方のないことかもしれませんが、少し悲しいことでもあります。時の権力者は、人々が何もしないで「ただ在ること」の聖なる怠惰の中で、人生をただぼんやりと過ごすことを望ましく思いません。そのような穏やかな阿羅漢の時代は、多忙極める現代社会に取って代わられました。現代的な視点は、進化論者の視点を優先させます。現在、人類は進化に執着しています。

人類がどこへ向かっているのか、そして人類はその方向の舵を取れるのかが最大の関心事です。私たちが現在通り抜けているような、危機的状況が潜む時代には、「ただ在ること」は何もしていないことと同等に見なされます。これから先何百年かを生き抜くためには、人類にはやらなくてはならないことがあります。

10番の天の光を体現するものにとっては、そもそもする人自体が存在しないため、するべきことは何一つありませんでした。なのに、なぜこの期に及んで未来のことを騒ぎ立てる必要があるのか？理解できません。「ただ在ること」は、全ての形あるものに内在する意識の本質です。そこには指針も方向性もありません。それは、シンプルに在るのです。そのシンプルな言葉の中の人知を超えた力が、10番の天の光を、人間の遺伝子の中に潜む眠れる巨人として確立しています。ただ在ることそのものより力を持つものは、他にありません。世界と個人の人生で繰り広げられるドラマの背後に横たわる、ただ在ることの本質をいつも心に留めておくべきでしょう。ただ在ることの最高の状態の中で何にも執着することなく休息するのと同時に、人類の進化の冒険に参加することは、未来の人類が極めるべき大いなる務めとなるでしょう。

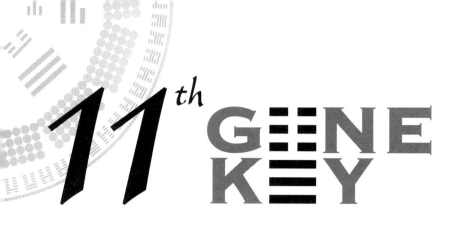

天の光
光

天の才
理想主義

心の闇
曖昧

エデンの光

対：12番
コドンリング：光のリング（5、9、11、26）

生理的関連部位：脳下垂体
アミノ酸：トレオニン

11番の心の闇 ― 曖昧

エゴのファシスト政権

11番の遺伝子の鍵は、人間を完全に新世界 ― 光の世界 ― に開きます。実際に、この遺伝子の鍵は、「光のリング」という重要な遺伝子的、化学的系統の名前の由来となっています。この遺伝子の鍵は、人類の内側の視覚と外側の視覚の両方に関係しています。そのため、人間の目とイメージが視覚野を通して処理され、脳に想像として伝わる方法と深い繋がりがあります。光の可能性に関する最も驚くべき研究の一つは、この遺伝子コドンの研究です。トレオニンというアミノ酸は、11番の遺伝子の鍵を介して、人間のDNAをプログラムしています。トレオニンは、他にも三つの遺伝子の鍵 ― 5番、26番、9番 ― も暗号化します。これら四つの遺伝子の鍵夫々は、人間を光と繋ぐための異なった暗号に関係します。最も高次元の意識では、5番の天の光「時の超越」は、空間という媒体を通した光との繋がりによって時間を終わらせる可能性を示しています。これは、光の速度を超越することが、同時に時間の超越、更に空間の超越に繋がる所以です。26番の天の光「不可視」は、人間の光に対する知覚を磁力によって操作する超自然的能力であり、9番の天の光「無敵」は、物理的な現実を抹消するレーザーのような集中した光を作り出し、人間を事実上全能にします。

　これら四つの遺伝子の鍵を夫々、心の闇周波数のフィルターを通して見ていくと、そこから人間の苦しみが、光という媒体を通して、明晰さの力を解き放つことができるか否かに深く繋がっていることが分かります。11番の心の闇と天の才は、光と人間の思考の接点に関係します。11番の心の闇は、妨害の周波数を生み出し、脳が的確に光を処理し、解釈し、伝達することを妨げます。つまり、11番の心の闇という媒体によって、世界のあらゆる経験が歪められます。それは従って、幻想や妄想、曖昧さの次元を表します。

　地球上の大多数の人間が、狭い光の周波数帯の中で生きています。それは、彼らが現実を明晰に見ていないことを意味します。ほとんどの人間が真の現実だと思い込んでいるのは、薄ぼんやりとした、歪められた現実のイメージに過ぎません。11番の心の闇は、人間の右脳の特徴的機能、言

語や数字に基づいたパターンや事実を見る代わりに、脳の奥深くから現れる相互に関連したフラクタル像を、直感的に理解することによって現実を把握する能力に大きく制限を課します。昔から右脳は脳の女性的な側面とされてきました。それは、水平思考や直感的で芸術的な思考です。この女性的な側面が十分に機能しなくなることによって、人間の現実の知覚が大いに制限される事実を理解すれば、誰しもが愕然とするでしょう。

11番の心の闇「曖昧」は、基本的に人間を仮想現実 ─ この11番の心の闇の対である12番の心の闇「自惚れ」が共同で作り出す虚構 ─ に閉じ込めます。この現実は、非常に狭い視野でしか人生を見ることができない、曖昧極まりない現実です。11番の心の闇は、脳の女性性の極を表し、それは人間の内側に恐れの領域を作り出します。これが、仮想現実が作り出される仕組みです。頭の中に押し寄せる右脳のイメージは、コントロール不能で意味も曖昧です。多くの場合、それらは脳の奥深くに追いやられ、そこで秘密の夢想や、抑圧された夢、感情的問題や隠された指針となって表れます。従って、現実をコントロールする手段として論理を使う男性的な左脳(17番の心の闇で詳しく説明)は、右脳よりも遥かに優位となります。右脳が混沌状態、非論理的、理想主義的に見えるのに対し、左脳はコントロールと理性の声となります。

次に、この遺伝子の鍵の対極にある12番の心の闇を見ていきます。12番の心の闇は光よりも、音を使ったプログラムです。それは11番の心の闇の抽象的な現実を内言語 ─ 神経言語によって捏造された現実 ─ に翻訳し、外の世界に投影します。この仮想現実の中心には、全体から分離された自己が居座っています。それは、光と音を媒体とした内的機能を通して、内なるファシスト政権がコントロールしている幻想です。つまり人間は、11番と12番の心の闇によって、自分が望むものだけを見聞きします。内側の現実は外側の世界に映し出されるため、おそらく誰もが身に覚えがあることでしょう。「自惚れ」は、自分が見ている画面の真ん中に映る偽りの主人公につけられた名前で、地球における虚構の土台を成します。その他多くの体系や教義において、この内なる構造はエゴと呼ばれてきました。

従って、エゴや全体と分離された自己は、集合体の遺伝的刷り込みによる産物です。刷り込みは解除することが可能であるのと同様、エゴも少しずつ消し去っていくことができます。これはとても繊細な工程で、ほとんどの神秘的体系や特定の精神分析法の基盤となっています。右脳は、人類の大きな恐れによって抑圧され続けています。シャーマンになるための訓練や、神秘的テクニック、ドラッグ、セラピーや芸術等によって、この脳の領域の水門が開かれ始めると、自らが作り出した虚構の現実は存亡の危機に晒されます。抑圧された無意識領域から降り注がれるイメージの洪水に圧倒され、その全てを内言語に翻訳しきれなくなる可能性があります。そのような内なる出来事が死になぞらえられるのは、そのためです。これはしばしば、右脳から現れる原型に自らの恐れを重ね合わせようとする妄想的状態に、人間を陥れることがあります。

11番の遺伝子の鍵と右脳の秘密は、原型にあります。無意識から溢れだす個々の要素やイメージは、一つの原型を表します。それは、虚構の崩壊の過程を映し出す錬金術的イメージとして、集合的に保持されているものです。そこには、わくわくさせるような原型もあれば、恐怖をもたらす原型もあります。近代社会において、大衆意識は、主に物語、テレビ、映画を通じて原型的世界との繋がりを保ちます。原型は個々の心理の投影であるため、それらから逃れることはできません。しかし、原型

の真の力は、その体内における生物物理学的な反応にあります。それらは単なる客観的イメージではなく、腺を通して体全体に刺激を送る神経接続の役割を果たします。人々は自分が最も恐怖を感じる原型を避けようとしますが、それは不可能です。避けようとすればするほど、追いかけられることになります。それ故、人間は最も自らが嫌う状況を作り出し続けるのです。それらの原型は、よく恋愛の相手を通して現れます。

11番の心の闇はまるで、失われた夢や逃避傾向、否定、罪悪感、抑制の地雷原です。自分の夢に出てくるイメージを信頼し始め、それらを想像力で育むことができるようになると、信じ込んでいた偽りの夢から目を覚まし始めるでしょう。そのような覚醒は、その人間の人生にとってとても大きな出来事です。それは、壮大な幻想世界から抜け出て、世の中の多数派とは相容れない新しい道を進むことです。これが、11番の心の闇から脱出し、天の才へと飛躍するために、いつか踏み出さなくてはならない一歩です。この勇気ある内なる跳躍を遂に成し遂げた時、人は長い間内側で抑圧されていた夢に揺り起こされ、新たな無限の地平線が開きます。

心の闇の抑圧的振る舞い ― 夢想

右脳の原型的イメージが抑圧されると、それらは内へと向かい、空想の世界を作り出します。健全で創造的な形を与えられる限り、空想は決して悪いことではありませんが、空想が日の目を見ることは稀です。抑圧の原因である恐れが受容されない限り、それは人間の体と存在そのものに大きな負担をかけます。実現化されなかった想いは、ゆっくりと人間の体力を衰えさせ、健康上の問題を招きます。状況が更に悪化した場合、日の目を見なかった夢想は、人間が真の運命を辿る際の障害となります。人間の運命は、常にこのような夢想の影に追いやられています。内側で長く抑圧が続くと、一つのシンプルな原型だったものは、やがてより闇の性質を帯びたものへと姿を歪めていきます。そのような性質があることへの責任を持たない限り、秘められた創造的な力が解き放たれることはありません。

心の闇の反発的振る舞い ― 妄想

否定と怒りに根差した心の闇の反発的振る舞いは、内なる空想を外に投影させ、世の中に具現化しようとします。怒りを受容し、根深い恐れを認めることができると、内なる原型は実際に世の中に表れますが、心の闇の反発的振る舞いはその表れを邪魔します。心の闇の反発的振る舞いは、内にあるものを見なくて済むよう、外の世界を利用してそれらをひた隠しにします。このような人々は、例え素晴らしいアイデアを内側に携えていたとしても、それらを行動に移そうとはしません。深い否定のせいで、かつて描いた内なるイメージを手放すことができないのです。結局、最終的に彼らを待っているのは落胆、更には崩壊です。妄想とは、偽りの夢を実現化しようとすることですが、そこにはより深い真の夢が隠されています。真の夢を見つけ出すまでは、具現化する力を持たない見せかけの夢を見続けます。

11番の天の才― 理想主義

魔法の現実主義

11番の天の才は、現代という時代に関して大いなる鍵を握っています。右脳からくるイメージと創造力で遊ぶことのできる勇気ある人間が増えるほど、世界は健康になります。女性性の力と、実際の女性に対する歴史的抑圧は、11番の心の闇に起因した脳内化学物質のアンバランスの直接的な現れです。人類の中にイメージとして閉じ込められているのは、脈々と受け継がれてきた過去の重圧です。つまり、これらのイメージは記憶です。更に、これらの記憶は個人の記憶に限らず、数千年もの間抑圧された集団の記憶でもあります。このような記憶は、原型として人間の中に存在しています。原型の可能性を理解し始めた途端、人間は11番の天の才 ― 理想主義 ― の力強いエネルギーと共に前進し始めます。

　現代社会において、理想主義は、不当に非難されています。理想主義は、具現化する力、現実主義と対比され、一般的に現実主義に劣るものと見なされています。しかし、60番の天の才「現実主義」は実は、驚くべき真実 ― 何らかの枠組みが整えば、その他魔法に必要なものは偏見のない心だけであるという真実 ― に基づいています。これは、理想主義の本質となんら食い違いはありません。人間が理想主義と聞いて実際に想像するのは、大抵の場合が夢を実現できない11番の心の闇「曖昧」のことです。理想主義が世の中に具現化されるために必要なものは、そのための枠組みだけです。しかしながら、人間にとっての問題は、自分の真の理想と夢を見つけるという初歩の段階で躓いてしまうことにあります。

　11番の天の才の原型を楽しむことができるようになると、それまで一見混沌とした溢れるイメージを堰き止めていた内なる水門が開かれます。この出来事と、それに続く連鎖反応に対する準備ができていないと、妄想に関連したあらゆる類の問題が引き起こされる可能性があります。原型に取り組む強みは、何を感じ、何を経験したとしても、事前にそれらが自らの心の奥にあるものの投影であると知っていることにあります。例えば、仏陀と自己が重なる変性意識や、救世主のような力を体験したりした時、それらの体験と自分を同一視する代わりに、それを自らの心理的プロセスにおける錬金術的段階の一つと解釈することができます。危険を伴うのは、体験と自己が同一化する時です。過去生の概念は、そのような自己の同一化に基づいています。歴史上の人物と自分を同一視することは一見無害のように見えますが、実際にはその原型が自分の奥深くまで浸透していくのを阻みます。原型は、過去から未来へ、未来から過去へとフラクタルパターンに沿って進んでいきます。現在が、人間にとって唯一安全です。なぜなら、現在という瞬間にだけは、同一化することができないからです。

　理想主義は、原型的記憶が物質世界に安定して流れることを表します。その自由な流れを妨げない限り、その流れは人間の夢を世に具現化するでしょう。人間の夢に関して一つ厄介な点は、物質世界に夢が実現される時、最後になるまでその完成形が見えないということです。その夢が、ハートの奥深くで駆り立てられる感覚だけが頼りです。思考によって生み出された夢や理想にまつわる視覚的イメージは、自然な流れを堰き止める可能性があります。夢の力を信じると同時に、その夢を具体的に思い描くのを辞める必要があります。全てのイメージ、原型、又は自らが体験したり、

目にする神話的体験は、過去から未来、未来から過去へ進むその自然な流れの一部です。これらのことから、目の前を通り過ぎ、自分の人生に流れ込む数々の原型といかに遊べるかが、11番の天の才の真の本質となります。この遊び心こそが、経験に対する執着を手放させてくれるものです。

　皆さんもおそらくお気づきのように、11番の天の才の世界は、魔法やお伽話の世界です。しかし、ここでその本当の力を見誤らないようにしなくてはなりません。この理想主義のエネルギーは、適切な枠組みがあれば、外の世界に素晴らしいものを具現化する力となります。11番の天の才を通して、自然界のあらゆる生物が人間の中で渦巻いています。これは部族的トーテム ─ 先祖から伝わる特定の強力な力を融合させた生き物たち ─ の世界です。どの文化においても、このようなトーテムは数多く存在しています。近代社会でさえも、ビジネスや人生を代表するシンボルや動物が使われています。夫々のシンボルやトーテムは、内なる理想と共鳴する時、その背後にある大きな力を発揮します。11番の天の才の世界においては全てのものが、無形の世界から有形の世界に向かう大いなる原型の終わりのない流れを象徴しています。それらは、現在という大動脈を通って、過去から未来へと進んでいきます。

　人間が再び右脳を使って思考を始めると、物質世界で待ち望まれるバランスがもたらされます。男性優位が影を潜め、女性性の極と男性性の極の間にバランスがもたらされると、その影響は世界中で見られるようになります。これが、現在私たちが生きている時代の本当の意味です。地球の集合意識に、古代の部族の知恵が流れ込んできているのはこのためです。11番の天の才を通して、真の魔術が世界に復活しつつあります。

11番の天の光 ─ 光

知恵の樹を根絶する

11番の天の才の原型の流れに従って進んでいくと、人生は自らを勇気づける唯一無二の道となります。その道は、紆余曲折や浮き沈みに満ち、正面から向き合い最終的に受容されるべき数々の試練を含んでいます。しかし、数々の原型と出会ううちに、次第にそのイメージの数は減っていき、最終的に一つの主要な原型に統合される時がやって来ます。このイメージ、又はただ在ることは、己の最大の敵となります。主要な原型は、人間のあらゆる性質が蒸留された後に残ったもので、その出現の衝撃は、進化と成長のプロセスを終わらせてしまうほど大きなものです。この内なる守護神としばらくの間向き合い、それによって引き起こされる感情 ─ 畏敬、恐怖、混沌、愛 ─ を味わうことになります。思考がこの守護神に与えようとするいかなる形も、その原型自体が持つ非常に高い周波数によって飲み込まれてしまいます。この主要な原型は異なる文化や信条において、多くの呼び名を持ちます。フロイト心理学のドッペルゲンガー、グノーシス主義の門の守護神、キリスト教の荒野の悪魔などです。それは、集合体の善悪の神話的投影を包括しています。

　この内なる守護神に立ち向かう時、全体から分離された自己が、その原型の中に溶け始めます。あらゆる投影や同一化の衝動は、次第に精神から排除されていきます。そのプロセスが終わると、その

エデンの光

人間は生まれて初めて真の現実が表れます。それはまるで、世界が浄化されたかのようです。一つの光が、全ての物質の背後と内側から明るく輝きます。それは、物理的な光ではなく、あらゆる同一化を超越した聡明さ ― 明晰で純粋な光 ― です。そこで人間は神の心と体の内に入ります。この稀有な出来事は11番の天の光の表現で、天の光状態の一つの証です。時系列的には、この11番の天の光は、集合無意識に記憶された全ての原型が濾過され、個人の人生を通じて表現された結果として起こります。それはまるで、人類のエデンの園からの堕落を帳消しにするかのようです。人類は、まるで再びエデンの園に戻ったかのように、子供の目線から世界を経験します。

11番の天の光を通して、人間は思考の本質を空や無限の広がりとして捉えるようになるでしょう。そして、思考も無思考も脳内で純粋な光として経験されます。そこで光そのものは、物質世界における神の存在の発光の例えとして捉えられます。11番の天の光「光」は、人間の目に見える光とはまるで異なるものですが、天の光状態に到達していない人々にその意味を伝えるのに一番近い概念を表しています。光と共に目に見えるあらゆるものの内側から、言葉に尽くしがたい神聖な平和の感覚が、絶え間なく押し寄せては砕ける波のようにやってきます。天の才周波数において魔法だと思われていたものが、天の光では現実の性質として見られます。光は闇の中にしか存在しないという真実は、最大の神秘です。この天の光の中に生きる者にとって、曖昧なものは何一つなく、誰一人として隠れることはできません。そこでは全てが光と周波数によって測られ、正直な人とそうでない人の差は明白となります。

11番の天の光を達するものにとっては、光が全てです。その目には光しか映らないため、まるで光を纏っているかのように見えます。思考の働きに精通する彼らが必然的に教師になる時、自らの光を絶えず反射し続けると同時に、他人を夫々の闇へと導きます。11番の天の光の純粋な光を理解した者が取る行動は、一見すると矛盾しています。人々を光から直接遠ざけることによって、光に近づけます。この天の光を世界にもたらす者は、全人類の真の未来のビジョンをもたらします。自らの意識において、時間の始まりに戻る旅をする時、彼らは自分の周りの根底にある進化の終わりを感じています。時間という観点からこのエデンの園の状態を説明できないとしても、逆説的なことに彼らは常にそこに住んでいるのです。

人類史上、意識の進化において特定の飛躍の鍵を持って生まれた、特別な世代の存在がありました。これらの世代は、周期的に動く天体の特定の配置によって、高い確率で11番の天の才が活性化されています。彼らは理想家であり、彼らの出現によって世界は変わります。最後にそのような世代が生まれたのは、近代社会の土台を築いたイギリスの産業革命の時でした。そのような時期には、11番の天の光を通して覚醒した存在が世界に一人か二人現れ、未来の新しい精神的ビジョンをもたらします。現在、この本の執筆と重なるように、そのような世代が再び世界に送り込まれています。彼らは、前回とは少し異なった指針を持っています。未来の理想家たちは、より多くの天の光周波数を世界にもたらし、次の大いなる革命の基礎を築きます。しかし、それは技術的な革命ではありません。未来の革命は、人類の精神(魂)そのものを変容させるでしょう。

11番の天の光そのものは、過去長い間、多くの人々の混乱の種となってきました。現代のニューエイジの世界において、この天の光が約束する光を積極的に探し求める人々が急増しています。しかし、己の心理の最も闇の側面を探求することなしに、この天の光を会得する者はいません。内なる光を

会得したいという最初の意図は褒めるべきものかもしれませんが、それらの行動のほとんどは、闇を受け入れることなく光を求める11番の心の闇の曖昧さに基づいています。その結果、世界には心の闇が蔓延しています。これは、どこか別の高い次元に光を求める主な宗教において特に見られます。光は物質の奥深くに存在し、これまでもずっと人間の内側にありました。これらの背景にある二つの逆説的法則 ― 最も密度の高い領域にこそ、最も高い周波数が隠れているという法則と、真の昇天とは、下向きと内向きの動きであるという法則 ― を理解している人間はさほど多くありません。

　現代の大きな課題は、善悪の判断という壮大な問題に明晰な答えを出すことです。大衆意識は左脳から機能しており、光を何よりも好みます。右脳から機能する女性性の暗闇の原理は、光とは対極にあるものとみなされています。人間が思い描く光のイメージに反して"夜明け前が一番暗い"のはそのためです。11番の天の光の純粋な光は、善悪とは全く関係ありません。それは、二元論を超越しています。ここからこの11番の遺伝子の鍵が、いかに深く精神世界と宗教の概念に絡んだものであるかが分かるでしょう。キリスト教におけるエデンの園の知恵の樹（善悪の知識の木）が、ここで重要な意味を持つことも分かるでしょう。善悪の観点で物事を見る限り、人間は堕落者であり続けます。将来、大いなる突然変異が55番の遺伝子の鍵によって誘発される中、11番の天の光は、世界に対する人類の視野を大きく広げ、象徴的に知恵の樹（善悪の知識の木）を根絶します。そこで人類は、光を放射する「生命の木」から直にエネルギーを得るようになります。この光こそが、人類の食事となり、オーラ体に栄養を与え、次第に人類を創造の中心に溶かしていくものです。

　11番の遺伝子の鍵と、その天の光からもたらされる最後の深遠なる啓示は、2012年の意識のシフトに関係しています。55番の遺伝子の鍵の章では、2012年を現在人類が通過している「大いなる変容」に関する年として説明しています。2012年は、「メロディック・レゾナンス（旋律の共鳴）」と呼ばれ、地球と銀河の中心が幾何学的に一直線上に並んだ年です。この出来事は、多くの土着文化において何千年にも渡って予言され、語られてきました。64個の遺伝子の鍵からなる偉大な円弧において、夫々の遺伝子の鍵は宇宙の配置と精密な相関関係を持つため、宇宙からの流れは、夫々の鍵のふるいにかけられた上で、地球に注ぎ込まれます。銀河の核そのものと幾何学的繋がりを持つのが、11番の遺伝子の鍵です。これが、核となる光が11番の天の光を通して現れる所以です。2012年を通り過ぎると、銀河の核から放たれる純粋な光は、幾何学的に地球に届き、地球の生態系全体に急激な変容をもたらし始めます。これは又、人類のDNAに秘められた光の解放の引き金となり、多くの人々の内側に天の光状態をもたらします。これによって、人類全体と地球そのものの周波数領域は、急激に上昇するでしょう。

12th GENE KEY

天の光
純粋

天の才
区別

心の闇
自惚れ

純粋なハート

対：11番
コドンリング：秘密のリング（試練のリング ― 12、33、56）

生理的関連部位：甲状腺
アミノ酸：なし（終止コドン）

12番の心の闇 ― 自惚れ

最後の試練

12番の遺伝子の鍵は、心の闇、天の光共に、人間の遺伝子基盤の中でも、並外れていて、広域に渡って影響する原型の一つです。遺伝子易経の知識と、遺伝子学を比べてみると、64個の遺伝子の鍵と、遺伝子暗号の中の、コドンという化学族が相互に対応しています。科学者たちは、遺伝子暗号を解明する際には、DNAの中の膨大な暗号化された情報の中に、開始コドンと終止コドンという、化学的な目印を見つける必要があります。そのような化学的な句読点は、遺伝子暗号全体の中でも珍しく、重要な役割を担います。この12番の遺伝子の鍵は、56番、33番と共に、科学者たちが終止コドン、又は終結コドンと呼ぶものに関係しています。純粋な原型的レベルにおいて、これらの三つの終止コドンは合わせて、「試練のリング」というグループを成します。それは、自己実現の道において人間が試される、三つの神話的な試練とみなすことができます。この12番の心の闇「自惚れ」は、「試練のリング」の中核を成すものです。これは、この心の闇が人間に与える三つの試練のうち、最後の試練を表していることを意味します。

　12番の遺伝子の鍵は特別です。21種類のコドンリング全体の中で、この12番の遺伝子の鍵は、「試練のリング」の中に「秘密のリング」という独自のリングを形成しています。しかし、その秘密は、12番の天の光の最も高い周波数が活性化されるまでは、鍵が掛けられた扉の向こうに堅く閉ざされています。「自惚れ」はプライド（26番の心の闇）と同様に、意識の山の頂にまでついてくるものです。これは、殆どの人が不快に感じる言葉で、通常、人はこの言葉と自分自身を結びつけることを絶対に嫌がります。他人からの注目を生き甲斐にするプライドと違って、自惚れはもっとずっと内面的な心の闇です。自惚れは、まるで最も高くそびえる山頂の岩にまでへばりつく、地衣植物のようです。どれだけ気づきが高まろうと、自惚れは最も高い周波数においてさえ、人間の周りに微かに纏わりつきます。いってみれば、自惚れは人間の原初の悪であり、最後の最後までつきまとうものです。

　12番の心の闇は、自分の個性に対する愛です。それは、自分を愛することを学ぶことであり、本

81

来の自惚れの定義です。しかし自惚れは、自身を愛することがその他全員を愛することであると気づいた時に、自惚れではなくなります。その啓示は、自己という存在からの完全な量子的飛躍を要求します。この12番の心の闇は、個人の力と、人間の魂の中に秘められた純粋な性質を表現したい、という憧れに深く関わっています。それは、人間を大いなる聡明さと芸術性へと向かわせますが、同時に人間のハートを狭くします。自惚れは、ハートを基準にして行動した時に、力を失うのではないかと恐れます。

　この遺伝子の鍵は、魂やハートを表現することに関係するため、呼吸と感情の力を活用する能力に、深い繋がりがあります。それは甲状腺、副甲状腺、特に喉頭 ── 人間の発話能力を支える主な器官 ── と関係します。人間の垂直な喉頭は、人間と他の動物を隔てるものです。秘教の中のいい伝えでは、平行な喉頭を持つ動物たちは集団意識を持ち、人間の垂直な喉頭の発達は、エゴを生み出したといわれています。実際に、12番の遺伝子の鍵は、人間の考えを言語と振動に翻訳するもので、自分の言葉が、自立した力を持つという幻想を与えます。この自立の概念の中から、人間に大きな影響を及ぼす二つの特性が生まれました。自惚れとエゴです。古来のヨーガの世界では、喉のチャクラに象徴される喉頭と、セックスセンターを象徴する生殖腺には、深い繋がりがあるとされています。これは、思春期の喉頭の急速な成長にも反映されています。古代の人たちは、これらの二つの器官は、実際には一つで、時の経過と共に徐々に二つに分かれ、喉頭は閉じられたといわれています。オランダ語では喉頭を、"盾の腺"という意味の言葉で表していて、喉頭が偉大な秘密を隠す防御メカニズムであることを示唆しています。興味深いことに、英語の喉頭（*thyroid*）という言葉はギリシャ語の、盾（*shield*）を表す言葉からきています。

　12番の心の闇の偉大な秘密は、言語にあります。エデンの園で、アダムが林檎を飲み込み、それが喉に詰まって、今日の男性の喉仏（英語では"アダムの林檎"という意味）になったといわれています。喉仏は、自分の言葉と思いと行動を通して自分を定義しようとする男性性原理を象徴しており、言語に権力が宿るという幻想を与えます。12番の心の闇は、自身の声を愛することを表すもので、言語の根源ともいえます。しかし、最も高いレベルの周波数から見ると、重要なことは話しの内容ではなく、声の背後に流れる周波数です。自惚れは、最も美しい言葉を選び、話す能力を持ちますが、声の調子が伝える周波数は隠すことはできません。ここで覚えておくべきことは、64個の心の闇は、本質的に悪ではないということです。物事の善悪を最初から決めつけてしまうと、その中の隠れた天の才を見落とすことになります。自惚れは、シンプルに12番の遺伝子の鍵の低い周波数であり、究極的には、自惚れは天の光の「純粋」の土台となります。

　自惚れは言葉の粋をはるかに超えて、沈黙の中にも現れます。時に自惚れは、口にしない言葉に隠れていることもあります。それは、あなたの思考や感情の中に潜んでいます。自己同一化が存在するところには必ず、自惚れが存在しています。人間にとって、自惚れが偉大な試練である理由は、それがエゴの範囲を超えたところに存在するからです。それに対してどうしたら良いのか、どのようにこの心の闇の状態を変容させることができるのか、と思うかもしれません。この心の闇は捉えどころがないため、実は、全く考えないほうが良いのです。自惚れを克服してきているかもしれないという考え自体が、更なる自惚れを招くのですから！ 私たちが知っておくべきことは、全ての生命と分離した存在として生きる限り、そして、自己の個性の魅力と強さを意識している限り、自惚れは静かに

あなたと共に存在しているということです。進化の段階が進み、天の光の最も高い周波数に近づいた時に初めて、自惚れから解放されるでしょう。

しかし、自惚れには天敵が存在します。それは愛です。自惚れは、人を孤立させるため、自惚れがあると他人を本当に愛することができません。どんなに美しく、聡明で徳がある人でも、そこに自惚れがあれば、他人に対して未だ防御を張っていることになります。意識が更に進化すると、自惚れはより精妙なり、更にその影響力を増してきます。自惚れは、11番の心の闇の「曖昧」と共に、あなたから真実を隠します。本書に惹かれるような人々にとっては、自惚れは大きな試練の一つです。自己の周波数を洗練すれば自然と、自分は人とは違う、一般世間より純粋になってきているのだという幻想に陥ります。ここで高い周波数の自己との同一化が始まり、低次元の自己はほくそ笑みます！ この比較的高い周波数で頭打ち状態に陥りやすいため、精神的進化の中でも一番用心が必要な段階です。自分は強力で、個性豊かで、知恵と善意に満ちていると感じます。しかし、そこにはまだ偉大な跳躍が必要です ─ 真の純粋さへの跳躍 ─ 自己の死への跳躍です。

心の闇の抑圧的振る舞い ─ エリート主義

自惚れは、本質的に二種類に分かれます ─ 粗野な自惚れと、洗練された自惚れです。12番の心の闇の抑圧的振る舞いは、洗練された自惚れで、エリート主義となります。エリート主義は、羊の皮を被った自惚れです。彼らは、表面上は賛成していても、本心と発言は裏腹である場合が多いのです。彼らは、コメントを控え、よそよそしい傾向を持ちます。これは精神的に進化した人間 ─ 数多の自己修練を積み重ねてきた稀有な人々 ─ に見られます。彼らは内面では、周囲の殆どの人間より明晰であると感じています。彼らは、人と自分が違うこと、いかなる教義や体系をも超越していることに、大きなプライドを持つ可能性があります。そのような自惚れは、彼らが内側で最も強く願望している跳躍 ─ 永遠の高次元意識への跳躍 ─ を絶対的に阻みます。この跳躍は、自惚れへの気づきが現れた時にのみ始まります。

心の闇の反発的振る舞い ─ 悪意

悪意は、怒りに根差し、怒りは恐れに根差します。自惚れの心の闇の反発的振る舞いは、この遺伝子の鍵の天の才「区別」を、人を傷つける手段として使います。エリート主義が、弱い人間だと思われることを恐れて、沈黙するのに対して、これらの人々は、公然と優れた言語表現能力を使って他人を傷つけます。全ての典型的な被害者的振る舞いと同様に、彼らは、何らかの形で騙されたように感じ、自らの言葉や行動が他人をどれだけ傷つけるかを考えずに、悪意をむき出しにして反発します。12番の遺伝子の鍵は、相当な感情の力を秘め、天性の言語とコミュニケーションの才能を持っています。彼らは、声の力を使って、他人の怒りを刺激する方法を熟知しています。彼らは、容赦なく人を傷つけます。計画的な悪意はないかもしれませんが、それは大抵の場合残忍で、結局は自分に災難を招きます。

12番の天の才 ― 区別

至高芸術の秘密

「区別」は、それほど素晴らしい資質には聞こえないかもしれませんが、12番の遺伝子の鍵を真に理解すれば、とても大きな力を持っていることが分かるでしょう。区別とは、何が、そして誰が、自分の人生において健全であるかを本質的に知るということです。自惚れのエネルギーは、それを活かす方向に向けられない限り、自己破壊的です。区別とは、エネルギーの使い道を見分けることです。自惚れのエネルギー ― 他人より上でありたい、より純粋でありたいという衝動 ― を芸術へと変えるのです。12番の天の才は、芸術と深い結びつきがあります ― 音楽、言語、ダンス、演劇、中でも愛と関係しています。12番の天の才の愛は、普遍的な愛（25番の遺伝子の鍵）とは異なり、「恋に落ちること」です。これはドラマチックで、愛欲、美しさと危険を孕んだ、人間的な愛です。自惚れは、自分のみを愛することですが、区別の究極的な意味は、あなたを幸せにする、あなた以外の物や人を愛することです。

　12番の天の才を持つ人々は、妖術使いや、理想主義者たちに騙されることはありません。彼らの純粋なものに対する深い敬意は、生来の慎重さに根づいています。12番の天の才の対は、11番の天の才の「理想主義」です。それは、彼らもまた理想主義者であることを意味していますが、12番の天の才は、理想主義は、実用主義と区別とのバランスが大切であり、そうでなければ、それらはただの絵空事になってしまうことを理解しています。区別の天の才は、人を一般大衆から引き離します。生来、高次の周波数を捜し求める性質であるため、そこに選択の余地はありません。それは、DNAの中で、常により崇高で純粋なものを追い求める側面を表し、全ての妥協による産物、妥協をする人々に対して異議を唱えます。区別は人間に、人生の背後で働くより高次の秩序を味わわせてくれます。これが、12番の天の才が、しばしば本物の芸術によって表される所以です。彼らは芸術をこよなく愛します。12番の天の才は、物事が本物であれば、例えどんなに混乱していようとも、そこから逃げようとはしません。彼らは、素晴らしい食評論家、音楽評論家、言語評論家です。彼らは、素晴らしい芸術家、音楽の巨匠、詩人、役者、教育者になることができます。彼らの天の才は、恐れずに人生のドラマへと踏み入り、それらを自分の血と肉として、感情を通して表現することです。

　この天の才に伴う深遠なる感情は、人類の方向性について、重要なことを示唆しています。人間は、内なる魂の中にある、最も深い憧れや感情を表現するために生きています。だからこそ、人間は言語と芸術を極めなければなりません。言語と芸術は、感情を超越し、より高い次元に触れるための変容の領域だからです。この12番の天の才から、素晴らしい教育者たちが生まれます。この稀有な人々は、ハートで芸術に触れることができ、同時に、言語や表現を通して、その本質を他人にも伝達することができます。世界に真の情熱が現れる時、私たちは、12番の天の才による影響を目撃しています。それは力強く、激しく、同時に高度に洗練されています。究極的には、彼らは"真の愛"の神話に動かされています。それが、彼らが魂の奥深くで憧れているものなのです。"真の愛"の神話に憧れる人間の輝きと苦悶が、彼らの最も高次の状態における行動や言葉に表現されているのはこのためです。

GENE KEYS　12番の鍵　☰　天地否

　12番の天の才は、甲状腺との繋がりから、変容と死に関する大いなる教えを含んでいます。全ての至高芸術は、12番の天の才から生まれるものと同じ暗号を秘めています。人生は変容であり、死は一つの意識が次の段階へ移る象徴的な移行であるというものです。これらの真実は、時代を超えて、常に素晴らしい悲劇や喜劇によって表現されてきました。そして、人間の感情を通して受け取られ受け継がれてきました。甲状腺は、新陳代謝を司り、人間の全般的なエネルギーや、気分、そして呼吸のパターンに大きく影響します。笑ったり泣いたりする時、人は神聖な変容の領域に踏み入ります。笑いと涙を通して、変容があなたの体に入り、体内の化学物質と、呼吸パターンを変えます。12番の天の才は、全ての遺伝子の鍵の中でも、一つの状態からより高次の状態へと移行する、神話的道のりを象徴しています。その道のりにおいて、終止コドンはその人の過去を永久に断ち切り、これまでとは根本的に違った存在へと変容させます。

12番の天の光 ― 純粋

空（くう）に飲み込まれる

真の愛を求める人類の憧れは、高次元の意識レベルにある永遠の愛の状態の、低い周波数の状態を表します。その愛の状態は、人間の純粋な本質のことです。異なる文化において様々な呼び方を持ちますが、欲望に曇らされることのない、二元論的思考を超越した状態を指します。高次元の思考 ― 人間のハートのもう一つの表現 ― によってのみ、12番の天の光「純粋」を理解し始めることができます。

　「自惚れ」と「純粋」は、人間の意識のスペクトルの両端にあり、お互いを映す鏡です。自惚れとは、低次元の自己が、自分と恋に落ちることであり、純粋は、高い周波数の自己が自分と恋に落ちることです。純粋は、神があなたと恋に落ちることを意味すると思うかもしれません。しかし、それは、「神の愛」の領域に踏み入れた時にしか起こりません。人間の振る舞い、思考、感情、呼吸、それらは全て、同じ一つの目的と共鳴している必要があります。それをイスラム教のスーフィーたちは「最愛の者と恋に落ちる」といいます。「最愛の者」とは、何か外側に存在するものではなく、人間の本性の本質です。そして、人間は遅かれ早かれ、その内なる「最愛の者」のいるところへ、深く恋に落ちていくのです。

　これまで見てきたように、「自惚れ」は、人生の旅の最後までついてきます。たとえ天の才の高次元の周波数から生きていたとしても、そこには自惚れはまだ存在します。そして、やっと意識が最高潮に到達した時に、不思議なことが起こります。それまでに手にした全てを手放します。自ら進んで、全てを諦めるのです。これは、「試練のリング」の三つの大いなる試練の内、最後の試練です。その時、上と下から同時に扉が開き、あなたはコドンリングの最も内側にある神聖な場所、「秘密のリング」へと踏み入ります。しかし、この奇跡が起こるには、あなたは傷一つない完全に純粋な器とならなければなりません。「純粋」という言葉は、言語的には殆ど全てのものの表現に使えますが、最も高次元の周波数においては唯一、ハートを表現することにしか使えません。ハートが本来の純粋さを思い出して初めて、進んで自己の存在を明け渡します。

85

純粋なハート

　宇宙に存在する全てのものは、その中心に同じ根源的な純粋さを備えています。人間は皆、神性の結晶の欠片であり、個々が磨かれていくと、大いなる意識が個々を通して自らを思い出し始めます。最も邪悪な存在でさえも、その中心には光り輝く純粋なハートがあるため、結局は、この世界に邪悪なものは存在しないのです。全ては、進歩の度合いによって周波数が異なるだけです。これが、あなたが体現すべき「秘密のリング」の大いなる秘密です。古代の錬金術では、喉センターは、最も素晴らしいイニシエーションが起こる場所と見なされていました。インドのチャクラでは、ヴィシュッダと呼ばれ、高次元の意識へ入るための浄化の場所です。ハートチャクラを含む、全ての低い位置にあるチャクラは、喉で統合、浄化されます。それは、既知のものと未知のものの境界線を表します。ユダヤ教のカバラでも同様、喉は目に見えない「ダース」と呼ばれる奈落に象徴されています。高次の意識が始まるには、その奈落を渡らなくてはなりません。そして、奈落を渡るという象徴的な死は、苦労して手にした知識を全て手放すことを意味します。それは究極的な浄化で、自分の死に立ち会い、そして高次元領域に再び誕生することです。

　この奈落を渡り、12番の天の光領域に踏み入った人間は、再び子供に戻ります。ハートを通じて、神性を理解することができます。強い願望や思想を超え、言葉を超越した声の響きを持ちますが、人間味に溢れています。大半の人々は、そのような人はこの世には存在し得ないと思いますが、実際には、彼らこそが最も自然な人間性を表現しています。この段階にくると、彼らの純粋さを汚すものはもはや何もありません。例え彼らの肉体は老いて、醜かったとしても、彼らのハートは、内なる「真実」を声高に歌わずにはいられないのです。この天の光を表す人は、しばしば人知れず、最も謙虚な人生を送っています。彼らは、静かに、簡素に暮らしていますが、出会う人全員に、人間が「純粋」を本当に体現できることを思い出させてくれます。

　12番の天の光の周波数と戯れたいと願うのであれば、唯一すべきことは、常に自分のハートを思い出すことです。カルマや祖先から受け継がれてきた恐れ、避けることのできない子供時代の刷り込みの層の下には、「普遍的なハート」が鼓動を打ち、その純粋さを思い出させてくれます。それは、内側にある永遠の子供で、その色は純白です。そして、自分自身を愛さずにはいられなくなります。12番の天の光から世界を見ることは、全ての人を、この透明の容器を通して見ることです。そして、出会う全ての人々の中の、この性質だけを見ます。しかし、一度ネガティブな物の見方をすれば、たちまちこの内なる純粋さは消えてしまいます。

　言語において、純粋さは詩となります。思想においては、本質となります。言語と思想を合わせると、思考の領域の超越を可能にするマスターとなる暗号を生み出すことができます。64個の天の光を表す言葉は、一般的な感覚でいう言葉とは少し違います。それらは、高い周波数領域への入り口です。「純粋」という言葉が持つ振動は、擬音語的な性質を持ちます。つまり、「純粋」と、ハートと頭の中で繰り返し唱え続けることで、ハートの内にその性質が存在することを感じられるようになります。これは、言葉を何度も繰り返し唱えなさい、ということではありません。テクニックだけでは感じることはできません。その奇跡を感じるためにはその言葉と、言葉が象徴する全てを愛する、ハートの準備が整っていなくてはなりません。詩的で、ハートを震わせる言葉は、他人の恐れの層を突き破り、ハートを包み込む力を持っています。

　純粋な思想は、更に強力な力を持っています。音声言語は、太陽系への影響に限られた音を使

用します（音の波動は、最終的に消えてしまいます）。しかし、思想の中に隠された言語は、私たちが想像もできないスピードで移動し、宇宙の壁に当たって跳ね返ります。（唯一、純粋な愛のみが、宇宙の壁を突き破ることができます。詳細は、25番の遺伝子の鍵の章で説明しています）そのため純粋な思想は、宇宙創造の全てのレベルと、その創造の中にある全ての存在に、ほぼ瞬時に影響を与えます。純粋な思考は、ティーカップに落とされた砂糖の塊のようなものです。それは、瞬く間に全体へ浸透します。あるレベルに達すると、思考の純粋さは、人を超空間の端まで連れて行くでしょう。神の本質が、思想内により根づくと、あなたの存在全体は、更に「脱出速度」に近づいていきます。そして、更に高い周波数になると、人間は、シンプルにその大いなるティーカップの中に溶けて消えてしまいます！　思考と一つになると、思考を超越することができます。しかしここには、思考と一つになることで、思考そのものが存在しなくなるという矛盾が存在します。これは、遺伝子の終止コドンの特徴　― 自己の存在を終わらせる― ことを象徴しています。そして、それは同時に、自惚れの正体が、自分が分離された存在であるという幻想にすぎないことを明らかにします。あまりにも純粋で、存在そのものとして生きる以外、そこに生きる道はありません。大いなる宇宙の喉センターを通り過ぎる時、あなたは生そのものに飲み込まれます。

13th GENE KEY

天の光
共感

天の才
識別

心の闇
不協和音

愛を持って聴く

対:7番
コドンリング:浄化のリング（13、30）

生理的関連部位:扁桃体
アミノ酸:グルタミン

13番の心の闇 ― 不協和音

悲観主義の化学作用

13番の遺伝子の鍵は一つのテーマに関係しています。それは、聴くというテーマです。この遺伝子の鍵を通した、聴くという行為には多くの側面が存在すること、そしてそれがいかに人間の意識の拡大や収縮に結びついているかを見ていきます。心の闇周波数では、「不協和音」が心の闇となり、自らの経験を聴き、そこから学ぶことができない状態を表します。"聴く"ことは"聞こえる"こととは、大いに異なります。聞こえることは、情報を音として取り入れることを指しますが、聴くことは全身全霊を傾けなくては不可能なものです。効果的に聴くためには、しばしば自分の内にこもる時間を必要とします。聴くことは又、自らの経験を感情面でどのように消化するかに強く結びついています。聴くことと感情の繋がりは、特に心の闇周波数においてこの遺伝子の鍵の未来にとって重要な意味を持ちます。今現在、全人類の太陽神経叢で起こっている地球単位の突然変異によって、私たちの感情に関連した体内の化学作用に大きな変化が起こっており、13番の心の闇もその変化によって影響を受けていきます。

　対である7番の心の闇「分断」と共に、この遺伝子の対は人類全体としての進路に多大な影響を及ぼします。これらの二つの遺伝子の鍵は主に、人間の集団レベルでの関わり合いを司ります。実際にこれらは、人類のゲノムの中の部族的原型のプログラムよりもずっと深い領域にまで切り込み、人間同士の対話能力にも影響を与えます。7番と13番の遺伝子の鍵は、運命の航路に沿って、人類の集合意識の舵取りをします。7番の遺伝子の鍵が人類を未来へ向かわせる一方、13番の鍵は人類が自らの過去に耳を傾け学ぶよう促します。このDNAの中の原型的役割によって、まるでこの二つは人間の影響が及ばないところにあるかのようにその他の遺伝子の鍵と一線を画しています。この二つの暗号の周波数の間で起こる戦いによって、私たちの未来が決まります。特に13番の遺伝子の鍵は、人間が過去をどのように消化するかに関係しているため、64個の遺伝子の鍵の中で最も重要な鍵の一つです。

「不協和音」は、自らの過去から逃れられないことを意味します。人間のゲノムの中には人類という種の記憶が蓄積されており、その記憶の消化不良によって、人間は同じ自己破滅的パターンの中に捕らえられています。13番の心の闇は、「浄化のリング」という同じ遺伝子のコドングループに属している30番の心の闇と、とても重要な化学的繋がりを持ちます。30番の心の闇 ―「欲望」― では、人間の聴く能力と、欲望の力が天秤にかけられます。このコドンは、グルタミンというアミノ酸を司っていて、人類の遺伝子の激しい戦場の一つとなっています。興味深いことに、現在ではこのアミノ酸と、消化器の機能や機能不全との繋がりが科学的に証明されています。人間が過去をいかに上手く消化するかと、人体がいかに効果的に排泄を行うかには、象徴的繋がりがあるといえるかもしれません。通常、30番の心の闇の人間の欲望の力の方が、過去の経験を聴く能力よりも勝るため、人類は人類全体にとって役に立たない方向へと何度も導いています。

問題は、人間の感情に根差しており、30番の心の闇「欲望」はその核たるものです。現状の形態の欲望は満たされることがないため、人類全体の進路に影響を及ぼします。過去の出来事を顧みることなく、人間は同じ不毛な決断や判断をし続けます。これは、世界に不協和音の周波数を響かせます。その不協和音の中で、人間は自らがどこで道を誤ったか明らかであるにも関わらず、それに対して人類全体で救済策を打てない状態にあります。その一つの例は、地球温暖化です。人間のライフスタイルの長期的な環境への損害が分かっていても、それに対して何か行動を起こす力より、人間の欲望が上回っています。人間の歴史を深く理解すれば、同じサイクルが何度も違うニュアンスで繰り返されているのが分かります。現在、かつてないほどこの問題に対する世界的な気づきが高まっています。しかし、だからといって、人間の行動が変化しているわけではありません。自らが奏でる不協和音は聞こえてくるけれど、それに耳を貸そうとはしないからです。人間の欲望を満たす感情的衝動が、結局はいつも勝利します。13番の心の闇は、このような板挟み状態にあります。

古代中国でつけられた易経の13番目の卦の名前は、「天火同人（てんかどうじん）～ 一致団結して進む時 ～」です。その名前はとても美しく、希望に満ち溢れ、実際に13番の遺伝子の鍵の高次元の周波数を表しています。しかし人間は、低い周波数レベルでは聴く能力の欠如から個人的な目先の利益ばかりを追求し、より広い視野で見た時に社会全体に大きな損害を与えます。皮肉なことに、欲望が満たされても安らぎが得られるわけではありません。いくら欲望を満たしたところで、更なる欲望が生まれます。この全体的なジレンマを聴き入れようとしないために、人類の耳には不協和音しか聞こえてきません。未だ集合体レベルでその事実に目覚めていないため、「天火同人」の真の意味を理解するまでに至っていません。人間が（7番の心の闇を通じて）、分断の未来に向かっていくのはそのためです。本当の問題を聴く能力の欠如によって、人間の行動は社会に次々と分断を生み出し続けます。

人間が「天火同人」を実現する、又は経験することができないことと、先祖から引き継いだ記憶のせいで、無意識のレベルで深刻な悲観主義が生み出されています。人類は集合体レベルで、人間が自らの欲望を克服して、真に平和な世界を築くことは不可能だと信じています。歴史も、このことを否応なく証明しています。事実、人間の悲観主義は、直接遺伝子から生まれます。ショックなことではありますが、人間の悲観は当たっています。人間は自らの欲望を克服することはできません。自然だけが、人間の欲望に打ち勝つことができます。これは今現在、起こりつつある現象です。自

然は、新しい種類の人間を生み出す準備をしています。自然はその全体を通して、過去の経験を聴き、経験から学び、網の中で囚われの身になっている人間を自由にする壮大な跳躍を、人間を通して成し遂げようとしています。自然は、聴く能力と、ありのままの欲望が競い合わない人間を生み出すでしょう。前例のないたった一回の魔法で、母なる自然は瞬時に欲望そのものを消し去り、それをやってのけるでしょう。

心の闇の抑圧的振る舞い ── 他人に甘い

これらの人々は、他人に共感し、同情するかのように見せながら、何も行動しない人々です。この心の闇の抑圧的振る舞いは、あたかも人の話を熱心に聞いているように振る舞いますが、それが見せかけであることにすぐ気づかれてしまいます。彼らは、他人に甘く他人が自分をこき使うことを性懲りもなく許してしまう傾向があります。彼らは、あなたが何をいっても賛成するでしょう。彼らは聞こえることと、聴くことを取り違えているため、他人や周囲の環境から感情的に自分を切り離します。これは感情的抑圧の最も根深い形態の一つで、喜びと苦悩の繰り返しを何としてでも避けるために、その両方を放棄し、見せかけだけの安心感に甘んじます。

心の闇の反発的振る舞い ── 狭い心

不協和音が心の闇の反発的振る舞いで現れると、狭い心や偏屈さとなります。これらの人々は、あなたが何をいっても反対します！ 狭い心とは、感情的に反発するパターンに嵌り込み、それがその人の生き方となってしまうことです。このような人々は、自らの欲望の限度を超えて思考できず、悲観的な考えで溢れています。彼らは、人類を現状に導いてきた古い恐れのパターンに根差した信条を持ち、真の変化の可能性に心を閉ざしています。そのような人々は、人間の本質に対して苦々しい思いを抱き、それをよく怒りとして表出させ、特に自分と異なる考えを持つ人にぶつけます。このような人にとっては、未来と人類に対して楽観的な人々をコテンパンに打ち負かすことが、人生の使命となります。

13番の天の才 ── 識別

天火同人 ～ 一致団結して進む時 ～

識別は、自らの感情の本質をより気づくことによって生まれてきます。自らがいかに深く欲望のとりこになっているかに気づくようになると、人類全体についても理解するようになります。この驚くべき気づきの拡大から、13番の天の才「識別」が姿を現します。「識別」はまず個人レベルで、自らの感情が他人に対する見方にいかに深く影響しているかに気づくことから始まります。個人的感情を認識し、考察して初めて、物事をより客観的に見られるようになります。やがて、自らの指針の透明度が増し、より広い視野を持って他人や世界のいうことを聴く能力を取り戻します。この周波数では、

愛を持って聴く

自らの体内を駆け抜けていく欲望を完全に認識し、止めることはできないにしても、欲望の被害者になることはもうありません。ここに来て初めて、人は個としての自分をはっきりと見るようになり、個の存在の背後にある別の存在に気づくようになります。個の感覚を超えた、もっと大きな視野から見ているような気づきです。これが、あなたの聴く能力の誕生です。

識別の能力が高まることによって、多くの恩恵を受けます。ここに来ると、まるで世界を覆っていたベールが外されたかのように感じるでしょう。既に見てきたように、13番の遺伝子の鍵は人類全体の過去の経験と、記憶の倉庫です。ここに溜まったカルマを繰り返す代わりに、自らの過去の秘密を解き始めるようになります。それまでは全く関連性はないと思っていた出来事の中に、パターンを見いだし始めます。主観的な感情のかたまりのドラマに陥らずに、自らの人生を神話のように見始めるようになります。神話的思考というのは、あなたの欲望のベールを超えて聴く能力を、思考が解釈する方法です。人生を神話のように捉えるということは、個人の人生と、人類全体の歴史の両方において大いなる原型が繰り広げられていることに気づくことです。このように自らの過去を理解することによって、全人類が、夫々の物語の中で、同じテーマを多種多様に演じていることに気づくようになります。このレベルでは、同じ原型的テーマがあらゆる文化の儀礼、お伽話、伝説、神話の中に存在することに気づきます。

主観的な感情を通して人生を見なくなると、新しい感覚が美しい景色のようにあなたの内側に広がります。この感覚は、感情を超越して将来開花する能力の萌芽で、楽観主義として経験されます。楽観主義は、太陽神経叢内の気づきが徐々に拡大し、外の世界に現れたものです。その逆もいえるかもしれません。生きとし生けるものを繋ぐ気づきを受容し、自らの太陽神経叢に取り込まれ、「天火同人」というこれまでよりずっと広い視野に立った現実を取り込んだ「自己」の感覚が広がります。文化的遺産を通して、それが例え何であれ、全ての人間は自らの感情ドラマを乗り越えるという神話や物語、原型を秘めて生まれてきました。世界のあらゆる物語、儀礼、信念は、人類のDNA自体を基盤にして生まれてきたもので、それが文化や地理的要因や、孤立状態に依らず、歴史の中で同じパターンが何度も繰り返されてきた所以です。

世界で共通して見られるこれらの神話やお伽話は、多様な突然変異を含む進化の錬金術的暗号を携えています。物語はいつも転換期の暗闇を通り抜け、最終的に意識の超越へと至る展開を辿ります。これが、識別の力が楽観主義に繋がる理由です。「識別」の天の才は、ただ単に象徴を見つけることではありません。それらを自分の人生を通して生きることによって、楽観的になれるのです。神話に登場する人物は皆人間の深層心理の一側面で、彼らが経験する出来事は全て、人類の遺伝子的、精神的進化の一部です。人類は現在、種として神話的試練の時期を生きているため、以上のことは特に大きな意味を持ちます。これは、恐らく人類史上初めての試練です。識別を体現する人々は、今人類が生きている恐れに根差した文化の中で、主観的にどう解釈されようとも、人類が経験しているこの試練が必ずや意識の超越に帰結すると腹で理解しています。

GENE KEYS　13番の鍵　☰　天火同人

13番の天の光 — 共感

大いなる宇宙の中心

13番の天の光には、対である7番の天の光と同様、大いなる秘密の知恵が隠れています。人間のDNAは驚くべき物質です。それは人類全体の全ての記憶のみならず、人類が祖先の生き物の記憶までも保持しています。DNAは、「神」のフラクタルの破片のように、この地球の生命の起源への躍動的な繋がりを形成しています。更に、それは宇宙の始まりの種と、私たちを繋ぎます。13番の天の光を通して、人類全体の過去の情報を取り戻すことができます。宇宙図書館員のように、生命の書に刻まれたありとあらゆる記録を閲覧することができます。ここで話しているものは単に情報だけでなく、経験も含みます。13番の天の光は、野性のヒョウ、苺、軟体動物であるとはどんな経験か、その本質への鍵を開けることができます。それこそが共感の力です。

　最近ではほとんどの人が、共感という言葉を、その本当の意味を理解せずに使っています。共感は、比較的近代になってから生まれた言葉で、往々にして、アリストテレスによって作られた同情という古くからある言葉と取り違えられます。共感は、64個の遺伝子の言語の中で天の光周波数を表し、真の共感が思考とは全く無関係なことから、思考による理解は不可能なものです。共感「Empathy」の接頭語のエム(*em*)は、内を意味し、シム(*sym*)は共にあることを意味します。ここに、この言葉の意味を理解する鍵があります。同情は他人と共に感じることで、共感は他人の内に入ることを意味します。ほとんどの人は、他人の内に入ることを想像できないため、この言葉は象徴的に捉えられ、一般的に他人に対する精神的、感情的投影と理解されています。ここで、このシンプルな言葉の真の力を取り戻してみましょう。「共感」の天の光は、個の存在を完全に消滅させます。肉体と同一化しなくなると、共感が生きとし生けるものの背後にある気づきとして現れてきます。つまり、私たちは本来お互いの内に存在し合っているのです。同情には二人の人間が必要ですが、共感は一つになることが求められます。

　既に13番の遺伝子の鍵は、聴くことに根差していることを見てきました。13番の天の光のレベルにくると、聴くことが全てになります。この聴くという行為は、ブラック・ホールのように、その中に入っていく空間、時間、その他あらゆるものを吸収します。最終的に、全身全霊を傾けて聴くことにより、主観と客観は融合され、聴くという概念が消えてなくなります。これは、「共感」の天の光のほんのさわりに過ぎません。大衆意識が常に13という数字を毛嫌いし、恐れてきたことは興味深いことです。民間伝承の中では、13を「死のカード」とするタロットカードによって、悪名を着せられました。これらの太古の秘儀的暗号は、常にオリジナルの真実に基づいています。実際に、「共感」は死を意味します — 分離された自己の死 — それは人類の真性を明らかにします。「共感」は、本来人間に備わった感覚機能ですが、それは個人レベルではなく、集合体レベルのみで機能します。

　13番の天の光と7番の天の光は、時間を経てお互いをプログラムします。13番は過去の記憶の倉庫として人類の未来をプログラムし、7番は過去をプログラムします。これは辻褄が合っていないかのように見えますが、天の光レベルでこれは分かりきったことです。天の光レベルでは、種と実はお互いがお互いのために存在します。人は未来の人類を不確かなものだと考えますが、過去の人

類も実際にはどのように記憶されているかに依るため、同じくらい不確かなものです。ある時期に起こった一つ、又は連続した出来事を普遍化する ― これが神話の力です。共感するということは、大いなる神話の数々が生まれ出た卵まで到達することができるということです。共感そのものは、神話さえも超えるものです。なぜならそれは、対極にあるものを繋ぎ、物語自体に終止符を打つからです。共感は、時間を包括してはいますが、時間の概念の外にある意識の状態です。これは、12の歯車の中心、円卓上の杯の数の謎、又はキリストを囲む12人の使徒など、13の数字の謎にも象徴されるものです。それは、謎の13番目の星座、蜘蛛座のアラクネーを表しています。彼女は創造の網の中心に存在し、その足を通して常に森羅万象に共感しています。

　天の光意識に到達する前に、消滅させなくてはならない大きな恐れが存在します。13番の天の光の場合、13番の心の闇の普遍的な不協和音の恐れの中に完全に身を浸さなくてはなりません。人間はこの恐れを、生きとし生けるものと、全ての温もりから切り離された感覚として捉えます。それは、独りあることが苦しみとして経験される氷冷地帯です。しかし、その感覚を一掃することによって、13番の天の光が目を覚まし、新しい世界 ― 過去がまるで魔法のように新たな輝く未来に変換された世界 ― が目の前に開かれます。ここで皆さんは、この遺伝子の鍵が「浄化のリング」の一部だったことを思い出すかもしれません。天の光意識は、人間の欲望への中毒が終わりを迎え、その人間の精神（魂）は地球には戻らずに高次元の存在領域に生まれるといわれています。それは、文字通りの意味ではなく、神話的な意味を持ちます。全ての深遠な言葉 ― カルマ、再生、正義 ― などは、文字通りでなく神話的に捉えられるべきです。なぜなら、真の天の光の状態は言葉を超えているからです。普遍的な共感においては、あなたは人類という一つの家族の中心に踏み入り、森羅万象と一つになります。

　この天の光を通して真実への悟りを得た人々は、人類を導く灯台のような存在として歴史に語り継がれるでしょう。これらの人々は、最も深遠な学び ― 聴く道 ― をマスターした人々です。そのような人のそばにいくことで、あなたの存在はその人に聴かれることで癒されます。このレベルで聴くことは、既に受け身の行為ではありません。それは事実、オーラレベルでの強力な浄化です。大いなる宇宙の母から聴いてもらうことは、自らの恐れが全て表に出され、愛されることによってそれらを忘れ去ることです。彼らは、シャーマンの中でも最も力強いシャーマンです。彼らはあなたの中に、過去へのとてつもなく大きな入り口を開くため、あなたは独自性を持った個ではなく、大いなる宇宙の器として自分自身を認識します。彼らは森羅万象が自己の内側に存在すること、そして、人類の過去に十分に自らを開けば、同時に人類の未来も見えるようになることを教えてくれます。彼らにとっては、「天火同人」という完璧な聖なる状態が常であり、現実なのです。

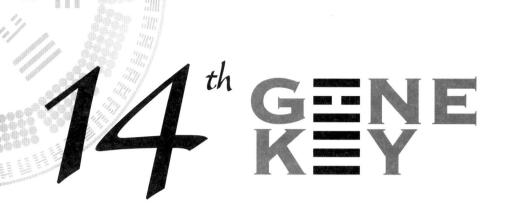

天の光
絶倫

天の才
才気

心の闇
妥協

輝かしい繁栄

対:8番
コドンリング:火のリング（1、14）

生理的関連部位:小腸
アミノ酸:リジン

14番の心の闇 — 妥協

荷物が落ちていく荷馬車

中国の易経で、14番目の卦は「火天大有（かてんたいう）~ 燦々と天に輝く太陽、盛大盛運の時 ~」という言葉に表されます。通常、たくさんの物がたわわに積まれた大きな荷馬車に象徴されます。それは豊穣、健康、繁栄のシンボルで、幸運と勤勉に結びつけられています。14番の遺伝子の鍵とその心の闇は、人間の働き方に関わっています。どんな仕事を選ぶか、どんな人たちと働くかなどにも関係しますが、最も重要なことは、どのように働くかです。

　全ての人間は、遺伝子に働く欲求が組み込まれています。興味深いことに、英語で仕事、ワークという言葉が、そのまま努力の概念と関連づけられています。これは、14番の心の闇がどれだけ深く現代人の生活に浸透しているかを示しています。仕事は、実際にはもっと多様な意味を表します。それは、その人間の人生に対する態度によって決まります。14番の心の闇の原因は、妥協です。妥協は、地球上の大半の人々の標準的な状態になっています。それはあまりにも人類の心理に深く埋め込まれているため、私たちは妥協していることにすら気づきません。

　妥協は、個人的な自由の感覚を持たずに生きることから生まれる副産物です。それは、想像力の欠如と、自らの独創性と個性を信頼できないことを意味しています。14番の心の闇は、8番の心の闇「凡庸」と対で働くため、二つの低い周波数状態の間に挟まれ、面白味のない人生から抜け出す道を想像することができません。不満足の状態からどうにか抜け出すことができた人でも、夢に向かって最後までやり遂げる勇気を持つ人は稀です。そこには、夢への長い道のりを最後まで完走する力も才能も自分にはないのでは、という根深い恐れがあります。

　妥協は内側の奥深い場所から始まります。それは、幼い時から、両親や学校教育を通して世界を覆う心の闇を受け継いでいく中で始まります。多くの人間は、若い時には何か素晴らしいことを成し遂げることを夢み、志を抱きます。しかし、大半が40歳台になるまでに夢を諦めてしまいます。多くの人々は、更に早いうちに夢を諦めます。夢を叶えようと行動したことすらない人々もいます。現代社会で育った

輝かしい繁栄

　幼い子供たちの多くは、映画スターやサッカー選手、人気歌手になりたいと夢を見るものです。ほとんどの大人は、これらの夢は子供の時だけの一過性のものだと考えます。しかしこれらは、ある分野で抜きん出たいという、子供たちが生まれ持った無意識の強い衝動を投影しているのです。このような幼少期の夢への志は、実際にとても高い周波数を持っています。もしそれが維持され、解き放たれ、方向性が与えられれば、その子供たちは最終的に夫々の道で秀でた才能を発揮することでしょう。

　残念ながら、子供たちの夢のほとんどは、学校教育の終わることがない単調なカリキュラムによって、一掃されてしまいます。子供たちのほとんどは、学校教育を通して、仕事は退屈、単調、つまらないといったイメージを持つようになります。このような現代の教育システムの問題は、一人一人へ個別の対応をする代わりに、子供たちを均質化し、教育を施すべき集団として扱うことにあります。多くの子供は、学校に適していません。更に、両親が自分たち自身を信頼していない場合、子供に対して創造的に希望を与えることは困難です。大人になるまで夢へ対する熱意を持ち続けることができないのも、不思議ではありません。皮肉にも、熱意を一番必要とするのは、大人になってからなのですが。

　妥協は、社会のシステムを通して私たちの中に産みつけられます。妥協をする度に、一番欲しいものを諦めることになり、そうすれば何をしようと心から楽しめません。楽しくなければ、何かに秀でることはできません。楽しむことと熱意は、何かに秀でるための原動力として欠かせません。子供たちは全員、固有の天賦の才を持って生まれてきます。その天賦の才を適切な方向へ伸ばすことができれば、彼らがする仕事は人々を触発し、同じように高い水準を達成したいという気にさせるでしょう。妥協が他人へ伝染しやすいのと同じくらい、天賦の才も伝染しやすいものです。そのような伝染しやすく、人々を勇気づける性質によって、天賦の才を発揮する個々の人間は、集合的な人類全体の周波数に真の変化を起こすことができます。

　妥協は、最初のうちは往々にしてとても微妙なものです。行動というよりも、あなたの精神(魂)に関係しています。あまり好きではないことをする場合でも、もしそれが自分の夢を叶えるための一歩であれば、取り組み方に違いが出てきます。しかし、もし何らかの社会的な理由から好きではないことをする場合、つるつる滑るような坂道を転げ落ちるようです。そのような妥協は習慣になりやすく、最終的にはその人の精神(魂)を萎えさせ、本来の可能性から更に引き離してしまいます。自分がやっていることを、人生という大きな方向性の中で捉え、熱意を持続させなくてはなりません。このような見方をすることで、最も退屈な仕事でさえも、意味を持つようになります。

　64個の遺伝子の鍵の中には、存在する全ての天賦の才を代表する遺伝暗号があります。人間の真の天賦の才を集めた集合的基盤 ― これが、64個の天の才です。動植物分類上の種という英語の言葉(genus)と、天賦の才(genius)がお互い密接に関係し合っていることは、特筆すべきでしょう。種という言葉は、人類全体を包含しますが、天賦の才もまた遺伝子給源に見られる遺伝的特徴なのです。多くの人々が考えることとは逆に、天賦の才は特別でも珍しいものでもありません。誰の中にも、生まれながらにして天賦の才の種が存在します。いわゆる天才に関する誤解は、その定義にあります。天才という言葉は、主に知的能力を表すために使われてきたため、狭義的になりました。しかし、天賦の才という言葉の語源は、もっと神秘的なもの ― 人生における守護霊や守護神の類を指しています。そのような守護霊は、より高い周波数の自己 ― 遺伝子の鍵チャートが個人を通して高い周波数で機能している状態 ― と捉えることができるかもしれません。

GENE KEYS　14番の鍵　☲　火天大有

　天賦の才とは大いなる創造力、独創性、熱意を表します。そしてそれは、知的能力の高い人々に限られたものではないことは明らかです。この14番の遺伝子の鍵は、「火のリング」という遺伝子的なコドンリンググループを形成します。それは、天才は一つの火花であり、その火花が行動という炎になるまで煽いでやる必要があることを示唆します。「火のリング」のもう一つの化学的要素は、1番の遺伝子の鍵と、その天の才「鮮烈」です。従って、天賦の才は鮮烈さと新しさに密接に繋がっています。個人は、集団的な低い周波数によって夢を諦め、妥協するよう常にプログラムされることで、最大の打撃を被ります。人間は、天賦の才である火花を持って生まれてきます。もし、早い時期にその才能が見いだされれば、幼少のうちから天賦の才の火花が大きくなるよう英才教育を受けることも可能です。

　最後に、妥協は人を創造者ではなく、他人の追従者にするため、繁栄をもたらしません。真の繁栄は、単なる機械の一部品としてではなく、自らがやるべくして生まれてきたことをすることで訪れます。繁栄は、個人の創造的な努力による副産物であり、力が湧いてくるような方向性を持ち続けることが必要です。妥協をした瞬間、あなたという荷馬車は、エネルギーを漏らし始めます。持って生まれた豊かさは衰え始めます。妥協の周波数そのものが、幸運や共時性の可能性を否定し、素敵なことなど一切起こらず、生まれつき持つ天賦の才や目的が実現される可能性に見放された環境となります。

心の闇の抑圧的振る舞い ― 不能（インポ）

14番の心の闇は、無意識の恐れに影響されている人々にとって、ほとんど逃げ場のないジレンマを意味します。妥協すればするほど、人は益々そこから逃れられないと感じます。人間の生命エネルギーの多くは、14番の遺伝子の鍵の中に蓄えられていて、充実感をもたらす仕事を通して生命エネルギーが解放されない場合、そのエネルギーは内側に閉じ込められてしまいます。不能（インポ）という言葉には性的にまつわる二重の意味合いがあります。14番の遺伝子の鍵も又、人間の性と深い繋がりがあります。性的な生命力と繁殖力は、人生でどれだけの充実が得られているかによって左右される側面を持ちます。恐怖によって妥協をすることは、実際に人間の繁殖力を弱めます。不能（インポ）だからといって、外見が弱々しいとは限りません。抑圧的振る舞いは、しばしば成り行きに任せることで、弱さを上手く隠します。不能（インポ）の本当の意味とは、一人で立ち、独自の道を追求する勇気を持たないことをいいます。

心の闇の反発的振る舞い ― 奴隷化

この心の闇の反発的振る舞いは、基本的な不安感に根差しています。しかし、不能（インポ）に陥る代わりに、反発的な態度でもって自らを証明しようとします。これは、現代社会に見られる典型的パターンです。自分にとって不適切な仕事であるにも関わらず、懸命に働き、自分の特別さを自分自身と他人に証明しようとする人々です。このような人たちは、人に認められたいという自らの欲求によって奴隷化しています。皮肉なことに、彼らは人生で一度も本当の可能性を解き放ったことがないため、他人に認められても満たされることがありません。そのような人々は、力があるかのような素振りをしているだけです。挑発された途端に怒り出し、内側の不安を露わにします。真の力は、他人や社会に対して自らを証明する必要がありません。真の力は、目の前にある仕事だけに集中しています。

14番の天の才 ― 才気

腹に宿る火

ここまで見てきた通り、人は生まれながらにして天賦の才の種を持っています。天賦の才は、人生で妥協を止めた時に現れます。才気とは、心から好きだと思えることをしている人が持つ資質です。これは、他人に教わることのできない資質の一つです。なぜなら、才気とは単に何かに長けていることよりも遥かに大きな意味を持つからです。才気は、効率性、熱意、才能、柔軟性 ― 物質的成功の四つの鍵 ― が伴います。才気は、行く先々で出会うあらゆる障害に対して、最も速く、最もシンプルな解決策を見つけることができるため、効率的です。自分がしていることによって深い充足感が得られるため、熱意に溢れています。他人が真似できないやり方をしているため、才能が光ります。その才気を、想像できる限りの活動領域に応用することができるため柔軟です。

才気とは、必要に応じて論理的にも、多角的にも思考できることをいいます。効率性の要は、創造性と受容性の間を柔軟に行き来できる能力で、自らその調整が可能であることを意味します。この天の才は、行動と同時に、周囲の環境に耳を澄まし、反応することができます。この天の才の気づきは、体内においては太陽神経叢の領域と対応しています。そこは生物物理学的領域で、人がどれだけ自らの中心に立っていると感じるかに関係しています。自分の中心に立っている感覚とは、腹から行動し、腹から呼吸をすることです。何世紀にも渡って多くの文化で、この事実を理解してきました。太陽神経叢と腹に宿る火という概念は、肉体のこの領域に秘められた力への深い理解からやってきます。

おへそは、人間の力と繁殖力の源を象徴するとされています。14番の天の才は、この内なる膨大な力を解き放ちます。腹の秘密は、押すのではなく引くことにあります。これは世界の異なった大工技術に似ています。東洋では、のこぎりを腹に向かって引き、西洋では外へ向かって押し出すように使います。切り口は、押し出すよりも、引いた方が綺麗になります。筋力を使ってのこぎりを押し出すより、腹に向かって引いた方がずっと少ない力で済みます。西洋の使い方の唯一の利点は、速度が速いことにあります。しかし、長期的に見れば、量よりも質を重視した方が経済的です。このように見ると、才気とは、自然のリズムと調和した、完璧な正確さと優雅さを持って仕事をすることだといえます。

14番の天の才「才気」は、非常に他人へ伝染し易い天の才の一つです。既に見たように、その一つの具現の形に、あらゆるグループ事業に不可欠な、熱意があります。実際に、この14番の天の才は、ベンチャー事業やチームを成功に導く大切な要素です。この天の才からくる熱意は、集団を団結させる結束力となります。遺伝子の鍵チャートで14番の天の才が強く活性化されている人は、しばしば特定のビジョンやアイデアを実行する推進力となります。彼らの天の才は、机上のアイデアを現実にする際に必要な、チームの団結力を高めます。才気あふれるチームが、妥協するメンバーを許容できないことも興味深い事実です。メンバー全員が、同じ理想に向かって、共通の熱意を持って団結する必要があります。

14番の天の才の対は、8番の天の才「独創的スタイル」です。「才気」は、全てにおいて独創的に取り組みます。何かに秀でるということは、物質次元において物事に取り組む際に、革新的でわくわ

くするような新しい方法を生み出すことです。14番の天の才は又、他の人の独創的で個性的なスタイルも大切にします。彼らは、才能によって本当に輝いています。彼らは、例えそれまで誰も見たこともやったこともない方法であっても、独自のやり方で進むことを恐れません。同時に、仕事に役立つことであれば、他人からの助言も聞き入れるため、良きプレーヤーとなります。遺伝子の鍵チャートに14番の天の才がある人、若しくは、単にこの天の才に惹かれる人は、おそらく少人数のチームの中で最も活躍する人になるでしょう。統率者であるかどうかは関係ありません ― 重要なことは、個人の独創的な才能が尊重されるかどうかのみです。このような人は、好きなことに好きな人たちと一緒に取り組む時、並外れた能力を発揮します。彼らは、他人に自立の感覚と自信を与え、自然と教師となります。

　14番の天の才は、もう一つ潜在的な力を持っています。それは引き寄せの力です。才気はとても力強い磁場を作り出し、しかるべき援助を引き寄せるだけでなく、物質的な富も同時に引き寄せる力を持ちます。天の才周波数になると、意識は広がり続けます。これは、お金と富に関する多くの民衆の諺の元となっていて、例えば、「富をつくるには富が必要だ」「富は富を呼ぶ」などがあります。繁栄は、他人を勇気づける奉仕に使われる限り勢いよく増える、伝染し易いエネルギー領域です。才気は、成功と力を恐れず、どこへ行くにも自信と確信に満ちています。それは、自然に繁栄を生み出すエネルギー領域です。溢れんばかりの創造力は、自ずと繁栄をもたらします。唯一必要なことは、ふさわしいはけ口を見つけることです。

　最後に、14番の天の才は素晴らしい柔軟性を持っています。頑固さと才気は、共存できません。才気は、職場や家庭など状況に関わらず、自分が取り組んでいる実質的な作業に喜びを感じている人のオーラです。特に14番の天の才を持つ母親たちは、精神的、感情的、物質的豊かさを家庭に生み出すことができます。家庭の要として、そのような母親は力強い精神（魂）で子供たちをその成長過程において力づけるだけではなく、パートナーや夫の強さを引きだし目的意識を刺激します。実際に、14番の天の才が活性化した瞬間、DNAを通して特有の雰囲気を醸し出し、家庭やチームなどの中心的存在となります。更に、自信と才能のオーラは、容易にあらゆる方向へと伝わっていきます。この柔軟さは、技量に長けていることとは異なります。柔軟さは、どんな仕事にも現実的かつ集中して取り組むことができ、恐れを知らず心を開いていることです。何かやり方が分からない時には学習し、学習した内容を身につけた後は、それを他の領域にも応用できます。このようにして、14番の天の才は常に、自らの可能性を異なる方向へと同時に広げ続けます。

14番の天の光 ― 絶倫

単細胞天国

天の光の意識においては、生物の発生における形態形成場を通じて、個人へとエネルギーが伝えられます。形態形成場とは、あらゆる生き物と物質の粒子全てを素粒子レベルで繋ぐエネルギー網です。人間がこのエネルギー基盤の働きを使うには、肉体の周波数がとても高い状態でなくてはな

りません。天の光では、存在全体が真空状態のようになります。このレベルでは、人の体内の化学物質に驚くようなことが起こります。この変化はとても大きな生理的影響を与え、一般的にエゴとして知られる肉体の中の住人を、肉体の外へ追い出してしまうほどです。

　肉体を持ちながら到達することができる最も高次元の意識状態は、最も低次元の意識状態と似ているという事実は、興味深いことである一方、恐らく一部の人々の間に物議を醸し出すでしょう。天の光に達した人間と最も似ているのは、地球上の最も基礎的な生命の形 ― 真核生物 ― であるため、意識の働き方として最も低次元だといえます。アメーバなどの真核生物は、意識はあるものの、物事に気づく能力は持っていません。この点から、彼らは地球上の生命の基礎であるといえます。これらの原始的な単細胞の有機体は、天の光の意識を象徴しています。それらの主な構成要素は、遺伝情報を含んだ核と、保護膜のみです！同様に、天の光を体現する人間には、通常の気づきの能力はありません。もちろん、人間としての気づきは残っていますが、外部から何らかの刺激があった時のみ、機械的に働きます。それ以外は、天の光状態はアメーバとさほど変わりない状態です。唯一、核の中にある遺伝子情報に従う以外、他には何もありません！

　64個の遺伝子の鍵は、人間の中の遺伝情報 ― 全ての人間の振る舞いの根幹を成す、原型的な記号体系 ― を表しています。どれだけ明快に情報に従うかは、その人間の周波数と化学物質によります。心の闇では、この情報の伝達を阻害する多くの雑音が背景に流れています。この雑音は、細胞の中に記憶されている、個人の過去と遺伝子の中の集合的な過去からやってきます。遺伝子を通る周波数が天の才に近づくにつれ、過去に基づいて生きる代わりに、今この一瞬一瞬を生きるようになり、雑音はなくなっていきます。しかし、このレベルにおいても、個人の振る舞いに微かに影響を与える無意識の刷り込みとして、遺伝子の中の集合的な記憶は残っています。本当に天の光に到達すると、全ての個人的記憶、遺伝子的記憶は、肉体から燃やされてなくなります。これはとても衝撃的な出来事です。

　私たちは、上記の言葉の意味を理解するよう努めなくてはなりません。一人一人の人間の遺伝子の中には、それまでに地球で生きてきた人類全員の集合的記憶が保管されています。それは、人類の進化の旅が始まって以降の全ての感情、恐れ、志、欲望、それ以前のアメーバに遡る全ての生き物から引き継いだあらゆる本能など、遺伝子に保管された地球の生命の進化の壮大な記憶は、人類のDNAから消し去られる必要があることを意味しています。それが実現して初めて、人類の真の力が制限されることなく発揮されるようになります。これが14番の天の光の意味で、古代中国人がこの原型につけた名前 ― 火天大有（かてんたいう）～ 燦々と天に輝く太陽、盛大盛運の時 ～ ― の意味するところなのです。

　14番の天の光は、個人の力の核となる原型です。それは、「絶倫」の天の光 ― 人間であることの究極的遺産です。この天の光は、人間に引き継がれてきた真の遺伝的財産で、あり余る豊かさの中で創造する能力を表しています。しかし、14番の天の光は、富を貯め込むことではなく、豊かさを生み出す能力に関係しています。この遺伝子の潜在的な能力は、多くの場合眠ったままです。14番の天の光が開花すると、その人は人類を牽引する力となります。その人の話す言葉、思考、行動の一つ一つは深く形態形成場に届き、人類全体を新たな方向 ― あり余る豊かさ ― へ推し進めます。人間の豊かさを生みだす溢れんばかりの可能性は、ほとんど無限大といえます。この天の光が証明

しているように、一人の人間が人類全体としての方向性に影響を与えるというのであれば、人類全員がこの天の光を現したらどうなるか、想像してみてください。多くの文化において度々言及されてきたもの ― 天国と地上の統合 ― とは、おそらく14番の天の光の集団的開花を指したものだったでしょう。それは、単なる一つの黄金時代ではなく、人類全員で一緒に舵取りをする永久的な状態 ― 個人の力と集団の力が一つに統合された状態 ― のことをいいます。

14番の天の才は、伝染し易い遺伝子の鍵ということはお話ししました。この遺伝子の鍵は、心の闇周波数でも伝染し易いことは覚えておかなくてはなりません。妥協ほど伝染し易い性質は、他にほとんどありません。しかし、14番の遺伝子の鍵が最高レベルに達すると、人類の大いなる運命を握ります。この天の光を通して人々が目覚めるようになると、それは野火のように世界中に広がり始めます。形態形成場がどのように働くか、その例を一つお話ししましょう。もし、誰かが14番の天の光を真に体現していれば、単にその人のことを考えるだけで、あらゆるレベルで繁栄の波が押し寄せるきっかけになります。この天の光を体現する人が一人でもいれば、その人の行く先々では、繁栄と精神的幸福感の波が作り出されます。これが、古代から信じられている精神的指導者の力の源です。単にその人物のことを考え、写真を持っているだけでも、人生に有益な変化をもたらすとされています。

14番の天の光について、もう一つ理解すべきことがあります ― 個人の力は、虚構にすぎないこと ― です。これは、一部の人々にとっては受け入れがたい事実でしょう。14番の遺伝子の鍵は、個人の力について謳（うた）っているにも関わらず、天の光になるとありとあらゆる個人的なものがなくなってしまいます。このレベルでは、人類を一つの大きな拡大する遺伝子輸送機関としてみる必要があります。一人一人の人間は、その中の一つの生体エネルギー情報の集合にすぎません。この視点からは、個性は邪魔ものとなります。もし、体の中の一つの細胞が、個としての独自性があるかのように振る舞えば、体はスムーズに機能できなくなるでしょう。それは、細胞の窓が汚れているため、大いなる個（グレーター・ボディ）からの情報が効率的に細胞に伝達されないような状況です。その細胞の病気は、それ自体が自立して存在しているという思い込みです。人間は、自分たちがもっと複雑な存在であると考えたがりますが、人間も大いなる個（グレーター・ボディ）の中の一つの細胞に過ぎず、単細胞生物と同じような存在なのです。人間は、より高次元に生きる生命体へと移行するための基礎を作っているにすぎません。その観点から見ると、人間の存在は完全に消耗品であるといえます。重要なのは人間ではありません ― そもそも人間は存在しないのです ― そこに存在するものは、天の光のプログラム ― 豊かさをあらゆる方向へ向かって、あらゆる意識の高さで創造すること ― のみです。これが、絶倫の真の定義です。

15th GENE KEY

天の光
開花

天の才
磁力

心の闇
単調

永遠に満開の春

対：10番
コドンリング：探求のリング（15、39、52、53、54、58）

生理的関連部位：肝臓
アミノ酸：セリン

15番の心の闇 ― 単調

また地獄の一日

イギリスの詩人、T・S・エリオットは、文学の領域において「世界はシェークスピア派とダンテ派に分かれている ― 三つ目の流派はない」といいました。大抵の人間はシェークスピアを知っており、日常的にもおそらく無意識のうちに多くのシェークスピアの表現を使っていますが、ダンテは大衆にとって遠い存在です。しかし、ダンテの名作「神曲」は、人間の意識の地図を表した芸術の中でも最高傑作といえます。シェークスピアは演劇を用い、ダンテは人間の本質に関する永遠の真実を伝える手段として、寓話を用いました。「神曲」は、本質的に低い周波数から最も高い周波数までの意識の地図を説明しています。64個の遺伝子の鍵は、心の闇、天の才、天の光の主に三つの周波数帯において経験されます。ダンテはこれらの意識を夫々、地獄、煉獄、天国と名づけました。

　15番の遺伝子の鍵は、「探求のリング」という人間の遺伝子に含まれる複雑な一連の青写真の鍵を握っています。このゲノムにあるコドンによって、自己の真性に気づいていない状態から、最終的に「神性」を形あるものに表現する、覚醒への進化の旅が始まります。このコドンリングは、「神曲」のように人間の覚醒に至る旅の地図であるため、人間の苦闘、痛み、苦悩、勝利、恍惚は、全てこのコドンリングに記されています。この遺伝子の構造の中でも、15番の遺伝子の鍵は最も重要な役割を持っているといえます。つまり、それは人間を人間たらしめるものです。人間であるということは、両極端にある力と周波数の戦場になるということであり、天国に導くものもあれば、地獄に陥れるものもあります。人間は、多くの相争う流れの折り合いをつける意識の橋渡しとなります。

　15番の心の闇「単調」は、人間が体を持って生きることに対する、低い周波数の態度を説明しています。これはありふれた日常に対する恐れです。ダンテの地獄における重要な要素の一つに、繰り返しがあります。罪人や悪人は、しばしば自身の悪しき行いの結果が永遠に繰り返され、終わりなきサイクルに捕らわれているイメージとして描かれます。15番の心の闇の最たる恐れの一つが、単調なリズムに捕らわれ、変化がなくなることへの恐れです。しかし皮肉にも、ダンテの名作の中で

完璧に表現されているように、人生というのは事実、終わりなく繰り返すパターンとリズムによって構成されています。64個の遺伝子の鍵の神秘により深く踏み入っていくうちに、物理学や量子論の最新の啓示や推測の背後にある真実 ― 宇宙は、同じパターンが永遠のフラクタルの枝葉のように広がる立体画像であること ― を理解し始めます。

　この15番の遺伝子の鍵は、生き物の多様性に関係しています。15番の心の闇は、人生の単調さに焦点を当てます。それは人間の意識の在り方と、動物や植物の気づきも表していますが、人間以外の生き物については単調という言葉は当てはまらないかもしれません。犬は一ヶ月間でも退屈せずに、じっと玄関口に座っていることができます。実際に動物には何も心配事がなく、シンプルな生活を送っているように見えるため、人はよく動物を羨ましく思ったりします。自己を省みることのできる気づきがあるお陰で、私たち人間は真に魔法のようでもあり、同時にとても恐ろしい能力を備えています。それは、態度によって人生への見方をいかようにも変えることのできる能力です。人間の大脳新皮質だけが、単調と呼ばれる状況を作り出すことができます。

　二人の人間が全く同じ出来事を経験したとしても、二人が経験した世界には天と地の差がある可能性があります。一人は天国を味わい、もう一人は地獄を味わうかもしれません。それだけでなく、態度は人生における出来事に影響を与えます。それは大いなる魔法の法則の中の一番目にくる法則です。経験は、その人間の態度を映し出す鏡です。人間の態度は掴みどころがないがゆえに、実際に人生の大いなる謎の一つです。態度は、人間の思考の仕方であると思うかもしれません。しかしそれは思考を通して働くものの、思考ではありません。態度は、人間の無意識だと思う人もいるかもしれませんが、態度は人間の心理や生理機能の最も深いレベルの更に下で働きます。つまり、態度というのは意識がその時々の人間の気づきをどのように扱っているかを表します。それは、ミクロ宇宙とマクロ宇宙を繋ぐ膜であり、DNAが環境をプログラムし、DNAが環境にプログラムにされる仕組みです。それは生命に対する自然な反応であり、その主な目的はただ一つ、成長することです。最後に、態度はホルモンや脳内化学作用、そして人間が意識することのできないもの ― 精神（魂） ― にも繋がっています。

　15番の心の闇は、理由は何であれ、気分が落ち沈む時に必ず言動に現れます。人間の態度の変化に最も影響を与えるものの一つに、光、若しくは光の欠如が挙げられます。天気による態度の変化はその典型的な例です。灰色の雲がかかった日には、動物や植物だけでなく、人間の生理機能も微妙に変化します。これらの変化をどのように受け止めるかを人間の態度が決めます。人間は、誰一人として生きることの単調さから逃れることはできません。単調さをどのように扱うかに全てがかかっています。単調さというのは、実際にとても人間らしい経験であり、人間の基本心理の根幹をなすものです。それは、鬱、暴力、激怒、欲求不満など、極端な状態を招くことがあります。内なる光によって、若しくは外からの光によって、物の見方が変わった瞬間、単調さは実際にとても刺激的で活気に満ちた経験にもなり得ます。この仕組みは、15番の天の才「磁力」の中に見つけることができます。この「磁力」という言葉は、人間にとって単調な経験の本質を理解するための手がかりを与えてくれます。単調さは、磁力や極の欠如に基づくものです。単調さは、スペクトルの最上位にあるわけでも、最下位にあるわけでもありません。それは実際、全く極性がない、丁度中間の位置にあります。ここに、問題があります。極の状態は、決して単調ではないということです。激怒も暴力も単調ではありません。陰性も陽性も帯びていない状態のみが、単調さを生み出します。

GENE KEYS　15番の鍵　地山謙

　意識のスペクトルが陰陽の二つの極を持った直線ではないという事実は、人間に驚くべき洞察を与えます。15番の心の闇が私たちに伝えようとしていることは、全ての心の闇の根底に単調さが存在し、それに対する人間の反応によって、心の闇がその姿を現わすかどうかが決まるということです。それは全て、人間がどれだけ深く単調さを受け入れるかにかかっています。単調さを深く受け入れるほどに、それは神秘的なものに変化します。それはまるで、仏陀のいう空（くう）のようです。最も深遠な真実は、人生そのものに意味はないということです。この真実にどう取り組むかによって、その人間がどのような世界に住むかが決まります。心理的な単調さに陥った時には、気を紛らわせるものなら何でも見つけようとします。より深い感情に行き詰まり、肉体のエネルギーが衰えた時、鬱状態になるでしょう。15番の心の闇の対である10番の心の闇は「我執」で、人間はこの二つの極から逃れることはできません。できるのは唯一、それを違う周波数で体験することだけです。単調さに反応することなく、それを自らの存在全体で受け入れることができれば、それは単調ではなくなります。それは成長として経験され、より高いレベルに上がれば、「開花」として知られる意識の花が開きます。

　全ての心の闇のすぐ下に、神性の天の才が隠れている。これは意識のスペクトルにおける真の奇跡です。心の闇から天の光へと登り詰める必要はないのです。それは純粋に、真の受容ができるかどうかにかかっています。三つのレベル全て ― 心の闇、天の才、天の光 ― は、実際には一つです。心の闇からは、天の才も天の光も見ることができません。天の才からは、心の闇を見ることができますが（事実、天の才は心の闇の創造的エネルギーを使います）、天の光を見ることはできません。天の光の域に至って初めて、全てを見渡すことができます。そこでは、実際の心の闇と天の光の経験の間に、違いがなくなります。唯一の違いといえば、天の光では自らの状況に歯向かわないところです。単調は、単なる単調です。人生に意味はありません。この真実を受け入れるためには、それを全体的に生きる必要があります。その感覚を拭い去るための方法も技も、存在しません。人生は絶対的に平凡であり、人間も又絶対的に平凡です。真の楽園に至るには、この絶対的なる平凡さを通るより他ありません。

心の闇の抑圧的振る舞い ― 空虚

心の闇の抑圧的振る舞いを持つ人が単調さに捕らわれた時、それは空虚となります。この単調さは、退屈とは違います。退屈さは、そわそわした落着きのないエネルギー的性質を含んでいます（35番の心の闇参照）。この空虚は、鬱状態に近く、実際に必然的に鬱に繋がっていきます。そのような人は、ある意味で人生を諦めています。これは消極的受容や、放棄といえます。消極的受容は、ある程度までは受け入れていても、どこかで抵抗し続けている状態です。心の闇の抑圧的振る舞いは、恐れに根差しています。そのような人が行き詰ってしまうのは、ある意味で恐れそのものを恐れているからです。それによって、自らをがんじがらめにする心の仕組みが働き、鬱や類似した性質の障害に繋がります。そのような人々がそこから抜け出すためには、空虚を深く受け入れることを妨げている恐れを発見するしかありません。これまで見てきたように、一度この根本的な空虚を完全に受け入れれば、それを自分とは分離されたものとして経験しなくなるのと同時に、それはもはや空虚ではなくなります。むしろその逆で、膨大なエネルギーと生命力の流れを解放します。

105

心の闇の反発的振る舞い ― 過激主義

心の闇の反発的振る舞いを持つ人は、単調さに対して反抗するでしょう。このような人々は単調さを受け入れず、否定することで逃れようとします。彼らはしばしば曖昧さを身にまとい、メリハリや目的意識のないまま、一つの経験から次の経験へと移っていきます。過激主義である彼らは、様々な状況、場所に身を置きますが、彼らの情熱には一貫した方向性がありません。このような人々は常に移動し、物事や人に深く関与することができません。それは、彼ら自身の影から逃げているからです。内に隠された怒りのせいで、彼らは他人と長く一緒にいることができません。自らの反発パターンを見た時に初めて、逃げていることを受け入れ始めます。

15番の天の才 ― 磁力

シューマン共振と共鳴する

15番の遺伝子の鍵は、人生の神秘へのとても強力な入り口です。それは遺伝子易経の中でも、人類と別の生命体を繋ぐもので、それによって自然や地球の生きた精神(魂)と人類を深いレベルで繋ぎます。1977年に、科学者のオットー・シューマンは、素晴らしい発見をしました。シューマンは、電磁波スペクトルにおける地球の鼓動の正確な周波数を数学的に予測しました。7.8Hzで振動するこの波長は、シューマン共振と呼ばれ、生きとし生けるもの全ての中心で鼓動しています。この振動は、人類を一つの有機体として繋ぐものです。15番の天の才は、シューマン共振に対するDNA内のバロメーターを表しています。人類の全ての病気は、個人の電磁場と地球が発する更に大きな場との間にある障害によって生まれます。自分の周波数がシューマン共振と共鳴していない時には、自分本来のリズムが乱れ、体内の化学反応にストレスが生じます。

　現代社会に生きる人間にとって最大の課題の一つは、ペースを落とすことを学ぶことです。シューマン共振の周波数の振幅は、特に近代社会において大抵の人間が慣れ親しんだものよりも遥かにゆったりとしています。地球に生きる全ての生物にとって、時間は夫々独自のペースで進みます。地球が急ぐことはこれまでありませんでした。地球の力は、緑の力です。地球を現状のまま千年間放置すれば、街や道路は再び森になります。それが、地球の速度であり、力であり、ペースです。磁力は、ありとあらゆる生き物、物質を繋ぐ力であるため、シューマン共振に深く共鳴すればするほど、人間の磁力は強くなります。これは、人生に起こる出来事の自然な流れを信頼することに関係しています。低い周波数における動揺は、ゆったりとした周波数を容易に単調さとして経験するでしょう。事実、人間のDNAの周波数がシューマン共振と共鳴した時には、時間は完全に止まったように感じられます。これらの真実は、今でも地球上に存在する多くの土着文化によって経験され、表現されています。地球の自然なリズムに身を寄せて生きると、この世界でもっとゆったりと生きることからもたらされる知恵と明晰さを経験します。

　意識が天の才周波数に上昇すると、15番の遺伝子の鍵で起こる微妙な突然変異を通して、生命

の多様性が持つ潜在的な輝きを人生で初めて経験します。ここでは、自らの生命力を奪うものとして恐れていた状態が、実際に生き生きとした磁気エネルギーの素晴らしい泉になります。「単調」は、もはや単調ではありません。それはまるで、空の容器の中を覗いていたら、突然その容器が空ではなく、満ち溢れていた ― 可能性で満ち溢れていた ― ことを理解するようなものです。このシンプルな態度の変化が、自らのDNAの中に秘められた高次元の磁力の扉を開きます。そのような磁力は、引き寄せの法則の土台となっています。それは、自らの高次の目的に貢献するもの ― お金、人、資源等 ― を引き寄せる普遍的法則です。シューマン共振と共鳴するまでは、人生でこの法則である努力要らずの力を理解することはできません。

　15番の天の才を力強く表す人々は、強い存在感を放ちます。この意味で、彼らは大衆の中で際立っています。「磁力」の天の才は、その人間を実際に生命力で光り輝かせ、実際よりもずっと大きく見せます。熱意とおおらかさに溢れるこの天の才で、何よりも「愛」の天の才です。普遍的な求心力である、15番の天の才から放たれる磁力は、自然界のあらゆる力を利用することを可能にします。そのような人々は、しばしば自然や動物、植物、有機物の世界と、個人的、又は仕事を通じた強い繋がりを持ちます。15番の天の才は、自然界とそのリズムの多様性に根差し、生きとし生けるものに対する自然な敬意を抱いています。磁力が同じ種の系統を結束させるように、15番の天の才を持っている人々は、全人類に対する深い親しみを感じています。この天の才は、人間の極端な振る舞いや状況をためらうことなく受け入れ、それらに対応します。磁力は誰一人として排除することなく、人々の多様性に触れる度に、彼らはより満たされます。

　しかし15番の天の才の真の輝きは、平凡さの受容にあります。この天の才を通して人生を経験することを、イギリスの詩人、ウィリアム・ブレイクは「一輪の野の花に天国を見る」と表現しました。それは、生命の立体画像的景色を、完全にあるがままに見ることです。15番の遺伝子の鍵は、人生を人類の文化が紡ぎ出す神話や物語を辿る不滅の旅として経験するため、神秘と平凡の間に何ら境界はありません。15番の遺伝子の鍵を通して、人間は平凡さの真っただ中に立つ戦士となります。うんざりするような日常の問題が、個人的変容のためのまたとない機会となります。大いなる精神的な(魂の)試練は、極端な状況下ではなく日常の中、人間関係の中、お皿を洗っている時、家の掃除をしている時、通勤途中にあります。天国を見つけるために、自分の家から一歩も外に出る必要すらないという神秘的な言い習わしの源はここにあります。

　「磁力」の天の才は、オーラを介して周囲に影響を与え、影響を受ける力と要約できるでしょう。要するに磁力は、オーラの力のことです。ゲーテの言葉の通り、「生きとし生けるもの全ては、雰囲気を醸し出す」のです。あらゆる生物は、生体エネルギー領域を放ち、幾何学的法則を通じて周囲の環境と呼応しています。この15番の天の才によって、多様な形態同士の間で情報を伝えるオーラの力が解き放たれます。地球の自然な周波数と人間のオーラが共鳴すればするほど、人間のオーラは広がり、自然界に存在する多くの隠れた世界との接触が可能になります。最終的に、人間のオーラの周波数が完璧に地球の周波数と一致すると、それは地球の網そのものと連動し、その人間の意識は急激に広がり、地球と森羅万象とが一体となります。

15番の天の光 ― 開花

シャンバラの出現

15番の天の光は「開花」という現象で、その言葉は花が開花する力強いプロセスの本質を表します。全ての天の光は、実際に「開花」のプロセスを象徴しています。究極的開花は、高い周波数の自己が表すものです。「開花」は追い求めることも、早めることも、強要することもできません。それは人間に散発的に訪れる現象です。誰に訪れるのか、いつ訪れるのか、誰も予測することができません。ただ一つだけ確かなことは、それが誰かに訪れた時、人はそれを認識します。意識が自然と開花している人は、魔法、光、目に見える磁力の神秘に包まれています。「開花」は、人間の磁力の絶頂として、人間のオーラを通して超新星のように現れ、一度始まるとそれはより深い次元へと広がり続けます。そのような人は、そのような高次の意識を渇望する多くの人々を惹きつけます。

「開花」は予期することはできませんが、それが訪れる前にはある特定の兆候が現れます。15番の遺伝子の鍵の対である、10番の遺伝子の鍵の天の才「自然体」の中にその手掛かりがあります。人間が真に自然体になり、ありのままの自分に満足し、真に自分と他人の人生を受け入れる時、開花はすぐそこまで来ています。「開花」は、気づきが完全に休息した時に訪れます。なぜなら、気づきがそれ自体を探求することを辞めた時のみ、真に休息することができるからです。気づきが実際に休息した時、その内に常に存在していた意識が遂に光を解き放ちます。古人や賢人たちは、現実を見るためには、思考を鎮めるか全ての思考を止める必要があるといいました。この言葉は、実際に大昔からずっと誤って解釈されてきました。止めなくてはいけないのは思考ではなく、思考との同一化です。消える必要があるのは、思考をする人間です！

上記の真実を知って、これまでも多くの人間が気づきの背後にある源を探求し、今も探求し続けています。しかし、気づきをどのようにいじってみたとしても、真実を見つけることはできません。悟りに至るためのテクニックやシステムが存在しないのはそのためです。気づきは、自発的に休息するようにならなければなりません。それは、大いなる素晴らしい神秘です。開花を早めるためにできることは何もないという事実は、吉でもあり、凶でもあります。常に何かをしていたい思考にとって、それは凶です。内なる存在にとっては、それはこの上ない吉です。なぜなら、その真実を体現していくことは、着実にくつろぎを深めていくことだからです。究極的にいうと、「開花」は何にも影響されないのです。それは、瞑想しようと、善行を積もうと、ありとあらゆる努力をしようと、一切の努力をやめてみようと、どんな手段を使っても作り出すことはできません。「開花」は「恩寵」です。それは、気まぐれなタイミングで起こります！

この15番の遺伝子の鍵は、「探求のリング」の本流を形成する全人類の内側にある遺伝子の多次元的なサブプログラムです。この化学族を構成する鍵の夫々が、人生の様々な事柄の探求へと駆り立てる圧力に火をつけます。例えば、54番の遺伝子の鍵は、社会的、精神的、物質的領域において邁進することを求め、52番の遺伝子の鍵は、完全なる休息を求めます。この15番の天の光の神秘を通して、これらの探求がやっと終わりを迎えます。開花という言葉の根にある自然を見ると、数多の植物がつぼみをつける中、夫々の花は全て独自のタイミングで咲いているのが分かります。更に、

一つの植物についたつぼみは、どっと押し寄せる躍動的エネルギーと共に集団で花開きます。人間の悟りにおいても、期間や時代すら違えども、同じことがいえます。悟りはたった一人の人間の内側で起こることは決してなく、ある特定の時期において、世代を超えて連続的に起こります。それは一旦起こると、多くの異なるフラクタルの開花を通じて、様々な人間の人生に訪れます。

　太古の昔から、人間は、人が生まれるリズムとタイミングを理解するための直感的なシステムを作り出してきました。多様な文化において、明確で根源的な真実が発見されてきました。64個の遺伝子の鍵の夫々は、一年を円とした弧の内に夫々の位置づけを持ち、一人一人独自の遺伝子の占星術を形成します。15番の遺伝子の鍵を遺伝子の鍵チャートに持つ人々は、ほぼ全員が春分近くに生まれています。これは、春分のエネルギーは、「開花」のエネルギー ― 自然界にある全てが花を咲かせるエネルギー ― だからです。15番の天の光を表している人は、圧倒的な生命力に溢れています。「開花」という言葉には、花が咲く以上の意味があります。「開花」は、花が一気に急激に開花するプロセスを意味します。一つの花だけではなく、一本の木全体についたつぼみが一気に花咲くイメージです。一気に本当に多くの方向へ向かって開花する ― これが、「開花」の恩寵が訪れた人々に起こることです。彼らの可能性はほとんど終わりがありません。彼らはまるで、生活の全ての領域において同時に開花するかのように、興味の対象は留まることなく広がっていきます。そのような人間は、止まることを知らず、一つの特定の道や方法に留まることは不可能です。彼らの気づきはその役割通りのことをします。常に動き、成長し、探求し、目の前に現れるもの全てに喜びを見いだします。それは春のエネルギーを反映しています。

　15番の天の光は、思考が完全にコントロールを手放した時に現れます。「開花」は思考をとことん混乱させます。それは、自然発生的で、予測不可能で、野性的過ぎるため、思考がそれらに従うことはおろか、管理することなどもっての他です。それはまるで、一人の小説家が百冊もの本を同時進行で思うままに執筆しつつ、更に百の仕事の間を自在に行き来しながら同時にこなすようなものです。「開花」は自然そのものの野性的で有機的なリズムに従い、それは信頼し、委ね、子供のように歓喜する心を必要とします。シューマン共振と完璧に調和した時、存在の内側では時間そのものが止まります。これは、言葉では表現できない経験です。キリストの言葉を借りると、それは人間が"地を受け継ぐ"神秘的な時です。私たちは"人類愛" ― 博愛主義の原理によって体現される人類への純粋な愛 ― の神秘を体験します。そこでは森羅万象が博愛主義に基づき、常に全体へ自らの本質を注ぎ続けます。

　「探求のリング」は現在、深い突然変異のプロセスの最中にあり、それは地球上のあらゆる生物の根本的なリズム構造に変化をもたらしています。何にも増して、それは生きた生体系、特に植物によって保たれる繊細なバランスに対するより深い気づきをもたらします。人類の探求の圧力が、公害や工業の拡大によって地球の緑化を脅かす中、人類も又、地球の大いなるリズムの変化に対して責任があることを理解し始めています。地球の気候も、シンプルに今起こっている深いエネルギー変化の副産物です。この遺伝子コドンの奥底には、電子的かつ爆発的な39番の遺伝子の鍵を通して、力強い解放のエネルギーが動いています。39番の鍵は、高い周波数において、55番の遺伝子の鍵を通して地球上のあらゆる生物に変化を起こす、大いなる変容の前兆でもあります。それは全て、セリンと呼ばれるアミノ酸と共に「探求のリング」において始まります。人間の探求は、最終的には

永遠に満開の春

自ら燃え尽きます。表からどのように見えようと、それは人類が辿る高次の道です。このコドンリング
を構成する六つの遺伝子の鍵は、順番に覚醒します。39番の遺伝子から始まり、この15番の遺伝
子の鍵で終わります。この覚醒が人類と自然の中を移動していくにつれ、人類の主な磁気グリッド
が高次元の周波数へと再調整され、私たちは強力で、微妙な地球の変化を経験するでしょう。

　15番の天の光の真の役割は、人類をより高次の進化へと同調させることです。現在の人類以上
に進化した存在の可能性を想像することは難しいものです。しかし、それらは確かに存在します。大
いなる師や神話の数々は、そのことに気づいてきました。地球自体は、人類よりも遥かに高い微妙
な周波数の世界をも内包しています。そのような高次元の世界も又現在、人類の意識と合流しよう
と意識の跳躍へ向けて準備をしているところです。最大の「開花」は、地球に潜んでいる隠れた高
次元の周波数そのものが表面に上昇して、人間の意識を吸収する時に起こります。この内側からの
覚醒は、昔から神話の中で語られ、光り輝く宝石を中心に据えた地底都市 ― シャンバラ、又はアガ
ルタ ― として知られています。そのような神話は、現在地球上の全てのDNAを通り抜ける遺伝子
の変化を物語っています。それは、銀河と宇宙そのものの進化にも影響を与えています。「開花」は
天空の超新星の写し鏡ですが、物質そのものの構造の奥底で起こる超新星でもあります。つまり「開
花」は、全ての形あるものが、爆発的な連鎖反応を通して意識の真性を悟ることです。それは生きと
し生けるものの人生に刻まれており、間もなく人類に訪れようとしています。

16th GENE KEY

天の光
達人

天の才
万能

心の闇
無関心

奇跡の天賦の才

対:9番
コドンリング:繁栄のリング（16、45）

生理的関連部位:副甲状腺
アミノ酸:システイン

16番の心の闇 ― 無関心

責任の分散

心の闇周波数において、人間が高次元の現実を見ないようにしている、最も強力かつ蔓延した力は無関心です。無関心である限り、人間はその他大勢の一部です。これが16番の心の闇の重要なポイントであり、ぬるま湯から出て、人生の変化を十分に受け入れるという恐れに関係しています。「繁栄のリング」の一員として、16番の遺伝子の鍵は、何かに秀でることに関わります。世の中で真に繁栄するということは、人生において、何か一つ他人よりも秀でたものを見つけることです。これは全ての人間が辿る真の運命ですが、この夢を叶えるためには、まず心の闇から抜け出し、その他大勢とは異なるという危険性を負わなければなりません。無関心は、自らの貴重な時間と生命力を不必要なことに向けるエネルギーのことです。ここでいうさほど重要でないこととは、現在という瞬間と、そこに秘められた無限の可能性から注意を逸らせるもの全てのことです。不必要なことにばかり気を取られている限り、人生において本当に重要なことには無関心のままになります。

　ユダヤ人大量虐殺（ホロコースト）の生存者であり、作家のエリ・ウィーゼルはこのことに関して、以下の言葉を残しました。

　"愛の反対は嫌悪ではなく、無関心であることです。
　　芸術の反対は醜さではなく、無関心であることです。
　　信仰の反対は異端ではなく、無関心であることです。
　　生の反対は死ではなく、無関心であることです。"

　16番の遺伝子の鍵は、人類の集合的な健康状態を表します。近代社会における、人類の健康状態は明らかです。世界の過半数の人間が貧困を強いられ、ごく限られた人間だけが豊かに暮らしているという状況は、16番の心の闇の力が働いている結果です。16番の心の闇は、世界から生気

を吸い尽くす力です。人類はあえて人と違うことをするのを嫌がり、進んで人生の傍観者となること
を選びます。このような典型的傾向は、社会心理学用語で、責任の分散と呼ばれます。責任の分散
とは、他人が大変な状況にある時に、特に同じ空間に他にも他人が多く存在する場合、人間はその
困っている他人から目を背ける確率が高いという、人間の性質を表す言葉です。しかしこの責任の
分散は、16番の心の闇「無関心」の副産物として、地球上のありとあらゆる場所でより一層微妙な
エネルギーレベルで起こっています。

　無関心は、地球上の本当に好きなことをしていない全ての人間によって作られたエネルギー領域
です。この状態を作り出す唯一の原因は、恐れです。その人間が何者であろうと、人生においてどん
な状況にあろうと、恐れを超越した瞬間、それまでより遥かに多くの可能性が開きます。無関心の領
域から抜け出すためには、勇気を持って自らの恐れの中に深く飛び込み、人生で本当に輝かしいも
のを造ることを妨げる倦怠感を乗り越えなくてはなりません。無関心は、多くの顔といい訳を持って
います。人生において真に望んでいることをしない主要ないい訳の一つが、時間不足です。時間不
足の被害者となる癖は、16番の心の闇の中心的な逃避作戦ですが、実際のところ時間は少しも関
係ありません。彼らは、時間ではなく思考の被害者になっています。時間そのものは、水のように変
幻自在で、17番、5番、52番の遺伝子の鍵が証言するように、時間を曲げたり、短くしたり、ねじったり、
伸ばしたり、止めたりすることもできます。人間が意を決して、自分の夢に向かって進み始めた瞬間、
時間は敵ではなく味方となり、時間の方から自然とこちらの都合に合わせてくれるようになります。

　16番の心の闇の対は、9番の心の闇「無気力」です。これらの二つの遺伝的な力が、人間の成功
を阻むものであることが容易に分かります。心の闇における両極性が全てそうであるように、対極に
ある極同士の間にはエネルギーを低い周波数に閉じ込める生体自己制御循環が作り出されます。
無関心は、現状に対する切迫感が薄いため、無気力を乗り越えることができません。この16番の心
の闇は、たとえ世の中に役立つような計画や善意に溢れていたとしても、それらを実行に移すこと
はほとんどありません。自分から何も始めなくても、いつか夢は叶うという幻想が夢物語の心の闇
です。この心の闇に捕われている人間に欠けている重要な一つの要素は、熱意です。熱意は、中国
の易経における16番目の卦の元々の名前です。熱意は、無気力と無関心の凍結したパターンから
人間を助け出すことができます。熱意を持つためには、単に体験を夢見るだけでなく、実際に何か
を体験しなければなりません。

　重くのしかかる集団的無関心を克服する際の最大の試練の一つに、人々が自分の本当の夢と共
鳴できないことにあります。体験することが、自由になるためのプロセスにおいて重要なのはその
ためです。世界を救う計画を思いつき、夢を見ているだけでは足りません。実際に自分で何か始め
る必要があります。他にも、この心の闇に取り憑かれている人々のいい訳は、「まだ準備ができてい
ません」です。ここでも、このいい訳は誤った時間の概念に基づいています。実際には、準備はいつ
でもできているのです。たった今も、準備万端なのです。夢を先延ばしにし続ければ、いつまでたっ
ても夢は夢のままでしょう。実際に夢に向かって行動する勇気があれば、必要なことはその都度学
んでいくでしょう。自らの運命の道に踏み入る勇気を持った時、即座に二つのことが起こります。一
つ目は、自らの熱意から漲る新しい膨大なエネルギーの勢いを感じること、二つ目は、他人からの
圧力によって自らの人生を妥協しなくなることです。

GENE KEYS　16番の鍵　雷地豫

　勇気と熱意によってのみ、責任の分散が作り出す集団のエネルギーの壁を超えることができます。心の闇周波数にいる時には、物事の可能性が全く見えません。思考の枠組みに捕らわれているため、現実の全体像が見えません。熱意は、夢は叶わないという集団の呪縛から自らを解き放つ力であり、勇気は、他人の個人的脅迫から身を守るための剣です。この新たに見つけた勇気によって、十分に体現した人間存在として一人立ちできるようになります。この遺伝子コドンの内には、強い企業家精神が存在します。「繁栄のリング」と呼ばれる所以は、そこにもあります。人間の才能と、グループのシナジー（相乗効果）（45番の遺伝子の鍵）が融合することによって、真の繁栄への道が開きます。自らの才能を伸ばして行けば行くほど、意識の普遍領域はそれに反応し、力添えしてくれるようになります。たった一人で勇気ある行動を起こすことによってのみ、協力し行動を共にすべき正しい人々を見つけ、自らのビジョンを実現することができます。

　16番の心の闇は、一人一人の人間の内側に隠された、個性豊かな才能に大いに関係していますが、心の闇周波数では多くの混乱をもたらします。16番の心の闇は、スキルやテクニック、手順を最重要視し、それらに命を吹き込む人間の精神（魂）は無視します。このような人々は、情報やテクニックに中毒する傾向がありますが、それらのテクニックを超越することは稀です。16番の心の闇は専門家を作り出す一方で、16番の天の光は達人を生み出します。両者には、雲泥の差があります。専門家になるということは、無関心であり続け熱意を持たないということです。熱意が高まれば、スキルはより魔法のようなものに変化し、「万能」という驚くべき天の才の扉が開かれるからです。万能さが増すと、人生で初めて本当の意味でその他大勢の一員から卒業します。特別な人間となった瞬間、無関心から脱却します。

心の闇の抑圧的振る舞い ― 騙されやすい

無関心が抑圧されると、騙されやすい振る舞いとなります。このような人々は、集団のデマの被害者となります。一つの例を挙げると、「政府ですら世の中を良くできないのに、自分たちにできるわけがない」というデマに騙される人々です。基本的にこのような人々は、他人の無関心を盾にとって、自らの無関心を隠しています。最も深いレベルにおいて、このような騙されやすい振る舞いは、個の弱さと無力感を増長します。テレビでニュースを見る度に、この壮大でネガティブな刷り込み領域と出会います。この領域に対してどう反応するかで、人間の周波数が決まります。心の闇の抑圧的振る舞いの場合、なす術などないと信じ込み、見て見ぬふりをします。

心の闇の反発的振る舞い ― 自己欺瞞（ぎまん）

無関心な振る舞いによって、人間は実際に反応することができなくなります。この点で、無関心という心の闇に、反発的振る舞いがあるのはおかしいと思えるかもしれません。このような人々は、構造やシステム、技術に固執し、その影に自らの恐れを隠しています。彼らは、思考があまりにも深く構造に一体化しているため、そもそも何のためにその構造があるのかを忘れてしまいます。これは自己欺瞞（ぎまん）を生み出します。彼らは、自分の周りに強固な思考の壁を築き、世界や他人の意見を寄せつけません。

113

ある意味で、彼らは心の闇の抑圧的振る舞いと同様、簡単に騙されやすいといえますが、心の闇の反発的振る舞いの場合では、他の誰かのデマではなく、自らのデマに関わります。彼らは自分の意見を信じて疑いません。しかし、その思考の壁の背後では、無関心とは程遠い大きな怒りが煮えくりかえっています。自分の自己欺瞞を自覚しない限り、最終的にその怒りはその人間を破壊するでしょう。

16番の天の才 ― 万能

持続を可能にする才能

16番の心の闇について、理解しておくべき大事なことがあります。無関心は、人類の遺伝子を通じて働く、集合的な周波数の表れであるということです。そのため、この振る舞いの過失や非を責めることはできません。無関心は、シンプルに集団意識が自らの真性をまだ見てないために生まれます。集団意識はまだ自分が一つの集合体であることを理解していないのです。しかし、新しい気づきによって、人類は一つの意識であると確認することができるでしょう。この確認は、例えばテレビで不快なニュースを見た時にも、その人間はもはや自らと当事者たちを切り離して考えることはありません。そこには、当事者たちは自分自身の意識の一部であるという深い理解があります。

　人類全体を、個人のより大きな体として捉えるこの新しい気づきは、自然に人類を奉仕へ向かわせます。地球上の被害者意識は消滅していくため、もはや恐れに基づいたデマによって騙されることはありません。この段階にきて、16番の天の才の内側に秘められた力が明らかになります。16番の天の才の強みは、驚くべき万能さにあります。16番の天の才は、テクニックやスキルを習得することも含みますが、真の万能さはテクニックを超越した時に発揮されます。心の闇周波数では、スキルは落とし穴となりますが、天の才周波数では、スキルは真の自己への梯子となります。心の闇レベルでは、スキルやテクニックそのものに重きが置かれ、天の才レベルになると、スキルはただ一つの目的 ― 高次元の意識状態への架け橋の役割をすること ― だけを果たすようになります。

　どんなスキルを習得する際にも、そのスキルと同化することが必要不可欠です。学んでいるテクニックに完全に夢中になる必要があります。全ての学びの周期は、七年単位の細胞の周期に従っています。これは、人間が真に何かを学ぶためには、七年間かかるということを意味します。なぜならそれが、スキルやテクニックを体内の細胞に物理的に覚え込ませるのに要する期間だからです。従って、完全に一つのスキルを習得してから七年が経つと、そのスキルを自動的に超越します。当然、あらゆるスキルは更に上の段階があり、最終的に達人の域に達します。しかし、「万能」の天の才が現れるのが、この重要な超越の段階です。「万能」はスキルではありません。それは、スキルと完全に同化する代わりに、そのスキルを使いこなす周波数です。ここでスキルは才能に変わります。才能は、ある特定のスキルをマスターした時に現れます。才能の域に達すれば、もはやスキルについて考える必要はなくなり、完全に新しい世界が目の前に開きます。

　16番の天の才は基本的に、スキルとは全く関係がありません。それはシンプルに、高次の状態に到達するための媒体としてスキルを使うだけです。万能さの天の才は、必要であればどんなスキル

でも身に着け、それをただ一つの目的 — 人類の向上のため、そして全体への奉仕のため — に使うことができる能力です。万能は、熱意からくる力強いエネルギーによって駆り立てられます。熱意は、心から楽しめることをやっているという感覚です。そしてそれが計らずも、人々の人生をより良くし、全体への貢献となります。天の才の周波数では、あっと驚くような素晴らしいことが起こります。一つの天の才は、他の天の才と交換可能となります。この周波数で機能するようになると、生まれ持った遺伝子構成に関係なく、同じ周波数帯にある全ての状態を繋ぐ形態形成場を通じて、64個の天の才からどれでも引き出すことが可能となります。必要な天の才に波長を合わせることで、どんな天の才でも活用することができる能力が16番の天の才の真の意味です。それが、真の万能です。

　天の才の周波数は、特定のスキルの習得によって定義されるものではなく、人間が踏み入るエネルギー領域です。中国の易経における16番目の卦は、音楽、絵画、ダンスなどの芸術に関係しています。実際に、万能に至ると、あらゆる分野の芸術や科学も、他のどんな分野とも容易に交換できることが分かります。天の才は、通常私たちがイメージする天賦の才の域です。天賦の才の本質は、万能さにあります。天賦の才は、森羅万象に共通して流れるエネルギーの指紋を読み取ることが可能です。レオナルド・ダ・ヴィンチは、この万能を発揮した人物の好例で、彼は芸術と科学の間を自由に行き来していました。真の天才が、自らを一つの分野に限定することはめったにありません。というのも、そんなことをすれば、自らの天の才に制限をかけることになるのですから。万能の大きな喜びは、自らの才能をあらゆる領域において活かし切ることにあります。

　万能は、とても省エネな意識領域という側面も持ちます。現在の人類のエネルギーの使い方を見れば、明らかにそこに16番の心の闇の力が働いているのが分かります。現在人類は、一種類の資源を使って全人類を賄おうとしています。これは、人類の石油、石炭、ガスなどの化石燃料への固執に見られます。自分たちの行動の結果を完全に無視しているという点で、それは相当な無関心の表れです。進歩という名の下に、地球上の広大な地域が侵されています。近代ビジネスはマイノリティ（社会的少数派）の窮状に全く無関心です。景観や動物、自然界の生き物についてはいうまでもありません。無関心はまるで寄生虫のように、一つの資源を枯渇させた後、次の資源へと乗り移ります。これは持続不可能な道です。「万能」の天の才が将来人類のゲノム中に現れるようになるにつれ、人類はこれまでとは全く違う、遥かに繁栄をもたらすやり方で、エネルギー問題に対処するようになるでしょう。

　環境を万能の働きの例に取ってみると、それがいかに全ての生態系を視野に入れているかがわかります。それは、人や物に一切害を与えない純粋な効率を重視しています。従って、16番の天の才は自給自足という概念に強く結びついています。一つの資源を使い切ったら、次の資源を使う代わりに、万能はそれらを全て同時に使い、複数の資源の間で柔軟で自然なエネルギー交換が行われるよう取り計らいます。エネルギーの使用に関していうと、これは全ての家庭や村落は、最終的に自給自足する必要があることを意味します。各家庭や小さな地域を維持するだけのエネルギーを生み出すためには、太陽、水、風、地熱などを組み合わせる必要があるかもしれません。近年、多くの代替エネルギーが作り出されるようになりましたが、やがて国営エネルギー企業という概念自体が不必要になるでしょう。以上の事柄は、16番の天の才に秘められた真の可能性の一つの例であり、それは銀行業から蜂の養殖業まで、全ての領域に応用することができます。何よりも、万能は無駄

を嫌います。これはありとあらゆるものを活用し、リサイクルできる天の才であり、それがこの天の才がどんなスキルやテクニックにも縛られることなく、それらを使いこなすことができる理由です。

16番の遺伝子の鍵が、「繁栄のリング」の一員であることは既に見てきましたが、グループの相乗効果（シナジー）に関する45番の遺伝子の鍵と共に、この化学物質の組合せは、体内における真の繁栄を活性化させるマスタープログラムとなります。真の繁栄を生み出すのは、自分の天賦の才を追求しながら、他人と力を合わせて働くことができる人たちです。16番の遺伝子の鍵は、子供たちの正しい教育に関わるため、未来の進化と人類の持続可能性において大変重要な意味を持ちます。この遺伝子の鍵を通して、子供たちの才能を小さい頃から発見することができ、それらの才能を育てるために最適な環境を子供たちに準備することができます。「繁栄のリング」の中には、ギルド（同業組合）の神秘的な秘密が存在します。ギルド（同業組合）とは、遺伝子に基づいた天賦の才を発揮するグループで、そのメンバーが集まることによって、人類の文明全体に飛躍的な繁栄がもたらされます。

16番の天の光 ― 達人

奇跡的な天の光

この16番の遺伝子の鍵を手短に復習してみると、それは熱意の欠如と、自らの行動と一つになれないことから来る無関心に根差していました。いくらスキルが優れていても、熱意がなければ、才能の域に達することはできません。更に、才能は長いこと時間をかけてやっと獲得できるものであり（最低七年間）、その自然な表現は万能でした。スキルは一つの方向に意識をかなり集中する必要があるため、垂直方向の学びのアプローチと呼ぶことができるかもしれません。そこでは、その領域のことを熟知し、習得したいという衝動に突き動かされています。万能は、垂直方向のアプローチのみならず、水平方向の領域に人間を開くため、万能が現れるとその人間全体の周波数が変化します。そこでは、たった一つの修練に固執しなくなり、より全体的な視点から人生を見始め、いかに全てのシステムやテクニックが、真に不可欠な要素として相互に関係し合っているかを理解するようになります。従って、一つの方向に縛られることなく、科学や芸術の全領域に才能を応用することができます。このレベルに達すると、全ての生命活動の背後にある自然法則の内に生きるようになり、一見かけ離れて関連性がないように思える複数の修練法を跨いで才能を発揮できるようになります。例えば、ある芸術家は、ビジネスにおいても才能も発揮するかもしれません。天の才における人間の才能の秘訣は、特定のスキルにこだわらないことです。

天の光になると、私たちの目の前に矛盾が現れます。心の闇の熱意の欠如から、天の才に近づくにつれ、一つのスキルに対する熱意が生まれます。その後、真に万能になるためにその熱意を手放します。天の光に来ると、自分のやっていることに対する熱意と、もはや無関係となります。このような高次の意識レベルでは、個の独自性は消し去られ、人間は生命を受け入れるための空っぽの器になります。そこでは、全ての学びが終了し、様々なレベルも消滅します。才能、更には万能の域においてもまだレベルが存在します。偉大なピアノ奏者であっても、更に腕に磨きをかけ、能力を高め

る余地はあります。しかし、16番の天の光「達人」をもってすれば、水平方向、垂直方向のいずれにおいても、能力を高め、進化するゲームは終了します。

16番の天の光は、一部の人々が魔法を帯びた能力と呼ぶような性質を持つため、世の中において比較的稀な表現です。16番の天の光を通して、芸術から科学に至るまで、人間の天賦の才のあらゆる側面の青写真が生まれます。人体の全ての細胞内のDNAに、森羅万象の青写真が含まれるように、16番の天の光は、人間のあらゆる試みにおいて達人の青写真を活性化します。それは、実に驚くべき現象をもたらします。音楽の分野での例を見てみましょう。ラフマニノフのピアノ協奏曲第三番は、現存する西洋古典音楽のうちでも最も難しく、素晴らしい曲であるとされています。この曲を演奏するには、天性の才能を持った人であっても、何年もの継続した練習と修練を要します。しかし、全人類は一人残らず運動感覚的にこの曲の弾き方を知っています。16番の天の光は人間に、ラフマニノフの曲の弾き方だけでなく、その他全ての内在する運動感覚的知能を利用することを可能にします。16番の天の光が活性化されると、それまでの人生で一度もピアノに触れたことがなくても、ラフマニノフだけでなく、その他の全ての大音楽家の曲が弾けるようになります。

16番の天の光と、35番の天の光「無限」を詳しく見ていくと、興味深い繋がりを発見します。奇跡的な天の光の一つとして、35番の天の光の唯一の目的は、平均的な人間の視野を飛躍的に広げることです。それは、思考が邪魔さえしなければ、不可能なことなど何もないことを証明しています。遺伝子易経における64個の天の光は、伝統的な東洋の高次元意識への取り組みとは、異なった意味で理解されています。東洋思想において、天の光は、真の悟りへの道の障害として現れる特別な力と解釈されています。天の光を表す言葉は実際に、奇跡や特別な力を体現するようデザインされた、人間の遺伝子内の天の光群に由来します（14番、16番、35番、60番の天の光が分かりやすい例です）。天の光状態に到達すると、ある種の宇宙的な万能さを会得し、その後も生まれついた遺伝子に基づいて運命が展開し続けます。スピリチュアル業界において、「天の光の誘惑」と表現されるように、天の光に関する多くの混乱が存在しています。それに対して異議を唱える人々も、自分たちの制約に基づいて発言している可能性があります。天の光の特別な力自体、悪いものではありません。実際、天の光は人類の進化にとって不可欠なものです。

16番の遺伝子の鍵に備わった熱意は、天の光でもその真性を発揮します。熱意という言葉の語源は、ラテン語とギリシャ語で「神の息のかかった」という意味を持ちます。神のエネルギーによって満たされた時、物質界との同一化を打ち砕き、その人間の体を通して神が遊びます。そのような遊びの一つの形態が、創造における達人です。奇跡に無関心でいることは不可能です。神にも楽しむ権利はある。これが16番の天の光の極みです。16番の天の光の特別な力が、宇宙的エンターテイメントという形態を取ったとしても、その目的は全体に貢献することだけです。真の「達人」に、個の力は少しも含まれていません。それは、「神の意思」と一体になることであり、「無」の達人となることです。これが究極的な戯曲であり、全ての芸術の中でも最も高度な芸術です。それは同時に、人類を無関心から脱出させる驚くべき力を持っています。

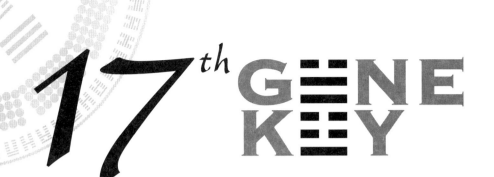

天の光	**全知**
天の才	**先見性**
心の闇	**意見**

もう一つの目

対：18番
コドンリング：人間性のリング（10、17、21、25、38、51）

生理的関連部位：脳下垂体
アミノ酸：アルギニン

17番の心の闇 ― 意見

第三の目を閉じる

17番と18番の心の闇の対を詳しく見ていくと、人間の思考の最大の才能でもあり、ジレンマでもあるものの内の二つに出会います。それは、意見とジャッジです。この二つの性質は、人間の左脳を使った論理的思考の典型です。論理的判断に基づいて意見を述べることのできる能力は、人類の偉大な力の一つです。この組み合わせは、人類とその他の生物を分け隔てるものであると同時に、人類が万物と相互に繋がり合っているという現実を阻んできたものです。そのため、最も高い周波数において、これらの男性的な脳の性質が、人類を最終的な進化の段階へと向かわせるという事実を、意外に思うかもしれません。17番の天の光「全知」を通して、人間の思考は遂に、全存在と一つであるという完璧さと輝きを見ることになるでしょう。そして、18番の天の光「完璧」を通して、そのビジョンを完全に現すでしょう。

　しかし、心の闇周波数では、意見とジャッジという二つの性質によって、分断しか生まれません。なぜなら、それらは全体を見る代わりに、全体の中のほんの一部分だけを見て、異議を唱えることに基づいています。最も高度な意識レベルに至るまでは、これらの心の闇の性質が、同時に物事の全ての側面を見ることのできる「全知」という資質へ変容することはありません。心の闇周波数は、しばしば不快な状況を招くにも関わらず、常に美しい花を咲かせる種を含んでいます。17番と18番の例を見て分かるように、対をなす遺伝子の心の闇周波数は、相互に作用し合って惨めな人生を作り出します。18番の心の闇「ジャッジ」は、人間の不満に根差し、そのただ一つの目的は、17番の心の闇を通して根深い不安感の原因を突き止めることです。

　人間の脳の知的能力の一つとして、17番の心の闇「意見」は、論理の基礎であるパターン認識に特化した、デジタルな左脳に対応しています。18番の心の闇にせかされるように、17番の心の闇は思考を通して不安への答えを考え出そうとします。思考は、世の中に自分自身を投影する性質を持ちます。別の言い方をすれば、「意見」の心の闇は外の世界や社会、人々のみならず、自分自身にさ

え欠点を見つけるように仕向けます。一つでも欠点を見つけたなら、それを元に世界観が形作られ、頭の中で完全な物語が作り上げられます。投影された欠点は、常に比較に基づいており、18番の心の闇によって生み出される不満のエネルギーは、そこに一心に注がれます。このようにして、意見は、一つの投影の周りに形成されます。その投影は、幼少期の刷り込みに根差したものであり、成長と共に大きくなっていきます。

これは、幼少期に染みついた刷り込みが、子供の思考様式にどのように影響を与えるかを簡単に説明したものです。人間の意見は、生まれてから七年の間に植えつけられた種が芽を出したものです。しかし、それは三番目の七年期、思春期に入らないと思考の中で表面化しません。もし子供が、最初の七年間に外側から、肉体的、感情的、知的な人工的パターンを植えつけられずに、自然に発達することができれば、頑固に意見を曲げない大人になることはほとんどありません。

現代社会では、意見は健全だと見なされている上、事実、それは本質的に不健全というわけでもありません。論理的な左脳は、何らかの立場を取り、比較することで考えます。問題は、自分の意見に自らの不満を投影するようになり、独善的な考えになることです。この時、同時に、別の病気 ― 深刻さ ― もあなたの内側に根づくようになります。

健全な意見の表現は、同等に発達した右脳から生まれる、ある種の遊び心に根差しています。左脳が部分しか見ないのに対して、右脳は全体を見ます。脳内のバランスが取れれば、男性性は常に女性性に仕えるようになります。なぜなら、木を見て森を見なければ、制限され、分断的で、危険な状態に陥ってしまうからです。自らの意見に対して深刻になり過ぎれば、常に自分の意見を守らなくてはなりません。これは、暴力の根源的仕組みです。天の才の周波数になると、意見は先見性に譲られ、物事を同時に二つの視点から見ることができるようになります。もし右脳が物事の全体像という背景を提供すれば、左脳によって全体の中の一部分だけに捕らわれることはなくなります。この視点で見ると、もしどちらか一方の味方になることがあるとすれば、その目的はただ一つ、18番の天の才「高潔」を保つことのみです。

幼少期の脳の健全な発達に、知性の代わりに“妨害されない”ことが深く関与していることは興味深いことです。生まれて最初の七年間に、子供が必要とするものは遊びから学ぶことのできる環境のみです。生理的な衝動や、時期ごとに自然に変わる衝動を無視し、人工的なリズムを押しつけることは、繊細な脳と神経系の発達過程を阻害することになります。17番の遺伝子の鍵の中に、体内のリズムを発見することができます。このリズムは肉体の奥深くに根づいており、地球そのものの周波数と繋がっています。七年間の細胞の生まれ変わりの周期は、受精の瞬間から、発達を続ける子供たち全員のシステムを通して響き渡る、深遠な内なる太鼓の音に従っています。このような力強い自然のリズムが、発達の初期段階で崩されれば、内なるリズムは崩れたまま大人になります。このリズムの崩壊は、最も一般的には精神的不安として表面化しますが、それ以外にも、人生の後半における様々な生理的問題へと繋がります。そのような問題は全て病気と診断されにくく、治癒も難しいものです。

17番の心の闇は、多くの人々の世界観を支配しています。集合体レベルでは、この心の闇が現代の社会を作り出したといえます。それは、左脳的な世界観に基づいて、人間を国、宗教、階層によって様々に分類しました。社会のほとんど全ての側面が、分断、比較と意見に基づいてできています。大半の人間は、長期的な環境への影響を考慮せずに、左脳による判断を基準に物事を決め

ます。この17番の心の闇のせいで、人類は全体像が見えなくなってしまいました。この心の闇は、それが見るように定められた物事しか見ないので、最初の不満の種の周りに人生を築きます。従って子供たちは、大人しく従うにせよ、反抗するにせよ、世の中が期待するように振る舞います。子供たちは17番の心の闇がはびこる世界に生まれ、自らの視点を持つこと、それを維持することに焦点を置くようになります。

しかし、対である18番の心の闇が表しているように、人間が生まれ持った不満は、神性の表現でもあります。この不満のエネルギーこそが、自然と全体に逆らう全てのものに対して挑戦状を突きつけるものです。これが、人類が最終的に完璧な世界を創造する原動力となります。17番の心の闇を通して、人間の不満から生まれる基本的衝動が歪められると、それは全体ではなく一部分にのみ寄与する左脳を過度に働かせます。それによって、世界には更に分断が増えていきます。この心の闇は、構造を理解することに長けているため、人間の思考における主要な管理組織です。それは、言語を組み立て、数値を駆使し、様々な段階や領域、階層に基づいて物事を捉えます。その力によって、個人の現実を作り上げる言語が構成されます。その言語は二元的構造の上に成り立っているために、超越した状態へ至る妨げとなります。二つの相反する意見 ― 民主党か共和党、保守党か労働党、男性か女性か ― といった二元論を越えた、次の三つ目の視点へと内なる言語構造が開かれた時、DNAの中にある心の闇周波数から抜け出すための力が生まれます。

まとめると、17番の心の闇は左脳的アプローチに偏り過ぎるために、人間の思考を二元的レベルに留めます。それは、知的な視点を神経言語的現実の楔（くさび）とします。それは包括的な右脳を脅かし抑制しているといえます。このプロセスは11番の心の闇で詳しく説明しています。二つの異なった意見を合わせ、バランスを取ることなくして、三つ目の超越的視点は開きません。あらたな神経言語のパラメーターを提供することで、二次元的論理を超越するための新たな論理を再構築し、三つ目の視点を与える ― これは、64個の遺伝子の鍵が人間の脳の中で行っていることです。この三つ目の視点によって、最終的にもっと広範囲の現実を捉えることができるようになります。これと同じ内側の配線交換のプロセスを、世代を超えた偉大な師たちや神秘家たちは"第三の目を開く"と表現してきました。

心の闇の抑圧的振る舞い ― 自己批判的

17番の心の闇が内側へと向くと、絶えず自分と他人を比較する、更には、自分より他人の肩を持つといった思考傾向に陥ります。これは、自己批判的な態度で、自らを絶えず卑下し続けることになります。この態度は無意識の深い部分に根差しているため、自らの振る舞いに気づくことはほとんどありません。このような自己批判的な性質は、多くの場合、自分に対する評価が低いため、自らの意見を持つことはもってのほか、それを表明すらできません。彼らは、全くといっていい程、自意識が欠けているために、自分を主張しようとする気概がありません。17番の心の闇は、パターン認識に優れているため、一度ある視点に立つと、その正当性を証明するための証拠をいくらでも探し出すことができます。そのため、彼らは自らの人生が無価値であるという核たる信念を後押しする証拠を、生涯に渡って集め続けます。

心の闇の反発的振る舞い ― 頑固に意見を曲げない

意見とは、常にその正当性を維持するための擁護を必要とするといえます。17番の心の闇が外側へ向くと、世界で見られる独断的な考えのシステムの数々を作り出します。この心の闇は、特に男性にとって魅力的なものですが、それは男性の脳が生来、合理的なアプローチを好むからです。彼らは論理を使って自らの意見や視点を押し通そうとするため、結果的に他者の意見を誤りと見なします。人類の大半を占めるのは、科学や制度、階層など意見の基礎となるものを築く人々と、それらの意見を鵜呑みにして無意識のうちに被害者になっている人々です。何か一つの意見を擁護する人は、自身の根深い恐れの表出である無意識の怒りに支配されています。意見を全く持たない人間はほとんどいません。そのような人物がいたとすれば、二つの相反する視点から物事を見ることのできる魔法のような領域に至るまでに、自らの恐れに直面し、怒りを真に受け止めてきたはずです。相反する二つの視点から物事を見ることができて初めて、バランスが取れ、制約が外されます。

17番の天の才 ― 先見性

ハートを介した予知

世の中でまかり通っている物事をよく見てみると、それらは実際には誰かの意見が、たまたま事実によって立証されたものだという皮肉に気づきます。心の闇周波数では、思考が理論や事実を捻じ曲げ、自らの意見の正しさを立証する理論を組み立て、反対意見は捻じ伏せます。世間一般の人々は、そのような意見に容易に影響され、どちらかの肩を持ちます。全ての人間の感情ドラマは、二次元的思考から生み出されます。そして、感情ドラマは大衆意識の大好物です。それは全て影の策略者たちによる企みに過ぎません。もし自分はこの企みには参戦していないのだと思うなら、もっと深く自分自身の意見を掘り下げてみてください。おそらく、どれだけ自分の思考がいとも簡単に外からの影響を受けているかが分かるでしょう。

　事実、人類はスキナー箱のネズミのように、プログラムされた通りにしか物事を見ていません。人類が見ているのは欠点のみです。全ての意見は、生命の幾何学の中に欠点を見つけることで作り出されます。自由への恐怖を手放した時にだけ、意見の駆け引きを越えてより高尚な存在領域へと入っていくことができます。更に、意見を越えていくためには、人生を深刻に考えたり、何にでもむきになったりすることを止める必要があります。大半の人間にとって、17番の天の才は、自分の能力では及ばないかのように思われます。なぜなら、自分の意見を手放すことは、何か確実な思考の拠り所を見つけたいという根源的な欲求を諦めるのと同等のことだからです。人間は、固定観念や決まった思想を見つければ、恐れを食い止め、人生を支配し続けることができるに違いないと考えます。人間の思考を見てみると、ほとんどの場合が外から刷り込まれた独断的な考えの層が幾重にも重なっています。読んだ本の内容から、科学的に証明された理論、宗教的信条やしきたりなどです。人間がなんとか思考によって、人生に対する確証を得ようと必死になっていることが分かるでしょう。

しかし、17番の天の才は公平で、意見を超越した全体的ビジョンを持つということとは違います。17番の天の才は、躍動的な思考の天の才です。それは、何もせず受け身でいることではありません。この天の才の目的は、人生の全体像のみならず、その些細な仕組みまでも理解することです。心の闇の時と同様、17番の天の才は対である18番の天の才「高潔」によって突き動かされています。従って、17番の天の才の真の目的は、世の中の全ての歪められた真理に対して抗議をすることで、高潔を維持することです。心の闇周波数では、度量の狭さを生み出した同じ性質が、天の才周波数では寛容さを生み出すという使命を持ちます。論理の素晴らしい真理は、63番の遺伝子の鍵の中にあります。それは、いかに論理がそれ自体を否定するものであるか、そして同時にいかに神秘的であるかを表しています。より高い周波数において、論理はそれ自体を否定する ― それが論理の美しさです。17番の心の闇が人々の思考を特定の方向に偏って刷り込むのに対して、17番の天の才は利己的な独断的な考えを覆すために使います。

大衆の心の闇周波数による意見に対して、17番の天の才の優れた点は、高次の認知の形「先見性」を備えていることです。17番の天の才の役目は人生の方向性を指図することではないため、それは周波数を下げるパターンと、上げるパターンの違いを区別するという本来の目的を自由に果たすことができます。この天の才は意見を超えた視点から見るだけでなく、意見が生まれるメカニズムと、人間の意見に固執してしまう性質をよく理解しています。この天の才周波数を発揮することで、第三の目を開くプロセスが始まります。このプロセスの最初の段階は、特定の意見と同一視することの不毛さを理解した時に起こります。この天の才は全く新しい内なる言語を利用し、それによって偏った意見の表現を迂回して問題の真相に焦点を当てます。

17番の遺伝子の鍵は、人間の遺伝子基盤の中でも最も複雑なコドングループに属します。「人間性のリング」というこの化学物質グループと関連アミノ酸であるアルギニンは、人類の青写真を含んでいます。このグループは、人間の苦しみの主な原因は相違点しか見ようとしない、17番の心の闇の意見に根差していることを教えてくれます。しかし、この「人間性のリング」は又、人類の未来の進化も含んでいます。特に、このグループの天の才周波数には、人類が生来持つ至って人間らしい六つの重要な性質があり、その中の一つが17番の天の才の「先見性」です。このコドングループにある遺伝子の鍵の多くは、愛とハートの権威を信頼する人間の能力に関係しています。よって、「先見性」は思考から現れるのではなく、ハートから直接現れるものであるといえます。この17番の天の才は、人間の本来の知覚手段です。

既に、17番の心の闇が階層のみを見るようプログラムされていることを見てきました。それはシンプルに、二元的な思考構造を超えたところで物事を理解することができません。しかし、低い周波数で大衆によって作られた独断的な考えから解放されると、17番の天の才はより高次の現実と領域を見るようになります。全く新しい見方で物事を見るようになります。知的能力に仕える代わりに、17番の天の才は太陽神経叢からもたらされる気づきを通じて物事を捉えます。普遍的な認識を左脳で論理的に理解した上で、全く新しい魅力的な方法で万物と一つになることの仕組みを説明することができます。このように生命の仕組みを理解することで、17番の天の才はもう一つの特別な能力 ― 予知能力 ― を発揮し始めます。17番の天の才は、未来を見据える特有の性質を持ちます。17番の天の才が磨かれると、いかにして一つのパターンが別のパターンを生み出すかが理解でき

るようになります。そして超越的視点を、論理的視点へと変容することができるため、一つ一つ進んでいく進化の段階を論理的に理解することができます。

17番の遺伝子の鍵が遺伝子の鍵チャートにある人は、この天の才の持つ予知能力を現実として生きているかもしれません。しかしその予知は、11番の遺伝子の鍵のような幻想的なビジョンとは違います。17番の天の才は原型を見るのではありません。それは、数字に基づいたパターンを認識した後に、それらを文字や言葉に変換します。彼らは、進化と進化の計画の進捗に関する神性な計算式を理解しています。部分だけでなく、全体を見通すことによって、彼らは真の科学者となります。既存の視点に縛られることなく、いかようにも生命の完璧さに対する深い理解を説明することができます。17番の天の才を持つ人々は、究極的には次の人類の文明を組織していく人々です。さらに、天の才周波数はハートの周波数であるため、17番の天の才を発揮する人々は人類の集合体としての未来の全体像を、フラクタル的な特定の観点から捉えます。それは、彼らの間で、意見の不一致が決して起きないことを意味します。

17番の天の光 ― 全知

もう一つの目

皆さんも理解し始めているかもしれませんが、17番の遺伝子の鍵の高い周波数での性質は、人類全体の未来を予見することです。そして、この予見から様々な未来の現実が組織され、構築されることになります。17番の天の才を持っている人々は、万物の一体性へ向かう大いなる進化の特定の側面の指揮を執っています。しかし、天の才では全体のパターンにおける特定の側面しか見えていません。例えば、17番の天の才を持っている人は、人々を分断する代わりに団結させる新しい経済の仕組みを再構築する方法を考えつくかもしれません。また、ある人は、上記のモデルに則った地域のネットワークの作り方を考えるかもしれません。このようにして、17番の天の才の夫々は、人類の進化のパズル全体のフラクタルを部分的に担います。

17番の天の光に到達した時に初めて、一人の人間が全体像を見ることができます。この天の光は、第三の目の完全な開眼と直接的に繋がっています。このレベルの意識では、見ている側と、見られている対象が一つになります。残っているものは、意識が際限なく流れ込むたった一つの目だけです。これを「全知」の天の光と呼んでいます。既存の宗教における独断的な考えでは、唯一の神、もしくは神々のみが全知であると見なされています。低い周波数では第三の目がいかにして固く閉ざされているかが、この例を見てもよく分かります。人類の内側にあるこのもう一つの目は、脳下垂体のより高次の機能の中にあり、その目を開くための方法はたくさんあります。様々なヨーガの修行の中には、第三の目を開くことを主な目的とするものがあります。この第三の目は、ヒンズー教のチャクラでは、眉間にある六番目のアジュナ・チャクラに対応します。多くの麻薬や向精神性の植物なども、脳下垂体を通して第三の目の機能に影響を与えます。何千年もの間、シャーマンたちは向精神性の植物を使ってこの驚くべき高次元意識の目を開いていました。

しかし、第三の目の一時的な活性化は、高次の意識をほんの少し垣間見せてくれたとしても、「全知」の天の光とは比較になりません。錬金術的な覚醒の道において、「全知」の天の光は完全にハートが開いた後に開花し、ハートが開くためにはその過程で自己をことごとく壊します。内なる太陽が昇って初めて、第三の目は開くといえるでしょう。17番の天の光は、覚醒をした後も残る唯一の思考の側面であることから、例外的な天の光といえます。その他全ての思考の側面は、この例外的な一つの目 ― 思考の目 ― を除いて高次の周波数へと変異を遂げます。ハートが開花した後は、その内なる目は脳と純粋な意識を繋ぎ、意思伝達を可能にする接点となります。その内なる目は完全な円形をしていて、全ての方向を同時に見ることができます。17番の天の才が未来のパターンを予言する一方、17番の天の光は未来の詳細を正確に予見することができます。17番の心の闇で時間が歪められたのと同様、17番の天の光にとって時間は幻想であり、一つの永遠の意識として過去、現在、未来を経験します。

「全知」の天の光を通して、世界に本物の予言者と神託者が現れます。昔から、本物の予言者は全盲であり、本物の神託者はろう者であるといういわれがあります。これは、人が意識を見通すのではなく、意識が人を見通すことを象徴しています。そのような高い周波数では、人間の肉体は意識のための単なる道具となります。17番の天の光を通して、意識はマーヤの外にありながら、マーヤのゲームに参加します。もし17番の天の光が意見や見解を述べる時があれば、それは特定の人間ドラマを展開させるためです。個人の気づきに特定の意見を送り込むことによって、ある変異を起こすのです。時折、師が弟子に奇妙なことをいうのはそのためです。全知の観点からのみ、そのような言葉は紡ぎ出されます。天の光の状態から言葉を発する者は誰でも、これと同じプロセスを辿ります。この天の光は又、世界に現れ自己を顕示する天の光でもあります。時折、人々の中に、未来を聞くというカルマを受け継いだ人たちがいます。時に、自分の未来について聞くことで、実際の現実が作り出されることがあります。反対に、それが実現しないよう働くこともあります。

17番の天の光を論理的思考によって理解しようとする努力は、ことごとく打ち砕かれるでしょう。思考は一つの意見 ― 未来は既に決められている、もしくは、自分たちの手によって作られる ― そのどちらかの肩しか持つことができません。双方はお互いに影響を与え合い、双方が正しいという逆説を、思考は理解することができません。17番の天の光が世界に現れる時、その目的は人間の思考をめちゃくちゃにすることです！全知にとって、そこに境界線、段階、過去生は存在しません。生命の終わりのないフラクタルパターンが繰り返されるのみです。まるで蛇が自らの尾を食べているかのように、同じパターンであっても、それらは常に新しいものです。この天の光は、完璧さしか見ず、完璧さしか理解しません（対は18番の天の光「完璧」）。そのため、17番の天の光は欠点を見ません。なぜなら、欠点だと見なされていたものは、全て全知を導くための道具に過ぎないからです。全知は、何であれこの瞬間に起こっていることは、物質次元に注がれる意識の流れの方向性に沿ったものであるため、完璧以外の何ものでもないことを証明します。これは、易経の17番目の原型の名前の意味「沢雷随（たくらいずい）～流れに従う～」の意味を表しているといえるでしょう。起こることは全て、計画に従ったもので、その計画は完璧なものです。その計画は既に決まったものでもあり、同時に、これから進んでいくに従って作り出されていくものでもあります。

17番の天の光が世界に現れる時、それは「神の後知恵」のような形で現れます。それは、七つの「恩寵」の力の一つで、その目的は、人生の中でするべきことは何一つないという真理を伝えること以

外にありません。あなたの下した決断は、例え何であろうと絶対的に正しく、全ての存在と十分に調和がとれています。完璧を理解することは、完璧を体現して生きることです。そのため、そのような状態は始まりというより、終わりを表します。全知の恩寵が現れた時、人間は否定することを止めます。もし、あなたが奉仕の道を歩むなら、それは正しいことです。例えあなたが裏切り、殺人、復讐の道を歩んでも、その現実に目を背けようと、受け止めようと、そのどちらもが等しく正しいことです。17番の天の光の真実は、世界に大変動を起こします。人間は、個人の独自性を崩し去るような真実を聞きたがりません。しかし、意識はその意見を物質世界において全て表現する必要があります。万物の最も深遠な皮肉は、ある有名な神秘家の言葉に表されています。「神はあなたがそこにいない時にのみ訪れる」と。つまり、全知がどのような状態か知りたければ、自分の存在を消し去らなくてはならないのです。

18th GENE KEY

天の光
完璧

天の才
高潔

心の闇
ジャッジ

思考の癒しの力

対:17番
コドンリング:物質のリング（18、46、48、57）

生理的関連部位:リンパ系
アミノ酸:アラニン

18番の心の闇 ― ジャッジ

被害者思考

人間の遺伝子の基盤には、不完全さに対する感受性が備わっています。この感受性によって、人間の批判やジャッジの能力が生まれます。これから見ていくように、18番の遺伝子の鍵と、そのテーマの「ジャッジ」と「高潔さ」は、自分と他人に力を与えることも、奪うこともできます。この「ジャッジ」のテーマは、想像できるあらゆる他の人間のテーマと同様、とても深いものです。

18番の心の闇は、子供の頃に始まります。それは、権威に対して反抗する生来の欲求であり、人生における最初の権威の存在は親です。親への反抗は、本質的に健全なことで、自立を促す先天的な衝動の一部です。このプロセスが本格的に始まるのは、三番目の七年周期に入る14歳から21歳辺りの時期です。この発達段階は主に、子供たちの知的能力の成長と拡大に関係しています。物事に対する意見の土台ができあがり、ジャッジ力が試され鍛えられるのもこの時期です。このプロセスの鍵を握るのは、子供の周波数より、むしろ親の周波数です。もし仮にここで親がこのプロセスを個人的に受け取ってしまうと、子供はこの成長過程から完全に次の過程へ移行することができず、親と同じ低い周波数に閉じ込められてしまいます。しかし、もし親が、他人や自分自身をジャッジする傾向に陥らなければ、子供はこの成長過程を経て真の大人へと成熟していきます。残念なことに、ほとんどの子供は真の大人になることなく、ジャッジの低い周波数パターンに深く嵌り一生を過ごします。

18番の心の闇は、被害者思考という世界規模の集団的現象を生み出します。被害者思考は、地球上に見られる全ての害のあるジャッジ的思考パターンの総称です。典型的な一日の中で、自らの思考を吟味してみれば、大多数の考えが被害者思考に影響されていることを発見するでしょう。つまりほとんどの人間が、人類の集合的なネガティブな思考パターンに影響されることを許しているということです。この最後の言葉は、多くの人にとって衝撃的かもしれません。被害者思考の世界は、噂話や不平不満、心配事などの内面世界です。ほとんどの人間は、内心では、人生のありとあらゆる事柄、なかでも、特に周りの人間に対する不平不満を抱えています。そして、お金や健康などごく

ありふれた問題について、休むことなく心配しています。皮肉にも、このような考え方こそが、人間を経済面や健康面における豊かさから遠ざけています。不平不満をいうのは、人間なら当然だと考える人もいるかもしれませんが、それは文句をいう人といわれる人の両方のオーラにネガティブな周波数を作り出します。つまり、不平不満をいえばいうほど、人は自分と世界に害を与えることになります。

　道徳的な観点から話すと、ジャッジは近代社会において低い評価を受けています。私たちはジャッジせずに物事を見ることについて、それがあたかも人生で最も高尚な目標であるかのように話します。実際には、人間の思考はジャッジするようにできているため、ジャッジをしないことは不可能です。被害者思考の低い周波数の特徴は、自分の考えと自分を同一視することです。つまり、ジャッジを通して自分の独自性を確認し、安心感を得ています。しかし、ジャッジしながらも、同時にそれに気づいていることができれば、もはや思考に捕われることがなくなり、そのジャッジの持つ周波数が変わります。18番の心の闇は、17番の心の闇「意見」と対になっているため、これらの遺伝子的テーマはDNAの構造を通して切り離すことのできない繋がりを持ちます。全てのジャッジは意見に根差し、全ての意見はジャッジに根差します。自分を自らの意見と同一視すればするほど、よりその意見を擁護しなくてはならなくなります。一方、自らの意見にしがみつかずに柔軟な姿勢であればあるほど、自らの正しさへの執着も少なくなります。この18番の心の闇は、自らの正しさを証明したいという欲求を持っています。その欲求を手放すためには、自らの独自性を柔軟かつ気楽に捉えることが必要です。この遺伝子の鍵が、遺伝子チャートにある人は、何よりもこう自問すると良いでしょう：私は自分の正しさを証明したいのか、それとも幸せになりたいのか？

　18番の心の闇の興味深いところは、ジャッジの内容そのものは全く重要ではないことです。あなたの政治的意見が何であれ、どれだけ誰かを嫌い、非難したとしても関係ありません。重要なことはただ一つ、どれだけ自らのジャッジを深刻に捉えているかです。ジャッジの上に独自性を築いてきた人間は、行く先々で人々の心をかき乱します。その原因は意見そのものではなく、その人間が発する乱気流のような周波数です。自分のジャッジがポジティブなものだと思っていたとしても、それに強く固執しているというだけで、他人に誤解されるでしょう。17番、18番の心の闇は共に、物事の詳細に執着する傾向があります。被害者思考は、人生においてちっぽけで全く重要でない詳細にこだわる場合があります。低い周波数において、このような思考は物事を甚だしく誇張し、実際の事実とは程遠い意見を支持したりします。

　18番の心の闇はあらゆる対人関係に関わる、もう一つ重要な秘密を持っています ― 全ての批判は、自己批判である ― ということです。人間は一人一人が分離された個別の存在であると捉えているため、この重要な事実を見過ごしています。他人をジャッジすることは、自らの中に分離を生み出すことです。これは絶対に他人に異議を唱えてはいけないという意味ではなく、他人はあなたの内側のある側面を映し出しているのであり、あなたにその側面を解決する機会を与えているのだ、ということを覚えておかなくてはならないということです。18番の心の闇の周波数を上げるための鍵は、人生において外側で起こるあらゆる出来事は、問題解決を追求する内なるプロセスの写し鏡であるという視点を持つことにあります。18番の遺伝子の鍵の最も高次元の側面が「完璧」であるのは、人生が、自らの完璧さに目覚める道を常に提示し続けるものだからです。

　「物質のリング」の一側面である18番の遺伝子の鍵は、人間のゲノムの中に埋め込まれた低い周

波数の恐れを持つ遺伝子の鎖の一部です。これらの恐れは、肉体の免疫系の奥深くに潜み、高次元意識に繋がる全ての入り口の土台を作り出します。これらの恐れの道を辿っていくことこそが、高次の周波数と、目覚めへのアクセスを可能にします。このコドンの中の遺伝子の鍵を通して、高次元の精神（魂）は物質世界へと降り、その真の光を放ちます。この内なる世界で、18番の心の闇は人間のメンタル（思考）オーラ体の高潔さを司ります。この心の闇の秘密は、外の世界が自らの肉体の延長であるという段階的な目覚めにあります。これに対する責任を深く受け入れれば受け入れるほど、人生を個人的に捉えることが少なくなり、人生が楽になっていきます。従って18番の心の闇は、人間を物質世界やそのあらゆる気を散らすものに知的に執着させて、結果的に人間の苦しみを増長させることにしか役立たないDNAの一部分なのです。しかし、被害者思考から抜け出すと、DNAのこの側面の暗号の構造が変わり始め、それによってより高次の周波数の流れを人生に引き寄せるようになり、全てが良い方向に変わります。

心の闇の抑圧的振る舞い — 劣等感

18番の心の闇の抑圧的振る舞いは、劣等感となって現れます。このパターンは、最初に自分の親との関係を通して、特に思春期に形成されます。この人格形成期に、もし両親に厳しくジャッジされ過ぎた場合、自己批判のパターンが生まれます。それは、ジャッジの矛先を自分に向ける傾向です。自己批判によって、あなたは自らの確信に基づいて自分を擁護する代わりに、その他大勢に従う迎合主義者となります。全てのジャッジは比較に基づいていますが、自己批判の場合、自分よりも上だと思っている他人と比較して、自らを劣っていると考えます。これによって、根深い劣等感が形成され、常に自らを卑下するようになります。

心の闇の反発的振る舞い — 優越感

18番の心の闇の反発的振る舞いは、優越感に基づいた他人へのジャッジとなって現れます。このジャッジは、両親をはじめとする、あらゆる権威に対して反抗する絶え間ない欲求の中から生まれます。親に対する反抗期が自然な解決を見なかった場合、この性質はその人の人格の一部となります。それは両親が子供と明確な境界線を持たず、自らが自己批判の被害者になる時に起こります。それによって、子供の反抗衝動は、両親が高潔さを保つだけの強さを持たなかったことに対する無意識の怒りとして頑丈に定着します。これは思春期の子供の内側で、権威に対する深い軽蔑へと変換され、自分が権威より上にあるという信念を生み出します。このような人々は、怒りっぽく、他人を卑下することに自分の独自性を見いだします。

18番の天の才 ― 高潔

世界に挑む

18番の遺伝子の鍵は、心理学的観点から見て非常に深遠です。それは人間の刷り込みの鍵を握るため、実際に心理学の基礎になっているといえます。子供がこの世に生を受けた瞬間、DNA内の生来の衝動が、周りの環境の境界線を探求し始めます。この遺伝子の鍵は、あなたが人生において出会う肉体的、感情的、知的境界線に関係しています。人間は生物学的に、七年周期で刻み込まれているため、21歳までは完全に人間として肉体に降りきっていないといえます。最初の七年間は、物質世界の高潔さを肉体の基礎、骨格、筋肉、基本的な生理機能や動きなどの発達を通して批判的な目で試していきます。第二の七年周期には、感情面の発達が顕著に見られ、思春期を通り過ぎる中で、性との向き合い方や、異性との間の引力と反発力を通して、性が基本的な独自性に及ぼす影響を学びます。第三の七年周期は、肉体に降りる周期が完了し、10代から成人期へと移行しながら、思考が急速に発達する段階で、何層ものジャッジと意見からなる知的構造を取り込みます。

これらの人生の初期の三つの周期は、対数的な性質を持って、層を成していきます。これは、一周期目に起こった問題は、二周期目、三周期目でも同じ合流点で現れるということです。夫々の周期を通して「物質のリング」と、それに関連した遺伝子の鍵は、周りの環境を継続的に試すうえで、とても重要な役割を果たします。本質的に、これらの遺伝子の鍵は、子供が社会に健全に適応することができるように、常に変わらない生体自己制御を探し求めています。三つの周期 ― 肉体、感情、思考 ― は夫々、46番、48番、18番の遺伝子の鍵によって支配されています。57番の遺伝子の鍵は、妊娠期間の三半期を通して、これらの三つの周期より更に深い種を植えつけます。従って、このコドンリングは人間の肉体、感情、思考の健康を支配する基盤であることから、人間の成長期において大きな重要性を持ちます。遺伝子の鍵が更に深く理解されるようになれば、特にこれらの四つの遺伝子の鍵は、子供の教育についての考え方に大きな革命をもたらすでしょう。

18番の遺伝子の鍵は、14歳から21歳までの時期の知的発達を支配します。それは、この難しい初期の青年期に関して、親が持つ多くの疑問への答えを持っています。人間の人生におけるこの三周期目に現れるパターンは、その前の二つの周期に何が起きたかによって決まります。例えば、二周期目の中盤で両親の離婚を経験したとすると、これと同じ類の動揺が三周期目の中盤に現れますが、三周期目では感情ではなく、より思考に焦点が当たります。初期の発達期のいずれの段階においても、その前の周期の多くの側面を癒す多くの機会が与えられています。しかし、そのような試練に対する本人とその周囲の人間の取り組み方次第で、逆にこれらの低い周波数パターンが、深層心理に刻み込まれてしまうことがあります。

従って、18番の遺伝子の鍵に支配される三周期目は、親にとって子供が真の大人になるための手助けができる最後のチャンスになる、最も重要な七年間です。もし親が自らの高潔さに深く根差していない場合、子供にとって適切な環境を作ることができず、子供はこの最も難儀な時期を潔く通り抜けることができなくなります。よって、18番の遺伝子の鍵は、子供が成人期を迎える際に、統合された大人に成長するか、又は大人のふりをした傷ついた子供のままでいるかを決定します。必然的に、

親はこの10代の時期に強固な境界線を定める必要が出てきますが、18番の遺伝子の鍵の主旨は別にあります。「高潔」の天の才の秘密は、自らが持つ他人や自分に対するジャッジに反応することなく、自らを支え続ける能力にあります。この子供の難儀な時期には、親はそれに引きずられてしまいがちですが、親として子供の人生から一定の距離を置き、子供の人生を信頼することを学ばなくてはなりません。もし親が子供の人生のこの時期における親の重要性を真に理解すれば、ジャッジを減らし、より確信を持つことができるかもしれません。

　振動としての「高潔」は、揺るぎない価値観を持つこと以上の意味を持ちます。高潔を意味するこの英単語「インテグリティ」は、しばしば建築家や技術者が物質構造の強度を表す時に使います。「高潔」は、強い身体的意味合いを持ち、実際に身体の柔軟な強さを維持する免疫系機能の一つとなっています。10代の頃の問題を解決しようとする時、セラピーやボディワークなど刷り込みに特化したシステムを用いた場合でも、大抵の場合は七年間かかります。「高潔」は人間に生まれつき備わると共に、10代、もしくはその後の人生の中で、獲得すべきものでもあります。もし「高潔」の天の才を会得したり、成人期へ成長する過程で健全に身につけたりすることができれば、それは一生ものとなります。なぜなら、それが人間の真性だからです。64個の遺伝子の鍵が親にもたらす素晴らしい機会の一つを、ここに見つけることができます。子供が生まれた瞬間から携えている高い周波数を感じ、どんなことがあってもそれを認め支え続けることができれば、目の前で生きた奇跡が成長を遂げるのを見ることができるでしょう。

　遺伝子の鍵チャートの中に18番の遺伝子の鍵がある人は、人生において子供時代に根差した問題が何度も繰り返し現れ続けるでしょう。自分のものではない刷り込みを手放すためには、過去のどんな経験によって現在の自分が形作られたのかを理解する必要があるでしょう。やがて、それは刷り込みの仕組みに対する理解を育み、自分が経験したように、他人も刷り込みから解放されるよう手助けすることができるようになるでしょう。被害者思考の罠から自由になった時、ジャッジは高潔に変化します。これは被害者思考の大敵です。それは、同じエネルギーであり、同じ原型ですが、より高次の意識を通して経験されます。ジャッジ、批評、修正は、正しい方法で用いられた時には素晴らしい資質となります。「高潔」は、自らの行動全てに高い水準を求め、それを維持することです。そのような完全に癒された大人の目的は、他人が夫々の子供時代を完結させる手助けをし、彼らが初めて人生を楽しみ、次の世代に高潔さを引き継ぐことができるようにすることです。

　「高潔」を保つためには、勇気が必要です。自分の高い水準に見合わない人やもの全てに挑戦しなければなりません。「高潔」に生きることは、世界に挑むこと ― 自らの高い水準に、世界を合わせるよう挑戦することです。高潔に生きる時、人はジャッジの力を客観的かつ非個人的な方法で利用します。ジャッジを個人的な攻撃に使ったり、個人的に受け止めたりすることなく、ハートからジャッジすることを学ぶこと ― これが18番の遺伝子の鍵の素晴らしい天の才です。ハートからジャッジをすれば、冷酷なジャッジになることはありません。なぜなら真の高潔さのたった一つの目的は、真理と慈悲の精神（魂）に従って世界に貢献することだからです。

18番の天の光 ― 完璧

菩薩

18番の天の才が子供時代から成人までの旅を完結させるように、18番の天の光は、知的苦しみをどのように癒し、大人として、この宇宙で本当の居場所を見つける方法を教えてくれます。それは、完璧さのビジョンを目指す不断の慈悲深い奉仕を通して行われます。

「高潔」を全体への貢献に捧げる時、驚くべきことが起こります。あなたは前にも増して不満を感じるようになります！ 善い行いをすればするほど、できることは限りなくあるのだということに目覚めるからです。これを、神性の不満と呼びます。世界のどこを見ても、改善できるものを見つけます。自らの高潔さにより強く根差すようになると、更に大きな貢献を目指すようになります。「完璧」は、一人の人間が目指すことのできる最高のビジョンであり、どんな人間も自分のためではなく、世界のためにこの最も高みにある理想を目指し始めます。このレベルでは、現実そのものの構造に疑問を投げかけるためにジャッジの原型を使います。高次のレベルは無限大で、達成は不可能のように見えるかもしれませんが、思考を介すことなく答えを見つける禅問答と同様、ひたすら完璧さを目指しているうちに、自然の状態として内側に開花するでしょう。あなたは、完璧さの定義そのものを超えていくでしょう。

18番の天の光の中には、いくつか深遠な逆説が含まれます。完璧な状態を生きることは、思考の死を伴うため、完璧はまた、終わりを意味します。完璧さに目覚めた時、進化は終わります。しかし、18番の天の光は菩薩の教えの源です。菩薩は、人々が高次の意識に到達できるよう手助けをするために、最高の意識状態に至ることをあきらめて世界に留まり続けます。この伝統は、メタファー的に深遠な遺伝子の真実を持っています。全体が完璧さを会得するまで、全体に貢献し続けるよう定められた菩薩の遺伝子です。

18番の遺伝子の鍵は、常に周囲の環境が高次元の原理に叶うように、人間の健康を確保するようデザインされています。では、完璧な健康とは何でしょうか？ これは創造全体に関係する、興味深い質問です。人類の全ての傷が癒される時まで、人類が本当の身体的健康を得ることはできません。一人の人間が人知を超えた完璧な状態に到達することができたとしても、肉体はまだ人類の一部であり、世界中の傷が癒えるまでは、誰一人として完璧な健康を経験することはできません。つまり、完璧な健康は世界が癒されるまで訪れないということです。そのために、天の光の意識状態に達した後も、まだこの世でやるべきことは残っています。それは、全人類に内なる完璧さを映し出すことで、いつか人間の手によって外側の世界でもその内なる完璧さが再現されることです。18番の天の光は又、思考による新たな癒しの科学を世界にもたらすでしょう。この科学は、思考がその独自の次元に存在するエネルギー領域であるという理解の元に築かれるでしょう。この天の光の扉を開け始めるにつれ、知的、感情的、身体的問題を即座に癒すために、思考を使うことができるようになるでしょう。精神錯乱のような深い心理的障害ですら、この18番の天の光に触れることで完全に癒されます。それは、人類が信じられないぐらい次々と完璧さを手にする、新しい癒しの時代の到来を知らせるでしょう。

「物質のリング」は、完璧な状態、つまり進化が終わり、人類が一つの種として永遠の次元に入っていく究極の状態へといつか必ず辿り着かせます。このコドンリングを形成する夫々の遺伝子の鍵は、

物質次元における霊性の一側面を夫々担っています。18番の天の光は、思考の領域を通じてどのように地球に完璧をもたらすかに関する知識を含んでいます。この天の光を生きる人にとっては、完璧は万物の基盤として既にここにあるものです。このような人々は、人類が求めて止まない「天国(エデンの園)」に住んでいますが、逆説的なことに、その内なる現実を外側に再現する手助けをしなくてはなりません。

　18番の天の光は、現在の世界であまりお目にかかることはできません。それは、完璧の原型が完全に人間の肉体に降りることを伴います。そのような人々は、精力的に人類に奉仕します。しかし同時に、彼らは個人的な霊的な経験を通して、世界はありのままで完璧であることを知っています。そこに改善されるべきことは一つもありません。それでいて、彼らはこの完璧の原型によって動かされ、死ぬまで自分と世界を疲れも知らずに改善し続けます。天の光状態の全ての人間は、自分の内なる進化を完了させた後も、まだこの世界に生き続けているというジレンマに出会います。最も高い天の光の悟りの周波数に到達した後は、体のプログラムが完全に変わってしまいます。遺伝子の鍵チャートの中で、18番の遺伝子の鍵が活性化されている人間は、考えつく限りの方法を使って、人類を完璧さへ向かって導き続けるでしょう。そのような人々は、しばしば聖人と呼ばれます。

　18番の天の光のもう一つの側面は、人間の考え方、特に他人をどう考えるかに関係します。普遍的な法則の一つに、エネルギーは思考に従うというものがあります。この遺伝子の鍵は、思考の領域に多大な影響を与え、人間の知的現実を完全に再編成することができます。この18番の天の光を身をもって表している人は、被害者思考を超えています。例え誰かがどんなに悪人に見えたとしても、彼らはその人の内に潜む高い周波数の自己のみを見ます。この高次の思考の周波数をその人の周りで保つことによって、実際に相手の周波数を上げる、隠れたエネルギーの流れに影響を与えます。これは、天の光思考と呼ばれ、ハートを使った思考を伴います。これは単なるポジティブ思考とは異なります。天の光思考は、18番の天の光を現す人のオーラを囲むエネルギー場であるため、一般的にイメージされる思考とは別のものとして捉える必要があります。

　夫々の遺伝子の鍵は、高次元のプログラム機能を持っています。安息の境地に至り、ただ至福に浸るよう定められているものもあれば、より特定の役割を果たすようデザインされているものもあります。18番の天の光は、実際にとても神秘的な目的に貢献します。それは、思考の領域における分裂を癒し、人類が一つであることの目覚めへ近づけることです。思考の世界における大きな裂け目が癒されるまでは、じっと座っていることはできません。高次元の現実から見た思考は、単なる人間の脳の機能ではなく、人間のオーラに編み込まれたメンタルオーラ体(思考オーラ体)＝メンタル次元(思考次元)の機能として捉えられます。このメンタルオーラ体は、人間のオーラ領域における個人的な構造でもあり、全人類を一つに繋ぐ大いなる次元でもあります。

　完璧は、時間の概念のない領域内にのみ存在します。それは進化の終わりであるため、時空を超えています。菩薩の遺伝子の鍵は、個別の人間として何度も地球に戻り続け、物質次元において完璧さという人類のビジョンを築き上げることを目標に向かっています。私たちが気づいていないとしても、この大いなるダンスに参加しています。人類は一つの夢に向かっています。その夢が叶う時、人間は遂に完璧さを会得し、物語を完結させるでしょう。いつか全人類に明らかになりますが、その物語の終わりは同時に、統合された一つの生命の始まりにもなります。

19th GENE KEY

天の光
犠牲

天の才
感受性

心の闇
共依存

未来の人類

対：33番
コドンリング：ガイアのリング（19、60、61）

生理的関連部位：体毛
アミノ酸：イソロイシン

19番の心の闇 ― 共依存

大いなる変容

49番と55番の心の闇と共に、19番の心の闇はおそらく現代において最も話題の心の闇といえるでしょう。人類は今、前例のない地球規模の突然変異の時期を通過している最中です。この突然変異には、物理的なものから霊的なものまで多くの段階があります。現在人類に起きていることを真に理解するためには、霊的な次元よりもむしろその対極にあるもの ― 生物発生 ― を見ていく必要があります。人間の思考は因果律が染みついており、原因があればそこには必ず結果があると信じ込んでいるために、偏ったものになっています。遺伝学者なら、目に映るもの全てが生命の進化のためにあると考え、神秘家であれば、全ては意識の進化のためにあると考えるでしょう。

何千年もの間、人類は霊的な次元から人生の意味を理解しようと試みてきました。物理的な次元から生命の意味を紐解くことが可能になったのは、ごく最近のことです。遺伝学の登場によって、進化そのものを推し進めるミクロレベルのプロセスを見ることができるようになってきました。科学者の目線からすると、人間の霊的進化は生物進化の結果です。その真逆で神秘家は、人間の生物進化は霊的進化の結果であるというでしょう。科学者の視点で興味深いことは、低い周波数 ― 物質次元 ― に焦点を当てている点です。19番の心の闇は、現在激しい突然変異が起こっている人類のゲノムの一側面を表しています。突然変異は自然に発生するもので、多くの場合、それは一つの状態から別の状態への量子的跳躍です。遺伝学では、突然変異はしばしば遺伝子複製の際に起きる過ちと捉えられます。そのような過ちによって、魅惑的な新しい化学物質の組合せが生まれ、そこから更に、全く新しい形態が進化していく可能性があります。

19番の心の闇「共依存」は、人類の先祖が部族集団で暮らしていた時代に深いルーツがあります。「共依存」とは、自立の域に達していない意識の状態のことです。自立は自分だけに頼ることであり、共依存は自分以外の人や物に頼ることをいいます。原始時代には、人類の祖先は、主に自然から生命の糧を得ていました。彼らは、それらの生き残りに必要な頼みの綱を擬人化しました。つまり、

135

それらを象徴する神を作り、崇め始めました。従って、19番の心の闇から、世界中のあらゆる宗教が生まれることになりました。人類と唯一神、又は八百万の神との関係は、このように外側に権威を求める性質を持つため、純粋な共依存関係となっています。19番の遺伝子の鍵の領域で、大いなる人類の物語の一つ ─ 人類と神の物語 ─ が暗号化されました。人間が己の外に神が存在すると信じる限り、地球の周波数は19番の心の闇を超えることはありません。人間が自己の外側に、高次の権威を持つかどうかが、その人間が経験する苦悩の度合いを決めます。これは、被害者の究極の定義であり、心の闇周波数に特徴的な性質です。19番の心の闇の対は、33番の心の闇「忘却」です。外に神を作り出すことで、自らの内側に眠っている力は忘却の彼方に追い遣られてしまいました。

　人類が生存する上で必要不可欠なものは、食料です。神は昔から食料と結びつけられ、食料は常に縄張りと結びつけられてきました。食料生産が部族の縄張りに根差していることによって、異なる国や文化が発展することになりました。人間は現在、少なくとも先進国においては、食料を縄張内だけで賄う必要はなくなりました。食料は、世界中どこからでも手に入ります。その一つの理由に、より効率的な環境の操作が可能になったことで、食生活における需要が変わりつつあることが挙げられます。

　原子物理学や遺伝学などの科学のお陰で、人類はより神に近い役割をも果たすようになり、共依存から自立へ近づきつつあります。近代技術によって、神を出し抜くことが可能となった今、人類は昔ほど神を必要としなくなりました。社会が高度に発達するほど、人類は自分たちの外に存在する神に対して疑問を持つようになります。

　しかし現在、19番の心の闇が大いなる遺伝子の突然変異を通過している影響で、人類の宗教への依存も変化しつつあります。充分な食料がなくなってしまうのではないかという、古い部族的な恐れは消えつつあり、それと同時に、主だった宗教も消えつつあります。そのような根深い太古からの共依存関係を断ち切ることは、世界に大きな影響を与えます。新しいものが現れるためには、古いものは姿を消す必要があります。それが突然変異の目的であり、そのプロセスは崩壊の形を取ります。雨が降り、地固まった後にのみ、新たな創造物がその姿を完全に現します。それは、人類の進化における発達の分岐点を表すため、人類はそれを恐れます。その分岐点から先には全く新しい道が現れ、人類は古い部族的な共依存関係を捨てて、先に進んでいかなくてはなりません。世界は、より自立していく人々と、快適な古いやり方にしがみつく人々に分かれつつあります。地球規模で見た場合、地球規模化と派閥主義、科学と宗教の間に、このような現象が見られ始めています。

　個人においては、19番の心の闇の変容は、人間関係に最も顕著に現れるでしょう。男は外で働き、妻は家を守るという古い共依存的な関係は、より自立した関係へと変わりつつあります。女性の解放も、人類の文明の基盤を変えつつあり、両親共に高い自立度を維持できるように、子供たちへの社会的支援も増加の一途を辿っています。人類が好む、好まないに関わらず、これは現在先進国で起きている現象です。子供たちは、家族という狭い枠組みではなく、社会の子供として育てられるようになっています。又、世界規模で起きている大きな遺伝子の変化の影響で、男女間の力関係はこれまで以上に難しくなっています。大きな変化が、すぐそこまで来ています。新しいパラダイム（認識の枠組み）の誕生に合わせて、男女の役割も変化しつつあります。その誕生は困難を極めるかもしれませんが、それ程遠くない未来において、19番の心の闇は世界から完全に消し去られるでしょう。

19番の遺伝子の鍵において現在起こっている突然変異は、地球上のあらゆる生命に前例のない影響を与えています。それは、60番、61番と共に「ガイアのリング」の重要な一員として、世界の心理パターンそのものを破壊している最中です。60番の心の闇の反発的振る舞い「柔軟性の欠如」と、61番の心の闇「精神異常」は、長いこと世界を牛耳ってきました。古いやり方が、これまでしてきた唯一の現実にしがみついているように見えるので、人間のDNAの化学作用内で、大きな反発が起こっています。このコドンリングの心の闇からは現在、大きな恐れが生み出されており、共依存関係が崩れるに従って、暴力が現れてくる可能性もあります。しかし、実際のところ、生きとし生けるものは一つであり、これまでも常に相互に依存し合って生きてきました。自立という概念ですら、実際には幻想です。この理解によって、19番の心の闇の低い周波数から生存本能に駆り立てられた世界の精神異常は終わりを迎えます。この「ガイアのリング」を通して、人類はこの地球で共に生きる、あらゆる生命との一体感を再び取り戻す他に道はなく、従って最終的には必ずそれを実現するでしょう。

心の闇の抑圧的振る舞い ── 愛情に餓える

19番の心の闇の抑圧的振る舞いは、愛情に餓え、人にまとわりつく性質となって現れます。このような人々は、孤独を恐れて過去を手放せない人々です。これは他人をその欲求の犠牲にする、破滅的な人間関係を生み出します。心の闇パターンを展開する際、心の闇の抑圧的振る舞いは、自分の欲求を通すために他人の罪悪感を利用するなど、とてもずる賢い手を使う場合があります。彼らは、自分が求められていると感じたくて仕方がありません。しばしば完全に無意識の内に、あらゆる感情ドラマを繰り広げ、他人の注意を引こうとします。彼らはネガティブな注意を引くことを習得しています。他人のエネルギーを自分に引きつけるためなら、どんな手を使うことも厭いません。暴力すら、他人の注意を引く一つの方法となります。そのようなパターンから抜け出すには、自立へと向かうしかありません。

心の闇の反発的振る舞い ── 孤立する

この遺伝子の鍵の怒りの表現は、孤立主義となります。このようなタイプの人々は、他人からのあらゆる注目を拒み、自分は誰も必要としていないことを声高に主張します。そのような性質は自立を装っているだけで、腹の底は他人に対する怒りで煮え立っています。このような人々は必ず人の目につくような形で、自分を孤立させます。彼らは自分の孤独さを見せつけることで、他人の同情を引き出そうとしますが、それでも放って置かれた時には、さらに屈辱感を募らせます。しかしそこで他人が実際に彼らに手を差し伸べ、友達になろうとすれば、ほとんどの場合彼らは鬱積した怒りを爆発させて相手にぶつけます。ここから、心の闇の抑圧的振る舞い、心の闇の反発的振る舞いが一緒になって、典型的な共依存関係を作り出すことが分かるでしょう。

19番の天の才 ─ 感受性

動物と話ができる人々

「感受性」の天の才は、他人のニーズを敏感に察知する能力に関係しています。他人と他人のニーズを感知するためには、最初にそれらから自立する必要があります。19番の天の才は、自立に関係しています。自立の周波数に到達した瞬間、生来の自然なエネルギーが表に現れてきます。19番の天の才は又、触れ合いの天の才でもあります。実際に肌が触れる必要は必ずしもありませんが、多くの優秀なヒーラーやセラピストたちが、19番の天の才を持っています。それは実際に物理的な触れ合い以上の意味を持つもので、人だけでなく、動物との触れ合いも含みます。心の闇で見たように、この遺伝子の鍵は物質的なニーズに根差しますが、個人のニーズの域から周波数を上げていくと突然、周囲の全ての事柄や、人々のニーズに気がつくようになります。これによって、19番の天の才は素晴らしい環境バロメーターとなります。

　稀に人間に起こる、共感覚という現象があります。共感覚は、異なった種類の感覚を内側で繋ぐことのできる遺伝子の能力です。例えば、目で匂いを嗅いだり、手の触覚で色を感じたりすることができます。それは19番の天の才と深く繋がっており、この遺伝子の鍵において高次元の周波数が解き放たれた時に、共感覚が開花することがよくあります。共感覚は、環境に対する感受性の増加によって生まれる副産物です。遺伝子の鍵チャートに19番の天の才を持つ人は、環境を深く感じ取り、特に人間のオーラ領域を通して、他人の感情パターンやニーズを感じ取る能力が開花する可能性が大いにあります。多くの芸術家やヒーラーはこのような才能を備えており、指先や肌、髪などを通して、隠された高次元のエネルギー領域を感じ取ることができます。これらの領域を自然の中に感じ取れば、そこには大多数の人間が知らない、全く新しい世界 ─ エネルギーの変動、強烈な色やムード、内圧パターンの世界 ─ が目の前に広がっています。最も深い意味から捉えると、19番の遺伝子の鍵の高次元の周波数は、魔法の世界にアクセスします。

　19番の心の闇が、人間の食料への依存に根差していたことを思い出してみましょう。19番の天の才は、シンプルにこの視点を高次元に移行させたものです。高次元の周波数において、食料は生命エネルギーのことを指し、古代人はプラーナや気と呼んでいました。この天の才は、この万物を繋ぐ生体エネルギーに対する感受性を高めます。ハートと存在が開いて自然にある溢れんばかりのエネルギーを感知した時に、人間は初めて感情的に自立します。DNA内で愛が活性化された時にのみ、自らの存在のより深い意味を知ります。更に、19番の遺伝子の鍵は、人間のゲノムの中でも「大いなる変容」の影響を即座に受ける領域の一つであるため、共依存から自立への移行は人間社会においてこれからより頻繁に見られるようになります。その初期段階の経験は、容易なものではありません。周囲の環境に対する感受性が突然高まったことにより、自らの共依存的傾向にそれまでよりも敏感に気づくようになります。一人が「大いなる変容」に対してハートを開いても、世界のほとんどはまだ眠っているため、その人間はおそらく不快な思いをするだけではなく、大きな責任を背負うことにもなります。

　人類が共依存による環境への害に気づいていくに従い、現代社会において広く「大いなる変容」の影響が見られるようになっています。19番の遺伝子の鍵は、遺伝子における無意識、特に集団の

無意識への入口です。興味深いことに、自然の近くで暮らす土着文化などで、この天の才が強く活性化しているようです。そのような部族集団には、昔から五感を超えた領域への強い感受性が存在してきました。そのような土着文化の性質は、現代人からは純朴だと思われがちですが、実は無意識の領域の量子的現実への高度な遺伝子の感受性なのです。この遺伝子の鍵が人類の中で再覚醒すると、現実と夢の関係が変化していき、夢から現れる太古の魔法の感覚と、19番の天の才を通して再び繋がれるようになります。異なる世界や他の領域への高い感受性は、シャーマンの素質そのものであるため、19番の天の才を持つ人はシャーマンとして活躍する場合が多々あります。

19番の遺伝子の鍵は（62番、12番の遺伝子の鍵と共に）三つの主要な入口の一つであり、自然の中に存在する他の進歩的な王国へのアクセスを可能にします。これらの王国は、しばしば天使や神の領域と呼ばれ、人類と同じような進化のパターンを辿る意識の次元ではありますが、人類の住む世界と並行する次元に存在しています。19番の遺伝子の鍵は、人間のDNAにおいて目印の役割をします。それは一定の周波数に到達するまでは、これらの並行して存在する複数の次元の間で情報交換を可能にする入口を活性することはありません。ある人々は、妖精を見る能力や、精霊や天使の声を聞く能力があると信じられています（もっとも、その能力を信じてもらえない場合もあります）。この能力は遺伝子に基づいたもので、特に19番の天の才を通して現れます。もちろん、心の闇周波数になると話は別で、低次元の周波数の悪魔界と呼ばれる地下王国に繋がります。実際にはほとんどの人間が意識する、しないに関わらず、これらの並行して進化する複数の次元から直接影響を受けています。より高い徳のある周波数のみが、人間を心の闇の力から引き離し、自立させることができます。そうでない場合、心の闇周波数によって低次元の周波数パターンに陥り、感情まみれになります。

19番の天の才は、特に哺乳類の王国と強く繋がっています。それは無意識と意識の領域を繋ぐ入口の役割をするため、この入口へのアクセス方法を知る人たちは、人間以外の他の領域の情報にアクセスできます。この遺伝子の鍵は、人類と食料の関係から発展してきました。更に人類は昔から動物、特に哺乳類を食料としてきたため、19番の遺伝子の鍵は、人間と自然との関係から発展してきたともいえます。この太古から続く犠牲に基づいた人間と動物の関係は、実は二つの種の間で交わされた永遠の聖なる契約に基づいたものです。感受性の強い人々は、この種を跨いだ契約の未来の運命を察することでしょう。大半の部族社会は、人間と動物が一つの意識を共有していた時代に関する伝説を持っています。事実、それは人類の最終的な運命です。人類は、人間と動物が共存する集合的な量子場へ、再び戻っていきます。

動物と話ができる人々 ― 動物と意思疎通し、全く異なる種の間の架け橋になれる人々 ― は、この太古からの哺乳類と動物の間のDNAレベルの繋がりにその始源があります。彼らは、特定の種の先祖の遺伝子給源と波長を合わせることができ、しばしば普通の人々よりも深いレベルで自然との強い繋がりを感じます。部族社会において、シャーマンの持つ特別な能力とは、部族の一員と部族の先祖の魂の架け橋となることです。これは、19番の天の才の能力が直に現れたものです。このような才能を持った人々は、昔から人類と他の領域の間に立ち、通訳の役割をしてきました。物質、感情、思考、神などの全ての領域の間に存在するエネルギーの通り道や入口への高い気づきは、これらの魔法の世界に踏み入る先駆者や開拓者の特徴です。

今日の世界で19番の天の才を持っている人々は、集団の中で他人と協力しながら、その高い感受性を活かしていることが多いでしょう。他人のニーズを無意識に感じ取る能力は、しばしば人々から霊能力扱いされることがあります。しかし、彼らは現実に根差した物質的なニーズにも対応することができます。例えば、お金、仕事、人間関係などの問題にバランスをもたらすために、高い感受性を活用できます。実際、彼らの存在自体が、これらの問題に焦点を当てます。この天の才は、ありとあらゆる領域に広がります。これから見ていくように、その未来の役割は、太古の魔法の世界と現代の物質世界を分断している壁を取り崩し、二つの世界を融合させることです。

19番の天の光 ── 犠牲

五番目のイニシエーション ── 受胎告知

19番の天の才の道は、共依存から自立への道で、その道は最終的に相互依存へと向かいます。相互依存は、共依存と自立を越えた量子的跳躍を表します。相互依存への目覚めは、人類に定められた運命です。多くの意味で、19番の心の闇「共依存」に、天の光「犠牲」の種が含まれているといえます。共依存関係においては、関係のためにお互いの本質の一部を犠牲にし、その欠乏感からネガティブなパターンを繰り返します。相互依存関係においては、双方はお互いに対して完全に正直になり、二人の「神性」という高次元のビジョンのために自己を犠牲にします。相互依存の真の意味は、森羅万象との和合であり、そこには全体から分離された自己の死が含まれます。このような犠牲は、他人に対して無条件に自らのハートを与える時にのみ現れます。実際には、自己は消滅する代わりに、高次元の存在へと生まれ変わります。小さな自我を放棄することによって、より大きな自我に目覚めます。

新たな周波数に到達する度に、またその周波数を完全に超越していく必要があることが、19番の遺伝子の鍵を通して分かります。一度、外側にある人や物への共依存を乗り越えると、人類は遂に自立に到達します。一度自立を獲得した後には同様に、次の大いなる跳躍を遂げなくてはなりません。苦労して手に入れた自立を放棄し、全体性そのものを信頼しなくてはなりません。この集合体への放棄は、犠牲という言葉の持つ、最も高尚な意味の犠牲を伴います。これは、全体から分離された自己の犠牲であり、それは分離された自己を、おそらく何よりも恐れさせる自らの肉体の犠牲を指します。19番の天の光は、49番の天の光「再誕」と深遠な繋がりを持ちます。これらの二つの天の光は、最終的に人類にやってくる重要な神秘的プロセスを表しています。世界中の主な神話内には、大いなる秘密が隠されていますが、ここに見られるのは犠牲の神話です。世界樹に逆さ吊りになっている北欧神オーディンや、十字架に架けられたキリストの姿がイメージされることでしょう。全ての犠牲的神話は、生まれ変わりに関係し、それらの神話は全て、人間のDNA内に秘められた遺伝子の深遠な秘密が擬人化されたものです。

これまで見てきたように、19番の遺伝子の鍵は、動物の王国と深く関係しています。人類は、動物界から進化し、独自の道を歩むようになりました。私たちは、先祖の霊長類が幾つもの遺伝子の

突然変異を経て進化し、遂にホモ・サピエンスという新しい種として生まれ出た結果です。肉体から肉体を旅して生まれ変わる度に、意識が前の肉体よりもより高い周波数に対応できるような複雑な肉体を作り出してきたことが、この19番の天の光を通じて分かります。このような生まれ変わりの連鎖の中で、高い次元の肉体は、その前の低い次元の肉体を犠牲にすることで進化し続けてきました。従って、生命は犠牲の連鎖であるといえます。地球は一連の遺伝子の跳躍は、人類の完全なる霊的な覚醒へ向けた進化と並行して起こっており、地球は正にそれらの跳躍のための土壌といえるでしょう。人間の気づきは、まるでマトリョーシカのようです。人間の気づきが一段一段階跳躍を遂げる度に、これまで理解していたよりも、より大きな枠組みの中で生きていることを理解するようになります。地球が通過するべき次元は、全部で九つあります。最終的に真に普遍的な人間として生まれ変わるまで、人間は夫々のイニシエーションを通り抜ける度に、限定された小さな自我を犠牲にしなくてはなりません。

　現在、意識は人間を追い抜き始め、より高次元の肉体へと移行しようとしているところです。しかし、新しい肉体は古い肉体から生まれるため、現在人類のDNAの奥では、新たな突然変異が誘発されています。ホモ・サピエンスの形態を完全に新しい形態に変える程の力を持つ遺伝子の突然変異を誘発するためには、人類の遺伝子は最大限の多様性を必要とします。これが、地球の人口爆発の主な原因の一つです。それは又、DNAに起因する多くの新しい病気の原因でもあります。それらは全て、初期の突然変異であり、将来起こる現象の前兆です。19番の天の光において、個人のみならず、人類も全体のために犠牲になる必要があります。公害や地球温暖化、戦争や暴動など、人類を取り巻く世界中のあらゆる出来事は、現在人類が通過している深遠な遺伝的プロセスの結果です。

　19番の天の光を持つ人間にとって、焦点の的は常に人類の未来のニーズであり、現在のニーズではありません。彼らは、人類が経験する必要のあることと同時に、将来起こることも察しています。彼らは、未来の意識の使者として大衆からは独立した存在で、彼らの人生はその意識への犠牲の素晴らしい例です。彼らは、大いなる突然変異の最中に現れますが、それは彼ら自身もその突然変異の影響を受けた存在であるからです。DNAの突然変異を経た高度な感受性によって、彼らは新しい肉体が誕生しつつあることを察知し、人々を将来の意識の変容へと準備するために最善を尽くします。彼らは新しい人間との架け橋となる高度な感受性を持っており、ベールの後ろに隠れた未来から、新しいパラダイムに関する情報を現在へと吸い上げることができます。全ての天の光はこのような犠牲を要します。なぜなら彼らは、使命を持って現在に送られた未来からの使者の代表だからです。

　19番の遺伝子の鍵には、神秘的なイニシエーションの秘密が含まれています。地球の意識のあらゆる側面は、集合体レベルの地球の進化が終わりを迎えるまでに、九つのイニシエーションの入口を通り抜ける必要があります。夫々のイニシエーションについては、22番の遺伝子の鍵でより詳しく見ていきます。

地球における九つのイニシエーションの扉

1. 誕生
2. 洗礼
3. 堅信式
4. 結婚
5. 受胎告知
6. 聖餐
7. 叙階式
8. 聖化
9. 祝祭

夫々のイニシエーションは、人類と全体の相互依存性へのより広い気づきをもたらします。19番の天の光が物質次元に具現化される時、一人の偉大な人物が全体のために自己を犠牲にします。これが、キリストの人生に隠された神秘、隠れた意味です。19番の天の光は、個人の犠牲を通して、人類全体がイニシエーションを経ることを可能にします。キリスト教の儀式を見てみると、夫々が大いなるイニシエーションの作法に則っていることが分かります。しかしそれらは、枠組みの中にはめ込まれて形骸化してしまいました。それらの枠組みは、ほとんどが何度もの生まれ変わりを経て有機的に起こる実際のイニシエーションとは無関係なものです。この遺伝子の鍵が重要な役割を果たす「ガイアのリング」は、地球上のあらゆる生物を、これらのイニシエーションを通過する同じ旅へと繋ぎます。人類は、ガイアの物質レベルの究極的表現として、大いなるイニシエーションの一つである五番目の「受胎告知」の先端に立っています。神秘的な観点から見ると、この大いなるイニシエーションは、人類という肉体が聖なる子供を受胎することと関係しています。従って人類は全体として、一つの高次元のビジョンのために自立を犠牲にしなくてはなりません。

　この神秘的な「受胎告知」は、「共同統治」— 進化した魂が、集団でこの大いなる犠牲行為の先駆者となること — を通してのみ起こります。19番の天の光は、人類内で最初に集団レベルで覚醒する天の光の一つです。人類が大いなる突然変異を経験し、五番目のイニシエーションを通過してすぐ、その変化の全貌が明らかになります。新しい人間の特徴の一つに、霊能力を遥かに超えた高度な感受性が挙げられます。そのような人間は、自らを他人から分離された存在として見ないため、自己を顧みずに全体のために働くでしょう。それは、現在の人間の目から見ると犠牲ですが、彼らにとっては違います。彼らは、単純にそれ以外の生き方を知らないのです。高次の意識の周波数に対応する未来の人間の素質を備える19番の天の光は、現在の人間の言語の無能さを露呈します。現在の人間の言語は、五感を通して進化してきたものです。未来の人間は、五感を越えた全く異なる言語を使うようになるでしょう。現在の人間の言語は音に基づいたものですが、未来の人間は今でいう触れ合いに近い感覚を使って、周囲の環境を介した意思疎通を図るでしょう。地球上の全ての存在を相互に結びつけ、本来の一体性に完全に気づくオーラの結合組織 — これが、ガイアの真の言語です。

20th GENE KEY

天の光
存在

天の才
自己確信

心の闇
浅はか

聖なるOM（オーム）

対：34番
コドンリング：生死のリング（3、20、23、24、27、42）

生理的関連部位：脳幹（延髄）
アミノ酸：ロイシン

20番の心の闇 ― 浅はか

昆虫の革命

20番の遺伝子の鍵と20番の遺伝子の鍵の様々なる周波数の言語は、純粋に実存的な言語です。それは考えや思考を全く介さない言語であるため、知的に理解することは困難です。20番の心の闇は特に、意識がどれだけ深く肉体を通して具現化されるかに関わっています。肉体において意識が阻害されればされるほど、その表現の純度は低くなります。この遺伝子の鍵は、人間を通して表現される意識の量に関係しており、その意味で64個全ての遺伝子の鍵の中でも最も神秘的な鍵の一つといえます。20番の心の闇において、意識はほとんど自分を表現することができません。その結果、このような低い周波数で生きる人間からは、真の人生の可能性はほとんど開花しません。この心の闇の役目は、人間が人生の海に飛び込む代わりに、岸辺に留まらせることです。これが「浅はか」の心の闇です。

　20番の心の闇は、ともすれば人間の欠点であり、できる限り避けるべきものという扱いを受けています。しかしこれから見ていくように、このDNAの側面はとても古い歴史があります。事実その側面があったお陰で、人類は現在の進化の段階に辿り着きました。20番の遺伝子の鍵とその心の闇は、人間のゲノムの中でも、人類の前に存在した種を通して発達した部分を表しています。特筆すべきは、この遺伝子の鍵が人間と昆虫たちの世界の主な共通点を示していることで、それはこの二者間における驚くべき相似を明らかにします。昆虫を観察すると、彼らが終始とても忙しそうにしていることに気づきます。ほとんどの昆虫が、ひと夏の短い命しか持たず、その数日から数ヶ月の間彼らの目的は生き残り、繁殖することのみに限られ、純粋に種の存続のためだけに生きています。初期のヒト科の動物も、同じような生存のための現実を生きていました。その時代には、遺伝子プログラムのほとんどは、肉体を介して機能する呼吸、食事、狩猟、交尾に関したものでした。進化を過去に遡るほど、生存を目的とした生活の傾向が強まるように見えます。

　これらは全て、人間の大脳新皮質の発達によって変化しました。それは、肉体的な本能から、急激に発達した脳の認知能力へと認識手段が変化したためです。人間が思考を始めた瞬間、不思議

なことが起こります。人間は、今という瞬間からは離れるかのように見えます。この幻想は、思考の対象を全て一時的に枠組みの中にはめ込み、直線的にしか物事を考えられないことに起因します。思考はとても素晴らしい才能を備えています。しかし思考は同時に、時間という偽りの現実に縛られるという弊害をもたらします。思考に縛られている分だけ、意識の働きが存分に発揮されなくなります。これが、この遺伝子の鍵で使われている「浅はか」という言葉の意味です。浅はかに生きるということは、思考が作り上げる偽りの幻想の内に生きることをいいます。

　人間の多くは、古き良き時代を懐かしく思います。人類が今ほど思考に頼らず、より原始的で簡素に、ある意味今よりも純粋な生き方をしていた時代です。しかしそれは実際のところ、純粋と呼べるような性質のものではありませんでしたし、第一に進化を逆戻りすることは不可能です。人類が動物のように完全に本能で生きていた時、そこに道徳や良心はほとんどありませんでした。もし現代人がいきなり原始時代に飛ばされたら、古き良き時代は一瞬にして恐ろしく野蛮な時代に塗り替えられるでしょう。特に過去100年の間、人間の脳の進化によって地球の有り様が変化してきました。世界の現状を嘆きたくなることもありますが、この変化は往々にして人類に大きな恩恵をもたらしてきました。興味深いことに、人類は太古の動物的気づきと、現在の合理的で知的な気づき、そして近い将来開花するホリスティックで霊的な気づきを併せ持っています。私たちの古き良き時代への郷愁は、実際には人類が霊的に完全に目覚めていた時代の太古の遺伝子の記憶に根差しています。このような黄金期の証拠は、大洪水によって完全に抹消されました。しかし、大洪水によって人類のDNAに突然変異が起き、最終的に現在の知性の時代がもたらされたのです。これについては、55番の遺伝子の鍵の章でより詳しく説明しています。

　浅はかだと思われていたものは、人類の気づきの機能の調節だったのです。現在の浅はかな時代― 人類が自然から遠のいた時代 ― は終わりに近づいています。しかし、これは本当に真実かといわれればそうではありません。人類は現在、思考を介した気づきによって今という瞬間に存在することを阻まれながらも、好む、好まざるに関わらず、結局は今という瞬間に生きているのです。人類がかつて経験していた生命との一体感から現代人を遠ざけているのは、人類の思考様式だけです。人類がこの思考の時代を完結させることができるよう、進化は人類に浅はかであることを求めています。しかし、それによって人類は生命の源そのものから引き離されることになりました。人類の源への回帰願望は、そこから来ているものです。科学や宗教における人間の渇望の全ては、意識が人間の脳を超えられないことを理由にして生じたものです。このような視点で見ると、64個の心の闇がいかにこの一つの謎が原因となって誕生したかが分かります。人類が生命との一体感を得ることを阻んでいる犯人は思考です。

　浅はかな性質が行動になると、それは意味もなくただやみくもに活動します。心の闇周波数において、人間が真に生命と一体になれるのは、唯一忙しくしている時です。ただこの忙しさも、本質的には真に"今に在る"ことが欠けています。それはむしろ、気づきが欠けている状態といえます。これによって、人間はより昆虫に近くなります。個人レベルで、人間は常に多忙であるようプログラムされています。しかし、特定の昆虫社会とは違い、人類は未だ集合体として生きているわけではありません。20番の心の闇の対である34番の心の闇「強引」は、無我夢中になることに関係しています。自覚のない行動は、周囲の環境に害をもたらす破壊的な力となります。これら二つの心の闇は、思考によって作られた状況に応じて、活動を促したり、逆にできなくさせたりします。

太陽神経叢に根差した将来の気づきによって、思考が書き換えられて初めて、意識は何の抵抗にも遭わずに活動することができます。仏陀はこれを"正しい行動"と呼びました。正しい行動は、DNAの周波数が心の闇周波数より上昇した時に生まれ、それらは全て、自然と調和の内に生み出されます。このような人類の進化の最終段階に到達して初めて、人類はより複雑な蟻や蜂などの昆虫社会に近づきます。そこでは、意識が一人一人の人間を通して呼吸を始め、人類は一つに融合されていきます。

心の闇の抑圧的振る舞い ― 心ここにあらず

20番の心の闇の内向的振る舞いは、完全に心ここにあらずという印象を与えます。これは、彼らの目を見れば一目瞭然です。彼らの目は、何かをじっと見つめるか、遠くを見ているように見えます。20番の心の闇のこのタイプの表現は、永久的なものではなく、一時的なものの場合もあります。そのような人々の内にある意識は、しばしば強い無意識の恐れによって凍りつき、一時的に彼らを心ここにあらずの状態にします。この肉体から意識が抜け出してしまう現象は、ある意味、小さな死といえます。それは又、強烈なショックによって引き起こされる場合もあります。彼らの人生は、活動と休止を繰り返す思考に応じて、時々スイッチが切れたり入ったりします。

心の闇の反発的振る舞い ― 多忙

心の闇の反発的振る舞いになると、思考は抑圧的振る舞いと正反対の行動を取ります。この振る舞いは、恐れを麻痺させる代わりに、それを即座に行動に移します。従って、このような人々は無我夢中で絶え間なく動き回り、休むことを知りません。この心の闇「浅はか」と、思考が心の闇を行動に移す方法である「多忙」との深い繋がりによって、この状態は人間社会に蔓延しています。私たちの暮らす社会は、人類に仕組まれたプログラムのせいで、多忙さを極めています。人類の内に新しい気づきが目覚め始めるに従って、人類の膨大な活動は単純に停止することでしょう。なぜなら、人類の膨大な活動は思考の落ち着きのなさから生まれる副産物だからです。

20番の天の才 ― 自己確信

聖なるくつろぎ

「自己確信」の天の才は、人間が生まれて初めて、思考に頼って物事を決断しなくなった時に現れます。「自己確信」には、人生の一瞬一瞬に自らを委ねる深遠な行為が伴います。人生にはそれ自体の計画と流れがあるということを受け入れ始めると、思考は自然なプロセスの邪魔をしなくなっていきます。この天の才を会得するためのテクニックは存在しません。そして、放棄の仕方を教えてくれるものは、人生そのものしかありません。この天の才は実際に、高次元の霊的気づきの前兆です。

人生において決断は自然に成されるものであり、頭を悩ませても仕方がないことが分かり始めます。高次元の周波数における決断は、熟考の末に下されるのではなく、即断即決です。行動計画を決める際に思考を働かせることがあるかもしれませんが、天の才周波数における決断は、あなたがただ在ること全体を通して即座に、かつ迷いなく下されます。

　20番の天の才は、幸せな人生の基盤であり、「生死のリング」という遺伝子ファミリーの一員です。「生死のリング」は、子供たちが幸せで、健康で、見識ある大人に育つために必要な、完璧な環境の作り方を教えてくれます。子供が自己確信を持って成長するためには、大人が「利他主義（27番）」のお手本となりつつ、「超然（42番）」とした態度を維持し、「発明（24番）」と「革新（3番）」を奨励し、何よりも「シンプル（23番）」を促す必要があります。これらの五つの鍵は、親たちにとっての完全な生活システムの基盤となり、これらの鍵を深く掘り下げていくことによって、子供と親の双方に素晴らしい開放感がもたらされます。「自己確信」は、対である34番の天の才、個々の人間の「強さ」と同等な資質です。どんな子供たちも生まれながらの強みを持っており、両親や仲間たちから愛のある適切な環境を与えられる限り、それらの強みは成長するに従って自然と現れます。子供にとって愛のある究極的環境とは、「自己確信」に満ちた大人たちに囲まれた環境のことです。大人たちの正しい行動が、大家族やコミュニティ内に開放的で高潔でくつろいだ雰囲気を創ります。そのような雰囲気こそが、子供たちにとって完璧かつ自然な形の教育基盤となります。

　「自己確信」は、人間の人生を心配する性質に終止符を打ちます。そこには、ある種のユーモアがあります。それはむしろ内面的なもので、人生に対する軽やかな視点といえます。この周波数では、自分が思っていたよりも高次元に自分が存在するのではないかと微かに思い始めます。更に、何か高次元の存在が自分の面倒を見てくれているように感じ始めます。人類はこの感覚に、ありとあらゆる神格のイメージを重ねました ― 守護霊、天使、亡くなった人の精神（魂）との交信、神々そのものが見守ってくれているイメージなどです。純粋な意味では、この「自己確信」の状態は自分の内側にある、自己より大きな性質の現れです。それは、意識がより肉体に降りてきている兆候です。しかし、この感覚を擬人化すればするほど、それは成長しなくなります。なぜなら、神格のイメージと重ねることによって、それらの感覚は思考レベルに再び落とされてしまうからです。その感覚は、本来思考には属さないものです。この天の才では、人類は将来の気づきの媒体 ― 太陽神経叢 ― を実験的に使い始めます。

　人間の体には、太陽神経叢の高次元の機能を目覚めさせるための、突然変異の指示が含まれています。一度このような個人レベルの突然変異の引き金が（55番の遺伝子の鍵によって）引かれると、全く新しいレベルの気づきの機能を使うことが可能となります。20番の天の才は、この高次元の突然変異に向けた土台となり、それは20番の天の光で完全に開花します。「自己確信」は、思考の被害者になっている状態から抜け出す能力に相当します。コツを掴み始めるに従って、瞑想的な気づき ― 思考を客観的に眺めることができる能力のわずかな拡大を経験します。このような拡大の感覚は内側で成長し続け、内なる深い手放しが進んでいくと、次第に自分が何か外側の力によって動かされているように感じるようになります。この拡大の副産物が、「自己確信」という資質であり、これは全てが上手くいくという絶え間ない感覚のことです。この段階で、ある種の安心感が内に芽生えます。もはや、努力して人生をコントロールしなくても良くなります。反対に、人生によって自らが動かされることを受け入れます。

GENE KEYS　20番の鍵　≣　風地観

この天の才では、人間の太陽神経叢の気づきが、思考を凌駕し始めるという現象が見られます。中国と日本では昔から、腹や丹田と呼ばれる太陽神経叢に根差した深遠な知恵が伝えられてきました。古代のヨーガ体系の実践者たちは、この腹の内に隠れた気づきを発見し、それを中心にして医療から武道に至るまでの哲学全般を築き上げました。太陽神経叢から生まれる気づきは、帰依に基づいています。この意味で、それはとても力強い普遍的な女性性の力を活用することに繋がります。「自己確信」の力が、自己主張ではなく帰依に基づいていると聞いてショックを受ける人もいるでしょう。「自己確信」は、主張や技術を通して築くことのできる単なる自信を遥かに超えたものです。20番の天の才は信頼と忍耐、帰依を通してのみ育つものであって、テクニックではありません。従って、「自己確信」は人生で本当に必要なものは、こちらから追いかけなくても、向こうからやって来るという哲学の上に成り立っています。20番の天の才は、この「聖なる怠惰」によって、内なるくつろぎの土台となっています。

20番の天の光 ― 存在

神聖な音域

20番の天の光はとてもユニークで、あまり言葉で説明できることがありません。神話的な話をすれば、それは「神の呼吸」や「神の言葉」という概念に象徴されます。「存在」とは、"ただ在ること"の基本的な性質です。実際のところ、この「存在」という言葉も、この天の光を完全に表現してはいません。むしろ"その"を前につけて「その存在」と限定した方が、それが個人とは無関係の意識の状態であると、明確に印象づけられるかもしれません。それは、人間を通して「神の存在」が具現化された状態です。人間が天の光の状態に到達する時には必ず、「その存在」に満たされます。純粋な意識がただ在ることを満たし、思考活動は止まると、人間は永遠の今という瞬間に導かれます。これが起こると、人間の思考によって作り出された世界全体が、突如、浅はかなものだと思うようになります。木の葉や石ころなどの些細なものすら、人間の最も偉大な思想よりも命に満ちていることを理解します。「その存在」はどこにでもあり、万物に内在するものであり、遍在という概念の元となりました。

「存在」の状態に、個はもはや存在しません。三日間同じ場所に座り続けたとしても、一秒たりとも経っていないかのように感じるでしょう。時間は、森羅万象の背後にある意識の中に消えてしまいます。デジャブを経験する時、それは真の「存在」の瞬間の純粋さを味わっています。その時、今という瞬間に過去と未来が流れ込み、一時的に時間が凝縮され、現在、過去、未来の全ての時間を超越します。「その存在」は、誰にでも感じられるという意味でも、並外れています。この天の光が現在において花開くと、その周りは繊細な雰囲気に包まれます。そして、静かでゆったりとした感覚が人間のオーラに満ち、森羅万象へ向かって放たれます。「その存在」にある時に現れる素晴らしい影響の一つに、呼吸の深まりが挙げられます。「存在」は呼吸を通して全人類を繋ぎます。従って、「存在」の中に身を浸した人々は、一つの存在として呼吸し始めます。

真の天の光の状態とは、完全なるくつろぎです。奥深くにある緊張を次第に緩めていくと、「その存在」の高い周波数は、肉体が完全に弛緩するまで人間にため息をつかせます。この天の光を体

147

現する人間の強烈に柔らかい眼差しも又、「その存在」の証です。「その存在」に身を浸している人間にとって、気に病むことは何もありません ― 思考にはもはや意味はなくなっています。思考はその重要性を失い、根拠もなくなるためもはや苦しみも存在しません。何を語ろうと、それは浅はかになることを避けられません。静寂だけが、真理に一番近づくことができます。この遺伝子の鍵と関係するコドンリング、「生死のリング」を通して、「その存在」は人類が千年の間何世代にも渡って探し求めてきた「神髄」と同じものであることが分かります。それは又、「静寂（24番）」、「無私（27番）」、「無垢（3番）」、「お祝い（42番）」の経験にも直接繋がっています。

20番の天の光は音域の神秘的な性質に関係しています。私たちが生きる宇宙に存在するあらゆる振動を始め、終わらせ、それらを繋ぐ超越的な音域です。それは又、八色 ― 七つの色全てを含む八色目の色であり、純粋な白であり、全ての形が生まれる真っ黒、数字でいうとゼロの状態へと私たちを引き戻します。何よりも、それは光と音の両方の領域を統合させる聖なる呼吸であり、人間が完全に純粋な存在として意識の中に入っていくことを可能にします。

20番の天の光は、現実の八番目の次元、ロゴイック次元として知られる、人類の「神性」の真の土台にも関係があります。人間を囲む七つのオーラ、その永遠の宇宙意識の海の中に、人間は浮かんでいます。そのオーラを通って意識が拡大するにつれ（夫々のオーラの詳しい説明は22番の遺伝子の鍵の章を参照）、ロゴスのオーラ体や神の言葉が、その栄光の輝きと共に遂に明かされます。このロゴイック領域、八番目の超越を迎えた後の次元は、人類を超え、言葉を超え、物質を超えています。

人間の七つの聖なるオーラ体

1. 肉体
2. アストラルオーラ体
3. メンタルオーラ体
4. コーザルオーラ体
5. ブディックオーラ体
6. アトミックオーラ体
7. モナディックオーラ体
8. ロゴイックオーラ体

その「存在」が内に目覚めると、その人間は社会的生活を維持することが困難になります。なぜなら彼らは、外側の世界に何も重要性を見出さないからです。このような人々は、もはや社会に馴染むことができません。彼らは、自らの現実を誰かに説明することすらできません。全てに興味がない状態でも、彼らにできることは、ただ存在し続けることであり、人生に起こる出来事をただそのまま受け入れることです。その「存在」は、その目の前に現れるもの全てを消し去ります。欲望、セックス、思考、更に感情に至るまで、全てを終わらせます。食欲や生存欲という、人間の最も深い遺伝子プログラムでさえ、その「存在」の威厳の前に平伏します。この状態に踏み入れる人々の中には、生きるために人から実際にものを食べさせてもらわなくてはならない人もいます。しかし、例え、そのよう

GENE KEYS　20番の鍵　☷☴　風地観

な習慣が意識の継続にとって重要ではないと理解していたとしても、ほとんどの場合、人間の習慣は残り機能します。

　未来の世界では、最終的に人類は20番の天の光に飲み込まれているでしょう。そこで人類が踏み入るのは、思考が意思疎通の一助の役割しか持たない永遠なる世界です。太陽神経叢で起こる突然変異を通して、人類は遂に20番の天の光によってこの世界で安心して生きることができるでしょう。東洋文化において、世界の中心にあるとされる第一の音は、「オーム」と発音される聖印「Omkar」です。20番の天の光が開花する時に聞こえるのが、この音です。それは音のない音であり、生きとし生けるものを繋ぎ、万物を満たし、全てをその純粋な実存的現実へと引き戻します。

21 st GENE KEY

天の光
勇敢

天の才
権威

心の闇
コントロール

高貴な人生

対：48番
コドンリング：人間性のリング（10、17、21、25、38、51）

生理的関連部位：肺
アミノ酸：アルギニン

21番の心の闇 ── コントロール

階層構造の消滅

人類を苦しめる途方もない争いと基本的人権を脅かす主な原因の一つが、コントロールするという問題です。全てのコントロールの根っこには、縄張りというテーマがあります。これから見ていくように、縄張りの解釈は多く存在します。一つ目の解釈は、自分自身 ── 肉体、感情、知性など一人の人間としての縄張りとオーラの境界線 ── です。これを広い範囲に当てはめて見ていくと、人間関係や家族なども縄張りの形態の一つであることが見えてきますし、家や土地などは明らかに自分の家族の外側の縄張りであるといえます。その外側には、地域や民族という縄張りがあり、それらが集まって国家という縄張りを構成します。最後に、地球という全人類の縄張りがあります。これらによって地球には多くの縄張りが存在し、人間同士のコントロールに根差した数多くの紛争の原因が生み出されています。

　縄張りのまた別の解釈には、人生を一つの縄張りとし、人生に起こる出来事もその縄張りの一部とする見方があります。人間はそれらの出来事を、躍起になってコントロールしようとします。21番の心の闇の人生観はこの解釈に根づいたもので、これは遺伝子レベル、無意識レベルで知らずに身についているものです。未だ心の闇周波数にいる人類は、一人一人がばらばらの存在として生きているため、生命を何百万もの個別の縄張りに分割することが至って普通のことだと思い、それらをコントロールしようとしています。実際には人類は統一された一つの有機的存在であることを考えると、この見方は馬鹿げていますが、少なくともこれが世界の現状であることは事実です。心の闇周波数では、全人類が被害を被ります。コントロールされる側はコントロールする側により被害者となる一方で、コントロールする側も自らのコントロールへの欲求に縛られた被害者となります。

　21番の心の闇は、何もコントロールできない弱い人間と、周囲のもの全てをコントロールすることに強い執着を持った人間を生み出します。昔は、コントロールは資源や食料が関係していました。自分の縄張りを維持し、敵から守ることが食料の確保に繋がりました。戦場は移動しましたが、近

151

高貴な人生

代社会においても遺伝子的に見た力関係は変わっていません。現在の戦場はお金となり、権力とお金はこの21番の心の闇に大いに関係しています。心の闇周波数では、お金があれば権力もあるかのように見えます。しかし、天の才の上のレベルになると、真の力はお金とは全く関係のないことが分かります。コントロールは、堅さと恐れに基づいています。それは、私たちの周囲に緊張と境界線を作り出します。更に重要なポイントは、コントロールが階層構造という概念を作り出すことです。そこにはコントロールするものと、コントロールされる者の存在があります。このコントロール関係は歪んだ形ではあるものの、非常に相性の良い関係です。それは、階層やカーストといった考えの土台であり、その理想形は、上層階の者が下層階の者のために食料と安全を確保するというものです。

　これが過去千年間、地球上のほとんどの社会で見られたやり方であり、現在でも大多数の社会は、このような古いやり方で機能しています。忠誠心や、家系の継承の概念は、このような社会に根差したものです。このような古い社会システムが、本当に疑問視されるようになったのはごく最近のことで、古い社会システムは徐々にその勢力を弱めています。この階層構造に基づいたコントロールの衰退は、西洋における中産階級の台頭に見られます。しかし、中産階級の繁栄によってより良い社会になったかといえばそうではありません。それは古い社会システムと変わらないくらい、多くの問題を生み出しています。個々の家庭は、かつてない程孤立し、よそよそしい世の中になりました。そして、コントロールへの真の欲求も又、活動場所を変えただけでした。現在コントロールは、資本主義を通して最もその権力を奮っています。

　コントロールの問題は、父権制の問題です。父権制に基づいた政府は、政治から教育、ビジネスに渡る人間社会の基礎です。コントロールをしている人々のほとんどが、権力とお金に目がくらんでいる一方、権力やお金に興味のない人々は大概が極端に服従的で、自ら行動を起こすことができません。真のビジョンを持った勇敢な少数派を除いて、現在権力の座についている大多数の人々の指針は、個人の利益の追求です。21番の心の闇によって、人間は父権制の前に自分たちが無力であると思い込まされ、ほとんどの人は、より良い世界への真のビジョンを持っていたとしても、それらは行動に繋がる前に息絶えてしまいます。しかし、新しい周波数の萌芽は世の中に現れ始めています。21番の天の才を持つ人々が権力の座に就くと、それまでの力関係が崩壊し始めます。なぜなら、この遺伝子の鍵の高次の周波数は、権力やお金、コントロールを手にする天の才を持ちながらも、それらには興味を示すことがないからです。彼らの興味は、地域に貢献すること以外にありません。何より、彼らは勇気を持って自らのビジョンを行動に移し、それによって大きな変化を起こすでしょう。

　コントロールと権力の問題には、多くの誤解があります。いつの世にも自然と統率者としての才能を発揮する人々はいますが、高次の周波数では統率力を発揮することは奉仕になります。つまり、彼らと協力し、もしくは彼らの下で奉仕をする人々は、彼らの下にいるという訳ではないのです。彼らは人々と肩を並べて共に働きます。古い社会システムの問題は、そのシステム自体ではなく、人間の周波数にあります。システムの中で全ての人間が適切な位置に就いた瞬間、それはもはや父権制でも母権制でもなくなります。それは、共同統治に基づいた社会システムとなります。共同統治とは、その社会システムの中の全ての人間が平等でありながら、一部の人が他の人よりも多くの権限を持っているモデルです。しかしこの権限は恐れに根差すものではなく、周波数に根差したものです。共同統治では上手くいき、階層構造では上手くいかない理由は、共同統治の中の人間は全員、夫々の

152

役割に伴う責任の大小に関わらず、自分の役割に満足しているからです。44番の遺伝子の鍵の章で、そのようなモデルのより詳しい説明をしています。

　世界中の縄張りに基づいた分断の根底には、人生そのものに対する懐疑心が存在しています。これが、人間の真の病の正体です。権力とお金による縄張り争いやコントロールは、この病がシンプルに表に現れたものです。21番の心の闇の対である、48番の心の闇「無能」は、自分の縄張りにおけるコントロールを失う恐れの土台となっています。人類は自らが一つの存在であることを未だ理解していません。人類が自己の真性が一つの集合的かつ包括的な家族であることに気がつくと、欲求がなくなります。最終的に、コントロールする権限を人々から与えられるのは、コントロールすることを放棄した人物です。このような人物が、人類の未来のビジネスや政治、様々な社会の階層における指導者となります。自分の縄張りや他人へのコントロールに執着し続ける人々は、最終的に自分自身を相手に戦っているだけであることに気づくでしょう。

心の闇の抑圧的振る舞い ── 服従的

全ての心の闇の抑圧的振る舞いは、個人の力の否定に根差しています。これは、21番の心の闇を通して服従的態度として現れます。このような人々は、自らの権限を主張せず、他人にコントロールされ続けます。更に、心の闇の抑圧的振る舞いは人生にただ翻弄されて生きる傾向を持つため、完全に受け身の状態で自らが進んだ方向性に対する責任を取ろうとしません。人生に訪れるもの全てに身を委ねることと、自らの運命に影響を与えることの間には微妙な違いがあります。このような人々は、無意識の内に自分に起こる全てを人生そのもののせいにし、自らの意志の力を封印します。21番の天の才の真性は、状況をコントロールし、管理することにありますが、この服従的な側面ではコントロールすることを恐れます。なぜなら、自らの行動とその結果の成功と失敗に責任を持たなければならないからです。彼らは、できることなら人生に参加したくないと思っています。彼らはよく、呑気なふりをします。しかし実際には、本当の責任から逃れようとしているだけです。

心の闇の反発的振る舞い ── 仕切りたがる

21番の心の闇のもう一つの側面は、コントロールしたいという強い欲求となって現れます。このような人々を、世間では、しばしば「仕切りたがり屋」と呼びます。彼らは怒りで凝り固まり、周囲にある人や物を全て仕切らないと気が済みません。心の闇の抑圧的振る舞いはやる気なく無責任だったのが、心の闇の反発的振る舞いになると一転して厳格な仕切りたがり屋になります。彼らは自ら望まない限り、いかなる変化をも許すことができません。徹底的なコントロール下にある彼らの人生に、うっかり立ち入ろうものなら、彼らの鬱積した怒りは大爆発を起こすでしょう。そのような性質は、階層的優劣や道徳的理由にかこつけて、他人に対するコントロールを死守しようとします。不幸にも、そのような長期に渡る執拗なコントロールは、体全般、特に心臓に深刻な害を与えます。彼らが謙虚さを学ぶ方法は、極度の肉体的、もしくは情緒的危機を経験することしかありませんが、幸運にも、彼らの頑固な執着は、しばしばそのような危機を自ずと招きます。

21番の天の才 ― 権威

服従という名の権威

天の才「権威」は、生来の資質です。21番の天の才が遺伝子の鍵チャートにある人間が、ハートに従って話し、行動するならば、その人はどこへ行っても人々の信望を集めます。「権威」は、この21番の遺伝子の鍵の本当の振動です。物事の自然な展開を許すことと、物事の流れをコントロールすることの間で、繊細なバランスが取れている状態です。「権威」は、その人間が持つ意図によって決まる周波数です。21番の心の闇の階層構造を通して権威を行使すれば、コントロールと恐れを通して人々を支配することになり、人々の信望を集めることは決してありません。そのような場合、周囲の人々は一見信望を見せているように見えても、状況が変われば手のひらを返したように、信望を向ける相手を変えてしまいます。真の信望は、愛の周波数が恐れの周波数に勝った時にのみ維持されます。愛の周波数が勝った時、その人間は他人から権威を与えられます。これが、権威の本当の意味です。権威は意志によって獲得できるものではありません。それは、人々の信頼を得た者にのみ与えられます。

「権威」は一対一、もしくは一対多の関係の間に生まれるオーラ領域内の現象です。真の権威は人々をコントロールする代わりに、団結させます。これは、主人と召使の関係からよく理解することができ、人間社会の根本となっているものです。しばしば最も深い人間関係は、権限を持つ立場にある人間と、一見その権限に服従する立場にある人間の間に築かれます。しかしそのような関係の中で、双方が同じように奉仕を捧げることで、その関係は支配と服従という典型的な社会形態を超越します。そのような関係を築くためには、双方がお互いに平等な立場で奉仕しあう必要があります。そのような場合、両者はその関係からお互いに恩恵を受け、大きな力を発揮する可能性があります。

宇宙にあまねく存在する陰陽、男女のエネルギーは、この主従関係と同じです。男性性の極は権威を象徴し、女性性の極はその権威に対する服従者、召使を象徴します。この関係は、ほとんどの人間社会における文化の中で築き上げられてきた歴史を持つ一方、実際の男女とはほとんど関係ありません。女性も男性と同じくらい権威を持つこともあれば、男性が召使となることもあります。夫々、母権制と父権制を生み出しますが、両者とも根底に純粋な意図を持たない限り決して成功しません。女性側が服従的になり過ぎた場合、男性側は仕切りたがり過ぎたり、その逆の場合も然りです。このような関係におけるいかなるアンバランスも、21番の遺伝子の鍵の心の闇の現れです。本来、どちらの立場においても、権力を必要としたり、憤りを感じたりする必要はありません。この原型のバランスが取れた状態が、高次の周波数の21番の天の才の証です。やがて、この同じドラマが全ての人間関係において演じられていることが分かるでしょう。それは、親子、夫婦、経営者と従業員など、人間社会の核となる関係です。

21番の天の才の輝きと魔法は、二者間において両者がお互いに降伏した時に起こります。主人が召使になり、召使が主人になった時、その関係は真の力を発揮します。そのような関係は、一見すると一方的なものに見えるかもしれませんが、内側では力関係が逆転しています。これが起こった時に初めて、本当の「権威」の意味が明らかになります。大勢のグループやコミュニティ、会社、更に軍隊において、もし権威者が従属者たち全員を代表し繋ぐ役目を果たせば、グループを強力に

団結させる信望を生み出すでしょう。このような統率力は、7番や31番の遺伝子の鍵の統率力とは大きく異なります。それはあらゆるコントロールを手放し、集団の精神（魂）を信頼し意思決定を委ねられるかどうかにかかっています。21番の天の才の領域では、一人がグループ内の決断を下す役割を担うと共に、グループ全体の責任もその一人が負います。

　人間の遺伝子基盤の中には、様々な異なったスタイルの統率力が存在します。31番の天の才が代表するのはグループの声であり、7番の天の才はグループのハート、21番の天の才はグループの意志を代表します。このような人物の意志は従う人々に直接影響するため、他の人間よりも多くの責任を背負うようデザインされています。鍵は、従う人々が権威者を自分たちの代表としてどれだけ信頼しているかにあります。既に見てきたように、このような関係が充分に高い周波数に至っていれば、権威を持つ者は彼らに従う人々の意志を伝えるただの導管になります。そうなった時に、超越が起こります。そのような関係は王と人民の主従関係ではなく、同族関係のような平等なものとなります。これから更に高い周波数で見ていくように、権威を持つ人物は、階層構造において自分よりも下の人々と常に考えや感情を共有していなくてはなりません。古い典型的主従関係が融合し、超越される時に初めて、最も高次元の精神（魂）が人間社会に降りてきます。

　21番の遺伝子の鍵は、遺伝子のコドンリングや遺伝子ファミリーという観点から、更に理解を深めることができます。「人間性のリング」の一員として、それは人類の傷全てに不可欠な要素を形成します。人間の中心にある聖なる傷と、人類の全ての苦しみの理由は、「人間性のリング」を構成する遺伝子の鍵によって解き明かされます。階層構造は、人類の傷の中でも最古のものの一つで、他のどの苦しみもそうであるように、この傷も愛によってのみ癒すことができます。この遺伝子の鍵における高次元の周波数を活性化するためには、大きな勇気が必要となります。権威か服従かにかかわらず、パワフルな人間が完全に別の人に降伏することが必要です。降伏は、権威を持つ人物を服従させ、従者に権威を与えます。これこそが人類の傷を癒し、階層構造とコントロールを終わらせる力です。

21番の天の光 — 勇敢

新たな騎士道の時代

21番の天の才では、人々からの信頼は、奉仕に基づいた真の権威によって獲得できることを見てきました。意識の最高のレベルでは、この愛と権力の融合は比類のない素晴らしい理想 — 勇敢 — に変わります。この勇敢という言葉はしばしば勇気 — 特に戦士が戦の最中に見せる勇気 — に結びつけられます。このイメージにはいくらかの真実も含まれてはいますが、意識の天の光の側面としての勇敢は、逆境に直面した時に生まれる勇気という概念を遥かに超えたものです。「勇敢」は、21番の遺伝子の鍵の最も高い周波数における表現です。それは人間の遺伝子における特定の化学作用を通して世界に放たれる、生きたエネルギー領域です。「勇敢」は又、「高貴」という別の力強い性質による副産物でもあります。

　高貴さについて理解するためには、人間の運命の領域に飛び込む必要があります。人間の社会

的歴史と人類の集合無意識には、王、女王、皇帝、皇女等、高貴な人々のイメージ ─ 人類における最高の可能性の象徴 ─ が常に存在してきました。高貴さは、一般的に王権や正しい血統などに結びつけられますが、特定の偉い人物たちにそのようなイメージを重ね、期待を裏切られてきたのがこれまでの世の常でした。高貴さとは血統とは無関係であり、もっと人格に関係していることを人類は発見してきました。英雄の登場する神話のほとんどが、この人間の高貴さと勇敢さを中心としたものです。勇敢とは、高貴さが行動に現れたものということができるでしょう。それは、徳、知恵、愛、勇気、何よりも犠牲を含みます。本当に勇敢な行為とは、完全な自己放棄の行為であり、自分の命を高尚な理想のために捧げることです。歴史の本には、それらは国王や国のために自らの命を捧げる行為として記録されていることでしょう。しかし天の光から見た時、それは「神の理想」の中に消え入ることです。

　心の闇においては、他人に対するコントロールへの欲求は、人々に恐怖を抱かせ、反発を招きます。天の才になると、権威は信望を集めます。天の光になると、勇敢は霊的交わりを生み出します。45番の天の光「霊的交わり」と、21番の天の光「勇敢」の間には深い遺伝子的な繋がりがあります。霊的交わりとは、個としての自己をより大きな集合体の中に融合させることです。正にこれが、「勇敢」の周波数で起きる現象です。「勇敢」は、行動する必要すらありません。勇敢の強烈な周波数そのものが、人々の心を深く感動させます。それは他人の内側に本当の高貴さを見いだし、他人は自らを映す鏡であると理解することです。「人間性のリング」の一部として、人類は皆最終的に、この高次の理解に至るように運命づけられていることが分かります。人間は、誰であろうと、どんな人生を送っていようと、その人生において勇敢さを発揮する数々の機会と出会います。そのような瞬間は神話的瞬間であり、その後の人生を大きく左右することになります。勇敢さを発揮するとは、高次元の世界に足を踏み入れることです。

　「勇敢」は、人間関係において二つの極の間にある抵抗が初めて消滅する現象です。それは一人の人間が、もう一人の人間の高貴さの前に平伏することです。神秘的な観点からすると、それは四番目のイニシエーション「結婚」に象徴されます（詳細は22番の遺伝子の鍵の章を参照）。そこで「勇敢」は、実際に他人のために自分を犠牲にすることで、自己を消滅させます。それは、階層構造上の自らの役割に服従し、コントロールを完全に手放すことです。これは社会的に見ると自らの役割に降伏することであり、神秘論からすると自らのカルマに降伏することを意味します。「勇敢」は、完全なる勇気と愛をもって、例えどんなに不快な人物の中にも神を見いだすことです。「勇敢」は一つの原型として、全てのカルマの終焉を意味します。但し、そこに至るまでにはしばしば多くのカルマを経験することになります。「勇敢」は、人生の鍛冶場で鍛えられてこそ、磨かれていきます。どんなに濁った泥水の中にいようと、人間の本質が汚されることは決してありません。21番の遺伝子の鍵が遺伝子の鍵チャートにある場合、この逆説を理解することができるようになる前に、往々にして自らの手を汚さなくてはならないでしょう。

　この天の光を通して悟りを得る ─ マスターとなる ─ ためには、自らがお手本となることによって他人を導かなくてはなりません。最も厳格にコントロールされた階層構造内で生きるという極限の恐怖を知らなくてはなりません。人間のコントロール欲求とコントロールを失うことの自らの恐れの深さを理解しなくてはなりません。コントロールの手を緩めない外側の力に立ち向かい、外側の

コントロールに晒され続ける必要があります。一度、外側のいかなるコントロールによっても自分の真の高貴さが失われることはないことが分かると、DNA内の深い場所で「勇敢」の天の光が目覚めます。この天の光を通じて悟りを得た者は、権威的立場にいたとしても、そのように感じることは決してありません。このような稀有な人々は、高次元の意識の得もいわれぬ雰囲気を醸しだしながらも、人々と友達のように親しみます。この「勇敢」の天の光の謙虚な質こそが、そのような深いレベルの霊的交わりを作り出します。

　21番の天の光は、極めて謙虚で親しみやすい性質を持ちながらも、恐怖の力によって危険が迫ると力強い拳で対抗します。これは真の騎士のエネルギー場であり、全ての偉大な英雄たちによる勇気ある凛々しい行動に象徴されます。これらの力は最も高尚な理想のために戦い、彼らに従う人々のためにその理想を掲げます。この天の光を持つ人々は、最も高尚な理想 ― 人間同士の霊的交わりという理想 ― のために、そしてその手本となるために、進んで自らの命を捧げます。そのような人物たちは、彼らの犠牲的な死によってしばしば伝説として語り継がれます。しかし、この天の光を通した覚醒というものは、そのような死が明確に予言されている訳ではありません。それはシンプルで、この21番の遺伝子の鍵の最も高尚な表現の象徴であるというだけです。この21番の天の光は、55番の遺伝子の鍵の到来と、人類のロマンス精神（魂）の再覚醒と共に、実際に新たな伝説と騎士道の時代を今切り開きつつあります。

　「勇敢」の本質は、男性性の極が女性性の極に降伏することに象徴されます。21番の天の光の対である、48番の天の光「知恵」は、「聖なる女性性」の偉大な原型の一つです。「勇敢」はコントロールを放棄し（男性の象徴）、信頼（女性の象徴）に身を委ねることを表します。このコントロールの放棄によって、女性性の力は男性性の力を完全に消滅させます。それは、古代の多くの創造神話に含まれる、一つの神話的約束事です。この男性性の女性性への降伏は、二つの極と、その役割の逆転を生み出し、霊的交わりが果たされます。皮肉なことに、この聖なる婚姻を通して初めて、男性性の力は真の意味で女性性の力から権限を与えられるのです。つまり、男性性の力は女性性の力に降伏することを通してのみ、騎士の称号を授けられ、力を与えられます。これは、内なる真実の描写であって、男性と女性を文字通り象徴するものではないことを理解しておくことが重要です。従って「勇敢」の力は、低次元の自己が高次元の未知の世界へと身投げをする、勇気と愛であるということができるでしょう。

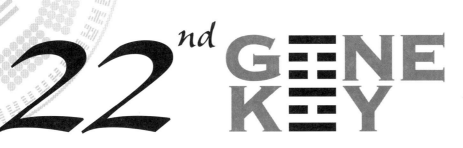

天の光
恩寵

天の才
人間の愛

心の闇
蔑ろ

圧制下の恩寵

対：47番
コドンリング：神性のリング（22、36、37、63）

生理的関連部位：太陽神経叢（脳神経節）
アミノ酸：プロリン

遺伝子の鍵22番　序章

苦しみの蜜

64個の遺伝子の鍵は、地球に芽生えつつある、最新の統合体を象徴しています。ここで明確にしておきたいことは、遺伝子の鍵の中の知識そのものが新しいのではなく、人間の進化のプログラムの完璧な基盤として明らかになっている点において新しいということです。夫々の遺伝子の鍵は、時代を超えた知識や知恵が詰まった、百科事典への入り口です。遺伝子の鍵を使った、深い観照と瞑想は、あなたの前に新しい世界を開くでしょう。遺伝子の鍵によって、ありとあらゆる疑問への答えを見つけることができますが、それはあなた自身の内側に全ての答えがあるからです。より高い周波数領域へと上がっていくと、それらの疑問自体が消え始め、やがてあなた自身のDNAの内側からその高次元の姿が現れます。この進化の段階においては、知識を全く重要視しなくなります。知識は、橋渡し役として活躍した過去の遺産です。このことは、時代を超えた仏陀の言葉によって表現されています。

　"私の教えは、人が遠い向こう岸へと辿り着くための舟である
　　しかし、多くの人が、舟を向こう岸だと勘違いしてしまうことは、なんとも悲しいことだ"

22番の遺伝子の鍵は、64個の遺伝子の鍵の基盤全体の中でも特別な存在で、とても具体的な教えと、強力な光の伝達場を含んでいます。この意識の光の伝達場一つだけでも、あなたのDNAのあり方を変える可能性があります。22番の遺伝子の鍵は、多くの点において、遺伝子の鍵55番の姉妹の光の伝達場といえます。そして、その二つの間に、大いなる神秘が隠されています。55番の遺伝子の鍵が、遺伝子の進化である肉体の内から生まれてくる覚醒プロセスを表すように、22番の遺伝子の鍵は、神の働きが、あなたの肉体に直接降りてくる覚醒プロセスを表しています。そのため、これらの二つの遺伝子の鍵を通して、進化力と創造力が、一つに融合することになります。22番の

遺伝子の鍵の領域に踏み入れることは、あなたの人生により崇高な存在を直接招き入れる神秘的な祈りのプロセスに参加することです。この意味で、22番の遺伝子の鍵にアプローチする時は、祈りを捧げるような敬虔な姿勢と、純真無垢な精神が求められます。ここでは、非常にたくさんの情報が統合されます。それらを頭で理解しようと試みるのではなく、あなたのDNAに降りてくることを許し、シンプルにその素晴らしい光の伝達場を味わいましょう。

　22番の遺伝子の鍵のテーマは、苦しみの真の意味です。あなたが、人生の苦しみについて観照を始めると、そこには素晴らしい恩恵が隠れていることが理解できるようになるでしょう。このシンプルで甘美な気づきは、あなたの人生を変容させることでしょう。全てを包む大いなる母の胸に、思い切り飛び込んでください！

22番の心の闇 ― 蔑ろ

アカシックの海

既に述べたように、22番の遺伝子の鍵は、特別な遺伝子の鍵です。このことは、何度強調してもしきれません。進化のシナリオに書き込まれた、ある種異例で神による宇宙規模のサプライズです。こうして見ると、22番の遺伝子の鍵の右に出る遺伝子の鍵は他にありません。神話のような命の物語が、私たちの心を掴んで離さない所以はそこにあります。全ての大いなる物語には、広く浸透した一つの普遍的テーマがあります。それは、罪滅ぼしです。物語が、罪滅ぼしで完結するか否かに関わらず、人のハートの内には、罪滅ぼしに対する強い願望が存在しています。映画や物語を見聞きする時、最後に罪滅ぼしがなければ、人は欺かれたように感じます。作品として物語を知的には楽しめるかもしれません。しかし、そこに罪滅ぼしがない時、人の心の中には、重大な「真理」が表現されていないという欠落感が生まれます。22番の遺伝子の鍵は、「罪滅ぼしという真理」に関係しており、日常に神が直接介入することであるため、知的偏見が強い人々にとっては、どうしても空想的でロマンチックに聞こえてしまうでしょう。

　実際は、大半の人間が見ているものよりもずっと多くが世界には存在しています。私たちはほとんどの場合、とても限定的な、閉ざされた回路の枠内で生きています。一般的な人間は、物質世界の背後に存在する、大いなる宇宙の法則について知りません。その法則の一つに、「神の記憶の法則」があります。この法則は、全ての考え、感情、行動が、宇宙のどこにおいても記録されていることについて説明しています。科学は現在、私たちが素粒子などの亜原子粒子の、広大な情報の海に生きていることを立証しています。そしてその中には、物質を実際に通り抜けるほど小さなものが存在します。この意識の海は、多次元に存在していて、考え、行動、感情、言葉の他にも、人間の意図にも反応します。その広大な量子場は、大きな記憶の貯蔵庫のような働きをし、全ての出来事を保存し、記録します。古代人は、それをしばしばアカシックレコードと呼びました。

　22番の遺伝子の鍵は、この「神の記憶の法則」と深く関係しています。それはまるで巨大な受け皿のように、波動、音、振動に反応し、全てを聞いています。宇宙のアイオリアンハープのように、弦

の調律の状態によって出てくる音が決まります。22番の心の闇の場合、あなたのDNAの弦が歪められ、それによって外側の振る舞いや経験も同様に歪められます。これは、「蔑ろ」の心の闇です。これは、大半の人が、全ての行動が記録されていることに気づいていないことに起因しています。私たちは、全ての行動、考え、感情が、アカシックの海にさざ波を生み出し、そのさざ波が、いつの日か必ずその発信源に戻ってくるということに気づいていません。

22番の心の闇は、人ゲノムの中でも、最も強力で感情的な心の闇です。それは、とても情熱的、性的で、甘美の極みから、暴力の極みまで、広範囲な感情を含みます。それはゲノムの中でも、直接的、もしくは間接的に、地球におけるほとんどの恋愛の悩みの原因となっています。しかし、この深遠な遺伝子の鍵への更なる旅を進める前に、覚えておきたいことは、現時点ではネガティブな感情自体は、世界の然るべき姿の一部であるということです。それらがもし、何か役に立つことに還元されたり、芸術、創造性、奉仕へと昇華されたりする場合、そのパワーは素晴らしいものです。それらは全て、自らの感情に対してどれだけ責任を取れるかにかかっています。しかし、現在の世界では、ほとんどの人は完全に感情に支配されています。ネガティブな感情を他人に投影する度、私たちは、自分自身と相手を蔑ろにしていることになります。

スピリチュアルな教えの類の多くは、ネガティブな感情を抑えて、より甘美で高潔な波動を持つべきだと主張します。実際に、これは殆どの主要な宗教の教えの基礎となっています。しかし、どのような状態や感情であっても、それらを抑圧することは、感情を蔑ろにすること、信用しないことになり、受容を妨げます。22番の遺伝子の鍵の視点から見ると、あなたの感情、気分、考えは、それらを全て信頼するようにと、神から直接与えられているものです。このプロセスを信頼することと、感情や考えをなんでもかんでも表現するということとは別のことです。信頼は強力な内的プロセスで、多くの勇気が要求されます。22番の心の闇が仕掛ける罠の一つに、気分の浮き沈みが自然に自分の中を過ぎ去るのを許す代わりに、どうにかそれらを変更・修正させるよう、人をそそのかすことがあります。しかし、自らの苦しみをくぐり抜けることなくして、崇高な意識の状態に辿り着くことはできません。

アカシック領域と遺伝子の鍵22番の真の目的は、あなたが自らに割り当てられた苦しみを受け入れるよう促すことです。もしあなたが自分の考え、言葉、行動に対して責任を取らなければ、アカシック領域は、シンプルにそれらと同じエネルギーを、あなたに繰り返し届けにきます。これは、もう一つの普遍的な宇宙の法則「カルマの法則」の基本で、これから詳しく見ていきます。

三つの純粋な存在（東方の三博士）

22番の遺伝子の鍵の光の伝達場と、心の闇周波数の中に深く足を踏み入れていくと、神の化身である三人の大いなる世界的指導者によって残された、苦しみの本質に関わる三つの教えの流れに出会います。これら三つの存在は実際には一つの存在で、人類の進化の過程で三つの流れ（フラクタル）に分かれました。彼らは一個人、もしくは東方の三博士（キリスト降誕の時、贈り物を持ってきた）として夫々個別に存在していましたが、彼らは一つの同じ真理を伝える、三つの教えの光の伝達場として見るとより理解することができます。まず一人目は、「三重の知恵のヘルメス」で、その伝説はアトランティス時代に遡り、名前にもこの光の伝達場の三重性が直接反映されています。ヘルメスに

は多くの名前があり、トト（古代エジプト神話）、マーリン（アーサー王伝説）、伏義（古代中国神話）などがあります。この流れが象徴する教えは、錬金術、高等魔術の教えです。真の錬金術は全て、神の意志との同調による、苦しみの変異に関わります。二人目の師はキリストで、愛と犠牲による苦しみの変異を表します。三人目の師は仏陀で、知恵と慈悲による苦しみの変異を表します。

64個の遺伝子の鍵は全て、直接的、間接的に22番の遺伝子の鍵の影響を受けているため、これらの三人の師とその教えは、遺伝子の鍵による教え全体の真髄となっています。遺伝子の鍵の統合体は、「神の意志」、「愛」、「知恵」の三位一体によって成り立っています。

宇宙の母

男性的な三位一体を超越し、三位一体の背後にあり、それらの間に存在しているのが、四番目の超越意識領域で、三つの相互作用によって生まれます。それは聖なる宇宙の母であり、男性的な神の化身意識の三つの流れを、その抱擁によって取り巻き、保護し、内包します。人類にとってこの大いなる存在へ直接到達するための入り口は、22番の遺伝子の鍵しかありません。大いなる宇宙の母は、全ての苦しみを解く鍵を持っており、それらの教えの背後に立つ存在です。彼女は、この光の伝達場の三重の神秘です。彼女は教え自体を超越した存在ではありますが、「苦しみを通して得られる恩寵」が彼女の道です。苦しみを通じ、これらの大いなる三つの道 ── 錬金術的道、犠牲的道、知恵の道 ── に深く踏み入る者は、最後に大いなる宇宙の母に出会います。なぜなら、彼女は人類の苦しみを終わらせる「恩寵」の精神を表しているからです。

多くの宗教画の聖母の描写とは対照的に、宇宙の母はとても恍惚的で官能的なエネルギーの存在です。多くの聖母の描写は、人類の性的な快楽を自然に堪能することを否定し、真の女性性を蔑ろにする、もう一つの22番の心の闇の現れといえます。彼女の「恩寵」によって、苦しみが終わりを告げ、真の快楽が姿を現します。宇宙の母は、そのシャクティ・エネルギー（＝性の解放のエネルギー）によって、分離した自己の存在を飲み込んでしまいます。それを経験する時には、崇高な聖なる恍惚感が、あなたの身体とオーラに流れ込んできます。彼女は、地味な老婆の姿などではありません。彼女のたわわな宇宙の乳房から与えられる神聖な乳は、あなたの最高の資質を滋養します。22番の「恩寵」の天の光を更に深く探求していくと、このエネルギーがいかに全ての創造物に浸透しているかが見えてきます。

ヘルメス、キリスト、仏陀が、それぞれ三位一体の一側面であることを理解すると、これら三つの教訓を融合することで、更にその教えの流れが明確になることが分かるでしょう。ヘルメスと東方の三博士によって、この世界に錬金術と変異の教えがもたらされました。仏陀はカルマと再生の教えを、キリストは赦しと罪滅ぼしの教えをもたらしました。これらの教えの光の伝達場は、何世紀にも渡り語り継がれる間に歪められ、混乱し、原初のシンプルな光の伝達場とはとても似つかないものとなりました。これより先、幾ページかに渡って、これらの大いなる三つの教えと、知恵の流れを統合しながら、人類の進化の旅と、目に見えない繊細な世界の基礎を成す構造とプロセスを探求していきます。

GENE KEYS　**22番の鍵**　☷　山火賁

コーパスクリスティ（キリストの聖体）─ 人間の七つの聖なるオーラ体

現在まで、五感を超越した繊細な領域 ─ 精神科学やオカルト科学 ─ について理解する試みとして、多くの体系が作られてきました。東洋とインドの素晴らしい体系は、何千年もの時をかけて、崇高な領域の直接体験による直感的洞察を、膨大な書物の中に残しました。19世紀の終盤にかけて、これらの体験が西洋諸国にも広まり、数多くの新しい思想がその時期に集中して生まれました。神智学や人智学が生まれ、精神科学の新しい時代が始まりました。そして、東洋、西洋の多くの思想と伝統が出会い、神秘思想、科学の両方の側面が融合し、現代のニューエイジに繋がっていきました。それらは刺激的ではありますが、宇宙の土鍋の中から、壮大で真新しい統合体が現れる、混乱した時期でもあります。

　神秘思想において古くから存在する概念の一つに、人間のオーラ体があります。体系によって多少の違いはありますが、人間が6から10の微細な次元で機能しているという考えです。「コーパスクリスティ」や「キリストの聖体」として知られているものは、これらのオーラ層から成っています。

　以下は、人間のオーラの主な七つの層と、その基本的な特性です。

人間の七つの聖なるオーラ体

1. 肉体
2. アストラルオーラ体
3. メンタルオーラ体
4. コーザルオーラ体
5. ブディックオーラ体
6. アトミックオーラ体
7. モナディックオーラ体

1. 肉体 ─ 魂が肉体に宿るための基盤です。物質次元では、人類の集合的記憶は**DNA**の中に保存されています。人類の進化の最終目標は、肉体をモナディックオーラ体へと完全に融合させ、その真の性質へと回帰させることです。これは「神の栄光」と呼ばれる、9番目のイニシエーションと合致します。それについては、この遺伝子の鍵の章の最後で触れます。肉体には、「エーテルオーラ体（準肉体層）」と呼ばれる、目には見えない繊細なよく似た双子の対が存在します。健康に関する真の科学は、「エーテルオーラ体（準肉体層）」を中心に築かれます。やがて、肉体は、アストラルオーラ体とその感情の状態を、より綿密に反映するようになるでしょう。

2. アストラルオーラ体（感情オーラ体） ─ アストラルオーラ体は、人間の感情と欲望の最も卑しいものから、最も高貴なものまで全てを集め、保存し、伝達するオーラ層です。アストラルオーラ体では、快楽や苦痛などの感情は周波数として浮き彫りになり、その周波数によって、地獄と天国にはっきり分かれます。アストラルオーラ体は、睡眠時に最も活発に活動し、夢の世界を通して日常の衝動を処理します。肉体とエーテルオーラ体の次のオーラとして、アストラルオーラ体はあなたの健康に大きく影響しています。アストラルオーラ体は死後、生前に体験した一つ一つ全ての感情の正体に、直面することになります。

163

3. メンタルオーラ体（思考オーラ体） ── メンタルオーラ体は、感情よりも高い周波数領域に存在し、思考から成り立ちます。メンタルオーラ体は、人類全体の集合的なメンタルオーラ体から大きな影響を受けています。それによって、しばしば私たちの思考は、アストラルオーラ体の満たされない欲望へと引きずり落とされます。あなたの思考が、より高尚な方向へ向かえば、メンタルオーラ体は次第にアストラルオーラ体から解放され、より多くの力を持つようになります。メンタルオーラ体は又、低い意識によっても利用されることがあります。その場合、アストラルオーラ体の自然な衝動は抑圧され、様々なレベルで健康に悪影響を及ぼします。

4. コーザルオーラ体 ── しばしば「魂」とも呼ばれるコーザルオーラ体は、高いレベルで肉体と直接対応しています。コーザルオーラ体は、人間の魂の善意を集め、それらを光で描かれた記憶の証として保存します。この洗練されたオーラ体は、人生の道中における、全ての高い周波数の考え、言葉、行動を保存する保管中枢です。死後は、低次元の三つのオーラ体は崩壊し、洗練されて純粋なものだけがコーザルオーラ体に引き上げられ、残されます。コーザルオーラ体は、言葉を超越した、より崇高なビジョンや原型に呼応しますが、それらの情報は直接三つの低い次元へも伝えることができます。コーザルオーラ体がより光を増すと、より高い次元のオーラ体（ブディックオーラ体、アトミックオーラ体、モナディックオーラ体）が、コーザルオーラ体を介して、高い周波数を低次元の三つのオーラ体へと流すようになります。そのため、コーザルオーラ体は、低い次元と高い次元を繋ぐ架け橋であるといえます。

5. ブディックオーラ体（超感情オーラ体） ── ブディックオーラ体は、アストラルオーラ体の一オクターブ上にあります。このことは、人類と地球上の全ての次元が、事実上、一つの有機体であるという純粋な真理を表しています。あなたの気づきが、一度ブディックオーラ体に完全に定着すると、コーザルオーラ体は消滅し、一般的にいわれる輪廻転生の必要はなくなります。このブディックオーラ体を通して、人類は悟りに伴う普遍的な愛と崇高な恍惚の領域に繋がることができます。それは聖なる三位一体の三番目の側面である女性的な ──「神の行動」── を表します。

6. アトミックオーラ体（超思考オーラ体） ── アトミックオーラ体は、メンタルオーラ体の一オクターブ上にあり、人類が肉体的な生まれ変わりのプロセスから外れて、より崇高な進化の道へ繋がることを可能にします。ブディックオーラ体は、その慈悲によって人類とまだ繋がりを保っていますが、アトミックオーラ体は、広大無限なキリスト意識の場への気づきをもたらし、直接あなたの気づきと「神の思考とハート」とを融合させます。これは、聖なる三位一体の二番目の側面です。アトミックオーラ体を通して、大いなる神の化身の教えが世界へと流れ込みます。これは同時に、天の光の領域でもあります ── そこでは神の具現化として多くの奇跡が起こります。

7. モナディックオーラ体（純粋意識オーラ体） ── もはやオーラ体という言葉の範疇は超えて、モナドとは、解き放たれた神の意識の第一の本質です。それは、コーザルオーラ体を媒体にして、コーザルオーラ体をベールのようにまといながら物質次元に降りてきます。聖なる三位一体の、最初の側面

「神の意志」に対応しています。モナディックオーラ体は、物質次元を含む全ての次元で、万物の原子一つ一つの中に存在します。しかし、気づきがアトミックオーラ体に上がるまでは、モナディックオーラ体は完全には現れません。モナディックオーラ体が現れる時、アトミックオーラ体とその他の全てのオーラ体を濃縮し、人知を越えた意識として、モナディックオーラ体は神の本質を明らかにします。この段階では、低い次元の肉体、アストラルオーラ体、メンタルオーラ体の三つのオーラ体は、それらの高い周波数で対応しているコーザルオーラ体、ブディックオーラ体、アトミックオーラ体へと吸収され、三つが一体であるという、三位一体の神秘的な意味が明らかになります。

カルマと輪廻転生

22番の遺伝子の鍵の対は、47番の遺伝子の鍵で、この二つの繋がりから多くのことが分かります。47番の遺伝子の鍵は、人類のDNA内に世のカルマが保存されていることに関わります。これまでに、アカシックの海が、七つのオーラ体を通してあらゆる行動を記録するのか、またDNAを介してこの肉体での保存がどのように起こるのかを見てきました。この人間の遺伝子暗号の中に、人類の傷を見つけることができます。この世界が始まってからの、人間の全ての苦しみ、ネガティブな考え、行動、言葉は、あなたの体の中の非暗号（非翻訳領域）＝ジャンクDNA（ガラクタ遺伝子）に巻きついています。あなたの体に刻印された固有の遺伝子情報によって、あなたのDNAの中で、人類の集合的なカルマの一側面が強調されます。それによって、あなたの個人的カルマと、人生の重要な筋書きが決定されます。このような遺伝子の保存は全て、47番の遺伝子の鍵を通して行われます。一方、22番の遺伝子の鍵は、死後も存在するより高いオーラ体に関係しています。

　ここで理解しておきたいことは、転生しても存在し続けるといわれる、より高いオーラ体が、アカシックの海の一部であるということです。それらのオーラ体は重なり合い上に行く程に周波数が高くなる記憶の層のようなものです。最も高い層では、全ての層は溶け合い、一つの意識が姿を現します。これによって、輪廻転生が相対的な真実に過ぎないことが分かります。輪廻転生は、肉体に限定された意識の観点からの理解です。この基本的な理解を元に、私たちは、人類の全ての苦しみに対する、重要な鍵の一つを理解していくことができます。それは、人間が考え、感情、行動に対する責任を認められないことに根差すものです。人生には、私たちが乗り越えられる苦しみのみが用意されています。もし、私たちが自分や他人を蔑ろにすれば、それは結局のところ、自らの苦しみを増やしていることになります。

バルドー（中間生）

死に際、そして死後の気づきの状態について、古代から多くの教えが存在します。これらの状態は、しばしば「バルドー」と呼ばれます。キリストと仏陀の教えを融合させた時に初めて、このプロセスを端的かつ明瞭に説明することができます。死を迎える時、オーラ体は分離します。肉体は当然土に帰りますが、人生の中のあらゆる感情や思考を含んだ、アストラルオーラ体とメンタルオーラ体は、錬金術的な分離と精製のプロセスを始めます。低いネガティブな周波数パターンは除かれ、より高

い周波数パターンのみが残されて、コーザルオーラ体へと引き上げられます。もう肉体は存在しないため、死後のバルドーでは、想像を絶する激しさで感情を体験することになります。実際、感情と思考はそれぞれ実態があり、天使や悪魔のように現れます。それらの周波数は、激しい苦痛と恐れ、もしくは、強烈な喜びと恍惚感をもたらします。

このバルドーにおけるプロセスは、オーラ体が、肉体として存在していた時の行動、考え、感情の責任を取る、一つの純粋な罪滅ぼしの場です。全ての心の闇の意識が清められ、浄化されます。人間はこのような体験の数々を直感的に覚えているため、文化的、宗教的思想の中に組み込んでいます。しかし、大半の人はここで、天罰と罪滅ぼしに関する基本的な間違いを犯しています。人間は、心の闇意識では、キリストの教えである罪の赦しを通した「恩寵」の真の働きを理解することができません。実際に私たちは、死後に罪滅ぼしをしますが、それはコーザルオーラ体が再び肉体に戻るまでに、過去を清算し、白紙に戻るためです。バルドーには、はっきりとした直線的な時間軸がないため、永遠の地獄のようにも、永遠の天国のようにも感じられます。

22番の遺伝子の鍵によって、コーザルオーラ体は輪廻転生の繰り返しの中で、肉体として生きている間と、そうでない時の両方において、自らの苦しみから教訓を得ることで、より明るく、澄んでいきます。心の闇周波数では、このプロセスによって、あなたに与えられた人類全体のカルマの一端を受け入れることを学び、それを変異する機会が与えられます。これが、本来のキリスト意識の正体です。それは、人間一人一人の内側に存在しています。幾度となく許されていく中で、この「恩寵」をより深く受け入れる程、肉体として存在する間に良い人間でありたいという衝動が強まっていきます。最終的に、コーザルオーラ体はまばゆい光を帯びるようになり、コーザルオーラ体を通してその光を通して高次元の意識が低次元のメンタルオーラ体、アストラルオーラ体、肉体へと降り、それらに大きな影響を与え始めます。思考はより「神」へと向かい、感情や欲望は、より崇高な目的に取って代わります。様々な層が透明になることで、やがて肉体までも光輝くようになります。

インスタント・カルマ

以上の観点から、新しく美しい方法でカルマを理解することが可能になるでしょう。個々のカルマは、人類の集合意識には引き継がれるものの、現世から来世へと引き継がれることはありません。全てのネガティブな行動は、死後のバルドーで処理されるために記録されます。そして、それは人類の集合的DNAに刻印され、最終的にやり直しを迫られます。人類は、実際には一つの存在であるため、このレベルにおいては、全てのカルマが共有されます。一般的に考えられているように、過去生の行動によって、現世の外的な条件に影響が出るといったことはありません。外的な条件の良し悪しに関わらず、コーザルオーラ体の透明度によって、自らの進化を促すために必要な環境を選んで転生します。透明度の高いレベルにおいては、その魂の乗り物がより大きな慈悲を現しているが故に、しばしばコーザルオーラ体は、自らより大きな苦しみを背負うことがあります。この進化の転生のプロセスは、「九つのイニシエーション」と呼ばれる、決まった順序を辿っていきます。このことは、この章の最後に見ていきます。

死後カルマは解消されますが、生きている間に解消されることもあります。因果の法則は、物質

次元にも当てはまります。しかし、物質次元は非常に高密度なため、私たちの善行、悪行、考え、言葉の結果が、いつも即座に現れるわけではありません。とはいえ、今私たちは一つの大いなる時代の終わりに生きているため、このような時期には、自然の法則が破られることがよくあります。何千年にも渡り、人間の集合意識がアカシックの海に集められ、それによってアカシックの海の機能がプログラムされてきました。人類の意識の進化がより速くなり、「神の記憶の法則」の速度が変化しています。つまり、カルマの速度が速くなっているということです。間もなく私たちは、死後に起こる罪滅ぼしが、生きている間に行われる進化のレベルに到達するでしょう。人類の苦しみの源である、聖なる傷を癒す時代がきています。

　今触れたことは、私たちが自らの感情や、思考の扱い方について、もっと注意を向けるよう示唆しています。じきに、誰一人として、自らの行動や感情において本音を隠すことができなくなるでしょう。近い将来、22番の心の闇は、誰かが蔑ろにした行動を取る度に、ほとんど瞬時に因果関係が表出する、インスタント・カルマを作り出すでしょう。これによって、自らを見る目、そして世界を見る目は完全に変わってしまうでしょう。正義は普遍的な法則です。しかし人間は、低い周波数において、しばしばこの美しい法則を天罰や仕返しと取り違えます。「恩寵」のお陰で、進化は逆行することはなく、肉体が退化することもありません。全てあなたのDNAの弦が、どれだけ美しく調律されているかにかかっています。あなたが弦を低い周波数に合わせれば、喜びを感じられなくなるだけでなく、先祖から引き継がれた人類の集合的DNAに保存されているカルマの量を増やすことになります。この視点から見ると、全ての人間は、自らの行動の結果を経験するために、自由意志の感覚が与えられているといえます。しかしここで重要なことは、私たちは、多くの宗教が説くような罰から学ぶ訳ではないということです。私たちは、22番の素晴らしい天の才 ―「人間の愛」― の喜びや充足感を通して学びます。

心の闇の抑圧的振る舞い ― 綺麗事

22番の心の闇の抑圧的振る舞いは、性格を装っているように感じられます。彼らは、上辺はとても安定して落ち着いて見え、綺麗事を並べます。彼らは多くの場合、社交術に長けています。しかし、往々にして内面では様々な感情が渦巻いています。彼らは深い性的情欲を隠している場合があり、しばしば深い憎しみや恨みを抱いています。イギリスのヴィクトリア朝時代が、綺麗事の原型の良い例です。表面上は、礼儀正しさと理性の文化といえますが、水面下では、抑圧された情念、性欲、攻撃性が渦巻いていました。心の闇の抑圧的振る舞いは、全て根底に深い恐れを持っています。22番の心の闇の恐れは、理性を失うことへの恐れです。心の闇は、それ自体が悪いものではありません。どのように対処するかが重要です。抑圧的振る舞いをする傾向がある人は、爆発するまで感情を溜め込まずに、心の闇をポジティブに活用し、内側のネガティブさを変容させることもできます。しかし、たとえこのような人々の中に道徳的観念がないとしても、この心の闇はその最も暴力的で爆発的な性質を押し隠すことができるのです。

心の闇の反発的振る舞い ― 不適切

22番の心の闇の反発的振る舞いは、不適切さ、もしくは反社会的な態度となって現れます。彼らは、感情的な反発心を露わにせずにいられません。彼らは、往々にして感情を露わにしながら、評判は悪いけれども情熱的な人生を歩みます。彼らの行動や振る舞いのほとんどは、破壊的です。その破壊性は、最初は自身よりも他人に向かいます。この遺伝子の原型は、心の闇においても創造性に溢れ、素晴らしい芸術や音楽を生み出すことが可能です。しかしながら、情熱を抑えることができず、他人を尊重することができないため、私生活は散々なものとなります。彼らの最も顕著な性質として、他人と自分の声に、耳を傾ける能力が欠如している点があります。そのため、善意から行ったことでも、いつもタイミングが悪く、誤解を招く運命にあります。

22番の天の才 ― 人間の愛

人間らしい気持ち

22番の天の才は「人間の愛」です。それに触れる全ての人々に、深く影響を与える、類稀な美しい性質です。人間の愛とは、人生で何をする場合にも、常に他人の気持ちを考慮するという意味です。社交的な天の才の一つで、もしあなたの遺伝子の鍵チャートにこの遺伝子の鍵がある場合、あなたは生涯に渡って、人々の感情にポジティブに影響を与える資質を持ち合わせています。もしこの天の才が、あなたのチャートにない場合でも、これはあなたの人生とあなたが出会う全ての人々の人生を、完全に変えてしまう大きな力を持っています。22番の天の才は、人々の感情を揺さぶるだけでなく、人々の心と魂にさえも触れます。人間の愛とは、全ての行動を、優美さと思慮深さを持って行うことです。

　22番の天の才は、心の闇と同様、他人に多大な影響を与えます。この心の闇によって、他人はひどく蔑ろにされ、気分を害されたように感じる一方、人間の愛の天の才は、他人がネガティブな感情を解き放つ手助けをします。この天の才の中心には、深い優しさが存在し、他人を通常の意識状態から、愛や笑いや涙の境地へと誘うことができます。これによって、この天の才に繋がりの強い人々の多くは、持ち前の社交的な優美さで、他人に影響を与えることのできる役割、例えば、芸術や音楽に関係したり、声を使ったりする役割などを担います。この心の闇で見たように、この遺伝子の鍵の低いレベルでは、人々は自らの発言や行動に対する責任を認めようとしません。しかし天の才では、万物と人、全てが繋がっていることを理解し始めます。自分の言動は全て見られていること、そして、自分が誰かにした不正は、いつか自分に戻ってくることを心の奥深くで本質的に理解します。この天の才を持つ人の周りでは、人々はこの天の才によって深く理解され、話を聞いてもらえるという感覚を持ちます。

　カルマに対する気づきを深めていくと、必然的に人生において、人間関係と感情の領域から多くを学び取る必要があることを理解していきます。この遺伝子の鍵の天の才周波数では、感情を加減

すること、そして、他人や自分自身に対して敬意を欠くことなく、安全に解放することを学びます。「人間の愛」の天の才は、自分自身と先祖のDNAのカルマを清算し始めます。これはとても大きな挑戦で、どんなに困難な人間関係においても、周囲の人に対する敬意の周波数を保たなくてはなりません。22番の天の才は又、自分が他人の感情の被害者にならずに健全な自尊心を保つことと、他人に対する敬意を持つことの間のバランスを見つけます。この自己愛と奉仕の心の繊細なバランスが取れると、感情的苦しみに隠された力を深く理解できるようになります。そうなると、この資質によって、他人から導きや権威的な地位に就くことを求められるようになるでしょう。

　「人間の愛」の天の才は又、「魂」の天の才とも呼ばれます。これは、感情を抑圧することなく、人生を思い切り生きると共に、他人の感情に対して深い敬意を払う能力のことです。もしあなたが、幸運にもこの22番の天の才の崇高な性質に触れることができたならば、あなたの人生は芸術や音楽、ロマンや親密な人間関係、そして魅惑に満ち溢れるでしょう。しかし何にも増して、これは深い愛と魂から生きる天の才です。

ヴィーナスの道 ― 人間の愛のダイレクトな光の伝達場

2004年の夏、太陽の前を金星が横切る、珍しい天体の出来事の最中に、深遠な知識が地球にもたらされました。これはヴィーナスの道と呼ばれるもので、64個の遺伝子の鍵に占星術の情報を組み合わせ、今生においてその人間がどのようなカルマのパターンを持つのか、正確に示します。ヴィーナスの道は、カルマを遺伝子の配列に沿って人生の中で展開するパターンとして説明します。このカルマを人間の愛を持って受け入れられるかどうかで、苦しみをどれだけ速く、易々と乗り超えることができるかが決まります。順を追ってカルマが明らかになり、それらのカルマが変異していくと、より崇高な周波数が現れ、意識が拡大し、より高い意識に上がることができるようになります。

　ヴィーナスの道は、人間の苦しみに関する素晴らしい科学で、受胎時に遺伝子に刻印されることによって、人間一人一人が人類共通のカルマ、又は「聖なる傷」を負うことを教えてくれます。ヴィーナスの道を紐解いていくと、苦しみの背後にある、内なる覚醒の道を発見します。これは、いずれ人間の一人一人が、六つのコアの傷の一つを受容しなければならないことを意味します。

人類の六つのコアの傷

1. 抑圧
2. 否定
3. 恥
4. 拒絶
5. 罪悪感
6. 分離

これらの六つのパターンは、一人一人決まった順番でDNAに配置されています。一度、自分自身のパターンが見えてくると、特にカルマが最も多く顕れる人間関係にまつわる自分の人生のシナリオが、理解できるようになっていきます。それらの傷自体は、三つの低次元のオーラ体 ― 肉体、アストラルオーラ体、メンタルオーラ体 ― に繋がっています。人類を苦しめている苦しみのパターンそ

のものが、高次元の三つのオーラ体を介して、人類を解放へと導きます。これは、クリアな思考による理解と、自己を許す穏やかな感情のプロセスによるものです。ここでは、進化力（55番目の遺伝子の鍵で詳しく説明しています）と創造力の両方のプロセスが進行し、「恩寵」の働きによって、DNAにおける崇高な周波数が活性化されます。しかし、ヴィーナスの道での主な学びは、人間関係において、相手に感情を投影する代わりに、双方が夫々の感情の責任を自分で取るという姿勢を相手に示すことにあります。この能力は、22番の天の才「人間の愛」のまさに本質で、人類が55番の天の才「自由」へと大いなる跳躍を遂げるための踏み台となります。

22番の天の光 ── 恩寵

「七つの聖なる封印」と「生物学上の"世界の終わり"」

「ヨハネの黙示録」の中で聖ヨハネは、有名な「世界の終末」について書いています。「最後の審判」と呼ばれる、この世の全てのカルマが償われ、人類の苦しみ全てが終わる日です。何世紀にも渡って宗教によって誤解されてきましたが、ヨハネの黙示録は、人類のイニシエーションの秘密について書かれた素晴らしい書です。それらの秘密の教えの一つが、「七つの聖なる封印」と呼ばれるものです。聖ヨハネは、寓話形式で、七つの封印が天使によって順番に解かれていくプロセスと、それに伴う「世界の終末」の七つの段階について説明しています。人類は、一つ目の封印から最後の七つ目の封印を解くまで、悪を打ち負かして崇高な領域へと上がることはできません。

　この寓話を紐解いていく際、それぞれの七つの封印と、それらに結びついた天使は「恩寵」の働きを象徴していることが分かります。「恩寵」は、より崇高な領域から降りてきて、直接人類のDNAに影響を与える、霊的な創造力＝天の光です。この世の終末は、実際には、生物学上の現象のことを意味しています。新しい人類の種が生まれる準備として、私たちの遺伝子の中で起こる最後の審判のことです。64個の遺伝子の鍵の基盤の中でも、六つの遺伝子の鍵が、この「恩寵」の創造力を直接反映しており、七つ目がこの22番の天の光「恩寵」そのものです。

七つの聖なる封印と対応する天の光

第一の封印 ── 神の意志（40番の天の光）	第五の封印 ── 許し（4番の天の光）
第二の封印 ── 全知（17番の天の光）	第六の封印 ── 真理（63番の天の光）
第三の封印 ── 普遍的な愛（25番の天の光）	第七の封印 ── 恩寵（22番の天の光）
第四の封印 ── 神性の顕現（43番の天の光）	

22番の天の光「恩寵」は、常に上記の神の特質である六つの天の光を通じて働きます。それ故、これらの聖なる封印夫々が、特定の聖なるコアの傷を癒すために、崇高な意識から送られてきた神性な暗号であることが分かります。聖なる傷が六つあるように、夫々の傷を癒すための六つの神聖な

癒しが存在します。このプロセスは、後で述べるように、個人レベル、そして全人類の集合体レベルの両方で起こります。

第一の封印の解除 ― 神の意志

第一の封印を解くのは「神の意志」の天の光で、人類の抑圧を癒します。抑圧は、人類の第一の傷で、肉体レベルでDNAに刻まれるカルマの保存に関わっています。DNAの中に存在する幾層にも重なるカルマのせいで、私たちは高次のオーラ体にはっきりと気づけません。カルマは、恐れとして表現される根深い肉体レベルの緊張で、私たちの体の細胞一つ一つに存在しています。「恩寵」は40番の天の光を通してのみ、カルマを変異させることができます。40番の天の光は「神の意志」で、全ての緊張の層を変容させるだけの力を持つ唯一の天の光です。「神の意志」とは実は、完全なるくつろぎのことで、人類の全体を通してこの封印が解かれていくと、肉体は完全にくつろいだ状態になります。よりくつろぎが深まっていくと、次第に高次元のオーラ体を完全に経験できるようになります。究極的には、私たちの肉体は完全にくつろぎ、純粋に「神の意志」に仕える存在となります。この封印は、肉体の根底の緊張を解放することに関係しているため、集合体レベルで見ると、最後には地球上の全ての病気を根絶させるでしょう。

第二の封印の解除 ― 全知

第二の封印は、17番の天の光「全知」によって解かれ、それは、否定の傷を癒します。否定は、恐れが外に表現されたもので、怒りや攻撃の形を取ります。根底に否定の傷がある場合、自らのネガティブな振る舞いに気づくことができず、その責任を取ることもできません。誰かが、その否定的な態度を指摘すればするほど、それはより強力になります。世界中でこの傷は、原理主義、暴力、性的な問題となって現れています。否定を打ち負かすことのできる唯一の力が「全知」で、目が開かれ、高次元のオーラ体が、メンタルオーラ体、アストラルオーラ体を、たとえ一瞬でも上から覗き込む時に起こります。当事者にとってこの見透かされているという感覚は、大きなショックとなり、その体験によって永遠に生まれ変わってしまうことも少なくありません。一度でも自身の中の否定に気づくことができたら、それはもはや否定ではありません。特定の人々は第二の封印の解除によって、突然の回心体験をしたり、魂の使命を見出します。この封印は、集合的レベルでは、人類の性的な問題に大きな癒しをもたらし、最終的に暴力を根絶させます。

第三の封印の解除 ― 普遍的な愛

第三の封印は、25番の天の光「普遍的な愛」によって解かれます。「普遍的な愛」が人類に降りてくると大きな解放の波を生み出し、ウイルスのように人から人へと広がっていきます。これは「恩寵」の中でもとても広い範囲に影響を与えるものです。この封印は、人類の恥の傷を癒します。恥は根深い無価値感によって引き起こされます。この深い恥の感情によって、階層社会と競争社会が誕生

しました。「普遍的な愛」の天の光が人類にもたらされると、利己的で貪欲な性質によって、自己の恥を免れたいという衝動は、喜びと自己愛の感情へと変わっていきます。この自己愛は、競争ではなく、愛他主義や博愛主義へと導きます。恥は、隠れることに執着しますが、「普遍的な愛」は、たとえあなたがどこに隠れようと、そこに愛が存在することを教えてくれます。第三の封印の解除を通して、私たちは未来に理想を追い求め続けるのではなく、あるがままの人生を楽しむことができるようになります。人類がこの封印の解除を体験していくと、私たちのお金の使い方は完全に変化し、人類から貪欲さがなくなるでしょう。

第四の封印の解除 ― 神性の顕現

第四の封印は、43番の「神性の顕現」の天の光によって解かれ、舞い降りる平和の鳩に象徴されます。神性の顕現は、人がお互いに完全にハートを開くことを妨げている、拒絶の傷を癒します。神性の顕現は、高次元の三つのオーラ体（キリスト教における、公現日の東方の三博士の贈り物に象徴される）が爆発して、低次元のオーラ体へと入り、内側からハートを開く衝撃的な体験です。この封印が解かれると、人類が作り出した多くの防壁 ― 国、国境、軍隊といったお互いから身を守り防衛するために作られた全てのもの ― は崩壊し始めます。個人レベルでは、第四の封印の解除は、誰にも隠し事をする必要なく、感情を素直に表すことのできる、真にロマンチックな人生への扉の鍵を与えてくれます。人が他人から拒絶されるという恐れを乗り越えた時、私たちは友好、大らかさ、正直さを通して「恩寵」を体現する存在となります。集合体レベルでは、この封印の解除は、人類のハートを開き、親切心を生み出します。この天の光は、世界から貧困を撲滅させるでしょう。

第五の封印の解除 ― 許し

第五の封印は、4番の天の光の「許し」を通して解かれます。許しは、「恩寵」をもたらす大いなる天の光の一つとして、人類の集合的なDNAの中を遡り、種族間にはびこる多くのカルマを解消するという特別な役割を担います。第五の封印は、特にカルマの原因となった無意識の罪悪感を癒します。罪悪感は、人と人の間や、民族同士の間にも存在する、カルマ的負債の一種です。許しの力が、人類の遺伝子に働きかけていくと、山積した先祖代々の呪いが遂に解けます。この封印は、個人や国全体の負債を帳消しし、許すことで、特に世界平和を実現させる可能性を持ちます。許しの「恩寵」は前代未聞の力を持ち、人類は真の正義を取り戻します。許しは、5番目のブディックオーラ体そのものの現れで、文字通り私たちのDNAからカルマを焼き尽くします。全人類の集合体レベルでは、存在するあらゆるカルマを解き放つことで、戦争を終わらせるでしょう。

第六の封印の解除 ― 真理

最後の段階、第六の封印（第七の封印は、第六の後に輝く余韻の光です）は、人類の究極的な傷 ― 分離の傷 ― を癒す最後の恩寵の一撃です。大半の人は、自らの本質という高次元の現実をはっき

りと見ることはできず、事実上、人生の殆どを神から分離された状態で過ごします。この分離感を、人類は強く感じているため、常に外側の世界に満足感を求めます。皮肉なことに、この満足感の探求そのものが、自らの本質を体験することから私たちを遠ざけています。そして、自らの本質は、実は私たちの苦しみの奥深くに隠れているのです。第六の封印の解除は、63番の天の光の「真理」によって解かれます。「真理」とは、外側にあるものではなく、自らが一体となる対象です。この封印の解除によって、全ての人は、自らの本質を、一つの大きな意識の一部として理解します。「絶対的真理」は、人類が皆一つの神聖な有機体であることに自発的に気づくことで、いつか完全に具現化される集合的な出来事です。その素晴らしい瞬間に、初めて人類のありとあらゆる探求と努力が終焉を迎えるでしょう。この63番の天の光は、自発的な開眼と、多くの人々による悟りの体現を通して、人類の不幸の元凶 ― 無関心 ― に決定的な終焉をもたらします。

第七の封印の解除 ― 恩寵

「ヨハネの黙示録」で、七つの聖なる封印の解除の周辺には、たくさんの終末的なシンボルが登場します。錬金術的シンボルを熟知していなければ、未来を予言するこれらの素晴らしい光の伝達場の真の意味を理解することは困難でしょう。更に七番目の封印解除と、その前の六つの封印解除との間には、はっきりとした境界線が存在します。第七の封印には、七人の天使と、人類の最後の審判の合図である七つのラッパの音が伴います。第七の封印は、「恩寵」の真髄そのもの（22番の天の光）で、「恩寵」は大きな変異の後に降臨します。それは、大きな嵐の後に現れる虹のように、完全な変貌（47番の天の光）をもたらします。個人レベルで見ると、第七の封印は、六つの人間のオーラ体が、7番目のモナディックオーラ体＝根源へと吸収されることを表します。この段階では、アトミックオーラ体による洪水のような啓示の数々や高次元の周波数でさえ、神秘家が七番目の天国と呼ぶ「空」へと捧げなくてはなりません。

　「創世記」では、神は天地創造の七日目に休まれたとされ、この七段階で展開されるパターンは、他の多くの文化的伝統の中にも反映されています。ヒンズー教では、サハスラーラと呼ばれる七番目のチャクラが開花した時に、神の本質が遂に物質次元と再統合されるとされています。聖ヨハネは、この出来事を「新しい天と新しい地」と説明しています。この七番目のモナディック次元が、人類の分離感の最後の欠片を吸収する時、その下の次元と周波数は崩壊し、真のモナディックの本質へと再統合されます。これが七つのラッパの音の意味で、人間のオーラの七つの周波数層を表しています。集合体レベルで見ると、第七の封印の解除は、人類の終末時代の訪れと、本来の「エデンの園」の状態への回帰を意味しています。それは、全ての生きとし生けるものの罪滅ぼしを知らせる、大いなるファンファーレです。

魂のイニシエーションの意味

22番の遺伝子の鍵の最後の光の伝達場は、個人の魂の物語に沿ったものです。全ての人生は固有で、無限の多様性を持ちますが、同じ神話的な過程や展開を見せます。人類が輪廻転生を繰り

返し、変容を遂げていくと、夫々の転生においてDNAの様々な可能性が活性化され、人類の世代を超えた壮大な物語が深みを増していきます。全ての偉大な戯曲のように、人類は多くの様々な色と濃淡、色調を持つ多次元の布を織っています。繰り返される輪廻転生において、人類が直面し続ける ― 人はなぜ苦しむのか ― という不変の疑問が存在します。この疑問への関わり方によって、人類の時空の旅の様々な段階が特徴づけられます。そこには「地球の九つのイニシエーションの扉」として知られる、九つの主な道標があります。

　「魂のイニシエーション」は、人によって様々な解釈があるでしょう。イニシエーションという言葉は、おそらく多くの人が見聞きしたことのあるようなあらゆる神秘的儀式を彷彿とさせるかもしれません。部族社会においては当然、イニシエーションは通過儀礼の意味を持ち、特に若い男性が一人前の男性として認められるために、ある一定の年齢に達した時に受けるべき試練として執り行われるものです。他にも古代の教えや社会等において、熱心な求道者がある特定の段階に達した時に仰々しい儀式として行われるイニシエーションの体系が存在しました。しかし実のところ、魂のイニシエーションは自然に起こる有機的なプロセスで、人生のある時点で、全ての人間に訪れるものです。本来のイニシエーションは、自然に展開する全ての霊的覚醒の段階のことをいいます。イニシエーションは、あなたが人生において何をしているかに関係なく起こり、第一のイニシエーションを通過して本格的にイニシエーションが始まると、もう後戻りすることも、免れることもできません。

地球の九つのイニシエーションの扉

「地球の九つのイニシエーションの扉」は、様々な文化と伝統社会の中で行われてきた、通過儀礼が統合されたものです。以下はその九つの段階と、その簡単な説明です。

1. 誕生
2. 洗礼
3. 堅信式 ^{けんしんしき}
4. 結婚
5. 受胎告知
6. 聖餐 ^{せいさん}
7. 叙階式
8. 聖化
9. 祝祭

第一のイニシエーション ― 誕生

第一のイニシエーションは、最終的な超越と悟りへの旅の正に始まりを意味します。このイニシエーションは、意識的には全くもしくはほとんど気づかない内に起こる可能性があります。全ての魂の旅において、哺乳類が持つ基本的生存本能を超えて行かなければならない時が来ます。この扉の通過における最初の段階は、メンタルオーラ体の発達に関係しています。進化の初期段階においては、人間はシンプルにアストラルオーラ体の欲望に圧倒され、それが人生の中心を占めます。その欲望の関心は、まず生存競争に向かいます。一旦生存競争をマスターすると、次は快楽だけを追い求めるようになります。それは、ありとあらゆる手段を講じて快楽を追及する人生です。ある意味で、魂

は快楽とは何か、幸せとは何か定義をし、それらを手に入れる方法を追い求めているといえます。そして、かりそめの幸せを幾度も体験しつつ、魂は外側の世界に本当の満足を見つけることができないため、徐々に本当に重要なもの、苦しみそのものに目を向け始めます。

　苦しみに目を向ける際に、まずメンタルオーラ体はアストラルオーラ体から離れなくてはなりません。それは、魂が初めてその本性を省みなくてはならないことを意味します。この内側への意識の移行によって、魂の焦点は大きく変化します。なぜなら、魂が自らの本性に目を向けるようになれば、必然的に他人の感情や考えを考慮する必要が出てくるからです。第一のイニシエーションの最も深い意味は、利己主義から脱却し、あらゆる形で他者に奉仕するようになることです。それは、自らの行動に責任を取る能力と意欲に表れます。それによって、真の道徳が誕生します。外側の規律や法律に基づくものではなく、生来の親切心と、他に害を与えることのない精神に根づいた道徳です。第一のイニシエーションを通過した魂は、奪い取るより、与える喜びの方が大きいことに気づきます。これが、より高次元の人生の土台となります。

　現在の地球では、多くの人々が第一のイニシエーションを既に通過しています。これらの人々を結びづけているのは、特定の思想や共通の使命ではなく、未来の世代のためにより良い世界を残したいという願いだけです。彼らが神を信じようと、信じまいと、意固地で独断的であろうと、共通するのは、自分自身と他人の苦しみに無関心ではいられないということです。そしてこれが、彼らを力強く貴い存在にしています。

第二のイニシエーション ― 洗礼

第二のイニシエーションは、第一のイニシエーションとは大きく異なります。第一のイニシエーションが、長期的に基本的な良心を積み重ねることであるのに対し、第二の「洗礼」のイニシエーションは、驚きとして現れます。第二のイニシエーションでは、「恩寵」が何層ものオーラ体を通り抜け降りてくることで、その人間は高次元のエネルギーを一瞬味わいます。洗礼は、突然自分自身の高次元のオーラ体の周波数に浸かるため、常に衝撃を伴います。あらゆる衝撃体験と同様、自分に起こったことを受け入れるのに時間がかかります。この体験の長さは人によって違います。高い周波数の波が引いた後、低次元のオーラ体は、その新しい周波数に合わせるために再調整を行う必要があります。

　この再調整期間には、多くのことが起こる可能性があります。まずは、既存の思考体系や、一般的に認知された枠組みの中で、その体験を理解しようとします。多くの人々は、第二のイニシエーションを通して主要な宗教の一つに目覚めます。そうでない場合、その体験を理解しようと頭を悩ませ続けた結果、精神病を患ったりノイローゼになることもあります。他にもよく起こる反応としては、長期に渡る鬱や、何としてでも高次元の周波数を再び味わいたいという渇望があります。他にも、その体験を否定し、体験そのものを一切忘れ去ろうとする人もいます。このように洗礼は、ある意味体験者を一般社会から切り離すことになるため、大きな試練を伴う可能性があります。それは、まるで生き地獄のようです。一度、高次元のエネルギーに触れれば、それを完全に忘れることはできないからです。

　高次元のオーラ体の周波数に順応し、人生の中に楽々とその体験を取り込めると、「恩寵」は定期的に訪れ、コーザルオーラ体の高い周波数の中であなたを何度も洗礼します。第二のイニシエー

ションの洗礼は、高次元においても同時に起こり、洗礼の体験がより上手く消化できるようになると、あなたはより多くのエネルギーを得るようになります。先に述べたように、コーザルオーラ体より上のオーラ体が高い周波数の自己を構成しています。それらは、いつどのようにして高次元の周波数を低次元のオーラ体へ降ろすべきか知っています。第二のイニシエーション後の調整期間は、コーザルオーラ体が、性的機能を持つアストラルオーラ体、知的機能を持つメンタルオーラ体に足掛かりを得る時期で、多くの転生をまたいで継続していくこともあります。このことから、洗礼とは、浄化のイニシエーションで、より高い周波数を保つために、低次元のオーラ体が次第に洗練されていくことだといえます。

第三のイニシエーション ― 堅信式

ある伝統の中では、第三のイニシエーションこそが、本当の意味で第一のイニシエーションだという考えがあります。それは、人は「堅信式」を迎えて初めて、神を求める目的において安定した基盤ができるからです。堅信式は「恩寵」によるもう一つの贈り物で、ご褒美のようなものといえます。お気づきの通り、これらのイニシエーションの名前は、キリスト教の伝統から来ています。それらの神秘的な関係は、キリスト教の教会の造りを見ると更に分かります。「誕生」は、高次元の存在の体である教会そのものへ踏み入れる行為を表します。「洗礼」は入り口と礼拝堂の間で、通常、教会の奥の方にある洗礼盤にて行われ、子供を教会の一員として受け入れることを表します。キリスト教の堅信式は、教会の身廊で行われ、若者が教会組織の一員として、正式に認められます。教会の一員となった若者は、堅信式によって、より崇高なイニシエーション ―「聖餐」― を初めて少しだけ味わいます。

　前述した九つのイニシエーションは、三段階に分けられます。これはイニシエーションの大いなる神秘の一つで、「聖なる三位一体」に最終的に身を浸すことに基づいています。求道者は、三段階の夫々の段階において、三位一体の持つ三重の性質に更に深く身を浸していきます。これによって、第三のイニシエーションでは、第六のイニシエーションを少しだけ垣間見ることができ、第九のイニシエーションの反響音をかすかに聞くことができます。一段階にある三要素は、他の段階の三要素と対応しています。第一は第四と第七に、第二は第五と第八に対応しています。

　堅信式は、非常に高い周波数のイニシエーションです。それはあなたの誓いが試され、強い意志が認められた後、低次元の自己をある程度まで犠牲にすることができる安定した周波数を持つ域に到達したことを意味します。このレベルにおける犠牲の神秘は、イニシエーションそのものの真髄とみなされます。堅信式では、低次元の自己が、より高次元の自己のために犠牲になるという究極の目的が明確になります。第三のイニシエーションの後は、時々道を踏み外すことがあるにせよ、イニシエーションの道を進んで行く外に道はありません。このレベルでは、より定期的に高次元のオーラ体に触れることにも慣れています。コーザルオーラ体とメンタルオーラ体を繋ぐ道はよく踏み固められ、心を込めて祈るだけで「恩寵」を呼び起こすことができます。

第四のイニシエーション ── 結婚

第四のイニシエーションは、第一のイニシエーション「誕生」の一オクターブ上を表します。結婚は高次元の世界への誕生です。それは、あなたの内なる気づきの通り道を広げる、自発的で内的な誓いです。「結婚」のイニシエーションは、共同体としての人生の第一歩です。キリスト教の神秘主義の伝統では、結婚とは求道者とキリストの結婚を表しています。それはとても深いレベルでの誓いで、実際に、修道院制度の始まりへと繋がっていきました。現代社会の結婚制度にも、まだこの崇高な意識の段階を示す多くの秘密の通過儀礼が残っています。結婚の主な象徴として結婚指輪があります。これは、聖なる和合と神の完全性の象徴です。

　第四のイニシエーションは、高次元の人生の始まりを表します。そこでは、コーザルオーラ体を完全に物質次元へと具現化させることが主な目的です。ライフワークは全体へと捧げられ、もはや仕事と祈りの間に違いはありません。結婚の誓いである「死が二人を別つまで」という有名な言葉をそのまま現実として生きるようになり、あなたの唯一にして最愛の人は、神の意識である高い周波数の自己となります。この段階に至った人間は通常、より恵まれない人々の生活の改善に大きな関心を寄せ、人類へ対する奉仕活動へと向かうようになります。コーザルオーラ体は、人間の揺るぎない徳のオーラ体であり、人類の良心を全て合わせたものであることは先に述べました。第四のイニシエーションの後は、低次元の性質はよりコーザルオーラ体によって導かれるようになります。特に性エネルギーは、より崇高な創造的活動へと向かいます。結婚が家族を育むことに繋がるのと同様、この高次元の結婚はその他多くの人々を巻き込み、覚醒させる、途方もなく大きな創造のうねりを生み出します。

　興味深いことに、イニシエーションは個人だけのものではなく、人類全体としても通過します。実際に、人類は過去数百年の内に第四のイニシエーションを通過しました。それによって、世界は大幅に改善されました。人類の間で地球市民としての認識が着実に育まれることで、個人の欲望に勝りつつあります。政治面では、民主主義と社会的正義が世のあり様を変化させました。ニュースの見出しに反映されることは少ないながらも、少しずつ人類の良心が、私たちを前進させています。イニシエーションを理解するためには、行間を読み取り、頭で考えるのと同じくらい、ハートでも真理を感じ取ることが必要です。人類は、種として一つの有機体となり、皆で力を合わせていく理想にかつてないほど近づいています。

　結婚には多くの意味が隠されています。東と西、科学と宗教、女性性と男性性などの和合も意味します。DNAの中においては融合も意味し、個人の内側にある対極のものが、かつてない調和へと神秘的に統合されていく激動の時期です。教会の例では、集団の中から一人選び出され、婚約者と共に主祭壇へと近づくことに例えられます。それは、教会では会衆と聖歌隊の間に伸びる翼廊のバラ窓とクロッシングが成す神聖幾何学に象徴されます。教会の建物が二つの翼を広げたかのような拡大の場所です。世界へとハートを開き、「恩寵」の風に向かって翼を広げる時、これが正に第四のイニシエーションです。

177

第五のイニシエーション ── 受胎告知

第五のイニシエーションは、第四のイニシエーションに続いて自然な流れの中で起こります。この拡大した気づきのレベルにくると、後に続くイニシエーションは、一生涯の中で起こりうる程、比較的速く連続して起こります。高次の意識と結婚した後に起こることは、妊娠です。これは「受胎告知」──キリストの誕生を告げる神秘的な告知です。この第五のイニシエーションに登場するシンボルの多くは、元来女性的です。聖なる「三位一体」の三つ目の側面である「聖母」からもたらされるものです。低次元では、女性的なエネルギーはアストラル次元の欲望や感情を通して表現されます。高次元では、アストラル次元は五番目のブディックオーラ体に対応しています。第五のイニシエーションでは、ブディックオーラ体から放たれる優美で洗練された光とエネルギーが、低次元のアストラルオーラ体へと浸透していきます。これは性エネルギーが、純粋で霊的な本質へと昇華される非常にタントラ的な現象です。

「受胎告知」は個人の存在全体に広がる化学的な現象です。女性が妊娠中に大量のホルモンの分泌を経験するのと同じように、身体が浄化され、内側で起こるキリスト意識の誕生という大きな出来事への準備をしていることに気づきます。教会の例でいうと、このイニシエーションは「神」への純粋な祈りの声を表す祭壇の聖歌隊の役割に関係しています。喉のセンターと性のセンターの繋がりも、このイニシエーションの最中に明らかになります。自然と高次の恍惚状態に入り、その状態が続くならば、第五の扉「受胎告知」に足を踏み入れつつあるといえるでしょう。多くの異なる神秘主義的な伝統の中で、この高次元の妊娠という不思議な時期についての言い伝えがあります。不死の胎児が、太陽神経叢の中で少しずつ成長する時期のことです。それは、創造の大いなる不朽の神秘の一つです。

人類全体のイニシエーションという観点から考えると、現在、人類は第五のイニシエーションの入り口に立っています。たった今も、新たな人種がこの世界に生まれてくることがどこかでささやかれています。人類は、この新しい人種が、実は私たちのDNAの中に宿っているということに全く気づいていません。当然、人類全体と個人の間ではイニシエーションを通り抜ける時期に差があります。人類全体が「受胎告知」を通過するには、何百年という時間がかかるでしょう。人類は今大いなる浄化の時に差しかかっており、「恩寵」の女性的な精神が活発に働いています。

実際には、人類全体として、現時点で既に受胎していて、妊娠初期に入っています。女性が妊娠した時に、外見上の変化が分かるまでには何週間、何か月とかかるように、人類が経験している大きな変化に気づくには、相当な時間がかかります。物質的な世界の背後に流れる周波数に敏感な人だけが、新しい人種を身ごもった最初の兆候に気づくでしょう。

第六のイニシエーション ── 聖餐/霊的交わり

第六のイニシエーションは、人間にとって最も素晴らしい体験です。それは人間の発達の極みと、地球上の進化の終わりを表します。「聖餐/霊的交わり」の神秘は、犠牲の神秘です。これは、肉体を持ちながら人間がキリスト意識に完全に覚醒することであり、物質世界の法則に一体化するものの

死を意味します。この段階は、しばしば悟りと呼ばれます。これは六番目のアトミックオーラ体の純粋な光への目覚めで、この光はブディックオーラ体から生まれ、低次元の三つのオーラ体に光をもたらします。その際に、コーザルオーラ体が崩壊し、低次元と高次元の世界を繋ぐ架け橋が絶たれます。神秘主義的には、魂は何度も肉体に生まれ変わる意識の一側面で、ここで崩壊するとされています。そのため、悟りへ到達した後は、魂はもはや生まれ変わらず、永遠に輪廻転生という幻想から抜け出すといわれています。

　「聖餐/霊的交わり」のイニシエーションは、45番の天の光と同じ名前を持ち、聖餐を受けることに関する大いなる神秘を描写しており、「聖餐/霊的交わり」は、祭壇で神の意識を直接受け取ることを含みます。この周波数の領域に踏み入ると、他者との分離感を超越していきます。これはキリストの血に象徴され、DNAの中の最後のカルマ的残留物を分解する段階です。「キリストの恩寵」を受け取るためには、自ら究極的な犠牲を払わなくてはなりません。ここで低次元のオーラ体とその欲望、感情、記憶、夢や知識を手放し、ずっと内側で待ち構えていた大いなる存在に身を明け渡します。このイニシエーションへ足を踏み入れることは、聖なる三位一体の二番目の側面 ― キリスト ― に身を投じることです。

より高次の進化と、第七、八、九番目のイニシエーション

残りの三つのイニシエーションは、人間性や人生の物語を超えた「高次の進化」と呼ばれるものの一部です。そのため、それらを言葉で表すことは難しく、人間をその危険な周波数から守るためにある種の誓約に包囲されています。もはや音を通して、又は沈黙の中、光の伝達場を直接介してしか、これらの周波数を伝えることはできません。しかし「高次元の進化」はこれまでもずっと知られてきたことであり、その真理のかけらは、人間の文化全体の中に見つけることができます。キリスト教において高次元の進化は、聖職とその階層によって表されています。

　第七のイニシエーション「叙階(Ordination)」は「連携(co-ordination)」という概念に大きく関係し、このような転生は人類を特定の新しい方向へ導きます。そのような人々を通して、イニシエーションの高次元の秘密が明かされる可能性があります。彼らのような存在が、いつも地球全体の意識の大いなる移行を促しています。興味深いことに、地球上には常に五人の神の化身が存在しています。彼らは人類を破壊ではなく進化へと方向づける、統合されたエネルギー領域を作り出します。

　第八のイニシエーション「聖化」は、地球上では極めて珍しい出来事です。このレベルのイニシエーションは、七番目のモナディックオーラ体の真髄がアトミックオーラ体とブディックオーラ体に流れ込むことに関わるため、正に人知を超えたものです。これは個人にもごく稀に起こることですが(劇的な結果を伴います)、第八のイニシエーションは、人類全体として通るイニシエーションで、人類が進化の終わりに近づいた時に起こります。

　最後の第九のイニシエーションは、意識の物語に終止符を打ちます。個人レベルでは第九のイニシエーションは静寂を通してのみ起こります。秘教的伝承の中では、それを「拒絶」と呼ぶこともあります。このイニシエーションの後は、魂は物質化することを拒絶し、その源泉である原初の性質へと溶け込みます。言い伝えによると、これまでに第九のイニシエーションを通過した者は、ほんの一

握りです。この最後のイニシエーションにおいて、肉体とモナディックオーラ体が融合します。肉体は次元上昇し、その最後の大いなる運命が完結します。

新しい天国と新しい地球

その光の伝達場の深遠さから、22番の天の光を言葉で表すことがいかに困難であるかが分かるでしょう。それは経験を通してのみ理解することができます。「恩寵」という言葉は、最近ではスピリチュアル系の人々の間でもよく使われますが、軽々しく使われるべきではありません。むしろ、最大の敬意を持って、受け止めるべき言葉でしょう。「恩寵」は、「人間の愛」なくして手にすることはできないことを本章で学んできました。苦しみに直面してもそこに人間の愛を見いだすこと、そして更には、苦しみの衣を纏った聖なる存在そのものをその中に見いだすこと、これが22番の遺伝子の鍵の大いなる教えです。22番の遺伝子の鍵が、偶然にもあなたの遺伝子の鍵チャートにある場合、あなたの人生には「恩寵」のテーマが色濃く現れるでしょう。あなたの人生にもたらされた痛みから目を背けてはいけません。私たちは皆、宇宙そのものに対する信頼を二度と失うことはないと証明できるまで、繰り返し試されます。

　「恩寵」は人類の元に降りてくる存在です。そして「恩寵」と出会うためには、その他全ての「天の光」に出会う時と同じように、私たちは途中まで出迎えに行かなくてはなりません。人間にとってそれはとても長い道のりに感じられるかもしれません。「恩寵」と出会うことは、結局のところ、あなたとあなたの人生の全てが永久に変化することになる、完全なる状態です。「恩寵」が降臨すると、過去のカルマが一瞬にして消し去られます。同時に、あなたの先祖そしてそのまた先祖のカルマも消し去ります。「恩寵」によって、あなたの荒々しさは和らげられ、恐れに永遠の終止符が打たれ、あなたは自身の神性を確信し、二度と忘れることはなくなるでしょう。「恩寵」が降り立つ時に授けられる恩恵の数々は、言葉で表し切れません。

　「恩寵」に触れられた人間は、常に「恩寵」に触れられています。もしその経験が、千年前の別の宇宙や、別の転生で起こったことだとしても、それは決してあなたを去ることはありません。「恩寵」は、繰り返しあなたに注ぎ続けます。この天の光を現す人に出会えば、あなたはその人を包む愛のオーラに魅了されます。それはあなたにとって忘れられない経験となり、あなたの魂を揺さぶり、それを見つけるまであなたは探し続けるでしょう。「恩寵」は、神の息吹そのものです。私たちがあくまでも自らを犠牲にし続けるならば、それは常にそこにあり、私たちを高いところで待っています。抑圧の存在するところには必ず、「恩寵」の可能性が隠れています。もしあなたが、人間の愛の精神と許しの心を持って、抑圧と向き合うことができれば、「恩寵」は遅かれ早かれあなたの元へとやってきます。「恩寵」は女性性の精神で、逆境に直面しながらも微笑むことができる者に自らを捧げずにはいられないのです。

　22番の心の闇で触れたように、この宇宙にはどこにも隠れる場所はありません。全ては聞かれていて、記録されています。「恩寵」から隠れることもできません。「恩寵」とはあなたの本来の性質なのです。それはあなたが受け継いだものです。それは世界の魂です。それは人間の世界の法則を、超越した状態でもあります。もし「恩寵」に触れられたならば、あなたはもうカルマを作り出すことは

ありません。もし「恩寵」に触れられたならば、あなたはもう個人としての運命を辿ることはなく、神によって調律され演奏される楽器となります。「恩寵」とともに、人間の全ての感情は瞬時に愛へと変容します。それは大半の人間が慣れ親しんだ状態ではありません。しかし、人類全体が今、「恩寵」によって特徴づけられる新しい時代へと移行しています。七つの聖なる封印が一つ一つ解かれるにつれ、これまで慣れ親しんだ世界は姿を消して行きます。そしてそこから、聖ヨハネの黙示録の中に登場する新しい天と新しい地が、まばゆい真夏の太陽のようにきらきらと輝きながら姿を現すでしょう。

　この深遠なる22番の遺伝子の鍵の光の伝達場を受け取った今、それが、幾つもの層からなるあなたという存在の中で消化されるために、時間を取ることをお勧めします。女性性の精神である「恩寵」は、私たち一人一人に、そのメッセージと恩恵に耳を傾け、受け取るよう求めます。何よりも、宇宙が「恩寵」を通してあなたに望んでいることはただ一つ ― あなたが愛であり、愛以外の何ものでもないということを、覚えていて欲しいのです。

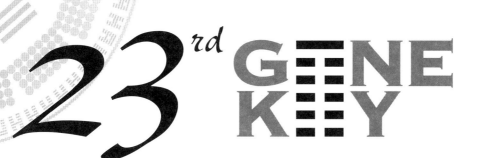

天の光
神髄

天の才
シンプル

心の闇
複雑

シンプルさの錬金術

対：43番
コドンリング：生死のリング（3、20、23、24、27、42）

生理的関連部位：喉（甲状腺）
アミノ酸：ロイシン

23番の心の闇 ― 複雑

世界を二つに分割する

哲学者、ルートヴィヒ・ウィトゲンシュタインは「言葉で話せないことは、考えることはできない」という言葉を残しました。これは、思考と言葉は切り離せないものだということを意味しています。23番の心の闇は、思考と理解、そして、その理解したものを言語で表現することに繋がりがあります。人間の遺伝子の機能というより、むしろ機能不全として、64個の心の闇は、それぞれ異なる周期で人類に影響を与えます。これは、歴史を見てみると、ある時代には特定の心の闇が色濃く現れ、また別の時代には比較的目立たないことがあるということです。ある特定の心の闇が目立って現れてくれば、それが歴史に反映されます。人類全体の進化の方向性は、このようなDNAに仕組まれた、周期と衝動に影響されます。

　23番の心の闇は、現在のポスト・モダン時代において、人類を突き動かす最も影響力のある心の闇です。それは、「複雑」の心の闇です。「複雑」は、状況をコントロールしようとする人間の思考によって生まれます。安心を作り出そうと、人間が思考を駆使すればするほど、実は世界はもっと複雑で、安心できない場所になります。個人レベルでは、この心の闇は、二つの方法 ― 間違ったことをいう、それを良くないタイミングでいうことを通して、誤解と分裂を生み出します。この人間の特性は、言語が登場して以来ずっと存在してきたもので、それは、人類史上とても恐ろしいことも引き起こしてきました。残虐極まりない戦争の数々は、実はほんの少しの言葉の誤解から始まったのです。仏陀は「八正道」という教えの中で、「正語（正しい言葉遣い）」は「正見（正しい理解）」から導かれることを説きました。「意識は直接言葉になる」という、シンプルかつ大いなる真実をいい当てた教えです。この心の闇を、より深く理解し、受容すればするほど、その影響から自由になります。

　23番の心の闇の試練は、その対である43番の心の闇「聞く耳を持たない」を見ていくと分かります。23番の心の闇は、人間が外に対して自分を表現したいという圧倒されるほどの強い衝動を表します。更に、自分自身や他人の声に聞く耳を持たない性質と一緒になると、致命的な結果を招きます。他

人とはっきりと意思疎通ができない場合、大きな問題となります。自分自身の声を聞くとは、自分の内側で何が起こっているのかに気づくことです。そのような自己への気づきがなければ、自分の周りで起こっていることも分からず、他人とどのように接したら良いかも分かりません。言語は、人間の不安定な感情を掻き乱す力を持った、とてもパワフルな媒体です。23番の心の闇から出てきた言葉は全て、物事を複雑にさせます。そして、それは誤解を招き、瞬く間に感情を伴った問題へと発展します。23番の心の闇の背後には、他人を苛立たせ、仲間はずれにされるのではないかという恐れがあります。皮肉にも、その恐れからくる振る舞いによって、恐れている事態が引き起こされます。

23番の心の闇は、自分の考えが正しいと強く思わせ、他人の考えを遮ります。聞く耳を持たない態度は、ここからきています。この心の闇の影響を強く受けている人の会話は、まるで壊れたレコードのようです。彼らは、質問したことに対して明確に答えることができません。わざわざ一言で答えられるような質問をしても、どうしても一言で返せないのです！他人がまるで自分の頭の中にいるかのように考え、他人が自分の考え全てを、完璧に理解していると無意識に思い込んでいます。聞き手は、このような振る舞いを、ただ一方的に話しているだけで、対話ではないと感じます。これによって、聞き手は身体的な不快感を覚え、その場を去ろうとするか、話をどうにかして遮ろうとします。簡単に誤解を避けることができたにも関わらず、状況は不穏で複雑になります。

23番の遺伝子の鍵には、タイミングに関する秘密が隠れています。23番の心の闇は、脳が思考を言葉にする方法に関わるため、あらゆる言語障害、病的多弁症や無言語症の原因となります。そのような問題は、発話と言語の持つ微妙なタイミングの仕組みに根づいています。人間の話し言葉は、抑揚と間から構成されています。例え頭の中では言葉になっていたとしても、それを声に出すことは、また別の問題です。言葉を発するプロセスが上手くいくかどうかは、その人の周波数にかかっています。もし、心の闇の被害者意識に捕らわれたならば、このプロセスは、言葉を写し間違えてしまったかのように失敗に終わります。これによって、状況や聞き手にそぐわない言葉のパターンが生み出されます。

タイミングの良し悪しは、意識的な気づきの及ばないもっと根深い領域に由来します。話者と聞き手の間に摩擦を生み出すのは、言葉そのものではなく、些細な抑揚やイントネーションです。どれだけ立派な言葉を並べたところで、聞き手に内容が全く伝わらないということもあります。意思疎通の才能は、話術にあるのではなく、話し手のハートというもっと繊細な領域にあります。もし少しでも言葉の中に恐れが潜んでいた場合、聞き手に完全には理解してもらえません。しかし、もしハートから話し、書いた時には、表現の上手い下手に関わらず、話の核心は伝わります。反対に、誰かの言葉を読んだり聞いたりして、冷たい印象を受ける時、そこには恐れが隠れています。23番の心の闇から話す人は、承認や認知を欲しています。これによって、間違いなく聞き手に誤解を生み出します。

集合体レベルで見ると、言語コミュニケーションにおける人間の失敗は、偏狭や分派を生み出してきました。組織宗教も、その一つの例です。世界中の主要な宗教は全て、悟りの境地に至った聖人のシンプルな言葉の羅列から派生し、後にその言葉が話された場面に居合わせなかった人々によって、誤った解釈がされてきました。例として、キリストの言葉はとても美しくシンプルですが、言葉の解釈によって何百という宗派に分派したことによって、元のシンプルさが失われ、複雑で、時に醜悪なものにすら成り下がってしまいました。例え美辞麗句を並べ立てたとしても、恐れや怒りの周波数から話された言葉は、危険で対立を招きます。

古代中国人が易経の23番目の卦を「山地剥（さんちはく）~崩壊寸前の危機の時~」と呼んだ理由は、この心の闇を見れば容易に分かります。この心の闇周波数によって、人間がお互いに不信感を抱き、お互いの距離を更に広げ、さらに多くの複雑さと分裂を生み出すようになるのは当然といえます。前述したように、23番の心の闇「複雑」は、この地球をどんどん危険な場所にしています。しかし、この危険な状況の裏には、実は他の目的が隠れています ─ 人間に、全ての苦しみは自分自身が作り出していることに気づかせ、「正しい理解」の才能をもたらすことです。

心の闇の抑圧的振る舞い ─ 無口

23番の心の闇の振る舞いは、抑圧的な社会においては殆ど許されません。人々の発言が抑圧されている社会では、この心の闇を通して恐れが表現されます。恐れの度合いが強い場合、個人やグループは本音を押し殺します。内的な抑圧、もしくは、圧制によって、自由な発言が奪われています。無口という言葉の現状の意味が、聡明さがないとみなすようになってきたのは興味深いことです。恐怖におびえると口が聞けなくなったり、はっきり話せなくなったりします。その結果、段々と本音をいわなくなり、沈黙し、発言は表面的なことに留まるようになります。これは、抑圧的な両親を持つ子供に特によく見られます。

心の闇の反発的振る舞い ─ 支離滅裂

この心の闇の反発的振る舞いは、話しが止まらない傾向です。しかし、彼らの神経系は、常にタイミングが悪く、どこへ行っても他人との間に抵抗と亀裂を生み出します。彼らは、常に間違ったことをいうか、正しいことをいったとしても、タイミング悪くいいます。彼らは、ことを必要以上に複雑にし、的を得ません。人に話を聞いてもらうために、非常に多くのエネルギーを費やしますが、いつも追い払われる結果となります。自分の心の奥を理解してもらえない怒りを無意識に隠そうとして、大抵話が堂々巡りになり、何かにつけて説明が過剰です。

23番の天の才 ─ *シンプル*

至極の真実

現代人にとって、シンプルな暮らしをすることは困難です。時に、シンプルであることが、愚かさと同等に扱われることもあります。実際には、遺伝子の周波数が低ければ低いほど、物事を複雑にする傾向があります。これは、人間の思考に原因があります。思考は、複雑さを好み、シンプルな物事を信用しようとしません。複雑であればあるほど、それについて思考を巡らせることができます。そこで、23番の天の才では、幸せな人生を送るための秘訣に触れています。シンプルに生きること！
　23番の天の才は、ぞんざいで小難しい言葉を嫌います。そして、非常に効率よく、正確に、はっき

りと物事を伝えます。シンプルさの極意は、どこへ行っても物事の効率を高めることにあります。「シンプル」の天の才を現す人は、人生において無駄を作りません。彼らの住処は通常、彼らの思考を反映したように、十分な空きスペースが確保され、窮屈な感じがありません。彼らは、無駄を省略し、物事の核心に一気に辿り着くことができます。シンプルさは、一つのあり方、生きる姿勢なので、それを他の人から学ぶことはできません。シンプルさには、非常に豊かな感受性が求められます。それは、コツというよりは、その人のオーラ、もしくは、愛から現れます。シンプルさを愛するならば、それは周囲に現れてくるでしょう。

　天の才周波数は、天の光の気づきに目覚めるための準備をする、浄化のプロセスです。23番の天の才は、人間の内側と外側の人生からガラクタをなくすプロセスといえます。思考がシンプルになっていくと、内側に広がりのある空間が生まれ、物事を非常に明瞭に見ることができるようになります。この天の才のもう一つの特徴に、思考を含めた内的プロセスがゆっくりした速さになること、そして、人生における全ての物事を解決しなくてはいけないという欲求が静まっていきます。自然と出てくるままに感情を受け入れ、思考にももっと余白ができます。肉体的衝動も客観的かつ冷静に受け止めるか、あるいは罪悪感なく楽しめるようになります。人間の本性がはっきりと見え始めます。人生の多くの問題は、欲望にかられて思考が作り出した幻影のように見えます。自然と内に目を向け、自分自身の本質について考えるようになります。

　シンプルさの例えとして、雲の中を飛ぶ飛行機と、雲の上を飛ぶ飛行機を想像してみてください。雲の中では、物事を複雑に考え過ぎてしまい、同じところを堂々巡りし、抜け出る方法を探そうと必死です。このような低い周波数の雲の中では、いつも摩擦が起こります。周波数が高くなると、徐々に視界が開けてきます。雲の上に出ると、思考の世界から抜け出て、もっと静かな空間へと移行し始めます。23番の天の才と、その対である43番の天の才「洞察力」は、音響の領域と深い繋がりがあります。これらの二つの天の才は、はっきりと聞くこと、そして、聞いたことを明確に解釈することに関係します。内側のレベルにおいては、はっきり聞くことは、知ることを意味します。43番の心の闇の説明で、この二つの遺伝子の鍵の根底には、共通して聞く耳を持たないというテーマがあることに触れています。しかし、周波数が上がると、この聞く耳を持たない性質は、真実のみを通すフィルターとして、ポジティブに働くようになります。23番の天の才によって、真実のみを聞き、無関係な低い周波数の雑音は削除されます。

　「生死のリング」と呼ばれる魅力的なコドンリングの一部として、23番の遺伝子の鍵は、仏陀が人類に残した洞察と同じ洞察を表しています。それは、四諦と八正道に残された、シンプルで美しい知恵で、このコドンリングの秘密を表しています。3番の遺伝子の鍵を通して、万物は生じ、変化し、滅することを見ました。20番の遺伝子の鍵を通して、仏陀は、今現在の気づきの中に、全ての真理があることを見いだしました。24番は、何度も繰り返される再誕生のプロセスと、輪廻について説明しています。27番は、人類の核心にある、善意の基本的な道徳律について、42番は無執着の力について述べています。それぞれの秘密を解き明かすことができれば、23番の遺伝子の鍵のより高次元の領域 ― 神髄 ― のとても美しくシンプルな境地へと至ります。それは、あなたの腹と存在の内奥、中心の中の中心としてみなされています。悟りは、存在の中心で生と死を受け入れ、その受容に深く身を沈めることによって訪れます。

23番の天の才を現す人の周りで過ごすことは、とても素晴らしく、力強い体験となります。彼らの存在によって、今まで問題だと思っていたことは、問題でなくなってしまいます。彼らの洞察と明快な言葉によって、困難な物事が容易くなります。そして何よりも、一緒にいるだけで体がくつろぎ、常に複雑な問題を解決しなければならないという欲求を手放すようになります。物質世界でシンプルさは実用的でもあり、この天の才を持つ人々は、大抵お金の扱いが上手です。お金を稼ぐ方法を知っているというより、節約すべきところを心得ています。物事に対して強硬な姿勢を取るわけではありませんが、ケチケチしているのではなく一番シンプルな解決法を見いだすのです。彼らは効率性について熟知していて、とても独創的で、素晴らしく実用的な考えによって、生産性を飛躍的に高めます。

23番の天の才は、論理的なものの見方はせず、かつ芸術的でもなければ、抽象的ともいえません。その場で自然と解決策が出てくるというだけで、その出どころも知りません。これが、天才の本質です。23番の天の才には、しばしば遊び心があります。この天の才はとても激しい側面も持ちますが、深刻にはなりません。彼らは、一般的なものの見方の概念を超え、とても独創的な見方をします。解決策が自分の気づきに飛び込んで、それを効率的に、首尾よく人に伝えることができるまで、静かにじっくりと物事を見つめます。このような資質によって、彼らはとても素晴らしい先生となります。

23番の天の才の最後を飾る資質は、とてつもないユーモアのセンスです。この天の才は、ある特定の人や瞬間の本質をとらえた、非常に面白いおおらかな表現を生み出します。本当に機転が利く人たちです。思ったことをそのまま口に出すので、しばしば皆を驚かせます。低い周波数では、この性質は人を傷つけたり、拒絶反応を引き起こしたりします。しかし、高い周波数では、笑いや畏敬の念を喚起させます。これら全ては、周波数の違いからきています。

そして何より、23番の天の才から働いている人々は、物事をとても明快に人に伝えることができ、良きアドバイザーにもなります。彼らの天才的な資質は、無駄のない言葉と、独創的な表現にあります。それは「シンプル」の天の才という、至極の真実です。

23番の天の光 ― 神髄

仏陀的熱狂

23番の天の才が最も高いレベルにくると、天の光の「神髄」へと移行します。「神髄」は、主に古代や中世の哲学に起源を持ちます。それは、四大元素の次の元素、第五元素＝エーテルと呼ばれ、万物に備わると信じられていました。64個の天の光の言葉は、ひとつの特定の意味を持つ言葉ではなく、波動として存在します。この「神髄」という言葉には、23番の鍵の最も高次元の側面を知る手がかりとなる秘密が隠されています。

23番の天の光は、錬金術的です。その力は、錬金術の目的である、卑金属から金を抽出することに例えられます。この天の光の人は、他人の中に隠れた金を見つけ出すことができるのです。彼らは、言葉や眼差し、身振り手振りを通して、他人に覚醒のエネルギーを伝えることができます。これは、ギリシャ神話に出てくる、触れるもの全てを黄金に変える能力「ミダスタッチ」です。全ての人は、一

人一人より高い意識の扉を開ける固有の鍵を持っています。そして、この天の光を持つ人は、64個全ての鍵を持っているのです。彼らは、それを持っている自覚はないかもしれませんが、ただ、目の前の人に自然に反応することで、相手の核心に触れるのです。

彼らは全く予測不可能です。古代の中国人が、この原型につけた名前からも分かるように、この天の光は人類を分裂します。天の光の周波数では、思考は原子エネルギーというその本来の姿を現します。必ずしも必要性のない思考は、すぐさま核分裂を起こします。それは分裂し、純粋な有機的エネルギーを放出し、存在の身体オーラに変えます。周波数が頂点に達すると、この分裂は、人間の内なる本質から、分離感という幻想を分離させることを表します。

天の光へ到達した人々は全員、錬金術的な変容のプロセスを辿ります。天の光の初期段階においては、生理的に深い遺伝子の変容を経験します。この変容は、主に思考の核分裂による死の灰によって引き起こされます。全身で、喜びや、時には痛みといった深遠な肉体的感覚を味わいながら、思考の連続性は失われていきます。変容が収まった後には、そこには神髄 ― 意識そのもの ― のみが残り、個人という殻を被って、直接語り、行動します。これが錬金術にヒントを得た秘密の真の説明です。天の光の意識の種は、肉体に宿っています。それは、DNAの中に隠されており、個人の力の及ばない、完全に自然のタイミングで起こります。その変容は、人の理解の及ばない領域にあるため、人為的に引き起こすことはできません。そのような試みは全て、実際には自然のプロセスを邪魔することになります。23番の心の闇が無意識に不適切な表現をしてしまうのと同様、高次元の意識も、肉体の中に突然、予期せず現れます。

覚醒は、何か原因があって起こるものではありません。つまり、それは人間が介入できない領域にあるということです。従って、悟りを引き起こすテクニックを見つけ出すことは不可能です。悟りは、テクニックの手中を超えており、幸い永遠の神秘の領域にあります。23番の天の光は、右手の道（受容の道）と左手の道（苦行の道）の超越を意味します。仏陀がこれを「中道」として説いたのはそのためです。左手の道は、科学的な探求の道で、科学的なアプローチや論理的思考は最終的には逆説という限界に突き当たります。右手の道は、芸術家や詩人の道で、科学者よりは核心に近づくことができますが、それでもまだ中核へは至りません。詩人は思考を超越したところで、ハートを通して神秘へとアプローチします。しかし、強い願望がハートや魂を制限します。ほんの短い間、中核を味わうことができるかもしれませんが、詩人も又、究極には至りません。

もう一つの三つ目の道は、探求も強い願望の道も通らない、神秘家の道です。神秘家は、解決策を求めたり、真実を追求するために行動したりすることなく、神秘の中に体ごと飛び込んでいきます。神秘家は、神秘に対して深い敬意の念を持ちますが、隠れた指針や、理解への欲求などは持ちません。単に、究極の神秘を大いに楽しみ、存在全体で味わい尽くします。神秘家だけが、究極的な源から神髄を引き出すことができます。ただ、驚嘆しながらその狭い門に入っていきます。目覚めが、いつも誤って訪れるのは、驚くほど美しくもあります。目覚めが訪れた人は、覚醒のシンプルな条件について理解します。そして、彼らも又、仏陀のように、そのような条件を人々に説くことができます。しかし、彼らは、後に続く求道者たちのお手本となるというよりは、むしろこのような条件がひとりでに生じなければならないと知っています。しかし、ここで、彼らは板挟みに遭います。教えによって、何人の人たちが道を誤ってしまうのか、何もいわない方が良いのではないかと。しかし、たとえ大

勢の人々が道を誤ることになったとしても、たった一人でも直感的にダルマ（真実の教え）を会得することができれば、その教えに価値はあるはずだと。

　23番の天の光の真の力は、肉体へ直接伝達されるところにあります。この天の光から生まれる言葉は、発せられた瞬間に驚異的な力を発揮します。23番の天の光を完全に体現するようになると、彼らは錬金術師となります。彼らは水銀のように、人々と結びつき、人々の思考構造の隙間に入っていきます。彼らのオーラに触れることによって、自然発生的に内なる純化のプロセスが始まり、社会や刷り込みによって溜め込まれた不純物の中から、その人の神髄が抽出されます。この波動を受け取ると、必然的に、おそらく痛みを伴う徹底的な自己解体を経験します。そのような錬金術的プロセスを途中で中断することは、精神の健康上とても危険です。

　23番の天の光は、「外側に存在する教えや師に頼る前に、自分の内なる道を信頼する」という聖なる真実を守ります。仏陀の場合、何百万人の仏教徒たちが、彼の教えに従いました。その中でも、彼の言葉の行間にある真実、生きた神髄を引き出すことができたものは、殆どいませんでした。しかし、偉大な師の残した真実は、頭で考えるよりもずっと簡単に具現化できます。神秘の道を行くには、その先に何が待ち受けていようとも、自分の中にあるものに全てを預けることです。「中道」とは、その文字から想像するような、二極の繊細なバランスをとる道ではありません。それは、一歩踏み出す度に、足元から底が抜けるような、完全なる放棄の道です。「空」から生まれたその道は、今まで誰も辿ったことのない真新しい道です。それゆえ、そこには決まりや道理といったものはありません。この道を行くには、自分の内面を深く掘り下げ、自分だけの神髄を味わい尽くすことです。これが仏陀的熱狂です。

24th GENE KEY

天の光
静寂

天の才
発明

心の闇
中毒

静寂 ― 究極の中毒

対：44番

コドンリング：生死のリング（3、20、23、24、27、42）

生理的関連部位：大脳新皮質

アミノ酸：ロイシン

24番の心の闇 ― 中毒

遺伝子の大いなる欠陥

24番の心の闇を正しく理解すると、繰り返される人生の根深い問題の解決が困難である理由の他、心の闇そのものの状態についても理解できるでしょう。この心の闇のお陰で、心理学系の職業が成り立ち、大手の広告代理店もこの心の闇を最大限に利用しています。人間は、生まれる前から中毒するようにプログラムされています。その原因である主犯人は、人間の頭脳です。人間は脳の数パーセントしか使っていないという有名な都市伝説がありますが、どの神経科学者もそれは誤りだというでしょう。通常、一日の中で人間は、ほぼ全ての脳の領域を使っています。しかし、大事なことはどれだけ脳を使っているかではなく、どれだけ効率的に使っているかです。今日、人間の脳は未だに解明されていない意識の領域です。

　人間の脳の使い方は、遺伝子によって決まり、ある人々はより論理的に考え、また別の人々は様々な側面から考えます。88個のピアノの鍵盤と、脳の回路を比べてみましょう。ピアノの鍵盤は、ほぼ無限大に曲やメロディを作り出す可能性を持っているといえます。しかし、人間の脳の場合、好きな旋律を見つけたら、それを繰り返し演奏する傾向を持ちます。多くの人々は、生涯を通して両親や環境から学んだ刷り込まれたパターンに従い続けるため、全く自分で考えることがありません。もちろん全ての人が常に脳を使っていますが、全く新しい発想を生み出すことはあまりないといえるでしょう。脳の神経節のシナプス回路は、踏みならされ、行き来し慣れた公道となります。そこへ24番の心の闇が登場し、その公道を一生懸命に整備します。

　人間の大衆意識は、未だに太古からの恐れと生存本能に基づいた脳の領域に影響を受けています。この恐れは、人間の体内の化学物質中に広がる強い力です。24番の心の闇は、人間の存在全体に低い周波数リズムを作り出します。この低い周波数は、人間がぬるま湯から出て考えないようにします。これは、肉体、感情、思考に現れます。人間は通常、外側の生活において、脳が神経学的に辿るのと同じ慣れ親しんだ道を辿ります。これが、人間の中毒行動として知られる現象を生み

出します。ここで話している中毒とは、特定の心理学的疾患のことではありません。これは、自らを制約し、自らの中毒を認識しない人間の振る舞い全体のことを指します。事実、人間の全ての思考様式は中毒性があります。人によって左脳中毒、右脳中毒に分かれますが、共に同じ中毒であることに変わりはありません。思考の中毒を唯一止めることができるのは、真の静寂しかありません。これから見ていくように、その静寂は、24番の天の才「発明」― トータルに独創的な発想と行動 ― を生み出します。

　全ての中毒の周期には、自然な空白の隙間があり、人間はそれらを気づきの隙間として経験します。それはいつでも起こりうることで、苦しみという形で人間の前に直接立ちはだかります。そのような時、通常人間は、不快な強い空虚感に襲われます。これらの隙間に対して人間は大抵の場合、自らを麻痺させるか、気を散らすかのどちらかの方法で、それらを避けようとします。「中毒」の心の闇は、人間の変化を阻害します。新たなあり方を模索したところで、多くの場合がまた外側の何かに中毒するのが落ちで、内側の変化が起こることは稀です。中毒状態にあるか、高次元の発明の状態で生きているかは、その人の行動を見れば一目瞭然です。心の闇に捕らわれている場合、その人はどこか落ち着かず、心配そうにしています。表面的に生活に変化をつけることはできたとしても、大した独創性を発揮することはできません。この傾向は、理由も分からずに、同じシナリオを繰り返す恋愛においてもよく見られます。全く違うタイプの相手を選んでつき合ってみても、結局はお決まりの神経学的パターンが現れ、懲りもせず同じ駆け引きが繰り返されます。

　この最も深い苦しみの原因を探るためには、「中毒」の心の闇の仕組みを理解することが重要です。この神秘に踏み入る方法の一つに、22番の遺伝子の鍵で触れている「キリストの聖体（コーパスクリスティ）」というモデルを用いたものがあります。キリストの聖体は人間を覆う七つの層、もしくは七つのオーラ体を指します。苦しみの仕組みを真に理解するためには、最も密度の高い三つのオーラ体 ― 肉体、アストラル体、メンタル体 ― の相互関係について見ていく必要があります。人間の苦しみの根源は、七つのオーラ体の中でも最も密度の高い、肉体のDNAの中に仕込まれています。それは、全人類内に存在する原初の聖なる傷です。その唯一の目的は、最終的に人間の覚醒の引き金を引くことです。

　振動の観点から見て肉体の次にあるオーラ体は、人間の全ての欲望 ― 性欲、感情、願望、渇望、気分 ― が現れてくるアストラルオーラ体です。肉体はシンプルに食糧や暖かさといった物理的欲求に基づいていますが、アストラルオーラ体は生存には不必要な渇望を生み出します。ここでいう原初の傷は、全体からの分離感です。アストラルオーラ体はこの傷に、欲望を通して反応します。全ての欲望は、実は一つの欲望からきています。原初の傷による苦しみから逃れ、純粋な統合の状態へ回帰したいという欲望です。この欲望に働きかけるのではなく、十分に深いところまで見つめることができれば、欲望そのものが燃え尽きます。瞑想の根本的な目的はそこにあります。

　人間の苦しみの物語のもう一つの側面は、メンタルオーラ体 ― 思考 ― に見つけることができます。人間の思考はアストラルオーラ体の欲望に反応し、どうにか苦しみを切り抜ける方法を考え出そうとします。中毒は、これらの三つの低い周波数のオーラ体が相互に影響し合うことで生まれます。思考はアストラルオーラ体の欲望を中心として、イメージや物語、投影などを作り出します。それらは全て、苦しみを和らげるための中毒行動へと人々を誘います。思考は時間軸に沿って進むため、現

状をありのままに認めるよりも、将来幸せになることに希望を託します。人間によって作られた外側の文明は、未来の幸せを夢見ることで、今の苦しみから逃れようとする思考戦略に拍車をかけます。心の闇が作った、心の闇のための文明は、日常的な心の闇意識の超越をなお一層困難にしています。

　外側にあるものが、人間の苦しみを終わらせることはできません。なぜなら、苦しみは人間のDNAの奥深くに根差しているからです。内側を顧みて、苦しみの原因を探すことによって初めて、思考の中毒性に向き合うことができます。24番の心の闇の対である44番の心の闇「妨害」は、地球上で現在当たり前になっている人間関係の機能不全の原因です。この機能不全は、人間の遺伝子の管理システムの中の普遍的な欠陥による副産物であり、24番の心の闇はそれを更に悪化させます。中毒とは、間隔を入れずに同じコマをひっきりなしに再生し続けることです。これは、平均的な人間の脳内のシナプスで起きていることと同じです。人間は、ねずみが回し車の中で走るように、自分たちの行動を顧みることなく、同じシナリオをただ繰り返し再生しているだけなのです。

　問題は、どうやったら中毒の車輪から抜け出て、欠陥のないプログラムにリセットすることができるのか？です。その答えは、24番の鍵の天の才で十分に説明しますが、一言でいうと、中毒のパターンに嵌っていることに気づくという行為自体が、24番の心の闇を変化させ始めます。自らの思考と向き合う積極的な気持ちが、思考のコマとコマの間に必要な隙間を作り出し、メンタルオーラ体がアストラルオーラ体から引き離されていきます。ここに来て初めて、アストラルオーラ体とその渇望が貪欲な思考に煽られなくなり、自らの苦しみの原因の更に深い部分へと入っていくことができます。外側からの刺激を排除することによって、アストラルオーラ体を浄化し、それによって純粋な欲望の聖なる地へと踏み入ります。純粋な欲望とは、真の源へ回帰することへの欲望です。

心の闇の抑圧的振る舞い ― 凍りつく

気づきの隙間に出会った時、心の闇の抑圧的振る舞いは、内なる恐れによって凍りつく傾向を持ちます。この凍結は、様々な形を取ります。肉体的には完全な生命力不足、感情的には鬱状態、知的には偏狭的思考や何事も疑ってかかる態度として表れます。全ての中毒の秘密は、気づきの機能において起こるこれらの隙間にどう反応するかにあります。中毒が危険な理由は、中毒しているとこれらの貴重な瞬間に気づかず、人生を棒に振ってしまうからです。心の闇周波数では、気づきの変化の前に訪れる隙間を、自ら阻止します。心の闇の抑圧的振る舞いは、静寂の空虚感を前に怖気づきます。怖気づいたり反発したりすることなく、そのような隙間に向き合うことができれば、未来の幸せの種がその人の内側に撒かれることになるでしょう。

心の闇の反発的振る舞い ― 心配な

24番の心の闇の反発的振る舞いは、心の闇の抑圧的振る舞いと同様、自らの空虚感をなかなか受け入れようとしない傾向にあります。この空虚感は、人生の節々で全ての人間が感じるものです。目の前にぽっかりと空いた隙間は、人間をパニックに陥らせます。これに反応する際に、受け身ではなく能動的になった場合、私たちは心配します。底なし沼に落ちていく感覚から逃れるために、人間

は何らかの活動によって恐れを紛らわせようとします。その活動は、内なる魔法が起こる可能性を台なしにします。本質的に二種類の中毒者がいます。自らを麻痺させる者（心の闇の抑圧的振る舞い）と、自らを刺激する者（心の闇の反発的振る舞い）です。心の闇の抑圧的振る舞いでは、アルコール中毒などになる傾向があり、心の闇の反発的振る舞いでは、仕事中毒やギャンブル中毒などになります。これらの人々は、じっとしていることができず、内側で起きているパワフルで完全に自然な化学反応を避けることから生まれる、心配事に呑み込まれています。

24番の天の才 ― 発明

隙間の中で一休みする

24番の心の闇では、その性質上、自分が中毒的なパターンに陥っていることに気づかずに、それらを盲目的に繰り返してしまうことを見てきました。同時に、夫々の人間が、繰り返される神経系統の間の隙間を認識するならば、中毒をそれまでと違うパターンに突然変異することも見てきました。これらの隙間は、一秒間から一週間以上続くこともありますが、誰でも自然と経験するものです。そのような隙間は、全面的な変化を引き起こすため、その人が抵抗をやめて身を委ねない場合、不安定な状態に陥ることがあります。それらの隙間に対する反応によって、隙間が橋となり更に気づきが高まるか、馴染みの思考パターンと行動パターンへと舞い戻るかが決まります。24番の天の才では、気づきの隙間を完全に受容するため、隠れていた魔法を解き放ちます。この天の才を持つ人々は、自分が隙間を避けている瞬間にそれに気づくか、そのような隙間が訪れた際には完全に認識します。いずれにしても、彼らはこれらの隙間に先立つ恐れから後ずさりすることはなく、従ってそもそもこのような気づきの隙間を怖がる必要がないことを発見します。

　では、その隙間を受け入れると何が起こるのでしょうか？　答えは ― なんでも起こりうる ― です。24番の天の才は、真の魔法と天才の秘密を備えています。天才は水平思考よりも遥かに優れています。天才とは、量子的跳躍を生み出す能力のことです。例えば、優秀なテニス選手と天才的なテニス選手との差が、この24番の天の才の中にあります。天才的なテニス選手は、決まったパターンに従わないため、対戦相手はそれを分析することも、対抗策を立てることも、裏をかくこともできません。彼らは最も緊張が張り詰めた瞬間に、全く意表を突いたショットを打ち込んできます。これが、世界に新しいものをもたらす発明の天の才です。24番の天の才は独創性の産道で、生まれてくるものによって他人だけでなく、本人をも驚かせます。

　脳は大まかに、灰白質と白質に分けることができます。前者は主に情報の処理に関わり、後者はその情報の伝達に関わります。24番の天の才は、脳の灰白質の深い部分で起こる神秘的なプロセスと関係があります。この天の才は、この領域から独創的な考えを生み出す、神経系の引き金のような役割を担っているようです。物思いに耽るという人間の行為は、よくこの天の才を通して起こります。何か一つの主題について物思いに耽る時、魔法の隙間に辿り着くまで、その主題の周辺の慣れ親しんだ神経経路を通っていきます。隙間に辿り着くと、突如として脳内で神経系のギアチェンジ

が起こったかのように、新しく、より効率的なシナプスのネットワークが開かれます。これによって、人間の物の見方は180度変わってしまいます。

　皮肉にも、脳が以前よりも効率的になると、それまでよりも脳を使わなくなります。脳内の神経の発火パターンがシンプルになれば、実際にアイディアや洞察がより鋭く明晰になるでしょう。使われる脳の割合が少ないほど、人はより聡明になります。冗談のようですが本当のことです！ この隙間を探求する最良の方法の一つは、観照です。生死の神秘や、変化や苦しみの性質に関する観照は、気づきの突然の飛躍をもたらします。観照は、大いなる神秘に身を委ねることです。その神秘は突然、予期せぬ形で洞察を通して明らかになります。

　それらの洞察を他人へ伝えることができるかどうかは、23番の天の才にかかっています。24番の天の才同様、「生死のリング」の遺伝子ファミリーの一つです。「生死のリング」は、人間が肉体へ出入りすることに関した数多くのプロセスを司る、複雑な遺伝子のコドングループです。その主な象徴の一つが車輪です。それは、星や銀河の配置を、人間の体の深層部にある原子構造の回転に繋ぐメカニズムについて説明するものです。それは、夫々の周期の間にある隙間 ― 生と生の間、原子間の隙間、音色の間の静寂 ― に関係しています。魔法と突然変異は、これらの空白の中で起こります。このコドンは、人間の気づきの進化における量子的跳躍を引き起こします。

　24番の天の才は、人間の創造的プロセスの核で、創造性そのものの鍵を握っています。実にそれは、一つの音響場であり、そこで遺伝子を介した周波数の上昇が起こります。このような魔法の隙間に出会う度に、周波数を一オクターブ飛躍させるか、相変わらず堂々巡りを繰り返すかを決めるチャンスを手にします。中毒に関する真実の一つに、創造的に利用すれば人間の周波数を高めることができるというのがあります。発明は、創造的中毒ということができます。発明は、同じことを繰り返し考える思考の周波数が自然に上昇することです。中毒が堂々巡りの思考だとしたら、発明は螺旋状に上昇する思考です。人類の進化を推し進めてきた、芸術から科学に至る全ての偉大な洞察は、24番の天の才の橋の向こう側からもたらされたものです。自らの無知に進んで向き合うものだけが、この橋を渡ることができます。それは、自らが知らないということ、そして、これからも知ることがないかもしれないということを、進んで認めることから始まります。いつ発明が起こるのかは予測できませんが、自らの心に正直になることで、発明を生み出す環境を作り出します。通常は、あなたに隙間が現われている休息のひと時 ― 静かに座っている時、寝ている時、夢を見ている時、又はシンプルに何もしていない時 ― に発明は生まれます。

24番の天の光 ― 静寂

車輪から抜け出す

24番の天の光は、説明し難い天の光です。静寂をどのように説明できるというのでしょう。不可能なことは明らかです。できることといえば、この天の光が現れた時のことについて考察し、そこから枝葉をつけていくことくらいでしょう。これまで、中毒の性質と、どのようにしてそれを昇華し、創造

静寂 ― 究極の中毒

的な発明へと転換できるかを見てきました。又、脳がどのようにパターンを辿り、より効率的で独創的な新たなパターンへと変化していくかについても論じてきました。天の光領域に来ると、思考そのものの放棄が求められます。静寂は、人間の気づきの背後にある自然な状態です。そして、静寂は思考が完全に止んだ時にのみ訪れます。

　何世紀にも渡って、人類は思考を止める、ありとあらゆるテクニックを試してきました。特定のテクニックによって、実際に思考を隠すことはできますが、そのような一時的な静けさは、24番の純粋な静寂とは異なります。24番の天の光の静寂は、人間に舞い降りる静寂です。それは同時に、元から人間の内側に存在する静寂でもあります。それは、人間の気づきの内側の景色の変化によって現れます。人間の気づきをコントロールするメカニズムが、頭から太陽神経叢へと下がった時に、真の静寂が響きます。静寂は、それを体験する人が既に存在しないという矛盾した状況を生み出すため、静寂を体験すると表現することはできません。静寂は、主観と客観の両方を一つに融合し、全てを打ち消します。このような気づきの変化が起こると、肉体においてもある種の物質的な突然変異が起こります。特定の化学物質が内分泌系によって作られ、通常の理解による思考のプロセスを阻止します。それによって、人間は思考を止め、生命が人間を思考するようになります。これは、言葉に表すことができない状態です。天の光では、思考はもう存在せず、代わりにそこには、知っているという状態と、知らないという状態の両方が同時に存在しています。気づきが休んでいる時に、知らないという状況があり、気づきが外側の世界と何らかの形でコミュニケーションを取る時には、知っているという状況があります。いずれの表現も、同じ一つのことに行き着きます。

　思考が止んだ時、全ての中毒的な振る舞いが止みます。生命から分離された存在であると考え続ける、究極的な中毒が一掃されます。この意味で見ていくと、静寂は必ずしも物理的な静寂を意味しません。この天の光の静寂は、永久的な内なる静寂です。気づきの機能の中の自然な隙間を通して、中毒を変容することが可能でしたが、天の光ではその隙間を飛躍的に広げることができます。そこでは、気づきそのものがベールとなって、隙間の真性を覆い隠していることがわかります。純粋意識の神髄へと開かれた窓、それが隙間の本来の姿です。純粋意識は、静寂あるいは空虚であり、世界が始まる前の一時的な時期として表されます。内なる静寂のみが、分離感というマーヤあるいは幻想を終わらせることができます。瞑想は、思考活動の間と背後にあるこの静寂へ導こうとするものです。

　24番の天の光には、他にも驚くべきことがあります。古代中国の賢者たちは、易経の24番目の卦に「地雷復（ちらいふく）～一陽来復の時～」という多くの解釈と意味を持つ名前をつけました。既に、この遺伝子の鍵が、常に進化していく性質を持つことは説明してきました。それはある意味、映画の同じ一連のコマが延々に繰り返されるのを見ているようなものです。天の才に上昇すると、次の回転が始まる前に一連の新しいコマが挿入されます。循環する生命の流れが、静寂という隙間 ― 進化と突然変異が起こる魔法の領域 ― に回帰していきます。これは、生命の行間の静寂、もしくは、既に触れた原子同士の間の隙間 ― 近代物理学においてダークマター（暗黒物質）と呼ばれている、未解明の領域 ― のことです。人類の運命から考えると、世界の賢者たちはこのような回帰行動を形而上学的に説明しようと試みてきました。それによって、多くの素晴らしい神秘的な理論が生み出されました。そのうち、最も息の長いものが、カルマと輪廻転生です。

　この天の光は特に、輪廻転生の理論全般と密に関係しています。世界の賢者たちは、人間の魂

196

のより大きな運命について語ってきました。それは、魂が物質世界に転生し、カルマのサイクルを辿り、物質を完全に超越する時が来るまでは、繰り返し輪廻転生するというものです。それはまるで、物質そのものに対する、全人類のある種の壮大な中毒のようです。その中毒を完全に断ち切らない限り、人類が真に自由になることはありません。この最終段階では、物質次元との繋がりが絶たれ、魂は悟りを得、存在の海または、神格へ戻っていきます。そのような理論が、24番の遺伝子の鍵を介した人間の頭脳による人生の解釈から生まれてきたことは、容易に想像ができます。西洋諸国では、ポストモダン時代において、このような元々東洋思想である輪廻転生を、ニューエイジの独断的な考えの主流として採用してきました。近代の有名な師やグルの多くは、輪廻転生を事実として公然と話します。そのテーマについては、22番の遺伝子の鍵で詳しく説明しています。しかし24番の天の光は、輪廻転生が、遥かにシンプルな真実の一解釈に過ぎないことを証明します。少なくとも24番の天の光の視点から見ると、輪廻転生も幻想の一つです。

　師たちが何をいおうと、多くの人間は輪廻転生の思想を好んで取り入れます。なぜなら、その考えは、死後も自分の一部が存在し続けるという感覚を与えてくれるからです。それは人間に、万物の基礎を成す継続性と正義の感覚を与えてくれます。しかし24番の天の光の視点からすると、輪廻転生は、マーヤそのものの言葉から生まれた、人間が作り出した概念の一つに過ぎません。このテーマは、24番の天の光の対である44番の天の光で更に深く見ていきます。この二つの天の光は共に、人間の物語の脚色を全てそぎ落とし、最も純粋でシンプルな形で語ります。そこでは、冷静沈着な視点から、人間をシンプルに意識が着て遊ぶための遺伝子の着ぐるみと見なします。一人が死ねば、その人はいなくなりますが、その人は大いなる超越の舞台で一つの役を演じたのです。その人が死んだとしても、諺にもあるように、「ショーを終わらす訳にはいかない」のです。

　従って、世界に繰り返し戻ってくると思っていたものは、実は一度も世界を去ることすらしません。肉体は生まれては死んでいきます。特定の気づきの機能は肉体と一緒に葬られますが、根底にある意識全体は続いていきます。それは静寂で、永遠に存在し、形を持たず、物質を超えたものです。過去生を思い出したり、共鳴したりする時、更には未来生を見たりする時、人はシンプルに自らのフラクタル・ラインの中の情報を読み取っています。それは、人間の血の中に流れています。しかし、実際に死後も続く個人の側面というものは存在しません。意識の静寂そのものだけが、唯一継続していくものです。真の静寂が気づきを打ち消した時、そこに静寂の他に何が残るというのでしょう。輪廻転生の概念と、その最終的な悟りの絶頂に、相対的真理が含まれていることは確かです。しかし、気づきの継続性を立証しようとする試みは全て、真実の半分だけを語っています。唯一静寂そのものが、輪廻転生を繰り返します。

　22番の遺伝子の鍵の章で、輪廻転生について説明しています。いくつものオーラ体が肉体に転生し、生と生の間のバルドー(中間生)を通り抜け、また肉体へ戻っていく過程で、徐々にオーラ体が悟りに近づくことについて述べています。死後も続いていくオーラ体である、コーザルオーラ体についても説明しています。コーザルオーラ体は、個人の進化の神髄を、次の人生に受け継ぎます。しかし、そのプロセスのある時点において、コーザルオーラ体は幻想と見なされます。コーザルオーラ体が消滅する時、悟りが訪れます。ここで大いなる車輪の中に隙間を見つけ、人生劇場の舞台を永久に降りる時、輪廻転生は終わります。これらの説明は全て、実際には壮大な銀河ドラマの台本の一部

静寂 — 究極の中毒

に過ぎません。本当の目的は、人間の思考を落ち着かせ、論理的な継続性を持たせることです。いずれにしても、天の光では、ショッキングな逆説が多く待ち構えていることを認識しておきましょう。そのような説明は全て、基本的にはマーヤの中のからくりであり、人によっては、それはマーヤの中でリラックスして生きるために役立つかもしれません。鍵は、リラックスすることです。リラックスすることによってのみ、魔法の隙間を見つけ、思考を介さずに、内側の最も深い場所で直接真実を経験することができます。

　遺伝子の鍵の物語において、24番の天の光は悟りの体験を誘発する大いなる引き金です。遺伝子やカルマに基づいたフラクタルライン全ての進化の道において、ある地点でそのラインの絶頂を表現する、特定の遺伝子を持った人間が世界に現れます。その人間が完全なる開花を果たして爆発した時、人間の物語の神話的側面が全て終わりを迎えます。そのような人間が増えていくと、人類の物語全体も次第に終わりを迎えるでしょう。全ての物語が語り尽され、残るは静寂 — これまでもずっとそこにあった原子や音色、言葉、そして全人類の人生の間の、魔法の隙間に存在していた静寂 — のみとなるでしょう。

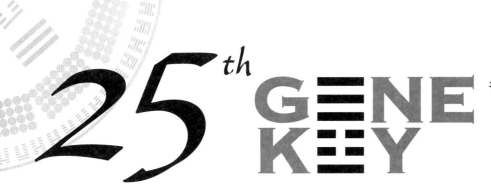

天の光
普遍的な愛

天の才
受容

心の闇
束縛

聖なる傷の神話

対：46番
コドンリング：人間性のリング（10、17、21、25、38、51）

生理的関連部位：心臓
アミノ酸：アルギニン

25番の心の闇 ─ 束縛

束縛の訓練

　もし、64個の遺伝子の鍵の中で、遺伝子易経全体の本質を捉える鍵が一つあるとすれば、それは25番です。ここには、人類が常に求め続けてきた秘密があります。それは、愛の秘密です。そして又、愛における失敗、25番の心の闇「束縛」もここに見つけることができます。愛が欠如した場所には、必然的に「束縛」が存在します。それは、人類の全ての苦しみの源です。自分や他人の人生を束縛することで、人生により多くの苦しみが生まれ、結果、束縛は永遠に続いていくことになります。

　「束縛」の心の闇は、社会のあらゆるところに影響を与えます。個人にとって、束縛はまず呼吸に現れます。それは胸の辺りを圧迫し、お腹を緊張させます。大半の人間は、幼い頃に束縛の訓練が始まります。子供たちは、子宮の中にいる頃から既に、親の呼吸パターンから束縛を学びます。既に受精の時点で、そこには束縛が存在しています。先祖が苦労の人生の中で経験した締めつけは、全て青写真として遺伝子暗号の中に埋め込まれ、精子から卵子へと密やかに伝えられます。この25番の心の闇の中に、聖なる傷の神話の土台 ─ 人間の全ての苦しみの源であり、全ての人間のDNAの螺旋構造に巻きついた遺伝子導入の異常 ─ を見つけることができます。

　25番の心の闇は、人間の探求を推し進める動力源です。どこに行こうとも、この束縛はついて回ります。体に深く注意を向けてみると、奥底にその存在を感じることができるでしょう。その不快感に対する反応や反発が、その人の人生を形作ります。もし痛みにひるめば、否定的で注意散漫となり、中途半端で平凡な日陰の人生を送るでしょう。内側の痛みを締めつければ締めつけるほど、逆に痛みに襲われます。しかし、内なる痛みを尊重し、耳を傾ける勇気を持てば、全てが変わるでしょう。もし何かが自分に絡みつき、束縛しているのであれば、それには目的があること、そしてその目的は、束縛を解くことであると発見するでしょう。天の才「受容」を通して痛みに向き合えば、束縛が解け始め、もう一つの高次元の運命が目の前に現われます。

　束縛は社会の中でも、法、縄張り、鉄条網、パスポート、お金などの必要性を通して見ることがで

きます。おそらく、人間が無意識に自らに課している最大の束縛は、時間を測ることでしょう。人類の時間への完全な依存は、地球全体に膨大な緊張と重圧のエネルギー領域を生み出します。25番の心の闇のもう一つの大きな要因は、人間の思考です。大半の思考様式は、自らのより深い真性の受容に導くものを除いて、人間の内側に更なる束縛を生み出します。

25番の天の才が、あらゆる創造の道を開くのに対し、25番の心の闇はそれらの道を塞ぎます。25番の対である46番の心の闇「深刻さ」は、意見、人、物など何であれ、何かにしがみつけばしがみつくほど、束縛になることを教えています。25番の心の闇は、天の光の普遍的な愛を物質的な欲望へと歪めます。これは、取らなければならないという恐れに束縛された、最も明白な方向である物質主義への強迫観念として現われます。恐れを和らげるための衝動は、物に心の拠り所を求め、それにできるだけきつくしがみつくニーズとなります。周囲の物にしがみつく人は、25番の心の闇の影響を受けています。人間関係でも同じことがいえます。人間関係において、物質的な安定を求めて相手にしがみつこうとする性質は、お互いの間の自然な愛の流れを歪め、制限します。愛は自由を通して成長し、束縛によって息絶えます。

25番の心の闇を理解することは、とても大事です。なぜなら、それは物質次元への旅の始まりを表しているからです。肉体を持って生きることは、究極的な束縛ともいえます。恐れに基づいた現実に生きていれば、尚更です。恐れは全ての低い周波数のエネルギー場から生まれる副産物です。束縛は恐れが個人と全体を通して物質次元に具現化したものです。更に、恐れは自らの生き残りを保証する、とても強力な生体自己制御循環を作り出します。その仕組みは、実によくできています。恐れはそれ自身を恐れ、決して自らを受け入れません。受け入れないことによって、常に生き残りが保証されるという仕組みです。他にも、恐れには様々な種類があります。まず一つ目は、肉体を持つ全ての生き物が生まれながらに持っている恐れ ― 個人、集団、部族の生き残りのために、遺伝子に組み込まれているものです。二つ目は、より広い範囲で浸透している恐れ ― 戦争、混沌、大変動などに対する、人間の集合的無意識の中の恐れです。そして、最も深い恐れは、存在しなくなることの恐れ ― 個人においては死への恐れ、人類においては種の絶滅の恐れなどです。そのような恐れが、地球の全般的な気づきの領域の背景となっています。更に、目的すら持たない純粋な恐れというものが存在します。純粋な恐れは、人類の思考形態の一つに過ぎず、それは世界中にどんよりと霧のように立ち込めます。

理解を超えた傷、永遠に深まり続ける溝、人間の首を絞め息の根を止める大きな束縛の重圧、しかし結局は、単なる幻想でしかないもの ― これが25番の心の闇です。しかし、この心の闇には神性な目的があり、人類を25番の天の光の必然的な運命に導きます。25番の心の闇を真に理解するためには、その天の光が、いかに過激なものかを理解する必要があります。25番の天の光は、あらゆる境界線や束縛の存在しない人生を声高に主張します。聖なる傷の中に踏み入るプロセスは、人生や人間関係の中で、もつれたカルマの糸を少しずつ解いていくことであるといえます。自らの傷に向き合うようになると、人生の旅は次第により明らかに容易になっていきます。これが25番の遺伝子の鍵の典型的な旅 ― 恐れから愛への道 ― です。

心の闇の抑圧的振る舞い ── 無知

25番の心の闇は、人類に無知についての深遠な教えを説いています。現実世界において、それは抑圧という形で現れます。全ての心の闇の抑圧的振る舞いにおいては、そのエネルギーは主に無知を維持するために使われます。ここでいう無知は、自分の痛みに向き合えない状態を指します。個人的な傷を奥深くに閉じ込めようとすればするほど、高次の能力も閉ざされてしまいます。知らぬが仏ではなく、知らぬは惨めです。しかし、何か重大なことが起こらない限り、そのことを認識しません。心の闇周波数は世界に広く浸透しているため、無知は未だ世界の大きな病の一つとなっています。人類の体内から噴出したがっている生命力を束縛するには、人類の総力を挙げた努力が必要です。痛みを手放す機会が与えられた時、解放と安堵の洪水がハートに押し寄せ、「束縛」の心の闇は弱まります。その後、痛みを再び抑圧するかは、また別の問題です。

心の闇の反発的振る舞い ── 冷酷さ

内側の聖なる傷の深さを受け入れられない心の闇の抑圧的な振る舞いと同じく、心の闇の反発的振る舞いもまた、それを認めたがりません。彼らは、他人への投影を通して自分の痛みを表現します。よって彼らも異なった方法で、ハートから切り離されています。抑圧的な振る舞いでは、どう感じるかを知りませんが、反発的振る舞いでは、自らの感じ方を嫌悪します。そして、その反発的振る舞いは、冷酷さとなって嫌悪を表します。64個の心の闇を通じて、全ての反発的振る舞いは、恐れを怒りとして表し、自らの痛みを外の世界へ、特に親しい人々へ向けて投げつけます。その結果、誰も彼らと親しくなることはできません。彼らの興奮しやすい性質は、全ての純粋な温かさを払いのけます。なぜなら温かさは、自らの痛みを思い出させるからです。他の全ての反発的振る舞い同様、このような態度もしばしば虐待的な関係や、長続きしない人間関係へと導きます。

25番の天の才 ── 受容

愛の受容

25番の天の才を見ていくと、人類の天の才の中でも最も素晴らしい力強い天の才の一つ「受容」に出会います。25番の天の才は、愛という宇宙の真性への入り口を象徴することから、人類にとって信じられないほど関連性があります。受容の芽が現れた場所に、愛の花が咲きます。25番の対、46番の天の才「歓喜」が表すように、受容は、人生を穏やかな姿勢で臨むことを基礎にしています。愛の道は、受容の道であり、それは技術ではなく、物事をただ見ることです。自分のある側面を受容しようとする時には、特に不快なものであれば尚のこと、まずはそれを認めることが肝心です。このような受容は、勇気を振り絞って自分の心の闇に向き合う時に起こります。

　25番の心の闇では、恐れが生体自己制御循環を生み出し、人間の内なる生命力を束縛しけ続け

ることを見てきました。この循環から抜け出す唯一の方法は、恐れを感じる勇気を持つことです。恐れとは、体内の化学反応に深く根づいた体感覚の一つに過ぎないことがわかれば、受容の大いなる秘密を見つけることができます。もう恐れを怖がる必要はありません。恐れとは、聖なる傷の周波数そのもので、掘り下げてみるとそれは聖地です。この原初の傷からくる真の束縛を経験することを自分に許すと、胸の周りがわずかに緩むのを感じ、ゆっくりと、いつの間にか呼吸が深くなります。自分が感じていることをいかなる時にも受容する、という穏やかな姿勢は、次第に弾みがつき、時を経て違いを実感するようになるでしょう。被害者意識の低い周波数領域を抜け出し、より強く生命を感じるようになります。

　25番の「束縛」の心の闇が緩むと、今までとは比べ物にならない程のエネルギーを感じ楽観的になり始めます。楽観主義は悲観主義の反対ということではなく、束縛から自由になった状態です。受容は、精神的な春のようです。人生のあらゆることが自由に容易く流れ始め、全てが可能であると感じます。これは、25番の天の才を通して普遍的な共時性が活性化されることで、外の世界にも現れてきます。しかし、天の才においても人間の苦しみは存在します。苦しみは、受容の度合いを試すために、何度でもやってきます。心の闇、天の才、天の光の夫々の間には、多くの層があります。やがて受容が深まり、傷から逃げたいという欲求から自由になる時がやってきます。この高次の段階では、受容は完結し、自然に天の光へと跳躍します。このプロセスはテクニックから始まることもありますが、本質的にはそこにテクニックは存在しないと理解することが重要です。自らの性質を受容しようとするいかなる試みも、微妙に受容できないという更なるレベルを明らかにします。実際のところ、ここで受け入れているものは、どうすることもできない自分の無力さです。

　遺伝子の鍵チャートに「受容」の天の才がある場合、又は、強い繋がりを感じる人は、どんな場所にも馴染むことができると感じるかもしれません。他の大多数の人々のような方法で、他人をジャッジすることはないでしょう。受容は簡単に身につくものではありません。多くの場合、それは生来のもので、受容が深まれば深まるほど、人生において試されることも多くなります。無垢さと信頼の感覚を育むために、それらを試されるような試練を経験する可能性も高いでしょう。25番の天の才によって、恨みを持ったり、人生について心配し過ぎたりすることは困難になります。まるで別世界から来たような雰囲気を醸し出しながらも、しっかり地に足を着けて、他人と心を通い合わせます。一言でいえば、愛の種を持ち歩くということです。

　25番の遺伝子の鍵は、「人間性のリング」という遺伝子のコドングループの中でも、マスターキー的存在です。25番の遺伝子の鍵は、人間性の核の部分です。それは、真珠貝の中で、パールが作られるきっかけとなる刺激物のようなものです。そして、そのパールとは受容のことです。受容は、人類が望んでやまない究極の状態です。自分の人生の全てをありのままに受容する時、それは人類の傷を受け入れたのと同じです。受容には、多くの段階が存在します。その何重にも重なった層は、固く巻かれた遺伝子の二重螺旋そのものです。自分の存在の中に、再び愛の流れを感じるには、内なる深い場所にあるこれらの何重もの層を緩ませなくてはなりません。自分自身と他人を受け入れれば受け入れるほど、あなたの人生に愛の花が咲きみだれます。こんなにもシンプルで輝かしいことが他にあるでしょうか。

25番の天の光 ― 普遍的な愛

薔薇と聖杯

25番の鍵が遺伝子の鍵チャートにあるなしに関わらず、25番の天の光は特別な天の光です。一人一人の中には、全ての遺伝子の鍵が内在しています。25番の遺伝子の鍵は、愛の主要な原型です。25番の天の才の神秘の背後には、苦しみの神秘があります。25番の心の闇で見たように、それは人類の意識の進化にとって不可欠なテーマです。人類の苦しみとの関係から、25番は22番の遺伝子の鍵と密接に関わっています。22番の「恩寵」によって、深い受容と愛を見つけることができます。聖なる傷の真の目的は、25番の天の光「普遍的な愛」によってのみ明かされます。

　64個の天の光の中には、愛の様々な形が存在します。実際には、全ての天の光は「普遍的な愛」のフラクタルの一側面です。例えば、46番の天の光は恍惚的で官能的な愛、29番の天の光は献身的なハートの愛、56番の天の光は「陶酔」、36番の天の光は「慈悲」です。25番の天の光は、全ての愛の源にある「愛」そのものです。その意味で「普遍的な愛」なのです。あらゆる文化において、この愛は神話を通して象徴され、多くの場合、聖なる血として象徴されています。血のシンボルには、多くの意味と段階があります。それは聖なる傷そのものに繋がる導管、何世紀にも渡って人から人へと受け継がれ、人類の究極的な癒しの暗号を含んだ血を表します。より普遍的には、意識の象徴であり、形ある全てのものを通り抜け、大いなる宇宙の流れに全てを編み込んでいきます。

　血にまつわる最も有名な神話は、その血が全人類のために流されたといわれる、キリストの神話でしょう。この神話には深遠な秘密が隠されています。一人一人の中に隠れている聖なる傷は、主な三つの意識の段階において理解することができます。聖なる傷は、心の闇周波数では人間の苦しみを継続させ、天の才周波数では人間を進化へと駆り立て、天の光周波数では人間の真性が「普遍的な愛」の表現であることを明らかにします。天の光の意識においてのみ、キリストの血の真の意味を理解することができます。周波数が天の光に引き上げられた時、全ては宇宙的な様相を帯び、全ての存在の苦しみを引き受けるよりほかなくなります。

　遺伝的に見ると、キリストの血は、世界の始まりからの全ての人類の苦しみを絶対的に受容することを象徴しています。その苦しみの受容は、人間のゲノムの中に変換され組み込まれているものです。キリストや菩薩と呼ばれるかどうかに関わらず、高い周波数の人々が、自ら人類の罪や苦しみを引き受けるといわれるのはこのためです。これが最も高い意識状態、「普遍的な愛」に到達する唯一の方法です。天の才の周波数では、人は自らの苦しみの責任を受け入れ始めます。苦しみの経験が深くなると、それが永遠に続くかのように感じます。しかし、そこで自分よりも前に生きていた先祖の傷を変容し始めます。受容が深まれば深まるほど、人間の痛みによりハートを開かなくてはならなくなり、多くの痛みを変容させれば、それだけ多くの愛を感じるようになります。ある時点に達すると、このプロセスは個人的な香りを失い、より普遍的な性質を帯びます。25番の天の光では、全てが受容と化し、「普遍的な愛」の薔薇が花開く、永遠の跳躍が起こります。これが全ての苦しみの真の輝きであり、目的なのです。

　血のシンボルには、血の器によって象徴されるもう一つの神秘が存在します。この器は、多くの文

化の中で様々な呼び名があります。しばしば魔女の大釜や秘薬を入れた薬瓶に例えられる他、単なる器や聖杯に象徴されることもあります。キリストの聖杯の伝説では、最後の晩餐に出てくる聖杯から飲む者は、永遠の命を得、もし一国の王が飲めば、その王国は復活するといわれています。25番の天の光は、全ての求道者にとって究極的な聖杯です。人類が探し求めるものは、人類の本性であり、人類中に存在し闇や傷の中に隠れています。あなたの人生で出会う全ての人々は、あなたの傷の一部であり、その傷の癒しです。恵み溢れる受容を通して、自身の内側にある全ての痛みの深さを感じ始めます。この痛みを決して恐れてはいけません。それは唯一、ハートの核心へと直接繋がる道だからです。この素晴らしい真実から、勇気をもらいましょう。

　25番の遺伝子の鍵が明かすもう一つの真実は、人類の終りなき探求に対する答えです。覚醒への最大の障壁は、それを追い求めることにあるといわれます。全ての精神的探求は、個人的苦しみを終わらせたいという衝動から始まります。苦しみを受け入れないことが、人間を探求へと向かわせます。そして最終的には、その探求が自らの傷を回避することへの衝動からきていたのだと理解します。この理解によって、天の光の意識へと量子的跳躍を果たします。聖杯を見つけ出す全ての希望を失った時、初めて聖杯を見つけることができるといわれるのはこのためです。

　25番の天の光を通して覚醒に至った者は、どのような形であれ伝説となります。彼らの人生は、神話ではお馴染みの展開を辿ります。彼らの人生は、仏陀が超越した二元性の傷であれ、十字架に架けられたキリストの傷であれ、自らの傷との格闘が反映されています。彼らは誰も辿ったことのない道を進み、それによって世界の苦しみを引き受けます。彼らのオーラは、時代を超えて人類を照らし、全ての未来の世代に引き継がれます。誰かが25番の天の光に到達する度に、人類の遺伝子から束縛が取り除かれます。彼らの内から流出する愛は、この世のものとは思えない雰囲気が漂っています。それは、私たちが知る人間的な愛ではなく「普遍的な愛」です。彼らが、純粋な意識の受け皿や聖杯になるために、また、宇宙の穢れのない血となるために、急激な肉体の変容をこれまで経験してきました。

26th GENE KEY

天の光
不可視

天の才
巧妙

心の闇
プライド

聖なる詐欺師

対：45番
コドンリング：光のリング（5、9、11、26）

生理的関連部位：胸腺
アミノ酸：トレオニン

26番の心の闇 ― プライド

意志を振りかざす

人間の体の基礎構造の奥には、体が光波をどのように受け取り、蓄積し、変異させるのかを決めることを究極の目的とする、四つの化学的な暗号のセットが存在します。この化学族（遺伝子の鍵5番、9番、11番、26番）は、「光のリング」と呼ばれ、遺伝学上ではアミノ酸のトレオニンを司っています。体内でどの生化学的プロセスが開始されるか、影響を受けるか、阻害されるかは、DNAを通る光の周波数によって決まり、その際にこれらの設計図が用いられます。人間の健康にとって欠かせない栄養素であるビタミンDが、太陽の紫外線の光によって体内に生成されることは、科学的にもよく知られた事実です。光のスペクトルの中には、そのような触媒反応を引き起こす暗号が多く含まれています。それらは肉体的な健康だけでなく、感情的、知的、霊的な側面の健康にも影響を与えます。遺伝子易経の啓示は、意識的、無意識的に肉体を通り抜ける光の周波数を上げたり下げたりすることによって、DNAを通して現実を変えることのできる力に関係しています。

　低い周波数の時は恐れに支配され、DNAは個の生存本能に基づいた指示を体中に送り出します。現在地球は、このようなとても狭い範囲の周波数域によって支配されています。26番の遺伝子の鍵は、トレオニンの生成に関係する鍵の中でも特徴があり、個人の意志を使って光波を活用します。つまり、意志の力で光を曲げることによって、有効に利用することができます。従って、この遺伝子の鍵は、正しい調和の取れた意志の使い方に強く関係しています。この世界には、自分の意志で掴みに行かなくては、何も手にすることができないという刷り込みが蔓延しています。心の闇周波数では無意識の恐れのせいで、人はゆったりとした自然な人生の流れを信用することができません。人はこの恐れから、意志を前面に出して人生をコントロールしようとします。26番の「プライド」の心の闇は、このように人生を支配し始めます。

　意志の力とは、実際には魔法の力のことです。文字通り、光の力を利用して、肉体を通じてそれを行動、思考、言葉として表す能力です。それは、物質次元で夢を実現するための鍵です。強い意

志があれば、ほとんど何でも成し遂げることができる ― これは、26番の心の闇の言葉です。このような考え方自体に問題があるわけではありません。それは、更にずっと高い周波数へと昇っていくために重要な踏み台となります。しかし、意志には二種類あります。一つは、自分の意志で、これから幻想であることを見ていきます。そしてもう一つは、神の意志で、26番の遺伝子の鍵のより高次の周波数の説明で見ていきます。意志は、人間のプライドの基礎です。人間は自然の力をコントロールし、上に立つことができるという信念に基づいています。ビジネスの世界ほど、強情なプライドの心の闇が牛耳っている場所は他にありません。現代のビジネスは全て、このような個人の意志の力を正当化した上に成り立っています。26番の心の闇に突き動かされている場合、その他大勢と同様、個人の利益や評価を得るために意志の力を使うでしょう。これはビジネスにおいて、トップに上り詰めるためには、意識的、又は無意識的に他の人々を押しのけていく必要があることを意味します。

　26番の心の闇の力とその影響を表すのによく使われる言葉に、エゴがあります。スピリチュアル系の世界では、エゴは高い周波数の自己にとって大敵と見なされています。しかし、26番の天の才の視点からそれを見た時、そこに高次元の目的が存在していることが分かるでしょう。恐れに支配されることを許した時、他人や周囲の環境をエゴによってコントロールし、維持するようDNAに指示を出しています。そうなると、他人と周囲の環境から孤立するのが常です。心の闇周波数では、人生に成功と安定をもたらす方法はそれしかないと考え、周りの人々と同じように出世競争に参加するよう突き動かされます。

　現代社会では、階層や競争、エゴは、通常のことであり、健康的であるとさえ考えられています。残念なことに、現在の地球における健康の定義は、とても狭い範囲の基準を土台にしています。真の健康とは、人生の生来の不確かさに対して完全に内側がくつろいでいる状態をいいます。26番の遺伝子の鍵は、免疫系にとって欠かせない、胸腺の機能と強い繋がりを持ちます。社会の刷り込みの一つに、「為せば成る」があります。これを前提に人生を生きれば、26番の心の闇の低い周波数によって次第に免疫力が下がり、ストレスは増加し、老化が早まることになるでしょう。そして、免疫機能の低下によって起こり得る、問題や病気を招くことはいうまでもありません。自らの意志を行使すれば、目標は達成できるかもしれませんが、代わりの代償は大きいでしょう。自然の流れに逆らって進むことで、本当の幸せを遠ざけ、代わりにストレス中毒になります。一瞬たりともくつろぐことができない人がいれば、それは26番の心の闇の表れです。

　しかし、自らのDNAの中に眠っている可能性を深く見ていくと、成功と安定を手にするためのもう一つのモデルを発見するでしょう。それは、世界中のほとんどの人間が非現実的であると鼻で笑い、現代の現実からは、かけ離れているようです。これらの高次元のモデルは、人間のDNAの中で、光のスペクトル中の高い周波数によって活性化されるのを待っています。これから見ていくように、高い周波数になると26番の遺伝子の鍵は、量子領域における数多くの隠された道を明らかにしていきます。それらの道は、時空を超えて全ての生きとし生けるものを繋ぎます。

　5番の遺伝子の鍵は、「光のリング」の中で、個人の生体リズムをより大きな宇宙的なパターンに共時させます。しかし、その基盤の中で全ての近道を見つけ出すのは、26番の遺伝子の鍵です。そのような近道や時空トンネルは、より高い周波数で機能する人間が、通常の物質次元の掟を破ることを可能にします。心の闇周波数では、このような近道を見つけられません。唯一の頼みの綱は、

是が非でも欲しいものを手に入れようとする意志の力だけです。26番の心の闇の土台になっているのは「我先に」という態度です。そのような哲学では、常に誰かが負けることになります。これは、26番の遺伝子の鍵の対である、45番の心の闇「優位」にも見ることができます。

これまで見てきたように、26番の心の闇は、エゴとプライドに関係しています。この心の闇の根底にある恐れの一つは、無力だと思われることです。そこには成功と自信といったイメージが投影されています。低い周波数によってこの遺伝子の鍵が活性化されると、人は自らの独自性の安定を渇望するようになります。この不快な渇望に対する反応が、意志の力を使って他人より上に立とうとする行動となって現れます。更に奥にある人間の核の恐れは、存在しなくなることです。強固なエゴや独自性に固執すればするほど、この恐れの影響力は強まり、その人間を蝕んでいきます。自分の人生を振り返り、自分が現在の位置に至るまでに、何人の人を蹴り倒してきたかを考えてみてください。26番の遺伝子の鍵は、楽々と願いを叶える魔法を持っているにも関わらず、意志の力を行使する以外に何かを成し遂げることはできないという根深い誤解によって、その魔法がいとも簡単に打ち消されてしまっている事実は悲しいことです。

心の闇の抑圧的振る舞い ― 巧みに操る

26番の心の闇は、ずる賢い面を持ちます。プライドが心の闇の抑圧的振る舞いとして現れると、他人に気づかれにくいような方法で、人を巧みに操る性質となります。これは表面的には分からない操作です。このような人々は、他人をやりこめて操ったり、罪悪感や恥を巧な武器として使います。このようなパターンはしばしば無意識であるため、本人が自分の行動や他人への影響について責任を感じることはほぼありません。26番の心の闇は、その天性のずる賢さを使って、他人に罪悪感や劣等感を持たせます。これらの振る舞いは恐れに根差しています。プライドが恐れによって動く時、それは常に人を巧みに操る行動となります。この方程式はシンプルで、とても危険な方程式です。

心の闇の反発的振る舞い ― 自慢したがる

より目立ったプライドの表現は、自慢です。これは、私たちがよく知るエゴというプライドです。低い周波数は、人を孤立させる性質を持ちます。自慢したがる態度は、他人の注意を自分に向けようとする行為です。もっと自分を目立たせようとします。自慢したがる言動は本人の意図とは逆の効果があると理解していません。自慢したがる振る舞いには、意識的なものや無意識的なのものなど、多くの表現があります。一番分かりやすいものは、自分の富や力、財産を見せつける行為です。26番の遺伝子の鍵は、高い周波数になると自然にポジティブな評価を受けます。しかし心の闇では、やたらと誇示することで嫉妬や憤慨、最悪の場合、貪欲さに拍車をかけます。このような人々の中には強い怒りが抑圧されているため、それが爆発した時には世にも醜いプライドとなって露呈し、他人から大いに反感を買うことになります。

26番の天の才 — 巧妙

心のマーケティング

26番の遺伝子の鍵の天の才に至ると、人生の大いなる秘密を理解するようになります。意志と意図の違いを学びます。低い周波数では26番の心の闇が、人生で夢を叶えるためには多大な意志の力が必要であると人間に思い込ませていました。問題は、心の闇周波数においては、人間は自分自身の夢が一体何であるのかすら分からないことにあります。DNAの螺旋の中には、人間の高次元の目的が隠されています。その目的を、意志の力だけで強制的に実現することはできません。高次元の目的は、あなたの意志に身を委ね、自然の流れ全体に身を委ねた時にのみ現れます。この委ねのプロセスは、自分の高次元の目的は、何か世界に対して押しつけるものではなく、自らが波長を合わせるものであると理解した時に起きます。

初めて自らの高次元の目的に触れる時、それはとても微かな内側の意図として経験されます。内側に耳を澄ませば澄ませるほど、人生において自分の全ての行動と言葉の背後に、この意図が存在することを更に深く理解するようになります。その意図が上手くいくかどうかは、この意図に対する自らの態度にかかっています。心の闇周波数では、この意図にプライドで反応し、先制攻撃を仕掛け、無理やり物事を起こそうとしてその具現化を歪んだものにします。天の才周波数では、自らの態度によって高い光の周波数帯をDNAへ通します。このより洗練された周波数は、新しいミクロレベルのプロセスを体の中に触媒します。まず一つに、免疫システムが強化され、全体的な健康状態の著しい改善が見られます。26番の天の才が活性化すると、胸腺がより高レベルで機能するようになり、その人の存在全体に興味深いことが起こってきます。おそらく最初に肉体レベル、感情レベルで、内側にそれまでにない温かさを感じるようになるでしょう。胸腺の高次元の機能は、胸全体に柔らかいエネルギーを放出し、ハートが開かれた素晴らしい感覚と温かさを与えます。

一体どんな行動によって体内の高い周波数が活性化されるのかと、疑問に思うかもしれません。答えはシンプルです。自らの意図に耳を澄ませることです。内なる高次元の意図に耳を傾けるのです。何も行動する必要はなく、このようにただ聞くことで、高次元の光の周波数を吸収し始めます。このような周波数に波長を合わせ続けることで、やがてDNAの中でフレームシフト突然変異が起こります。この自然に起こる変化は、遺伝子暗号の読み込み方法を完全に刷新し、それまでなかった別の隠された暗号が姿を現します。この隠された暗号は、自らの高次元の目的と対応するものです。一度開花すれば、その先の人生は不可逆的に変わってしまうでしょう。

26番の天の才は、自己を批判することなくエゴの存在を完全に認めた上で、エゴをお祝いします。この天の才が覚醒すると、プライドには全く問題がないことが分かります。プライドとは、シンプルに「巧妙」と呼ぶことのできるエネルギーと同じ低い周波数の現れです。創造的な方法で使えるようになると、プライドは強力で美しいものになります。26番の天の才は、人から注目されることが大好きです。それは、人の注意を惹くようにデザインされています。この天の才は、人に何かを売ることが好きです。それが物でも、自分自身でも、真実でも構いません。26番の天の才は、マーケティング愛を表してい

ます。何かに装飾を施し、他人が買いたいと思うものに仕立てることが得意です。物や真実を売るには、人々の注意を自分に惹きつける必要があります。ここでは、誰の中にもあるプライドとエゴのエネルギーを受け入れ、それを自らの高次元の目的のために使うのです。

　26番の天の才は、天性の目利きです。この天の才は、エゴの力を活用することで自分が伝えたいメッセージを届けます。そのためには、まずエゴを全面的に受け入れる必要があります。往々にしてスピリチュアル系の世界では、エゴを征服し超越すべきネガティブなものと捉えられていることは既に見てきました。実際には、征服を通して超越できるものは何一つありません。吸収、受容、更に喜びを通してのみ、エゴを超越することができます。これは、エゴを楽しむ天の才です。実際に、エゴは「巧妙」の天の才を通して芸術となります。この天の才から、人類の記憶を巧みに操る能力が生まれます。それは、目の前にいる人の正にその言語で話す方法を本能的に知っています。この観衆を操る能力は低い周波数になると、恐れに基づき、恐れを通して人へ届けられるため、さんざんたる結果を招きます。しかし高い周波数になると、人は恐れから解放され、26番の天の才は愛を通して人に届けられます。これは、心のマーケティングです。

　人を操るという言葉も、スピリチュアル世界では毛嫌いされています。しかし、ハートを開いて素直に人を操る場合、とても美しい行為となります。芸術は、微妙な形で人を操ります。それは音楽も同様です。人間は操られることによって、低い周波数から高い周波数へと動かされます。これは、26番の天の才が得意とする分野です。彼らは、観衆に巧みに操られていることを知らせ、降参し魅了されることを選ぶか、それとも拒否するかの選択を観衆へ託します。これは26番の天の才のゲームです。この天の才は、自らのエゴを巧みに操ることによって、他人のエゴを巧みに操ります。心の闇と天の才周波数の相違点を他にも挙げると、26番の心の闇が現れると、自らのエゴと、成功、評価、優位への飽くことを知らない必要性によって、人は効果的に消費させられてしまいます。26番の天の才が現れると、人は自分のエゴと自分を同一視しなくなります。エゴは、シンプルにショーの前に着る衣装のように活用するものとなります。

26番の天の光 ─ 不可視

大いなる辰砂の広野

神秘主義の道においてよくいわれる諺があります。その諺はだいたい、「エゴを超越するには、最初に手放すに値するだけのエゴを持つ必要がある」といった意味を持ちます。この愉快な言葉は、26番の遺伝子の鍵の教え全体を美しく表しています。中国の易経では、この卦を「山天大畜（さんてんたいちく）～大畜は大いに蓄える～」と呼びます。このプロセスは、天の才でいうところの、エゴを大いに蓄えることを意味しているといえます。低い周波数におけるエゴの野放し状態は、大混乱を引き起こします。一方で、エゴに気づくようになると、エゴに執着することがなくなり、エゴを楽しむことができるようになります。しかし、人類のDNAの中には、更に高次元の突然変異が起ころうとしています。それは、26番の天の光を通してのみ訪れる、「大畜は大いに蓄える」という言葉が意

味する魔法のプロセスです。人生に対してハートを開けば開くほど、胸腺はとても洗練された力強いエネルギーを作り出し、松果体のより高次元の機能に自然点火します。多くの秘儀的なシステムによって立証されているように、松果体は、脳内である種の科学的な道を作り出し、それによって人間は宇宙意識へアクセスすることができるようになります。ここから、「大畜は大いに蓄える」が、マクロ宇宙と、体内の奥深くにあるミクロ宇宙の出会いのことを指しているのが分かるでしょう。

　26番の天の光「不可視」は、非常に稀な高次元意識の具現化です。このレベルにおいて「不可視」は、様々な意味を持ちます。古代中国の道学者たちは、26番の遺伝子の鍵に「大いなる辰砂の広野」という名前をつけました。道学者たちにとって、辰砂は錬金術における水銀の側面を表していました。水銀の性質は、26番の天の光の性質です。この視点からみると、水銀は環境と一体になる能力、カモフラージュして姿を消す能力を表します。これが先に触れた自分の意志と、神の意志の体現の違いを表しています。　26番の天の光は、人間の個としての意志を全て消してしまいます。宇宙に存在するあらゆるものは、一つのタービンによって動かされ、この力に身を委ねることは、個人のエゴの消滅を意味します。自分のエゴだけでなく、人類全員のエゴの消滅です。エゴのゲームは、丸ごとなくなってしまいます。

　この天の光を表す人の居所は、突き止めることができません。彼らは一つの概念の中に収まりません。見るところどこにでも彼らはいますが、突き止めようとすると消えてしまいます。これは不可視の一つの側面です。存在そのものと一つになった人を指します。「大いなる辰砂の広野」は、あらゆる存在の側面を繋ぐエネルギー網のことです。それは、エネルギーや物質を交換し合うことのできる波立つ量子の海で、存在の波はその海で遊んでいます。この海の達人は、存在と離れることなく、その網の内側を行き来できます。その人の中で、「神」が遊んでいます。遊びは26番の天の光の大きな側面です。人類は、これまでにも64個の天の光の秘密に常に感づいていました。しかし、そのような聖なる現れが、自分たちの遺伝子暗号の中に隠されているとは、微塵も考えていませんでした。それらの天の光は、人類の歴史を通して、神の像、原型、神話など、肉体の外へ投影されてきました。26番の遺伝子の鍵の神々は、いたずら好きな神々です。北欧神話のロキや、ネイティブアメリカンのコヨーテ、ヒンズー教の猿の神様のハヌマーンなどです。これらは、形を変えていくことを象徴する原型です。ケルト神話のマーリンは、もう一つの不可視の原型で、その魔法使いのような遊び心のある性質は、26番の天の光と共通しています。このような原型を通して、私たちは「神」の遊び心と、時折見せるいたずら好きな側面に触れます。

　これまで見てきたように、26番の遺伝子の鍵はエゴの性質を持ち、何かを売ることを得意とします。天の光になると、これらの天の才は「聖なる遊び」という唯一の目的のために、遊び心とともに現れます。このような人々は、自らの創造への愛を人に伝えるために、持てるありとあらゆる能力を使うでしょう。普遍的な量子場の言語を幅広く理解することから、彼らはわざと難解な教えを作り出し、答えを見つけることに中毒している人間の思考を上手く利用して人をおびき寄せることもできます。どのようなトリック、近道、時空トンネルを使って人々を惹きつけようと、その目的はより高次元の真実 ─ 人生に真剣に考えるべきことなど一つも存在しない ─ に人々の注意を向けることにあります。何事も意識を変えるものなどこの世に存在しません。このシンプルな真実を真に融合することは、人類全員の人生には意味がないのだと理解することを意味します。しかし、意味がないからといって、

存在の摩訶不思議さが損なわれる訳ではありません。反対に、それは私たちの周りにある輝きを一層際立たせます。そして何より、人間に遊びながら生きるよう仕向けます。

26番の天の光と一緒になって踊ることは、全ての指針を手放すことを意味します。このような人々は、ほとんどの人間には理解できないという意味で、目に見えない存在です。彼らは他人が自分を見て何を思うか気にしないため、不可視なのです。彼らは、他人を悟らせようともしません。彼らは、そもそも誰かに影響を与えたいと思っていないのです。彼らには何も指針がありません。彼らは例えると、存在という構造中の外れたネジといったところです。彼らは、ほとんどの人間がしがみつく法則を無視することが大好きです。彼らは、存在のエネルギーの中をあっちこっちに曲がりくねって進むのが好きな、いたずら好きな詐欺師です。その行動に理由はありません。ただ単にできるからやるというだけです。皮肉なことに、そのような指針を何も持たない人々が、人類の意識の歴史の中に素晴らしい功績を残してきました。彼らは居所を突き止めることはできないこと、そして頭では理解できないことから、人々は彼らを拒否するか、一緒になって笑うより他ありません。笑いは26番の天の光が残す真の遺産です。彼らの笑いは、まるで存在の「大いなる辰砂の広野」に張られた終わりなく続く紐についた鈴が鳴り響いているかのようです。

27th GENE KEY

天の光
無私

天の才
利他主義

心の闇
利己主義

神々の食べ物

対:28番
コドンリング:生死のリング(3、20、23、24、27、42)

生理的関連部位:仙骨神経叢
アミノ酸:ロイシン

27番の心の闇 ― 利己主義

愛と利己主義の数学

27番の遺伝子の鍵は、地球において実に多くの意味合いを持っています。それは食物連鎖の構造と、人類と動物両方の遺伝子給源の保全を支配し、地球上の異なる生物の種間の全体的なバランスを維持する正確な数学的法則を理解する鍵となります。それは更に、地球上の気候や天気の微細な変化をもコントロールしています。古代中国人は、易経の27番目の卦に「山雷頤(さんらいい)～食うために正しい努力をする時～」と名づけました。与えることは受け取ることである。これは地球の法則であり、意識ある全ての生命を支配するものです。

　高次元レベルの周波数から見ると、27番の心の闇「利己主義」はこの基本法則が歪められた状態です。マクロ宇宙の視点から自然を見てみると、地球上の全ての異なるシステムは相互に関連し合っているが分かります。形あるもの全ての生命は亜粒子レベルで見ると、有機的か、無機的かに関わらず基本的に穴がたくさん開いており、外界と繋がっています。そこでは与えること、受け取ることに関する、主に食べ物に基づいた数学が万物を繋いでいます。ここでいう食べ物とは、非常に広い範囲の解釈も含みます。例えば、あなたがバクテリアだったとすると、あなたの食べ物はガソリンや木など様々なものを含みます。重要なことは、生命は誕生と衰退の生きた連鎖であるということです。生物は他の生物を食べることによって、一つの死を、一つの生命の誕生へと変容させます。極限まで掘り下げて考えると、他のものに食べられることができないものは、この世に存在し得ないことになります。

　27番の遺伝子の鍵内のこの原則は、ホロジェネティックと呼べるかもしれません。それは遺伝子レベルであらゆる生物に存在しますが、ありとあらゆる生態系を支配する法則としてみることができます。人間の例では、この法則は人類の基本的な道徳観 ― 善悪の基準 ― を形成しています。特にこの27番「利己主義」の心の闇は、道徳的には悪、又は望ましくないことと見なされています。しかし64個の遺伝子の鍵を通して見ると、全ての道徳観はシンプルに一つの原型を通り抜ける周波

数の違いとして理解できます。64個の心の闇の外側における表現は、一般的には悪と捉えられる
ものですが、実際にはそうではありません。地球上に存在する万物は、絶え間なく周波数を変化さ
せながら進化の道を進んでいるため、人類にとっては、ある場所は高次元の周波数が優勢であり、
別の場所は低次元の周波数が優勢であるかのように映ります。

　人類の進化において「利己主義」は、27番の遺伝子の鍵の旅のスタート地点です。"利己的な遺
伝子"は、特に血縁関係や遺伝子的に親しいグループにおいて、人類が生き延びるために必要でした。
しかし、現在のホモ・サピエンスから突然変異によって次の人間が現れるためには、利己主義を超
越していく必要があります。これは、自然の数学です。ある生物種における周波数が絶頂に達すると、
既存の形を押し広げる量子的跳躍が起こります。新しい形は、しばらくの間は古い形に頼っていま
すが、最終的には新しい形が古い形を淘汰します。人類は現在、進化の段階において、「利己主義」
を集合体レベルで超越していくプロセスの最中にいます。そうでなければ、人類に未来はありません。
これは道徳に関する問題ではありません。進化に関する問題です。

　現在の世界を特にメディアの世界を通して見てみると、人類は人生のネガティブな側面に焦点を
当てる傾向があります。それは、全般的な大衆意識の周波数の低さに起因しています。しかし集合
体レベルで見ると、人類はとっくに個人的、部族的な利己主義からは遥か上のレベルに上がってい
ます。人類が築いてきた社会の仕組みによって、かつてない程多くの人々に食料と栄養を行き渡ら
せることができるようになりました。地球上の人口の多くが未だ貧困の内に暮らし、栄養失調に苦
しんでいることも事実ですが、それは主に利己主義の功罪といえます。しかし、集合体レベルで見
た人類は、サルから遥か彼方にまで進化しています。それでも、既存の人間の体は利己主義である
ようデザインされたもので、そう簡単に高次元の周波数に合うものではありません。自らの遺伝子の
周波数を天の才に上げることですら、比較的稀な出来事である中、天の光に至る人間は更に稀で
あるといえます。従って、私たち人類は遺伝子の量子的跳躍を引き起こすために準備をする必要が
あります。それが、人類がDNAに埋め込まれた利己主義を真に超越するための唯一の方法です。

　このようにして利己主義を見ていくと、27番の遺伝子の鍵の高次元の周波数の予想がついてく
るでしょう。利己的な行為は退化を招き、非利己的な行為は進化を促します。これに更に自然の数
学を足すと、27番の心の闇「利己主義」は「無目的」とイコールであることが分かります。このイコー
ルは、27番の心の闇と、その対である28番の心の闇の「無目的」との対によって作られます。この
二つの暗号は、必然的に行き止まりに至ります。「利己主義」は人間を外界と繋ぐ代わりに外界との
繋がりを遮断するため、そこに多くの報酬を得ることができません。長期的に見て、それは人間が
食べ物、又は愛によって滋養される可能性を閉じてしまいます。「利己主義」は、人を集団から分離
します。それによって個人の生き残りは保証されるかもしれませんが、次の進化の跳躍を遂げるた
めには、人類は共同体にならなければなりません。

　「生死のリング」と呼ばれる化学族の一つとして、27番の心の闇は宇宙の創造と破壊力を想起さ
せます。全ての心の闇は破壊的で死を招き、全ての天の才は命を与えます。天の光の絶頂に至るま
では、生と死を超越することはできません。夫々のコドングループは、地球全体に広く影響を与える
周波数領域を築くために、寄り集まって遺伝子急減全体を通して機能します。27番の心の闇を、こ
のコドンリングを構成するその他の遺伝子の鍵との関係において考察すると、利己主義の真性を容

214

易に理解できます。24番の心の闇は利己主義が中毒的であることを教え、3番の心の闇はそれがどのように混沌を生み出すか、20番の心の闇はそれが人間の基本的気づきの欠如によって生み出されることを教えています。更に、23番の心の闇は利己主義によって人生がいかに複雑になるか、42番の心の闇はそれが人間の苦しみを終わらせてくれるという誤った期待に根差していることを教えてくれます。

心の闇の抑圧的振る舞い ― 自己犠牲

この心の闇の抑圧的振る舞いは、自己犠牲となります。それはハートから与えないで、見境なく尽くし過ぎてしまうことです。自然な境界線を持たずに他人へ与えるために、上手く利用されたり、受け手から怒りを買ったりします。生命の摂理は、一つの関係における健全性が維持されるためには、お互いに利益を享受し合う必要があると教えています。心の闇の抑圧的振る舞いは、自らの闇の側面を恐れ、他人に対して持てる限りのエネルギーを振りまくことで、闇に蓋をしようとします。そのような自己犠牲には、微かな罪悪感が潜んでいます。そのような形で与える時、人は本当にハートからは与えていません。同様に、そのような時には、受け手の側も本当に感謝の気持ちを持ちません。これは結果的に自らの資源を枯渇させ、次第に健康をも害するようになるため、何も良いことはありません。

心の闇の反発的振る舞い ― 自己中心的

この心の闇の反発的振る舞いは、下心をもって与えることに関係し、力を出し惜しみする純粋な利己主義とは異なる側面です。この手の人々は、人に与える時に見返りを求めます。このような政治的な行動は、操作的な印象を与えるため、人々は不信感を抱きます。他人に与えたにも関わらず、期待していた見返りが得られなかった時、彼らの心の闇の反発的振る舞いの潜在的な怒りが突如爆発して表に出てきます。このように他人に向かってキレる傾向は、全ての心の闇の反発的振る舞いに共通したものですが、特に27番の心の闇においては、最初の頃はとても寛大に他人に多くを与えているように見えているので、最も衝撃的な展開になります。このような与え方は、ハートからやってくるのではなく、思考からやってきます。

27番の天の才 ― 利他主義

ポッドマインド（仲間意識）

27番の天の才は、動物王国を観察することで最もはっきり理解できます。64個の遺伝子の鍵の中には、人間以外の種と密接な繋がりを持つ天の才が幾つかあります。その一つとして、27番の天の才には他の哺乳類との繋がりがあります。この天の才は、哺乳類の群れにおける、仲間や家族間の共同体レベルの繋がりを表します。例えばイルカの群れに存在する仲間意識には、27番の天の才

が見られます。それは目には見えない心理的な力で、群れを結束し維持します。仲間意識は、群れ全体の安全を観察しています。それは個々のイルカを通して機能しながら、群れの仲間たちの間に瞬間的に情報を伝達します。この仲間意識の根底にあるのが「利他主義」であり、群れの中の一匹が危険に晒された時には、仲間のイルカたちは総出で援護します。しばしば哺乳類においては、種の存続を確保するために、年を取ったものが自らを犠牲にして、若いものを助ける行為が見られます。

更に高次元の周波数になると、この異なる家族間の共同体レベルの利他主義は、種全体へと広がります。利他主義は、種としての人類の存続を保証します。それは、より幸せで、より健康な人生を保証しますが、いつも期待通りの人生になるとは限りません。心から与えることは、予期しない宇宙の力を活性化し、追い風を作り出します。与えるという目的だけのために他人に与えることによって、体の奥深くで健全なエネルギーの流れが作り出されます。利己主義によって、人は多くを獲得するかもしれませんが、真に高次の目的意識を持つには至りません。泉から水が湧き出るように、目的は利他主義から流れ出します。それは人間の内側に満ちていき、温かい感覚と共に、その感覚を他の人たちにも広げたいという思いを湧き起こします。

利他主義のもう一つの側面に、公平さを維持する能力があります。既に「生死のリング」を通して見てきた通り、27番の天の才と42番の天の才「無執着」には親密な繋がりがあります。27番の心の闇と天の才の一番の違いは、天の才の利他主義では、実りある目的のために、そして何も期待せずに与えることです。27番の心の闇の抑圧的振る舞い ― 自己犠牲 ― は、誤った人々に対して与えることであり、キリストの不毛の土地に種を蒔く農民のたとえ話によく表されています。利他主義は、グループに不可欠な仲間意識を通じて、何を誰に与える価値があるのかを知る聡明さの一つの形です。それは、被害者意識を強めるものではありません。それは本質的に、深い仲間意識による結束のプロセスを通して、個人を勇気づけるものです。

公平に与えることのできる27番の天の才の能力は、他人が必要としている援助を与えるためには、法律や道徳的規律を曲げたり、破ったりすることさえも厭わないことを意味しています。ハートから生まれた思いやりには、道徳観は微塵もありません。この種の思いやりの行為は、子に対する親の愛情と似ており、実際に27番の天の才は教育と子供の養育に大いに関係があります。親なら、子を守らなくてはならないという遺伝子レベルの衝動に身に覚えがあるはずです。これは地球上でももっとも強力な力の一つです。それは、生きとし生けるものと密接に共鳴しているため、この天の才は自然の七年周期と強い繋がりを持っています。七年周期とは、人間の学習や成長プロセスにおける基礎です。人間の場合、親は子供が生まれてから少なくとも七年間は一緒にいるよう、この天の才によって大きな遺伝子レベルの圧力をかけられます。この天の才を、遺伝子の鍵チャートに持つ人は、あなたが親になった時、あなたの子供の人生の最初の七年間にしっかりと携わることができなかった場合、あなたは肉体的、感情的、知的にダメージを負うことになるでしょう。この27番の鍵の圧力は、その家族にとっては本質的に健全なものです。両親がもはや親密な関係にない場合でも、子供が最優先にされなくてはなりません。子供は皆、人生の最初の肝心な七年間に、継続して男性、女性両方のオーラに平等に触れている必要があります。

最初の七年周期において、子供の心理の全てが決定します。この七年以降にも、異なった刻印の周期が続きますが、舞台は既にセットされています。最初の七年間に、男性、女性両方からの真の

愛情を受けて育った子供は、肉体的、感情的、知的にも強い人間に育ちます。実際に、彼らはいつも自らの内なる強さを見つけ出すことができます。そのような子供は、往々にして利己的でなく、利他的な性格に育ちます。もちろん、運命は予期せぬ出来事を招き、両親が離れ離れになることもあります。しかし、人間はそこで何かを失うわけではないのです。このような最初の七年間における分離の傷を癒す機会は、後の人生で必ず訪れます。自らが親になって、自らの子供時代の傷を癒さなくてはならないこともあります。全ての人間関係は、継続した愛情を通じて古傷を癒す機会なのです。これは事実、幸せな人間関係の秘訣です。あなたが人間関係に満足していない場合、それは自分を十分に育んでこなかったからかもしれません。全ての人間関係は、自分自身の写し鏡です。

　27番の天の才の真性は、その寛容さにあります。それは主に、他人や自然環境全般に対する思いやりに関係しています。このような人々は、生命の周期と、自然のリズムの波と自然と繋がっているため、素晴らしい庭師になれる可能性があります。又、この天の才は弱い立場にある人々や悩みを抱える人々から好かれる傾向があります。この天の才を遺伝子の鍵チャートに持つ人々にとって、他人に愛情を注ぐことのできる福祉職に就くことは至って自然なことです。27番の天の才は、とても高い周波数において力強い信頼のオーラを放ち、それはすぐに他人にも伝わります。しばしばそのような信頼のオーラは、他人の警戒心を解き、自分を育てるために自分自身を開きます。時にそれは、相手にとって生まれて初めての経験になることがあります。深い遺伝子レベルにおいて、27番の天の才はその仲間意識との強い共鳴を通して、共同体としての安心感を生み出します。従って、それは遺伝子基盤全体から見ても、最も癒しの力を持つ天の才の一つであるといえます。

27番の天の光 ― 無私

新しいスーパーフード ― 愛

27番の天の光は、あなたが出会う最も神秘的な天の光であるといえます。この原型を、既存の言語で説明するのは大変困難なことです。64個の遺伝子の鍵を構成する知識は、遺伝子レベルにおいて生命の土台に反映されています。フラクタルの科学を十分に理解するまで、人類は宇宙の性質を真に掴むことはできません。私たちが目にするものは、その他の目に見えないもの全ての青写真を含んだ立体画像です。現時点での人類全体の進化は、64個の心の闇から64個の天の才へと移行する準備ができたところです。現在の人類の進化の段階は、64個の天の光の一番高い周波数とはあまり関係ありませんが、人類の未来の意識とより関係しています。稀な人間だけに天の光状態が自発的に開花したとしても、全体としてはまだ花開くことができない理由はここにあります。天の光を表している人々は、現在のホモ・サピエンスの身体構造では対応できない状態を現しています。この意味で、全ての天の光の状態は通常ではなく、例外的な状態に見えます。

　人類の未来に関する驚くべき情報が、人類の遺伝子内の特定の場所に隠れているのは、考えてみるととても特別なことです。27番の天の光は、そのような特別な場所の一つです。現在の周期において、このゲノムの側面は眠ったまま、その時を待っています。それはまだ、秘められた可能性を

217

微塵も発揮していません。現在の周期では、それは深い無意識の調和に対する一種の憧れとなって人類内に現れます。この憧れの外側の表現は食べ物に象徴されており、これは古代中国でこの原型の名前「山雷頤（さんらいい）～食うために正しい努力をする時～」にも繋がります。現行の地球の進化において、一つの生物が生き残るために物理的に他の生物を食べる必要があるという事実は、人類の限界を示しています。人類は食べ物なしでは生きられない種ですが、未来の人類にはそれが可能でしょう。27番の天の光の真性が十分に明らかになるのは、進化において遥か離れた段階においてでしょう。

　しかし、遺伝子が突然変異することによって、64個の天の光夫々がその可能性を微かに変える時期がやってきます。現在、人類はそのような大きな変容の一つの最先端にいます。今後数100年の内に、「無私」の天の光は地球上に浸透していることでしょう。最終的に、この天の光は地球上のあらゆる生物に広がり、一つの生物として結束させます。しかし、現在の炭素ベースの生命の形態では、そのような高い周波数帯の維持は不可能です。これは、食べることをやめる時代の前兆と、27番の天の光の対である28番の天の光「不滅」として理解されている状態の前兆です。現在の人類の進化の段階から見ると、そのような未来のイメージはSFのように思えます。自己という感覚なしに、その真理を経験する時、真の地球レベルの気づきが生まれるでしょう。オーストラリアの先住民、アボリジニの古代文化などには、人間と動物の気づきには境界線がなく、両者は一つに統一された意識として機能していた頃の昔話が残っています。これは、人類が向かっている方向です。高次元での現実においては、人類は本質的には絶滅します。人類はもはや自らを他の種から分離されていると感じることはなくなり、ガイア ― 地球 ― の神経ネットワークのような役割を担うでしょう。

　64個全ての天の光を一つ一つ見ていくと、自らの神性と出会うための、人類の永遠の探求パターンに見るかもしれません。これまで、神へ近づく多様な道が存在してきました。これらの道の中でも最も素晴らしいものの一つが、奉仕の道であり、インドではバクティヨーガ ― 慈悲の道 ― として知られています。無害の教えとしても知られるこの27番の天の光「無私」は、歴史を通して多くの聖人の人生で現されてきました。彼らは、空想的な偽善家ではありません。中には名声への微かな欲望のため、自らの深い痛みを隠すためなど、間違った理由から他人を助けようとする人々がいます。「無私」は、他人を救済したいという完全に純粋な思いです。そこには、自意識のかけらもありません。そのような人々は量子的跳躍を遂げて、天の光のエネルギーを余すところなく活用できるようになった人々です。彼らは、普通の人間には不可能としか思えないような環境で働くことができます。彼らを包む愛のオーラの洗練されたエネルギーの流れは、際限なく他人に奉仕しているにも関わらず枯渇することなく、絶えることなく養われています。

　「愛の数学」は全ての生き物に組み込まれていますが、この法則を発見するまでは、人類は自らの最高の可能性を理解できません。フィランソロピー ― 人間の愛 ― の神性の法則への理解は、27番の天の光に元々備わったものです。フィランソロピーは、自由エネルギーの秘密を解き放ちます。それは、聡明さを持って与え、無私の心で自らを惜しみなく与えます。気づくことなく与えることはチャリティーですが、気づきをもって与えることはフィランソロピーとなります。27番の天の光は何が存続し、何が衰退していくのか見分け、存続していく方に絶え間なく与え続けます。27番の遺伝子の鍵は、天の光になると奇跡的な癒しの力を発揮します。内側に生命の火がほんの少しでもちらついている

限り、27番の天の光から来る膨大な愛はその命を蘇らせることができます。この天の光は、ガイアという生体エネルギー場の全体を利用するため、その内在する気づきが死よりも生により強く協調している場合には、あらゆる病気や不調を癒します。

この天の光を理解するもう一つの方法は、それを音楽になぞらえてみることです。天の光の中には、生きとし生けるものを繋げる力としての音楽と深い繋がりを持つものがあります。この27番の天の光は、結合、再結合を通して、終わりなく相互にエネルギーを交換し合う元素の音楽に関係します。実際に、地球には元素の周期を支配する正確なフラクタル的数学の法則が存在します。地球上の気候パターン、全ての生物の消化器・呼吸器系に見られる水と空気の結合は、私たちには聞こえない精妙な倍音を生み出しています。シェークスピアの言葉、「音楽は愛の糧」の語順を逆にして、「愛は音楽の糧」とするならば、その音楽はありとあらゆるところに存在しています。27番の天の光の耳を持つ者には、この愛しか聞こえてきません。いつか、あなたにもこの音楽が聞こえる日が来ることでしょう。

28th GENE KEY

天の光
不滅

天の才
全体性

心の闇
無目的

暗黒面を受け入れる

対:27番
コドンリング:幻想のリング（28、32）

生理的関連部位:腎臓
アミノ酸:アスパラギン酸

28番の心の闇 ― 無目的

全ての恐れの集合体

目的という概念は、この64個の遺伝子の鍵の教えの中心に据えられたテーマです。自らの真の目的に沿って進むことで、その人独自の天の才が花開きます。しかし、世界には独自の目的を見つける能力を直接的に邪魔する力が存在します。それ故、実際に目的に沿って進むのはもってのほかです。28番の心の闇「無目的」は、この意味であなたにとって天敵となり得ます。なぜならそれは、人間が自らの目的を一生見つけられないようにするか、たとえ見つけたとしてもその成就を妨げるからです。この心の闇は、人間の最大の恐れ ― 死の恐れ ― の核心にまで切り込んでいきます。全ての恐れは、この一つの恐れに集約されます。これは絶滅に対する恐れであり、人間の根本的な恐れの流出です。人間はそれを回避するために、ありとあらゆる策を講じます。28番の心の闇は主に二つの状態を生み出しますが、人間はそのどちらか一方に偏る傾向があります。死が実際に身に迫るまでそれを全否定するか、死が頭から離れず、常に死に怯えながら生きるかです。

　人間の振る舞いの暗黒面を表す無意識の象徴は、この遺伝子の鍵から現れます。そのため、この遺伝子の鍵は遺伝子基盤全体の中でも、暗黒面の強い暗号を幾らか持ちます。世界中のあらゆる悪魔の原型は、一人一人の人間の内側に存在する無意識の死への恐怖がそのまま擬人化されたものです。暗黒という言葉を使うことは、必ずしもネガティブなこととして解釈される必要はありません。28番の心の闇は、シンプルに人間を善の力と悪の力によって形成された世界という、偽りの現実に陥れるというだけです。28番の心の闇は、人類の種としての存続を可能にしてきた、生き残りには欠かせない遺伝子の要素です。死に対する恐怖を伴ったこの心の闇のお陰で、何千年にも渡って個人の本能が磨き上げられ、暗黒時代と呼ばれるような時代から、個人の存続がかつてない程に保証された時代になりました。

　必ず死が訪れるという事実によって、個人の人生の目的が直接的に問われることになります。人間の身体面における主な目的は、健康に長生きすることですが、人間には他にも核となる目的があ

ります ── 進化するという目的です。個人にとって、進化とは独自の創造性を発揮することです。一人一人の人間は、唯一無二の目的を持ってこの世に生まれてきます。世界に向かって真の独創性を発揮するためには、自らの暗黒面と向き合う必要があります。つまりある時点で、最も深い死の恐怖と直面しなくてはならないのです。

必ず死が訪れるという事実によって、人生に締りが出ます。それは、人生の目的を見つけ、人生を賭けて夢を追うことを人間に迫ります。人間が感じる生命力は、どれだけ夢を脅かす恐れと向き合う意欲があるかに正比例します。実のところ、恐れが夢を脅かすことはなく、人間が頭でそう考えるだけです。大多数の人間は思考のいうことを妄信し、自分の恐怖から目を背けようとするため、その真性を理解することはありません。人類の大いなる神話の全てが証明するように、人間が光の世界に生まれ変わるためには、暗闇の世界を通り抜ける必要があります。外の世界で、無意識の恐れと向き合わなくてはなりません。

死への恐れを避けるための最も典型的な方法は、固定した知的哲学を生きることによって、自らの恐れと向き合わずに生きる方法です。宗教、信念、科学、システムなど、人間にとって独善的な考えとなるあらゆるものがこれらの哲学となり、それらは人間の恐れを麻痺させます。人間の思考は出し抜かれることが嫌いなのです！ 常に死を受け入れながら生きることは、常に予期せぬ脅威に晒されながら生きることと同じです。思考は、人生の目的は今この瞬間ではなく、未来にあると信じ込ませます。従って、人間が最終的に自らの恐れ一つ一つに向き合うようになるまで、人生は先送りされ続けます。しかし目的は事実、自らが抱く恐れの中にあるため、目的を見つけるためには、今この瞬間に恐れと深く向き合わなくてはなりません。これが大いなる秘教において、真に生きるためには死を経なくてはならない所以です。

無目的というテーマは、人類が物質世界を極めた近代において、ますます浮き彫りになっています。生存本能は、人間に力強い目的を与えます。西洋においては、社会全体で個人を支える体制を築き上げたお陰で、生存が脅かされる恐れはなくなりました。先進諸国においては、餓えによって死ぬことはほとんどありません。これによって人間の恐れは、生存が脅かされる恐れから、目的の欠如に対する恐れへと変化しました。人々は死ぬことを恐れる代わりに、生きることを恐れるようになりました。自らの目的を見つけられないという恐れの下には、死への恐れが隠れています。大半の人間は、自分が自らの目的を果たしているかどうかを考えたがりません。なぜなら、それは自らの最も深い恐れを覗き込むことだからです。大多数の人々は妥協して、システムの内でお金や責任、税金などに縛られた捕らわれの身であるという集団の考えに合わせています。その意味で、28番の心の闇の対である、27番の心の闇が「利己主義」であるというのは興味深いことです。人々は自分の夢を追うことで、利己的だと思われることを恐れます。それが真の夢であれば、地球にとって何よりも大きな貢献となるにも関わらずです。

28番の心の闇は、周波数と音に根差した音波の領域との深い共鳴を表します。この心の闇では、全ての恐れを振動として捉えることができます。これらの振動は多くの文化において、悪魔や宿主に寄生する生き物として擬人化されてきました。この非常に興味深い現象は、シャーマニズムから精神分析に至るまで、人間のより暗い無意識の暗黒面の振る舞いを探求する多くのシステムの基盤を形成しました。シャーマンは振動の世界に生き、恐れのパターンを特定してそれを生き物と見なし、

その人間の内側から排除するか、昇華させます。これが真のシャーマンの儀式の基礎です。一方で、精神分析は人間の精神と感情の領域を調べ、これらの同じ恐れのパターンを神経症と呼びます。他のシステムも、これらの恐れの周波数に様々な名前をつけています。真のシャーマンやセラピストたちは、彼らには他の人間の恐れを取り除くことは決してできないことを知っています。彼らは、その人がそれらの恐れを特定し、受け入れる手助けをするだけです。全ての深い恐れを受け入れた時、全体性を取り戻すことができます。悪魔を殺す唯一の方法が、悪魔を自らの内なる光に吸収することだとされているのはそのためです。

　全ての内なる悪魔は、同じ一つの源 ― 恐れのエグリゴル＝全ての恐れの集合体 ― から現れます。これは、一人一人の人間の内側に存在する大悪魔、反キリスト、生霊^{いきりょう}です。28番の心の闇は、存在しなくなることへの核たる恐れを含む、自らの心の内側にある認めたくないもの全てを表しています。あなたの内なる暗黒面のそれぞれを取り戻す時にのみ、あなたの人生の真の目的を組み立てて、明示することができます。これが、28番の心の闇の魔法であり、真の目的です。

心の闇の抑圧的振る舞い ― 中身がない

自分の暗黒面の振る舞いを抑圧する時、人生は中身がなく精気がないものに見えます。自らの恐れから目を背けることは、目的意識を欠いたどんよりとした人生を生きることです。煌びやかで成功している人生、つまらなく平凡な人生のいずれであっても、そこに軸となるものがありません。そのような人々は、一生懸命幸せで気楽に生きているフリをします。自分自身に対してすら偽ります。しかし、彼らの暗黒面を知る人に対しては、何も隠しません。自らの恐れの中に深く入っていけばいくほど、他人真偽をより感じます。自分の内なる悪魔と向き合わない人間は、人生を半分しか生きておらず、どれだけ見透かされているかに気づいていません。このような人々はしばしば、幸せを偽り、進化しているように装いますが、勇気を振り絞って自らの魂の暗闇を映し出す鏡を覗き込んだ人々の持つ、深みや理解に欠けています。

心の闇の反発的振る舞い ― ギャンブル中毒

28番の心の闇の反発的振る舞いは、リスクを冒すことに関係します。このような人々は、恐れを感じると、その恐れを行動へと変容させます。そのような行動は無謀で衝動的ですが、一時的に恐れを隠してくれます。彼らはすぐにリスクを負うことに中毒し、極端な人生を送ります。とてもせわしなく気まぐれで、立ち止まって自らを駆り立てている恐れを省みることができません。彼らは何らかの目的意識を持つために、ありとあらゆることを試しますが、立ち止まることができません。彼らが最も恐れる空間とは、自らの内なる静寂と不動です。

28番の天の才 ― 全体性

人生という舞台

「全体性」の天の才は、とても素晴らしい天の才です。それは、人生を真に信頼することができる者に備わるものです。「全体性」とは、恐れと隣り合わせに生きることです。予測不可能なものをも受け入れ、深く関与しながらも絶え間ない変化に対して開いていることです。「全体性」とは、28番の心の闇の二つの極端な性質 ― 変化できない性質と、深く関与できない性質 ― のバランスを取ることです。「全体性」の天の才は、自らの振る舞いと人生を丸ごと受け入れることです ― それは喜びと苦しみを共に受容することです。この天の才において全体性とは、人生を思考が命令しないことでもあります。それは、人生の目的は遠い未来ではなく、今この瞬間にのみ見いだすことができると十分に理解した上で、今を大切に生きることです。「全体性」の天の才を持つことは、神話的な道を辿ることです。人生に訪れる様々な試練を着実に受け入れていくに従って、ユングのいう個性化に至るまで、自らの心の様々な側面を統合させていきます。シャーマンならばこれと同じプロセスを、完全な魂の回復、又は化身と呼ぶでしょう。「全体性」の状態は、常にリスクを冒している状態ですが、そのリスクは28番の心の闇のように無謀なリスクではなく、完成するまで何か分からないものを築くというリスクです。築くものとは、もちろん自らの真の運命の道のことです。これは深い信頼の道であり、個人が独自の道を踏み出し、存在全体を人生の神秘とその隠れたリズムに身を委ねることです。全体性に生きるとは、あらゆる意味で生きるということです。人生の一瞬一瞬に満ちる生命力に注意深く耳を澄ましていることです。一瞬一瞬と共鳴する存在の中では、恐れは生き残ることはできないため、自然と内側で穏やかさと静けさが深まる経験をするでしょう。

　「全体性」の天の才を通して人生と向き合うと、それをゲームや舞台として捉えるようになります。これは人生を、喜劇と悲劇の両方を含むロマンスのように生きることです。内なる悪魔に次々と対峙していくと、強いスリルを感じるようになります。これまで見てきたように、内なる悪魔たちは実際には悪魔の姿をした天使なのです。人生の全ての出来事はイニシエーションとして起こり、その度に現状を維持するか進化するかの選択肢が与えられます。個人の人生においてこの天の才は、外部の力によって物事が妨害されたり、困難になったり、身動きが取れないように感じる状況でも、確かな自由を感じさせてくれます。「全体性」は、どんな状況でも期待することなくゲームの展開に絶対的な確信を持って演じます。このように直感的に生きると、人生で起きること全てには背後に目的があることが分かります。人間はシンプルに、目の前で上演されている劇の展開に合わせていくだけで良いのです。28番の天の才と共鳴する人々は、逆境に軽やかに対処する素晴らしいコツを心得ています。恐れの感情が湧き上がる度に、更に深く受け入れることで、彼らは更に軽やかさが増し、人生に対してより多くの愛を感じるようになります。

　人生の目的が自分の足元で波打っているのを感じられるようになると、この遺伝子の鍵の対である27番の天の才「利他主義」の影響を感じるようになります。自分の個人的問題は影を潜めるようになり、生命力が他人へと向けられるようになります。存在の素晴らしい神秘の一つに、人生の唯一の真の目的が、自分自身よりも大きな存在に奉仕したいという強い欲求からやってくることがあり

ます。彼らの命は強い目的意識に燃えて明るく輝き、その行為は不滅です。死への恐れを克服して
いくにつれ、人は人生において永遠に続くものはほんのわずかしかなく、人間の精神（魂）はその一
つであることが分かり始めます。この人間の精神（魂）が永遠であるという理解は、最終的な人間の
意識の開花 ―「不滅」の天の光 ― へと道を開いていきます。

　28番の遺伝子の鍵と32番の遺伝子の鍵は対となり「幻想のリング」という遺伝子のコドングルー
プを形成します。これら二つの遺伝子の鍵は、死に結びついた恐れという共通のテーマを持っていま
す。28番の心の闇が死そのものを恐れる一方で、32番の心の闇は人生を全うせずに死ぬことを
恐れます。「幻想のリング」は、人間に人生を先延ばしにさせ、未来に目的を探し求めるよう仕向け
ます。そうなれば、今この瞬間ではなく、未来に何かを達成することばかりを基本に考えてしまいま
す。しかしこのコドンの天の才は、シンプルに一つのことを理解することによって幻想は簡単に崩れるこ
とを教えてくれます。真の目的は何かを達成することではなく、一瞬一瞬に完全に専念することです。
瞬間瞬間に人生が与える役割に純粋に心躍らせて生きることに充足感を感じる時に初めて、人間
は全体的であるといえます。人生のゲームであなたがどんな役 ― 恋人、悪党、マスター、弟子、求
道者 ― を演じようとも、あなたの深い関与が全体的である限り、その役の背後には神秘的な無執
着を発見するでしょう。この無執着さは、勇気ある全体性に対するご褒美です。

28番の天の光 ― 不滅

野獣の真性

人類は時の始まりから、不滅の可能性に想いを馳せてきました。錬金術師たちは長い間、貴重な
不老不死の薬 ― 飲めば永遠の若さを得ることができる奇跡のエキス ― を探し求めてきました。
近代医療が登場し、人間の寿命は延びましたが、今後おそらく更に延び続けるでしょう。新たな遺
伝子科学の希望と共に多くの科学者たちは、人間が永遠に生きられるようになる可能性についても
語っています。不滅について考える時、私たちは魂について考えます。世界中の多くの宗教におい
ては、不滅の魂は永遠の世界、又は天国で生き続けると説かれています。28番の遺伝子の鍵の低
い周波数に植えつけられている恐れは、それらの考えとは逆の、地獄の概念や、暗闇の世界への
永遠の追放という概念も生み出しました。

　28番の天の光は、そのような心の闇の低い周波数の投影とはほとんど関係がありません。しかし、
人間の遺伝子基盤には物理的な不滅の種も含まれていることも事実です。それでも現在の人間の
肉体は、そのような変容に対応するようにはできていません。遺伝子を操作して、現在の人間を不
滅の肉体にすることは可能かもしれませんが、醜い結果を招くことになるでしょう。28番の心の闇
の恐れから新しい肉体を作ったとしても、その内側に存在する気づきはそのような肉体に対応する
ための自然な進化を経ないままとなります。そのような人間は遺伝子的な奇形となり、肉体は死な
ずとも本人はそのような概念に気づけずに、死への恐れを持ち続けることになるでしょう。肉体が
遺伝子操作によって生き続けることができたとしても、その他の理由で死なないとは限りません。

死への恐れを失くす代わりに、そのような状況は死に対する強迫的なまでの恐れを助長させることでしょう。自らの内なる暗黒面の受容という土台なしに、永遠の肉体を得れば、結果は悲惨なものになるでしょう。

　不滅の概念について人間が思いを馳せる時には、自らの限界を基にして考えます。思考は、時間の概念の中でしか物事を考えられません。従って、不滅とはシンプルに未来へ向かって永遠に伸びていく時間と見ます。不滅の本当の意味を思考で理解することはできません。真の不滅は実際には、時間を完全に止めてしまうことです。今という瞬間に完全に生きることで、死が存在し得なくなる ── これが死から免れる唯一の方法です。「全体性」の天の才が、最終的にそのような状況に向かうのはそのためです。「全体性」は人生を精一杯生きることであり、「不滅」は永遠の一瞬に身を投げることです。それには、まず自らの独自性と、全体との分離感を消し去り、生命のありのままの姿を取り戻すことです。気づきが局在しなくなれば、死は存在しなくなります。なぜなら、そこには死ぬ存在がないからです。そこに残るのは、肉体から肉体へと終わりなく移動していく意識のみです。

　キリスト教の神話において、恐れの受容は反キリストであるルシファー ── 悪魔の顕現 ── を通して表されます。この神話の中には、幾つか不思議な秘密が隠れています。ルシファーの神話上の宿命は、実際には神格と一つになることです。ルシファーは元々、天使の中でも神のお気に入りであり、最も強い天使でした。神話の中では、最も強いものが必ず堕落し、自らの真性を忘れてしまう役を演じます。これが、背信の裏にある高次元の神話的意味です。この優れた擬人化には、悪と暗黒面そのものの意味の偉大な秘密が含まれています。悪とはシンプルに、生命の一部として受け入れ尊重されていない全てのことです。古い伝説の解釈には一つだけ誤解があり、それは善と悪の戦いにおいて、善が勝つというものです。殺される竜という古代のシンボルは、28番の心の闇の投影です。最後には、善を象徴する大天使ミカエルがルシファーを殺すのではなく、最後は自らの腕に抱かなければなりません。それによってのみ、ミカエルはルシファーの本質を彼自身よりも高次の力に変異させ、ルシファーが神自身であったことが明らかになり、神話は完結します。これがキリスト教の神話の本来の意味なのです! 他の文化における多くの古代神話も、同じことを伝えています。

　「不滅」の天の光は、個人が自らに身を委ね、最も深い恐れの中に入り、死ぬことによって、純粋な意識への再誕を要求します。そのような人間は、自らの真の目的が生命の目的そのものであることを理解します。時間や肉体を超えて、自らの真性である永遠の真実に生きることです。28番の天の光を通して、一人の人間がこの状態に到達する時、その人間は特定の神話を生き始めます。彼らの独自の才能は、行く先々で他人の恐怖を浮き彫りにすることです。これは彼らの遺伝子を通して起こっている覚醒の一面に過ぎません。それ故、彼らは悪魔を退散させる才能があるといわれていますが、それは彼らのオーラが実際にそのような働きをするからです。自らの恩寵を通して、それは人間の暗黒の側面、受容されていない側面に光を当て、それらを吸収し、死のない意識の状態へと入ります。全ての天の光の状態は、実際には一つの同じ状態であるため、これは全ての天の光に共通した側面です。しかし、28番の天の光の運命には、特定の神話的な力が存在します。

　最後に、28番の天の光の未来の役割について少し触れておきます。先にも述べた通り、この天の光は肉体に不滅が現れることの種が含まれています。全ての天の光が人類の内側で開花し、集合体として未来の肉体へと変異し始めると、60番の天の光が開花し、現在の世界を保持している

法則は崩壊していきます。その時が来ると、人類の未来の肉体の要素が合体し、高次元の人類の意識を宿すことができる新しい肉体を形成し始めます。この肉体において、28番の天の光はやっと花開き、それによって地球の動物の魂と人間の魂は統合され、一つの不滅の体ができあがります。ここに、人間と野獣が一つに統合され、人類の神話の中のあらゆる暗号に込められた秘密があります。地球の動物王国は、既に不滅の領域で機能する統合された一つの気づきを形成しており、動物たちが人間の犠牲になっているという事実は、彼らが人類よりも進化した存在であることを示唆しています。肉体レベルにおいて、人間は自らの動物的性質を完全に自らに吸収することで、その真の目的を解き明かさなくてはなりません。そうすることによって初めて、人類は野獣の真性を見ることになるでしょう。

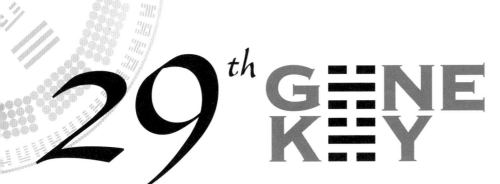

29th GENE KEY

天の光 **献身**
天の才 **深い関与**
心の闇 **中途半端**

空への跳躍

対：30番
コドンリング：和合のリング（4、7、29、59）

生理的関連部位：仙骨神経叢
アミノ酸：ヴァリン

29番の心の闇 ― 中途半端

中途半端な人生

29番の心の闇「中途半端」と、対である30番の心の闇「欲望」は、他のどの心の闇の組み合わせよりも、混沌とした感情を生み出す可能性を秘めています。これは太古より、人類のDNAにプログラムされているものです。そして、人間の欲望に対する信頼の欠如に、最も深い繋がりがあります。30番の心の闇「欲望」と、天の才の「軽やか」も示しているように、欲望は、ただ感情的混乱を招くというだけではなく、他に大きな目的があります。欲望を完全に受容することができれば、欲望は私たちに良い結果をもたらします。結局、欲望も私たちの中の純粋な生命エネルギーなのです。29番の心の闇によって、欲望にまつわる問題が浮上します。この心の闇は、根源が同じ二つの状態 ― 過剰な深い関与と、深い関与の欠如 ― を生み出します。

　あらゆる深い関与の秘密は、最初が肝心だということです。秘密は、行動そのものというより、未来を形作る行動の背後にあるエネルギーです。確固たる深い関与がそこになければ、いかなる行動にも価値はありません。好き嫌いに関わらず、何かを中途半端な気持ちで始めるならば、何もしない方がましです。深い関与の欠如は、行動力、方向性、そして何より幸運の欠如に繋がります。これは、少し意外に聞こえるかもしれませんが、そこには、"十分深い関与を伴って行動する時はいつも、幸運の種が蒔かれる"という普遍的な法則の存在があります。反対に、十分な深い関与を伴わない時には、不運の種が植えつけられることになります。人生の全ての出来事は連続していて、夫々の行動がある一定の方向性を生み出します。この普遍的な深い関与の法則の裏に、道徳は存在しません。つまり、道徳に関係なく、人生を信頼するようにいざなっています。

　「中途半端」は、人生の神秘を味わうチャンスを奪います。それは、魔法と神秘をもたらす、人生の自然な流れを塞き止めます。人は、素晴らしいゲームの参加者になれるのにも関わらず、「中途半端」によって運命に翻弄される被害者となります。脇役の人生を歩み、退屈で、さえない日常を送るか、感情的苦しみを味わいながら生きることになります。つまり、何かを中途半端に始めれば、必然的

に人生に不幸を招く結果になるのです。29番の遺伝子の鍵は、人間の気持ちについてです。それは、肉体関係と心の関係、失敗と成功、欲望と期待に関係しています。全ての人生は、この遺伝子の鍵の法則を尊重するかしないかにかかっています。中途半端に行動を起こすことは、実は、不誠実なことなのです。他人に対しては不誠実ではないかもしれませんが、自分自身と生命に対して不誠実となります。その結果、常に好ましくない状況を招きます。

29番の心の闇は、全人類に対する警鐘です。そのメッセージをどれだけはっきりと聞き取れるかは、夫々の目覚めの度合いによります。深い関与には、一つの周期があり周期が終わりに近づくと、それは自動的に更新されるか、完結して他の対象へと移ります。これらの周期は、短いものもあれば、長期に渡るものもあります。細胞の周期は七年で、その間に、体が全て新しい細胞に生まれ変わります。そのため、真の深い関与は、七年かそれ以上の周期を跨ぐことになります。欲望の周期は、それよりもずっと短いものですが、夫々にタイミングがあります。周期が自然に完結するまで、欲望にも深く関与する必要があります。残念ながら、物事の完了の時期を知る、簡単な方法は存在しません。一つの周期が自然な終わりを迎えるまでは、それに深く関与し続ける必要があります。もし、完結する前にそこから抜け出してしまえば、一つの周期によって完結すべき人生の学びが終了せず、学ぶまで、人生に同じ経験が何度も現れます。

殆どの人が、29番の心の闇の影響によって、周期が自然に完結するまで物事をやり遂げないため、同じことの繰り返しに陥っています。真の深い関与には、障害や逆境を乗り越えるエネルギーがあります。中途半端ならば、問題や不都合な兆しが最初に表れた時点で、諦めてしまいます。中途半端になってしまうのは、心の奥深くにある恐れを認めないからです。29番の心の闇の学びは、とてもシンプルです。もし、早々と物事を止めれば、同じことの繰り返しに陥り、もし最後までやり抜くことができれば、幸運と達成感が飛躍的に増すでしょう。他の心の闇同様、長期的な視点を持つ必要があります。後に振り返って、その経験の価値が分かります。もし人生を振り返って、同じ感情的トラウマが繰り返し現れるのならば、自分がしていることしていないことのどこに原因があるのかを最終的に学ぶことになるでしょう。

古代中国人は、29番の遺伝子の鍵と対応する卦に、いくらか不穏な雰囲気を放ちつつも絶妙な ―「坎為水（かんいすい）～奈落～」― という名前をつけました。「奈落」は、人生の旅路における危険を予測する、主要なシンボルと見なされました。29番の心の闇は、人間の深い関与を試すため、難題を突きつけてきます。ひとたび、何かに深く関与するということは、目隠しをして空を飛んでいるようなものです。「奈落」を突き進んで行くには、深い関与の力だけが頼りです。中途半端であれば、常に方向性を疑い、最初の決断が果たして正しかったのかと不安になります。内側にある恐れは、深い関与を揺るがそうと、やじを飛ばし、脅しをかけてきます。もしそのような試練に負けてしまえば、不運を呼び込みます。しかし、もしそのような肝心な瞬間に、疑念を振り切ることができれば、超越への準備ができたことになります。

この29番の心の闇には、世間一般でいう成功の秘訣が隠されています。それは、次の二つにかかっています ― 深い関与と運 ― です。深い関与は、幸運を呼びます。失敗とは、同じことの繰り返しに陥っていることをいいますが、この心の闇は、特に人間関係の失敗と、とても深い繋がりがあります。29番の心の闇「中途半端」と、30番の心の闇「欲望」は対となって働き、人と人を結びつける役割を担っています。この対によって、多くの人間関係のこじれが生じます。全ての欲望には、は

っきりした周期があり、例え結果的に満たされなかったとしても、その周期は尊重されるべきものです。もし、欲望を素直に受け入れることができれば、その周期もすぐに分かります。それは、一日、もしくは、一年かもしれません。欲望の周期に、良し悪しはありません。これは、道徳とは関係のない、生命エネルギーの話です。婚姻関係（正式、内縁に依らず）において、深い関与は必須条件です。もし、自分のパートナー以外の人への性的な欲望が現れてきた場合、考えられることは二つあります。その婚姻関係の深い関与の周期が終わりに近づいているのか、又は、欲望と真っ向から向き合い、婚姻関係にある双方の誠実な努力によって、深い関与が強化されようとしているのかのどちらかです。往々にして、29番の心の闇は、性的欲望に対して、普通は恐れから反応し、その結果、罪の意識や羞恥心に悩まされることになります。このように見ると、中途半端とは、自分の本当の気持ちを隠すか、秘密裏に本当の気持ちに従うことを意味するといえます。そのため、29番の心の闇は、数々の感情的ないざこざや、恋愛の惨事を招きます。

　古い諺にもあるように、"恐れて生きていては、人生を半分しか生きていない"です。それは、29番の心の闇を上手く表現する言葉です。特に人間関係や物質的成功の追及において、様々な感情的しこりを生み出します。中途半端に生きるとは、自分自身の決断を完全に信頼しない、認めないということです。この心の闇は、自分自身の決断とそれが招く結果を、常に心配します。成功と失敗の大いなる幻想は、自分自身についての信じ込みに繋がる内なる態度なのです。29番の心の闇から抜け出すには、自己に対する固定観念を全て手放し、人生の未知の奈落へと突き進んでいくことです。何一つ包み隠さずに、自分と他人に対して正直になる必要があります。もし、自身の決断にしっかりと寄り添い、自然な終着点に至るまでやり抜くことができたなら、そこには数えきれないほどのご褒美と収穫が待っていることでしょう。

心の闇の抑圧的振る舞い ― 過剰な深い関与

この心の闇の抑圧的振る舞いに影響を受けると、何かに深く関与した後に、何がなんでもそれを守り通さなくてはならないと、自分自身をがんじがらめにします。別のいい方をすると、彼らは、自然な周期が終わっても、そのことに気づかない、又は、気づきたくないと思っています。それによって、彼らは限度を超えて努力し、しまいには、自分の大きすぎる深い関与に振り回された挙句、力尽きてしまいます。このような人々は、しばしば他人にこき使われるか、大きな組織の中で奴隷と化します。内にある恐れによって、何かが終わろうとしているにも関わらず、勇気を持ってその事実を認めることができず、意識的に、もしくは無意識のうちに、他人に使われてしまいます。

心の闇の反発的振る舞い ― 責任感の欠如

29番の心の闇の反発的振る舞いは、深い関与に対する恐れを隠し、責任感を欠いた印象を与えます。真の深い関与が欠けている場合、最後までやり抜くための自信と能力も、往々にして欠けています。その結果、殆どの場合が、物事を途中で放り投げ、落胆、失意、恥を味わうことになります。彼らは、何でもかんでも引き受けますが、結局はプレッシャーに耐えられず、早々に物事から手を引きます。

調子の良いことばかりいって、できない約束をしてしまい、他人からの期待が高まると、彼らの内に
ある怒りに火がつきます。

29番の天の才 ― 深い関与

幸運のビジネス

周波数がより明瞭になり、洗練されてくると、決断のプロセスもずっと簡潔明瞭で、素早くなっていき
ます。29番の天の才は、様々な刷り込みや、他人からの期待に惑わされることなく、深いレベルで
内なる生命力に導かれていきます。この天の才は、生命の自然な周期と歩調が合っています。29
番の天の才を持つ人は、処世の才があり、人生が力強く、神話的に展開していくのを見守ることが
できます。29番の天の才の深く関与する明確な能力が欠けると、人生は行き詰まり、混乱は避けら
れなくなります。このような状態は、感情や性に関係した場面で最もよく見られます。

　深い関与は、信頼とよく似ていて、共に外から強制されるものではありません。それは、人間の奥
深くから壮大な川のごとく流れ出し、行動に注ぎ込まれます。一旦、深く関与すれば、将来や目標
について考える必要はありません。なぜなら、深い関与の中に、既に到達地点の青写真が含まれ
ているからです。後は時間だけが、夫々の経験がどこへ流れ着くのかを教えてくれます。そのため、
29番の天の才にとって、目標達成は重要ではありません。本当に重要なことは、旅路の終着地点
まで進み続ける深い関与です。人生には、大きな周期の中に、いくつもの小さな周期があり、五分
で終わる旅もあれば、一生掛かるものもあります。人間にとって究極の旅とは人生そのものです。人
生は、その旅路の間に、その人間が下す何百万もの小さな決断によって作られます。人生にそこま
で深く深く関与して生きるということは、セックスであろうと皿洗いであろうと、一旦やると決めたら、
完全に深く関与するということです！

　「和合のリング」という化学族の一部として、29番の天の才は4番、7番、59番の遺伝子の鍵と共
通のテーマを持ちます。このコドンリングは現在、人類のDNAの中で、自然に生じる大いなる突然
変異の最中で、人間同士の関係、特に性的な関係や男女間の関係に、直接影響を与えます。このよ
うな遺伝子的変容の推進力は、59番の遺伝子の鍵と、その対である55番の遺伝子の鍵からきてい
ます。現在、人間の性の役割そのものが変わろうとしているため、道徳や、時代遅れの婚姻制度な
どの価値観が揺らぎ、世界は大きな混乱の中にあります。私たちは、29番の天の才を通して、深い
関与の新しい定義を作り出し、それを生きることができます。新しい深い関与は、社会からの期待
に応えるのではなく、人生にイエスということです。真の深い関与とは、今という瞬間、内から出てく
る導き（7番の天の才）に深く関与することです。この導きを見いだせるかどうかは、内なる生命の原
動力をどれだけ信頼し、それに身を委ねられるかにかかっています。これは、深い関与に伴う人生
の自然な周期を、絶対的に信頼することです。現在、この信頼の力は世界に影響を与え始め、人間
の誤った道徳観念は徹底的に破壊されつつあります。

　真の深い関与とは、社会的責任のことではなく、人間の存在全体に流れるエネルギーの躍動の

ことをいいます。多くの人は、深い関与を、道徳というフィルターを通して考えます。それは特に、社会的に深い関与が大切とされる人間関係に見られます。例えば、恋人との破局や、離婚などは、未だにしばしば失敗と見なされます。真の深い関与は、道徳に従いません。ある一定の間だけ続き、周期が終われば終わるだけのことです。周期が完結した時、双方は同時にそれを感じるでしょう。真の深い関与から関係を始めた人は、このことをよく理解しています。一般的に、気持ちの良い深い関与から始まった関係は、別れ際に泥沼化することなく、すっきりと終わります。深い関与の周期は、一晩から、永遠に続くものまで様々です。周期の長さは、成功、失敗とは何も関係がありません。29番の天の才では、全ての人間関係は、人生において物語を展開させ、豊かさと深みを与えてくれる存在として歓迎されます。そこに、失敗や成功といった概念はありません。

　29番の天の才が遺伝子チャートにある人たちは、とてつもない幸運を引き寄せる可能性を秘めています。彼らの明確で深く関与した決断は、幸運を引き寄せるからです。彼らには、誰かの後に従って人生の時間を無駄にしている暇はありません ── 教師、グル、占い、様々な教えに耳を貸している暇などありません。他人からの圧力や期待に屈服するなど、もっての外です。彼らの決断は、腹の奥底から湧き出てくるもので、他人の異論を許しません。29番の天の才にとって、明確な決断は、その人の存在全体に漲る物静かでパワフルな温もりとして感じられます。それらは、感情的な決断ではなく、興奮や緊張も伴わず、その場の勢いで下した決断でもありません。深い関与は、健やかなエネルギーで、まるで自然そのものが運命を舵取りし、行き先を指し示しているかのようです。この段階に上がると、深い関与は同時に、委ねることであると理解し始めます。深い関与を継続するために膨大なエネルギーを費やすのではなく、全てを委ねます。深い関与が足りないと感じるのであれば、それは、更に深く人生のプロセスに委ねる必要があるということです。

　29番の遺伝子の鍵が、遺伝子チャートにあるかないかに関わらず、人生で何かを決断する度に、そこで幸運の女神を引き寄せるか、遠ざけるかが決まります。これは、ビジネスにおいて特にいえることです。人生と同じように、ビジネスには山もあれば谷もあります。人間関係や日々の仕事に対する明確な深い関与が、そのまま生活やビジネスの繁栄に影響します。ビジネスにおいては、数多くの周期が始まっては終わり、また繰り返されます。経済的成功は、一つの周期だけで評価することはできません。継続した深い関与と、確信を持った決断によって評価されるのです。例えば、成功しそうにない方向に深く関与し続けた結果、後にそれがチャンスへと繋がり、成功することもあります。人生を全て思い描く通りに進めることなどできません。私たちにできることは、内なる導きに軸を合わせ、何が起ころうとそれを信頼し、後は自然に任せるのみです。これが、29番の天の才の魔法です。

29番の天の光 ── 献身

タントラの感染

「深い関与」の天の才が、世界中で広く見られるようになってくると、「献身」の天の光へと変異を遂げます。この意識から、バクティヨーガという東洋の素晴らしい道が現れます。バクティヨーガは、献

身の道、又は、ハートの道を意味します。献身的な道は、忘我の道で、自己の意識が完全に他人の中に溶け込みます。他にも、マザー・テレサの貧しい人々への献身という使命や、理想、神やグルといった象徴もその対象に含まれます。献身の道は、世捨て人の道です。「献身」とは、深い関与が狂気の域に達したものです。それは、節度を越えて、思考による道理を外れ、自身の心の野生へ還っていくことです。

　天の才では、深い関与は大きな力を持ち、自然へと委ねた状態ですが、そこにはエゴが微かに存在しています。しかし、周波数が更に高くなっていくと、深い関与はより他人への奉仕の方向へと向かいます。更に高次元になると、深い関与は献身的様相を帯び、ハートの中心が活性化され始めます。ある段階まで到達すると、崇高な理由や存在のために、身を捧げずにはいられなくなりますが、このプロセスにはまだ続きがあります。愛のエネルギーが、他者への奉仕に注がれるようになると、自身の独自性そのものを放棄し、外側の存在、又は、象徴といったもの全てを捧げるようになります。ハートについての深い理解がない人々にとっては、そのような献身は、どう考えても賢明なことには思えません。この天の光に到達しようとしている人々は、自分のことは顧みず、グルや偶像を崇拝しているように見えます。しかし、献身者にとって唯一の存在は、献身の対象のみです。献身的エネルギーがグルに向いているならば、目に映るもの全ての中にグルが見えます。それが使命に向いているなら、その使命が人生で唯一の関心事となり、他の全てを、その使命のために譲らなければなりません。

　29番の天の才が、天の光へと跳躍する時、驚くべきことが起こります。献身の対象へと注がれてきた全ての愛が突然、今度は宇宙の全てを通して、献身者へと還ってくるようになります。この域に達した人々は、彼ら自身を含め、全ての存在を「最愛のもの」とみなします。彼らから見れば、石や木ですら、最愛のもののために愛を注いでいます。全てのもの、出会う全ての人々から溢れる愛にひれ伏し、彼らのハートは常にとろけている状態です。彼らは、しばしば詩人、神への献身者、他人への奉仕者となります。この天の光の対は30番の天の光「狂喜」で、この二つ ― 献身と狂喜 ―は切り離すことができません。彼らは、愛によって完全に占領されているといえます。彼らのとてもやわらかなオーラは人を惹きつけ、献身の心を芽生えさせます。この周波数を体現する人を目の前にしたら、その人を拒むことなど殆ど不可能です。

　この天の光は別の顔も持ちます。タントラの道の一部を生み出したのは、この天の光です。タントラは、主に性エネルギーや、密度の濃い周波数が、神聖なエネルギーへと変換されることを意味します。29番の天の才も、タントラの道へ繋がっています。深い関与のエネルギーが、行動になるのを許した時、自分のエネルギーとは別のエネルギーが、自分の中を流れているのが分かり始めます。この高い周波数のエネルギーは、実際には、自分の高次のオーラ体、特にブディックオーラ体（超感情オーラ体）と呼ばれる五番目のオーラ体から流れてくるものです。自分自身の周波数が更に洗練されると、よりこのエネルギーや生命力の流れを、自分の内に感じられるようになります。このような高次のレベルになると、しばしば人々は、身体の内なる生命エネルギーをより繊細に感じられる、ヨーガなどの修行を実践するようになります。生命エネルギーが、胸とハートの空間へ流れ込むようになると、献身的エネルギーが活性化されます。これがタントラの本質 ― より高次の進化へと、あなたの存在を自発的に委ねること ― です。

　この29番の天の光は、依然として人と深く関わり続けます。多くのタントラの実践では、“神性な

配偶者”とのセックスを想像したり、愛情深く性器を挿入した状態を保つことによって、体内で錬金術的変容を経験したりします。修行に基づいたヨーガとは反対に、タントラは生命を解き放ち、生命に導かれるままに身を委ねる道です。そのような道は、生来的に道徳を顧みないため、一般社会からは批判の対象となります。この遺伝子の鍵の性的エネルギーの性質を考えれば、道徳的タブーを犯すこともしばしばあります。しかし、そのような道を、絶対的な深い関与の下で実践すれば、最終的には、意識を献身的レベルへと引き上げることができます。古代中国では、この原型に「坎為水（かんいすい）～奈落～」と名づけました。完全にハートを開いて生きることは、奈落に飛び込むという表現に、とてもよく象徴されています。

　献身の道は、神性に触れる最もシンプルな方法の一つで、多くの主要な宗教の中にも見られます。そこでは、聖なる関係という概念に基づき、崇拝や祈りといった手段を用います。崇拝は、人にある種の安心感を与えます。なぜなら、そこには常に、崇拝者と崇拝対象との間にはっきりとした区別があるからです。しかし、天の才と天の光の領域の間には、果てしない奈落が存在します。この奈落に落ちると、崇拝は消滅します。献身者は、自己を消滅させ、完全なる神性の体現者へと跳躍を遂げるという、大きな試練に遭遇します。奈落を渡ろうと踏み出せば、向こう岸に現れることはありません。向こう岸に辿り着くのは、神の意志のみです。天の光の領域から彼らが話す時、もはや彼らは神の謙虚な崇拝者ではなく、神が語っているように聞こえます。これが、天の光領域のジレンマです。これによって、大半の宗教は終わりを告げます。29番の天の光が存在の中に入ってくると、生きとし生けるもの全てが、祈りで満ちていると感じるため、もはや祈る必要がなくなります。神の体現者となった者は、祈りの対象を持ちません。

　29番の天の光「献身」は、確実に周囲の人へと感染します。この天の光は、行く先々で、人々の中に献身を呼び起こします。その電気的で、ほとんど性的といえるオーラが世界に現れた時、とてつもない大きな波が生み出されます。彼らは、道徳やタブーに一切目もくれない教師たちです。彼らの興味は唯一 ― ハートに全てを委ねること ― です。29番の天の光が、初めて自分の中に流れ込んでくると、それはしばしば、構造やリズムのない混沌としたエネルギーのように感じられます。献身が深まっていくと、無秩序で、魔訶不思議な道を辿る、ハートの有機的な性質に沿って生きるようになります。一見混沌として見えますが、常識的な現実を超越した、野性的で調和の取れた状態です。この天の光は、人生の全てを肯定する天の光です。目の前に現れる、ありとあらゆる物事に、完全に自己を明け渡します。29番の天の光が伝えようとしていることは ― 何よりも自分のハートを信頼し、結果がどうなるか心配しないこと ― です。献身とは、全てを永遠に神に委ねることです。

30th GENE KEY

天の光
狂喜

天の才
軽やか

心の闇
欲望

天界の炎

対:29番
コドンリング:浄化のリング（13、30）

生理的関連部位:太陽神経叢/消化器官
アミノ酸:グルタミン

30番の心の闇 ― 欲望

自然（地球）は大いに欺く

DNA分子の基盤の深部には、人類の文明形成と大いに関係した重要な暗号が存在します。それは、30番の心の闇である人間の「欲望」です。欲望と聞いて最初に思い浮かべるのが、性欲です。実際に、性欲は欲望が向かう唯一の方向です。30番の心の闇を理解するためには、欲望をその本質まで突き詰める必要があります。それには欲望の力そのものと、欲望の実際のはけ口を切り離して考える必要があるでしょう。純粋な現象として見た時、欲望は単純に遺伝子の渇望のことです。それは、確かに身体的欲求である食欲と深い繋がりを持ちますが、欲望だけが個の生存に関わっている訳ではありません。人間の遺伝子のこの側面は、個人レベルでは全く影響しません。どちらかというと、欲望は人間を守るどころか、命を失う原因となり得ます。しかし集合的遺伝子レベルの視点から見ると、欲望にはより大きな目的があります。

　欲望の真の目的は、人間の進化を促すために、人間に間違いを起こさせることです。誤解のないようにもう一度別の言葉で説明すると、欲望は個人レベルでは役立たないものの、集合体レベルでは大きな重要性を持つということです。30番の心の闇の真の渇望は、経験そのものに対する渇望です。人間が周囲の環境を征服するためには、まずそれらをあらゆる角度から経験しなくてはなりません。それは、明るい側面だけではなく闇の側面をも経験しなくてはならないことを意味します。その過程の中で、個人のみならず多くの人々が命を失うことは、全人類の遺伝子給源を通じて機能する気づきにとって重要ではありません。集合体から見た個人は使い捨てなのです。一つの民族全体ですら使い捨てといえます。しかし、人類そのものは使い捨てではありません。私たちは、30番の遺伝子の鍵を通して経験から学び、進化するようプログラムされています。そのためには、全てをやり尽くさなければなりません。人類がまだ挑戦していないことがあれば、例えそれがどんなにとっぴで、下劣なことであったりしても、地球のどこかで誰かが、30番の心の闇に駆り立てられてそれに挑戦することになるでしょう。

237

天界の炎

　意識が物質次元に具現化するためには、意識が物質にどっぷりと浸からなくてはなりません。意識は、人間という非常に強力で敏感な気づきの体系を意のままに使うことができます。気づきは、本来人間が感覚器官である地球の精神（魂）によってのみ曇ります。ここで理解しておくべき重要なことは人類を導く遺伝的指示は、人類という独立した実体から与えられているようでいて、実はそうではないということです。人類は独自の遺伝子命令に従う、より大きな有機体の中の一部に過ぎません。そして、欲望は人類の感覚器官の背後にある原動力として、人類の進化にとって不可欠なものです。自然（地球）の脳として機能するのが人類であれば、脳内であらゆる神経ネットワークを切り開いているのが欲望といえます。それは神経回路のショートに繋がることもあれば、意識における大いなる跳躍への道を開くこともあります。どの神経回路が全体に最も貢献するのかを見極めるために、あらゆる神経伝達回路を試し、テストする必要があります。

　人間の経験の大部分は、人類の未来にとって実際に取るに足らないものですが、それでも探求し続けなくてはなりません。「浄化のリング」という化学族の一員として、不協和音と悲観主義の力強いエネルギー領域を作り出す心の闇、13番の遺伝子の鍵とこの30番の遺伝子の鍵は必然的な繋がりを持ちます。このことから人類は、段階的な浄化を通した壮大な進化のサイクルを歩むことが人類の目的であることが分かります。そのような浄化は、心の闇周波数を通してのみ起こります。なぜなら、心の闇周波数が高次元の意識を生み出す原料となるからです。この驚くべき遺伝子的な家庭の副産物のほとんどは、しばしばアストラル次元という人間の感情の次元に見つけることができます。

　アストラル次元（感情次元）は、全人類の欲望と感情の総和から生まれる、微妙な電磁波領域です。アストラル次元の低い周波数帯全体に流れる音色は、13番の心の闇「不協和音」です。人間が欲望を個人のものであると信じ込み、それらを容赦なく露わにすることで、人類の中に不協和音の周波数を響かせます。アストラル次元の高次のレベルになると、人間の欲望と感情は内側に向き、その源を求めて上昇し始め、欲望がその最も純粋な形 ― 恍惚的な狂喜 ― として経験されるようになるまで、段階的に浄化されていきます。

　このようなマクロ宇宙的視点から見ると、まるで自然（地球）が人類を欺いているかのようです。そこでは、人間は進化のための実験に使われるモルモットのようです。そして、実はその通りなのです。欲望そのものは自然で純粋な衝動ではありますが、往々にして人間を狂気の沙汰へと追いやります。東洋の仏教思想において、欲望は人間の全ての苦しみの元凶であるとされます。事実、欲望そのものではなく、欲望に対する反応が苦しみを生み出しています。個人によって欲望の力は様々な形に転換され、独自のやり方で外側へ表現されます。性欲を通して欲望を経験する人もいれば、富や名声、愛、精神的な悟りへの欲求として経験する人もいます。肝心なのは、欲望そのものは純粋であるということです。それは具体的な目的を持ちません。人間は生来、何かを欲するようデザインされている生き物なのです。30番の心の闇「欲望」の役割とは、欲求を満たすための方法を模索するか、少なくともそのはけ口を見つけるよう、感情を刺激することです。しかし、誰もがいずれ分かることですが、欲望のサイクルは永遠です。一つの渇望が満たされた瞬間にまた空虚を感じ、新たな強い願望のサイクルが始まります。

　中国の易経の30番目の卦につけられた名前は、「離為火（りいか）～灼熱の太陽を浴びたような時～」です。これは30番の遺伝子の鍵をとてもよく表しています。それは、人間を強い願望や欲望で燃え上がらせますが、その欲望を満たそうとするいかなる試みの甲斐もなく、まとわりつく炎のよ

うに欲望は人間を追いかけ続けます。それは経験の世界へと人間を常に駆り立てますが、それこそがそもそもの欲望の目的なのです。人間がどうもがいても、灼熱の欲望からは逃れることができない、これが、自然の欺きです。欲望は、人間の一部として受入れ、抱かれなければなりません。更に、欲望を世俗的なものとして扱う程、欲望の力は増大します。多くの主要な宗教や精神世界の教えは、大いなるウソを鵜呑みにしてきました。欲望は何らかの方法で超越・撲滅したり抑えつけたりできるのだという嘘です。欲望という強烈な進化の衝動を押さえつけようとすることが、人間の苦しみのそもそもの原因です。欲望について異端的な皮肉をいうと、神と一体になりたいという欲望と、敵を殺したいという欲望は同じものです。それは共に地獄を作り出します。

　対である29番の心の闇「中途半端」と共に、「欲望」の心の闇は世界を無意識の悲観主義に陥らせます。どんな人間も心のどこかで、欲望を超越することはできないのだという不快な真実に漠然と気づいています。この真実を否定することによって、人間は中途半端な人生を生きるようになります。人間が欲望にどっぷりと浸かることがないのは、それを恐れているためです。実際に欲望の赴くまま生きれば身を滅ぼすのが常ですが、欲望を抑えつければ、心を滅ぼしてしまいます。人間はまるで欲望に包囲され、完璧にノックアウトされているかのようです。人間がどうもがこうと、迷路の中のネズミのように八方塞がりです。最も洗練された神秘思想の教えですら、人間が欲望を超越できると約束しています。しかしそれらは同時に、欲望の超越への欲望そのものが、そもそも超越を阻害するのだともいっています。では、一体欲望に関して人間は何をすべきなのでしょうか？ 欲望そのものが、それを超えて進化する妨げになっているのであれば、そのような逆説に捕われた人種の未来は一体どうなるのでしょうか？ いつものように、答えはこの30番の遺伝子の鍵の高次元の周波数の中にあります。

心の闇の抑圧的振る舞い ― 深刻になり過ぎる

欲望が抑圧された時には、同時に生命エネルギーも抑圧されます。これは人間全体 ― 肉体的、感情的、心理的 ― の苦しみに繋がり、人間は人生を深刻に考え過ぎるようになります。これまでにも見てきたように、欲望は灼熱の炎や情熱とも同等です。内側で熱く燃えることが許されなかった時、人間の内なる情熱は段々と小さくなり消えていきます。特に抑圧的な社会や宗教において、多くの人々が欲望に対してこのように対処します。深刻になり過ぎる態度は、人間の自然な欲望に対して道徳的規則を課す傾向を持つ宗教そのものにも表れています。ほぼ全ての文明において、欲望は抑圧され、人間は深刻になり過ぎているといえるでしょう。それは、近代世界の特徴ともいえます。30番の心の闇は、本音をさらけ出せば酷い目にあうのではないかという強い恐れを抱いていており、そのために人類はずっと本音を隠して生きてきました。だれかれ構わず本音をさらけ出し、無秩序状態になってしまう、この恐れが、30番の心の闇のこの側面によって抑えつけられているものです。

心の闇の反発的振る舞い ― 不真面目

何も考えることなく欲望に身を委ねれば、社会から追放されるリスクを常に抱えることになります。彼らはいかなる道徳的規範にも従うことができず、あらゆる宗教の類や、外からのコントロールを忌

み嫌います。そのような社会に対する反発として、彼らは人生に対して不真面目な態度を取ります。その結果しばしば、社会から冷ややかな目を向けられてやけになり、さらに欲望に突き進んでいきます。心の闇の抑圧的振る舞いではコントロールすることで欲望を終わらせようとし、心の闇の反発的振る舞いでは欲望を全てやり切ることで終わらせようとします。結果として、このような人々はしばしば若いうちに燃え尽きてしまいます。ありとあらゆる欲望を完全に外に出すことによって、実際にはそれらの被害者になっています。このような不真面目さは、厳格な宗教の対極にある無神論者ということができるでしょう。一方は抑圧し、一方は反発します。

30番の天の才 ― 軽やか

最後の欲望

一つの逆説に対する人間の反応の可能性には二つあります。緊張状態になるか、委ねるかです。思考は、逆説を処理できるように作られていないため、こと逆説の対応となると非常に手を焼きます。思考は論理的な理由づけによってのみ、物事を解決できます。一方で、人間の脳と肉体の外側で機能する気づきともいえる高次の思考は、逆説を崇拝します。なぜなら、それは真実を表すからです。自らがただの人間であるという無力さに身を委ねる時、驚くべきことが起こります。自らの存在全体の周波数に変化が起こります。存在が軽やかになり始めます。思考は人生を理解し、存在をコントロールしようとするため、人生をとても深刻に捉えます。しかし人類の未来の周波数である30番の天の才は、強制したり偽装したりできない内なる降参を伴います。

　この30番の天の才の視点から見た軽やかさは、人生を軽んじることによる人生からの逃避とは違います。その逆でそれは、以前より更に深く人生の苦悶の中に潜っていくことを意味します。これは単に創造主に対して両手を上げて降参し、「分かりました。降参します。もうどうにでもしてください!」というような一種の自殺行為的な態度のことです。ここで自殺を図っているのは、人生に対する不信感、又は数々の教えの中に登場するエゴです。真の力が、シンプルに信じるという行為に宿るということに目覚めるためには、自らの有限の命と弱さに対する深い目覚めに至る必要があります。生命が人間を通してゲームをする中、人間はそのゲームの中の遺伝子的な駒に過ぎません。人間は完全に自らの無力さに降参する必要があります。これは、無力な被害者になるということではなく、助けを求める必要はないのだと気づくことです。これによって、魔法が起こります。ゲーム全体を導いている、大いなる意識に自らもアクセスできることに気づきます。その結果、より高次元の機能へのアクセスが可能になり、今まで人生がそれほどまでに困難に感じられたのは、自らの不信感が原因だったことに気づきます。

　「軽やか」の天の才は、あなたの運命を変えることはありません。それは純粋に、異なったレベルの気づきから運命を見ることを可能にします。そして、この高次の気づきへの転換によって、人生の脚本が書き換えられます。それは一種の現状打破の突破口、もしくはメルトダウンといえるでしょう。あらゆる生命は、神話的な脚本=物語に沿って展開します。この物語によって被害者になっている

状態から脱却した時、拡大された気づきから自らの人生を見ることができるようになります。人生は
なるようになる、でもなるようにしかならないというジョークを受け入れた瞬間、物語全体の中の自
分の立ち位置が見えるようになり、今いる場所に安心するようになります。更に、肉体は苦しみ続け
たとしても、その人間の存在は全体的に軽やかになります。この軽やかさは、全ての行動に反映さ
れます。何をしていようと、軽やかさの天の才を生きる人間の目には輝きがあります。なぜなら、そ
の人間は奥深くで人生が単なるゲームであることと、深刻になり過ぎるのが一番良くないことを知っ
ているからです。人生を軽やかに生きるふりをする人間と、真に存在の軽やかさを持っている人間
には大きな違いがあります。この違いは常に感情レベルにあります。ふりをしている人間は自らの
本音を恐れ、真の軽やかさを持っている人間は、自らの本音によって圧倒されることを恐れません。

　「軽やか」の天の才によって、欲望に対する免疫がつく訳ではありませんが、欲望に対して反発す
ることがなくなります。それは、自らが謎めいた欲望そのものになることを許します。この天の才は、
欲望を必ずしも追いかける必要はなくとも、感じる必要はあることを知っています。何かを学ぶために、
時には欲望に従う必要もありますが、この天の才は概して、欲望の充足など、所詮その場しのぎに
過ぎないことを知っています。人間の気づきが、感情の領域までこのように深く浸透すると、大いな
る自由の感覚が訪れます。これは、欲望を広い視野から見ることができる自由です。欲望をとこと
ん追求したところで、それは永続的な心の平安をもたらしはしないことを知っています。これは、欲
望に中毒しなくなることを意味します。実際に、欲望はお茶の席に招く客人のような存在となります。
彼らは時間が来たら去るか、あるいは居座り、主人を執拗に誘惑するかのいずれかです。この意味で、
真の軽やかさは、欲望そのものから逃避する必要性を手放すことであると捉えることができます。

　「軽やか」の天の才の別の重要な特徴に、ユーモアが挙げられます。それは、全てを深く体感とし
て感じながらも客観的な視野を保つことで、全てを軽やかに捉えます。この天の才の持つユーモアは、
こざかしい皮肉のこもったユーモアでもなく、誰か特定の人を名指しするものでもありません。それ
はいつも、他の何よりも自分自身のことを笑える才能として現れます。深い悲しみから喜びまで経験
の幅が大きく広がり、自らの人生が偉大な悲喜劇となります。そのような人間は、人間のあらゆる行
動を見抜くようになります。欲望を満たすことができるという誤った思い込みからくる深い苦しみと、
欲望を募らせ、遂に発散する時の大きな喜びの両方を理解しています。30番の天の才から来るユー
モアは、とても思いやりに溢れたユーモアです。そこに何か笑いの対象がある訳ではありません。
それは、高い周波数の自己に身を委ねた人間から現れる真の反応です。

　30番の遺伝子の鍵のより高次の周波数へ近づいていくと、欲望のサイクルの謎が遂に解け始め
ます。日々自らの感情を刺激する、何千という欲望の水面下で、ある一つの根本的な欲望が段々と
強くなっていきます。これは、自らの苦しみを終わらせたいという欲望です。この欲望は、人類が精
神的成長と、内なる探究へと導くものと同じです。この逃避、超越、解放への欲望は、人間の内にあ
る最後の欲望です。それは、物質の超越を強く願望する進化の衝動そのものです。この純粋な強い
願望の中へと本格的に踏み入れることは、意識の浄化の炎の中へと入ることになります。「浄化の
リング」というコドングループによって、欲望への執着を手放すという己の全存在をかけた旅が始ま
ります。欲望そのものが欲望の超越を妨げることを理解していたとしても、そのうちに欲望の超越を
絶対的に信じる必要が出てくるでしょう。この最後の欲望に従い、その展開を見守り、受け入れ、そ

の存在を認めることによって、驚いたことに、強い願望の炎は激しく光を放つようになります。低次元の体やオーラ体が、あなたの願望の強さによって浄化されると、人間の体が実際に光で満たされ始めます。これは、30番の天の才の「軽やか」のもう一つの意味です。

30番の天の光 ― 狂喜

バクティからシャクティへ

30番の天の光は、大いなる「神性」の恍惚的状態の具象という意味で並外れた天の光です。対である29番の天の光と共に、これらは大多数の人間が心から恐れる人間の遺伝子の側面です。特に西洋文化においては、文化的にこのような恍惚状態を許容する器を失ってしまったため、そのようなものに対して人々は深い不信感を持っています。古代のシャーマンは、この恍惚的な意識状態に入ることができました。近年においてそれに最も近い現象は、ドラッグとトランスダンスの文化の萌芽でしょう。祈祷が日常の中に深く根差していた文化からあまりに疎遠になり、私たちはそのような状態を理解することができなくなってしまいました。祈祷の文化に根差すイスラム教などの特定の宗教は、いくらか許容範囲が広いとはいえるものの、それでもそれらは容易に誤解を招いてしまいます。近年見られる自爆テロリストのような宗教の狂信的信者などは、明らかな30番の心の闇の低い周波数の現れです。

　30番と29番の天の光は、分泌系の力強い突然変異を起こす、人間のDNAの中の原型的系統を象徴します。これらは、脳の松果体における化学作用に関わり、深い愛情と聖なる狂喜を誘引する特定の希少なホルモンを作り出します。30番の天の光「狂喜」は、全てを焼き尽くす炎の中に自ら歩み入る時にのみ訪れます。易経の30番目の卦の名前が、「離為火（りいか）～灼熱の太陽を浴びたような時～」であることを思い出してみましょう。天の光領域にくると、自らの存在が完全にその炎の中に消えてしまいます。この30番の天の光に関するあらゆることは、まだ目覚めていないごく普通の意識にとって、正気の沙汰とは到底思えません。それは神秘的な自殺 ―「聖なる願望」の炎への完全な投身 ― を伴います。そこでは人間は、全てを諦め、超越への欲望すらも諦めます。全ての欲望は目的を持たない主たる一つの欲望に統合されます。それは、万物の本質であり、生命力そのものの根底にある純粋な願望です。ここには、英語の（「longing（願望）と」「belonging（属すること）」という二つの言葉に含まれた一つの謎があります。私たちは自らの願望（longing）に純粋になりきることによってのみ、本当の意味でこの世界に属する（belong）ことができます。

　「聖なる狂喜」の状態とは、至福の炎に何度も繰り返し燃やされることに似ています。これらの人々は、とても熱しやすく、例えどんなに小さなことも彼らの狂喜の炎に火をつけます。彼らの近くに寄った人々にも、彼らの恍惚的なエネルギーが乗り移ることでしょう。30番の天の光を具象する、突然変異後の太陽神経叢の性質は、オーラを介して、肉体の外にまで気づきを広げることです。そのため、30番の天の光は対である29番の「献身」を狂信する人を生み出します。これらの二つの天の光は、狂喜した人間の周りの形態形成場を通して、それらの力とシャクティを四方へ放射します。これが特

定の師やマスターたちが、狂信者の心を永遠に変えることができる所以です。そのような人間のオーラは明瞭であり、危険でもあります。それは、そのような現象を理解できず、物事のコントロールへの執着を手放すことができない人間の思考にとっては危険なものです。この30番の天の光の源は、「神（神性）」の周波数の原初の混沌の中に身を投じることです。

　これらの天の光は、世の中では稀な現象です。それは現れれば、往々にして誤解を招きます。もし西洋諸国のどこかでこの現象が突発すれば、その人はほぼ確実に鎮静剤を打たれ、隔離されてしまうことでしょう。インドでは昔、無我の境地に達した人物と、狂人は同等の扱いを受け、双方は共に尊敬されていました。なぜなら、この二つの状態は紙一重だからです。30番と29番の天の光の初期の段階は、人間の体がまだこのような非常に高い感情的な周波数に対応できる程完全に進化していないため、肉体はありとあらゆる問題をきたすことになります。この意味で30番の天の光は、55番の遺伝子が説明する未来の人間の太陽神経叢の進化において、特別な役割を持っているといえます。30番の天の光の役割は、文字通り人間のDNAから欲望を全て焼き尽くすことです。これは、この天の光に辿り着く人間は、人類の集合体の代表として重要な遺伝子的務めを果たしていることを意味します。彼らは故意に自らの回路をショートさせ、人類の過去の欲望を焼き尽くします。この仕事の役得は、「聖なる狂喜」を体験することです！

　22番の遺伝子の鍵の章には、人間の七つのオーラ体について詳しく説明があります。この30番の遺伝子の鍵を通した超越の過程は、二番目のオーラ体であるアストラルオーラ体（感情オーラ体）の浄化と高次元のブディックオーラ体（五番目のオーラ体）への同化そのものを表しています。高い周波数の自己からくる恩寵という高次元の流れを誘発するのに十分なバクティを作り出すのが、30番の遺伝子の鍵の人間の強い願望です。バクティとは、人間の強い願望を浄化することから生みだされる微妙な流体の流出物のことをいいます。それはブディックオーラ体まで届き、バクティと対を成すシャクティを活性化します。シャクティとはその受け手となる人間に降り注ぐ「神性の神髄」で、「狂喜」をもたらします。このバクティからシャクティへの入れ替わりが、30番の天の光を特徴づけるものです。バクティとして表現される「聖なる願望」は進化の力で、シャクティとして表現される「聖なる恩寵」は創造の力です。

　この30番の天の光は、故意に自らを焼き尽くすことによって、未来の人間の遺伝子の中から消えていきます。この意味で、それは将来的に必要がなくなります。「聖なる狂喜」の経験は、人類の進化の計画における遺伝子的例外です。その唯一の目的といえば ― 新しい気づきの目覚めのために欲望を殺すこと ― のみです。興味深いことに、29番の天の光「献身」は30番の天の光と同じ運命は辿らず、人間関係の基礎を始めとしてコミュニティ全体を作り出します。それまでは、この30番の遺伝子の鍵と密接な繋がりを持つ人間は全員、生涯において多かれ少なかれこの燃焼を体験することになるでしょう。現在は、その低い周波数の具象として、人類の献身と狂喜が外側の破壊と狂信となって表出しているのを容易に見て取ることができます。周波数が高くなればなる程、人間の欲望を燃やし尽くして高次元の意識へ転換させる神性の流れに、深く身を委ねなくてはなりません。

31 st GENE KEY

天の光
謙虚

天の才
統率力

心の闇
傲慢

真理が響く

対:41番
コドンリング:帰還不能のリング（31、62）

生理的関連部位:喉/甲状腺
アミノ酸:チロシン

31番の心の闇 ― 傲慢

世界に張り巡らされた言葉の網

31番の心の闇とその多様な周波数帯は、人間の基本的概念を幾つか覆します。これらの周波数帯が、「傲慢」から「謙虚」へと移行していく際に、人類の進化の段階を全て辿るという事実は特筆に値するでしょう。おそらくあなたもその他大勢と同様、傲慢さと謙虚さに関して独自の考えを持つよう、刷り込まれてきたはずです。一般的に、傲慢さはネガティブ、謙虚さはポジティブな性質と刷り込まれています。31番の天の才は統率力と影響力に直に関わり、両端にこれら二つの言葉を持つシーソーの支柱のような位置にあるために、まずはこれら二つの言葉の真の定義を見ていく必要があります。

「帰還不能のリング」というコドンを形成する二つの遺伝子の鍵のうちの一つとして、31番の遺伝子の鍵と62番の遺伝子の鍵は化学的な繋がりを持っています。両方ともチロシンという体内のアミノ酸を暗号化します。この遺伝子の組み合わせをもう少し深く探っていくと、更に興味深い側面があります。62番の心の闇「知性」には、状況を理解するための知的な言語操作能力が備わっています。実際にこの心の闇は、人間を幼少期から言語と言葉の世界の枠に入れ知覚する時、目の前の現実に知的な神経言語的な地図を投影します。木を見た時に頭の中に木という言葉が無意識に浮かぶのは、62番の心の闇ゆえです。31番の心の闇は、単に現実に対する神経言語学的な地図を作り出すという以上に、この認知能力を使って更に他人をコントロールし、操作します。これを良くいうと、統率力となります。これら二つの心の闇の間の化学的繋がりによって、人間は生来、言語、事実、言葉を最も巧みに操る者に従うようあらかじめプログラムされています。

統率力に関して見てみると、人間は他の哺乳類動物とは非常に異なります。動物たちは、群れにおいて統率者の遺伝子を持った一頭の動物に本能的に従います。人間で統率者の遺伝子を持つのは、言語を通して他人を最も巧みに操る人です。そのような人は、道徳的である場合もそうでない場合もありますが、それは重要ではありません。重要なことは、人間の統率力の媒体が言葉であるということです。更に言語からは周波数も伝わるため、より高次元になると、言葉は決して嘘をつけ

245

なくなります。しかし心の闇周波数において、言語は究極の洗脳手段です。例えば、一つの民族全体から真実を隠すことによって、その民族全体を特定の周波数に縛りつけておくことができます。

この洗脳手段としての言語の概念を更に広げていくと、人間が言語をコントロールしているというよりは、むしろ言語が人間をコントロールしているといえるでしょう。統率力と権威の間には大きな違いがあります。21番の天の才「権威」は、意志の力を使って権力をコントロールすることに基づいています。このような人々は言葉によって導く代わりに、その存在感によって他人の意志をコントロールします。31番の心の闇の場合、言語は永遠に残るものであることから、存在感よりもはるかに深い影響力を持ちます。何千年以上も前に語られた概念が、国全体と人々の内なる現実全体に未だに影響力を持つこともあります。これは、数々の偉大な宗教において特に顕著に見られます。一人の人物の一言が置き換えられ、誤って解釈されたまま、何千年にも渡って何百万人もの人々の死に繋がることすらあると考えると、それは非常に驚くべきことです。そこには、31番の心の闇の力が働いています。

人間は言語をコントロールする代わりに、言語によってコントロールされているにも関わらず、なぜ31番の心の闇は「傲慢」なのでしょうか？ 理由は、集合体レベルの心の闇周波数そのものが傲慢だからです。人間の傲慢さは、人間は自ら現実をコントロールできるという信じ込みに根差しています！ 天の才周波数の真の統率者たちは、人間がいかに自らの知性によって洗脳され、制約を課されているかを深く理解しています。心の闇周波数では、人間は、社会の洗脳を真に受け、集団的な記憶、信念、文化を鵜呑みにしています。言語パターンを生むのは常に周波数であり、その逆ではありません。人間の傲慢さは、人間が知性を使って考え、話し、行動することで、心の闇周波数から抜け出せるという信じ込みに根差しています。しかし、実際にそれらの周波数を作り出しているのは、他でもない人間の知性です。

真の傲慢さは、「神性」の源から切り離されることによって生まれます。深遠な神秘への畏敬に基づいた言葉でない限り、言葉は多かれ少なかれ傲慢です。存在の神秘に答えを出せるのは、人間のハートだけです。言葉の背後から愛の香りが漂ってこない限り、それらの言葉は心の闇周波数帯をさまよっています。人間は心の闇周波数では、自らを自然の一部ではなく、自然と切り離された存在であるという考えに基づいて考え、話し、行動します。自然の摂理が人間をコントロールし、人間の知性を進化させ、偽りの知的現実を人間に信じ込ませました。なぜならそれが、現時点で自然の摂理が人間に望む状態だからです。自然の摂理をある程度コントロールすることができるという、傲慢な思い込みを人間に持たせたのも、自然の摂理でした！

これらの真実は、個人の自由を信奉する人間にとっては理解しがたいでしょう。これから見ていくように、真の謙虚さは理解に基づき、態度に基づきません。人間が自由になるのは、言語から逃れた時 ― 自らの思考構造と言葉の被害者でなくなった時 ― です。遂にハートが語り始めた時、話している本人がその意味を考える必要なく言葉が組み立てられていきます。ハートが発する高い周波数を通じて、物事の真の意味が伝えられます。「帰還不能のリング」は、言葉を遥かに超えた意識状態を表します。但し、そこで言葉は振動を伝える手段として使われる可能性はあります。傲慢さは、行間や言葉の背後に隠れた指針の周波数ではなく、むしろ、言葉と言語に対する一種の中毒ということができます。

私たちが生きる現代社会は、何百億個もの膨大な数の言葉によって作られた知的な構造に過ぎ

ません。心の闇周波数では、私たちはこの世界に張り巡らされた言葉の網に捕らわれています。物質は手で触れば頑丈に感じられますが、そのはかなさを私たちは知っています。日々取り上げられるニュースは重大なように感じられますが、それらも進化の計画通りのことであり、人間はその計画の中のほんの小さな要素に過ぎません。31番の心の闇によって、人類は自らが作り上げた幻想＝マーヤに深く嵌り、自らがどれだけ無力な存在であるかに気がつきません。人類は、環境保護と情け容赦ない文明発達に歯止めをかけようと新たな活路を見いだそうとしていますが、それらも幻想かもしれません。人間の傲慢さは、環境と人間の区別はないことを理解する代わりに、人間だけが環境に影響を与えていると思い込み続けます。もしかしたら、環境が人間を使って突然変異することによって、人間の突然変異を引き起こそうとしているのかもしれません。もしかしたら、自然の摂理には人間にはまだ理解できないような計画があり、そのために人間を現在の方向へと強引に推し進めているのかもしれません。

　自らが住む虚構の世界を理解しないで話をする時、その人間は31番の心の闇から話をしています。マーヤの興味は、人間の考えと言葉を通して自らを強化することのみです。言葉自体の虚偽性を理解した上で話をする人間はとても稀です。31番の心の闇の対である41番の心の闇「空想」という言葉は、その全てを物語っています。個が投影されたいかなる言葉、意見、思考も、自らを分離した存在と見なす大いなる幻想の代弁者です。

心の闇の抑圧的振る舞い ― 譲歩する

傲慢には二つのタイプがあり、心の闇の抑圧的振る舞いでは偽りの謙虚さとなります。このような人々は、自らの力を他人に譲歩し、それによって意図的に自らを他人の下に置きます。彼らは、他人からどう思われるかを心配し、傲慢だと思われることを何よりも恐れています。しかし皮肉なことに、そのような謙虚さを装う行為は、逆に人目につきます。このような人々は多くの点において、心の闇の反発的振る舞いよりも傲慢といえます。謙虚さは社会において高く評価され、高貴な誉め言葉であるとされていますが、このような偽りの謙虚さの背後には恐れしかありません。

心の闇の反発的振る舞い ― ざまあみろ

傲慢の心の闇の反発的振る舞いは、恐れよりも怒りに基づいた、横柄な一種のざまあみやがれの態度となります。このより典型的な傲慢な態度は、いかに他人が簡単に刷り込まれ操作されるかを知っているため、他人を見下します。このような人々は、他人から認められたいという根深い欲求によって、自らも同じ罠に深く嵌っていることを見過ごしています。残念ながら、自分が見下している人々に、どれだけ認められようと満足感を得ることはできないため、そのような人々は自分に影響される人々をざまあみろと思い続けます。これは彼らの怒りに更に油を注ぎ、無礼な態度は益々強化されます。

31番の天の才 ― 統率力

ハートのブランド戦略

「統率力」の天の才は、統率者となる先天的資質そのものではなく、人に影響を与える才能のことを指します。64個の天の才の基盤の中における真の統率者とは、7番の天の才「導き」が遺伝子レベルで強く活性化されている人々のことです。31番の天の才が「統率力」である所以は、それがこの遺伝子の鍵に対する集団意識の投影であるということだけです。そのような人には、統率者になりたいという気持ちや、統率者の自覚はほぼありません。しかし、そのような控えめな態度が彼らを統率者に仕立て上げます。既に見てきた通り、集合意識は誰かに従うようプログラムされていますが、統率者を選ぶ方法は知りません。多くの場合、集合意識は統率者をその人の方針や信念ではなく、スタイルで選びます。31番の天の才は、言語を理解し、巧みに使いこなす天賦の才を備えているため、その時の傾向やパターンを熟知しています。従ってこのような人々は、集団が受け入れる準備ができているか、そして集団への影響と統率の必要性も理解しています。

31番の天の才と心の闇の違いは、天の才の場合、自身の提唱する主義主張を信じていないことにあります。この天の才は、他人がどう考えるかを恐れません。これは、人々に影響を与え、特定の方向へ率いたい場合にとても有利です。このための現代の用語はスピンドクターです。スピンドクターは、その都度聴衆に合わせて真実を加工します。心の闇周波数では、同じ行動であっても、もっと個人的に認められることやコントロール、富などに基づいています。天の才になると、より高い周波数によって、統率者と従者、羊飼いと羊の緊張した依存関係を超えていきます。このレベルでは、依然ゲームをしていることに変わりはありませんが、その目的が変わってきます。自らもかつて捕らわれていた基盤から、他人が脱出できるよう支援するために、自らの影響力を行使します。

31番の天の才は、その他全ての天の才同様、知性を超えてハートの領域へ大きな一歩を踏み出します。ハートだけが、心の闇周波数の知性に囚われた人類の苦しみを本当に感じています。よって自然にこの天の才は、他人が苦しみから抜け出せるようどうにかして手助けしたいと願うようになります。更に31番の天の才は、大衆と心の闇周波数の言語を理解するため、その能力を使って他人が依存的な被害者パターンや低い周波数に基づいた人間関係から自由になるよう支援します。31番の天の才には指針がありますが、その指針は、人々が刷り込まれた神経言語の閉ざされた枠組みから抜け出す手伝いをすることです。31番の天の才ほど、刷り込みに関して詳しい天の才はありません。前述の通り、この天の才と化学的繋がりを持つ62番の天の才「明確」の周波数で機能すると、特殊なプログラミング言語を用いることで、他人に染みついた刷り込みを解除することができます。

31番の天の才は人類の集合的パターンの実情を正確に把握しているため、大勢の人間に多大な影響を与えることができます。この天の才を通して自己を表現する芸術家や執筆家は、その内容を遥かに勝る影響力を持つ作品を作ることができます。近代社会では、特定の時期の特定の本や映画が、地球の意識全体に大きな影響を与えるのを見ることができます。現在のような多様な意思伝達手段を持つ世界規模の文化で、31番の天の才の本当の可能性は益々開かれています。31番の天の才から機能している特定の人たちは、文字通り集団を代弁する声となることができます。心の

闇周波数では恐れを代弁し、天の才では未来の進化を知らせる使者となる他、人間の創造性を代弁する声となります。対である41番の天の才「予想」と共に、31番の天の才は自然と未来志向となり、常に物質に宿る意識の最先端を進みます。31番の天の才の秘密は、そのブランド戦略にあります。これらの人々は、先天的に音楽、芸術、科学、文学、又は生身の声など、どの媒体を使おうと、それは言葉を超えた光の伝達場の一つの表現手段に過ぎないことを知っています。どんな芸術にもそれ独自の周波数がありますが、周波数は言葉や色調、トーンそのものを遥かに超えています。つまり、全ての人間から湧き出る表現は、ブランド戦略にほかならないということです。歴史上の適切な時に適切なブランドを発信すれば、一人の人間が大きな影響をもたらすでしょう。31番の天の才はいつでも、次に世界で何が起きるのか察することができます。これが31番の天の才が予想に基づく理由です。そのためには、過去に染みついた刷り込みから自由にならなくてはなりません。心の闇周波数と天の才周波数を隔てるものは、正にハートです。現在の進化の段階において、ハートは最も旬の周波数です。物質次元における成功の本質を知りたければ、今最先端を行くのはハートです。ハートにおける、成功の定義は現在変わりつつあります。もはや個人的な成功の時代は終わり、集合的の有機体としての成功の時代に入っています。これが、現在人類が向かっている進化の方向です。

　31番の天の才を通して、人類の新たな時代の幕開けを見ることができます。一人の統率者による統率の時代は衰退し、これまでにない現象が起こり始めています。集団が自ら統率し始めています。集団のハートを本当に受け止める周波数は、個人を介してではあるにしろ、集団の声と表現として伝達されていきます。ここでのポイントは、このような集団の代弁者となる個人には私欲がほとんどないことです。現在人類が迎えつつある時代は、本当に驚くべきような時代です。そして、ハートへの跳躍を果たす準備のできた者のみが、そこから多大な恩恵を受けることができます。

31番の天の光 ── 謙虚

帰還不能のリング

もしあなたが31番の天の才から発せられる言葉に心を躍らせているとしたら、31番の天の光に飛び込んでいく際にはショックを受けるかもしれません。これから見ていくように、「謙虚」は並大抵のことではありません。謙虚という言葉は、聖人のような人や徳のある人の顔つきに関連づけられるようになりましたが、そこには大きな皮肉があります。謙虚さは態度に関係しないにも関わらず、そうであるかのように誤解されてきたのです。謙虚さが態度に出ているような場合、それは大抵の場合が見せかけの傲慢さです。真の謙虚さが天の光周波数から生まれるのは、個の存在が完全に消滅しているからです。謙虚と傲慢という言葉は対極にある態度ですが、共に強い道徳的な責任を持つ言葉でもあります。天の光においては、存在の源からの分離がなくなるため、全ての道徳観念も消えてしまいます。

　これらの二つの言葉を更に深く見ていくと、傲慢は男性的な性質の原型を、謙虚さは女性的な性質の原型を表すことが分かります。そのような言葉は、実際の男性、女性の説明ではなく、普遍

的な存在の極を表します。全てのエネルギーは傲慢で容赦なく前へ進み、全ての物質は謙虚で受け身といえるかもしれません。このように生命体を道徳的な観点を抜きにして見ると、それら双方の表現の中に高潔さと輝きを見いだすことができます。この意味で、31番の天の光が謙虚と呼ばれるのは、女性性の極のように非存在を表すためです。非存在から、存在は生まれます。人間の知性はまだ言語を超越することができないため、私たちは両極性を超えた事柄を表現するために、両極性の言語を使います。この超越を説明するのに最も近いものが、女性性の極です。

31番の天の光にとって、全ては生命によって成し遂げられ、主体的な行動は、もはやあり得ません。従って、人類の多くの言葉や表現は意味を失います。例え誰かがある人の態度を傲慢だといったところで、31番の天の光はシンプルにこれを理解できません。31番の天の光にとって、全ての振る舞いは非個人的な全体性の具象であり、個別の行動という概念を持ちません。個の意味を取り違え、人生に対して影響力を持つ存在であると思い込むことが、真の傲慢です。傲慢さは他人がどう考えるかを気にし、謙虚さは他人の考えを全く気にしません。傲慢な人が謙虚になろうとするのは、他人の考えを気にするからです。しかし真の謙虚さは、例え他人が自分を傲慢だと思っても気にしないことです！

もしあなたが今、頭痛がしてきたのならば、それは天の光周波数のせいです。天の光周波数は、そのようにいつも知性にとって頭痛の種となります。それは貧相な人間の思考にとってあまりにもシンプルであり、人間の道徳観に強く反するものでもあります。31番の天の光は、段階、動き、更にはハートを主導にして生きたいという欲求に関する概念全てを超越しています。今していること以外、どこに行くことも、他に何かをする必要もありません。真の謙虚さは、間違った行動をとること自体が不可能であるという真実から生まれます。

意識は、人間一人一人の人生を通して、ゲームを楽しんでいます。人間が何を信じ、達成し、行動したとしても、実際にはその人間の行為ではありません。なぜなら、人間の存在そのものが大いなる幻想だからです。31番の天の光を現す人は、人間を覚醒した人と眠ったままの人に分ける概念すらありません。そのような人にとって、悟っている人、悟っていない人という概念そのものもありません。もし、この概念があるとすれば、途切れのない一つの意識の連鎖という現実の代わりに、分かれた個の存在を認めることになります。

31番の天の光は真に謙虚であるため、そこには指針がありません。無意識のうちに人々を幻想から自由にさせることはあっても、特別関心があるわけでもありません。そのような人は、この世界の誰にも影響を与えることは不可能だと理解しています。

彼らは人生で何をするかが重要ではありません。彼らは、現状のままの世界に満足しています。とはいえ、彼らは意識の最先端から語るよう遺伝子に組み込まれています。天の才と天の光の唯一の違いといえば、天の才ではまだ進化を意識していることがあります。恐れを超えているとはいえ、彼らは依然としてゲームに捕らわれています。31番の天の光は、発言するべきことを何でも発言します。彼らはそれらの言葉が集合意識からきていること、そしてそれらは集合意識へと戻っていくことを知っています。言葉が真の意味を伝えるという概念を持たないため、言葉の影響を気にすることはありません。

31番の天の光は、古代の「神託」の儀式にそのルーツを持ちます。神託は純粋に「神」の声を伝

える発声器です。それは自らの発する言葉に個人的な感情を抱くこともなければ、興味すら持ちません。神託によって伝えられる言葉は全て完璧で、その解釈も完璧です。単語や言語には、非常に多くの解釈があります。この神秘的な名前のコドン「帰還不能のコドン」は、人間のオーラ体の四番目のコーザルオーラ体から五番目のブディックオーラ体への、大いなるイニシエーションを伴う跳躍を表します。(詳しくは22番の遺伝子の鍵を参照)一度、この意識への跳躍が起こると、個人の独自性＝エゴが消滅するため、そこから後戻りすることは決してありません。個の独自性があるからこそ、そこに言語があり、単語があり、概念、事実、名前が存在します。この大いなる一歩によって、最終的に個の名前は消滅します。天の光周波数があなたの声を指揮することを許可した時、人は「神」の体現の第一ステージに上がります。ここから先このような人が「私」という言葉を使う時には常に、「神」の声そのものが発言しています。そのような語りは、純粋な光の伝達場です。それは言葉を使いつつも、言葉を超えた道を指し示します。そこに輝かしい逆説があります。

32nd GENE KEY

天の光
畏敬の念

天の才
保全

心の闇
失敗

先祖崇拝

対:42番
コドンリング：幻想のリング（28、32）

生理的関連部位:脾臓
アミノ酸：アスパラギン酸

32番の心の闇 ― 失敗

失敗という神話

人類が憑りつかれている最大の恐れの一つは、32番の心の闇の中に見つけることができます。失敗することへの恐れです。この恐れはDNAに組み込まれているため、生体レベルで深い根を持つものです。初期のヒト科の先祖たちは、表現こそ違えど、現代人と全く同じ恐れを持っていました。個人の失敗への恐れは、集団レベルの種としての存続の失敗に対する恐れに根差しています。人類の先祖の初期の理解の一つに、人間は寄り集まって、群れで動いた方が生存の確立が高まるという事実がありました。群れや部族は、異なる技術や役割を持つ個人や家族間のネットワークによって形成されました。異なる技術や役割を寄せ集めることで、生存率は飛躍的に上がりました。先史時代には、孤立やグループからの追放は、ほぼ死を意味していました。

　この遺伝子レベルにおける部族集団への帰属反応の核には、もう一つの関連した恐れ ― 自分の遺伝子を後世に残せないことに対する恐れ ― つまり、その部族、又は家族の血統が途絶えることへの恐れです。女性にとっては、子供を産めない、相手が見つけられない恐れであり、男性にとっては生殖力の欠如への恐れです。この太古の恐れを、現在に照らし合わせて考えてみましょう。この遺伝子に基づいた恐れは、世界の大半の場所で、明らかに多くの部族的血統や伝統などの存続に繋がっています。しかし西洋や先進国では、事情が変わりつつあります。そのような強い部族的構造を持たなくなってきているのです。現在では、若者たちの大半は家族の元を去り、古い家族構造の外へと様々な機会を求めて行きます。それと共に、より古い枠組みやそれらの構造が提供していた支援などが失われつつあります。この現象は、現代社会がお金を中心に回っていることに起因します。

　人類の集団レベルの生存への恐れは、ほぼ完全に、所持しているお金の量に投影されています。体の中で感じる失敗への恐れは、密接にお金と結びついています。32番の心の闇は近代社会を突き動かし、この恐れを使って人類を低い周波数レベルに留めています。

　人類は競争力を獲得し、遺伝的血統を守るため、個別のグループに分かれてグループ単位で機

能する社会を作りました。より大きな家に住みたい、より速い車を持ちたいという欲望は、一見そう見えなかったとしても、昔と変わらない同じ恐れからきています。それらは恐れの巨大な集団のエネルギー場と競争から生み出されるもので、特に競争は更に遥か昔の恐れに根差しています。銀行の口座の残高が多いほど、失敗の可能性は低くなる。これが心の闇周波数における考え方です。これが、近代社会においてお金が成功の象徴である所以です。

　しかし、強調しておきたいのは、このマネーゲームの全てが幻想であり、偽物であるということです。それは32番の心の闇によって作られた、象徴的な蜃気楼に過ぎません。お金の存在と概念そのものが、太古から変わらない遺伝子レベルの恐れを煽ります。何億円稼ぎ、相続しても、その太古の恐れは常に私たちの人生の背景のどこかに存在します。地球において、お金は大半の人間にとって大きな問題であり続けています。なぜなのでしょうか？ それは、恐れは存続するために、必ず何らかの拠り所を必要とするからです。この文明からお金を排除したとしても、恐れは別の場所に隠れ家を見つけるだけです。私たちが克服するべきはお金ではなく、恐れそのものです！ 成功とは、もはや失敗や成功といった概念に支配されないということです。従って32番の心の闇は、人間を小さなエリート集団や血族、ビジネス、領土などの枠に閉じ込めて、常に利己的であり続けるよう仕向けます。人類全体としての意識を引き上げることができるまで、私たち人類は本質的に常に精神レベルでケチであり続け、自らの遺伝子給源や小さな部族グループ、派閥内だけに富の分配を制限します。

　古代の先祖が理解していた通り、失敗とは一つのこと ― 孤立 ― を意味します。部族的な援助ネットワークから切り離された途端、自分を支え、養ってくれる命綱を失います。現代においては、人類は非常に生き残りに長けるようになり、充分なお金さえあれば繁栄できるようになりました。誰とも会わなくてもそれが可能になったのです！ しかし、32番の心の闇は人々のネットワークだけでなく、生命全体としての問題にも関わります。人類は現在、地球そのものからも孤立して生きています。私たちは未だに自分たちの家族や、良くても自分の文化の存続を基に考え、人類という種としての存続を考えられるレベルにまで集団意識を引き上げていません。もちろん個人レベルでは、先見の明を持った人も存在し、昨今はその数も増えてきました。しかし人類はまだ、32番の心の闇と失敗という神話を変容できていません。

　この心の闇の恐れは人間の免疫系の深い場所に根を持ちますが、その恐れに反応し、そこからエネルギーをもらっているのは思考です。自分の思考をコントロールし、思考の影響力に気がつかないでいれば、人生が思考に乗っ取られてしまいます。それは、人生が恐れに乗っ取られることを意味します。思考の意識レベルを上げるためには、全ての恐れに対する執着を絶つ必要があります。それは、古い恐れを感じなくなることではありません。古い恐れは未だ地球の意識の一部であるため、天の才周波数ではおそらく未だその恐れを感じるでしょう。しかし天の才においては、恐れに対して反応する必要がなくなります。それが秘訣です。これらの恐れは事実、人類を存続させ、繁栄させるという目的を果たしてきました。32番の心の闇の対である42番の心の闇から、人類が金銭レベルだけでなく、思考レベルでいかにケチで競争心を持つよう刷り込まれてきたか、理解することができます。42番の心の闇は手放すことのできないことを表し、死そのもののテーマと繋がっています。このコドングループ「幻想のリング」は、仲間である28番の遺伝子の鍵を通した死の幻想に基づいています。死とお金（又は、諺にもあるように死と税金）のテーマは、遺伝子レベルで直接繋がっ

ています。従って、より広い視点から思考し、自分の小さな人生を超えて全体へと視野を広げるまでは、人類は夫々の小さな銀行口座を持って、夫々の小さな箱の中で孤立し続けるでしょう。

　失敗とは、単純に全体から自らを切り離したことによる結果です。自らの周波数を成功と失敗といった概念を超えた域に引き上げた時、人間は全てが大いなる宇宙のパターンに合わせて動いていることを思い出します。このパターンの中に身を預ければ、そのうち必ず自然な支援に出会います。より進化の進んだ人々は、個人の経済の働きにこの真実が反映されることを見いだしています。より大きなパターンへと身を委ね、意識を恐れの周波数よりも上に引き上げれば、お金はいつでも必要な時にやってきます。お金は実際、恐れの手放しに関する素晴らしい学びを与えてくれます。ある意味でお金は今、地球における新しい精神的教えの師となっています。私たちはお金があるうちに（永遠にあるわけではありません）、お金が高次元の意識に身を任せる能力の外側の象徴として、最大限に活用するべきです。お金について心配していることに気づいた時にはいつでも、微笑み、呼吸をし、先祖に感謝し、リラックスしてみましょう。お金は本当に必要な時、必ずやってきます。

心の闇の抑圧的振る舞い ── 原理主義者

32番の心の闇の抑圧的振る舞いは、極端な保守主義となります。32番の心の闇は、それ自体が強く収縮したエネルギーであるため、心の闇の抑圧的振る舞いで怖がりの性質を通して現れると、極端にお堅く、原理主義者になります。このような人々は文字通り、肉体的、感情的、財政的に自らの首を絞めています。彼らは自ら充分に呼吸することすら許さず、他人からの援助も絶ちます。そのような人々は、外界から閉ざされた狭いコミュニティの中に自らを孤立させる傾向があります。そのようなコミュニティやグループ、オカルト集団などは、外の世界に関して容易に被害妄想的になり、グループ自体が消えるのは時間の問題となります。

心の闇の反発的振る舞い ── ちぐはぐ

32番の心の闇の反発的振る舞いは、人生において全ての継続性を失うことです。これは怒りに差しています。自分を支えるのは自分しかないという怒りです。これによって、怒りが自己破滅的な人生パターンを駆り立て、危険な状況にまでエスカレートします。人生の流れを感じられなくなると、何も上手くいかなくなります。自らを源から切り離してしまったのです。そのようなちぐはぐな人生を生きる人々は、真のリズムや目的を持たず、身を危険に晒します。彼らの下す決断は、健康や富に繋がる自然な流れに沿っていません。人生で下す決断全ては、自分よりも大きな存在と私たちを繋ぐか、真の生命の継承との繋がりから自らを切り離し、孤独感をもたらすかのどちらかです。

32番の天の才 ― 保全

接ぎ木の妙

32番の天の才は、「保全」の天の才です。それは自らの小さな世界を超えて物事を見る、つまり利己主義を超える、とても高貴な天の才です。32番の天の才は、物事を存続することです。しかし、それは何でもかんでも存続することではなく、何を存続するかを知っていることです。32番の心の闇の抑圧的振る舞いの側面で触れたように、この遺伝子の鍵は原理主義など、人類に役立たないものの保全にも容易に繋がります。しかし、この遺伝子の鍵の周波数を引き上げた人間は、恐れに根差した思考の限界を超えて、投資に関する本能的な天賦の才があることが分かります。

投資は、多くのレベルで理解することができます。32番の遺伝子の鍵が遺伝子の鍵チャートの主要な場所にある人間は、あらゆる状況に対して長期的な見通しを描く力強い本能を発揮する可能性を秘めています。この天の才を持つ人々は、しばしば強い自制心を携えています。彼らは、エネルギー（又はお金）を容易に使ってしまいそうな状況において、長期的に見て役に立たないものに対しては財布の紐を締めることができます。同じように、この天の才は人間に（特に他人に対する）本能を信頼することを可能にします。一見全く論理的に見えなくとも、最後には本人とその他多くの人々にとって非常に良い結果をもたらします。

この天の才の秘密は、自制心（何を存続させるか）と、リスクを冒すこと（何を変えるか）の間のバランスを取る本能的な能力のことです。このような人々は、人生において成功を維持するためには、確固たる理念を持ち、それらを常に更新し、革命を起こし、最初の投資を増幅させる必要があることを生まれながらに知っています。新約聖書の中でキリストが語った「才能に応じて貨幣を支払う」というたとえ話は、32番の天の才の良い例です。キリストの話を要約するとこうです。領主は、三人のtenant（借地者）に夫々10、5、1 talent（talentとは古代の貨幣単位）を与え、それらを元手に投資をして役に立てるように命じました。一人目（10 talentを与えられた人物）は12 talentを持って戻り、二人目（5 talentを与えられた人物）は10 talentを持って戻り、三人目（1 talentを与えられた人物）は、与えられた1 talentを失うことを恐れて土に埋めて戻りました。領主は最初の二人には褒美を与えましたが、三人目の人物からは与えた1 talentを取り上げました。

上記のたとえ話は、失敗の恐れを克服することに関する教訓です。32番の天の才は自己保全ではなく、「生命の保全」に関係しています。自らを適応させることができる者だけが、生き残り、繁栄することができます。32番の天の才は過去を精査し、弱点を取り除き、強みを活かす能力を備えています。これらの人々は、季節や自然のリズムの流れを自然と理解しています。それによって、彼らは本能的に何かが朽ちていくことを認識し、その部分を刈り取るか、全てを捨ててしまうか判断することができます。42番の天の才（32番の天の才の対）は「無執着」であることから、この天の才のもう一つの強さを見つけることができます。32番の天の才の拡大するビジョンに寄与しないものは、何でも手放すことができるという能力です。

この32番の天の才は接ぎ木の天の才であり、真の「保全」の本質です。強い部分 ― 台木 ― だけを残し、その強い部分に新たに接ぎ木をする必要があります。このようにすると、常にエネルギー

を最大化できます。この接ぎ木の天の才は、人間の努力を要するあらゆる領域に応用することができます。自らの失敗という概念も手放していかなければならないため、「無執着」も又、このプロセスの大切な一側面です。人間が新しい仕組みを受け入れないのは、往々にして失敗への恐れがあるからです。自然を観察すると、「保全」の天の才はあらゆるところに見られます。自然と歩調を合わせる程、人類は種としてより上手くやっていくことでしょう。天の才における成功とは経済のことを意味し、経済は競争よりも調和した状態からやってきます。

　「幻想のリング」への深い理解から、現在の人類のジレンマを見ることができます。人類は32番の心の闇のイメージの中に、現代社会を築き上げました。人類の大いなる恐れは、死と失敗に対する恐れです。人類が種として32番の天の才の領域に上がっていくと、人類は再び自然に帰ります。自然は古い台木を表します。自然の野性性は強さであり、人類は超越の夢を携えた生き生きとした若い芽です。自らのルーツを再び尊重することを学ぶにつれ、地球は人類に自然のリズムと周期と調和して進む方法を教えてくれるでしょう。人類の先祖や土着の部族文化の偉大な知恵に耳を傾けていくと、人類は再び内なる正しい精神（魂）を見つけるでしょう。これを拠り所にすることができれば、人類は古い知恵に近代技術を接ぎ木することで、結果として素晴らしい超越がもたらされるでしょう。これが保全の大いなる秘密です。

　32番の天の才のもう一つの素晴らしい側面は、人間関係に見られます。この天の才を遺伝子の鍵チャートに持つ人々は、誰が良い仲間となり、誰がそうでないかを本能的に嗅ぎ分けることができます。彼らは個人を見るだけはありません。多くの異なる人々の間の相互関係も見ています。従って、彼らには階層構造と、その中にある人間関係の継続性に対する自然な理解があります。これによって、彼らはあらゆるビジネスやコミュニティで重宝される可能性を持ちます。自制心の才能もあるため、彼らは最初しばしばかなりの保守派に見られることもあります。しかし本質的に64個の天の才はそれぞれ、極端な心の闇の状態のバランスを取ることです。従って、この天の才を持つ人々は保守的過ぎることもなければ、いい加減過ぎることもありません。彼らはシンプルに、いつどちらの状態になれば良いかを心得ています。この意味で、彼らは実際に地球の未来を握っていると言えます。彼らが個人的失敗や利己主義を克服できない場合、人類は危機に立たされます。しかし、彼らが恐れを克服し、心の闇周波数の利己的な傾向を超えることができれば、彼らは最も熱烈な地球の守衛となり、保全活動家となることができます。

32番の天の光 — 畏敬の念

意識の芳香

天の光の域に達するためには、恐れを完全に超越することが前提となります。天の光の域には、恐れはもはやどこにも存在しません！ 32番の天の才を通して、遺伝子の鍵の周波数を上げ、全体への奉仕に役立てることによって、恐れや怒りなどのネガティブなパターンを役立つ力へと変容させることが分かります。この変容こそが、最終的に32番の天の光「畏敬の念」へ人類を導くものです。

先祖崇拝

64個の遺伝子の鍵を夫々本質的に見ると、それらは恐れ、又は怒りが、全体への奉仕に活かされることで段階的に変容していくプロセスです。しかし、ある時点に来ると、太古からの遺伝子レベルの恐れを永遠に超越します。自らの人生を他人への奉仕へと捧げる時、オーラ体の中には段階的に周波数が蓄えられていきます。克服すべき最初の障害は、自らの過去のカルマです。(通常、幾つもの転生に渡って)深い関与が途切れず一定であれば、先祖から引き継がれ、DNAに蓄積されたカルマを全て解消することができるでしょう。

　奉仕の力は、侮ることができないものです。奉仕は愛の表現であり、愛は山をも動かすことは、誰もが知っての通りです。太古のカルマが徐々に変化していくのは、鍋の水がゆっくりと沸騰するのを見るようなものです。最初の内は、かなり長い時間何も起こっていないように見えます。しかし、ある時点になると、鍋の中に多くの圧力が蓄積されていくのを感じるようになり、何か大きなことが起こる前兆が見られるようになります。蒸気が上がりだし、熱が流出され始め、小さな泡が表面に現れます。遂に爆発が起こると、それは一気に始まり、止まることを知らないかのように続いてきます。これは、天の光 ― 人間のDNAに隠れている高次元の神の意識 ― の夜明けのプロセスを説明するものです。

　それは、人類の進化についても同じく言えます。ある日ある転生で、何かが今まさに起こりそうな兆候を周囲に感じ始めます。不可能に思われていた偉大な夢が叶う印と約束が、いたるところに見つけられます。これまで感じたことのない程、もう一つの現実から強く圧力を感じます。これらの最後の段階における最終試練では、自らのDNAから最も古いカルマの痕跡が白熱する最も強烈な時期となります。遂に超新星が現れると、その人間の独自性と才能の数々さえも崩され、新しい奉仕の次元がその人間を通して現れます。これが天の光の状態です。肉体とその化学的な遺伝子の暗号によって、その人間の独自の神の原型の表現は決まって(制限されて)いますが、全体からの分離感を拭い去る光の周波数の力そのものによって、DNAの中からは記憶がきれいさっぱり洗い流されます。これが起きて初めて、天の光が現れます。

　32番の天の光は、「畏敬の念」の状態です。それが、恐れが焼き尽くされた後に残る全てです。「畏敬の念」は、大いなる生命が息づく連鎖の中に、自らの居場所を見つけ、理解した時に起こる状態です。進化の螺旋を見下ろせば、自分よりも進化の遅れたものを見ることができます。そして上を見ると、自分よりも遥かに進化したものを見ることができます。なぜなら、自己の独自性の感覚を持たずに自らの立ち位置を見るため、そこには生命の不思議さを体験する以外の何もありません。そこで人間は、全ての生命の相互依存性と、小さな自分を含めた生きとし生けるもの全てを動機づけ、動かす一つの力について理解します。「畏敬の念」とは、自らの小ささと壮大さを同時に感じることです!

　天の光の状態では、死のリング・パス・ノット(超えてはいけないカルマの輪)が壊れるため、本当の不死(28番の天の光)を経験し、「一つの光」はその人間の精神(魂)を通して完全に焦点が定まります。見えるものは無数の現実の鎖を通した、美しい螺旋を描いた進化の弧です。この高次元のレベルでは、自らの人格と個別の肉体を同一視することはありません。更には、時間を超えて絶え間なく幾つもの肉体を移動する、魂やコーザル体をも超えています。水晶のような魂の表面は崩壊した状態となり、それは遺伝子の鎖内の意識がその肉体を超越したことを意味します。そこには一片の分離感も残っていないため、もはや転生する対象がありません。その人間にとって、進化という概念全体はもはやありません。この大いなる神秘は、22番の遺伝子の鍵の章で更に詳しく説明しています。

258

全ての天の光の状態は、個別の肉体を持つ次元を去って、形を持たない状態へと戻っていく前に、神の伝言を残します。この伝言は、その特定の生命の鎖に繋がった人生と経験全てを通じた、意識の自叙伝のようなものです。よって、偉大な聖人たちは皆、その前に生きた聖人たちの知恵を土台にして築かれた、独自のものを残します。「畏敬の念」の天の光の域に達した者は必ず、ある種の霊的能力を持った血統に生まれ変わってきました。肉体の内側の意識は必ず、血統という制限の中で移動する必要があります。この血統は原型的な血統であり、遺伝子に根差したものでも、社会的なものでもありません。遺伝子の鍵の言葉でいうと、それはフラクタル血統、又はフラクタル・ラインと呼ばれます。例えば、キリストのフラクタル血統は、キリスト教には全く関係がありません。それは周波数に関係します。例としては、インドの聖人、シュリー・ラマナ・マハルシは、キリストの人生や教えについてほとんど知りませんでしたが、キリストの血統の元に生まれました。チベット文化における偉大な血統は、周波数に基づいたものでありながら（仏陀の血統）、何世紀にも渡って意図的に一つの文化内に制限されているために、社会的、遺伝子的な要素を持ったフラクタル・ラインの例です。現在これらの力強い教えが広がり、進化した多くのラマ僧や化身ラマが西洋にも生まれ変わっています。いずれにせよ、フラクタル血統は継続されます。

　「畏敬の念」は、螺旋の梯子の上に立つことです。自分よりも前に生きた人たちの肩の上に立ち、その代わりに自分は自らを超えて行く人たちの足場として自らの肩を貸します。このようにして高次元の意識は人類の中に伸展し、拡大します。畏敬の念、それは自分の上と下にいる人たちであり、鎖そのものです。最も謙虚で小さな虫ですら、その意識の肩の上に自分を立たせてくれていることが分かります。これによって、生きとし生けるもの全てに対する底知れない畏敬の念が生まれます。「畏敬の念」は尊敬と敬意、そして創造の背後にある一つの意識のあらゆる側面と形に対する感謝に基づいています。それは、意識そのものから放たれる強い芳香です。この天の光を経験しているものにとって、この芳香はあらゆるところに、全ての内側に、常に漂っているものです。

　32番の天の光の大いなる秘密は、最もシンプルなシンボル ― 水 ― に見つけることができます。人間の生理機能において、32番の遺伝子の鍵は体内の液体の循環を象徴します。水は記憶を保持するため、32番の遺伝子の鍵は遺伝子レベルの記憶と深い繋がりを持つのです。水素元素は、意識を記憶に変換する特有の性質を持ちます。地球や人間の体は主に水からできているため、水は人類の集合意識が進化する際の媒体となります。地球の水の循環は、実際に人類の進化の進み具合を表しています。命が絶えたものは全て、地球の水の循環の中に戻ります。それは全ての生き物が、より進化した有限の水素元素を世界に返すことを意味します。従って、人間が食べる野菜全てに含まれる水素元素は、その肉体を通って入ってきた時よりも進化して、汗や尿として出ていきます。この意識の鎖は、地球上のあらゆる生物の内側に存在し、食物連鎖の中で水を媒体にして進化を続けています。進化への鍵は、消化にあります！

　32番の天の光について観照を深めるに従って、生きとし生けるものに対し必然的に、より多くの畏敬の念を抱くようになります。それが心の内側により深く浸透していくと、意識の神聖な芳香に気づき始めるでしょう。最終的に、目の前に何があろうと、目に映るものは「自己」「アートマン」「神で在る事」が完全に遊びながら目の前を縫うようにして進み、進化していく姿だけとなります。

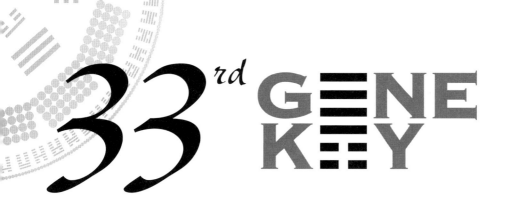

最後の天啓

対：19番
コドンリング：試練のリング（12、33、56）

生理的関連部位：喉/甲状腺
アミノ酸：なし（終止コドン）

33番の心の闇 ― 忘却

マーヤ（幻想）の泥沼

人間がこの地球に生まれ変わる度に、新たな人生へ持ち越すものはたった一つだけ、記憶です。ここで話しているのは、一般的に理解されているような記憶のことではありません。記憶には、多くの種類があります。例外的な場合を除いて、私たちには過去生の記憶や生まれる前のいかなる記憶もありません。しかし、覚えてはいないとしても、オーラ体やオーラ層の内側にその記憶を保持しています。生まれ変わりのプロセス ― どのように肉体に入り、どのように肉体から去るのか ― に関する、科学的、又は主観的な分野の研究に尽力してきた文化が存在します。例えば、エジプト人、チベット人、中国の儒教家などがそうです。彼らによって、このテーマに関する多くの知識が残されています。しかし、なかでもおそらく最大にして最古のものは、インド文化、特にヒンズー教の最古のヴェーダ聖典でしょう。

　ヴェーダ聖典の知恵は、リシ ― 何千年も昔に、完全に解放された仙人 ― たちによって残された深遠な地図や教えで、私たちが完全に開放され、やがてマーヤや幻想の世界から抜け出す手助けをするものです。ヴェーダ聖典の教えの基礎となる概念の一つに、カルマがあります。全ての行動、思考、意図は負荷を帯び、それらは後にドミノ効果によって戻ってくるという考えです。この原則は、ほとんどの人が知るところです。おそらく、あまり知られていないものが、サンスカーラという概念です。サンスカーラとは、持っているカルマに従って、一つの人生から次の人生へと持ち越す特定の記憶のことです。これらは実際には、単なる記憶以上の意味を持ちます。それらは、人間の意識の層の下に保存された動力学的なエネルギーの負荷であり、長期に渡って人間の人生と運命を決めます。サンスカーラは、人間の全ての欲望の原因となり、それによって更にサンスカーラは生み出されます。人間は自分で作り出した網の中に捕らえられていると、古代人がいったのはこのことです。逆説的ですが、新たに作り出す記憶のせいで、本来の自分を思い出すことができません。

　33番の心の闇は、大いなる忘却の心の闇です。この心の闇は、12番と56番の心の闇と共に、地

261

球上の進化における大いなる試練の内の一つとなっています。33番、12番、56番の心の闇は全て、人間の遺伝子内に存在する三つの終止コドンと遺伝子的繋がりを持ちます。人間を忘却の状態に留めているのは記憶であるため、人生における最大の試練は、自らの記憶という幻想を見抜いて網の外へ出ることです。人間の全ての欲求が、幻想の網によって人間を更にがんじがらめにするのであれば、一体この逆説を含んだ狂った鏡の回廊からどのようにして抜け出すことができるのでしょうか？ 一つだけ、例外的な欲望があります。本来の自分を思い出したいという欲望です。これが33番の心の闇が隠し持っている欲望です。マーヤから抜け出したいという欲望は、覚醒のプロセスを開始し、サンスカーラを増やし続ける代わりに解き始める段階へと進みます。

　サンスカーラは、傷であると共に、それを癒す機会をもたらすものでもあります。それらは時空トンネルのように、人間を特定の人々に近づけたり、遠ざけたりします。33番の心の闇の対は、19番の心の闇「共依存」です。従って、人間関係は傷を癒すための最大の機会といえます。傷（wound）という言葉は、いかに遺伝子暗号に巻きついている（wound）ものによって、人間同士が結びつけられているかを示唆しています。これらの最も深い記憶＝サンスカーラは、人生において最も難儀な人間関係を生み出します。共依存とは、他人のエネルギーが自分に巻きついている状態で、不快で破滅的です。それでも、そのような人間関係こそが、忘却に切り込む最も直接的な方法を提示してくれます。このような難儀な人間関係が、最終的に人間に自分と自分の愛、そして人生の根本理由を問うように誘います。

　自らのサンスカーラの隠された秘密を解くには、自分の人生と、自分の存在の様々な層の内側にある痛みに、直面し始める必要があります。三つの終止コドンは、DNA内にある遺伝子マーカーで、それらが活性化されると、五感で感じる幻想の世界から引き離されます。このコドンリングが「試練のリング」と呼ばれるのには、理由があります。全ての人間が覚醒するには、内なるヒーローやヒロインが呼び覚まされ、神話的試練に立ち向かうことが求められます。自らの内に湧き上がる不満が強くなることによってのみ、眠っているマーヤの領域から自らの気づきを脱出させることができます。それは全て、五感の基盤の奥底にある集合意識を封印する、この33番の心の闇から始まります。多くの俗説とは異なり、肉体が携えている特定のカルマは、その人の過去や過去生と直接的な繋がりを持ちません。人間の持つサンスカーラは、集合体レベルのエネルギー領域の一部で、生まれ変わる度に浄化され、リセットされます。22番の遺伝子の鍵の大いなる神秘のテーマ、贖罪を探求することで、この謎を更に深く理解できます。

　サンスカーラの仕組みを真に理解するためには、自らの人間関係について深く観照する必要があります。人生の中には、時々とても強く惹かれ、どこかで会ったことがあるのではないかと思うような特別な人と出会うことがあります。このような人間関係における細胞の記憶は、そこにカルマが存在するサインです。全てのカルマは、サンスカーラによって作り出されます。そのような人間関係は常に激しいもので、とても難儀になる場合があります。それらは、愛憎に基づいた人間関係です。しかし、そのような人間関係にどっぷりと身を浸し、そのプロセスに深く関与すれば、恩寵の導きを受けることになります。試練を受け入れることは、その人間関係の共依存パターンをより高い周波数のものへと変化させることで、それには大きな愛と帰依が必要です。自らの周波数を上昇させ、内なる「神性」にハートを開く手段として利用できない状況は、何一つとしてありません。

33番の心の闇は、存在とこの地球への生まれ変わりの、終わりなき全サイクルを支配します。それは、人間から過去の記憶を隠すことによって、人間を深い眠りに就かせたままにします。地球のエネルギー的、エーテル的境界線付近には、リング・パス・ノット（超えてはいけないカルマの輪）という大いなるベールがかかっています。リング・パス・ノットとは、高次元と低次元を繋ぐエネルギー網です。人間のDNAを通り抜ける周波数が、この大いなるベールの上へと上昇するまでは、普遍的で永遠の性質が明かされることはありません。あなたがこの同じ物語を何十億回もの異なるニュアンスで生きてきたこと、そしてそれでもあなたが同じ苦しみを引き起こしていると覚えているならば、あなたはすぐにあなたの昔の人間のパターンからパッと抜け出してその苦しみを超越するでしょう。33番の心の闇は、そのような素晴らしい世界を人間から隠します。それは、人間をこの苦しみの惑星に閉じ込めます。人類の意識が自然と自発的に覚醒する時まで、それは人類をこれらの物質次元に縛りつけておきます。33番の心の闇は、人間が統一された存在である代わりに、分離され、孤独な存在であるという幻想を持ち続けるよう促します。

心の闇の抑圧的振る舞い ― 引っ込み思案

このような人々は、身を隠して決して表に出てきません。彼らは、他人と意思疎通を図ることをとても難しく感じ、しばしば自らの思うことを口にするのもままなりません。彼らは、世界から忘れ去られてしまったというような経験をするかもしれません。彼らの自然な傾向は、シンプルに人々から隠れるというものです。大抵の場合、隠れるためにありとあらゆる手段― 仕事、強制的訓練や人生の選択、人から離れた孤立した暮らし、もしくはシンプルに、深い心理的不安感による無感覚や麻痺状態 ― という形を取ります。これらの人々にとって、人間関係を続けることは困難です。なぜなら、親密さは彼らに殻から出ることを求めるからです。最終的に彼らが覚醒し始めた時には、それまでの人生を通して吸収してきた知恵に、自他共にびっくりするでしょう。

心の闇の反発的振る舞い ― 難癖をつけたがる

怒りに根差した33番の心の闇の反発的振る舞いは、侵略的なパターンとなって表出します。彼らは、孤独を感じたくないがために、無意識のうちに他人からの反発を誘い出そうとします。このパターンの本質は、検閲です。このような人々は、他人を忘却の状態に留めておくための感情のポイントをよく理解しています。彼らは、他人のネガティブなパターンを指摘することによって、自らに注意を向けようとします。他人を手助けしているように装っている場合もあります。これによって高い確率で、彼らは他人から望みの反応 ― 怒り ― を引き出すことができます。しかし、このような注目の集め方は明らかに自滅的で、とても満足を得られるようなものではありません。それは恨みの蓄積に繋がり、避けられない爆発が起こるまでより多くの怒りを生み出します。彼らが怒りを他人に投影するパターンから抜け出すことを学んだ時、やっと愛し愛されることを思い出し始めます。

33番の天の才 ― 正念
しょうねん

エゴの死

33番の心の闇を天の才の周波数へと上昇させた時、魔法のようなことが起こります。「正念」という資質が現れます。この言葉は、瞑想の素晴らしい特徴の一つとして、仏教においてよく使われます。正念とは、注意深くあることをいいますが、それ以上の意味も持っています。「正念」の天の才を現す人は、もはや33番の心の闇の両極端の性質に影響されることはありません。もはや、自らの無意識の欲望、恐れ、反発心などに捕らわれています。「正念」では、人はまだ隠れたり反発したりすることはありますが、自らの行いを自覚しています。一度、自己記憶のプロセスが始まると、ある種の煉獄に陥ったように感じます。心の闇周波数で眠っていた時には、自らのサンスカーラや自らの苦しみの原因や程度に無知でいることができました。しかし、天の才に至ると自らの苦しみを引き起すパターンに気づき始め、正念の状態になればなる程、より多くの痛みと不毛な現実に直面することになります。しかし、しばらくすると正念が、自らのサンスカーラ内の運動エネルギーを変容し始め、目の前には人生への新しい視野が開けます。

　ネガティブなカルマを作り出さないよう、自らの本質を洗練し、浄化する方法も、正念を通して行われます。この浄化のプロセスは、サンスカーラを解き放つ作業の一環で、自らの人間関係と向き合うことで大幅に速度を上げることが可能です。「試練のリング」を通して、自らを罠に嵌めて逃がさないものと、自らに自由をもたらすものを区別する（12番の天の才）方法を学びます。それには、思考、感情、発言、行動において節度を持つことが必要となります。同様に、残りの終止コドン、56番の天の才「充実」を通して、自らがいかに五感を通して真性さに注意散漫になっているかが分かります。従って、人間は単に五感を刺激し、時に過剰な刺激をもたらす経験や中毒よりも、精神を充実させるような経験に引きつけられ始めます。そのため「正念」は、精神的にとても充実をもたらすプロセスとなります。DNA内のカルマは変容し、整然と純粋な本質に戻ります。この本質はとても素晴らしいもので、人間はもっとそれを欲するようになります。ここに、人間のあらゆる欲望の秘密があります。一度欲望が浄化され、「神性」への強い願望という本来の姿に戻った時、浄化された欲望は人間を真に自らの存在の中心へと戻す燃料となります。

　仏教には、有名なヴィパッサナ瞑想という瞑想テクニックがあります。その解釈は多くありますが、自己の気づきを目撃することを目指しています。ある意味で、64個の天の才は全て、ある種のヴィパッサナといえます。天の才は、自らに気づく能力によって、心の闇のネガティブなパターンを払い落とすものです。真の超越は天の光においてのみ起こりますが、無数のテクニックと共にそのような高次元への架け橋となるのが、64個の天の才のテーマです。天の才周波数においては、テクニックはとても有効です。瞑想や観照が非常に役に立つのはそのためです。大抵の人間にとって、高次元へ辿り着く最も簡単なルートが天の才を経由するルートです。実際に、心の闇が種で、天の才は花、天の光は実ということができるでしょう。一つのステップを踏むことで、次のステップに進むことができます。「正念」とは、最初はテクニックであったとしても、本来はテクニックではありません。「正念」は、自己への気づきや自己記憶の有機的な開花です。

マーヤから覚醒し始めると、「正念」の天の才が、内から人間の自然な性質を現し始めます。カルマのパターンが目の前で繰り広げられるのを目撃するようになると、サンスカーラは解け始めます。正念とは、白熱した討論の最中に、我を忘れてしまっていることに気づくことです。つまり、それは自らの被害者意識のパターンに気づくことです。長いこと、自らの本質から自己を遠ざけてきたこれらの無意識の傾向に気づき始めることによって、新しい意識が内に芽生えます。天の才では、被害者パターンから完全に自由になるわけではなく、それらを段階的に手放すプロセスにいることを理解することが重要です。このレベルにおいて、もう一つの興味深い現象が起こります。天の光への量子的跳躍が近づくにつれ、被害者パターンはそれまでよりも更に難儀で強烈なものになるよう感じます。それらは実際により難儀になっているわけではなく、自らが眠っていたことをより敏感に感じるようになったために、現状により強く不快感を抱くようになっただけです。しかし既に見てきた通り、自己の覚醒速度を上げるために人間ができることは何もないため、人は自らの幻想が徐々に崩れ始めるのを目撃するようになります。これが、神秘家たちのいうエゴの死です。この段階においては、自分の正念だけが唯一の頼りの綱です。最終的には、それすらも消滅する運命にあります。

興味深いことに、正念は天賦の才を発揮するための前提条件となっています。天の才は、自らの天賦の才を発揮するレベルです。自らの思考や感情、情熱や欲望などの主観を、客観的に捉えることができるようになって初めて、そこから芸術を生み出すことができます。もしあなたが科学者であれば、感情と共に思考し、思考と共に感じることができなければなりません。天賦の才がこの世界に具現化する時には、それが現れてくるのをただ見ることしかできません。彼らは、自らの天賦の才が自の創造物ではないことを知っています。これは、多くの天才たちが認知されることに興味を示さない理由でもあります。天賦の才が現れるのは、自己が消えた時だけです！ 天賦の才は、周波数が上昇していくと至る意識の状態のことをいいます。真の正念は、自分とは別の存在が自分の目を通して物事を見始め、自分の思考を使って思考し、自分の行動を通して生きていることに気がつき始めた時に現れます。別の存在とは、天賦の才、瞑想、祈りなどと表現することはできますが、本質的に人間を通してそれ自身を思い出している、より大きな現実のことです。

33番の天の光 — 天啓

神の終結

人間の大いなる覚醒の三つの段階が、この「試練のリング」とDNA内の三つの終止コドンの中にあります。最初は、33番の心の闇「忘却」に象徴される、自らが地獄にいるのだという理解の段階です。これは、仏陀の四諦の一つ目の真理 — 人生は苦である — に表されています。二番目の段階は、56番の心の闇「注意散漫」に象徴される、自らの苦しみが次第に超越されていくプロセスのことです。最後の三番目は、12番の心の闇「自惚れ」に象徴される、自己の真性との直面の段階です。より高次の純粋な周波数へ上がっていくと、高次元の秘密が、低次元の性質に向かって少しずつ明かされるようになり、より高次の周波数帯に対応するために、やがてDNAが物質レベルで突然変

異を起こします。一旦、人間のDNAが突然変異を起こし、永久的に高次元の周波数に対応するのに十分なレベルに至ると、本格的に天の光領域の力を受け入れる準備が整います。

　33番の天の光が現れる時、あなたの過去は全て忘れ去られ、未来の可能性だけが思い出されます。天の光のように満たされた状態では、時間が崩壊し、それと共に記憶も崩壊します。記憶そのものがなくなるわけではなく、もはや思考が意識の純粋さを邪魔することはできなくなり、純粋な意識によってその人間の存在からサンスカーラを洗い流します。過去にも未来にも直接繋がることはなく、そこにあるのは永遠の時間だけです。それは言葉では表すことのできない概念です。「天啓」とは、洪水のことです。人間の文化が始まって以来、ある文明 ― 黄金の時代 ― が存在したという信念や神話が生み出されてきました。そこには、完全な調和が支配する平和な世界が実現されていました。これらの神話は、この時代が終わった時に、人類は愛し、調和のある人生を送る方法を忘れてしまったと、話の展開が続きます。こうして、大洪水によって世界は流され、人類が消し去られた結果、一握りの人のみが生き残りました。

　神話は多くの隠された秘密を持っています。特にそのような神話は、絵の中に生命の秘密の暗号を隠しています。全ての神話は、主要な繋がりの中に全ての謎を含んだ人間の遺伝暗号から直接起こりました。これが偉大な賢人たちが私たちに、天の王国を探すなら内側を探求するよう導いてきた理由です。大洪水の神話の一部は、歴史的事実に基づいていようと、そうでなかろうと、その神話は人間の心理の深遠なシンボル ―「天啓」のシンボル ― です。大洪水の後には、いつもサイン ― 鳩や虹 ― などの新しい世界のシンボルが現れます。大洪水自体は、人類の未来の記憶です。その存在は、私たち一人一人がいつか意識の津波に飲み込まれ、きれいさっぱり流されてしまうことを証明するものです 。そして分離された個別の存在としての自己は、いつか終わりを迎えます。従って、「天啓」は終結に終わりをもたらすものです。それは、全ての神話、進化や人類をも終わらせます。「天啓」が訪れた時、宇宙そのものが消えてなくなります。時間そのものがなくなるので、古い世界から新しい世界が現れるともいえません。従って、言葉、思考、シンボルなど、その存在を時間に頼るものは全て消えてなくなります。

　「天啓」から、真の静寂が生まれます。この天の光を現す人間は、何にも話すことがありません。もし彼らが何か話したとすれば、それは何もいうことがないと伝えるためでしょう！（面白い伝え方がたくさんあります）もちろん、この天の光は記憶にも関係します。英語で覚える（remembering）という言葉は、再度（re）メンバーになる（membering）となります。より大きな存在の中にある個別のメンバーが、全て一つの存在であったと理解します。真の記憶は内なる爆発のようなものです。それは、人間の過去を一瞬にして流し去る洪水であり、最大の神秘 ― 永遠の「今」の神秘 ― を明らかにします。

　どの天の光の意識状態にも明らかな悟りの他にも、この天の光には自然に伴う現象があります。33番の天の光によって押し流された人間は、世界に終結の感覚をもたらします。この天の光が世界に具現化するということは、一つの時代の終わりを意味します。真の天啓は、人類の歴史上、常に時代の終わりに現れ、その後に次の時代に関する不思議な予言を残します。この天の光は又、隠された秘密を明かすことでも知られています。それは集団意識に、ユニークな秘密を明かします。その独特の存在から、天使の王国など、人間の意識を超えた領域との原型的な繋がりを持つといえます。相互に繋がった人間のDNA螺旋構造内で全ての終止コドンは、開始コドンの前にあります。

進化が終わりを迎えるという話をしつつも、そこには又、人間の進化の概念を超えた世界があります。33番の天の光は、人類が終焉を迎えた時に始まる、これらのより高次の幅広い現実へアクセスするための入り口です。

天の光意識について話す時、そこには逆説だらけのなぞなぞが存在します。究極的な観点から見ると、そこには世界も、進化も、物事への視点も存在しません。しかし、覚醒し天の光に至った人間は常に、人類の集団意識に独自のあるものを残してからこの世を去ります。そしてこの残されたものは、必ず人類の意識の進化に貢献します。つまり、そのような人の人生が終わりを迎えたとしても、彼らの覚醒は然るべくして起こったものであり、人類の物語に寄与するものです。そこにこの世を去る人も存在せず、どこにも行く場所がないと知っていたとしても、大いなるドラマの中の役者であり、この世を去る前まで自分の役割を果たさなくてはなりません。全ての天の光は、無限の限定された表現でしかない、これが64個全ての天の光の遺言です。

33番の天の光は実際に、個人と集団の悟りの神話を明らかにします。悟りそのものも、進化します。その状態は絶対のままだとしても、人類が一つの全体性として覚醒する手段は、マーヤの中に筋書きがあります。人類のDNAそのものを超えた場所に存在する、高次元の現実と天使の周波数に人類を開くことによって、33番の天の光は人類の意識の進化を早めます。これは大きな逆説です。なぜなら、天の光意識は、高次元の意識や、周波数といった概念ですらも幻想であると知っているからです！人類のDNA内には実際に天の光周波数によって活性化される、奇跡的な性質が秘められていますが、それすらも限界があります。二重螺旋のDNAを超えた別の存在は、私たちがオーラ体と呼ぶ高次元領域に存在します。

これによって、大いなる宇宙のドラマが展開し、一人一人の人間は段階的な啓示を受けながら、最終的な「天啓」に辿り着きます。形あるものの内にある意識は、必ず一つの物語に沿って展開します。ここで大事なことは、自らの物語に恋に落ち、ただ素直にその物語の展開に従うことです。それによって、二つのことが確定します。まずは、間違いなく物語は終わりを迎えること、そして二つ目は、その物語は夫々独自のもので、誰一人として同じ物語を辿る人はいないということです。誰か他の人が悟りを得た方法や、悟りに達するために使った修練法や教えを聞くことが、自らの道をただひたすら進むことから気をそらす理由です。しかし、人間が何かをしようとしまいと、究極の状態に辿り着くタイミングや方法は変わることはありません。人間は、シンプルに自らの物語の展開を信頼する必要があります。そこには従うべき人もいなければ、踏み均された道もなく、天啓が訪れる時には、そこに自己の存在もありません！これが、人間がそのような状態に到達することが稀な理由です。

34th GENE KEY

天の光
荘厳

天の才
強さ

心の闇
強引

眠れる森の美しき野獣

対：20番
コドンリング：運命のリング（34、43）

生理的関連部位：仙骨神経叢
アミノ酸：アスパラギン

34番の心の闇 ― 強引

無理は破滅の元

34番の心の闇は、個人の力に関係しています。その力は、人類の遺伝子基盤の中でも太古のもので、個の生き残り ― 弱肉強食 ― に基づいています。それは、人類の遺伝子でも特に原始的な性質に根差したもので、地球に一番最初に植物が現れた時に生まれました。地球の進化の過程を見ると、この遺伝子の鍵の影響が強く顕れていたのが恐竜時代でした。中生代の恐竜の時代が、34番の遺伝子の鍵の力の原型です。人類の進化の過程において、この生き残りに賭ける力が、ヒト科の先祖の背骨を徐々に垂直に立たせた原動力となりました。これが、人類とその他の哺乳類を分け隔てた力でした。垂直に立つようになって、脳が異なった発達を遂げました。

　人類の知能が急速に発達した一方、未だ34番の心の闇は、強引に物事を動かそうとする衝動として、人類の中に残っています。低い周波数に影響されると、極めて破滅的な存在になる可能性があります。34番の心の闇は、動物よりもずっと原始的な性質を帯びています。それは純粋な進化の力で、主な目的は生き残ることです。特定の生物を存続させることだけが、その唯一の役割です。しかし、それは自分勝手とさえ呼べないでしょう。自分勝手さには、まだ他人が存在するという気づきが含まれています。この心の闇によって作り出される、極端な没頭状態が現代人に現れると、見境のない猛獣のような力となります。このため、34番の心の闇は「低い周波数では、全ての人間が全体にとって破壊的な存在になる」という人間世界の摂理を生み出します。このような太古の摂理が、現代社会に残っているために、その摂理に従ってDNAが必然的に自己破壊するという法則も未だ健在です。

　34番の心の闇の古の聡明さが、過去の時代に人間が生き残り、生き物、特に他の哺乳類よりも進化するために絶対必要だったことは、おそらく想像できることでしょう。この34番の心の闇の強引さは、多くの試行錯誤を経て、どうしたら他の種に勝てるかを、人間の体に教え込みました。しかし、近代的な社会においてこの獰猛な競争力は、人類の生存を大きな脅威にさらします。人類の生存だけでなく、地球の生存をも脅かします。34番の心の闇の対である20番の心の闇「浅はか」の心の

269

闇の抑圧的振る舞いは「心ここにあらず」ですが、それは人間らしさの完全な欠如を表しています。34番の心の闇が何か行動を起こす時、自らの振る舞いに関する感覚は全くありません。それは、無思考で配慮のない行動です。全てが終わった時に、多少気づきが湧いてくるかもしれませんが、行動の最中は、ただ機械的な没頭があるのみです。

　34番の心の闇は、現代人においては「無理に」という振る舞いに現れています。「無理に」は、なかなか物事が進まないにも関わらず、強引に力で動かそうとすることをいいます。誰かが流れに逆らい、無理に物事を動かそうとしている時、その人は34番の心の闇周波数に捕われています。そのような人は、一旦決定した方向を変えることができず、周囲からの助けやアドバイスにも、全く耳を傾けません。「運命のリング」に属する鍵として、34番の心の闇「強引」は、43番の心の闇「聞く耳を持たない」と化学的に繋がっています。この心の闇に影響されている時には、自分や他人に害を与える可能性があっても、力強い流れに押され、ブレーキが効きません。低い周波数から行動している時、この34番の原型は外界からの影響を完全に遮断しています。その極端な結果、このエネルギーは人間以下の恐ろしい行動を生み出すことになってしまいます。

　もしあなたが、遺伝子の鍵チャートの主要な場所に、この34番の遺伝子の鍵を持っている場合、自らの34番の心の闇の振る舞いに気づくのは、他人の反応があった後でしょう。この心の闇は、他人の怒りを買う傾向があります。他人は、どうしてあなたがそんなに外界からの影響に鈍感なのか、理解できません。他人にとって34番の心の闇の振る舞いは、非人間的で、愚かに映ります。しかし、これによって他人から不服を申し立てられたり、不満をぶつけられても、あなたにとっては寝耳に水でしょう。もしあなたがある程度の高い周波数を維持できない場合、他人からの妨害によって、あなたの人生にこのような不本意なとげとげしい雰囲気が作り出されてしまいます。もしあなたが無理に、何かを力で強引に動かそうとしたりすれば、あなたは他人からの抵抗に遭い続けるでしょう。ただし、34番の遺伝子の鍵は、最も高い周波数であっても、どの道自己認識はないので、自分の性質を変えようとしたところで意味はありません。残されたただ一つの道は、正しい活動を、正しいタイミングで行うことです。

　何かに完全に夢中になり、人目もくれずにひたすら没頭している子供の中に、34番の鍵は最も純粋に見られます。もちろん、子供は自分と他人の境界線の重要性も学ぶ必要があります。しかし、子供は無意識に34番の心の闇から振る舞う傾向があります。子供が、遺伝子の鍵チャートの主要な場所に遺伝子の鍵34番をもっていた場合、その子供には、ふさわしい境界線と同様に、十分な空間と自由が必要です。いずれ成長するにつれて、自分の境界線を自ら見つけていく傾向にあります。このような子供は、普通の子供たちと成長の度合いを比べることはできません。自らのペースで自然に成長できるよう、配慮してあげることが必要です。彼らには、外からの過剰な助けや刷り込みに頼らずに、無理な強引さと真の強さの区別を学ぶ能力があります。高い周波数の振る舞いを見ると分かるように、この遺伝子の鍵には多くの恩恵と才能が隠されています。あなたが誰であろうと、どの遺伝子の鍵があなたの遺伝子の鍵チャートにあろうと、全ての人間には、このDNAのポジティブな側面に触れ、無尽蔵に蓄えられた内なる強さを発揮する素質があります。

　この遺伝子の鍵が関連する生理的部位を見ると、「強さ」は仙骨神経叢の奥深くにあることが分かります。それはお臍の下と、その周りの部位から出てきます。この部位は、人間の大いなる力の源

として古くから知られています。そして、その部位には明確な気づきがないという事実に、この力の本当の所以があります。仙骨と太陽神経叢の間にあるその領域には、巨大で複雑な神経回路網が存在します。近代では、知性の中枢として脳が最も重要視されていますが、実際には、肉体の真の聡明さの中枢は腹にあります。34番の心の闇は、腹を中心とした聡明さを無視し、人を無意識のうちに脳内の思考の堂々巡りに追いやろうとします。強引に物事を動かそうとする時、その行動は思考に基づいています。しかし、真の力はお腹から来ます。真の力は、自然体で、地に足が着き、全ての生命と繋がり、あなたの中心、腹から流れ出て来ます。腹の中で起こっている気づきは、自己への気づきの範疇を超えています。なぜならそれは自己をも超越しているからです。そのため、腹の気づきは、純粋な気づきといえます。腹にある純粋な気づきを信頼することを忘れた時、強引さが出てきます。

心の闇の抑圧的振る舞い ― 自分を表に出さない

34番の心の闇が抑圧的な形で現れると、基本的に自らの真の力を隠します。自分自身の力を恐れているのです。このような人は、自分を卑下し、自ら他人に権威を渡します。このような自分を表に出さない態度は、他人に良いように使われることを許します。そして、実際に、他人の信念や社会の奴隷になってしまうのです。この原型が備えている、巨大な真の力は抑え込まれてしまいます。しばしそれは、困難な幼少時代に起因します。エネルギーが塞き止められると、疲労やエネルギー不足を招きます。しかし、34番の天の才のエネルギーと強さは疲れ知らずです。抑圧的な状況に陥った時、そこから最終的に自分を解放できるのは自分だけです。自らを解放できるや否や、人は本来の「強さ」を取り戻します。

心の闇の反発的振る舞い ― いじめっ子

この心の闇が反発的な怒りの形で現れると、いじめっ子や親分気質となります。強引さを使って弱い者いじめをする性質です。彼らには、コミュニケーションと不適切な態度に主な問題があります。彼らは往々にして、自分が威張り散らしているという自覚がないため、そのことを咎められると怒りを露にします。例え注意され、咎められたとしても態度を改めないため、このような振る舞いは後に彼らに災いを招きます。彼らは生来のいじめっ子とみなされることが多いのですが、それは大きな誤解です。彼らは、そのように振る舞うよう、過去に刷り込まれ、全く自覚のないまま行動しているのです。彼らに必要なことは、他人との関係を悪化させる代わりに、怒りのエネルギーの矛先を健全な活動へと向けることです。

34番の天の才 ― 強さ

オリンピック選手

34番の心の闇が天の才へと上昇する時、実に美しい原型が生まれます ― 人間の強さ ― です。心の闇と天の才の関係性において何より興味深いのは、本質的に同じエネルギーの暗号が、心の闇として活性されるか、天の才として活性されるかは、本当に紙一重だということです。心の闇「強引」と天の才「強さ」の違いは、ごく小さくもあり、同時にとても大きいものでもあります。34番の天の才は、心の闇と同じ源泉の凄まじい根源的な生命力を使いますが、心の闇の時とは違い、適切な活動と正しいタイミングを通して現れます。その結果、地に足の着いた創造的な表現となり、常に他人の関心と賞賛を集めます。

　「強さ」は、全ての人間に完全に自然な形で備わっているものです。ここで話しているのはもちろん、肉体的な強靭さのことではありません。しかし、この天の才を持つ人は、往々にして肉体的な強さも備えています。ここでの強さとは、生まれながら調和して行動することのできる能力です。これが、真の強さの定義です。それが、34番の天の才の特徴である身体活動に生かされる時、無理も強引さもありません。真の強さは、シンプルにあなたの内から流れ出てきて、全く努力せずにあなたはその活動と一体になります。無努力といっても、活動しないということではありません。激しい努力が必要になることもあるでしょう。しかし、そこには抵抗がないのです。この流れるような効率性は、34番の天の才を何より象徴する一つです。

　そしてまた、自分を誇示するというのが、34番の天の才の重要な側面の一つです。既に見てきた通り、この遺伝子の鍵には地球生命の初期の時代との繋がりがあり、最も古いものが植物界との繋がりです。植物は、その成長や繁殖において、昆虫や鳥、蜂などの助けを借りています。それらの外部の世話役たちを惹きつけるため、植物は様々な形、色、香りの花を咲かせます。人間も、この34番の天の才の自分を誇示したいという原始的な欲求を持っています。しかし、これはエゴとは関係ありません。34番の天の才は、気づきが全くないということを覚えておく必要があります。もちろん、心の闇周波数では、この人から注目を集めるという傾向によって、ネガティブな注目を集めてしまいます。しかし、高い周波数では、ポジティブな注目を集めます。あらゆる種類の人間の強さが、この34番の天の才から生まれます。

　34番の天の才は、英雄の天の才です。これは、人間の原型の中でも最も素晴らしく、最も古いものです。真の英雄的行動は、気づきのないところから生まれ、完全に個人的な動機に根差しています。全ての人間が、神話や現代文化の中の英雄たちに、深い部分で共鳴する理由はここにあります。英雄的行動は強さを表現します。しかし、皮肉なことに、真の強さには自覚がありません。素晴らしい勇敢な行動を取った多くの人々は、後にその出来事は彼らが意図したものではなかったと語っています。この種の英雄的行動は、完全に偶然の産物です（これは、21番の天の光の最高の周波数で現れる「勇敢」の原型とは完全に異なるものです）。多くの場合、英雄たちは人々の賞賛に対して違和感を抱きます。なぜなら、彼らにとって、起こったこと全ては、彼らの力の範疇を超えていると感じているからです。しかし、たとえ実際に偶然の産物だったとしても、他人はそのような英雄的行動を

偶然だとは思いません。それらは人々によって理想化され、賛美されます。

　34番の天の才は、とても身体的な原型で、スポーツやダンスといった肉体を使った活動と深い繋がりがあります。しかし、この天の才はチームプレイではなく、個人競技で才能を発揮するタイプです。彼らの動きには何か特別な人を惹きつける性質があり、人々の賞賛を呼びます。彼らは、スポーツ界の英雄であり、個人の非凡な能力と身のこなしを顕示するオリンピック選手です。気づきが消え去り、対である20番の天の才「自己確信」だけが力強く残る時、初めて人間の動きは極められます。34番の天の才は、人間のあらゆる分野での取り組みにおいて、人並みを超える力として発揮されます。そのような力を発揮する人間は、ビジネス、スポーツ、戦争、時に政治の領域における、崇拝の対象となります。彼らの内側では、ある種の根源的な力が働いていて、必ず人々の脚光を浴びます。低い周波数が大部分を占めるこの世界では、真の内なる強さは、必ず人々の注目を集めます。

　34番の遺伝子の鍵は、43番の遺伝子の鍵と共に「運命のリング」を形成しています。その組み合わせは遺伝子的にも珍しく、あなたの人生で起こる出来事や運命に大きな影響を与えます。人々が運命について語る時、ほとんどの場合、運命は人の手中にはない領域にある力だと思っています。しかし、運命の秘密は周波数にありです。この「運命リング」を通して、進化論と創造論の大いなる二つの力が統合します。そこには、大きな神秘的な問いがあります。人間は自らのDNAを通る周波数を上げることで、運命を変えることができるか、これは進化の視点からの問いです。それとも、人間は外側にある高次の力によって、DNAの周波数を上げることができるのか ― これは創造の視点からの問いです。その逆説は、別の逆説によってのみ解決されます。両方が真実であり、両者は相互依存の関係にあります。英雄たちは、地と天の両方で生まれるのです。

34番目の天の光 ― 荘厳

神性の顕現と荘厳が出会う場所

既に見てきたように、遺伝子の鍵34番には、どの周波数レベルにおいても共通した、「自己認識の欠如」という性質があります。自覚のない強引な行動は、破壊を招きます。強さは、自覚せずに人々からの賞賛を招きます。この遺伝子の鍵の頂点、天の光では「荘厳」が開花します。この荘厳は、動く人間の姿にあり、姿そのものが純粋な気づきです。気づきがないのはそのためです。それは姿の内にある、意識の真の美しさを端的に表しています。荘厳は一定の状態を表すものではなく、万物の動きに宿る真理です。天の光に到達した人間は、全ての生命に荘厳を見出します。彼らの視点からは、低い周波数での苦闘すら、荘厳として映ります。しかし、34番の天の光は、人間のDNAの他のどの側面より、実のところ人類と関係しています。それは裸のサル、アダムとイヴの天の光で、絶えず人間の体を通り抜ける神性なエネルギーです。

　人間は神であるという概念は、34番の天の光からくるものです。この概念は、神が地上に現れて人間の姿になるという神話になり、人類の歴史の中で、ある特定の選ばれた人々に神の権威を与えようとする試みとして現れてきました。ここにある大きな逆説は、もし神が人間の姿をしていたら、自

分が神だと知ることは決してないだろう！ 神の創造エネルギーは、エゴがなくなった肉体の中でのみ、自由に動き回ることができる、これが34番の天の光の真実です。そのような肉体を持つ人の動きは、とても魅惑的に映ります。この天の光の中から、より高い意識を目指す体を動かす修行、例えば、ヨーガのムードラ（手印）やアーサナ（ポーズ）、太極拳などが生まれてきました。その全ては、神性を表現したものです。かつて、34番の天の光が現れ始めた人の肉体を通した動きとなって、自発的に表現されたものです。

　これらの聖なる動き、ジェスチャー、ダンスには、より高い意識の遺伝子暗号が含まれています。しかし、そのような修行は、より高い意識へ至る一つの道が存在するかのような錯覚を人々に与えます。しかし、現実にはそのような道は存在しません。より高い意識は、シンプルに、突然の跳躍という形で現れます。聖なる動きの数々によって、より高い意識状態へ繋がれるようになりますが、それらが跳躍へ結びつくわけではありません。聖なる動きについて注意すべき点は、それらが元々はより高い意識の自発的な表現だということです。それらの動きを真似ることによって、より高い意識を垣間見ることはあっても、それらは自発的な動きではありません。聖なる動きや修行の類が、無駄であるといっている訳ではありません。それは多くの人間にとって、超越に至る道の自然な段階の一つです。ただ、元々はそれらの動きが、自発的なものであったということを知っておくことは大切です。

　更に、34番の天の光からは、武道の骨頂、「真の力は空（くう）に宿る」という概念も生まれます。気功における至高の芸術は「空（くう）」の力として知られ、実践者がエゴを全て消し去り、自らが生命に宿る聡明さを通すための導管となる時に現れるものです。このレベルでは、禅における最高の芸術の形、「無心」の概念も生まれます。もしこの天の光が人間に降りてきた場合、彼らは言葉や言語を介さず、所作と肉体の動きによって表現します。彼らの多くは、書道、音楽、舞踏、アートなどの聖なる芸術の創始者です。34番の天の光とともにある人間の芸術作品は、比類なき天才による独創的な作品として、人々の称賛を浴びます。しかし、天の光に達した芸術家にとって、芸術は作り出す行為そのものであって、結果として生まれた作品には意味がありません。チベットの砂絵芸術に、この真実が美しく象徴されています。何ヶ月にも渡って砂の上に念入りに描かれた、非常に緻密な曼荼羅は、完成すると風の通る場所へ置かれ、ものの数時間で消し去られます。

　34番の天の光には、覚醒に関わるもう一つの大いなる秘密があります。34番の天の光は、対である20番の天の光「存在」を介して、人間一人一人が生存競争に対する遺伝子レベルの恐れを乗り越えて、一瞬一瞬に完全に存在することを要求します。ここでは、自らの本質だと感じている個性を手放すという難題が突きつけられます。事実、「存在」の海の中へ溶け込めば、あなたの生存は脅かされるかのように見えます。しかし、真理は「あなたという個のエゴは、天の光へ跳躍する時に消失する」のです！ 天の光周波数で、エゴが死を遂げる前に、あなたに課される最後の条件は、肉体とその動きの周波数に丸ごと身を委ねることです。一度、天の光領域に踏み入れれば、恐れはあなたの肉体から完全に締め出され、肉体の聡明さの純粋な気づきが明らかになります。それはまるで、宇宙全体があなたの肉体を通り抜けていくかのようです。

　34番の天の光は、生命そのものの重要な性質の一つ ― 効率性 ― を表現しています。「運命のリング」の中で、高次元からの神性の顕現と低次元からの肉体の荘厳が出会い、融合します。その結果、精神（魂）が物質に入り、聖なるエネルギーで満たす純粋な融合が起こります。生命エネルギ

ーが何にも阻害されることがなければ、それはとても滑らかに、かつ効率的に流れていきます。もし
あなたが、生命エネルギーが自然に流れる方向にではなく、あなた自身の行きたい方向へと強引
に動かそうとすれば、あなたは効率が悪くなるばかりでなく、多くのエネルギーを使います。34番
の天の光のこのような性質は、一般的に、水と生命力を比較すると共通点が見出せます。最後に、
偉大な賢者、老子の水に関する名言を紹介しましょう。

　　"世の中で最も柔らかいものだけが
　　　奔馬のようにひた走り
　　　世の中で最も堅いものを突き抜けることができる
　　　それはまるで、水が岩の隙間に染み入るように
　　　そこには人智を超えた目に見えない何かが介入する
　　　だから、私は何もしないという行動が
　　　賢いことだと知っている
　　　このことを知る者がどんなに少ないことか！"

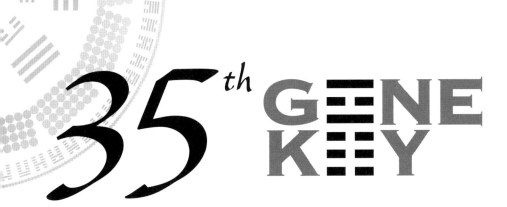

天の光
無限

天の才
冒険

心の闇
渇望

時空トンネルと奇跡

対：5番
コドンリング：奇跡のリング（35）

生理的関連部位：甲状腺／副甲状腺
アミノ酸：トリプトファン

35番の心の闇 ― 渇望

種としての渇望

全人類の中には、決して止むことのない生まれながら持つ渇望があります。この渇望は、ただ在ることの内側で多くの異なったレベルで働きます。35番の心の闇があなたのDNAを屈折して通過する時に作り出される化学現象によって引き起こされます。易経の35番目の卦の古典的解釈は「火地晋（かちしん）～出世階段を勢いよく昇る時／進歩～」で、全人類の進歩を推し進める35番の遺伝子の鍵に相応しいといえます。心の闇周波数における進歩とは、外の進化における発展であり、近代における技術革命の体現がその一例です。しかし、真の進歩とは、物質的現れとほとんど関係がなく、むしろ人間の意識に大きく関係しています。つまり、35番の心の闇は真の進歩の焦点を物質世界へ向けさせることによって、人間の内的構造そのものを変容させる可能性を閉ざしています。従って、この心の闇によって人間の内面世界を犠牲にすることで、外側の世界は進化を遂げます。

　35番の遺伝子の鍵は、関連するアミノ酸のトリプトファンを通じて、体内のセロトニン分泌に関係しています。セロトニンは、達成感と深い充足感を誘発する化学物質としてよく知られています。このコドンを通る心の闇周波数に妨害を受けた結果、体内のセロトニン生産が阻害され、人間は絶え間ない渇望を感じます。体内のこの強い不安感から、人間は、遺伝子レベルの渇望に根差した不安感を払拭できるものを外の世界に探し求めます。この渇望は、麻薬から食べ物、セックス（全て一時的にセロトニン量を増加させる可能性を持つ）、ビジネス、宗教、科学、更には戦争に至るまで、人類をあらゆる経験に駆り立てます。しかし、外側の世界でいくら渇望を満たそうとしたところで、人間が満足することは決してありません。外側にあるどんな助けや手法に頼ろうと、肉体の自然な安定した化学反応に取って代わるものはないため、この35番の心の闇によって人類は必然的に翻弄される運命にあります。

　5番の心の闇「焦り」は、35番の心の闇の対で、渇望と共に働き、人間を内なる生命の自然なリズムから遠ざけます。焦りが渇望を煽り立て、渇望は焦りを煽るという典型的な生体自己制御循環を繰り返すことで、人間を心の闇周波数に閉じ込めます。

特に近代において、人類が遂げた外側の進歩は、全てこの35番の心の闇によって生み出されてきました。人類は渇望した、満たされることを知らない種です。「何が欲しいか分からないけれど、それが今すぐ欲しい」これが人類です。この際限なく打ち寄せる渇望の波は、個人レベルで遺伝子にプログラムされた機能ではありません。これは人類という種全体に共通のものであり、結果を考えることなく周囲の世界を探求し、征服するように人間を外へと駆り立てます。これが人類の現状です。真に渇望している時、人間は食べることで生じる結果を考えることはできません。ただ自らを満たす衝動に駆られているだけです。

35番の心の闇の破壊的な側面の一つは、人間が一時的な満足を得る度に見られます。満足した瞬間、人間はまたゆっくりと空虚を感じ始め、また同じ渇望の周期が始まります。人間が最大の間違いを犯すのは、この段階においてです。満足を与えてくれる外側の手段に頼って中毒になるか、満足できないことを外側の手段（しばしば他人）のせいにして、また次のもの、あるいは次の人を探します。この落胆と責任転嫁という基本的パターンのせいで、人間の精神（魂）は安息の地に辿り着くことができません。上記のような破滅的な傾向は、満足を約束する人や物との同一化から生まれます。それに中毒すると人間の成長はそこで止まるため、その人間の一部が崩壊することになります。落胆の責任を転嫁する時、それが人であれ、宗教であれ、麻薬であれ、それらを破壊したい思いに駆られる傾向があります。

良くも悪くも、近代社会におけるほとんどのものが人間の脳内の基本的な化学的アンバランスによって作られたものであるという事実は、非常に興味深いことです！ 人生で起こる全ての出来事には意味があります。近代科学は、体内の低セロトニンレベルが鬱状態や渇望に繋がることを発見しました。科学が理解していないことは、人類のほとんどが低セロトニン状態で生きているということです。科学者たちが通常と見なしている状態は、実際には心の闇周波数のことです。35番の心の闇の大いなるジレンマは、外側の手段を使ってセロトニン生産量を上げようとするいかなる試みも、更なる渇望に繋がることです。例えば、セロトニン量を増やす薬を飲めば、一時的に高次の周波数がどんなものか感じられるかもしれません。しかし、そのような経験は実際には渇望を増し、更なる問題を作り出すだけです。

35番の遺伝子の鍵における基本的な化学的アンバランスを矯正する唯一の方法は、心の闇周波数から完全に抜け出すことしかありません。これには、まず自分自身の化学的なジレンマを理解することです。その上で、全身全霊でそれに向き合わなくてはなりません。問題に気づくことで、やっと心の闇周波数から逃れることができます。遺伝子の渇望を深く掘り下げることによって、その影響を打ち砕くのです。修練によってこの問題を避けることはできません。問題そのものに飛び込むのみです。それによって、渇望が満たされたとしても、決して問題がなくなるわけではないという事実を理解することになります。自らの人間性と渇望に向き合うに従って、自分がなすすべもなく完全に渇望に縛られているのを見るでしょう。そして、いかに自分の行動全てが、渇望によって微妙に駆り立てられているかが分かるでしょう。自分がいかにこの化学現象の罠に陥っているかを見た時に初めて、内側に新たな自由の感覚が芽生え始め、エネルギーを外側の世界に向けず、内側に取り戻します。ここで跳躍が起こり、内側の気づきが切り替わります。35番の天の才の偉大な冒険による、新しい段階の気づきへの覚醒です。

GENE KEYS　35番の鍵　🎚　火地晋

心の闇の抑圧的振る舞い ― 退屈

35番の心の闇の抑圧的振る舞いは、退屈さに関係します。これは、強い渇望が無意識の中に葬られた時に起こります。このような人々は、渇望に人生を支配された場合の末路を恐れており、渇望を表面下に抑圧する方法を見つけだします。絶え間なく湧き上がり、新たな何かへと誘惑する渇望を抑圧することは、必然的に大きな退屈を招きます。退屈していても、彼らはそれを知らない可能性があります。渇望のような遺伝子レベルの衝動を抑えるには、相当な内的エネルギーを要するため、そのような抑圧は通常、人生における著しい生命力と情熱の減少に繋がります。彼らの顔からは華やかさが失せ、目は死んだようになり、人生は冒険を欠いた空虚なものになります。

心の闇の反発的振る舞い ― 躁

35番の心の闇の反発的振る舞いは、あまりにも多忙で退屈している暇はありません。彼らは自分の人生が空虚になることを非常に恐れるため、絶え間ない活動によって隙間を埋めようとします。彼らは渇望を満たすために常に外側からの刺激を求め、あくまでも貪欲に花から花へと飛び移っていきます。そのような人々は自分の状況を頻繁に他人に責任転嫁するため、人間関係を長続きさせることがなかなかできません。人生において多くのことに挑戦しますが、それらを繋ぎ合わせて一続きの流れを作ることができません。彼らは常に経験に失望しているので、多様な経験から真の知恵を得ることもできません。この躁の性質は、自らの過去から逃げ、自らの夢を叶える完璧な場所や人、状況を追い求める深い衝動からくるものです。そのような完璧な状態ばかりを求めることによって、彼らは真の宝 ― 冒険そのもの ― を見過ごしています。

35番の天の才 ― 冒険

唯一の進歩は、愛

渇望を克服することは、ハートの中に飛び込んでいくことを意味します。天の才周波数の特徴は、愛を伴うことです。愛は、35番の心の闇の渇望を終わらせる唯一の力です。愛によって、脳内の化学作用におけるセロトニン生産量は増加し、安定します。愛によって、35番の心の闇に蓄えられたエネルギーが、無駄遣いされる代わりに、人間の内面へと向けられます。そのようなエネルギーの爆発によって、外の世界だけでなく、遂に人間の内面が進化します。人類にとって、進歩とは自らの気づきを高めることであり、知的な気づきの次の段階は、高次のハートの気づきへと飛び込むことです。

　ここでいうハートは実際には、太陽神経叢における複雑な神経節の内側に根差しています。太陽神経叢の高次元の機能を通して、真の愛を経験することができます。愛とは、何らかの対象に向けられるものではなく、万物を繋ぐ結合組織そのものです。一旦、太陽神経叢が遺伝子的な高次元の機能（詳細は、55番の遺伝子の鍵参照）を発揮するようになると、その人は愛を現実として生きるよ

279

うになります。現在ほとんどの人間が抱いている愛のイメージは、35番の心の闇の外側の刺激や他人によって渇望を一時的に満たしているだけです。それは愛本来の姿からは程遠いものです。35番の天の才の周波数に上がると、全人類の進歩は外向的なものから内向的なものに変わります。人間の冒険の最後の未開拓地は外側にはなく、ただ在ることとあなたの本質の内側にあります。人間の強い願望は、実際には外側の宇宙ではなく、心の宇宙の探求なのです。

　35番の遺伝子の鍵は、それだけで一つのコドンを形成し、アミノ酸のトリプトファンを活性化する人間のゲノムにおいて一匹狼的な存在です。この意味で、35番の遺伝子の鍵は、人類の全ての遺伝子的プロセスを開始する開始コドンを表す41番の遺伝子の鍵と似ています。しかし、41番の遺伝子の鍵と違って、35番の遺伝子の鍵はそのような遺伝子的な重要性を持ちません。これは例外ですが、遺伝子学において例外には謎がつきものです。35番の天の才の謎は、その名前 ― 冒険 ―にあります。41番の遺伝子の鍵と同様に、35番の遺伝子の鍵もまた人類にスイッチが入る特定の時期の到来を待っています。しかし、41番の遺伝子の鍵との違いは、人間にも特定の遺伝子スイッチの操作が許されている点です。35番の天の才は、全人類のDNAの中でも、唯一現実の構築に関して人間に選択の余地が与えられている稀な天の才です。皆さんの想像にもれず、これは人間の進化においてとても重要なコドンです！

　遺伝学者、革命家、神学者、神秘家たちの間で、自由意志の存在に関する多くの議論が行われています。彼らの考えは皆、マーヤ、もしくは人間の思考における二元論に基づいたものです。天の光状態に到達するまでは、この難問に対する答えを見つけることは不可能であるため、人間は何らかの視点に基づいた立場を取るか、中立を維持するしかありません。35番の天の才の視点からすると、人間は、直接DNAに影響を与えることによって、夫々の運命に実際に影響を与えることが可能です。秘密は冒険にあり、真の冒険は愛に基づいています。冒険は、人間の精神(魂)が思考から解放された時に訪れます。冒険は、全ては一つであるという理解から生まれる、ただ在る状態です。しかし、冒険はまだその一つであるということに完全に浸かっているわけではなく、その中で泳ぐ感覚がどんなものかを体験している状態です。一つであることは、論理的に推論できたとしても、頭で知ることはできません。一つであることは、体内で十分なセロトニンが生産された時に初めて感じることができます。

　体内にただやみくもにセロトニンを送り込んで、高次の周波数の経験を作り出せるわけではありません。セロトニンは、体内で生産される一連の相互に関連する化学物質(ピノリンやハルミンなど)を繋ぐリンクの一つに過ぎません。高次の意識は、これらの化学物質同士のとても繊細なバランスによって現れるものです。このバランスは人によって異なるため、高次元意識の芽生えを可能にするのは、自然な有機的なプロセスだけです。体内における錬金術的な共創プロセスが、35番の天の才の内側で生じる時に起こる偉大な冒険です。愛によって自らの意識が高まるにつれ、自然な生理機能の中にこれらの繊細な化学的基盤の数々が作り出されます。これは内分泌系を通して内なる本質を洗練し蒸留するという自然な進化のプロセスです。

　ハートを開いて生きることは、人生を常に冒険のように生きるということです。冒険とは、内側にまだ一定の恐れを残しつつも、その恐れを出し抜くことができるだけの一定レベルの周波数に到達していることを意味します。全ての人間に、愛の道を選ぶ選択肢が与えられています。思い切って愛のために全てを投げ出す準備ができた時、そこに進歩が生まれる ― これが35番の天の才の神

秘です。当然ながら、大半の人間にとって心の闇周波数領域の恐れは彼らを完全に圧倒するほど強く、ほとんどが渇望を満たそうとする終わりのないサイクルから抜け出せないでいます。しかし、ときどき一人の人間が35番の天の才へと大きなステップを踏み出し、別の次元へ抜ける時空トンネルを見つけ出すことがあります。他人に無条件に与える時、実際にセロトニン分泌が促されます。これは人間に幸福感を与えるだけでなく、宇宙全体との調和の中に生きているという深い信頼感を生み出します。

　現在人類が生きているこの世界において、無条件に与えることはとても過激なことであり、文字通り人々の脳をショートさせます。それは、他人を立ち止まらせ、その行動に照らして自分と自分の人生を顧みるよう仕向けます。それによって、更なる恐れのパターンに陥る可能性もあります。35番の天の才は、64個の遺伝子の鍵において唯一、人間の意識的行動によって周波数を上げることができる場所です。愛の冒険へと乗り出し、自らの遺伝子の進化を加速することができます。これはその性質上、人類の進化に多大な影響を与えるでしょう。

　あなたが今この35番の遺伝子の鍵を読んでいるということは、あなたが全人類のDNAの中に隠された最大の秘密を思いがけず発見したことを意味します。秘密で溢れた本の中に、あなたは最もシンプルにして最も簡単な秘密に出会ったのです。実際に、易経における解釈の中には、35番目の卦をただの「進歩（Progress）」ではなく、「簡単な進歩（Easy Progress）」と呼ぶものもあります。自分の人生を改善する最も楽で手短な方法は、自らの人生においてできる限りのあらゆる領域において無条件に愛を与えることです。この冒険に乗り出す時、人間は実際に自分のDNAの繊細な働きに影響を与えます。遺伝子間で新しい化学的メッセージが伝達されるようになり、大半の人間が空想の世界でしかありえないと思うような、全く新しい冒険の世界へと足を踏み入れます。

35番の天の光 ― 無限

至福へ至る裏口

64個の遺伝子の鍵を全て読んでいくとやがて、最終的に人類が肉体そのものを超越していく、大いなる進化の計画が、人間のDNAの構造に書き込まれていることに気がついていくでしょう。個々の人間、家族、民族、遺伝子給源の全ては、この基本計画の中に含まれており、そこには独自の隠されたタイミングがあるように見えます。しかし、この遺伝子の基本計画の中で、35番の遺伝子の鍵は例外として独立しており、それはまるで人間を設計した神々が、人間の肉体そのものに内蔵された時間設定とは別に、個々の人間が時間を早送りすることができる秘密の回路を作っていたかのようです。人知を超えた広大な領域へと至る「隠された時空トンネル」それこそが35番の遺伝子の鍵です。それは、35番の天の光 ― 無限 ― の核心に繋がっています。

　35番の遺伝子の鍵の興味深い点は、全ての遺伝子の法則を破ることです。それは、人間が自らの進化の舵を取り、全体の遺伝子プログラムを出し抜くことを可能にします。35番の天の才同様、35番の天の光も法則を破ります。それは進化の影響が全く及ばない次元まで、人間の意識を押し

広げます。既に見たように、35番の天の才にはまだ微かに恐れが残っています。それは恐れが人生という冒険に面白みを与えるからです。35番の天の光では、個々の人間が消滅し、冒険が終わるので恐れもなくなります。無限とは意識そのもののことを指します。これ以上に、35番の天の光に関して説明できることは何もありません。しかし、35番の天の光に関して、思考が生み出すマーヤの中から語ることはできます。35番の天の光の「無限」は、それが概念であったとしても、とても強い引力を持っています。無限の概念を日々心に抱いて過ごすことができれば、自動的に低い周波数を遠ざけることになります。

　無限の概念には、思考を消滅させる効果があるため、それを扱える人間はほとんどいません。それは、思考の次元から出て、ハートの次元へと人間を誘います。意識と愛が同じことを指す言葉である所以は、ハートには境界線がないからです。対極にある5番の天の光の「時の超越」と共に、35番の天の光は無限大の弧を描きます。生命に境界線は存在せず、始まりも終わりもありません。64個の遺伝子の鍵を通して、私たちは人類の進化にはいつか終わりが来ることを知っていますが、それは次の形から次の形へと進歩していくだけのことでもあります。近代科学的視点においは、天体物理学者によると宇宙の大きさは測定可能であり、宇宙には寿命があるとされています。DNAに鎮座する35番の天の才と天の光の視点からすれば、それらのことが真実の半分に過ぎないことが分かります。なぜなら、人間の内側の奥底には、意識せずとも無限大の概念が植えつけられているからです。

　思考によって宇宙の謎 ― 時空の謎の数々 ― が解き明かされることは決してありません。なぜなら、思考はそれらの謎を構成するほんの一つの欠片に過ぎないからです。ハート、もしくは一部の人々がハートマインドと呼ぶものが、無限の謎を解くことができる人間の唯一の側面です。では、35番の天の光が私たちに教えてくれることは何なのでしょうか？ それはただ一つ ― 純粋な無条件の愛は、あらゆる宇宙の法則を曲げることができる ― ということです。この種の愛をほんのわずかでも味わう度に、全てのことが可能になります。人間は物質次元に縛られ、魔法を否定する世界に生きているため、宇宙では全てが可能であるという真実から人々はどんどん遠ざかっています。「無限」の天の光が世界に現れると、それは意識を物質のど真ん中へと送り込み、物質の法則を曲げます。そのような天の光の経験者は、進化そのものの近道を象徴しており、そのような人物の周りでは多くの人々が壮大な覚醒と奇跡の数々を経験します。

　「奇跡のリング」の唯一の核として、35番の天の光は世界に奇跡をもたらします。それは、子供のような思考を持つ人々にあらゆる種類の可能性を開きます。子供にとっては、全てのことが可能です。これが無限の状態です。そのような奇跡の流れを解き放つには、周囲の環境や人々によって植えつけられた信条や制限の数々から自由になる必要があります。35番の天の光は、思考が生み出す境界線や制約を取り除いていきます。歴史を通じて、人間は大衆の前で空を飛び、高次元へと上昇し、非物質化してきました。35番の天の光では、何もかもが可能です。おそらく64個の天の光全ての中で、60番の天の光と35番の天の光だけが、たった一つの目的のためだけに存在しています。物質界の法則を曲げ、奇跡を起こすことによって、人々が気づきを広げ、より大きな在り方へとハートを開くことができます。

　35番の天の光のお陰で、伝統的な霊的な力として天の光という言葉が世界に生み出されました。東洋の教えの中では、崇拝されている神々やシステムによって天の光の数が異なります。天の光は一般的に、解放への道を邪魔するものと見なされています。しかし、35番の天の光の場合には、それ

は解放に先立つものではなく、それ自体が自然な解放の具象です。真の奇跡が起こる場所に居合わせるだけで、それは人間の視野を大きく広げてくれます。常識を覆し、現実を打ち砕くようなたった一度の経験が、人間の人生を変え、ハートを開きます。この意味において、35番の天の光は、22番の天の光「恩寵」にも強く結びついているといえます。なぜなら、いつ、どこで、誰の元に奇跡が訪れるかを決めるのが、恩寵だからです。35番の天の才と天の光の存在そのものが、恩寵の力の証です。人間一人一人のDNAの奥に35番の天の光が存在し、それが人間に愛の名の下に生きる人生の無限大の可能性を絶え間なく思い出させてくれるという事実は、大きな励みになり得るでしょう。

36th GENE KEY

天の光
慈悲

天の才
人間性

心の闇
感情の乱気流

人間になる

対：6番
コドンリング：神性のリング（22、36、37、63）

生理的関連部位：太陽神経叢
アミノ酸：プロリン

36番の心の闇 ― 感情の乱気流

魂の闇夜

64個の遺伝子の鍵の心の闇は、人類のありとあらゆる苦しみの種です。夫々の心の闇は、肉体という物質的な戦場において、一人一人に神話的な試練を突きつけます。36番の心の闇は、誰しもが人生で必ず戦うことになる感情的な戦いです。地球に隅から隅まで浸透しているこの心の闇は、人類全体の集合的な感情の乱気流となって現れます。この乱気流は、人生には常に不安定さがつきまとうこと、何時も災難が降りかかることを皆が知っているため存在しています。36番の心の闇は、特にメディアを通して、とても重苦しいメッセージを人類に投げかけます。テレビなどのメディアから次々と流れてくるネガティブなニュースによって、殆どの人間は、神経質や感情の乱気流という無意識の背景がプログロムされています。

　人類史のある時点で、64個のパターン＝中国の易経64卦が、未来や物事の周期を予測する目的で活用されるようになりました。現在では、占いとして近代的にアレンジされた易経が人気です。古代の賢者たちは、特定の卦が出た時、それが重大な危機や危険を予測していることに気がつきました。36番目の卦は、そのような不吉な卦の一つで「地火明夷（ちかめいい）～光が消えた暗闇～」という名前がつけられました。この名前も真実を伝えるものですが、最も深いレベルで見ると、36番の心の闇には、途方もなく豊かな意識を含んでいます。

　遺伝子学を外側に当てはめてみると、36番の遺伝子の鍵は、人類が現状の経験の境界線を打破する突破口を煽る、化学の一部を表しています。これは集合体レベルで、人類の生き残り ― 何が危険で、何が危険でないかを学ぶ ― 際に不可欠な側面です。このようにして、進化をもっと大きな意味で捉えることができます。進化は、人類に様々な経験をさせることで意識をどこまで広げられるか限界を探り、暗闇の中を覗き込み、恐れを脇に置いて飛び込むことを求めます。人間にこの心の闇があることによって、感情の乱気流を避けて通れません。それは、私たちの神話に深く根づいています。近代のテレビドラマなどは、人は皆、人生の中で感情の乱気流を通り抜けなくてはなら

ないという、人類共通の認識を示す典型的な例です。人の周波数を決める最も重要な要素は、感情を揺さぶられるような状況にどのように対処するかです。

36番の心の闇は、人間関係において最も破壊的になります。対である6番の遺伝子の鍵の心の闇「争い」は、個人同士やグループの中のコミュニケーションの崩壊です。人間には、完璧な恋愛関係への深い欲求があります。それは、太古の昔から人類の中にあり、その究極の夢に向かう旅は、36番の心の闇から始まります。多くの神話がそうであるように、その旅は男女の性から始まり、そして罪悪感へと続きます。低い周波数では、36番の心の闇は私たちの性を通して現れる強い欲求です。性欲は、新たな経験を開拓する進化的な衝動が、低い周波数で現れたものです。性欲そのものは、肉体で感じる驚くべき化学的な乱気流といえます。それが表に現れると、人生に様々な感情的な乱れが引き起こされます。一般的な道徳を脇に置いて見た場合、性欲は純粋なエネルギーです。あなたがそれに逆らおうと屈しようと、一ついえることは、経験という視点で性欲はあなたの人生をより興味深いものにします！これが36番の心の闇の目的そのもの ― 興味深い人生物語の筋書きを作ることによって、あなたを前へと推し進めること ― です。しかし、心の闇周波数では、人類が進化を遂げるまで、次から次へと苦しみを経験することになります。

低い周波数で問題なのは、決まったパターンが永続的に繰り返されることです。36番の心の闇では、性欲が抑圧されて病気の原因となったり、表現され、罪悪感や虚偽を引き起こしたりします。性欲自体は、ネガティブなエネルギーではありませんが、人類の道徳と相まって、汚らわしいものと見なされています。このような心の闇の被害者になるのを逃れるために、遅かれ早かれ、全ての人間が周波数を上げる必要があります。周波数が上がると、性欲は問題視されなくなります。それらは、心の開かれたコミュニケーションと共に、罪悪感なく、正々堂々と正直に扱われます。私たちが何を感じようと、それは間違いでも悪でもありません。肉体の中で起こる化学反応と、それによって生まれる感情に対して、人間に罪はありません。問題は、私たちが恐れや怒りから、それらに反発したり、抑圧したりすることによって、自分の人生と、親しい人々との間に大きな感情の乱気流を生み出すのです。

神秘主義者たちの間で、36番の心の闇は「魂の闇夜」として知られてきました。それは、人間を未知のものへ引き寄せると共に、未知のものを人間に引き寄せる原型です。この心の闇は、あなたの周波数を試し、自らの苦しみを超越させる機会を与えます。それはまるで磁石のように、人に危機的状況を引き寄せます。あなたが自分の本質を否定し、被害者意識のパターンから抜け出せないままだと、そこから学び取るまで同じ人生の試練を何度も経験させられます。

この遺伝子の鍵が引き寄せる苦しみは、「神性のリング」として知られる遺伝子ファミリーの一部です。これは、全く輝かしい啓示です。このコドングループに所属する四つの遺伝子の鍵は、あなたの内なる最も崇高な意識を覚醒させる可能性を秘めています。22番の遺伝子の鍵「恩寵」と同類のこれらの四つの原型は、あなたの人生に強烈な感情的体験や試練を引き寄せます。そして、「疑い」に満ちた深い闇夜（63番の心の闇）へと追い込もうとします。しかし、このコドングループの最終的なテーマは贖罪です。自らの苦しみの力によって浄化されていくに従って、あなたは高次元の完全な至福と、大きな幸運に恵まれた自らの境遇を認識するでしょう。これから見ていくように、このコドングループは、多くの点でキリスト意識の真の意味と深く繋がっています。もしあなたがキリスト意識

GENE KEYS　36番の鍵　　地火明夷

に強く惹かれたり、このグループの遺伝子の鍵があなたの遺伝子の鍵チャートの重要な位置にある場合、あなたはとても幸運な人間で、必然的にこの覚醒へ導かれる運命にあります。

心の闇の抑圧的振る舞い ─ 神経質

感情の乱気流を抵抗する時、それは肉体とオーラ全体に波のように広がる神経質となって現れます。変化を恐れ、何がなんでも外観の落ち着きを装おうとする性質です。その結果、神経システムの中に感情の乱気流は流れ込み、閉じ込められます。そのような人々は一時もリラックスできず、周囲の環境と人々に神経質な波動を伝えます。結果として、安定させようとしている状況を、逆に不安定にさせています。中には、変化に対する深い恐れから、自らの性を抑圧する人もいます。彼らは、近づきにくく、なかなか打ち解けません。しかし、性欲の猛威をいつまでも抑圧することは不可能なため、いずれ神経衰弱や癌のような病気になって現れます。

心の闇の反発的振る舞い ─ 危機的状況を作り出す

感情の乱気流を、明晰さも誠実さもなく表現する場合、感情的かつ破壊的な状況を繰り返します。このような人の人生は、本当にテレビドラマのようです。この心の闇の反発的振る舞いは、性的関係を持ちやすい傾向があり、後になって罪悪感からそれを隠します。しかし、抑圧的振る舞い同様、自らの真性を隠そうとしたところで逃れることはできません。そのため、ありとあらゆる方向、特に思いがけない方向から、常に危機的状況を引き寄せます。彼らは、感情や性に対して罪悪感を持ち、誠実に向き合うことができないために、思いもよらない場面で更なる騒動を招いていることを理解していません。

36番の天の才 ─ 人間性

人間の魂の降臨

性や感情の乱気流との苦闘を、正々堂々と誠実に受け止めることができた時、素晴らしい天の才が現れます。人間からの卒業です！36番の天の才は人間性の天の才で、人間の苦しみが何であるか、その本当の意味を説明しています。苦しみによって、人類はお互いと繋がることができます。それは、我執を超え、人類の視野を外へと広げ、利己主義を超えて、強引に進化させます。完全な人間になるには、自らの苦しみを変容させ、人生に対してハートを開くことです。「人間性」の天の才を持つ人は、人間の感情を真に理解し、それによって全ての人々を理解します。ここで、対である6番の天の才「交渉術」が成長すると、36番の天の才も同時に成長することが分かります。自分は運命に翻弄される被害者であるという考えを手放した瞬間、人は正々堂々と、他人とコミュニケーションが取れるようになります。

287

人間になる

　人間性の天の才は、唯一努力して得ることのできる天の才です。このような人々は、自らの心の闇を深く見つめ、性と感情の試練に取り組んできた人々です。彼らは、自らの苦しみを受け入れる段階的なプロセスにいるため、様々な周波数で苦しみを体験していきます。最も高いレベルに到達すると、苦しみが瞬時に狂喜へと変容されるようになります。天の才では、まだ苦しみは苦しみのままですが、この天の才は人同士を遠ざけるのではなく、むしろ近づけてくれます。この天の才は人間性 ― ハートから動くこと ― です。ハートから生きるようになった瞬間、人は恐れに対する解毒剤を手に入れます。

　36番の天の才は、36番の心の闇と同じ突き動かす力で、新しい感情や状況を経験することで学びを得ようとする、進化的な衝動です。しかし、同じ力でも36番の天の才はハートが開いており、感情の乱気流が起こりかねない難しい状況でも、自分と相手の気持ちを考慮した成熟した対応と交渉術を持って、上手く切り抜けることができます。36番の天の才を持つ人々のオーラは、苦しみという人類の共通のテーマに強く共鳴するため、心に痛みを抱える人々が救いを求めにやって来ます。もう心の闇の時のように、感情に圧倒される傾向はなくなり、辛い体験を通してハートを開き人間的な成長を遂げた彼らは、あらゆるトラウマ的経験にも感情的に対処できるようになっています。

　36番の天の才は、生きた光の伝達場として人間性の祝福という素晴らしい教えを世界にもたらします。それは神というよりも人間であるという自然な精神（魂）を伝えています。その意味で、この天の才は遺伝子易経の中で最も地に足が着いているといえます。この天の才は、人間の高次元のオーラ体が、低次元の領域に降り変容をもたらすための架け橋です。これは、キリストが地獄に降臨し、その周波数を完全にその存在に吸収するイメージと重なります。遺伝子の鍵チャートに、この遺伝子の鍵があるかどうかに関わらず、全ての人間はこの遺伝子の鍵の性質を持っています。目の前に現れる全ての感情的な苦闘は、DNA内でもこの遺伝子の鍵に直接語りかけます。36番の遺伝子の鍵は、天の才では、痛みから逃げずに受け入れます。痛みを受け入れることは、自らの強さと人生そのものを信頼している証です。もしあなたが痛みを感じているなら、それはあなたに何かを教えようとしているのです。それは、あなたが自らの人間性をより深く受け入れ、限りある肉体を持って生きることを謙虚な気持ちで受け止めるよう促しているのです。

　36番の天の才が遺伝子の鍵チャートにあるというだけでも、その人の人生について多くを知ることができます。その人は生涯、感情的ヒーリングというテーマを持ち続け、それらを反映するような経験や人を人生に引き寄せます。周波数を高く上げることができると、彼らの感情的経験はより明快でより深遠なものになっていきます。未知の領域を探検する進化の衝動が働いているため、彼らの人生が平凡に終わることはありません。そして、より高いレベルに到達すると、彼らはとても深遠で、ハートを開くような体験をします。36番の天の才は、全人類の苦しみの真の目的を示す原型です。彼らは、喜びがあれば苦しみもあり、人生が味わい深いものだということを教えてくれます。36番の天の才の最も深い役割は、被害者意識の深みに引きずり込まれる代わりに、他人を尊重し、どんな苦しみであろうとそれを進んで受け入れることで、人間を手助けすることです。この勇気と、人生のプロセスに対する深い受容が、最終的に人間の最も崇高な性質 ― 慈悲 ― への扉を開きます。

36番の天の光 － 慈悲

八福の教え

36番の心の闇から天の光への旅は、キリストの人生に最もよく象徴されています。64個の天の光を見ていくと、特定の遺伝子の鍵が、ある特定の象徴的な系統や人物ととても強い結びつきがあることが分かります。キリストの神話も、何度も登場してきますが、歴史的な登場人物としてのイエスというより、彼に象徴される周波数に関係するものです。十字架に磔にされたキリストの姿は、36番の遺伝子の鍵の中にある真実を強く思い起こさせます。私たちはいつか死ぬこと、そして人間性の素晴らしい輝きを思い出させてくれます。それは「私は人の子である」というキリストの言葉に表れています。

十字架にかけられたキリストの姿の真の意味を知らない人々は、これを神の象徴としては不名誉だと感じるかもしれません。殆どの宗教では、預言者たちや神々は、力強さ、輝き、素晴らしさの象徴とされる一方、十字架にかけられて力なく死んでいく人間の姿は、被害者意識を象徴しているように思われます。しかし、このようなキリストの人間的特徴こそが、多くの人に親近感を与えているのです。キリストが苦しんでいるという事実によって、彼はより人間味を帯びます。この親しみやすさが、36番の天の光と、その他の天の光意識の大きな違いを生み出しています。これは人間と神との間、被害者と悟りを得た者との間に橋を架ける天の光です。それは、全ての人間に語りかけ、一人一人に「なぜ私は苦しまなくてはならないのか」という疑問を抱かせます。

その答えは、36番の天の光の中にあります。それは25番の天の光と同じ答え ― 愛が全て ― です。しかし、25番の天の光が表す「普遍的な愛」と、36番の天の光「慈悲」には大きな違いがあります。「普遍的な愛」は神から直接もたらされたような、人間とはかけ離れた質が感じられます。一方、強烈な苦しみの果てに開花する36番の天の光は、人間の言葉で語りかけ、人間に近い天の光です。これが36番の遺伝子の鍵の道です。これは、そもそも苦しみそのものが開花する天の光であるため、苦しみという言葉を通しては理解されません。それは、嵐の後の残り香のようです。36番の天の才「人間性」と同じように、この天の光は経験によって得られるものです。

イエスのように、この天の光を通して最後の解放に至る者は、「地の塩(愛と慈悲)」となります。彼らは、繰り返し与えられる人生の試練によって磨かれていきます。そして、苦しみをネガティブなものと捉えることを止めた時、魔法の一歩を踏み出し、遂に苦しみが苦しみでなくなります。実際、苦しみは、彼らにとって女神のような存在になります。天の光では、自らの苦しみは人類共通の苦しみとなり、全人類を包み込みます。自己と他者を隔てる、全ての壁がなくなります。苦しみと「慈悲」は一つになり、あなたのハートは全人類が感じる喜びや苦悩、痛みや強い願望、悪と善でいっぱいになり、爆発します。この天の光では、対である6番の天の光が示すように「平和」が君臨します。

神話的な旅路には、最後の試練がつきものです。それは、イエスが十字架に架けられ、激しい苦痛の中、声を上げ神に理解を求めた時のように、完全に希望を喪失し、なす術がなくなった瞬間です。これらの瞬間 ― 光の消えた闇夜 ― は、人生の中で人間を試すためやってくるというより、むしろその目的は、自分が人間であることを深く痛感することによって、同胞である全人類に対する慈悲の素晴らしい力を私たちに思い出させることです。このような試練は、心の闇から抜け出し、より高い

周波数へ進化する大きな跳躍の機会を与えてくれます。多くの言い伝えの中で、心底邪悪な存在が徹底的に恐れに晒され、完全に降伏した時、心の闇から天の光への飛躍を遂げる奇跡の変容として、この天の光が語られています。そのような意識の奇跡的な跳躍を可能にするものは、遺伝子の鍵の中でも珍しい存在です。

　以上のことをハートに留めてそっと抱くならば、あなたはおそらく八福の教え、イエスの有名な山上の垂訓の真の意味を、より深く直感的に理解するでしょう。

　　"心の貧しい人々は、幸いです
　　　天の国はその人たちのものだからです
　　　悲しむ人々は、幸いです
　　　その人たちは慰められるからです
　　　柔和な人々は、幸いです
　　　その人たちは地を受け継ぐからです
　　　義に飢え渇く人々は、幸いです
　　　その人たちは満たされるからです
　　　憐れみ深い人々は、幸いです
　　　その人たちは憐れみを受けるからです
　　　心の清い人々は、幸いです
　　　その人たちは神を見るからです
　　　平和を実現する人々は、幸いです
　　　その人たちは神の子と呼ばれるからです
　　　義のために迫害される人々は、幸いです
　　　天の国はその人たちのものだからです"

37th GENE KEY

天の光
優しさ

天の才
平等

心の闇
弱さ

家族の錬金術

対：40番
コドンリング：神性のリング（22、36、37、63）

生理的関連部位：太陽神経叢（脊椎神経節）
アミノ酸：プロリン

37番の心の闇 ― 弱さ

真のポールシフト

人類がゆっくりと魚座の時代から新しい水瓶座の時代に移行するに従って、種としての人類を刻印する地球規模の原型の重点が変化してきました。37番の遺伝子の鍵と、特にその心の闇周波数は、まさに現在、人類が去ろうとしている時代を象徴しています。超自然的な情報に精通している人ならおそらく、37という数がキリストを表し、古代ヘブライ文字の数秘術、ゲマトリアに由来することを思い出すでしょう。人類は現在、キリストにまつわる特定の神話の領域から、聖なる三位一体の第三の領域に移行しているところです。その三位一体の新しい神話は、統合の大いなる女性性の原型に基づいています。進化が次の段階に進むからといって、キリスト神話に力がなくなるわけではありません。隠された側面が遂に明らかになるにつれて、人類の神話に対する理解と解釈が変わっていきます。このプロセスによって、集合意識には女性性の新たな神話的イメージと原型が洪水のように押し寄せます。

　37番の心の闇は「弱さ」です。これから見ていくように、弱さとは、男性心理による女性心理に対する投影以外の何物でもなく、つい最近まで西洋において女性は男性よりも劣った性であるとみなされていました。しかし、人間が弱さだと思っている性質は、実際には未だ人間が理解することができない部分です。人間が自分以外の力に遂に屈するという、キリスト神話に見られる外面的な形式にも、それは映し出されています。キリストの行動の裏にある隠された性質を理解するには、犠牲とその後の復活の中にしかないことから、神話の内なる意味が本当の鍵となります。従って37番の遺伝子の鍵は主に、弱いものと見なされながらも、実際にはその反対で強い力の本質に関わります。

　37番の心の闇は、地球上の陰陽の力の不平等を表しています。進化の過程において、自然と重要視されたのは、物理的な強さでした。低い周波数では、人間の遺伝子は弱肉強食以外の現実を理解することができません。しかし物理的強さは、現在の人類の進化においてもはや未来を支配する要因ではなくなりました。未来への可能性は、性別や物理的な力に依らず、全人類に開かれてい

ます。かつて弱さや強さと見なされていたものは、完全に変化し、逆転しつつあります。獣のような力と破壊によって階層の頂点に君臨する者は力を失いつつあり、自己超越に根差した統合のビジョンを掲げる者が力をつけつつあります。世界は今、このように変容しているところです。

　全人類の間で、37番の心の闇は主要な突然変異を経験しています。それは、人類が古い境界線や定義の数々を超越するに従って、スピードと周波数を通して起こります。文明の社会構造全体が崩壊しつつあるのは、この突然変異のためです。西洋においては、伝統的な家族構造が自然と消滅に向かっています。このような時期には、大きな社会的変化や不安が目立ってきます。人類の心理における内的な再調整によって、社会構造は変化を余儀なくされています。人類の抑圧された女性的側面は、再び表舞台に登場し出し、これによって男女の伝統的な役割の基本パターンが変化しつつあります。この陰の力の台頭は、実際には性別を超えたものですが、実際の女性と混同されることもよくあります。多くの女性たちは現在、女性の時代がやってきており、男性の時代が終わるという考えを持っています。これは37番の心の闇が表現を変えただけで、二つの極のうちどちらか一方のみを重視する態度には変わりありません。

　「弱さ」の真の定義は、女性原理が男性原理に仕えるものと見なされた時に現れます。それは、世界が実際に現在に至るまで進化を遂げ、存続してきた方法です。女性が男性に降伏している場所にはいつでも37番の心の闇の影響があり、それは一つの結果しか生みません37番の遺伝子の鍵の対である40番の心の闇「消耗」という結果です。現代社会の構造においては、多くの女性が家庭に入り、子供を育てるために経済的に男性に依存し、自らを無能であると感じています。もちろん例外はありますが、一般的にいうと事実であるといえます。人類を待ち受ける極シフトによって、この傾向は反転し、男性原理が女性原理に仕えるようになります。先進的な社会においては、多くの女性たちが子供たちを託児所などの施設へ預け、働くために家庭の外に出るというのは、この極シフトに対する反発の一つの現れです。

　そのような状況下でしわ寄せを受けるのはいつも子供たちであるため、それらの現象は世界に更なる分断を作り出すのみです。37番の心の闇「弱さ」は、男女共に現れます。男性においては全体的な物の見方ができないこと、女性においては男性至上の階層組織や競争社会に入り込むという、自分たちの唯一知る方法でこの問題を正そうとすることに現れています。それら全ての社会問題は、宗教関連の問題と同様、男女両方から強い感情的反発を招きます。人間の思考によって、これらのアンバランス対する答えはありません。それらはシンプルに、私たちが通り抜けている移行期の証なのです。陰陽 ― 男女 ― の間の鬱積した感情的ストレスのために、そのような問題を協議しようものなら、多くの潜在的な緊張や意見が露呈するでしょう。ここから、37番の心の闇の典型的な証の一つは、そもそも性別と自分を同一化することにあります。真の問題は、外面的な問題にあるのではなく、陰陽の問題 ― 二つの原型的力のアンバランス ― にあります。しかし、一般法則には例外がつきものであり、そこには唯一無二の個人を発揮する余地は残っています。

　この37番の遺伝子の鍵を通り抜けている突然変異のエネルギーは、長い間人類の文明の一部として存在してきた他の多くの構造も終わらせます。そのような構造の一つが、分断と崇拝に根差した男性至上的な構造を土台に持つ宗教組織です。男性的な左脳が物事を理解する手段として階層に分断し、一方で、女性的な右脳は根本的な一体性を理解し、その一体性は既に存在し、いつも

存在しているものです。この崇拝から体現への移行は、思考を使って容易に理解できないという点において、人類にとって深遠な変容です。実際に「弱さ」の心の闇は、完全に思考によるでっちあげです。外側の支えを必要とするのは、自らが松葉杖なしでは弱い人間だと思い込んでいる時だけです。松葉杖を手放した瞬間、自分がずっと強い脚を持っていたことがわかるでしょう。

　37番のジレンマの本質は、個々の人間における内側のアンバランスは明らかです。37番の心の闇における人間の最大の恐れは、支えを失うことです。低い周波数によって、全体の一部としての自分を感じることができないため、全体から支えられているという感覚を持てず、人に何かを与える時にはお返しをもらうという条件の元でしか、人に与えることができません。これが社会経済の基礎であり、それは恐れに根差しています。この心の闇周波数のせいで、人間は集合体の内側の深い信頼の感覚にアクセスすることができません。ハートに基づいて与えることによって、巡り巡って集合体のエネルギー場から遥かに多くのものを受け取る事実に人々は受け止めていません。与えるエネルギーがどのようにして自分に戻ってくるかを予測できないため、人々はそれを信用しないのです。その結果、思考に人生の舵取りをさせると、森羅万象の中に存在する自然な支援の鎖を切断することになるため、世界には「弱さ」が蔓延します。従って人類の集合体の真の未来は、人類のハートや、生命の全体的本質を理解できるかどうかにかかっています。個々の人間にとってこれは、思考がハートに仕えるという変化になって現れます。

心の闇の抑圧的振る舞い — 感傷的過ぎる

37番の心の闇が抑圧されると、それは与える行為を偽る傾向となって現れます。このような人々は、ハートではなく感情に支配されており、多くの場合ハートと感情が同じものであると思っています。彼らは人類に関する素晴らしい夢物語を語るものの、自らの立場を示す内なる強さに欠け、自らの恐れを抑圧します。彼らは自らを感情の犠牲者にし、ハートに汚名を着せます。ハートは強く、恐れを知りませんが、感情は変わりやすく人間を翻弄します。そのような人々は、感情の後ろに隠れて、自らの内なる深い真実を知ろうとしません。彼らは物事を感情的に捉え過ぎる傾向があり、周囲の人々の重荷となります。最も皮肉なことに、このようなタイプの人々は、実際に自らの内なる深い恐れを抑圧する手段として、感情的に高ぶった状態に中毒します。

心の闇の反発的振る舞い — 残酷

心の闇の反発的振る舞いは、外側の世界に不平等を見つけて自らの恐れをそこに投影します。このような人々は、この核となる信じ込みによってハートが硬くなり、愛がどんなものだったか完全に忘れてしまいます。心の闇の抑圧的振る舞いの反対の極として、このような人々は他人が感傷的過ぎると感じ、人々の素直さを利用します。心の闇の抑圧的振る舞いと反発的振る舞いの二つのパターンによって、現在の文明は築かれました。自分と他人の感情による被害者ではなくなった人間のみが、社会の根底にある被害者と加害者のパターンから抜け出すことができます。残酷だと呼ばれるような人々が、社会において居場所を確立するためには、被害者の役を引き受けてくれる人々を

必要とします。自らのハートを拠り所にして確固たる自分軸を持つ人々を前にして、最初に消え去るのがこのタイプの人々です。

37番の天の才 ── 平等

家族の上昇

37番の天の才「平等」において現在、人類にとって大きな希望が見え始めています。「平等」は、とても誤解され易い言葉です。全ての人間は、同じ遺伝子暗号を持っているという点で、生まれながらにして平等ではあるものの、大人になり社会に出ていくにつれ、皆が皆平等ではないということが分かってきます。実際には、平等とは見方によって変わり、周波数に左右されます。37番の心の闇では、人間を強さ、弱さの基準で判断し、平等などは夢のまた夢でしかありません。しかし意識が天の才に上がると、平等は実現可能な理想となり、人々は敗者と勝者のゲームから抜け出します。37番の天の才から機能して生きる時、人間はハートを軸にして生き、ハート以外の要素は全て二の次となります。

人間のハートから見ると、人類全体が一つの家族です。これは単なる甘ったるい夢ではなく、内なる力と愛の流れに根づいた、とても力強い真実です。愛がなければ、常に心の闇周波数で生きることとなり、見るもの、作り出すもの全てが不平等なものになります。55番の遺伝子の鍵によって誘発される大いなる突然変異が全人類を席巻するに従って、意識における変化に合わせて、人類の文明の中心構造自体が自ら再調整をかけていくでしょう。現在あらゆる文化に見られる社会構造の欠陥を取り除くことができなくとも、それらはやがて消えていくでしょう。新しい世界は、古い世界の灰の中から築かれなくてはなりません。そして、それは37番の天の才「平等」の礎石の上に築かれることになるでしょう。人間心理内にバランスが戻ると、外面的な宗教は必要なくなります。そこには家父長制も家母長制もありません。そこにあるのは、家族という言葉の真の意味を経験する一つの統合された意識だけです。

37番の天の才から、新しい家族のビジョンが生まれてくるでしょう。家族は最も力強い愛のるつぼであり、人類は家族を通して変容していきます。家族の愛の力の右に出るものはありません。親子間の愛は、宇宙に存在するいかなる力にも匹敵する力を持ちます。このような愛の解放に基づいた新しい社会を築いていくにつれ、世界は急速に変化していくでしょう。これまでの問題は、家族が遺伝子給源や部族に制限され、常に階層構造の内に組み込まれていたことにあります。現在の地球上の社会、政府、教育構造は、家族を最優先させる構造ではありません。個人の功績を過剰に重要視することで、それらの構造は家族同士の競争を煽り、それによって家族内にも競争が生み出されます。37番の天の才を通して、家族こそが全人類を平等にするということを人類は見るようになるでしょう。人類は地域、世界の両方において、新しい家族のビジョンを見つけ、やがてこのビジョンを広げて人類皆が一つの家族となる日が来るでしょう。

55番の遺伝子の鍵を通過している大いなる突然変異の最初の変化は、高次元に活性化された新しいDNAを持って生まれてくる子供たちの間に現れてくるでしょう。これらの子供たちは、自ら

の集合体の気づきを支えるための新しい家族構造を必要とするでしょう。彼らのオーラの影響力によって、この構造は世界に生み出されていくでしょう。現在、高次元の気づきに基づいたコミュニティでは、この家族構造の新たな構築法と実践法を理解し始めているところです。家族は人類にとって生命の源であり、健全な家族は創造性と愛の強力な力を生み出す場所となります。次世代の人間の新たな気づきの力を認識し始めるにつれ、新しい家族は集合体の昇天の器となります。生まれ変わった子供の視点から人類が文明を築くようになると、まさに魔法のような世界が現れるでしょう。

　親子間の愛は、無条件の愛の原型です。しかし心の闇周波数では、全ての愛は条件つきであるため、本質的に愛ではなくなっています。真の愛は、何も見返りを求めず与えます。心の闇周波数は全て、何かを受け取るために与えるという売買の原理に基づいているといえます。近代文明の中心にあるのが、このような交換条件を基にした意識です。それは経済、政府、特に人間関係において見られます。全ての人間同士のやり取りの中から、物々交換は生まれ、それは物が足りなくなる恐れに根差しています。37番の天の才を通して、大いなる経済の秘密 ― 与えれば与えるほど、より多くを受け取ること ― を発見するでしょう。この真実は歴史を通じて、多くの人々によって誤解され、その真実をいぶかしがってきました。与えることは偽れません。人間には、思考から与えることもできれば、ハートから与えることもできます。思考から与える時には、そこに隠れた期待や希望があるため、どんなに微かであっても常に条件があります。思考からすると、真に与えることは狂気の沙汰にしか考えられません！

　自らのハートに忠実に与えることは平等に基づいているため、それは平等を生み出します。ハートはどこに行っても平等な力を発揮します。それは人々に敬意を払うことによって、他人の内にある分断に光を当てます。思考は平等になると皆が同じようになり、均質化された世界になってしまうと恐れますが、真の平等は唯一無二の個性の尊重に根差し、実際にそれによって開花します。この種の平等は、個々の人間から始まります。与えるという行為すら、心の闇周波数の隠れ家となり、人間の足を引っ張る可能性があります。人間はしばしば個人の名声のため、又は個人の問題や恐れから逃避するために与えることがあります。従って、まず学ぶべきことは、自分自身に与えることです。本章を読み進めていくと分かるように、人間は自分への愛を通じて、他人への愛を見つけます。他人を支えるためには、最初に自分を支えるためにできる最善の策を自分のハートに聞く必要があり、そうすることによって、与える者と受け取る者双方が満たされる形が見つかります。このようにして自らに与えることはイコール、自分のハートの知恵を完全に信頼することです。それは、とてもシンプルです。

　37番の天の才は友人関係を通しても経験され、人類を繋ぐ接着剤の役割をします。実際に本当に親しみやすい性質は、全ての天の才周波数の共通の証でもあります。現在、37番の天の才が世界中で新しい社会のパラダイムを生み出しているため、現代は本当に刺激的な時代です。それは元々の状態を基にして、新しい社会的枠組みを作り出します。それはビジネス、教育、家族をお互いにばらばらにする代わりに統合します。それは地域と世界両方のネットワークを構築することで、孤立した家族やコミュニティを終わらせます。そして、コントロールの代わりに与えることを基本とした、新しいコミュニティモデルを作り出します。このような親しみやすいエネルギーの質は、自らの外に存在する神や権威の崇拝に基づいた孤立したコミュニティの概念を消滅させるでしょう。夫々のコミュニティは、37番の天の才の覚醒を通じてその他全てのコミュニティと同じ基本原理を共有していることを発見するでしょう。それらの基本原理とは、地球を慈しみ、人類全体を力づけ滋養することです。

37番の天の光 ― 優しさ

いけにえの子羊

37番の天の光の神秘へと完全に踏み入れていくということは、キリストの神話をより深く見ていく必要があることを意味します。キリストの神話に似た物語を伝える人物は、木から吊るされた北欧神話のオーディンや、肉体がばら撒かれたエジプト神話のオシリスのように他にも存在しますが、キリストのイメージと神話は世界の心理にとても深く入り込んでいるため、私たちが生きている現代と特に共鳴するものです。ここではっきりとしておくべきことは、ここで話しているキリストは、一般的なキリスト教の解釈によるものではないということです。ここではキリストという人物の人生を、信条や文化に関係なく、全人類を支配している深遠な原型的プロセスの象徴として考えます。神秘的な三位一体の二番目の段階として、キリストは男性性を象徴する「父（主たる陽）」と女性性を象徴する「精霊（主たる陰）」の両極を統合します。これが、キリストが「神の子」とも「人の子」ともいわれた理由です。キリストは陰陽両方の子供であるため、両極を平等にする大きな力を持つのです。

　これまでに37番の遺伝子の鍵が、今まさに終わろうとしている進化の一つの段階を表していることを見てきました。従って、そこから何か新たなものが生まれてくるはずです。キリストの神話自体は、別の次元を生み出すことになり、その新たな次元は女性性の役割に関わるものです。キリストの物語が現在理解されているように、イエスは処女の子宮から生まれ、性によって穢されていない、神性なる男性の体現とみなされます。一般的な物語では、キリストは性行為を経験せず、女性との関係も全く持たないとされています。ここではキリストは、このような解釈を生み出した家父長制の誇り高き強さの象徴として、並ぶ者のない存在となっています。しかし、一般的なキリスト神話の解釈の唱道者たちの機嫌を損ねるつもりはありませんが、このようなキリスト神話の解釈は、人間の性との繋がりから見ると、やや不自然です。キリスト神話の中で、キリストは性を象徴する悪魔に立ち向かいますが、その悪魔は明らかに、それよりも前のエデンの園のイブとヘビの神話における女性性と繋がりがあります。

　37番の天の光「優しさ」は、親子の愛と一番よく結びつけられます。「優しさ」は、特に母親的な性質を持った原型です。一般的にキリストは、37番の天の光の本質に象徴される子羊のイメージに結びつけられます。この子羊は圧倒的に内的な力に降伏する精神を象徴するため、人類の未来に関する深い象徴的な意味を携えています。子羊の犠牲は、時代遅れの見方と同調することを辞め、現在の人類の視野を超えた、より大きな現実を受け入れることを意味します。人類は子羊であり、神の意識は母親が子供を抱くようにして人類を優しく包み込みます。個々の人間は、内なる悪魔を心理の奥深くに押し込めないで、深く頭を垂れて悪魔を受け入れなければなりません。人類を一番恐れさせるものこそ、それを信頼できれば、人類を完全に変容させます。それは人間の性の源であり、誰もが内に持っている女性性の暗い影です。そこには、私たちが何者であり、いつか何になるかに関する大いなる神秘が含まれています。

　37番の遺伝子の鍵は、聖なる結婚の儀式を通して現代社会に現れてきました。それは社会的な契約上の取り決めとして、穢され停滞してきました。現在、世界中で行われている結婚は、真の結婚への理想の影に過ぎません。個人において、結婚は個々の人間の陰陽の内なるバランスと和合

に関わります。従ってキリスト神話は、キリストと聖なる花嫁、マグダラのマリアの結婚を通して、この内なる和合を映し出しているはずです。キリストとマグダラのマリアとの繋がりを探求する現代的な思想の復活は、抑圧された「聖なる女性性」の復活と見なすことができるでしょう。「優しさ」には緊張や性的な意味が含まれないため、この天の光は、この神秘的な結婚の覚醒したオーラであるといえます。それは実際に、性を超越したものです。

　この37番の天の光には大いなる逆説が含まれています。「聖なる女性性」は母の力を介して、主に男性を通して世界に現れてきます。女性性の原型の集合体レベルでのアンバランスは、女性ではなく男性に現れます。これと対抗して現れるのが、女性における男性的な強い自立心です。女性の自立を通して、子育てを何よりも優先させる新しい社会構造が世界に生まれます。子供たちが母親と父親両方に育てられ、両親が社会的圧力によってばらばらにならず、適切な援助を受ければ、子供たちは感情的に安定した大人に成長します。この37番の天の光「優しさ」は、全ての親と子供たちを取り巻く自然な環境です。男の子供たちがこの援助と優しさに囲まれて成長すれば、その男の子たちは女性性を妥協しなくなります。そして、その男の子たちが精神的に安定した大人になるにつれ、世界の現状は変化し始めるでしょう。

　一方で、世界に大きな社会的変化を起こすのは、未来の若い女性たちでもあります。エネルギー的な話をすると、統合のビジョンを携えているのが女性性のエネルギーであり、それを形にするのが男性性のエネルギーです。男性原理が女性原理に仕える新しい世界。これが、未来の社会の典型的な青写真です。従って現在起きている現象は、家族の衰退ではなく、完全な再定義です。家族は、地球上に優しさのオーラを生み出す場所です。個々の人間に力を与えながら、同時にコミュニティも支えます。家族とは将来、もはや孤立した部族的繋がりではなくなり、全人類を繋ぐ連動した息吹を意味するものとなるでしょう。これが、人類の未来です。それは、キリストのビジョンにおける人類の自然な状態と同じものです。それは、キリストが天の王国と呼んだものです。

　37番の天の光は、個々の人間を通して現れるものではないという点で、天の光の中でも独特の存在です。それは人間の家族の根本にあり、全ての人間をその無限に柔らかい愛の抱擁の内に集合させます。幾つもの時代に渡って、この天の光は人類の外にある力だと考えていましたが、それは集合体の内なる本質なのです。「神性のリング」という遺伝子のコドングループの重要な要素をなす37番の遺伝子の鍵は、非常に力強い仲間を持ちます。22番の天の光「恩寵」、36番の天の光「慈悲」、63番の天の光「真理」です。夫々の暗号は、最終的に完全なる神性の存在を世界に送り出します。長い間、伝統的な生活様式を支配してきた部族や血族の定義を超えていくと、現在の家族の定義がいかに限定的であるかが分かるでしょう。37番の天の光は意識の高まりであり、55番の遺伝子の鍵が人類を被害者意識から自由にするにつれて、ゆっくりと人類を一体にしていくでしょう。「優しさ」は、対である40番の天の光「神の意志」が証明するように、忘れてはならない力です。それは、私たちを見守る力です。その優しさ故に、それは打ち勝ちがたい、無敵で、必然なのです。

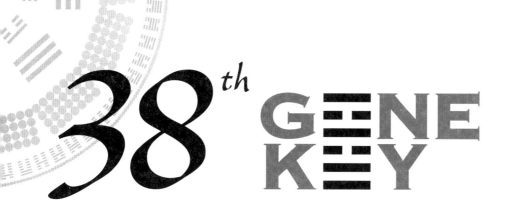

38th GENE KEY

天の光　**名誉**
天の才　**粘り強さ**
心の闇　**苦闘**

光の戦士

対：39番
コドンリング：人間性のリング（10、17、21、25、38、51）

生理的関連部位：副腎
アミノ酸：アルギニン

38番の心の闇 ― 苦闘

目的なき戦い

38番の心の闇は、39番の心の闇と共に重苦しいペアを作り出します。この太古からの遺伝子プログラムは、個の生き残り（サバイバル）に基づいています。これら二つの心の闇は、動物界と強い結びつきがあり、それは初期の人類の歴史における動物界の役割に根差したものです。この38番の遺伝子の鍵の暗黒面の探求を始める前に、以下の視点を心に留めておくことが大切です。これらの二つの心の闇のどちらが欠けても、地球上で人類が現在まで生き残ることはなかったであろうということです。これは脅威を感じた時に、本能的に攻撃を第一とする原初のエネルギーであるため、遺伝子基盤においてとても闇深い場所です。動物の場合、子の安全が脅かされた時の母親の防衛本能に、この野生の獰猛さを見て取ることができます。このDNAの側面が人類において発達したものが、適者生存という進化の法則の土台になりました。この遺伝子の鍵は、個々の人間の健康と幸福感に強く結びついています。

　個人によってこの心の闇との関連性に程度の差はあれ、これと同じ遺伝子プログラムは現在でも全人類に影響を与えています。それは人類の集合的エネルギー領域に存在し、特に特定の集団が他の集団によって脅威に晒された時に、暴力的な反発的振る舞いが顕著に現れます。この38番の心の闇は戦いを好むと同時にそれを求めますが、その戦いの性質は周波数に左右されます。この心の闇は低い周波数において他人、自分、そして人生そのものを相手に戦います。この心の闇の名前が「苦闘」であるのも当然のことです。この種の苦闘は、戦う者だけでなく、たまたまその苦闘に巻き込まれ、逃れられなくなった他人を萎えさせます。逃れられないという言葉は38番の遺伝子の鍵に相応しい表現で、その本質を捉えています。天の才になると、苦闘は「粘り強さ」となりますが、低い周波数ではこれは、後先を省みない戦いへの頑固な執着となるだけです。対である39番の心の闇「挑発」と共に、38番の心の闇は一旦何かに噛みついたら、自分の思い通りになるまで断固として離しません。低い周波数において、これは必ず何らかの破壊を招きます。

この心の闇は、人間関係においてどちらか一方、もしくは双方が人生に満足していない場面によく見られます。38番の心の闇は、人生の目的を見つけるための戦いに関係し、その意味で28番の心の闇「無目的」にも強い磁気的な繋がりを持ちます。人生の目的に沿って生きている実感がなければ、挑発は人間関係を破綻させるような周波数を生み出します。世の中で当たり前のようになっているこのような人間関係は、二人の間にある愛を少しずつすり減らし、実際に中毒的に喧嘩を必要とするようになっていきます。全ての人間関係には内なる目的がありますが、初めに両者で目的を一致せておかなければ、その関係性の本質が明らかになることはないでしょう。この38番の心の闇には、大きな悲しみが存在します。人生に目的意識がなければ、この悲しみのハケ口は暴力的な形で身近な人々、大抵は家族へと向けられます。

この38番の遺伝子の鍵には、自らの人生の目的を果たすことの絶対的な必要性の他にも、中毒的な苦闘のパターンから抜け出すための大いなる秘密が含まれています。その秘密とは、一呼吸することです。苦闘は人間を特定の呼吸パターンに固定し、誰がなんといおうとも耳を貸さず、完全に我を失わせます。それはまるで得体の知れない何かの力に乗っ取られて、自分の頭（又は他人の頭）を壁に打ち続けているようなものです。一呼吸して間を置くと、そのパターンは壊れ、自らのエネルギーの方向を再調整するための空間ができます。低い周波数では、何かに固執すればするほど、更なる抵抗が作り出されます。パターンが途切れる間を作ることで、変容の可能性が生まれます。そして往々にして苦闘への答えが見つかるのは、そのような瞬間です。28番、38番、39番の心の闇を通して、苦闘や抵抗は人生の真の目的を果たしているか否かを計る物差しになることが分かります。それらは非常に役立つ可能性があります。

38番の心の闇は、集合体レベルにおいて別の表現を持ちます。38番と39番の心の闇が対になることで、人類の苦闘と暴力への中毒は一層複雑になります。これらの心の闇は、物事を全て個人的に受け取り、全体を見通す力に欠けています。大戦争の多くは、特定の権力者たちが個人的な指針から、他の人物や部族に対して攻撃的に反応したことが原因で戦ってきたことを歴史が伝えています。38番の心の闇は、頭で物事を考える原型ではありません。少しでも脅威を感じれば、誰が傷つくかなど考える暇なく、極端に攻撃的な反応に出ます。38番の心の闇が立ち止まって、自らの行動の論理性や正義正当性について考えなかったために、多くの無実の人々が殺戮されてきました。この個人的な苦闘への欲求を真に理解するためには、それらが無意識のものであると捉えるより他ありません。最も深いレベルにおいて、苦闘は人間が夫々別々の独自性を持つという幻想を持ち続けさせます。戦い続けている限り、自らの環境をコントロールし続けることができます。ここに、人類の最大の恐れが映し出されています。戦う目的がなくなれば、自分は存在しなくなってしまうかもしれないという恐れです。

人類が個を超越することを妨げているのは、無意識の死への恐れです。38番の天の才は、自分よりも大きな目的のために奉仕することによって、個であることが生み出す孤立感を越えるよう促します。しかし恐れのレベルでは、一呼吸することもままならず、この素晴らしい生命力を創造的に使うという気づきにも至りません。この遺伝子の鍵の頑固で聞く耳を持たないエネルギーによって、人間は未だに世界の大半の場所で生き残りのための苦闘を強いられています。同時に、先進諸国において生き残りのために苦闘する必要のない少数派の人々ですら、強い目的意識なく生きるストレ

スによって、内なる苦闘を続けます。38番の心の闇の抑圧的振る舞いは負け犬根性であり、この性質は大半の先進諸国でも見られます。人々は、シンプルに大きな問題（例えば世界の貧困など）に立ち向かう粘り強さを持たず、このような集団的な負け犬根性は、最初から諦めて挑戦することさえありません。

心の闇の抑圧的振る舞い ― 負け犬

この原型が持つ二極の片方を成すのは、負け犬的な態度です。それは、この遺伝子の鍵のエネルギーが崩壊した時に起こります。このような性質を持つ人々は、体に相当な緊張を溜め込んでいます。この緊張によって、膨大な生命力を自分より大きな目的に向けて注ぎ込むことができないのです。このような人々は、心のどこかで諦めており、人生に対する情熱を全て失っています。これは極端な例になると、重度の鬱に繋がります。このような人々は、自らの惨めさを外側に投影する代わりに、内側で自分を責め、更にエネルギーを体の奥深くに閉じ込めることになります。残念ながら外側のどんな影響も、彼らのエネルギーの封印を解くことはできません。自らの内なる悪魔から自由になるためには、個人の相当に強い内的動機が必要となります。しかし、ひとたび戦う価値のあるものを見つけた途端、その潜在的なエネルギーは全て世の中に向けて解放され、緊張は消えてなくなります。

心の闇の反発的振る舞い ― 攻撃的

心の闇の抑圧的振る舞いには戦う気概が欠けていましたが、心の闇の反発的振る舞いは戦わずにはいられません。しかし、彼らは常に戦う相手や対象を間違えます。心の闇の反発的振る舞いは、投影と関係があります。彼らは自らの怒りや攻撃性を、全て他人へ投影します。彼らは苦闘の定義そのもの ― 目的なく戦うこと ― を現しています。彼らには目的意識がないことによって、自らの体に溜まった緊張を解放させるため、他人との戦いに自らを常に閉じ込めてます。彼らは内側で感じる緊張を解放する手段として、戦いに中毒します。彼らが良好な愛ある関係性を築けないことは目に見えています。彼らは、横暴で絶えずコントロールしています。逆に、このような攻撃性を何らかの高次の目的のために向けることができれば、彼らはすぐに攻撃性を捨て、心の闇を天の才「粘り強さ」に変容することができます。

38番の天の才 ― 粘り強さ

敗者の不屈の精神

38番の心の闇と天の才の唯一の違いは、その戦いの性質の違いです。ただ正しい戦いを見つけさえすれば、この遺伝子の鍵の経験が全く変わります。やりがいのある戦いに全身全霊をかけて取り組めば、それは苦闘ではなくなります。ここに、障害に立ち向かうことと、抵抗に逆らうことの違い

があります。抵抗とは、宇宙の流れに逆行している時に起こり、それは全ての心の闇周波数に共通する特徴です。しかし障害にぶつかることは、人生のリズムにおいてごく自然なものです。人間は障害に直面する時、その決意と降伏のほどを試されながら、新たな能力を身につけ、強みに磨きをかける機会を与えられています。障害は常に、隠れた天の才です。

38番の天の才は、障害に立ち向かうようにデザインされています。それは事実、障害を愛しています。遺伝子の鍵チャートに38番の天の才がある人にとって、全ての障害は生きている実感を感じ自らの高次元の運命を全うするための、素晴らしく、必要不可欠な機会なのです。38番の天の才は「粘り強さ」です。この天の才にとって、逆境は生きがいともいえるものです。この天の才を持った人々は、不可能なことを易々とやってのけます。例えそれが、全力を尽くすことを必要としたとしてもです。このような人々は、とても活動的で活発に動きます。彼らは遺伝子の指令によって体を動かさずにはいられず、いつも何かしらの活動に意気揚々と取り組んでいます。38番の心の闇で見たように、これは物事を頭で考える原型ではありません。彼らは行動の人々です。彼らが気をつけるべき唯一のことは、いつ行動し、いつ行動を控えるべきかを知ることであり、ここで「粘り強さ」の天の才が登場します。粘り強さは、エネルギーを抑えるべき時を心得ています。つまり、彼らは焦って何かしらの新しい行動に出る前に、一呼吸することを身につけているのです。考えるための呼吸ではありません。自らの行動が恐れや怒りから来るものではなく、真実からの反応であることをただ確認するための呼吸です。

39番の天の才がそうであるように、38番の天の才も戦士の原型と強い繋がりを持ちます。今と昔では、戦士の道も随分様変わりしました。この遺伝子の鍵の影響で、あらゆる類の新しい領域が開拓されてきました。ビジネス界、政治界、教育界、科学や芸術の分野にも、戦士たちの姿があります。高次の目的のための戦いにおいて、特に逆境に直面した時には、必ず38番の天の才が限界まで全力を尽くしています。38番の心の闇が恐れから、生き残りのために常に戦うのに対し、38番の天の才では愛のために戦います。現代社会において38番の天の才の活躍の場は、集合的な恐れの周波数と戦う、心の闇周波数を相手にした戦いのみです。38番の天の才は、考えて行動しているのではありません。自らの言動が、どんなに愚かに見えるかを気にして立ち止まるようなことはありません。一旦、自分のハートに深い関与が生まれ、自らに課された仕事に全力を傾けたならば、二度と後に引きさがることはありません。それでも、そのような人々が恐れを乗り越えているかといえば、そうではありません。しかし、天の才の周波数では、常に愛が恐れに勝つことが約束されています。

38番の天の才は、「人間性のリング」という遺伝子のコドングループの一部です。このグループの六つの遺伝子の鍵は、夫々人間の物語の原型的な要素を表しています。その物語では38番の遺伝子の鍵が、人類の全ての苦闘 ― あらゆる物質が魂へと至るまでの苦闘 ― のパターンを設定します。それは内なる光の戦士と、自らの低次元の性質の暗闇の力との戦いに象徴されています。この戦いこそが、人類の外的な争いの背後にあるものです。人間本能の暗闇の力は本質に深く組み込まれているため、「粘り強さ」は内なる戦士にとって何より欠かせない要素です。人間はしばしば、敗北を通して強くなるものです。人間はやがて粘り強さ、愛、信頼を通して最終的な勝利を手にし、自らの神性を経験するでしょう。

38番の天の才を持つ人々は、人類にとっての英雄となります。このような人々は自らの立場を明確にし、人生に現れる全ての障害を吸収し、一見敗者のように見えながらも、最終的には戦いに勝

ちます。38番の天の才は、最終的な勝利を約束します。唯一必要なことは、意義のある戦いを見つけることです。彼らにとって意義のある戦いとは、他の人々がデマの被害者であり続ける代わりに、自ら立ち上がるよう勇気づけるものです。この38番の天の才の開花により、人類に二つの大きな恩恵がもたらされます。一つ目は、「信念を持って立ち上がるなら、不可能なことは何もない」と集合的な恐れに大きな挑戦を突きつけます。38番の天の才を持っている人の人生は、その生きた証となります。二つ目の恩恵として、38番の天の才は暴力や腐敗に頼ることなく戦い、勝利することが可能であることを証明してくれます。これは38番の天の才がやわであるという訳ではありません。反対に、高次の目標のためならば、恐ろしいほど攻撃的になることもできます。

　38番の心の闇でよく否定的に捉えられる資質の多くは、高次の志のために生かされる時、驚くような力を発揮します。頑固さは、手強い敵の士気をくじくための素晴らしい資質となります。攻撃性も又、適切な方向に向けたり、時機を見て戦略的に利用したりすることができます。聞く耳を持たない態度も、他人の否定的なデマを締め出す時には素晴らしい味方となります。これら全ての資質は、粘り強さという一つ言葉に凝縮されています。更に天の才になると、心の闇には欠けていた要素も現れてきます。それはスリルです。逆境に立ち向かって戦う時、それが高次の目的のためであれば、内側から際限なく不屈の精神が漲り、どんどんその強さを増していきます。ある時点にくると、この精神は極めて純粋な周波数の領域 ── 38番の天の光「名誉」の領域に達します。

38番の天の光 ── 名誉

「友のために自分の命を捨てること、これ以上に大きな愛はない」

（新約聖書　ヨハネによる福音書）

「名誉」はそれ自体が躍動的な生きたエネルギー領域です。その天の光は、戦士の原型が究極的な潜在能力に辿り着いた時に現れます。「名誉」は、人間一人一人が夫々の真実を生きる時に生まれるエネルギー領域です。この意味で、名誉は逆説的なものです。名誉とは個人の可能性の頂点であるように見えて、実は高い周波数の自己の域では全人類を一つに繋げるものです。名誉の場において、人間は一つである。これが、最高の戦士暗号の真の意味です。「名誉」は戦いを舞いに変えます。それは、愛の剣術そのものです。「名誉」をもってすれば人間は死を超越し、あらゆる行動が永遠に歴史に刻まれる可能性を持ちます。人の命を奪う行為ですら、真の「名誉」のエネルギー領域において行われるものであれば、名誉ある行動となります。そのような極端な場合には、名誉ある真の契約によって両者が一つになるため、殺される側は必ず征服者に対して許可を与える必要があります。

　それでは、「名誉」ある行動の条件とは一体何なのでしょうか？「名誉」はとても純粋な愛に基づいているため、高次の志への奉仕のためなら、何のためらいもなく自らを犠牲にします。全ての名誉ある行動は、世界を分断する力ではなく、平等を取り戻す力を持ちます。それが真に名誉ある行為かどうかを見極める方法があります。彼らの行動が人々をひとつにまとめ高次元の周波数へと至

らせるものであるならば、それは名誉ある行動です。「名誉」はいつも、情けと身を委ねる周波数を帯びています。名誉の名の下で、数多くのおぞましい行為が深く関与してきました。関わる者全てを団結させる力と情けがなければ、それは名誉ある行為とはいえません。この意味で、名誉の本質は他人に名誉を与える行為に包含されているといえます。他人に名誉を与えることは、相手がその瞬間にどんな周波数状態にあろうとも、その人を最高の周波数に保つことです。従って、名誉ある人物は他人を蔑ろにする人々によって、血祭に挙げられる可能性があります。しかし、彼らはそのようなレベルに落ちることは決してありません。その反対に、彼らに名誉を与え、敬意を払い続けます。

　「名誉」の天の光には、ある種の神話が含まれています。意識によって導かれるこの遺伝子の鍵を通した旅路を思い出してみましょう。それは、「苦闘」、「粘り強さ」を経て「名誉」へ至る旅です。「名誉」による究極の恩恵は、全ての苦闘からの完全な超越ですが、それでも名誉が戦いから身を引くことはありません。これは38番の遺伝子の鍵が、天の光の域においても苦闘や攻撃性、人間の暗闇そのものと深い神話的繋がりを持ち続けることを意味します。この天の光が表れている人々は、最も高尚な戦士となります。彼らは聖なる戦士 ── 世間に穢（けが）されることなく、最も恐ろしい障害を乗り越える人々 ── になります。これまで見てきた通り、38番の遺伝子の鍵は喜んで戦いに挑みます。これらの人々は戦いを舞いと、聖なる劇場の周波数にまで高め、その舞台の上で完全に身を委ね自らの役割を演じます。人間に天の光の状態が訪れる時、その人間は全体と分離された自己という感覚を全て失います。多くの意味で、彼らはただの殻になり、その中で遺伝子の機能は継続されていきます。彼らのことを空っぽと見なすこともできますが、より正確には、彼らは生命そのものの本質、又は神性に満ちているといえるでしょう。全ての天の光状態はとても強烈な振動を持つため、人に恐怖心を与えるか、さもなければ自らも崇高さを目指すよう触発します。どちらにしても、名誉は常に人間の真性を明らかにします。

　38番の天の光は、死のテーマと切っても切り離せません。「名誉」と死は、これまでの歴史の中でも常に密接に結びつけられてきたものです。これは究極的な名誉が、他人のために自らの命を捧げることを意味するからです。キリスト自身も「友のために自分の命を捨てること、これ以上に大きな愛はない」と説きました。人類の過去を辿って見ていくと、この天の光は昔から戦争に深く結びつけられてきました。しかし天の光においては、この繋がりは象徴的なものに過ぎません。なぜなら38番の天の光の戦いは、全人類の争いを終わらせるための戦いだからです。そのために、争いの中にあえて身を投じ、自らを犠牲にすることもあります。それでも、この天の光は他の全ての天の光同様、生きとし生けるものに対する完全なる敬意に根差していることには変わりありません。究極の戦いとは、恐れとの戦いです。これは光の勢力と暗闇の勢力の戦いに、永遠に象徴されています。38番の天の光は真の光の戦士として、低次元の性質と戦うことなく、行動を通して暗闇の力を自らの内奥深くへと吸収します。そうすることで、世界へ向かって限りない純粋さを輝かせます。

　「名誉」は、勝ち負けとは関係ありません。ある意味で、名誉の役目とは勝ち負けの概念そのものを嘲笑うことといえます。しばしば名誉は、強い勢力が弱い勢力にわざと降伏する場面にも体現されます。つまり光の存在自ら、暗闇の力に身を委ねるのです。このような常識の逆転は、人間の争いの不毛さを浮き彫りにし、しばしば弱い方の勢力が変化したり、改心したりするという結果を招きます。真に名誉ある行動は、そのような逆説的な力です。それは、降伏を常に勝利へと変化させる

力です。この降伏は死そのものに象徴されますが、それは全ての真の降伏が、全体と分離された自己の死を表しているからです。死が訪れた後は、名誉ある行動はますますその力を強め、最終的に神話的な様相を帯びるようになります。その最も明快な例の一つが、十字架に架けられたキリストの降伏です。

　天の光が人間の内側で開花する時にはいつも、その対も同時に活性化されます。従って、38番の天の光が開花する時は、39番の天の光「解放」が同時に開花します。これは、連鎖反応を引き起こし、幾世代にも渡って引き継がれる力強い開放的エネルギーの流れを生み出すという、名誉の真性を明らかにします。心の闇において38番の遺伝子の鍵が、28番の遺伝子の鍵と遺伝子的に結びついていることを見てきました。よって、「名誉」と「不滅（28番の天の光）」のテーマにも相互関連性を見つけることができます。真に名誉ある行動は、永遠に歴史に刻まれます。真に偉大な人生は、世代を超えて語り継がれていき、人々から忘れ去られることはありません。その存在が持つ天の光エネルギーは、いつまでも人々に感銘を与え、そして人々を解放し続けていきます。これは、人間一人一人に秘められた最高の可能性が「名誉」の領域と共鳴するからです。偉大な行動や偉大な人生の話を耳にする時、それが現代の話であれ昔からの神話であれ、人間は自らの真の姿 ― 個人的、集合的恐れを乗り越え、打ち消すために戦う戦士 ― を思い出すのです。

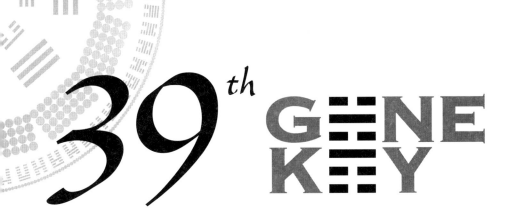

天の光
解放

天の才
躍動感

心の闇
挑発

超越に向かって高まる緊張

対（つい）：38番
コドンリング：探求のリング（15、39、52、53、54、58）

生理的関連部位：副腎
アミノ酸：セリン

39番の心の闇 ― 挑発

態度と高度

　人類の遺伝子基盤の中には、非常に異なった趣きや可能性が数多く存在しますが、人類を司っているテーマを挙げると、比較的少ない数に絞られます。21種類のコドンリングは、人類が認識し易い特定の道を進むよう、集団レベル、個人レベルでプログラムしています。ですから、テレビ、小説、神話に登場する全ての原型は、人類のDNAの中に見ることができます。遺伝子の鍵39番の対である遺伝子の鍵38番は、集合的な宇宙論においても、とてもユニークな存在です。全ての原型の中でも、この二つは戦士の神話を表現しています。

　伝説や神話は数々の異なる文化に、多大な影響を与えています。焚火を囲んだ物語の伝承から、テレビに代わった現代においても、未だ戦士の神話は私たちを魅了し続けています。なぜ人類がこれほどまでに、39番の遺伝子の鍵の最高の周波数を目指そうとするのか、近い将来その意味が分かることでしょう。現時点では、同じぐらい影響力の強い39番の極めて邪悪な性質に、人類の大半が支配されています。39番の心の闇は、地球の周波数の一つの性質 ― 暴力 ― に影響を及ぼし続けています。

　39番の遺伝子の鍵は、アドレナリン系に基づいた、とても躍動的で常に行動を伴う暗号です。それは、がつがつした、爆発的で原始的な性質を持っています。39番の天の才、又は、心の闇を持っている人間は、思考に従うのではなく、原始的な、何か行動を起こしたいという衝動によって突き動かされます。それが賢い行動と出るか、馬鹿げた行動と出るかは周波数によります。心の闇の抑圧的振る舞いと反発的振る舞いの両側面を見てみると、この心の闇はどちらに転んでも危険であることが分かります。両方とも、捕らわれの身になることへの恐れに基づいたもので、個人の行動の自由を失う恐れと本質的に同じものです。私たちも、捕らわれた動物がどんなに獰猛（どうもう）に豹変するか知っていますが、人類もこれと同じ恐れをDNAの中に引き継いでいます。なぜ人間が暴力へと掻き立てられるか、それには多くの理由がありますが、ここでは、その中でも最も古い理由の一つを見つけることができます ― 個人の自由に対する脅威 ― です。

遺伝子の鍵39番の心の闇は、攻撃しようと待ち構えるコブラのようです。ここで話している暴力は、個人へ向けられたもので、一旦狙った獲物はほぼ必ず仕留めます。私たちは、その種の暴力を、特に個人的な人間関係の中で目撃しているはずです。これは「挑発」の心の闇のことで、通常、「地雷を踏む」と呼ばれるものです。なぜ、あなたのパートナー、両親、子供は、あなたの地雷を踏む態度や声の調子、言葉をそれ程までに心得ているのだろうと、不思議に思ったことはありませんか？暴力には様々な形があります。それは肉体的暴力に限りません。感情的暴力は音に関係しており、その目的を果たすために声のイントネーションを用います。何をいうかではなく、どのような声のトーンを使うかが問題です。声のトーンは、ほとんどの場合が完全に無意識で、それ故、決して嘘をつきません。子供が、親が必ず苛立つような喚き声を出すように、全ての挑発には特有のトーンがあります。例えば、誰かがあなたに罪悪感を抱かせようとしているとします。その人は無意識に同情を引くための声のトーンを使い、あなたの罪悪感のツボを正確に刺激します。これは全て音に起因しています。

本書の中で何度も繰り返しお話ししていることで、遺伝子を簡単に変えることはできませんが、環境に順応させることができます。それは周波数の問題で、周波数は音と繋がりがあります。あなたの態度が変われば、あなたの周波数が変わります。もしあなたが状況のネガティブな側面にのみ焦点を当てれば、あなたの周波数は下がります。もしポジティブな側面に焦点を当てれば、周波数が上がります。これは全て、あなたがどの周波数領域に合わせるかによります。その意味では、態度は常に音に関係しています。あなたの耳から入った情報は、その後どのようなプロセスを経るでしょうか？周囲の環境から取り込んだ情報に対して、あなたは一体どのように自分の思考や感情が反応するよう設定しているのでしょうか？あなたが内なる周波数変換器を作り出し、低い周波数を締め出し、高い周波数へ合わせることができるようになるまで、低い周波数はあなたのDNAに当たって跳ね返り、同様の低い周波数に基づいた反応として現れるでしょう。

39番の心の闇のただ一つの目的は、あなたを挑発することです。あなたが誰にでもすぐに挑発されてしまうなら、あなたは39番の心の闇の影響下にあります。誰かの挑発に反応した瞬間、あなたは捕らわれの身になります。挑発する側、される側の双方は、昔から続く加害者と被害者のゲームを演じているだけです。様々な場面で、私たちの大半は、相手を変えてその両方の役を演じています。39番の心の闇の対である38番の心の闇は「苦闘」です。遺伝子の法則では、あなたが暴力的（感情的、肉体的）に、誰かの感情的挑発に対して反発した瞬間、あなたは苦闘と奮闘のエネルギーに巻き込まれます。この暴力は、特定の個人に対して直接向けられています。従って、特定の誰かに向けられることなく、より健全な方法で解き放たれる怒りとは異なります。

39番の心の闇は、人間が物事を個人的に受け止める性質によく出ています。それは驚いたことに、私たち人間一人一人が、個として存在していると考えているためです。実際には、私たちは常に変化する一枚のエネルギーの網上に現れる量子パターンなのです。次に誰かがあなたを感情的に挑発した時、何が本当に起こったのか、本質を理解するように努めてみてください。その本質を突き詰めると、誰かが声帯を使ってある周波数の言葉を発し、そのシンプルな声のトーンの集まりが、あなたに無意識のうちに暴力的で感情的な反発をさせたということです。昔の話であれば、そのように他人をコントロールする人を、魔法使いと呼んだことでしょう。

以上の観点から見ると、全ての暴力は、個人が他人の言葉を個人的な当てつけと勝手に受け止め、

それに対して無意識のうちに過去に刷り込まれたパターンによって反発する、音に関係した領域として理解することができます。つまり、地球上の大多数の人間は、暴力に中毒しているのです。テレビで暴力シーンが流れ続けるのはそのためです。しかし、私たちの大半は、世界のニュースや世界中で起こっている残虐行為とは、自分はほとんど無関係だと思っています。そして、それらの状況を他人のせいにする傾向があります。しかし、真実を深いレベルで見ると驚くべきことに、私たちが感情的な暴力を用いて誰かを挑発したり、逆に挑発されたりする度、私たちは地球の暴力のエネルギー領域を増幅させ、世界で起こっている残虐行為に加担しているのです。

　低い周波数の全てのパターンは、人間の体の奥深くで生命力を封じ込めています。39番の心の闇は、深い呼吸を妨げます。深い呼吸をしていない時、あなたのエネルギーは枯渇し、能力が低下します。39番の心の闇のサインに、疲労があります。人生において躍動感に欠ける人は、ある意味で捕らわれの身の状態に甘んじています。しかし、その解決策は外側にはなく、自らの態度を変えることにあります。態度を変えれば、外側の世界はそれを反映するようになります。外側の状況だけを変え、態度を変えなければ、結局はまた捕らわれの身に戻ってしまうでしょう。

　最後にもう一つ、39番の心の闇には、人間の体型に影響を与えるという興味深い性質があります。人の体型は、主に摂取した食事がどのように代謝されるかによって決まります。低い周波数で機能している時は、食事を正しく代謝することができず、実際よりも空腹感を感じます。しかし、その時実際に渇望を感じているのは、体よりも精神なのです。そのような状態では、どんなにたくさん食べても決して満足しません。精神が欲しているものは、実は創造性なのです。それは内なる輝きを表現したいという必死の思いです。現在、地球上で見られる食習慣は、39番の心の闇を反映しています。現在、西側の世界では、肥満が一つの大きな健康上の問題となっています。一方で、東側の世界では栄養不足の問題があります。これらは両方、39番の心の闇が遺伝子レベルで人類に及ぼす影響が、外側に現れたものです。人類が、夫々の唯一無二の創造力を世界に向かって解き放つまで、私たちはこの二つの対極的な問題に悩まされるでしょう。

心の闇の抑圧的振る舞い ― 捕らわれの身

64個全ての心の闇の根底には、夫々の心の闇の抑圧的振る舞い ― 恐れの状態 ― が存在しています。恐れは、怒りよりも深いところにあり、心の闇の抑圧的振る舞いの源泉となっています。恐れは外に向かって表現される時、怒りとなります。しかし、怒りが外に表現されない時、私たちを捕らわれの身にします。全ての抑圧状態は、捕らわれていることに根差しています。最も完璧な捕らわれは、捕らわれていることにさえ気づいていない状態で、39番の心の闇でよく起こります。私たちが本当に捕らわれているものは、無限の生命力と創造力です。実際、大多数の人間は、64個の遺伝子の鍵の最も低い周波数によって捕らわれています。私たちを眠らせているのは、恐れです。39番の心の闇を持つ人々は、往々にして生命エネルギーが凍りついています。習慣的な感情パターンが定着した状態では、人間の素晴らしい可能性は無気力に眠ったままです。人類の覚醒がそれ程までにパワフルなのは、覚醒すれば人類の生命エネルギーが解き放たれ、それまで潜んでいた創造力が表に出てくるからです。

心の闇の反発的振る舞い ― 挑発的

覚醒の最初の段階はまず、怒ることです！ 重くのしかかる無気力状態と、抑圧された恐れの層を砕くには、怒りのエネルギーが必要となります。恐れを感じるにつれて、恐れは怒りに変化し、人間はそれを外に向かって行動に出すか、誰か他人のせいにします。これは、挑発のエネルギーです。それは事実上、恐れに躍動感が与えられたものです。しかし、そこにはまだ自由がありません。その状態では、自らの怒りと、他人に痛みを与えてでも恐れを吐き出したいという欲求にまだ捕らわれています。挑発的な性格の人は大概、自分が挑発的であることに気づいていません。そのような人々は、他人を挑発することによって、自分がより惨めになっていくだけです。彼らが奥底で本当に求めているものは、愛です。しかし、彼らは攻撃的でネガティブな方法を使ってそれを手に入れようとします。世界中で他人を傷つける言葉が飛び交っているのを見てもわかるように、人類の殆どは遺伝子の鍵39番の低い周波数に捕われています。

39番の天の才 ― 躍動感

創造性へ向かって高まる圧力

この遺伝子の鍵の高い周波数が活性化されるにつれ、あなたは子供たちを突き動かすエネルギーの本質を理解し始めるでしょう。皆さんもご存知のように、子供たちは際限のないエネルギーを持ち、まるで周囲の空気をはじけさせるかのようです。多くの親は、子供たちが起きている時のあまりの元気の良さに、文字通り呆れてものがいえなくなるほどです。これは、39番の天の才「躍動感」の源泉のエネルギーです。

　人間が子供から大人になるにつれ、個人的、文化的な刷り込みが形成され、それと同時に、徐々に子供の頃のような躍動感が失われてしまうことは、興味深い事実です。七歳になるまでに、その人固有のほぼ全てのパターンが固定されます。生まれてから七歳までの期間は、子供たちが本来の躍動感を余すことなく発揮できるように、時間と空間をたっぷり与えてあげることが何より大切です。もちろん、子供たちには境界線も必要です。しかし、人生の最初の七年間に、子供たちに本当に必要なのは、思いっきり遊ぶことです。遊びは躍動感のバロメーターです。遊びは、基本的な生命エネルギーが抑圧されずに、外へ表現されたものです。残念なことに、多くの社会、特に西洋社会では、子供たちは七歳になる前に学校に行かされ、七年間の自由な遊びを満喫するサイクルを完結することができません。幼少期における思考重視の教育は、思考ではなく体を使って躍動感を表現したいという、子供の基本的な遺伝子レベルの欲求を妨害します。

　現代社会において、早期学習がもてはやされる一つの理由に、知識と天才に関する私たちの誤解があります。人々は、天才とは極めて稀有な存在であり、そう簡単には生まれないと信じています。更に人々は、天才は聡明さではなく知識に関係があると信じています。しかし、聡明さが思考を介して表れることはありますが、本当の聡明さは思考とは全く関係がありません。天才はシンプルに、

生来の聡明さが妨害されなかった時に発揮される産物です。知識は強制的に詰め込むことができますが、天才は詰め込み式ではなく有機的に育つため、多くの時間と空間が必要です。幼少期の最初の七年間に、天才の種が撒かれます。

　以上の話をしましたが、私はもう大人だからとがっかりする必要はありません。育った環境の良し悪しに関わらず全ての刷り込みを取り払い、元に戻すことはできます。しかし、刷り込みを外すには、多くの場合、周波数を生来の高い状態まで戻すための覚醒の旅に出る必要があります。刷り込みが外れた時、元々備わっていた自然の躍動感は取り戻され、創造力に昇華されます。子供の遊びのエネルギーは、大人になると成熟して、創造性と天才となるのです。周波数を上げる簡単で手っ取り早い方法の一つは、人生で好きなことをすることです。もしあなたが本当に好きなことをすれば、あなたの中の創造的な躍動感が放たれます。そして、創造的になればなるほど、更に多くのエネルギーが生まれます。これは、多くの人々に見落とされているシンプルな方程式です。「探求のリング」というコドンリングを構成する、その他の遺伝子の鍵同様、39番の天の才は一個人と、その周囲の環境に巨大な圧力を作り出します。この圧力によって、創造性が大きく育つのです。

　低い周波数では挑発的だった圧力は、高い周波数においても挑発的です。しかし、違いは何を挑発するかです。低い周波数では、恐れは恐れを挑発し、怒りは怒りを挑発するものでした。高い周波数の39番の天の才「躍動感」は、周りに伝染します。内なる天賦の才を表現している人と出会うと、その性質はあなたにも伝染します。そのような人の存在によって、あなたは今よりももっと多くの可能性が開け、地平線が広がっていくように感じます。それと共に、深い呼吸も取り戻します。天賦の才を表現している人々の創造力の豊かさに、あなたは驚くことでしょう。彼らのエネルギーは、一向に尽きないかのように見えます。まるで、彼らを超えた力に突き動かされているかのようです。これが39番の天の才です。39番の天の才は、常に行動とエネルギーに結びつきます。これは待つエネルギーではなく、物事を始め、推し進め、火花を散らし、周囲に変化を起こすエネルギーです。39番の天の才を生きる人は、行く先々で、次々と創造的な活動を繰り広げます。

　39番の天の才にはもう一つ、恐れ知らずという性質があります。これは本物の戦士の精神（魂）です。戦士には多くの等級が存在します。戦士の中には、自己コントロールができないが故に、無意識に戦っている者もいます。そのような者は、挑発されれば行動を起こさずにはいられません。しかし、高い等級の戦士も存在します。彼らは挑発を受けても、自らの怒りを制することができる人々です。彼らはより高い周波数の気づきから行動するため、怒りをコントロールできない者を負かすことができます。更に、天の光になると、挑発には全く反応しなくなります。彼らは、「個としての存在は元々存在しない」という現実世界の摂理をすでに見抜いています。それによって彼らは、争うのは不可能になります。

　まとめると、暴力を生み出していたエネルギーが天の才に上昇すると、創造的な行動に変わります。反発に向かっていたこの遺伝子の鍵の挑発的エネルギーは、天の才になると、他人の中の創造力と自由を挑発することで奉仕します。39番の天の才のエネルギーは、他人を低い周波数エネルギーパターンから抜け出させるためなら、人の気持ちを傷つけることも恐れません。「躍動感」の圧力は、更に多くの躍動感を生み出さずにはいられないのです。39番の天の才の本質は、他人の精神（魂）に触れることによって彼らを捕らわれの身から解き放ち、より高尚な自由とエネルギーのレベルへと引き上げることです。

39番の天の光 ― 解放

最重要ポイント

遺伝子の鍵39番を読み進め、観照していくうちに、このエネルギーが更に高い周波数領域に上昇すると何が起きるか、すでに想像がつくかもしれません。天の才という花は、その時が来れば、必然的に天の光への突然の量子的跳躍を遂げ、実を結びます。39番の天の才の場合「躍動感」が自らの存在を完全に忘れ去った後に、「解放」への飛躍を遂げます。39番の遺伝子の鍵は、体制に丸め込まれることを避けるため、とても個人主義的です。ユニークな創造性が、天才の骨頂に到達するには、全ての刷り込みパターンを外さなくてはなりません。「探求のリング」は、人類が最終的に自らを超越していくよう突き動かす、圧力を生み出します。

　天の光で、この遺伝子の圧力が最高潮に達し、高次の次元への突破口を開いた時、興味深いことが起こります。何より大切な天の才である個人の自由を諦めることで、意識は再び全体性へ回帰します。ここには大きな皮肉が存在します。個人の自由という幻想を捨て去ることによってしか、ただ在ることを解放するというより大きな贈り物を受け取ることはできません。創造性溢れる天才から、神格へと変容を遂げることのできる者はほとんどいません。なぜなら、それには創造力の源泉とも思われる、あなたの個性を放棄する必要があるからです。天才にとって、自らの個性を放棄することは死に等しいといえます。しかし、天の光へと上昇するには、天の才の意識を通り過ぎ、それまでの探求を放棄しなくてはなりません。これは、64個の中のどの遺伝子の鍵であれ、最終段階へ跳躍するためには、それまで努力して手にした天の才の栄光を放棄する必要があることを意味しています。

　これまで見てきた通り、「躍動感」は自らエネルギーを作り出します。躍動感があるということは、行動を通して、更に多くの可能性を生み出すことです。「躍動感」の副産物として、多くの人々への貢献が挙げられます。それによって、更に自らの周波数は上がっていきます。より多くの人に貢献していくと、自らの周波数はより高尚なものになります。そしてある日、最重要ポイントへと到達します。このポイントは説明が難しいものです。それは、予測できるものではなく、準備をすることもできません。通常、神秘思想家たちはそのポイントを、一つの死と、それに続く再誕生と説明してきました。非常に肉体的で躍動的な鍵である39番の天の光においては、それは物理的な死のように感じられるでしょう。ここでは、あなたの存在の全てを懸ける必要があります。あなたの計画、創造力、仕事、目的、奉仕は、ある地点で全て放棄されなければなりません。その地点に辿り着いた後には、間違いなく飛躍が待っています。そこには失敗という概念はありません。苦悶が恍惚に変わるまで、ただひたすら暗いトンネルを通っていくのみです。

　「解放」はあらゆる現象の中でも、特にユニークなものです。まだ解放されていない者にとっては、それは一つの体験に映ります。しかし、実際にはそこに解放を体験する人はいないため、体験とは呼べません。解放は又、しばしば一つの事象として説明されますが、それも違います。時間という枠組みの中で起こるように見えて、そうではありません。解放は時間の枠組みの外側で起こります。この現象と共鳴する音もありません。説明が可能なプロセスもないので、解放を説明する言葉も存在しません。それは、死に似ていると説明するのが一番近いでしょう。

解放は、戦士の死という比喩によって、美しく表現されています。戦士の人生は、戦いの準備、逆境、エネルギー、そして死に尽きます。戦士にとって完璧な死は、戦場での死です。古代社会では、戦士にとって戦場で死を遂げることは大きな名誉でした（38番の天の光は「名誉」です）。これら全ては、私たちが通常理解しているよりも、もっとずっと高尚なものを比喩的に表しています。もちろん、戦士とは一人の独立した人間であるあなたです。あなたの戦場はこの世界であり、戦争とは人生のことです。真の戦士とは、自分の身を捧げる理由が、国のため、個人のため、兄弟姉妹、子供のためであろうと、あらゆる理由の中で最も高尚な理由のために、その身を捧げる者のことです。その比喩には、戦士が自らの命を他人のために捧げる、という重要な部分があります。丁度、キリストが十字架の上で、全人類のために身を捧げたように、全ての伝記や物語には、戦士が最も高尚な理由のために身を捧げた後、いつも再誕生が待っています。この再誕生が、解放です。解放は、多くの努力と試練の後にのみ訪れます。これが39番の遺伝子の鍵のプロセスで、小さな自己を放棄する代わりに、恐れの消滅という褒美が与えられます。これが、戦士が本当に意味し、象徴するものであり、私たちが戦士を志す理由です。

解放という言葉は自由と同じように聞こえますが、そこには微妙で重要な違いがあります。「自由」は遺伝子の鍵55番を表します。実際、遺伝子の鍵55番と39番は深い繋がりがあります。天の光では、その二つの言葉は、それぞれ明確で独特な響きを生み出します。「解放」は挑発的なエネルギーです。それは、近づく人間全員を試し、挑戦状を突きつけます。「解放」の天の光を表している人の周りにいるのは、とても危険です。物質的な危険がある訳ではありませんが、心の闇パターンを見つけた時に、とても危険な存在となります。この人物は、あなたの近くを通りかかったならば、ただで去っていくような人ではありません。この人物の力は、あなたの低い周波数パターンのど真ん中に穴をぐりぐりと開け、あなたの本質が露わになるまで身ぐるみを剥がす力です。彼らは、あなたの鎧の最も弱い隙間に自分たちの愛の力を向ける師です。この遺伝子の鍵の低い周波数が、挑発的にあなたの怒りのツボを押してくるように、39番の天の光を表す賢者は、あなたがどれだけ自己を放棄できるか、その限界を試すために、ありとあらゆる手法を使ってきます。もしあなたが、それらを個人的な当てつけと受け止めたなら、まだあなたには自己放棄が足りていません。

遺伝子の鍵39番と55番には、バネが爆発的なエネルギーを解き放つのと同じ仕組みを使うという共通点があります。人間の全ての探求が疲弊した時、行動への大きな欲求が生まれます。この圧力が、現在全ての人間のDNA内で生じています。生命そのものが、人間を通して生命の苦闘を超越しようと、苦闘しているところです。39番の心の闇は、変化へ向かう緊張を高め、「解放」の天の光によって人類の遺伝子から緊張が解き放たれるその時まで、圧力を掛け続けます。従って、遺伝子の鍵55番に遺伝子の突然変異が訪れる前に、私たちはこの39番のエネルギーの躍動的な爆発を聞くことになるでしょう。それが、突然変異の前触れです。解放のエネルギーが、最終的に「自由」の目覚めをどのように挑発することになるのかを見守りましょう。

40th GENE KEY

天の光
神の意志

天の才
決断

心の闇
消耗

委ねる意志

対：37番
コドンリング：錬金術のリング（6、40、47、64）

生理的関連部位：胃
アミノ酸：グリシン

40番の心の闇 ― 消耗

強引と意志のエネルギー論

40番の遺伝子の鍵と心の闇は、意志の正しい使い方、又は、誤った使い方に関係しています。この遺伝子の鍵の秘密は、二つの言葉 ― エネルギーと強引 ― の違いにあります。ここでいうエネルギーとは、自然に行動へと流れていく生命力のことです。行動が宇宙と同調している時には、体の奥から必要なエネルギーが出てきます。しかし行動が内なる源から湧き出ずに、強引になされた場合、エネルギーは枯渇してしまうでしょう。

　40番の心の闇は、胃を介して食物や飲料をエネルギーに変えることに深く関わっています。東洋医学の伝統的な手法では、"生命力＝気"を基にして、肉体の健康を総合的にみます。それによると、気には二つの種類があります。一つは生まれつき持っている生命力で、寿命を決める先天性の気で、もう一つは、食物や自然から取り入れる後天性の気です。東洋医学の健康へのアプローチは、できる限り先天性の気を維持させることと、後天性の気を高めることが基本になっています。40番の心の闇「消耗」は、食物や飲料からエネルギーを効率的に変換し、後天性の気として取り入れることができない状態をいいます。その結果、貴重な先天性の気を利用することになってしまいます。対である37番の心の闇「弱さ」と共に、この二つの低い周波数パターンは、次第に人間のエネルギーを枯渇させます。32個全ての心の闇の対と同様、この対も悪循環を生み出します。

　40番の遺伝子の鍵は、高い周波数では、個人、地域、更には国同士の関係において、実りのある連携、適切な境界線、相互に有益な交流を通じて、文明と社会に変容をもたらします。40番の遺伝子の鍵の天の才「決断」が、遺伝子の鍵チャートにある人は、生来の意志の強さを備えています。しかし、この意志の力という人間の資質は、多くの誤解を招いてきました。私たちの大半は、内なる強ささえあれば、誰でも意志の力を活用することができると思っています。西欧では、"もし何かを切に欲するなら、それを現実に手にすることができる。それは単に意志の強さ次第"という刷り込みがあります。この刷り込みによって、40番の心の闇は更に増幅します。

315

もし意志の力は、誤った方向に使う場合、それは強引さとなります。仮に努力を継続することができたとしても、体へのダメージは破滅的で取り返しのつかないものになるでしょう。もし、自然に流れる方向とは違う方へ強引に変更しようとすれば、胃や消化器系の問題が出てくるでしょう。食物からエネルギーをしっかりと吸収できないため、胃酸がたまり、次第にもっと深刻な胃潰瘍や癌などの原因になります。意志の力を間違って使うと、体は宇宙の流れに苦闘してエネルギーを届けようとするため、腎臓や副腎に大きな負担がかかります。その結果、早期老化や病気、消耗に繋がります。これらは、多くの人にとって日常茶飯事でもあります。しかし、人間の体というのはとても丈夫で、ちょっとやそっとのお仕置にはへこたれずに耐えているのです。

40番の心の闇は、以下の二つのどちらかの形をとります。一つは他者からの十分な援助なしに自分の意志を強引に通そうとする場合と、もう一つは他人から意志の弱さを利用され、妥協を余儀なくされる場合です。後者は、ビジネス界でよく見られます。自分の意志が伴わないか、ほとんどない中、雀の涙ほどの報酬しかもらわずに働いている場合です。問題なのは、息つく暇もなく妥協して仕事をしていると、低い周波数によって自尊心が奪われてしまうことです。それによって、任されたことを全て引き受けてしまいます。

もう一つの40番の心の闇は、意志の押しつけです。先の同じ状況下でも、今度は対極にある人々 ─ 意志の弱い人々につけ込む奴隷使い ─ です。彼らは孤立し、自らの大志と仕事中毒によって道を見失っています。生命力の源で絶えずエネルギー漏れが起きているため、彼らの周波数は下がり、他人に対してハートを閉ざすようになります。それにも関わらず、意志の力をもってして、なんとしても行きたい方向へと物事を推し進め続けます。しかし実際にはそうすることで、自らの人間性そのものに傷をつけています。後に見ていきますが、この遺伝子の鍵の最大の秘密は、リラックスすることです。40番の心の闇の影響下にある時は、リラックスすることはほぼ不可能です。実際のところ、真のリラックスは、現代文明において最も欠如している側面の一つです。

40番の心の闇は、もう一つの低い周波数の状態 ─ 孤独、もしくは孤立 ─ を招きます。もし好きなことをして働き、調和したエネルギーの使い方をしていれば、自動的に他者から援助を得るため、孤独を感じることはありません。しかし、流れに逆らったり、他の人の流れに飲まれたりした時には、孤独を感じることが多くなります。他人によって自らのエネルギーが誤用されることを許す、つまり、この遺伝子の鍵の心の闇の抑圧的振る舞いが現れている時、元々あった自然な援助のネットワークは影を潜め、生命から切り離されたような感覚に陥ります。しかし、実際にその状態を招いたものは、自らの行動、又は行動の欠如なのです。

この心の闇周波数のもう一つの振る舞いは、他人からの援助の拒否や、協力者たちがせっかく差し伸べてくれる手を噛むようなお粗末な行動が招く、ある種の孤立です。これは、この心の闇の典型的な反発的振る舞いです。この孤立は、見た目からは少々分かりにくいものです。彼らはとても力強く、自立して見えます。しかし現実に無意識では、心の闇の抑圧的振る舞いと同じくらい弱く、孤独です。40番の心の闇は、否定することが習慣となっています。主に感情に関する否定で、この心の闇が活性化している時は、しばしば自らが感情を持っていること自体、否定します。そしてその否定は、最終的にその人の人生の破滅の原因となります。

他人と感情的に孤立することは、とても危険なことです。アストラル領域として知られる量子場の

存在によって、シンプルに、他の人間から切り離すことは不可能です。他人との感情的なやり取りを否定すれば、否定的な周波数を自分に向け、体の奥深くに押し込み、それらは段々と酸性化し体を蝕むようになります。40番の心の闇は、癌系の病気の最も根深い原因の一つです。私たちは、感情的な痛みの深さに直面できない時や、感じることができない時に内側で根を張ります。この遺伝子の鍵を通して、自分の健康は、あらゆるレベルで100％自分に責任があることを学ばなくてはなりません。他人の助けを借りたり、励ましてもらうことはできても、自らの人生とそれに付随する全ての物事に向き合うべき人は、自分しかいないのです。

心の闇の抑圧的振る舞い ― 言いなりになり過ぎる

彼らは、人生において確固とした境界線を欠いています。このような人々は、容易く他人の言いなりになります。自らの立場を守る意志を欠いています。このような他人に甘い習慣は、自らのニーズの否定に根づいています。大半の場合が、幼少期に培われたパターンです。彼らは、自分のことなど少しも気に留めていない人々や組織のために、身を粉にして働きます。自分と自分のエネルギーの価値を十分に認めない時、40番の心の闇は人を消耗させます。もし彼らが自分の否定から抜け出し、自分自身に立ち上がる時、彼らの人生は劇的に良い方向へ向かいます。

心の闇の反発的振る舞い ― 人を馬鹿にする

この心の闇の反発的振る舞いは、怒りの否定です。心の闇の抑圧的振る舞いの根底にある恐れと同様に、この怒りも困難な幼少期に根づいています。この否定によって、怒りは歪められ他人を馬鹿にします。彼らは時に、とても高慢な態度をとる場合があります。自らの利益のために、他人の弱みを餌食にします。そのような一貫した他人への軽蔑的な態度のせいで、他人とあまり親しい関係を築くことができません。この心の闇の反発的振る舞いによる否定は、他人を軽蔑することで慢性化していきます。それは結果的に、外界からの援助を遮断し、自らのエネルギーを次第に浸食していきます。彼らの強い意志は無意識の怒りに根差しているため、一見消耗している印象はありません。しかし、人間関係を断ち切って孤立した分のツケは、最終的に支払うことになります。

40番の天の才 ― 決断

"無為"という忘れ去られた技術

40番の遺伝子の鍵を、高い周波数で活性化することができるようになると、消耗は過去のものとなります。生命力が正しい方向に流れている時、沢山のエネルギーが使えるようになっていることを発見するでしょう。心の闇を突き動かしていた同じ強引さは、天の才も突き動かします。しかし、双方の結果には大きな違いが生まれます。40番の遺伝子の鍵の要は、境界線を持つことに尽きます。

境界線を作るためには、他人が自分のエネルギーに繋がることを否定できなくてはいけません。できないことはできないと、はっきりといえなくてはなりません。このような孤立の正しい使い方は、自らのエネルギーと資源の枯渇を防ぐことができます。自分のエネルギーを守ることは、人生において最良の味方となるでしょう。自分のエネルギーと時間の周辺に境界線を引く能力から、「決断」の天の才が生まれます。

40番の天の才「決断」は、自分自身に与えることに熟達することです。これは、究極的な肉体の深いレベルでのリラックスです。外の世界に向けて奉仕することと、自らの喜びのために尽くすこと、その両者の絶妙なバランスが要求されます。真の決断を持つには、リラックスが不可欠です。殺伐とした現代社会では、多くの人が休むこととリラックスすることを取り違えています。人間誰しもが休みを必要としますが、それにも増して、リラックスすることを必要としています。休むことによって、肉体は回復します。しかし、リラックスはオーラ体の全てを回復させます。完全にリラックスすると、肉体のみならず、感情的、知的にも健康になります。40番の天の才は、一人一人の中にある遺伝子からの呼びかけで、人生におけるリラックスすることの重要性を思い出させてくれます。人生は、人々がしばしば思い込んでいるほど、あえて難儀である必要はありません。私たちは、心地が良い自然なラインを越えて、意志の力をできるだけ多く行使するような世界を作り上げてきました。40番の天の才は、全てのレベルにおいてエネルギーの消費を少なくする天の才です。それは大いなる神秘「無為」という、時を超えた「何もしないという技術」を理解しています。

「決断」の天の才を持つ人は、強引さがないので、努力は全く存在しません。彼らは一生懸命に働いて、多くのエネルギーを使うこともあるかもしれませんが、心の闇の時とは違い、自らを消耗しません。彼らは、物事の辞め時と共に、それにも増して重要な、「ノー」というべき時を心得ています。自分の真の資質と調和の取れている仕事は、ある意味では、既に仕事ではありません。それは意志の力を必要としません。「決断」には、意志の力が初めから既に活動に組み込まれているため、強引さがなくとも、内から自然と湧き出た意志が苦労なく行動に移っていきます。このように努力が一切いらないことに加えて、40番の天の才は他人から多くの敬意と支援を得ます。心の闇とは違い、天の才周波数で生きている人は、外から受け取る支援に不信感を抱きません。もちろん、自分の領域の高潔さは常に保ちます。彼らは実際に、彼らの手助けをしたいと他人に思わせるのです。彼らはしばしば、その決断の力によって、チームやプロジェクトの中枢的役割を担います。

40番の天の才の別の面を見てみると、遺伝子の鍵の傾向に関わらず、誰にでも当てはまる魔法のような洞察に至ります。正しい対象に向かって「ノー」という時、しばしば「イエス」というよりも大きなパワーを生み出すことがあります。40番の天の才を持つ人は、自然の媒介となる人たちです。彼らの「決断」をもってしてもできないことや資質を提供できない相手がいるとしたらその相手は壮大なる計画のどこか別の部分に関与しているということです。周囲の人たちは、最初はそれに対して落胆したり、憤慨したりするかもしれません。しかし最終的には、お互いにとってそれが正しい流れだったことが分かるでしょう。正しい相手、正しい物事に対して「ノー」と決断することは、自らの真実にしっかりと根を張って立つことです。

「決断」は単なる意志の力や決意とは違います。それは、独りあることの力が花開いた状態です。40番の天の才は、単独でその力を発揮します。あなたの持てる全ての力の源泉は、孤独を愛すること

あります。この遺伝子の鍵が、遺伝子の鍵チャートにある人は、独りになるべきだという意味ではありません。彼らの生命力は、常に何かを生み出しているため、孤独に苛まれることがないのです。この内なる豊かさは、あなたのオーラに途方もない強さを与え、更に他者から求められる人になるでしょう。40番の天の才は、対である37番の天の才「平等」と遺伝子的にバランスを取り合う関係にあります。37番の天の才の資質が、他人に対して際限なく支援と救いの手を差し伸べるのに対し、40番の天の才はそれとバランスを保つため、常に自分のために十分な時間と空間、そして楽しみを確保する資質です。

人間は誰しも、最終的にはこの天の才から学ぶ必要があります。それは、私たちに独りあることの真の力を思い出させ、人生においてバランスを取る助けとなってくれます。詩人リルケは、以下のようにいいました。

"独りあることを感じる者、その人のみが、深遠な法則、宇宙の法則に従っている。夜明けに出かけたり、出来事に満ちた夜に耳を澄ませる時、その場で何が起こっているのか感じることができたら、まるで死ぬ時のように全ての状況が崩れ去る中でも、その人は生命の中心に立っている。"

40番の天の光 ー 神の意志

完全なる肉体のリラックス

最も高い周波数になると、「決断」の天の才は「神の意志」になります。全ての神を祭る神殿、神秘的なパンテオンでは、神性を三つの宇宙の器 ― 神の思考、神のハート、神の意志 ― に分けます。中でも「神の意志」は、他の二つを生み出す主要な器と見なされています。「神の意志」という概念そのものは、宇宙をコントロールする都合の良い強引さが存在するということを知る、人間のニーズを表しています。つまり、40番の天の光は、人類の「神の存在」に対する見方に関係します。

37番と40番の遺伝子の鍵の対による二つの極から、崇高な力の存在に関わる人類の信念や経験の土台が生まれます。37番の天の光「優しさ」を見ると、37番の天の光を通して覚醒に至った全ての人々の形跡は、神の性質に関わる人類の集団心理の中に残されてきたことが分かります。その形跡は、万物の創造の根底にある、深く優しい愛情の力を映し出しています。この優しさは、神の力を母や父に例える、あらゆる神話や宗教の中に反映されてきました。この視点から見ると、人類は神の子です。しかし、40番の天の光の視点から見ると、全く異なった図が浮かんできます。それは、何千年にも渡って求道者たちに大きな混乱を与えてきました。40番の天の光に到達した師たちは、神の存在を否定します。40番の心の闇が自分や他人のニーズを否定するように、40番の天の光は、神という存在のニーズをはなから否定します。これは、天の光の状態のとてもパワフルな表現で、いつでも求道者たちの間にパニックを引き起こします。

悟りとして知られる、究極的な天の光状態に達した時、彼らの内側からとてつもないエネルギー ― 意識そのものの純粋なエネルギー ― が生まれます。40番の天の光が神性を表す時、人間と神の間の距離は存在しないことを示します。この時40番の天の光は、探求すること自体が究極的な理解の妨げになるという、求道者たちに関する大いなる逆説を突きつけます。40番の遺伝子の鍵を通

して天の光の領域へ到達する人は、神の存在の有無に関わらず、そこへ到達することでしょう。これは神の助けを必要としない、神秘的な道です。彼らは、教えや師を乞うことなく、完全に独りで道を歩みます。最も高い周波数に至り、神について話す時、彼らはしばしば否定の立場に立つでしょう。

　40番の天の光が口を開けば、神へ繋がる道など存在しないというでしょう。なぜなら、神は独りあることの中にしか存在しないからです。彼らは更に、求道における聖なる実践や方法は役に立たないというかもしれませんし、自分自身について、神秘的、精神的な見方から語ることすらないかもしれません。彼らは、しばしば霊性や聖なるものといった考え方そのものを誤りだと否定します。彼らはそのような過激な姿勢を取るため、一般の人々からも、そしておそらく大半の求道者たちからも、あまり人気のない師となるでしょう。しかし、彼らに近づくと、彼らの言葉の背後にある周波数を否定することはできません。40番の天の光は、壮麗な独りあることのオーラを放ち、世間一般のニーズに目もくれず、光輝な自立を表しています。彼らの話し言葉はとてもシンプルかつ、論理的で、人々の心に浸み込み、時にはショックですらあります。このような否定の力を使って、神の意識への到達の夢を破壊することによって、人々により深い真摯さをもたらします。皮肉にも、夢を打ち砕くことで初めて、神に至るのに十分な空き領域が作り出されます。これらは、とても逆説的な教えです。

　今見てきたように、「神の意志」は逆説に満ちています。天の光状態に至っていない人は、「神の意志」はとても力強く、全ての物事の背後には理由が存在し、最終的に全ては崇高なる神の手中にあると考えます。40番の天の光に浸っている人は、― あなたが存在しなければ、神は現れる ― という逆説をこの上なく愛します。この天の光状態を経験する時、逆説の力は頂点に達し、「神の意志」は人間一人一人の中に宿るのと同時に、人間性の外には何も存在しないという逆説を生みます。この視点から見ると、人間はいくらでも好きなことをして生きることはできますが、同時に自らの取る行動の中で、自らの手中にあるものはないのです。

　この天の光は「自由意志」と、神秘家たちのいう「選択の余地のない気づき」に関する大いなる神秘を含んでいます。天の光の見方からすると、そのいずれも意味はありません。なぜなら、天の光意識には、選択をする人自体が存在しないからです。これが40番の天の光が大いに楽しむ逆説であり、40番の心の闇にとっては恐るべき苦闘の種です。40番の天の光は一般的に、覚醒に至るネガティブなアプローチと見なされていますが、一方、対である37番の天の光「優しさ」は、神を本当に求める者の道を表します。どちらの道も、人類の遺伝的な筋書きの中に、深く編み込まれています。真の覚醒の究極的な開花には、どちらの道も超越し、両方の道は置き去りにされます。

　40番の天の光は逆説を含みつつも、人類の進化におけるとても神秘的なチェスの一駒でもあります。「七つの封印」（遺伝子の鍵22番の章で詳しく説明）という教えの中で、40番の天の光は、物質次元で人類を変容させるDNAの暗号を表しています。40番の天の光は、個人レベルでは、肉体における全てのDNA分子が最適な状態で機能する、完全なる肉体のリラックスの鍵を握ります。これには、膨大なカルマの解放プロセスが必要です。そのプロセスには、「錬金術のリング」というコドンリングが関わっています。「錬金術のリング」を構成する四つの遺伝子の鍵は、肉体レベルで妨害要因が何一つなくなるよう、人類のDNAを突然変異させます。22番の遺伝子の鍵の章にあるように、これは、最も崇高なオーラ体が肉体を通して現れることを意味します。これが、肉体の完全なるリラックスの本当の意味です。その状態は、思考で理解できる領域を超えています。それは、「神の意志」の直接の現れです。

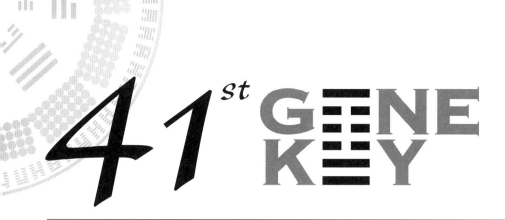

41st GENE KEY

天の光 流出
天の才 予想
心の闇 空想

宇宙の源からの流出

対：31番
コドンリング：始源のリング（41）

生理的関連部位：副腎
アミノ酸：メチオニン（イニシエーター）

41番の心の闇 ─ 空想

遺伝子のサンサーラの輪

41番の遺伝子の鍵とその様々な周波数帯は、一つの非凡な原型を形成しています。それはヒト遺伝子基盤内で他に類を見ない、とても重要な機能を果たす原型です。それは、遺伝学において開始コドンとして知られているものと繋がりを持ちます。これは非常に重要な遺伝子の鍵であるため、最初にその正確な意味を説明していきます。

　下記は、遺伝子暗号の一部を文字で表記した例です。遺伝子暗号はA、T、C、Gのたった四つの文字の組み合わせで構成されています。これらの文字は塩基と呼ばれ、暗号全体を構成する基本要素を表しています。これらの何十億という文字の中には、体を操作するための特定の指令が隠されています。生命の暗号を解読するうち、科学者たちは、体が生成を始めることを常に知っているように思われる場所が一連の暗号の中にあることを発見しました。**atg** という文字の配列を見つけると、体は常にその後に続く指令通りに働きます。このように、それは暗号そのものに入る扉の鍵のような役割を持つため、科学者たちはそれを開始コドンと呼びました。

caattgtcatacgacttgcagtgagcgtcaggagcacgtccaggaactcc
tcagcagcgcctccttcagctccacagccagacgccctcagacagcaaag
cctaccccgcgccgcgccctgcccgccgctgcg**atg**ctcgcccgcgccc
tgctgctgtgcgcggtcctggcgctcagccatacaggtgagtacctggcg
ccgcgcaccggggactccggttccacgcacccgggcagagtttccgctct

　上記の説明から、この41番の遺伝子の鍵がどれだけ重要であるか分かるでしょう。人間の意識内で機能する遺伝子の原型として、そこに秘められたメッセージは全人類にとってとても重大な意味を持ちます。

宇宙の源からの流出

　41番の遺伝子の鍵は、心の闇の意識において、空想や夢を中心とした問題に関わります。41番の「空想」の心の闇の奴隷になることは、自らの夢への鍵を手にしながら、決して鍵を開けないようなものです。遺伝子の鍵チャートに41番の心の闇があるかないかに関わらず、その他全ての心の闇と同様に、41番の心の闇は地球全体の周波数を通してその最大の力を発揮するため、誰一人としてその影響から逃れられるものはいません。41番の心の闇のせいで、より良い人生を夢見ながらも、様々な理由からそれらの夢を実現できない人々が地球上には溢れています。

　41番の心の闇は、人類に重圧をかけ続けます。それは、進化を求める重圧です。人類の現状のように、この重圧が低い周波数領域において歪められた場合、それは幸せを感じなければならないという重圧になります。これによって、古代人が「サンサーラの輪」と呼んだもの ― 自らの欲望を満たしたいという欲求に捕われた終わることのない苦しみの連鎖 ― が始まります。41番の心の闇が集団で歪められることは、人類がこぞって人類共通のDNA内に残された指令を誤読するようなものです。それは全て、この遺伝子の鍵から始まります。欲望（30番の心の闇）は空想の後にやってくるため、欲望そのものに問題があるわけではありません。空想が火花となって欲望という燃料に火をつけます。

　ではなぜ、人類は自分たちの本質においてそのような重要な暗号を誤読してしまったのでしょうか？人類がそれに対して何かできることはあるのでしょうか？これから見ていくように、それらの答えはこの遺伝子の鍵の高次元の周波数内に多数見つけることができます。ここではまず、この心の闇の仕組みと、それがいかに効率良く人間の意識の開花を妨げているかについて見ていきましょう。いつものように問題解決の鍵は、人間の思考にあります。人類の内側にのしかかる進化の重圧は、人類の遺伝子の歴史全体 ― アメーバからホモ・サピエンスまで ― を運びます。人類の遺伝子暗号の半分以上が、進化において人類以前に存在した生物たちに由来しています。この歴史の重圧は、人間に相当な影響力を及ぼしています。ある意味それは、人類の足枷となりますが、同時に、その重圧からなんとか逃れたいという欲求を駆り立てます。自らの内側にある過去からの重圧全てに向き合うことは、多大な勇気を要します。それを受け入れ始めようものなら、大急ぎで逃げ出し、必死に気をそらすでしょう。

　この心の闇が持つ先祖代々の重圧は、人類の食欲とエネルギーに深く関わります。41番の心の闇から直にやってくる、このとてつもなく不快な重圧は、人類に文字通りより良い未来を渇望させます。同時に、それは食べることと、食べないこと、そして鬱にも関係します。41番の心の闇が歪められると、それは様々な体重の問題や、慢性疲労から多動に至るありとあらゆるエネルギーの問題に繋がります。これらの問題は最終的には全ての思考と、未来を空想する能力の有無に根差しています。この心の闇は、満たされることを夢見る気持ちと、空っぽになりたい衝動の間を常に揺れ動きます。目盛りが空っぽになった時には、満たされることを空想します。空想することが、完璧なソウル・メイトと出会うこと、たくさんのお金を持つこと、又は好きなだけチョコレートを食べることなど夢は様々あり、個人の思考や刷り込みによって異なります。反対に目盛りが満タンになった時には、自らの過去の重圧を感じ、一掃したい衝動に駆られます。

　「空想」の心の闇は、自らが完全だと感じるのを妨げます。なぜなら、思考は今この瞬間に留まることができず、未来を夢見ることと、過去を蒸し返すことの間で揺れ動きます。しかしこの心の闇の

最大の問題は、人間の夢が実際に実現されるのを妨げることにあります。夢があなたの思考にもたらす希望に中毒し、実際に夢を実現しようとしないのです。これが、人々が大衆文化を提供する空想の世界にすがって生きている最大の理由です。映画やテクノロジーやインターネットによって作られた仮想現実は、人類の最新のひどい空想中毒を作り出しています。

41番の遺伝子の鍵には、常に統率力の問題に関わります。空想を巧みに操作する方法を知っている指導者は、他人に多大な影響を与えることができます。41番の遺伝子の鍵の対は、31番の遺伝子の鍵であり、その心の闇は「傲慢」です。この31番の遺伝子の鍵の統率力は、心の闇では、傲慢と全く同じ偽りの謙虚さによって台なしにされます。真の指導者たちは、屈辱を受けることに対する深い恐れを乗り越える必要があります。なぜなら、41番の遺伝子の鍵は夢を声高に宣言し、その夢を前面に掲げるため、人々から非常に誤解を受け易い立場にあるからです。世界に新たな風を吹かせる人々は、必ずこの試練に直面してきました。

結論をいうと、41番の心の闇「空想」は、大多数の人間が生きるマーヤ＝幻想を作り出します。主な進化への重圧として、それは人類の思考の中に偽りの人生像を作り出し、今この瞬間に生きる能力を迂回させます。空想そのものは輝かしいものですが、空想が真に生きることを妨げているなら、それは真に生きることから思考への逃避です。これらの中毒的な思考パターンに一度嵌ると、そのことを認識して抜け出すことは非常に困難になります。しかし生命の周期が定期的に自らリセットするのと同様、空想の輪が一周りする度に、次の一周を回る時には暗号が正しく解釈される機会が与えられます。これが起こると、開始コドンを心の闇レベルで解釈する代わりに、その真の恩恵を受け取ることができます。空想と希望の悪循環へと逃避する代わりに、高次の目的が解き放たれ、それを実際に生き始めます。

心の闇の抑圧的振る舞い ─ 空想癖

41番の心の闇の抑圧的振る舞いは、空想癖を通して人生から逃避する性質です。このような人々は、空想が命じた指針に従って生きています。彼らは、本当の意味で現実の世界に住んでいません。そのような人々は、こちらが何をいっても自身の夢を通してそれを解釈します。彼らは、実際に自らの夢を実現させたいと思ってはおらず、思考によって作り上げた内側の世界に中毒しています。彼らは根深い恐れに支配されており、適切な人間関係を保つことができません。このような空想癖は、しばしばある種の倦怠感となって体のエネルギーシステム ─ 特に血管系と消化系 ─ を少しずつ壊していきます。このような人々が思考の循環から抜け出す方法は、物質次元で実際に夢を叶え始めることしかありません。

心の闇の反発的振る舞い ─ 多動

この心の闇の反発的振る舞いは、不安なエネルギーの塊となる可能性があります。このような人々はいつも早合点し、自らの夢に完全にうつつを抜かしています。このような性質においては、彼らは、物質次元の限界を超えるような圧倒的な空想を世にもたらそうとしているため、そのような人々は必然

的に燃え尽きてしまいます。飽くなき渇望は、彼らを更なる問題の深みに陥れると同時に、神経系に重圧をかけます。そのような性質の必然的な破綻は、しばしばとても劇的で、関係者全員にとって破壊的なものとなります。彼らがそのパターンから抜け出せるかどうかは、他人を自らの内面の人生に招き入れ、頭の中で描く通りに夢を叶えるという一点張りの執着を手放せるかどうかにかかっています。

41番の天の才 ── 予想

始源のリング

41番の心の闇で見てきたように、この遺伝子の鍵は進化への基本的な重圧を表します。それは、人類に新たな活動の場と経験を探求する力です。この進化への衝動が、41番の天の才 ──「予想」── です。自らのDNAを通り抜ける周波数を上げていくと、興味深いことが起こります。周囲の世界の隠れた特性に、どんどん敏感になっていきます。特に感受性が増す対象の一つに、形態形成場の存在があります。形態形成場は、科学者のルパート・シェルドレイクによって最初に仮説として唱えられましたが、それよりも前から歴史を通して多くの文化において、そのようなエネルギー領域について語られてきました。形態形成場は本質的に、時空を超えて特定の情報を伝達する目に見えないエネルギー供給網です。人間の感受性によって、その領域から過去や未来に関する情報を受け取ることができます。

　41番の天の才は、ひと際特別な天の才です。この遺伝子の鍵を通して高次元の周波数が働くようになると、形態形成場からある特定の情報を受け取ります。64個の遺伝子の鍵は全て、夫々に特有の形態形成場から働きます。例えば、この天の才の対である31番の天の才「統率力」は、地球上の高次元の周波数を維持する指導者たち、更には過去に存在していたひらめきを与える指導者たちと同調しています。夫々の遺伝子の鍵は、過去に存在した人物たちから強さと力をもらい、同時にまだ生まれていない人物たちとも同調します。これは、特定の人々が未来を予感する能力を持つ理由を説明しているかもしれません。「予想（41番）」と「統率力（31番）」の天の才は共に働き、互いに補強し合っています。最も素晴らしい指導者たちは、過去を踏まえた上で、将来を予想します。よって、「予想」の天の才を持つ人々は、自然と指導者的立場に立たされます。

　41番の天の才には一つの遺伝子の指針があります。それは常に、物質次元に具現化されることを待っている、次の進化のためのエネルギー供給網に同調しています。その背後には、進化そのものの青写真が隠されています。どの青写真を選ぶかは、その人間の周波数と文化的刷り込み、地理によります。様々な場所で、異なった青写真を受け取り、自らの周波数が上がるにつれ、更なる詳細が見えるようになります。予感はしばしば、衝撃を通して体に突然高次元の周波数が押し寄せた時、又はとても強い形態形成場に居る時に起こります。ほとんどのオカルト現象が、41番の遺伝子の鍵を通した突然の電磁気の大波によるものです。その大波がすぐに静まり、心の闇周波数が再び体を支配し始めた時、これらの衝動はしばしば誤って解釈されます。今経験したことが思考によって都合の良い空想に塗り替えられ、これらの感覚や印象は、幽霊から過去生に至るまで非常に多岐にわたる解釈がされるでしょう。

この41番の天の才を通じて、高い周波数を保つことができた時、文字通り形態形成場からあらゆる輝かしいものをダウンロードできるようになるでしょう。天賦の才のあらゆる業績が、この領域から現れます。モーツァルトは、41番の天の才が強く活性されていた人物の好例です。モーツァルトの全ての傑作曲が、完成された楽譜として形態形成場から直に読み込まれたものであるというのは十分に実証されていることですが、おそらくこのような観点から説明されたのはこれが初めてでしょう。モーツァルトは音楽家の家系に生まれ、ヨーロッパでも屈指の音楽家であった自身の父親から厳しい特訓を受けました。従ってモーツァルトが、その時代に興隆していた音楽の形態形成場 ― クラシック音楽 ― を受け取ったことは驚くことではありません。モーツァルトは機が熟すのを予想し、それを物質次元に具現化させました。天才と、凡人との差はここにあります。天才は現実に具現化し、凡人は夢見るだけです。これが、41番の天の才と心の闇の真の違いです。

開始コドンとそのアミノ酸のメチオニンは、この41番の遺伝子の鍵によってのみ暗号化されているため、「コドンリング」と呼ばれる化学物質グループの体系の中でも、注目すべき位置を占めています。全部で21個あるコドンリングは、化学的な性質を持った鎖状に繋がれており、フラクタルとなってお互いに生体情報を伝達し合っています。このような情報伝達方法から、体が本質的に量子的生体コンピューターのように作動し、内外の環境からの刺激に反応しながら、幾つものレベルに分かれた情報を管理していることが分かります。この相互に作用し合うリング構造において、20種類のアミノ酸が結合、再結合することで体内のあらゆる化学物質を作り出しています。リング構造の中心に鎮座しているのが、41番の遺伝子の鍵 ― 始源のリング ― です。それは、源となる暗号と共に脈打ち、コドンリングのネットワークに伝達します。四種類の塩基が暗号上に配列され、二重螺旋構造を持っているものとしてDNAを解釈することもできますが、実際の生体における機能は直線的というにはかけ離れたものです。

上記のことは、驚異的な意味を持ちます。体の全ての細胞中の、全ての開始コドンは、電磁気的に相互に繋がっています。これが立体画像的な体の土台となって、体は立体画像的な宇宙と電磁気的に繋がります。従って全体が持つ衝動は、全て化学的に個人のDNAに映し出され、それと同様に自らの内から湧き出る衝動は全て全体に伝わります。自らのDNAに影響を与えるコツを発見したならば、体の細胞全てを文字通り再プログラムすることができます。しかし、最高の意識状態を伴う体内の秘密の化学式を活性化するためには、人類全体の無気力を克服しなくてはなりません。これについては、41番の天の光で見ていきます。

41番の天の光 ― 流出

ウロボロス（己の尾を噛んで環となったヘビ）

ここまで41番の遺伝子の鍵について学ぶ中で、体が宇宙の立体画像的な鏡であること、その源にこの遺伝子の鍵があるという気づきに至りました。このモデルをその最終周波数のマクロ宇宙レベルへと応用していくと、華々しくもあり、恐ろしくもあるものと遭遇します。そこで、宇宙の開始コドン

はどんなものなのか?森羅万象の源に辿り着くとはどんな意味なのか?という問いが浮上します。41番の天の光は存在の源であり、「流出」の天の光です。「流出」という言葉は、真に得難いものを理解する手段として、多くの古代形而上学や神秘学の体系において使われてきた言葉です。これらの体系の中でもおそらく最も有名なものが、カバラでしょう。その教義は、流出として知られる図を中心にしています。

　簡単に説明すると、流出説は、全てはそれ自身を合わせ鏡のように映し出すことで無限に広がっていくという宇宙のフラクタル構造を指し示しています。カバラ研究者たちは、10個の球体＝セフィラをその象徴として用いました。一つのセフィラから別のセフィラが流出することで、精神（魂）が段階的に物質へ降りることを象徴しました。アイン・ソフとして知られる究極の源は、名をつけることができない、人智を越えた無限の光を表します。そこから他の全てが流出します。カバラは驚くべき宇宙体系であり、多様な使い道と次元を内包していますが、そこには欠陥があります。全ての体系は、言語という制約のために欠陥を含みます。この流出という言葉を表すことのできる言語はありません。それは無限の概念を包含する言葉です。

　古代中国人は、易経の41番目の卦に「山沢損（さんたくそん）～減少～」と名づけました。41番の天の光はブラックホール以外の何ものでもないため、その名前は多くを示唆しています。そこに近づいていくと、吸引され、粉々にされていきます。それは言語、時間、空間までも吸引します。それは全てを無に戻します。それは全ての源を表すものです。この源には、多種多様な教えにおいて多くの名前がつけられたことは、人類がこれを理解しようとしてきた証です。41番の天の光が魅力的な理由は、それが全ての真の天の光状態の土台となる源だからです。人間の遺伝子を通してどの天の光が具現化されようと、最終的にはこの天の光と呼ぶことのできない天の光を通してその状態が定着されます。多くの意味で、これは名なしの天の光といえますが、流出としか表しようがないためその名前となっています。

　41番の天の光を深く掘り下げていくと、もう一つ興味深いことが現れてきます。人間のDNA内のどこか深い場所には、私たちが悟りと呼ぶ状態を引き起こすことを唯一の目的とした暗号が存在します。特定の人間においては、その肉体が、一連の遺伝子の秘密指令を受け取り、悟りへと至る神経学的過程を始動させることがあります。人間が表面的に何をしようとも、この過程を誘発することはできないという事実は、多くの神秘探求者たちに衝撃を与えるかもしれません。宇宙のホログラムの中において、悟りは自然発生的で、原因を持たない、何の変哲もない出来事です。「恩寵」がこの過程を誘発するといえるかもしれませんが、重要なことは、それが化学的過程であり、誰にもなぜ、いつ、誰にそれが起こるのか分からないということです。それはシンプルに、未知なる宇宙の源で生まれ、やってくる流出なのです。

　真の悟りの過程を経験した肉体を持った人間は、それがどのようにして起こったのかを知ることはできません。彼らは、それが誰に起こったかもわかりません。なぜならそこには、何をも経験する人物が残っていないからです。この天の光は、経験そのものの死を招きますが、それがいかなることなのかは、その状態にあるものでなければ理解できません。この状態にある時、もう何の潜在的指針も存在しません。それを経験するものにとっては、意識の高い状態と呼ばれるいかなる現れにも意味はありません。至福も、恍惚も、神も無意味です。その他の63個の天の光にも意味はありま

せん。なぜならそれらは全て、宇宙の源からの流出のわずかな表現の違いに過ぎないからです。41番の天の光の視点から見ると、全ては単なる生理機能に過ぎません。人類がこの遺伝子の鍵を恐れるのはそのためです。それは、人間の全ての努力、瞑想、倫理、生命を理解するためのシステムを嘲笑します。この天の光には、方法はありません。これは、人類にとってとても恐ろしいことです。なぜならそれは、この状態を引き起こすために人間にできることは何一つないことを意味し、人間の完全なる無力さを露呈させるからです。

　41番の天の光を現す者は、一つの大変なジレンマに直面します。何かを話そうとすれば、そこには何か指針が伴わなければならないというジレンマです。例え何も話さなかったとしても、人々は勝手に別の指針を見いだすでしょう。そのような人々は、自らが捕われの身であることを知っています。彼らは自らの状態を他人に伝えることは不可能であり、自分の話がどんな発言も誰のためにもならないことを理解しています。事実、彼らが実際に何をいおうと、それはおそらく誤解されるでしょう。そのような人々について一ついえることは、彼らの状態は他人の内側に大いなる渇望を引き起こすということです。それが良いか悪いかは、誰にも分りません！ 彼らに分かっていることは、彼らにとって渇望はもはや存在しないということのみです。彼らは思いがけずサンサーラの輪から抜け出してしまったため、そこにはもはや進化への重圧が存在しません。そこでは、意識も進化しません。全ての進化は人類の想像による虚構であり、輪廻転生そのものに属したものです。最後にもう一つ驚くべきことに、41番の天の光でさえも、流出の源である空そのものの中に吸引されてしまうのです。それはまるで、意識の永遠のヘビ ― 終わることなく自分の尾を食むウロボロス ― のようです。

42nd GENE KEY

天の光
お祝い

天の才
無執着

心の闇
期待

生と死を手放す

対：32番
コドンリング：生死のリング（3、20、23、24、27、42）

生理的関連部位：仙骨神経叢
アミノ酸：ロイシン

42番の心の闇 ─ 期待

期待という駅で待つ

ほぼ全ての人類が、期待という駅で待っています。「期待」は、人間を人間たらしめる性質の一つです。それは、未来には今よりも多くが約束されているという夢です。内側のどこかで、私たちは自分たちの人生が今よりも良くなる日を待ち望んでいます。それはいつか未来に訪れる、何もかもが思い通りに夢が叶った素晴らしい日です。そこで私たちはどうにかして必要なお金を全て得、完璧な人生を手にし、今までやりたいと思っていたことが全てできる完全なる自由を手にするのです。しかし、それは今ではありません。本当の幸せを手にするためには、まずいくつかのことを済ませなくてはならないのです。そのようにして、私たちは年を取るまで永遠に夢を延期し続けます。そして当然ですが、時間切れになってしまいます。しかし実際には、今に焦点を合わせるのに遅過ぎるということは決してありません。ただ個人の期待が無用な行為であることに気づくというだけです。絶対的な誠意をもって完全に今に存在することができれば、人間であること、幸せであることの秘密の一つが明らかになるでしょう。

42番の心の闇は、人間がいつも期待という駅で座り続けている原因となる遺伝子の側面です。それは、人間の欲望と思考がこんがらがることによって起こります。30番の遺伝子の鍵の章を読み、欲望に関してより詳しく理解すると、欲望自体は人間の敵ではなく、純粋でありさえすれば欲望は人間を高みに押し上げてくれるものであることが分かります。しかし、欲望が思考の投影とこんがらがれば、その後落胆を経験することは目に見えています。

42番の心の闇は死に関わるため、実際に全人類の思考レベルの恐れの源にある心の闇の一つです。この遺伝子の鍵は文字通り私たちの死を司るもので、それは生きた細胞全てに組み込まれた衰退のデザインとして存在します。人間の大脳新皮質は、人生が時間と共に過ぎ去るものだと捉えているため、それは時間がなくなってしまうという心配の源となっています。時間という概念と、それが過ぎ去ってしまうということに対する人間の反応は、この42番の遺伝子の鍵にとても強く根差

329

しています。42番の遺伝子の鍵は、全ての自然の生命周期、特に成長と衰退の七年周期を終わらせます。七年周期とは、何千年にも渡って世界中で広く知られてきました。しかし七年周期の中でも、体内の細胞生成を司る七年周期が最も影響力の強いものです。体中の細胞のほとんどは七年間で完全に入れ替わるため、学校でしばしば学ぶ人間の細胞は七年で入れ替わるという古い諺が存在します。これは人間が七年毎にある種の入り口に辿り着き、新たな周期の開始のために何かが死ななくてはならないことを意味します。そのような移行がどのように行われるかは、42番の天の才、42番の心の闇のいずれかにかかっています。

42番の遺伝子の鍵は、人間のDNAにおける「生死のリング」という複雑なコドングループの形成する、六つの遺伝子の鍵の一つです。細胞の物理的な突然変異の周期全てにおいて、生命はこれらの六つの遺伝子の鍵に象徴される原型的プロセスを辿るようプログラムされています。全ての命ある細胞は、3番の遺伝子の鍵に始まり、42番の遺伝子の鍵に終わります。3番の遺伝子の鍵は、天の才「革新」と天の光「無垢」を通して生命の始まりの真髄を手にします。全ての生命は革新を起こし、状況へ適応していく必要があり、それは無垢さから始まり経験によって体得されます。42番の遺伝子の鍵を通して、天の才「無執着」と天の光「お祝い」によって生命は最期を迎えます。従って、故人への執着をなくしていく必要があるように、霊的な本質は形から離れます。これからこの遺伝子の鍵の最高の周波数を見ていくと分かるように、全ての死は最も高次元レベルではお祝いされるべきものなのです。

人間の生命はこの心の闇を通じて、自らの人生と周囲の人々の人生に対する期待を中心にプログラムされます。「期待」そのものを、悪者と決めつけるべきではありません。それは、人間がどのように自らの期待に反応するかによって決まり、人生に対する信頼度を図る物差しとなります。自らの手に負えない状況に陥る度に、自分の執着と、無執着の度合いが即座に分かります。期待と自らを同一視する度に、既に落胆を経験する結果になることは決まっています。実際には、執着することなく期待を持つことは可能であり、それは42番の天の才で自然に起こることです。自らの意識を拡大し、この心の闇の周波数を上昇させることができれば、自らがより大きな自然の周期の一部であり、全ての出来事は通常理解しているよりも遥かに大きな計画の一端に過ぎないことを思い出すでしょう。期待と落胆が人間を悩ませるのは、自らが巻き込まれた状況をより広い視野から見る代わりに、狭い視野からそれに執着する時だけです。私たちが人生においてしばしば経験するように、多くの落胆は、実際に結果としてとてつもない恩恵をもたらすものです。

42番の心の闇の対は、32番の「失敗」の心の闇です。これら二つの心の闇が遺伝子レベルでお互いに補強し合い、失敗と見なされるような状況を作り出すことが容易に見て取れます。実際に、成功と失敗という観点から考えた瞬間、人間は期待に巻き込まれるため、その時点で既に失敗したことになります。

期待という言葉は何も咎めるところがないように思えますが、期待は実際に人生に害をもたらします。思考は自らがプログラムする通りに物事を見ますが、それはあるレベルにおいて実際に共同で人間の現実を作り出し、周囲の出来事の流れに影響を与えます。悪いことが起こると期待していれば、実際に身の回りの良い面に気がつかず、良い面を利用したり楽しんだりできなくなるかもしれません。同様に、素晴らしいことが起こると期待しながら、期待外れになりそうだと思うと、目の

前の出来事に秘められた可能性を見逃してしまいます。期待は今という瞬間から人間を引き離すことに長けているため、人間は宇宙のより大きな流れの中の居場所を失ってしまいます。期待が楽観的であろうと、悲観的であろうと、それは人間の視野を狭め、今という瞬間に秘められた無限の可能性を閉じてしまいます。

心の闇の抑圧的振る舞い ― 欲深い

期待が心の闇の抑圧的振る舞いとして現れると、執着して手放すことができず、人生において欲深くあり続ける性質となります。このような人々は、シンプルに物事が終わらないよう願い、現状を維持するためにできることなら何でもします。これは変化に対する根深い恐れです。全てのことがいつか終わるのは、人生において新しいことが生まれるためには当然のことです。人々が変化を拒否する手段はたくさんあります。いつまでも若くいるために努力すること、愛する人々に彼らの思う通りの人生を歩ませないようにすること、何らかの形で過去に執着することなどです。しかし、このような執着は事実、彼らを少しずつ衰弱させます。変化を受け入れず、物事が自然に死を迎え、衰退することを許さない時、自ら生命を再生することを妨げることになり、自らの健康的なエネルギーと活気は吸い取られてしまいます。

心の闇の反発的振る舞い ― 当てにならない

この心の闇の反発的振る舞いは、人生において何事も最後まで終わらせることができません。これは期待が密かに人間に害を与える、もう一つのやり方です。このような人々は、最初から何事にも深く関与しないことで、落胆を避けようとします。彼らは、自然な生命の周期が完了するのを待たずに、一つのことからまた別のことへと乗り移っていきます。皮肉にも、彼らは古いパターンに陥り続けます。物事が自然に完結する前に一つの周期を抜け出してしまえば、又別の形で同じ周期を初めからやり直すことになるだけです。ネガティブなパターンから逃げ出そうとどんなに努力しても、それらのパターンは人生に繰り返し現れ続けます。それらは、人間関係や財政面での災難かもしれません。当てにならない人々は、物事を最後までやり遂げる能力を著しく欠いた人々です。自らの期待が悲観的、楽観的に関わらず、彼らは自分自身の期待による無意識の被害者です。

42番の天の才 ― 無執着

読み手と書き手

「無執着」は西洋世界では理解され難い概念です。「無執着」は、仏教の偉大な目的の一つとして、五感の世界に浸ることを全て否定する反物質主義哲学となって最初に現れました。しかし実際には、「無執着」の天の才を完璧に理解することで、人生の多くの側面を探求する最も素晴らしい自由を

生と死を手放す

手にすることができます。その言葉が与える印象に反し、無執着とは何も感じなくなることではありません。事実、真に無執着を体現する人間は、他の人たちよりも強烈に感じます。なぜならポジティブな期待、ネガティブな期待いずれに対しても、自らの経験に制限をかけることがないからです。無執着をもってすれば、落胆の経験でさえも楽しめるのです！

「無執着」は、人間の想像とは反対の方法で起こります。真の無執着は、強引な修練によって起こすことはできません。無執着を強引に起こそうとするいかなる試みも、更なる執着を生み出すだけです。これは、長いこと、禁欲生活を送ってきた者や修道士などが性によってしばしば堕落する理由です。自然な衝動を永遠に押さえつけておくことはできません。真の無執着とは、全ての感情に完全に白旗を振って降参することです。これは、全ての感情に従って行動しなくてはならないということではなく、それらの感情を受け止め、あるがままに認め、受け入れる必要があることを意味します。オスカー・ワイルドは、誘惑だけには抵抗できないという言葉を残しましたが、これが無執着の本質です。誘惑に抵抗することなく、それが内なる経験であっても、外の世界に向けた表現であっても、活気を持って誘惑の中に飛び込んでいくことです。

「無執着」は、人生における大いなる愛と信頼を前提としています。それは自らの期待の被害者となる代わりに、期待と共に働くことです。「無執着」は人間が人生に屈服し、信頼した時、それ自体に備わった自然のタイミングで現れます。42番の天の才は、身の回りに起きる出来事の自然な流れを信頼させ、自らの体や命の成長と衰退を受け入れさせます。この天の才は人生を一連の物語が展開する場、又はお互いに精妙に編み込まれた壁掛けのようなものと見なします。自らに与えられた状況の末路が、すぐには分からないとしても、それがそれ以前の状況から繋がってきたもので、別の未来の状況へと繋がる架け橋であるということが分かります。このような無執着な視点によって、自分の人生は本のようなものであると思い始めるかもしれません。彼らは物語を紡ぐヒーローやヒロインとして人生を進んでいくと同時に、その本に魅了され、夢中になる読み手でもあります。しかし、彼らがその言葉や詳細に惑わされることは決してありません。

42番の天の才の無執着な視点は、人生は期待通りにはならないため、即座に期待を手放すことを可能にします。それは又、物語の中で、あなたがまだ自分でコントロールをしたいと思う部分がはっきりと分かることでもあります。執着を素早く手放さなければ、感情的、精神的苦境に頭の先まで浸かり、後悔、心配、自己憐憫の洪水によって溺れることになると理解します。「無執着」の天の才は感情と思考を切り離すプロセスを表し、この遺伝子の鍵の周波数が高くなるにつれて自然と起こります。無執着によって、理解と癒しの両方がもたらされます。自らの人生に深く身を任せる人間には、大いなる理解と自由が訪れます。自らの限りある命と、身の回りの精妙な流れを受け入れます。無執着によって、真に自らの存在の中心に立つことができるようになります。

自らの人間性と、人生の平凡さに屈することを通して、「無執着」の天の才は現れます。その結果、五感を通して人生を楽しむようになり、呼吸をして肺に深く空気を送り、苦しみや逆境に尻込みすることがなくなります。42番の天の才「無執着」は、肉体的、知的、感情的に自らの人生をコントロールすることを手放すプロセスを表しています。それは少しずつ人生の期待を背景へと押しやりながら、DNAのより深い領域へと進んでいく素晴らしい手放しです。あるがままの自分を受け入れれば受け入れる程、より無執着な視点を得、よりシンプルな人生になっていきます。

GENE KEYS　42番の鍵　☰☳　風雷益

42番の天の光 ── お祝い

物語のおち

42番の天の光は、死の超越に関わります。死の幻想について教えてくれるのが、この天の光を体現する聖人たちです。彼らは知識によってではなく、態度によって教えます。これは無執着を超えた状態です。無執着は、観察する者と観察される者の二元性に基づいているため、存在の中心に至ることは決してできません。無執着という状態には、ある存在が別の存在を見ているという図式が存在します。42番の天の光が爆発する時 ── それは実際に爆発するのですが ── 観察する側が、逆に観察される側となります。内なる気づきはその源 ── 純粋な(宇宙の)意識 ── に帰り、統合されます。

　42番の天の光には、たった一つの表現しかありません。それは「お祝い」の状態です。無執着においてそうであったように、全ては死として経験されますが、天の光では体のどこか奥深い場所で笑いが起こり始めるという違いがあります。この笑いは創造の源から来るため、体全体を大きく揺さぶります。42番の天の光は、人間であることの話のおちを理解しています。自分自身の死の道へと深く入って行く時、存在の無意味さを強烈に感じます。この大いなる真実がすっかり浸透すると、自分が何者であるかという概念のあらゆる側面を捨てていきます。

　森羅万象の中心にあるジョークは、直接経験するより他ありません。それは、自らの存在の全ての細胞の中心に息づいています。人間は常に死へ向かっています。体中の全ての細胞は、それが作られた時から死に向かいます。根本的に、真に生きているとは全く言い難いのです。人間は際限なく物質がエネルギーに還元されるための導管に過ぎません。人間の気づきがこれらの動きと自分を重ね合わせることを止めた時、それは遂に休息し、その人間は実際に消えてしまいます。それはまるで川岸に座り、川の流れや渦を視線で追い掛けながら、視界から消え続けていくようなものです。注意深く川を見ることを止め、シンプルにぼんやりと眺めていると、しばしば時の超越のような不思議な感覚になることがあります。川の流れはもはや一定の方向には流れず、それは自分という存在のあらゆる場所から出ていき、自分に向かって流れます。この動きともいえない生命の動きは、「お祝い」の音です。そこで何かが生まれ、死につつあるのかは分かりません。そこにあるのは、川がそれ自体の無意味さを笑う中、ただ際限なく続く鼓動のみです。

　心の闇「期待」から天の光「お祝い」への移行は、時間の概念の外側で起こります。自らの心の闇パターンを受け入れるに従って、時間をかけて無執着へ至るプロセスは、実際のところ幻想に過ぎません。一つの状態から別の状態へと進んでいるように感じられたとしても、本当は何も起こっていません。気づきは、それ自体と遊んでいるだけです。ある意味で、それは深刻になるという遊びをしているのです。気づきは探求に向けた深刻さと、自らの人生におけるヒーロー、ヒロインであることを楽しみます。しかし、天の光の状態を経験すると、それまでの間ずっと自分が眠っていたという、大いなる目覚めが訪れます。自分は進化し、執着せずに上手くやっていると思っても、まだ目覚めている訳ではありません。人間は、半覚醒するということはできません！人間は眠っているか、覚醒しているかのどちらかです。スピリチュアル界ではよく、覚醒という言葉を使い、それが一つの状態から別の状態へと確実に移行する進歩的な出来事だと思われています。実際には、それは突然起こります。

333

生と死を手放す

それは出来事と呼べるようなものですらありません。それは全ての出来事の終わりです！

42番の天の光は、突然ジョークのおちが分かった時に似ています。それまではずっと前置きであり、この最後のおちへと繋がる過程でした。全ての偉大なジョーク同様、おちが分かると人間は笑わずにはいられません。ある意味、その人間は罠にかかることを自らに許しています。これらの真実は、人間のDNAにも物理的な鏡として映し出されています。DNA螺旋は、それ自体を作り変え、新たに作り出し続けるために人間の体を使います。それはまるで、宇宙のヘビが際限なく脱皮をしていくかのようです。人間の体は、剥がれていく皮です。現状を打破してこの真理へと至ることはできません。DNAの鎖を切ることはできないのです。それはむしろ、まるで間違ってそうしてしまったかのように、網の隙間からどうにかして抜け出し、私たちは、剥がれていく皮ではない！というジョークを突然理解します。私たちは、永遠で、予測不可能な、流動的で遊び心のあるヘビ自身なのです。

この天の光によって目覚めた者は、笑いに満ち溢れており、彼らのただ一つの願いはその笑いを他人と共有することのみです。これがどうやって、又はなぜ起こってきたのかも分かりません。天の光の状態は人間の思考の外で起こり、全ての雑音を消し去ります。それを引き起こすための練習方法はなく、この状態を誘発するために人間にできることは何もありません。それは運命に従って起こるだけであり、それを経験したことのない人間の思考を苛立たせます！これがお祝いするしかない所以です。他に一体何をするというのでしょう？「お祝い」は真の覚醒の直接的な表現です。お祝いは、人間の体の内で生きることと死ぬことに対する完全なる無力さに根差しています。

43rd GENE KEY

天の光
神性の顕現

天の才
洞察

心の闇
聞く耳を持たない

現状打破の突破口

対:23番
コドンリング:運命のリング（34、43）

生理的関連部位:内耳
アミノ酸:アスパラギン

43番の心の闇 ― 聞く耳を持たない

生存競争 ― 奉仕 ― 帰依

人間には、生存競争、奉仕、帰依へと進む、三段階の自然なプロセスが備わっています。この三つの原型的段階は、人間の意識の周波数帯を構成している、三つのレベルや帯を表しています。それらが、64個の遺伝子の鍵を構成しています。心の闇では、恐れの周波数に根づいた遺伝子的な生き残りモードで生きています。天の才では、奉仕モードに入ります。内的な変容が完了し、全体の中でより効率的に動けるようになります。最後の段階になると、完全な変容を経験し、個人の気づきは帰依され、遂にDNAが内側の抵抗を全く受けずに機能するようになります。夫々の段階の共通点は、変容プロセスそのものです。全段階は、突然の跳躍によって起こります。自分自身に殆ど変化の見られない期間が長く続いた後に、人生を180度変えるような出来事や経験が、時折降って湧いたかのように訪れます。

　これらの出来事は、いつ起こるのか予測不能であり、どのような影響があるのかも推し量ることはできません。昔からある、「人生で唯一確かなことは、人生が常に変化しているということだけだ」という言葉は、これをよくいい当てています。心の闇の気づきは、心から変化を欲していますが、真の変化は起こりません。なぜなら、変えられないことを変えたいと欲するからです。43番の心の闇「聞く耳を持たない」は、この純然たる事実が聞こえないよう、人間の耳を塞ぎます。それは同時に、自分の内側で起こっていることも聞こえないようにしています。心の闇周波数は、人間が作り出した恐れの周波数帯であるがゆえに、人の不協和音が作り出したホワイトノイズによって内側の真実を聞くことができなくなります。43番の遺伝子の鍵は、音響と、内なる声を聞くことに関係しています。「洞察」の天の才は、内なる静けさを必要としますが、低い周波数帯が耳を塞ぐので、この世の中で、真に明瞭で静かなオーラを持つ人は滅多にいません。高い周波数からの純粋な洞察を、一度でも経験したならば、人生は完全に変わってしまいます。なぜなら、真の洞察は、DNAの構造の中で突然変異を起こすからです。43番の心の闇は、地球の低い雑音の周波数に人間の波長を合わせ、そのような洞察の邪魔をします。

43番の遺伝子の鍵は驚きに関係しており、その秘密は頑なな心には明かされません。真の生命の鼓動は、奥深いところから来る集中したリズムに従い、定期的に予期せぬ変動を起こします。この事実は、銀河の動きから、亜原子粒子世界のごく微小な働きに至るまで見られます。このリズムはどこにでも見受けられるものですが、長く観察していると、そこに時々、一定のパターンを遮る例外が起こることに気づきます。例えば、科学は宇宙の全てを解明できていません。それは、観察の対象が常に変化していっているからなのです！ そのような不確かな宇宙に生きていることに、人間の心は穏やかではありません。宇宙の一つの側面として、人間の肉体も同じように変動します。それを私たちは気分の変化と呼んでいます。心の闇周波数では、人は自分の内面の働きや気分をコントロールできないことを認めることができません。安全と安定という幻想を作り出すことに、一生を費やします。世界の大半の地域では、まだ人間は生きるのに精一杯で、自分の気持ちに関心を持つ余裕はありません。未だに、人類の大半は生存競争に駆り立てられています。しかし、原始的な生存競争の周波数から逃れた社会でも、恐れはまだなかなか消えません。諺にあるように、人類は戦場で戦う"戦士"から、絶えず心配をする"心配性"になりました。

43番の遺伝子の鍵は、肉体における意識の段階的発達に関係しています。そしてこの発達の度合いは、肉体の効率性の良し悪しによって測られます。例えば、先進国社会の中で、技術的な現状打破の突破口が効率性と自主性を格段に高めました。このような突破口は間違いなく最終的に地球全体に広がっていきますが、人類の幸せを必ずしも約束するわけではありません。個人の自由が増えると、多くの点で、人は自身の鬱屈した欲求不満に目覚めるようになります。この目覚めは、人類の進化において重要な一段階となります。

心の闇周波数を支配する恐れは、特に肉体的な感覚と結びついています。その感覚は、人間に幸せを探させるよう突き動かす、内なるジレンマを生み出します。私たちが幸せと呼ぶものは、体内で起こる化学反応の一種に過ぎず、それを感じる時もあれば、感じない時もあります。人は、殆どの時間を将来幸せになるための努力に費やすため、幸せを感じている余裕がありません。現代社会は、外側に安全な防波堤を作り出すことに全てを費やしています。私たちは、幸せは金銭的安定や安定した結婚生活によってもたらされると思い込んでいますが、幸せは外側の条件によっては決まりません。集合的な遺伝子レベルにおいて、43番の心の闇の本当の目的は、幸せを外から得ることはできないと人類に現状打破の突破口にたどり着くように、より効果的な社会を生み出すことです。自身の恐れに耳を傾けない性質によって、最後にはその恐れに直面することになります。これが、進化の原動力としての心の闇の力です。

43番の心の闇は、個人にも影響します。人間は、不安を拭い去ることにいつも必死です。完璧なパートナーを求め、リラックスする余裕を持つために十分なお金を稼ごうとし、気分が良くなるように、肉体や生活習慣を変えようとします。現代社会は、不安感から逃れたいという、一人一人の必死の努力によって成り立っています。しかし、人間に内なる声を聞く能力が備わっていないというわけではありません。単純に、将来を心配し、自分が一体何をしているのか聞いて回るのに忙しいだけなのです。人間のジレンマは、欲求不満の繰り返しから逃れようとすることによって、逆に永遠にそれを繰り返してしまうことです。満足を求めて何かをする時、実際には常にことを複雑にしています（対の23番の心の闇は「複雑」です）。実際に聴覚に問題があるわけではなく、頭の中の雑音によって、

その他の音がかき消されています。現代社会では、まるで全てが確実であるかのように振る舞い、誰もが人生で何をすべきか分かっていることが期待されます。しかし、この世に確実なものなど実際には存在しません。生活習慣を変え、向上させたとしても、体の奥底では皆その真実を知っています。

　易経の43番目の元来の名前は、「沢天夬(たくてんかい)〜堤防が決壊するような時〜」で、これまでも見てきたように、人生は時折やってくる現状打破の突破口の連続です。例えどんなに社会的に成功し、金銭的な自由を得たとしても、心の空洞は埋まりません。このことが分かった時に、最初の大きな突破口が現れます。これは、自分が世の中で居心地の悪さを感じている、という事実に向き合い始めた時に起こります。社会において、完璧に居心地が良いと感じる人はいません。なぜなら、社会というのは往々にして一定で比較的安定しているものですが、個人は違います。突破口を見いだすには、自分の内にある最も根深い恐れの一つ ― 社会でのけ者になる恐れ ― に正直に向き合わなくてはなりません。全ての人間の内には、反骨精神が存在します。社会、文化、更には歴史が自分に向ける期待によって、どれだけ真実が聞こえなくなっていたかが分かった時、初めて反骨精神が生まれます。

心の闇の抑圧的振る舞い ― 雑念

43番の心の闇の抑圧的、反発的振る舞いは共に、雑音に関係しています。抑圧的振る舞いは、"内なる雑音"="雑念"に根差します。雑念は、雑念から逃れようとして、一生懸命に頭を使って、思考の堂々巡りに陥ることをいいます。そして、雑念は、雑念を終わらせてくれそうなあらゆる行動に人間を駆り立てます。もちろん、一つの行動が終われば、またもう一つの心配が即座に空いた空間に入り込み、堂々巡りが永遠に続く結果となります。全ての雑念は、恐れに根差しています。43番の心の闇の抑圧的振る舞いの背後にある恐れは、社会に順応できず、のけ者になるのではないかという恐れです。これは、本質的には純粋な恐れですが、抑圧されると、何らかの外的な成功を収めることによって不安感を拭おうと、社会的成功に向かってひた走る猛獣に変貌します。しかし、奥底にある恐れに直接向き合うことなくして、内に秘められた膨大な創造力を理解することはできません。

心の闇の反発的振る舞い ― うるさい

この心の闇の反発的振る舞いは、外側の雑音、又は、とにかく喋り続ける性質として現れます。彼らは、他人に何かを伝えようと話すのではありません。実際、人の話にはこれっぽっちも興味はありません。彼らは、自分の惨めな気持ちが聞こえないように無意識に耳を塞いでいます。更に、彼らは、他人から受け入れられ、理解されたいという深い欲求からよく話をしますが、自分自身の心の声を聞いていないために、大抵は不適切なことを喋ったり、気まずいタイミングで話したりします。その結果、他人から受け入れられず、かえって誤解され、公然と拒否されることも度々あります。このような出来事は、更に彼らの態度を凝り固め、誤解されることへの猜疑心と怒りを募らせます。極端になると、村八分にされたかのように感じ、その怒りを身近な人へ向けたり、一般社会へと吐き出したりします。

43番の天の才 ― 洞察

創造的反逆者

43番の天の才を通して、私たちは反骨精神に目覚めます。人類は全員、誰にも真似することのできない唯一無二の存在として、世の中の反逆者になるよう生まれついています。人間の不思議さは、予測し難く、思いもよらない動きをする、流動的な性質にあります。一人一人が、夫々のDNAに秘められた真の創造性に目覚める時、生存競争の周波数から抜けだします。その時から、人間は奉仕の段階へと上がります。奉仕という言葉を聞いて、特定のイメージを思い浮かべるかもしれませんが、しかし、人類全体への奉仕は、一般的な社会への奉仕とは異なります。43番の天の才が世界へもたらす奉仕は、反骨精神です。創造的な情熱や夫々固有の洞察がなければ、人生はつまらないものになるだけでなく、おそらく生きる気力をなくしてしまうでしょう。自然発生的で、予測不能で、危険でなければ、人間の進化は望めません。

心の闇周波数に捕らわれている社会では、反骨精神は忌み嫌われます。反逆的な人々は、他人の思い通りにはならず、人類が長いことかけて築き上げてきた、安全の防波堤を根底から揺るがすようにみえるからです。人間の精神(魂)は本質的にロマンチックです。人類は本来皆、詩人であり、海賊であり、自由奔放な恋人たちです。人は元来、社会の中の決められた役割の中で、型にはめられることを拒みます。誰もが皆ヒーローやヒロインになれる可能性があるにも関わらず、そのような存在を異端者扱いする世の中を作ってしまったのは、大いに皮肉なことです。人はヒーローを遠くから崇拝します。従って、その反骨精神は、直接的な社会貢献にはなりません。反骨精神を持つ人は、他の人たちにも、自分と同じように危険を取り、自らの内に秘められた素質を発見するよう、勇気を奮い起させます。そのような奉仕は、巡り巡って全体への奉仕へと繋がります。なぜなら、それは既存の体制を揺るがすからです。全ての体制は、一定の周期で足元を揺るがされるような出来事を必要とします。それなくしては、体制は凍りつき、滞ってしまうからです。

心の闇周波数の短所であった聞く耳を持たない性質が、天の才では素晴らしい味方に変身します。自分自身の心の声を聞かない性質が、世の中の既成概念に耳を貸さない性質になります。反逆者の第一法則は、結果がどうなろうと、自分自身の内なる声を信頼することです。これが「洞察」の天の才が真に意味するところです。このような洞察が、反逆者を破壊的にするわけではありません。彼らは、何かに対する反発心から、不満を外にぶつけたり、他人を責めたり非難したりして時間を無駄にはしません。それらは、心の闇周波数の人々のゲームです。43番の天の才を通して目覚める反逆者は、とてつもなく創造的です。行く末を気にすることなく、自由に新しい道を切り開きます。未来に関する心配事をきれいさっぱり捨て去り、創造的な洞察の通り道となる ― これが、聞く耳を持たないという天才的資質です。真の「洞察」は、「シンプル」(23番の天の才)を歓迎します。そして、シンプルさは効率を向上させます。

43番の天の才は、己が出したもの全てを己に返します。世の中に出回る、知恵や知識を信じている暇はありません。そのようなものを聞いても、影響を受けなくなります。自分自身の内にある核を信頼すると、細胞の奥 ― DNAそのもの ― から現状打破の突破口がやってきます。43番の天の

才は音のエネルギー場に根差しているため、洞察は目で見るものではなく、音にならない音を聞くことです。そして、洞察は、体の細胞の内側を知るという洪水として経験されます。洞察のプロセスは、あなたの中心核に触れる、とても大きな変容の体験となります。経験しようと思って、経験できるものではありません。洞察は、予期していない時に起こるものなので、それを追い求めることは早々に諦めるべきです。それは、作詞作曲や、詩を作るプロセスと似ており、努力すればするほど、逆に難しくなります。自然な形で、自然に現れてくる時を待たなくてはなりません。一旦それが起こると、洞察によって気づきの幅が広がり、内側の大いなる自由を体験します。

日本の文化には、"悟りの一瞥"という洞察に関する一つのキーワードが存在します。この"悟りの一瞥"は、内から現れる突然の現状打破の突破口のことです。どんなに素晴らしい師や教えも、あなたを悟りの一瞥の体験に導くことはできません。しかし、自分の本質により深くくつろぐことができれば、より頻繁に悟りの一瞥が訪れるようになります。そのような体験が度々訪れるようになると、ある深遠な信頼の精神（魂）が、あなたの存在に広がり浸透し始めます。それは、まるで人生の神秘が、自分の中で目覚めていくような体験です。そして、このような現状打破の突破口を作り出すことはできなくても、それらが起こりやすい環境を拡大させることができるのだと気づき始めます。その環境とは、心身ともに深くくつろぐ独りの時間です。独りになるために何も世を捨てる必要はありません。聞く耳を持たないという心の闇の性質を、今度は、重要で美しいものだけを抽出するフィルターとして使うようになるということです。より深く物事を観察するようになり、特定の目標に向かっていくというよりも、むしろゆったりと散歩をするような足取りで人生を歩むようになるでしょう。このようにして、世俗への関心を失うことなく気づきは内面に向けられ、唯一無二の存在でありながら、社会に溶け込み、深遠でありながらも親しみやすい人間になります。

43番の遺伝子の鍵は、DNAの構造内で34番の遺伝子の鍵と強く結ばれています。その二つが化学的に結合することで、「運命のリング」というコドンリングが生まれます。人間の運命は、対極となるこの二つの遺伝子の鍵に影響を受けます。34番は、人間が進化し、外に拡大していく力を表し、43番は神の創造のエネルギーが物質へと降りてくる力を表します。このコドンリングの秘密は、タイミングにあります。時代を超えて、ある真実の言葉が深い洞察を得た人々の耳元で囁かれてきました — 人生は、愛と運のペアダンスから生まれる神秘だ — と。愛を受け入れれば受け入れるほど、絶好の運が頻繁に訪れるようになります。完全に、無条件で愛するならば、運さえも幻想であることが分かり、万物の背後にある宇宙幾何学＝宇宙測定学が明らかにされます。不規則に起こっているかのように見えていた人生の出来事も、実は完全にタイミングが図られ、自らの人生は、立体構造の宇宙の神話を映し出す一つの側面であると理解するようになります。運命は、人間の強さと洞察の組み合わせによって司られています。最も高い天の光に到達することができて初めて、運命の影響下から完全に抜け出します。

43番の天の光 ― 神性の顕現

頂上の星（ベツレヘムの星）と東方の三博士

この地球の進化を見てみると、個人の自由が拡大の方向へと進んでいることが分かります。技術の進歩によって、人類の生活の効率は大幅に向上し、より多くの人が、人生の背後にある意味について考える自分の時間を持てるようになりました。現在の進化の段階は、今後更に進み、「洞察」の天の才が人々にとってより日常的なものになることで、より精神的要素の強い現状打破の突破口を迎える準備をしています。人間の反骨精神がより活発になれば、DNAは更に高次元の洗練された周波数に合っていきます。これによって、個人の真実が、集合的な不安に基づいた偽の真実に取って代わるようになります。64個の遺伝子の鍵は、これからやってくる新しい時代を示唆する代表例です。なぜなら、遺伝子の鍵は、意識の暗号の其々を明かしながらも、何か特定の指示に従わせるものではないからです。それらが、真実であると約束しているわけでもありません。真実は、一人一人の内にあります。遺伝子の鍵を見て、読んで、聞くことによって、DNAの中の気づきのプロセスが引き金を引かれることでしょう。真の洞察は、外側からの指示が全て取り除かれた時にのみ訪れます。

　この章の最初に触れたように、全ての人間は自然な三つの進化の段階を通ります。心の闇では生存競争、天の才では奉仕、最後の段階、天の光に上がると、次は帰依が待っています。43番の天の光は「神性の顕現」です。それは、人間の意識における最後の現状打破の突破口を表します。神性の顕現 ― エピファニー ― という言葉は、キリスト教からきていますが、その語源は内なる顕現を意味するギリシャ語です。神性の顕現の意味の一つの解釈は、聖なる存在の顕現に関係し、神の化身であるキリストの誕生に結びついています。「神性の顕現」の天の光は、特定の人間の中で起こる内的な帰依や放棄です。それが起こった時、その人々は自分という個人との同一化を放棄し、神性を顕現します。一つの聖なる存在が顕現することと、神性を顕現することには大きな違いがあります。神性の顕現には、特別で高尚な存在などありません。意識が存在する全てである、それが神性の顕現です。

　多くの意味で、43番の神性の顕現の天の光は、大きな失望を招くかもしれません。そこまで到達できたらの話ですが、それは、神を探すこと、自分の内なる神を探すことを含めて、自分がいかに時間を無駄にしていたかという突然の啓示です。神性の顕現は又、仏陀の悟りによって美しく表されています。仏陀は、長年の探求と瞑想の末に、疲れ果て、遂に全てを放棄しました。この深遠な帰依によって、仏陀は突然、神性の顕現を体験しました。それは、自分が自分自身を追い求めて彷徨う、ごく普通の人間であるという気づきでした。この話に真実を見いだしたところで、神性の顕現が早く訪れるために人間にできることは、何一つとしてありません。それは予期せず起こるものです。「神性の顕現」の天の光の体験は、人によって異なります。仏陀は大きな失望を味わいましたが、その他の人たちの体験も様々でした。イヌイットのウヴァヴヌクという、シャーマンの話があります。彼女が神性の顕現を体験したのは、星空の下でおしっこをしていた時でした！誰も、神性の顕現がいつ、どのように、誰に訪れるか、予測できません。それは摩訶不思議な神秘です。

　キリスト教の象徴との繋がりを通して、神性の顕現は、キリストが誕生した後にキリストを礼拝した三博士と、彼らがキリストへ贈った贈り物にも関係しています。東方からやってきた三人の賢い博

士が、ベツレヘムの星を見てキリストの誕生を知ったという話は、神秘のベールに包まれた原型的な物語です。キリスト教の神性の顕現の伝説が、神話的な内なる暗号であることを理解すれば、そこには、人類の最後の進化に関する大いなる真実が隠されていることに気づくでしょう。三博士と彼らの贈り物には、多くの解釈があります。なぜなら、多くの深遠なる神話が、神性の三重性に基づいているからです。三博士の物語は、幼子キリストを中心とした、精霊、頂上の星を基に三重性を統合しています。その星は、運命の象徴、又は、人知の及ばない天球の動きと見ることができます。三博士と夫々の贈り物は、本質的に異なる三つの側面＝内面のレベルの象徴といえ、これらは、キリストという存在によって引き合わされ、統一されます。

　43番の天の光は、「恩寵」（22番の天の光）が物質次元へと降臨するための入り口である、七つの遺伝子の鍵の中の一つであるという点から見ても、特別な天の光であるといえます。22番の遺伝子の鍵では、「七つの聖なる封印」の神秘的な解除について触れました。それらは、DNAの中の特別な暗号で、人類の代表的な傷を癒すことが主な目的です。43番の天の光は、その中でも、深い拒絶への恐れを解き放つ特別な暗号で、人類一人一人のハートを開く、「第四の封印の解除」を象徴しています。この天の光は、ヒトゲノム（人間の遺伝子情報）の運命に強い影響を与えます。そして、ありとあらゆる遺伝子給源に、大規模な現状打破の突破口を作り出し、地域や国を隔てる人間社会の国境や境界線をなくしていきます。究極的に、神性の顕現は、人間の心の中の爆発であり、ハートを開き他者を受容し、人間の核にある友情という神の精神（魂）です。

　個人レベルでは、43番の天の光は、夫々に個性的な現れ方をします。それは、宇宙や人間の心の仕組みの背後について理解をもたらします。自分の知っている世界の全てを終わらせる現状打破の突破口となるので、予想することも、想像することもできません。又、この天の光の中には、笑いが渦巻いています。神性の顕現によって、人類史上最も逆説的な事柄に真っ向から向き合わされます。それは、どんなに多くの経験をしたとしても、あなたは本質的に何も足し引きされることなく変わらないということです。43番の天の光が世界に現れる時、それはしばしば道化師の役割を演じ、深い神秘の体現となります。彼らは、自分の言動は何ら重要性や意味も持たないという悟りから、自由奔放に行動し発言します。そのため、悟りを開いた人は皆、悟りを開いた人が取るであろうと人々が期待する振る舞いに反した行動を取り、人々の期待を見事に裏切ります。彼らはまるで、常に自分の内輪ネタを、自分で楽しんでいるかのようです。43番の天の光から、知り得ることはただ一つ、あなたは何も知らないということです。その事実を知れば、その魔訶不思議さと輝きの魅力の虜となって、笑いが止まらなくなるでしょう。そうなると、もはやあなたには神の声しか聞こえません！

44th GENE KEY

天の光
共同統治

天の才
チームワーク

心の闇
妨害

カルマ関係

対：24番
コドンリング：イルミナティのリング（44、50）

生理的関連部位：免疫システム
アミノ酸：グルタミン酸

44番の心の闇 ― 妨害

人間のフラクタル

44番の遺伝子の鍵と、その下から上までの周波数スペクトルは、転生の科学の他、人間社会の構造を支えるあまり知られていないテーマに関わります。そのテーマとは、人間のフラクタルの存在とその性質についてです。この遺伝子の鍵の章で、簡単に紹介していきます。フラクタルという言葉は、自然界に見られる立体画像的パターンが終わりなく繰り返される現象を指します。フラクタルのイメージを拡大していくと、全体と部分が同じ隠れた自己相似パターンを見つけていくでしょう。人間のフラクタルという用語は、この概念を人間関係に当てはめたもので、見えないパターンの網によって特定のグループや人々が繋がることを意味します。インドの古い教えの中では、人間同士のそのような繋がりを、宿縁と呼んでいます。人間のフラクタルの考え方からすると、人生で出会う全ての人々は、自分の運命のフラクタル・パターン全体の一部です。

フラクタルのイメージを見る時、特にコンピューターで作られたものは、フラクタル幾何学模様が、特定の立体画像的な線やパターンに沿っていることに気づきます。フラクタルのどこを見ても、内側に向かって際限なく同じパターンが繰り返されています。宇宙幾何学に遺伝子的に対応するものとして、人間のフラクタルも同様のパターンを有しています。人は現状の気づきから進化するために、まさにその時、知る必要のあることを教えてくれる人間関係のパターンを常に引き寄せます。ホロジェネティックスという、64個の遺伝子の鍵全体の背後にある占星術的プロフィール分析システムを通して、生涯を通じたこれらの人間関係フラクタルを辿っていくことができます。あなたの遺伝子の鍵チャートのどこを見ても、同じテーマが繰り返されていることを発見するでしょう。これらは、人生の登場人物 ― 自分にとっても最も身近な人々 ― は、自分の運命と、高次元の人生の目的の鍵を握っていることを意味します。

人生の中の夫々の人間関係から学びを得ていくと、やがて夫々が差し出してくる人生の学びに精通していきます。そして、自分の「遺伝子の鍵チャート」全体の周波数を急速に上げ、より高い周波

343

数のフラクタルを引き寄せ始めます。より高い周波数の人間のフラクタルは、人生により超越的な気づきから機能する新しい人々を引き寄せます。高い周波数のフラクタルを人生に引き寄せているという確固たる証は、献身にあります。人間関係の中に、献身的な側面が見られるようになります。ある関係において学びを終えない場合、その関係が解消されたとしても、他の人を通してまた人生に同じパターンを引き寄せます。全ての人間関係は、44番の遺伝子の鍵を通して引き寄せられます。この遺伝子の鍵が、先祖からのカルマや転生といったテーマと強く結びついているのはこのせいです。

　古代中国人は、44番目の卦を「天風姤（てんぷうこう）～思いがけず出会う～」と呼びました。グループや家族の中の力関係から生まれてくる事柄の他にも、人々がいつ、なぜ出会うかに関わるこの44番の遺伝子の鍵に、当然相応しい名前だといえます。人間のフラクタルは、様々なレベル ― 恋愛、家族、地域社会、種族全体 ― で機能しているかのように見えます。人間のフラクタルを真の意味で理解するには、全体的でホリスティックな視点と、全体と部分の相似を見る立体画像的な視点から人生を見る必要があります。一人一人の人間を、より大きな有機体の中の細胞のように見るのであれば、特定の細胞同士は異なった目的のために、体内の異なった場所で、異なったタイミングで出会うことに例えられるでしょう。つまり、そこには人間の動作と移動を指揮するある種のマスタープログラムがあるのです。人間一人一人には、選択する自由があるかのように見えますが、実際のところは皆、そのマスタープログラム通りに動かされています。

　44番の心の闇は、このマスタープログラムの管理システムの中のウイルスのように働き、集団のタイミングがずれるように仕組みます。これによって、局所的妨害と普遍的妨害の両方が生まれます。結果的に、機能不全の家族や、バランスよりもアンバランスを作り出すビジネス、不適切な指導者チームによる政府、困難な人間関係などが生まれます。全体の結果は、世界的混沌です。それはまさに、今日私たちが目にしている世界です。しかし、一つとても重要なことは、そのマスタープログラムには誤操作がないということです。混沌としているかのように見えますが、それは問題を分析し、ウイルスを特定し、システム全体を再起動させるためにやっていることです。

　これは、今まさに地球レベルで起きようとしていることです。マスタープログラムは、妨害パターンにアクセスし、それらの排除を始めているところです。それは、最小単位である、一人一人の人間から始まっています。地球の現状をトップダウン式に修正することはできません。もし一つの設計が、このような大きな規模で、複雑さを極めながら異常を起こしているような場合、草の根レベルの修正が必要になります。基本的な構成単位である個人の次に、人間関係を修正するという順番で、リセットしなくてはいけません。妨害パターンなしの人間関係が現れ始めた時、人間のフラクタルの核が、基礎から全体へアプローチするボトムアップ式で自らを立て直していることが分かるでしょう。より明晰な人間関係を一つ築けば、残りのフラクタルを組み立てることは比較的簡単な作業です。全ての清らかな人間のフラクタルは、「対」― 人間関係から始まります。これは、家族の中の母親と父親に象徴される、普遍的な人間の青写真です。このフラクタルの基礎的人間関係は、異性間の関係に限られたものではありません。

　対である24番の心の闇「中毒」と共に44番の心の闇「妨害」は、人間が健全で愛のある関係を見つけることを邪魔する驚くほど強いウイルスを象徴しています。44番の心の闇は、過去から膨大な遺伝子レベルの感情的なしこりを抱えてきました。多くの人々は、あまりにも強い絆で結ばれ、あま

りにも難儀に見える関係を、カルマと表現します。しかし、それらはカルマというより、"遺伝子の壁を超えた"関係かもしれません。つまり、このような関係は、二つの異なったフラクタルや遺伝子給源に跨っているということです。「中毒」の心の闇は、そのような人間関係が立ち去っても、またすぐに確実に同じフラクタル・ネットワーク上の少しだけ先にある、次の人間関係に引き寄せられるように手回しをします。そのような人間関係の真の理由は、それらが先祖の記憶の情報センターとなっているからです。DNAを通して引き継がれた妨害パターンは、フラクタルの「浄化」のために解消しなければならないものです。このような集合的な遺伝子の機能障害の排除に積極的に従事しているカップルやパートナー達は、来るべき新しい時代の先駆者たちです。しかし、機能障害は地球上の大部分で標準の状態です。一つの人間関係にある二人が、彼らのフラクタル全体にある、先祖から引き継いだ妨害パターンに取り組む準備ができるまで、フラクタルは機能障害のままです。

心の闇の抑圧的振る舞い ― 不信感を抱く

個人において44番の心の闇の抑圧的振る舞いは、不信感に根差しています。この不信感は、遺伝と後の刷り込みの両方によって決まります。それは、幼少期に経験したことに対する恐れからの反応で、その後の人生の全ての人間関係に影響します。典型的な例に、一つの破滅的な恋愛を経験した後に、同じようなことが起こることを恐れて心を閉ざしてしまうような場合があります。表面上は分からないかもしれませんが、この恐れによって、無意識のうちに他の全ての人間関係に対して不信感を抱きます。このような人々は、他人と一緒に働き、一緒に暮らしてはいても、微妙なレベルで他人から一定の距離を置いています。自らの過去に憑りつかれており、痛みを経験しないよう頑なに自分を防御すると同時に、愛からも距離を置きます。

心の闇の反発的振る舞い ― 判断を誤る

44番の心の闇の反発的振る舞いは、判断を誤ることに精通しています。彼らは、抑圧的振る舞いのように心を閉じる代わりに、人間関係において同じ間違いを犯し続けます。44番の天の才は、他人に対して鋭い直感が働きますが、一定の周波数以下で生きている限り、その直感はいつも外れます。この反発的振る舞いを持つ人は、いつも自分を誠実に扱わない人や、自分を裏切る人、ビジネスの中であれば、資力を枯渇させる人や単なる米食い虫ばかりと手を組みます。典型的な例は、次々と特定のグループの人々と関係を断つものの、いつも同じようなパターンの人間関係に嵌る人です。これは、彼らの直感が、自らのフラクタルの外で働かないためです。結果、彼らは難儀な関係ばかりを引き寄せます。

44番の天の才 ― チームワーク

肉体と血筋

44番の遺伝子の鍵の周波数が上がっていくと、「チームワーク」の天の才が生まれてきます。これは深いレベルで人間の嗅覚に関係しているため、とても魅惑的な天の才といえます。鋭い嗅覚を持つ特定の動物に関する研究は多くなされてきましたが、大多数の人々は、高い周波数において人間の嗅覚がどのように機能するか知りません。この天の才を持つ人々は、他人を見抜く天才です。彼らは、握手一つで人を見抜くでしょう。これは57番の天の才「直感」のように、電話で人の声のトーンを聞いて人を見抜くような聴覚を介した天の才とは違います。44番の天の才が高次元の嗅覚能力を十分に発揮するためには、一対一の肌と肌の触れ合いが必要です。他人の真性を見抜くためには、その人の匂いを嗅げなくてはいけません。

　44番の天の才を持つ人々は、単に鼻から匂いを嗅ぐ以外にも、より広範囲に嗅覚を使います。事実、彼らは免疫システム全体、更には、肌の毛穴全てを使って他人を嗅ぎ分けます。彼らはフェロモンや更に微妙なホルモン信号など、出会う人の情報を嗅ぎ分けることができます。より深いレベルでは、この天の才は自らのフラクタルと軸を合わせることに関係します。ある一定の周波数に上がったら、44番の心の闇からくる集合体レベルの妨害を乗り越え、人生の真の味方の匂いを嗅ぎつけることができるようになります。自分に相応しい人々を見抜くだけでなく、高次元の直感が正確に機能するようになるため、それまでとは異なった行動を取るようになります。44番の天の才にとって、人生は微妙な匂いを嗅ぎ分けることに尽きます。人生において、一つ一つの匂いを追っていくことで、高次元のフラクタルを辿っていきます。そこから、チームワークの軌跡が生まれてきます。

　この「チームワーク」の天の才を真に理解するためには、転生のメカニズムのある一つの側面を理解する必要があります。44番の天の才は、自らの高次元の転生と、その転生の周りの人々の人生の目的を嗅ぎ分けます。彼らが、グループの働きについてよく理解しているのはそのためです。輪廻転生は、様々な文化の中で何千年にも渡って信じられてきましたが、現代のニューエイジ革命においても大流行りです。しかし、人間のフラクタル科学には、輪廻転生を信じる者たちにとって、興味深い内容ではあるものの、難儀な挑戦状を突きつけるような啓示を含んでいます。最初の内容は、先にも触れた、44番の心の闇に関わる遺伝子のマスタープログラムについてです。このマスタープログラムは、時間だけでなく空間を介して機能します。それは、集合体レベルの遺伝子給源を介して人間同士の交流を指揮するため、意識の最も純粋なレベルにおいては、輪廻転生をするものは唯一、フラクタル・ライン自体であるといえます。

　実際に、輪廻転生は様々な次元から見ることができます。22番の遺伝子の鍵の深遠な教えを探求し、深く観照していくと、「キリストの聖体（コーパスクリスティ）」― レインボーオーラ体 ― という人間のオーラの層について学ぶことになるでしょう。コーザルオーラ体は、多くの伝統的な教えの中で魂を意味しますが、そのコーザルオーラ体の視点から転生を見てみると、とても微妙な個人の意識の側面が何度も肉体に戻ってきて、次第に透明度を増して光に近づいていくことが分かるでしょう。非常に洗練された周波数で振動するコーザルオーラ体は、宇宙の関係性のダンスをしながら、他人

のコーザルオーラ体と一緒に時空を旅します。そのような進化のフラクタル・ラインは、これまで常に
カルマの法則を通して理解されてきました。しかし、より高次元から見てみると、万物の根底にはた
った一つの意識のみが存在し、それは個別の意識に分断することができないことが分かります。従
って、これらのコーザルオーラ体は、何千年にも渡って共に旅をしてきたことになります。親しい友人、
家族、夫、妻、恋人、更には敵もそうです。そのような人々は全員、全体の中の一つの側面であり、
素晴らしい進化の物語を上演するために一つの体から分かれた存在なのです。

　このような高次元から見てみると、死後も引き続き旅を続ける個人の魂という概念は、意識がフラ
クタル・ラインを使って転生をするプロセスを、端折って説明したものであるといえます。意識のみが、
死後も続いていきます。しかし、先祖の記憶は血の中に保存され、DNAを通してフラクタルの血筋
の先へと受け継がれていきます。特定のグループの人々が過去生を思い出すといった場合、彼らは
事実上、フラクタル上を辿って情報を読み取り、そのフラクタル上の一つの原型的側面と共鳴してい
ます。ある人々は、とても詳細に過去生について思い出すことができますが、これもまた44番の天
の才の一つの側面で、その目的は、フラクタル・ラインに共鳴する人々を思い出すことにあります。
個人のフラクタル上の全ての情報を辿って、源のフラクタルへ辿り着くことは可能です。しかし、それ
には天の光レベルの意識と共鳴する、非常に透明度の高い肉体が必要です。

　従って、「チームワーク」の天の才は、誰が自分の人生に相応しいかを見抜くことであるといえます。
初対面の人に親しみを感じるのは、その人が自分のフラクタル・ラインに属する人だからです。より
大きな体の中で、その人と自分の細胞が一緒になって働くのです。更に、自らに相応しい真のフラク
タルを集結することができると、このチームは目を見張るばかりの能力を発揮するようになります。
そのグループには完全な信頼が存在します。家族であれば、完全な愛が存在します。この44番の
天の才の原型は、まだ世界では多く見られません。この天の才を持つ人々は、グループが上手くやっ
ていくコツを心得、人々を理解する才能があります。しかし、それでもまだ全体的に、破滅的妨害パ
ターンに働きかけなければなりません。これから見ていく44番の天の光は、そのようなパターンが
全て、今まさに変わりつつあることを物語っています。

44番の天の光 ── 共同統治

女王国の到来

44番の天の光は、本当に素晴らしい天の光です。それは、人間の運命の仕組みと、人類の物語全
体の完全な理解に関わります。この天の光の対は、24番の天の光「静寂」で、これら全ての仕組み
を理解する鍵となります。共同統治（Synarchy）という概念は、anarchy（無政府状態）の対極にあ
る概念といえます。「syn」という接頭語は、力を合わせて行動することを意味し、「archy」は支配す
ることを意味します。従って、文字通りに解釈すると、集団による支配という概念が浮かんできます。
歴史的には、共同統治という概念は政治的に乱用されてきました。共産主義や、ヒトラーのファシス
ト政権も共同統治であると主張しました。様々なオカルトの流派の間で使われている共同統治を通

して、人類はその本来の意味を理解しつつあります。共同統治は、様々な神秘作家たちによって、精神的な指導者たちの秘密結社が導く世界として描かれてきました。この44番の遺伝子の鍵は、50番の遺伝子の鍵と共に「イルミナティのリング」というコドンリングを形成しています。50番の天の光が高次の調和を活性化させることを考えると、この原型がいかに人間の神話の中に深く編み込まれているかが分かります。

秘密結社の神話は、過去数百年の間に度々人々の話題に上がってきました。ニューエイジブームの台頭により、秘密に会い、世界の出来事を操作するといわれている隠れたイルミナティの存在を前提とした数多くの本が流行しています。そのような陰謀説は、高次元から世界を支配するアセンティッド・マスター（霊的指導者）や天人たちが存在する、シャンバラや、須弥山、アガルタの名前などによって知られる隠された世界の中心について解く、秘儀的伝統にその源を持つと考えられます。そのような神話や物語は、夫々の真実を伝えてはいますが、それらは全て44番の天の光の「共同統治」を本質的に歪めたものです。真の「共同統治」の壮大なビジョンを完全に理解するためには、人間のフラクタルを理解する必要があります。

おそらく、「共同統治」の概念について探求し始めるのに最適な場所は、昆虫王国でしょう。共同統治によって統制されていることで知られる二種類の昆虫は、蟻と蜂です。特に、蜂が良い例でしょう。多くの古い秘儀的伝統の中で、万物の中心に存在し、地球の全ての生き物を支配している偉大な存在として知られる、メルキゼデクやサナト・クマラなどの「世界の王」について語られています。これは、蜂の共同統治内の女王蜂の力に似ています。蜂の群れにおいて、全ての蜂は女王蜂に尽くし、その共同統治は分断されて様々な働き手である雄蜂に分かれます。群れの中では、一つの精神が全体に浸透しているように見えます。女王蜂は、象徴的に、そして化学的に、全ての群れのメンバーに焦点と方向を維持します。女王蜂が死ぬと、群れが混沌に陥り全員が死んでしまいます。

44番の天の光が人間によって現れた時、人間の交流全体は時空を超えて理解されます。それを理解するだけでなく、その中に溶け込みます。そのような人の意識は、宇宙の中の全てのフラクタル・ラインを辿って旅をすることができます。彼らの体の中には何も抵抗がないため、意識は宇宙の過去と未来の両方のフラクタルの中をさざ波のように通り抜けていきます。その秘密は、「静寂」にあります。存在の大いなる群れの中の、全ての細胞の動きを聞き取るために、完全なる静寂の中へ身を投じなくてはなりません。しかし、この44番の天の光は、単に人類の運命の秘密と時間のフラクタル・パターンを理解することを遥かに超えています。44番の天の光を通して覚醒するということは、フラクタルの核を占領するということです。

人間のパターンを、その源であるビッグバンにまで遡って辿っていくことができれば、「三つのソースコード」に至ります。ビッグバンが爆発した時、意識は基本的な三重パターンを使って、物質に植えつけられました。つまり、圧縮されたエネルギーが爆発によって、「三つのソースコード」と呼ばれる、三つの主要なフラクタル・ラインに分かれたのです。この宇宙の中に三つに枝分かれして伸びているフラクタルは、近代のカオス理論の中でよく知られています。これらのタコの足のような三つのフラクタルは、外側へ向かってより複雑なフラクタルへと螺旋状に伸びていき、徐々に物質世界の基礎を形成していきました。今日生きている全ての人間は、これらの三つの原初の暗号のうちの一つに共鳴する、フラクタルの破片を内側に持っています。この原初の三つのパターン、もしくは三重構造は、

やがてほぼ全ての主流な宗教と神秘的なシステムの土台となっていきました。

　全てのコンピューターのプログラムには、ソースコードと呼ばれるものが存在します。ソースコードは、プログラム自体が作り出した隠れた暗号で、メインのプログラム基盤へのアクセスを可能にします。このソースコードにアクセスしない限り、元のプログラムを変更することはできません。私たちの宇宙の場合には、三つのソースコードが存在し、44番の天の光は、それら全てへのアクセスを可能にします。更に、宇宙のフラクタル・パターン全体のマスタープログラムには、人類が歴史と呼ぶもの中に、プログラムが突然変異する地点が書かれています。つまりそれは、自らを超えて進化していくようデザインされているのです。ここで再び蜂の共同統治を見てみると、そこにはヒエラルキー（階層組織）のような存在を確認できますが、それは直線的ではなく円形の配置になっています。共同統治の中では、グループに生来備わった一つの意識が途切れることなく存在するため、誰一人として他の人の上に立つことはありません。夫々の役割は、全体の幾何学模様の中にぴたりとはまり、個々の中に抵抗がなければ、全体が一つの存在として機能することができます。この壮大な幾何学模様の中には、フラクタルの核という力の中心が存在します。フラクタルの核は、「悟った存在＝マスター」と呼ばれる存在のことです。人間のフラクタルの核が覚醒する度に、そのフラクタルの腕全体がゆっくりと覚醒し始めます。悟った存在やアヴァターが地球にやってきて、人類の罪を引き受けるという物語はここからきています。これは、フラクタルの核の覚醒を意味すると共に、その影響が先祖へと繋がる遺伝子の鎖へと伝わっていくことを意味します。

　従って、44番の天の光を表現する存在は、その体に特定の遺伝子を持ち、やがてそこで起こる突然変異によって、人類全体へ連鎖反応を起こします。共同統治について解明し、その本質だけを取り出して見ると、そこに何も派手なことはありません。人間のフラクタルの核の覚醒は、シンプルにプログラム全体の中の、それまで眠っていた暗号にスイッチを入れることを表します。フラクタルの核のスイッチが入ると、その遺伝子フラクタルに巻きついたウイルス ― 心の闇周波数 ― を除去します。フラクタルの核の覚醒の本質は、分断された個人という幻想の終わりを意味します。個人がその独立性を手放した時、意識はフラクタルの中を進んでいくための透明な導管となります。フラクタルの核の数には限りがあります ― 正確にいうと、14万4千です ― この数字が、古くから地球を覚醒させる役目を持った存在による秘密結社と結びつけられているのはこのためです。

　共同統治に関する最後の啓示は、それが時の始まりから存在してきたということです。それはシンプルに、同じく時の始まりから存在してきた妨害パターンによって、歪められてきたというだけです。この歪み、又は聖なる傷は、全てのフラクタル・ラインの腕の周りに絡みついています。それは、人間の苦しみの原因です。しかし、それは同時に、進化と呼ばれるものの原因でもあります。宇宙が覚醒するに従って、妨害は次第に取り除かれ、その下にあった共同統治が顔を出します。興味深いことに、人類は共同統治の存在にいつも気づいていました。それは、過去の黄金時代や未来の楽園、この世の天国などの全ての神話の中に存在してきました。私たち人類の運命のシナリオには、自らの共同統治の質を理解することが書き記されています。しかし、共同統治が現実になる時には、既に個の存在は全て水の泡となって消えていることは、大いに皮肉なことです！

45th GENE KEY

天の光
霊的交わり

天の才
シナジー(相乗効果)

心の闇
優位

宇宙の霊的交わり

対:26番
コドンリング:繁栄のリング(16、45)

生理的関連部位:甲状腺
アミノ酸:システイン

45番の心の闇 ― 優位

砂上の楼閣

地球上の主要な問題の核となる原因を見ていくと、それらは全て一つの問題 ― 食糧 ― を中心にしていることが分かるでしょう。生きるためには人間は食べる必要があるため、食糧は真の力を象徴します。他の全ての事柄は、この一つの真実から派生します。現代社会において、食糧はお金に象徴されています。お金がある限り、生きることができます。しかし突然、北アラスカの大自然の中に放り出された場合、お金は何の意味も持たなくなるでしょう。これはお金が表面上の飾りに過ぎず、深部にある本当の問題 ― 食糧資源をコントロールする者が、力を持つこと ― が隠されていると分かります。古代中国人は、易経の45番目の卦に、「沢地萃(たくちすい)～人や物が集まり繁盛する時～」と名づけました。他の全ての卦と同様、それは多くのレベルの知恵を含んでいます。初歩的な進化の段階において、人類は人が集まることで生存率が高くなることを発見しました。猟師ではチームで動いた方が、獲物を仕留められる確率が高くなります。このような食糧を中心にした人の集まりから、文明が生まれていきました。

　人類の進化の初期段階は、猟師の集まりでした。これらの初期の人間たちは、純粋な移住生活をし、居住場所を次々に変えては食糧を採集し、野生動物を殺して食べていました。初期の人類が飛躍的な進化を遂げたのは、一ヵ所に留まって穀物と家畜を育てることでより生存が確実になることを発見した時でした。効率的な農耕生活様式の移行は、食糧の生産と分配の手段としての縄張りのコントロールに基づいた、近代社会と国々の基礎となりました。この変化と共に、もう一つの人類の発達 ― 文明的な階層構造 ― が頭角しました。部族社会が増えていくと、年長者たちのネットワークや一人の部族長を中心にして、自然に階層ができていきました。階層社会が生まれると、そこに属する人間たちは平等でなくなります。その人のスキルや貢献度によって力が分配されたり、力が子孫へと引き継がれる世襲制が取られたりしました。この基本的な階層構造は現代にも見られますが、西欧諸国では食糧と縄張りはお金と財産に取って代わることになりました。

45番の心の闇「優位」は、この階層構造を土台にした進化の傾向の中心にあります。これは、人類の脳がこのようにプログラムされていることによりますが、時代遅れになりつつあるのは明らかです。事実、近代技術とインフラによって、人類は階層のない世界を生きることが可能となります。それは、人類の夢の桃源郷といえます。しかし、人間のDNAは未更新のため、古い恐れに基づいた考え方が蔓延した状態です。人類はまだお互いのために生きるよりも、自分自身を優先させる生き方をしているため、「優位」の心の闇の被害者になったままです。生存のための相互協力は、家族や身内がいる場合、その中に限定されています。7番の遺伝子の鍵の説明からも分かるように、人間の中には指導的立場に就き、人々に指導者として認知されるような遺伝子的プログラムを持つ人々もいるため、人類は実際に階層を生み出す素因を持っているといえます。これは、野生動物の群れの雄のリーダーの概念の土台となっています。しかし、新しい思考と生活様式をこの世界で実現させるためには、人類はこの血族単位の孤立という壁を超えていかなくてはならないでしょう。チームワークと企業風土を重視する近代ビジネスにおいてでさえ、自分と自分の家族を養うことを主軸としています。部族的な考えは未だ集合体レベルの思考を優位にし、家族への責任の比重は会社に対する責任を大きく上回っています。

その恐れが存在するのが、ここ45番の心の闇です。この心の闇のせいで、人間は家族の単位を超越することができずにいます。人間が家族として忠誠を捧げるのは、直接の血族にのみ制限されています。現在、地球規模の突然変異が起こり、少しずつ家族単位の結束を超えた新しい思考体系へと扉が開かれています。特に西欧諸国では現在、階層的な家父長制を土台とした伝統的な家族制度がゆっくりと崩壊しているのを目撃しているところです。多くの人々にとって、何世代にも渡って受け継がれてきた家族制度が崩壊することはとても恐ろしいことです。

階層構造の中に安定した地位を求める人間の欲求は、優位に根差しています。つまり、自分が階層を昇っていくには、他の誰かを蹴落とす必要があるということです。これは恐れに根差し、他の人間を抑圧し、蔑ろにすることを中心としたシステムです。ほとんどが無意識に参加しているけれども、現代のビジネスモデルの本質にあるものです。45番の心の闇の対は26番の心の闇「プライド」です。自分がいかに重要な人物であるかを鼻にかける人々は、自分自身が持つ幻想の権威を手放したいとは思いません。

人間が作り出したシステムは、階層構造の中に人間を留め続けるでしょう。なぜなら、階層は人間に食べる手段を与えているからです。人々は、システムに奉仕することに加えて、税金や住宅ローンを払わなければなりません！これらの責任は、個人的なものでないことを理解しておきましょう。世界を牛耳っているかのように見える大手多国籍企業の少数の億万長者たちにも責任はありません。政治家たちのせいにもしたくなりますが、そういう訳にもいきません。真の責任は、私たちの遺伝子にあります。太古からある最も古い不足することへの恐れによって、人類は現在の文明を築いてきました。世界中で繰り広げられているゲームに、全ての人間が無意識のうちに参加しています。進化を逆戻りして、狩猟民族のルーツに戻らない限り、階層構造から逃れられる人は一人もいません。それでは人類はこれから先、どこへ向かって進むのでしょうか？

現在、人類は不安定な転換期にいます。家族単位の古い部族システムが崩壊し始め、古い価値観は影響力や意味をなくしつつある中、人類は社会的にとても不安定な立ち位置にいます。同時に、

先祖から引き継がれ、未だに根強く残る、優位になりたい衝動は、グローバル金融という新境地を見つけました。現在、人類の階層をめぐる苦闘は、お金を中心に繰り広げられています。健康、教育、食糧、政府 ― それら全てはお金を中心に回り、私たちにはそれに対してなす術もありません。これは、私たちが革命を起こして、古いシステムのやり方を改善できないといっている訳ではありません。実際、今現在その革命は起こっていますし、世界はそれを必要としています。しかし、いかなるシステムも、恐れの上に築かれたものは最終的に崩壊します。私たちは砂上の楼閣に住んでいます。現在、急速に人間に降りてきている気づきは、やがて人間の脳によって作られた、あらゆるシステムから人を脱皮させるでしょう。それが起こる頃には、階層の概念はなくなって久しいでしょう。

心の闇の抑圧的振る舞い ― 小心

45番の心の闇の抑圧的振る舞いは、権力の前に屈する全ての人々に見ることができます。このような人々は、自らの地位よりも上にいる人々に、精神(魂)が優位であることを許しています。そのような小心さは、波風を立てないよう、自らの自由を妥協します。それは無意識の恐れに根づき、目上の人に抵抗したり、抗議したりすることには何の利益もないと思い込んでいます。残念ながら、大多数の人間が無意識のうちに、このカテゴリーに入っています。大半の人間は、自ら世界的なチェスゲームに参加していますが、そこでは個人の精神(魂)は上層部の人々に簡単に操作されています。

心の闇の反発的振る舞い ― 偉そうな

この心の闇の反発的振る舞いは、権力に屈する代わりに、階層構造の階段を上がっていくことに執着し、自ら進んで競争を挑み、上のポジションに就きたいという衝動に駆られて他人を蹴落としていきます。このような人々は、偉そうな態度で他人に対して権力を振りかざし、他人を臆病にさせて確実にコントロールします。45番の心の闇の二つの振る舞いは共に、階層ゲームの中に捕らわれています。片方は被害者で、もう片方は他人を被害者に陥れる人々です。真に階層ゲームから抜け出すたった一つの方法は、システムそのものに対して立ち向かうことです。そしてその際に、反発心や怒りに根差さないことです。心の闇の反発的振る舞い、心の闇の抑圧的振る舞いのどちらのパターンからも逃れるためには、家族、ビジネス、政府や社会との関わり方のパターンを打ち破るという、大きなリスクを負わなくてはなりません。個人の精神(魂)が他の何よりも一番に尊重される、新しいシステムの生きたお手本として、しっかりと独立しなくてはなりません。

宇宙の霊的交わり

45番の天の才 ― シナジー（相乗効果）

階層構造から多頭的階層へ

階層構造を超えたところに、より広い概念があります。多頭的階層として知られる概念です。多頭的階層とは、多くの階層の中に、既にある程度存在する自己組織化を指します。階層構造は、基本的に縦に情報の移動が行われ、多頭的階層では横に平行に情報が移動します。階層構造では、何かをする権限や情報開示には、上司の許可や承認を得なくてはなりません。多頭的階層では、責任と決断はシステムの中で平等に任されます。階層構造よりも、多頭的階層システムを通した方が、情報を流すのには効率的です。それは、人間の脳内の神経細胞同士の接続方法にしばしば例えられます。多頭的階層は、45番の天の才「シナジー（相乗効果）」を基盤としています。階層構造と違って、多頭的階層は個人とグループ環境の双方の必要性を認識し、階層構造モデルよりも高い周波数で機能します。

　ビジネスの世界では、既存の階層構造の中においてですが、多頭的階層モデルが重視されるようになりつつあります。例えば、会社の中の一つの部署全体が、上層部から少しも妨害されることなく機能し、非常に高い能力と責任を持つような場合です。45番の天の才「シナジー（相乗効果）」は、たった一人の人間による恐れを基にした思考やコントロールから抜け出すことを必要とします。それは多くの意味で、民主主義の根本理念 ― 集団による意思決定 ― と似ています。シナジー（相乗効果）と多頭的階層はビジネス界において、人間に更なる進化を要求します。それは、これまでの競合相手と密接に繋がり、お互いに影響を与え合うことによって、システム全体に更にエネルギーが流れるようなネットワーク形態を生み出すことです。恐れに根差した縄張り思考からの脱却は、多頭的階層のビジネスモデルにおいて、ネットワークを構成する様々な会社間で顧客を分け合うことを意味します。しかしこれは同時に、それまで力と権威を保持していた人々が、自らの権威を手放すリスクを冒す必要があります。

　大きな権力を持つ人が完全に他人へ権威を譲る行為は、純粋な錬金術ということができます。45番の天の才は、このことについて説明しています。適切なグループ内において、そのような犠牲と権威の委譲が行われた暁には、驚くべき報酬を得るでしょう。このように他のビジネスと繋がることで、最初のうちは損しているように見えることもありますが、結果的には、人間のネットワーク間を移動するシナジー（相乗効果）と善意の量は急増していきます。この新しいビジネスのあり方によって、上から指導を受ける代わりに、事業そのものに備わった自己組織化の聡明さを発見することができます。45番の天の才は、長期的成果を重視します。従って、真の力は利益そのものに備わるのではなく、善意のフラクタル・エネルギーに備わるものです。善意は、外へ向けて螺旋状に永遠に広がり続け、共時性と口コミによって世界に影響を与えていきます。その結果、更に多くの人がその事業や製品に興味を持つようになります。競争によってエネルギーを無駄にするより、シナジー（相乗効果）によって連携した方が、長期的な視点で見るとより効率的です。これが45番の天の才の核心です。

　45番の天の才は主に金融界に影響を与えるでしょう。なぜなら金融のルーツは、食料と資源の全面的コントロールと分配にあるからです。将来、人間の気づきの変化が根づいた時には、金融界は個人へ奉仕する代わりに、全体に奉仕するあり方へ全面的に変わっていくことができます。45番

354

の天の才を通じて、世界の貧困と渇望は遂に終わりを迎えるでしょう。「繁栄のリング」に属する遺伝子の鍵45番と16番（天の才「万能」）は、高い周波数によって遺伝子給源に当然、莫大な豊かさをもたらします。この二つの遺伝子の鍵は、人間が更に資源を多様化、一体化させることで、より栄え、効率的になることを示唆しています。現在の階層を基盤にしたビジネスでは、主に一企業が別の企業を買収し、コントロールを維持した上で、既存の階層の中に組み込むというネットワーク構築の方法が取られています。ここでも、真の力がネットワークや組織の中に流れ始めるのは、責任と権威を無私で無条件に放棄する時のみです。信頼できる人々を集結させた後は、その人たちが干渉されることなく、夫々の才能を発揮できる自由を与える必要があります。

　45番の天の才は教育と強い繋がりを持ちます。世界の貧困を終わらせるためには、人々は救出されるのではなく、自立する力をつける必要があります。これは、彼らがあらゆるレベルで自給できるよう、教育を受ける必要があることを意味します。自立するために必要な技術を、使いこなさなければなりません。世界のエネルギーについても、同じことがいえます。人類は16番の天の才「万能」を使って、一つの井戸から全ての場所に水を引く代わりに、多様な資源を駆使してエネルギーを得ることを学ばなくてはなりません。化石燃料がその例です。シナジー（相乗効果）は世界の資源を売買するのではなく、分け合うことを伴います。大半の売買取引は、微妙に恐れに根づいています。善意と統治権のエネルギーが45番の天の才を通して解放されると、お金の目的そのものも次第に変わり始めるでしょう。

　45番の天の才の重要な影響は、家族を通して現れてくるでしょう。西洋諸国においては、既に既存の伝統的な家族の単位が崩壊しつつあるのが分かります。実際には、家族の価値が変わるのではなく、家族にまつわる権力争いが減少します。家族経営という考え方は、この視点から見ると重要になりますが、今までとは異なった新しいやり方を取り入れます。現状の世界では、家族とビジネスは反目し合っています。現在のビジネスは、核家族を分断する傾向があります。それは、片方か両方の親が、子供を託児所に預けたり学校に通わせたりして、子供がまだ小さいにもかかわらず、子供から離れなくてはならないからです。将来は、ビジネスが家庭の健康を守るため、大きな責任を負う立場になっていくでしょう。45番の天の才が後押しするように、将来のビジネスは、家族経営が増えるということではなく、企業が家族のようにネットワークで繋がった形態を取るようになるでしょう。このようにして、多様な部族や人類のフラクタルは、多頭的階層的な経営モデルを中心にして結束していくでしょう。これは同時に、両親や子供たちが利用できるような、ネットワークによる教育や支援の拠点を提供することになるでしょう。子供たちを疎外し、均質化するような外部機関へ、子供たちを送り出すこともなくなるでしょう。子供たちもまた、遊びを通して他の家族と交流し、影響を与え合い、成長するに従って、幅広い創造的なビジネスの可能性の中でメンター（助言者）を通して学ぶことができます。このようにして、教育、金融、家族支援は全て統一された一つのネットワークの中に集約され始めます。

　これらのことは、45番の天の才「シナジー（相乗効果）」に周波数が上がった時に考えられる、驚くべき洞察と現状打破の突破口の可能性の幾つかに過ぎません。シナジー（相乗効果）は、現在の文化からは想像もつかないような、全く新しい考え方であるため、大衆意識にとって現段階では理解が難しい概念です。

45番の天の光 ── 霊的交わり

お金の終わり

45番の心の闇では、主要な食糧問題から話を始めました。最後にまた同じ問題を、今度は高い周波数から見ていくことにしましょう。「霊的交わり」の既存の概念は、キリストの最後の晩餐にちなんで、パンとワインを分け合うキリスト教の聖餐式（せいさんしき）に起源があります。「霊的交わり」の真の意味に関しては、多くの謎が存在します。最後の晩餐のキリストの行動は、45番の天の光に含まれた大いなる啓示の究極的な象徴といえます。一つのレベルにおいては、パンはお金を表し、ワインは人類の血であり、DNAを通した全人類の一体性を表しています。そのワインを飲むことは、人間の気づきの恍惚的領域を活性し、個を超越することを象徴します。これらの二つのテーマ ── 血とお金 ── は神聖な聖餐（コミュニオン）の象徴の核です。天の光の周波数では、人類はお金を超越することによって、物質次元で一つになることを認識します。人間そのものが本当の通貨となり、お金は直接的に人間の周波数を伝えるための主な手段となります。恐れに根差した周波数から行動する時、人は常にお金によって人生をコントロールし続けようとします。しかし、お金は人間に普遍的法則を試すための機会も与えてくれます。善意のエネルギーを信じれば、人生におけるお金の出入りの仕方を変えることができます。

キリストがいった「これは私の体である」という言葉は、集合体レベルの体のことを指しています。人類は、共通の先祖を持つ血で繋がった一つの集合体です。45番の天の光から見ると、人間はお互いの食糧です。お金は、この啓示を行動へと移す鍵です。既に天の才周波数で、世界経済におけるお金の分配が、高次元の目的に寄与するように変わる必要があることに触れました。これは、グループ・シナジー（集団の相乗効果）を基礎とする新たな多頭的階層モデルを通して現れます。しかし、天の光においては、霊的交わりはお金の終わりを伴います。なぜならそれは、人類の原初の完全なる意識を表すからです。大半の商業取引は、条件つきで与えることに根差し、根底には微妙な恐れがあることを既に見てきました。無条件に与えることは、お金の必要性そのものを打ち消します。

45番の天の光では、様々な人間のDNAの構成要素全てが一ヵ所に寄り集まります。それは、高次の意識の宇宙的集会場所です。ここでは又、個人、家族と人類の集合体が溶け合い、人間と神の組織としての究極的モデル「共同統治」を通して起こります。人間の遺伝子基盤の中には、様々な遺伝子の鍵を多様な方法で繋ぐたくさんの時空トンネルが存在します。それらは磁気的な橋や極であり、化学的なコドンリンクでもあります。遺伝子易経は、中国の易経に倣った順番に並べられ、その順番には意味があります。隣同士の遺伝子の鍵の間には、深い原型的繋がりがあります。ここでは、44番と45番の遺伝子の鍵の間にある、深い繋がりの例を見てみましょう。これらの原型的繋がりは、元々は易経の卦の意味を学ぶ際に、物語で伝えられたものです。ここでは、44番の天の光「共同統治」が、45番の天の光「霊的交わり」との間に一つの絆を生み出すのを見ることができます。更に、次に来る46番の天の光「恍惚」は、聖なるワインを象徴する高次元意識を彷彿させます。

45番の遺伝子の鍵を通じた意識の旅の中で、階層構造が多頭的階層に取って代ることを見てきました。ここでは、それらの融合と超越が、共同統治を通して実現するのを見ていきます。44番の

天の光で説明しているように、共同統治は、自分自身との同一化から自由になった時の人間の聖なる意識形態の基盤です。多頭的階層の一つの問題は、特定のシステムの全体的な側面でシナジー（相乗効果）が生まれたとしても、それが一つの共通点を持たない限り、システム自体を超えて発展していきません。多頭的階層と階層構造が一つに融合されると、共同統治へと超越していきます。階層構造自体は未消化の組織原理であるにせよ、実際に、最終的には共同統治へ向かいます。つまり、人類が霊的交わりという神秘的な状態に達した時、それは無数の密接に繋がった車輪や枝葉から成る、人類幾何学の壮大なフラクタル・パターンの形態を取ります。これが「共同統治」の意味ですが、言葉に表し難い概念であることは理解しておく必要があります。

　共同統治は、一つの意識として機能する人類全体のパターンです。それは「霊的交わり」の神秘的な仕組みです。キリストの聖餐が、12人の使徒と謎めいた13番目の人物を中心としたグループで構成されるように、全人類の「共同統治」もそのような多くのフラクタル・ファミリーから成ります。これらの12人の使徒一人一人に、更に側近者たちの存在があり、フラクタルは広がり続けることになります。「共同統治」の中で中心的位置を占める人たちは、霊的交わりの代理人であり、彼らの行動や言葉、態度やビジョンは全て直接人類へと広がっていくため、本質的には彼らが「共同統治」を築くからです。キリスト自身は、神聖な中心的フラクタル ― より大きなコミュニティのために自分自身を犠牲にする善意の導管 ― の例です。この例に従っていけば、人類のより大きな集合体を意識し、生きているうちに「聖なる聖餐／霊的交わり」の神秘が実現します。

　共同統治における指導者たちは、通常の意味でのリーダーとは異なります。なぜなら、指導者たちは個人の集まりではなく、一つの意識を共有する人間の小さなグループから成っているからです。人類は現在、より高次元の自己組織化を発見している最中です。人類が意識的にそれらを作り出しているのではなく、それらのパターンを発見していくことは、大いなる宇宙のジョークといえます。つまり共同統治は、45番の心の闇の階層構造の中に、既に隠された青写真として存在しているのです。人間のゲノムから恐れが消え去るにつれ、人類は既に共同統治の形態の中に存在していることを発見するでしょう。しかしそれは、時間に制限された人間の脳からすると、ゆっくりとした発見のプロセスです。天の光の意識に至った人は、時間の概念がありません。キリスト意識を通して、天国は常に私たちの周りに存在します。

　22番の遺伝子の鍵の光の伝達場の延長には、「共同統治」のための特別な未来の魔法学校の概要を含む骨子があります。この中心にあるものは、「地球レベルのイニシエーションのための九つの入口」という秘密の教えです。これらのイニシエーションは、現在の遺伝子形態を通り抜け、超えていく人間の意識が辿る道を表します。このシステムの中で、「六番目の聖餐／霊的交わりのイニシエーション」は、人間の意識の絶対的頂点を表します。以下は、22番の天の光からの引用です：

　"「聖餐／霊的交わり」のイニシエーションは、45番の天の光と同じ名前を持ち、聖餐を受けることに関する大いなる神秘を描写しています。「聖餐／霊的交わり」は、祭壇で神の意識を直接受け取ることを含みます。この周波数の領域に踏み入れると、他者との分離感を超越していきます。これはキリストの血に象徴され、DNAの中の最後のカルマ的残留物を分解する段階です。「キリストの恩寵」を受け取るためには、自ら究極的な犠牲を払わなくてはなりません ― ここで低次元のオーラ体とその欲望、

宇宙の霊的交わり

感情、記憶、夢や知識を手放し、ずっと内側で待ち構えていた大いなる存在に身を明け渡します。この
イニシエーションへ足を踏み入れることは、聖なる三位一体の二番目の側面 ― キリスト ― に身を
投じることです。"

　現在の気づきの視点から見ると、遠い先の未来になりますが、45番の天の光は将来、人類の至る
所で開花します。これによって、お金が消滅するだけでなく、食糧すらも次第になくなっていくでしょう。
集合体レベルでの周波数の上昇によって、人類の肉体に突然変異が起きると、肉体は光の周波数
によって生きるよう進化していくでしょう。このことは、6番と47番の天の光で説明している、「錬金術
のリング」というコドンリングを通して、未来の人間にプログラムされています。人類全体が宇宙の中
で更に大きな霊的交わりへと統合されていくにつれて、肉体の突然変異は、現在私たちが理解して
いる人間の形態に実際に終わりを告げます。

46th GENE KEY

天の光
恍惚

天の才
歓喜

心の闇
深刻

幸運の科学

対:25番
コドンリング:物質のリング(18、46、48、57)

生理的関連部位:血液
アミノ酸:アラニン

46番の心の闇 ― 深刻

雨乞い師

何かを説明する時、物語を使うのが一番分かりやすいという時があります。実際に、これからお伝えするのは、物語というよりも太古の一つの原型の説明です。そこでは雨乞い師、魔術を使ってある地域の天候に影響を及し、雨を降らせることができる特別な才能を持った魔術師が主役です。太古の昔(そして、現在でも多くの場所で)、ある地域で干ばつが長期化した時、その地域の人々は雨乞い師を呼びました。

ここで登場する雨乞い師は、小柄なお爺さんです。まずお爺さんが村に到着すると、必要なもの全てをあてがわれます。何といっても、村人とその家族の未来がお爺さんの成功にかかっているのですから。雨が降らなければ、穀物は育たず、食糧がなくなってしまいます。しかし、その雨乞い師は寝泊まりする小屋を一つと、何日か一人にしてもらうように頼むだけです。お爺さんは、村人たちに全ての動きを好奇の目で見られていることを知りながら、七つ道具を設置し始めます。恐らく奇妙な外見をしたものや、雨の神々への備えもの一式などでしょう。雨乞い師の中には、何もせず自分の小屋に入ってじっと待つだけに見える人もいます。

数日後、もしその雨乞い師が本物であれば雨が降り出すでしょう。村人たちは雨乞い師とその魔術を褒め称えます。行く先々で雨を降らすため、雨乞い師の評判は上がります。しかし、この話に出てくる雨乞い師はその名声にも関わらず、実は自分しか知らない大いなる秘密を持っています。お爺さんは、自分に天気を変えるような特別な力がないことを知っています。しかし、お爺さんは自分の人生の真の目的が分かっています。雨乞い師であること、そして行く先々で偶然にも雨が降ること、それがまさにお爺さんの秘密です。お爺さんが雨を降らせるのではありません。お爺さんは雨が降りそうな場所に行くだけなのです。お爺さんは、気の向く場所を訪ねる以外、何もすることがない理由はそこにあります。

このシンプルな物語には、46番の遺伝子の鍵の素晴らしさが全て要約されているだけでなく、遺伝子易経全体の神髄も含まれています。人間のDNAには人生の高次の目的が秘められており、その目的を見つければ、「神の恩寵」の精神によって全てがお膳立てされるようになります。

46番の遺伝子の鍵の心の闇の原型は「深刻」です。「深刻」は地球上に最も広く蔓延した病気であり、多くの不運の原因です。この心の闇を生きる時、どこに行くにも暗雲を頭上に携えていきます。全体と同調していないため、いつも望まない時に雨が降るようです。未来、又は過去に執着する時、自分の人生に障害を作り出しています。「深刻」とは、心配したり、現状とは異なった未来を期待したり、願ったりする状態のことです。「深刻」は生命と愛から人間を遠ざけ、コントロールと分離の問題を引き起こします。

46番の遺伝子の鍵は、人間と肉体との関係を支配します。それは一生の内、受精から21歳までの発達過程をプログラムする、「物質のリング」と呼ばれるコドングループに属します。46番の遺伝子の鍵は特に、人生の最初の七年期に関連し、心の闇の全パターン ― その人間の姿勢、呼吸パターン、触れることを通した肉体世界との関係性 ― が肉体に教え込まれます。子供が物質次元に完全に転生するには、七年間かかります。この間に、特定の遺伝子のスイッチが入ったり切れたりします。従って、成長後の身体的健康のパターンの土台が幼少期に築かれることになります。

この期間の肉体的な境遇がどうであれ、あなたの将来は身近な人々の周波数領域と、身近な人々がどのように人生と向き合っているかによって形成されます。子供に与えることのできる最大の贈り物は、愛と触れ合いのある道徳的な生育環境です。子供は周りの大人たちが作り出す生きたオーラの中で転生します。ですから、保護者、教師たちの責任は極めて重大です。子供が肉体のオーラを通して、人生が安全で愛に満ちていることを学べば、その子供の体はくつろいで、自然に内なる調和を感じます。多くの人々が理解していないことですが、安全であると感じる必要があるのは、頭ではなく体なのです。人間の健康上の問題のほとんど全て原因は、この最初の刷り込みの時期に遡ることができます。何かしらの健康上の問題が続いている場合、最初の七年期のある時点において、体が安心感を失い、DNA内のどこかで何らかの遺伝子のスイッチが入ったか切れてしまったということです。46番の心の闇「深刻」を煽るのが、この初期の生理学的な回路です。親が自分を信じることができないと、人生を深刻に考え過ぎてしまいこのような周波数を子供のオーラに伝達します。

46番の天の光が恍惚の領域に誘う一方、46番の心の闇は苦悶の領域で生きることを強要します。低い周波数では、人間はまるで物質の中に埋もれて、精神（魂）の喜びや輝きを味わうことなく生きているようです。高次元の愛を知らず、あるいは忘れて生きていると、人生を深刻に捉え過ぎてしまいます。精神世界の旅を深刻に捉え過ぎる人たちもいます。どんなに素晴らしいことを成し遂げようとも、彼らの顔にはより軽やかで気楽な人生を生きることからくる真の輝きが欠けているのが分かります。

これまで見てきたように、46番の心の闇によって、親は自らの肉体に対する感覚を子供に刷り込みます。両親がしっかりと自己愛の精神に根差していない限り、子供に両親の深刻さが伝達されます。低い周波数における子育てでは、それが意識的であれ無意識的なものであれ、常にコントロールを通して刷り込みが行われます。大人は子供に幸せになって欲しいと願いつつも、そもそも自分自身がどうしたら幸せになれるのか分かりません。実際に子供たちの自由気ままでのびのびとした振る舞いを見る度に、自分がどれだけ強く刷り込まれ、不幸になってしまったかを思い知らされます。大人たちは、自らの肉体の奥深くで感じる幸福感を忘れています。これが、現代社会の親たちが親になるのが難しいと感じる理由の一つです。実のところ、大人は遊び方を忘れてしまいました。

素晴らしい人生の方程式は、とてもシンプルです。軽やかに進み、心配し過ぎないことです。人生は、

それ自体が望む方向へと人間を連れていきます。しかし、人間は今という瞬間に生きるよりも、思考の中で生きる傾向があり、思考は常に時間の概念の中で生きています。46番の心の闇と、心の闇の抑圧的振る舞いが「無知」である25番の心の闇「束縛」とが組み合わさることで、人類は遺伝的に深刻になり過ぎるように暗号化されています。知らぬが仏という諺がありますが、本当にそうでしょうか。人生を深刻に考え過ぎた時にのみ、人間は無知になります。人生を信頼することなく、自らに降りかかる出来事を意識的にコントロールしようとします。人生が本当はとても楽であるということに無知であるゆえに、人類はこれから見ていく46番の天の才の数々の恩恵を授かれずにいます。

心の闇の抑圧的振る舞い ― 不感症

全ての心の闇の抑圧的振る舞いは、ある意味で凍りついているといえます。ここでいう不感症とは、性的な意味合いよりも、人間の官能性が凍りついてしまうことを表現した、より広い解釈での不感症です。このような人々は、自らの体に対する恐れから、人生に背を向けます。自分の体を嫌うと、生命力は悪化してしまいます。そのような人々は、人生の旨味を味わえなくなっています。これは、彼らの生活様式 ― 服装や特に顔 ― を見れば分かります。彼らの顔は常にやつれ、恐れが現れています。そのような人々が自らの見た目や体型を気にせず、肉体を持って生きることの輝きを味わい始める時、内側の奥深くに埋もれていた温かさが解き放たれ、存在全体が徐々に温まり始めます。

心の闇の反発的振る舞い ― チャラ男 / 尻軽

チャラ男 / 尻軽は、深刻さに対する過剰反応です。このような人々は、人生を真に楽しんでいるかのように装い、傍から見ると何も深刻に捉えていないかのようです。しかし、そのような人々の内側を少しでも覗いてみると、彼らが実際にはとても感情的に反発し、凄まじい怒りを内に抱いていることがすぐに分かるでしょう。彼らは気楽で、おおらかで、陽気な人物に見られるように必死に怒りを押し殺しているため、この怒りは遅かれ早かれ爆発してしまいます。通常、誰かが彼らに対して誠実な態度を取った時に仮面は剥がされ、彼らがどれだけ人生を深刻に捉えていたかが明るみになります。チャラ男 / 尻軽は真実から逃げる傾向があり、それは通常、繰り返される短命な恋愛に反映されます。

46番の天の才 ― 歓喜

『非物質のリング』

深刻の低い周波数から抜け出すために唯一必要な資質は、シンプルに「受容」です。25番の天の才「受容」は、46番の天の才「歓喜」の対です。これら二つの天の才は、お互いから生まれてきます。自分に関する何かを受容するためには、まず無知から抜け出し、それを認めることです。「受容」は自認することであり、自認は「歓喜」に繋がります。「歓喜」は、生きていることの充実感を感謝することから

生まれる自由の感覚です。この天の才は、物質次元において生きていると感じることに関係します。

英語の物質（matter）という言葉が、「物事の重要性」に関する表現に繋がりを持つのは滑稽なことです。なぜなら、「歓喜」の天の才はまさにこの「物事の重要性」 ― 生命と愛の他に重要なものはない ― という生来の理解に根差したものだからです。従って高い周波数において「物質のリング」は「非物質のリング」とも呼べるかもしれません！ 高い周波数では、人間はより軽やかな態度で生きるようになり、どんな状況であろうと、それを受け入れ、恩寵の一部であると認めることができます。つまり、人生において何かを見せられた時、それを見た後に手放すことができれば、歓喜のためのより多くのエネルギーを使うことができます。この遺伝子の鍵を理解することは、64個の遺伝子の鍵全ての中核を理解する上でとても重要です。この光の伝達場に対して軽やかに臨み、自らのDNAの迷宮に魔法のように入り込んでいくのを許す必要があります。この遺伝子の鍵を深刻に捉えることなくハートと思考を開き続けたなら、歓喜を経験するかもしれません。そして、更に深く広範囲に自らの人生に浸透していきます。

64個の天の才は夫々違う類の天賦の才を表しており、46番の天の才が遺伝子の鍵チャートにある人々は驚くほどスイスイと流れるように世を渡ります。彼らは、正しい時に正しい場所にいることのできる才能を持ち、幸運な人間だと思われることもしばしばです。しかし、幸運の意味を真に理解している人はほとんどいません。前述の雨乞い師の物語からも示唆されるように、人生を妨害するのを止めた時に、幸運が起こります。幸運とは、あなたが全体と調和していると、自然があなたに伝える方法です。46番の天の才は又、偶然の出来事を通して予想外の幸運を得るセレンディピティの天の才でもあります。しかし、それが発揮されるには、貪欲さをなくし、より軽やかな態度を身につける必要があります。

天の才にまで周波数が達した人々には、常に驚くべきような資質が見受けられます。46番の天の才の場合は、過去を手放し、今を軽やかに生きる稀有な才能が見られます。彼らには人生における心配事がなく、そのことによって実際に様々な物事を自らに引き寄せます。彼らには不思議な非常に肉体的な魅力があり、まるで彼らの中では生命そのものがより増幅するかのようです。何より、彼らには柔らかな色気があります。歓喜のエネルギーは色気に根差しており、その色気は自らの体に深く満足することで醸し出されます。この満足感は、太っていようが、痩せていようが、醜かろうが、美しかろうが、外観には何も関係ありません。その満足感は、何よりも生命を愛することから来るものです。

46番の遺伝子の鍵は、物質的な成功と失敗の種も含んでいます。この引っ張りだこの秘密は、共時性の法則 ― 時空間を自由に動き回る全ての物体を結びつける法則 ― に基づいています。自由に動き回るというのは、ここでは自己受容のことを指します。歓喜に満ちたおおらかな態度で自由に人生を歩む時、何が起ころうとそれは正しい出来事です。その時点でなぜそれが正しいことなのかを理解できるか否かは、重要ではありません。成功とは、後になって初めて明らかに理解できるものです。柔軟で受容的な態度を持ち続けていれば、自らの内側で宇宙の力が働いているのが分かるでしょう。例えば、人生の半分をオリンピックで金メダルを勝ち取る訓練に費やしていた人が、競技の前日に病気で倒れてしまったとします。そして、病院の看護婦と恋に落ち、結婚し、ずっと幸せに暮らします。ここで重要なことは、金メダルを逃していなかったら、その人は人生の真の目的に出会うことはなかったかもしれないということです。天の才では、一般的な成功と失敗の定義について再度考え直すことになるでしょう。

GENE KEYS　46番の鍵　☰☰☰　地風升

　共時性は、遺伝子の鍵チャートに46番の遺伝子の鍵があるかに関わらず、誰にでも経験すること
のできるエネルギー領域です。共時性に踏み入る、ただ一つの前提条件は歓喜です。つまり、予測
不可能なものにハートを開き、人生の自然な流れに干渉するのを止め、自分ではコントロールを超
えた力を信頼する必要があるということです。「歓喜」は恩寵を呼び込みます。これは、人生の波乗
りを楽しむということです。ここでは、人生において何も目標を持たず、目的のない放浪者になるべ
きだといっているのではありません。それは、目標に執着せず、必要であればいつでもそれを手放
すことができる状態にあるということです。人生で夢を叶えるために思い出すべきことはただ一つ、
深刻になり過ぎないことです！

46番の天の光 ─ 恍惚

内なる世界のオーガズム

46番の天の光は、言葉で説明することが本当に難しい天の光の一つです。一般的に自分自身や自
分の人生について考える時、「恍惚」という言葉を考慮する人は稀でしょう。しかし、この思考の壁こ
そが、恍惚の周波数から人間を遠ざけています。天の光を表す言葉には、このようなトリックが隠さ
れています。それらの言葉に象徴される周波数を受け取るためにハートを開けば、それらの周波数
の方から近づいてきてくれます。天の光状態は、全て磁力の問題です。自らを十分に拡大することで、
エネルギー場において、陰極又は引き寄せる力になる必要があります。人間はまさに宇宙の周波
数を受信するパラボラアンテナです。充分に意識を拡大することができれば、実際に高次元の周波
数が人間に降りてきます。

　「恍惚」は、46番の遺伝子の鍵の最高の周波数であり、ハートを通してのみ訪れます。それは事実、
人類の本性でもあります。全てのレベルを超越したこの意識の域に来ると、自らの本性へのあまり
にも恍惚的で強烈な理解がもたらされ、思考する必要がなくなった瞬間に、思考に静寂が訪れます。
普通の人間が恍惚を感じながら、社会で機能することは不可能だと思うかもしれません。しかしそ
れは大きな誤解です。「恍惚」とは、思考が完全に休息している状態です。別の見方をすると、社会
で思考が必要とされた途端、恍惚感は背景の中に消えていき、活動が前面に出てきます。活動が
完了すると、再び恍惚的な状態に戻ります。この状態では、あなたの思考は静寂し、あなたの人生
の歩みが示すものとなります。

　この天の光を現す人々は、必ず人々の目に留まります。天の光の中には、ほとんどの人々から気
づかれずに隠れているものもありますが、46番の天の光は違います。これらの人々を取り巻く愛の
渦はあまりにも明白で、低く重たい周波数で生きる人々ですらその存在を感じられます。自らの周
波数を高次にまで発達させている人間であれば、そのような人のオーラは何キロも離れていても肉
体で感じることができます。このような恍惚的な天の光を現した人々は、何百年、あるいは何千年も
前に既に亡くなっていたとしても、彼らが生きた土地にその痕跡を感じることができます。全ての天
の光は本質的には同じであり、この46番の天の光が他の天の光に比べて特別影響力があるという

363

わけではありません。しかし、この神の意識の具象はとても物質次元に近く、肉体を通して強烈に現れます。

「物質のリング」の目的は、完全に精神（魂）をその中に浸透させることです。それができると、自然に恍惚感がもたらされます。この世界で歓喜のエネルギーに包まれて生まれる子供たちは、その恍惚感を失うことはありません。恍惚は又、人間の思考の圏域や宇宙の量子場の中を旅する波やオーガズムとして訪れます。そのようなオーガズムのエネルギーがより高次のオーラ体に流れるのを経験する人が増えれば、地球はより大きな変容を遂げるでしょう。いつか、それ程遠くない未来に、世界中のあらゆるコミュニティが集団的な覚醒をオーガズム的に経験するでしょう。オーガズムのエネルギーは、人類のフラクタル・ラインを通じて駆け抜ける波となるでしょう。

事実、地球上に遊びほど大事な仕事はありません。真に遊ぶようになった時、人類は集合的な現実の性質を作り変えます。これは46番の天の光の大いなる真実であり、今日の深刻になり過ぎている世界にとって大きな重要性を持ちます。恍惚感のみが思考を静寂に向かわせ、恍惚感のみが世界の問題を解決し、恍惚感のみが世界平和と普遍的な愛へと人類を誘うことができます。

46番の天の光に身を明け渡した人々は、常に恍惚感に満ち満ちているため、自らの経験を言葉で表現することができません。そのような言葉を思いついたとすれば、ほとんどの場合が愛の言語である詩によって表現されます。恍惚状態の人々は、必ずしも社会から遠ざかる必要性を感じるわけではなく、何でもない日常の世界の中に自らの愛を見つけ出します。46番の天の光は、市場、家族、日常の世界の経験などに喜びを見いだします。このような人々は、ハートをもとに生きています。ハートは思考のように物事を区別しないため、彼らは自分の人生に何が起きるのかに関心がありません。ハートは大空を舞うツバメのように人生に舞い降り、朝から晩までありとあらゆる経験を試して遊び、歓喜します。ハートは成功や失敗、過去や未来、生や死を少しも気に留めません。ハートは、生きていること、今この瞬間に鼓動していることのみを知っており、その覚醒は甘く恍惚的なワインで存在を満たします。

体の恍惚的な本質と同調する能力は、いかに思考を手放し、ハートを開くことができるかにかかっています。それはその人間がどれだけこの体と生きるという経験を授かったことに対し感謝しているかにかかっています。人生において一度でもこの恍惚感を経験したことがあれば、それを再現することは可能です。例え経験したことがなかったとしても、その経験に対して自らを開くことができます。それは今この瞬間、この本を読んでいるあなたの中にも存在しています。それはいつでも人間の内側に存在し、心臓の心室の中で静かに待っています。ただそれを自らの人生に呼び戻しさえすれば良いのです。

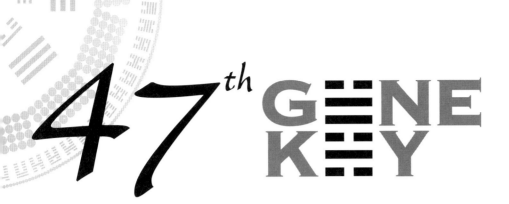

天の光	変貌
天の才	変異
心の闇	困難

過去を変異させる

対：22番
コドンリング：錬金術のリング（6、40、47、64）

生理的関連部位：大脳新皮質
アミノ酸：グリシン

47番の心の闇 ― 困難

魔法の鏡

47番の心の闇は、人類の苦しみの謎に関する大いなる鍵です。この47番の遺伝子の鍵には、先祖から引き継がれる苦悶という大きな闇が隠れています。47番の心の闇は、人間のカルマの倉庫です。ここでいうカルマは記憶のことを指しますが、一般的な意味の記憶とは違います。47番の心の闇に潜む記憶は、血筋によって受け継がれてきた遺伝子の記憶です。しかし、それは論理的な方法で解読できるものではありません。遺伝子学では、47番の心の闇は、非コードDNAと呼ばれているものです。より一般的には、ジャンクDNAとして知られ、このような科学的特徴は、集合体レベルで先祖から血統を通して引き継がれた進化の遺産であるといえます。このDNAの機能は未だ明らかになっていませんが、驚くべきことに、人間のゲノムの98％を占めています。この遺産倉庫には、現代科学では未解明の大きな目的があります。それは、人類の進化を推し進めることです。このDNAの隠された理由と機能は、ここ47番の遺伝子の鍵の章で明らかにされます。

　科学が47番の心の闇を解読することができないのは、歴史が直線的ではなく不規則だからです。不規則なパターンは、論理的手法によって解決することができません。フラクタル幾何学のみが、それを解明できます。フラクタル幾何学は、ホリスティックな法則を用いて混沌としたパターンを読み解くことができます。人間は、一人一人の体の内側に人類の進化全体の記憶を持っています。これはまた、私たちがこの記憶に無意識に振り回されているということでもあります。無意識の深い領域に繋がる時、私たちは集合無意識に繋がっています。もし精神的に準備が整っていないならば、このような不安や妄想にひどく苦しめられる傾向になるでしょう。この世界のことを理解する唯一の言語は、典型を使って理解することです。例えばユング心理学が使う典型や、錬金術師が使う神秘的なシンボルや、古代シャーマンが使う古代のトーテムなどの典型です。64個の遺伝子の鍵も、このような典型に基づいています。典型を使った言語は、人間の隠された側面を明らかにし、個人的な感情と結びつけることなく、集合無意識であるシャーマンの危険な暗闇の世界に足を踏み入れることができます。

シャーマンが無意識の暗闇の世界に踏み入る時、彼らは自分自身のトーテムを使って行くべき道を探っていきます。それによって、直感的に他人の遺伝子暗号の中の心の闇の側面を見抜き、光を当てることができます。このような側面を悪魔と解釈しようと、動物と解釈しようと、何か他のものに解釈しようと問題ではありません。大事なことは、それらのシンボルがその人物にとって特有の恐れのパターンを表していることです。本物の精神科医も、同じことをしています。彼らは、子供時代に精神障害や恐れの原因を見いだそうとする代わりに、それらの症状が実際には、人類共通の代表的な恐れの一つのシンボルに過ぎないと理解しています。人間は一人一人、特有の恐れを表す「代表的典型」を持って生まれてきます。それに加えて、世界の中で自らの運命を辿っていくにつれて、夫々の物語もまた典型的な様相を帯びるようになります。47番の心の闇は、これらの根深い恐れが意識の目覚めの流れへと向かう入口となります。そのような恐れと直接向き合わない限り、それらは人生の重たい足枷となります。古代中国人が、47番目の卦に「沢水困(たくすいこん)」という名前をつけた理由はそこにあります。

　人生において自らの心の闇の典型と意識的に向き合おうとする人は、ほとんどいないのです。人間は、47番の心の闇を覗きこみたいとは思っていません。なぜなら、深く覗けば覗くほどウサギの巣穴のように深く深く続いていくようだからです。従って人間は、これらの無意識の恐れのパターンを否定するか反発するかして生きています。そして、外側の人生がこのような抑圧の直接的反映であることに気がついていないのです。自らの恐れを本当に深く見ることは、大きな変異を通り抜けることになります。これから見ていくように、その変異は天の光では、宇宙的、神話的にさえなります。しかし、心の闇の意識で生活している人々にとって、変異は決して居心地の良いものではありません。そのような錬金術的プロセスを通っていく際には、自分が何者であるかという現状の認識を全て手放さなくてはならないからです。人間は、自らの恐れの下に、探し求めている宝が隠れているという事実に気づいていません。人間がもっとも恐れているものは、高次元への進化の道そのものです。全ての代表的な宗教は、善悪に根差した二元論に基づいています。悪が善から離れた状態のままの時、人間は聖なるものを直接経験することを可能にする、まさにその本性を否定しているのです。悪も又、私たちの恐れが世界に具現化したもの以外の何ものでもありません。

　47番の心の闇の対は、22番の心の闇「蔑ろ」です。自らの心の闇を否定することは、自分自身を蔑ろにするだけでなく、生命そのものを蔑ろにしているのです。自分自身を尊重することなくして、他人を尊重することは当然できません。蔑ろにするというのは、あなたが自分の都合で人の話を聞き、自分が聞きたいことだけが聞こえているのです。自分の中にある見たくないジャンクDNAの全てを巧みに排除しているのです。これらの二つの心の闇同士のプロセス全体は、生体自己制御の循環を生み出し、抑圧された記憶が徐々に増え、それを隠し続けます。それは、まさしく自己制限のパターンを強化することになります。古代人は、このことをカルマの蓄積と呼びました。そこから、善行を行うことによって、負のカルマを無効にすることができるという考えが生まれました。しかし、そのような方法は、決して真の自由には繋がりません。内なる無意識の心の闇は受け入れられず、抑圧されたままだからです。カトリック教会などの宗教には、この困難を緩和する方法として告解があります。しかし告解は、深い内なるプロセスの責任を負わないで、自らの心の闇を打ち明けるだけです。そのため、変異への衝動は抑圧されたままとなります。

47番の心の闇の根本にあるのは、自分の唯一無二の恐れの典型と向き合わない限り、47番の天の才「変異」への扉を開くことができないということです。あなたが、自らの逆境に真正面から立ち向かい、その逆境が自らの恐れの典型の具現化であると気づかない限り、人生の意味と目的を見落としてしまいます。世界の大部分は、未だにこのプロセスが始まるのを待っているところです。このプロセスを始めた人々の多くは、自らの責任を放棄するような何らかのセラピーの罠に嵌るようになり、その結果、そのプロセスが更に行き詰っていくのです。自らの心の闇へ向き合う作業は、孤独な作業です。それは、生まれ持った運命のプロセスに沿って起こります。人々がもっとも避けようとしているものは目と鼻の先にあるのです。心の闇を直そうとしても直せません。思考によって解決することもできません。遠くへ押しやろうとしたところで、何度でも戻ってきます。脇に置いておくこともできなければ、何か他のことに差し替えることもできません。あなたの苦しみは魔法の鏡です。あなたの苦しみはあなたが持ち主になり、大事にし、受け入れるためにあります。逃げるのを止めた時、その魔法が現れます。

心の闇の抑圧的振る舞い ― 絶望

心の闇の抑圧的振る舞いにおいて、47番の心の闇は精神的な崩壊を引き起こします。その内なる困難においては、思考が人生に完全に圧倒されます。このような人々は、表からは何も問題があるようには見えませんが、ある時点で人生を諦めています。その困難の前にひれ伏し、それを通常の状態として受け入れます。別のいい方をすると、彼らは人生が良くなるという希望を全て見失っています。このような人々は、人には気づかれない静かな妥協の人生を生きます。閉ざされた繰り返しの回路の中に閉じ込められていて、恐れから目をつぶることによって封印されています。

心の闇の反発的振る舞い ― 自説を譲らない

心の闇の反発的振る舞いでは、自らの困難を他人に投影します。これらの人々は、周囲の環境を頭でコントロールしようとして、断固として自説を譲りません。このような人々の根底には恐れがあり、安心という幻想を与えるために、思考パターンを強固なものにしようと躍起になります。その自説を譲らない視点が科学的なものであろうと、宗教的であろうと、それらは彼らを頑なにし、変化のない停止状態を招きます。このような性質は、他人が彼らの自説を譲らない視点に賛成する場合を除いて、他人と親しくなることは非常に困難です。同様に、自由な発想や視点を持つ人を強く敵対視します。

47番の天の才 ― 変異

高貴な芸術

47番の天の才「変異」を通して、隠れた遺伝子プログラム ― ジャンクDNA ― の真の目的が明かされます。左脳的思考の科学者たちが、この領域を混沌した状況と誤解している背後には創造の

大いなる秘密が隠れています。遺伝学者たちは、全ての命あるものは突然変異 ─ 長い遺伝情報の鎖の複製における複製ミスによって起こる、無作為で有機的なプロセス ─ を経て進化することを知っています。素粒子物理学が世に現れる前までは、変異という言葉は太古の科学である錬金術に完全に結びつけられていました。変異は、ある物質が完全に他の物質へと変化することで、原子レベルでの放射性プロセスを要します。突然変異のプロセスは、変異を伴う場合もあればそうでない場合もある、ゆっくりとした変化ということができるでしょう。

　人間が自らの心の闇と向き合う時、「変異」のプロセスへの扉を開くことになります。非コードDNAプログラムの中に隠されているのは、地球上の生命の歴史のシナリオです。このシナリオは、ごちゃごちゃに混ざり、ぐるぐるに巻きついてこんがらがり、現在、解明できる認知パターンの域を超えています。しかし、このようなシナリオは、個々の人間の内側で膨らみ続けています。それは一人一人の人生を通して、普遍的な生命物語を継続する圧力なのです。私たち一人一人が、自分の運命という内なる感覚があるのはこのためです。その人が自分の運命に沿って生きることができているかどうかは、内側から押し寄せるこの壮大な無意識からやってくる圧力に対して、手放しで身を委ねることができるかどうかにかかっています。これが「変異」の力で、自分が自分自身を越えていくのを望んでいます。最大の恐れである、死への恐れを手放すことができれば、「変異」の天の才を発見するでしょう。本当は、人間というものは自分が自分であるという固定した考えのない、一つの意識の波のうねりですが、私たちは常に、自らの限界にぶつかり、何か他のものへと変化し続けるようプログラムされています。分離の幻想の中で安心している大抵の人間にとって、このことは大変な恐れとなります。

　「錬金術のリング」という化学遺伝子族の重要な一員である、47番の天の才「変異」は、ある意味で危険といえます。古代の錬金術師たちは、変異の典型を発見し、しばしば錬金術のプロセスの段階を色に見立てました。錬金術師の多くは、錬金術とは卑金属を金に変える物理的な行為であると誤解していました。その真の意味を正確に理解していた者は、ほとんどいませんでした。錬金術 ─ 高貴な芸術 ─ は、全てを自分のものとして受け入れ、何も包み隠さないという人間の自然な運命を完全に生き切ることです。これは危険を冒す生き方です。これは、必ずしも外の世界で危険なリスクを冒すということではなく、自分が持つ自らへ対する固定観念にとっての危険となります。己の真実を生きる人間を定義することは不可能です。なぜなら、彼らはありとあらゆる定義を越えているからです。錬金術とは、人生そのものです。「変異」は、人間を夢の限界にまで推し進め、更にその先へ向かわせる力です。変異のプロセスの中にある時、人間は真に生き生きとしています。

　変異のプロセスは実際に、錬金術師たちによって、とても丁寧に説明されてきました。それはいくつかの変異へと導く、多くの場合解読不可能な際限なく小刻みに続く、一連の突然変異によって成り立っています。これらの変異は、人間の人生の中の大きな転換地点となります。変異とは、全く新しい次元へと量子的跳躍を遂げることをいいます。自らのDNAの中に隠されたシナリオに沿って進めば、人生において内側、外側の両方でこのような次元の転換を経験するでしょう。世界中の様々な神話や神秘的システムが、この精神的進化のプロセスの説明をしているのは、それが普遍的だからです。このプロセスが前へ進むための唯一の条件は、常に自らの恐れに身を委ねることです。一つの恐れを受け入れると、また別の恐れが現れ、新たな恐れと向き合うよう促されるでしょう。私た

ちは、夫々のパンドラの箱を開けなければなりません。その結果、内側に何層にも重なった困難を発見するでしょう。これらの層が一層ずつ剝がれ落ち、自分を守っていると思い込んでいた幻想を一つ一つ捨てていきます。

　このような継続的な「変異」のプロセスを通して、あなたは、徐々にジャンクDNAをふるいにかけ、あなたの人生をこれまでよりもより広い視野に基づいた現実で見るようになります。これらの暗号を解読する唯一の方法は、それを生きることです。そうすれば、暗号が解読され真の目的が明らかになっていきます。つまり、人間がやってきた意識の源へと、帰らせるのです。47番の天の才を遺伝子の鍵チャートの中に持つ人たちは、人間の中におけるこのような錬金術的プロセスをよく理解しています。苦しみを超越する道は、その中に更に深く潜っていくこと、そしてあらゆる感情と、人生に起こるあらゆる出来事を受け入れていくことにしかありません。これは、人生の流れに深く浸りながら生きる道です。そして、手放して、身を委ねる道といえます。

47番の天の光 ─ 変貌

キリストの磔の真意

47番の天の光は、人間の姿で絶頂に至ったものです。変異は、終わることはなく、シンプルに自らの殻を破っていきます。これが、47番の天の光「変貌」を通して起こることです。この変貌という言葉は、ほぼ完全にキリストの昇天と復活に結びついた言葉であるといえるでしょう。磔刑の後に復活し、光り輝くキリストの様子を表しています。キリストの人生は、この変貌に至る錬金術的変異の全てのステージを表す、神話的な再現ということができます。キリストの磔に関する無数の独断的な考えや意見を捨て、キリストの人生をこのような象徴的レベルから見るようになれば、人生の大いなる秘密が明らかになります。キリストの人生は、人間が何も包み隠さず、全てを受け入れた時、全ての人間の人生の象徴となります。

　世界中で、同じような出来事が起こったことが記録されています。とりわけ、チベット人の中には、「レインボーオーラ体」に到達した人々に関する多くの記録が残っています。古代中国の道学者たちは、変貌の状態に達した偉大な師たちを何世紀にも遡って記録しています。この47番の天の光は、人間の体の中の非コードDNAの究極的な目的を明かします。このプロセスは実のところ、体内で起こるプロセスを暗号化しています。変異の力は、あなたの感情や思考を引き剝がして裸にしていくことで、結果的に物質次元の肉体へと移っていきます。神話の力はここにきて発揮され、体の中の細胞は、それらを作り出している元の純粋な光の周波数への変異を始めます。人間の体の構成要素は星から作られていて、人間は夫々の小さな超新星の中へ戻っていきます。これが、錬金術師たちのいう最終的な状態 ─ 自己を形成する全ての要素が源へ和合し、元の物質を基に、金という象徴的な物質が作られる、神との神秘の和合、聖なる結婚 ─ です。

　その他全ての天の光の状態と同様に、変貌も通常の現象を越えた出来事です。キリストの人生の最後に変貌が現れたことを通して、変貌が世界にいかに大きな影響を与えているかをみることがで

きます。他の文化の中でもこの現象は起こりましたが、主に僻地で起こったために、一般的には伝説とみなされています。このような出来事がもっと近代になって起こり、広く報道されたり、映像に残されたりするようなことはないのかと思う人もいるかもしれません。その答えは、私たちの体内に刻みこまれている台本にあります。確かなことは、それはまた起こること、そして起こった時にはかつてない大きなスケールで起こるだろうということです。人類は、人間の大いなる変異を今まさに目撃しようとしているところです。人類は、一つの種として十字架の磔に象徴される時期を通り抜けているところです。十字架の磔の後に、変貌は起こります。人類としての磔とは、古いもの全てが去り、新たな光が現れることを意味します。今後、何世紀に渡って犠牲になるものは、数々の罠がはびこっている現代社会です。変異が起こる時期は常に、大いなる不安、恐れ、そして大きな興奮があります。

　宇宙レベルで見ると、変貌には終りがありません。私たちの地球全体 ― 人類、全ての生きとし生けるものと地球 ― は、最終的に変貌を経験することになります。社会的レベルの変貌は、地球上の全ての生きとし生けるものを含まなければなりません。なぜなら、今現在の見方に関わらず、人類は、地球そのものから分離された存在ではなく、地球の心や目だからです。この地球を構成する全ての要素が、高い周波数で振動するようになり、現在私たちが知っている世界は、まばゆい光の領域へと消えてなくなる時がいずれやってくるでしょう。

　このかつてない夢のような出来事が起こるのは、私たちの時間の定義からするとずっと後の未来になるでしょう。それが起こる前には、一人一人の変貌はもっと頻繁に訪れるようになるでしょう。これは、47番の天の光の対、22番の天の光「恩寵」が活性化されたことによります。これら二つの天の光は一緒に働きます。これは、個人が「変貌」の状態に到達するには、「神の恩寵」に触れる経験をすることが必要であることを意味しています。誰にも、いつ、どこで、誰に「恩寵」が降臨するかを予測することはできません。しかし、それは現在の輪廻の一部で、「神の女性性」の原則の一つの側面です。「神の恩寵」は、47番の天の光を経験していく者の上にのみ降臨します。このような人は、人類全体の集合体レベルのカルマを背負う者だからです。これが、十字架の磔を通して起こる最後の大いなる変異です。十字架の磔は、一人の人間が地獄に落ち、集合体レベルの無意識の暗闇の世界で、先祖から引き継がれる痛みと、全人類の苦しみの中に完全に浸かることを意味します。それは、全人類のDNAの中心にある、集合体レベルでの恐れと直面することです。自己犠牲のレベルへと到達した者は、「聖なる精神（魂）」、「神聖なる恩寵」を降臨させ、復活と最後の変貌を可能にします。

48th GENE KEY

天の光
知恵

天の才
機知

心の闇
無能

不確かさの奇跡

対:21番
コドンリング:物質のリング(18、46、48、57)

生理的関連部位:リンパ系(脾臓)
アミノ酸:アラニン

48番の心の闇 ― 無能

EQ(心の知能指数)とIQ(知能指数)

人間のDNAの中で、48番の心の闇ほどの闇深い領域を象徴する心の闇は他にありません。この心の闇は、人類の最も根深い恐れの一つ ― 自分が生まれつき無能なのではないのかという恐れ ― を生み出します。往々にして人類は、自らの内側にある真の能力を分かっていません。周囲を見てみると、素晴らしい才能を発揮する人々や、奇跡的なことを成し遂げる人々を見つけることができます。しかし、人類は未だ自分自身の闇の夢から目が覚めていません。人類は現在、進化の歴史の中でも最大の分岐点に立っており、将来大いなる跳躍を遂げる為には、一人一人がこの主要な恐れを深く探っていかなくてはなりません。

48番の遺伝子の鍵の可能性を理解するためには、集合体レベルの危機状態を考える必要があります。危機的状況が、人類を一つに団結する役割を持つようです。例えば戦時中に、この団結力が見られます。戦時中には、しばしばこの遺伝子の鍵の高次の周波数が活性化され、人々が一致団結して大きな障害を乗り越え、平常時には考えられない程の驚くべき偉業を成し遂げることがあります。ここから、仲間意識と奉仕に基づいた力を源とする48番の遺伝子の鍵の本質がよく分かります。環境破壊というこれまでに経験したことのない危機に直面している現在、人類は本気で集合体レベルの実用的解決策を見つけだすよう、48番の遺伝子の鍵に秘められた力に背中を押されています。これから先何年にも渡って、人類はこの48番の遺伝子の鍵と、その心の闇周波数の影響力について理解していく必要があるでしょう。

48番の遺伝子の鍵は、「物質のリング」と呼ばれるコドングループの四つの遺伝子の鍵の一つであり、子供の発達周期を司っています。48番の遺伝子の鍵は、7歳から14歳までの二番目の七年周期を通して私たちに刻み込まれます。この二番目の周期は、人間の感情の発達に関係しています。これによって、人間が持っている無能感の原因を完全に解き明かすことができます。感情体やアストラル体に魂が転生する時、両親と世の中全体に蔓延する感情パターンが、知らず知らずのうちにオ

ーラに刻み込まれます。48番の心の闇は、深い感情的無能感を通して人間の遺伝子に染み込み、私たちをひそかに傷つけます。デリケートな思春期を通り抜ける時、社会からの刷り込みは自らの感情と性の本質の扱い方についてとても混乱させ、矛盾したメッセージを送ってきます。この子供の発達段階の深遠さと繊細さを理解している大人はほぼ皆無であるため、大半の場面において子供たちだけでこの時期と向き合わなくてはなりません。その結果、無傷でそこを通り抜ける子供はほとんどいません。

　感情はごく最近まで、知性の邪魔をするものだと見なされていました。又、知性は合理的な思考によってのみ生まれるものであるとされてきました。幸運にも、EQとして知られる「心の知能指数」が、現在では多くの人々に認知されるようになってきています。事実、EQは完璧にIQとのバランスを取るもので、両方が協力し合うことで均整の取れた人間となります。自分の感情の責任を、100%取るよう学んだ人はほとんどいません。人類は、他人に自らの感情を投影する感情ドラマに捕われています。感情的に無知なこれらの世代を生み出した責任は、48番の心の闇にあります。落ち着きと、高潔さ、明晰さをもって感情と向かい合えない場合、人間は本当の意味で大人にはなり切れずに、子供の側面を保ったまま成人します。

　48番の心の闇が体中の細胞に送り出す周波数は、未来と、未来に向き合う自らの能力に対する強い不安定感となって現れます。対である21番の「コントロール」とペアとなり、これら二つの心の闇の組み合わせは、人生におけるあらゆる領域を自分でコントロールし続けるように仕向けます。人類は安心を得るためにプログラムされた詳細や、スケジュール、システムに基づいた偽りの現実を作り出します。皮肉なことに、外側にある何物も無能であるという人間の核となる恐れを消し去ることはできません。この心の闇には更に暗い闇があり、それは他人をコントロールするための手段としてこの恐れを操ることに関係します。「心の闇周波数における空虚感によって、人類は知識を得、この内なる空洞を満たすように駆り立てられます。」しかし、知識では恐れを拭い去ることはできません。知識にはポジティブな面とネガティブな面があります。ポジティブな面では、知識は知恵（この遺伝子の鍵の天の光）に変えられ、ネガティブな面では、知識は人間の注意を散漫にし、偽りの安心感を与える手段として中毒を生み出します。

　人類が安心という夢を売ることに熟練していくと、大衆の中の恐れはその夢を買い込みます。論理に基づいた全ての知識体系は安心を約束し、そのシステムが複雑であればある程、人々はそれを信じるようになります。これは、近代科学の分野によく見られます。科学そのものが問題なわけではありません。科学は真実の追求の為に使われる限り、素晴らしい道具となります。問題となるのは、しばしば個人的な指針と感情的な無能感を補うために自身の研究や理論を使う科学者たちです。そのような科学者たちは、人類が生活するこの世界の説明をしているといいながら、実際には現実を後ろ手に隠し、人々に幻の安心感を与えるイメージを提供します。

　48番の遺伝子の鍵は、シンプルにいうと人智を越えたものです。それは、無限大への入り口です。そして、無能なお化けとなって人間の思考を震え上がらせるものは、無限大より他にそうありません。この原型につけられた古代中国の易の名前は、「水風井（すいふうせい）〜知恵の井戸から学ぶ〜」です。その井戸の中を覗いても、井戸がどのくらいの深さで、底に何があるのかは分かりません。48番の心の闇は、底なしのブラック・ホールのようです。それは女性性に対する主な恐れであり、中

世ヨーロッパで起きた魔女狩りにその原型を見ることができます。48番の心の闇から、人類の過剰な妄想 ― 人類を操るMIB（秘密組織の名前）、宇宙人、神、又は政府 ― などが生まれます。それは、自分をコントロールするための知識を誰かが持っているのではないかという恐れです。もちろん、その恐れの真の源は内側にありますが、だからといって人類が内側の恐れを外側のあらゆる人や現象に投影させることを止めるわけではありません。

　近代科学は、人類の最も深い恐れに安心を約束する一つの領域に過ぎません。システム化された宗教、経済、教育なども全て、集団レベルの安心を地球の人間たちに届けるための試みです。人々を何らかのシステムの中に組み込んでおけば、根深い恐れは表には出てきません。この48番の心の闇のもう一つの主要な表現は、際限なく富を作り出す衝動です。この衝動も又、無能であることの恐れに根差しています。「物質のリング」は、内側の不快感の原因を見つける代わりに、物質次元に頼って恐れから逃避するようにプログラムしています。しかし、どんなに物質的な富を得ても安心は得られません。なぜなら、DNAの物質的構造の内に恐れそのものが根づいているからです。

　結局のところ、私たち人類は宇宙の神秘の一部に過ぎず、人間の思考が及ばない領域は存在します。全ての人間が最終的に内側を見て、最も根深い恐れ ― 空に対する恐れ ― と向き合わなくてはなりません。勇気を振り絞って跳躍を遂げる時、人類は驚くべきことを発見します。空は実際には空虚で寒々しいものではなく、温かく愛に溢れ、光と不思議さではち切れんばかりなのです。

心の闇の抑圧的振る舞い ― 無感情

集団の心の闇周波数の中には、二つのタイプの人間が存在します。それは、内側に逃避して自らの恐れに屈する人間（心の闇の抑圧的振る舞い）と、恐れを他人に投影することで外に向かって表現する人間（心の闇の反発的振る舞い）です。48番の心の闇の抑圧的振る舞いは、大衆意識における集合体レベルの無感情を生み出します。これらの人々は、社会システムのいう通りに自らの恐れを表層下に隠し、羊の皮を被った人々です。地球上の大多数の人間が、このタイプです。この意識は、体の内側にある恐れに向かうことを怖がり、社会から与えられた固定されたパターンに従います。人生は当然、全ての人間が内なる恐れと強引に向き合うようにさせます。しかしそのような出来事が主な覚醒に繋がらない場合、その出来事が通り過ぎた後には、心の闇の抑圧的振る舞いはしばしば頭をより深く、土の中に埋めてしまいます。

心の闇の反発的振る舞い ― 無節操

48番の心の闇のもう一つの側面は、他人に全般的な無能感を与える人々に見られます。このような人々は、怒りによって自らの恐れの受容が妨げられ、心の闇の抑圧的振る舞いとは異なった形で社会システムの被害者となります。彼らは社会システムの裏に隠れ、知識を駆使して他人の恐れを操ります。彼らは、自らの恐れを寄せつけないための必死の表現が、無節操な行動となり、恐れ全体を更に強化します。そのような態度は、心の闇周波数を大いに増強します。このような人々のせいで、人類全体に全般的な被害妄想が蔓延しています。社会システム全体を通じて、他人のことを全く考

えない権力者たちがいますが、私たちがいつもそれに気がつくわけではありません。よって、社会全体は非個人的であり、自分たちにはコントロールできないという感覚が植えつけられます。

48番の天の才 ― 機知

井戸の底の光

48番の遺伝子の鍵は深い闇と恐れを内包しつつも、人類の大いなる希望を携えており、この希望のほとんどは親の手に握られています。48番の遺伝子の鍵が子供時代の感情の発達周期を司ることは、既に見てきた通りです。人間の感情的問題は全てこの発達段階に根差しているため、7歳から14歳までの子供たちは、感情的発達のための安定した環境で生活することがとても重要です。感情体、もしくはアストラルオーラ体は、人間のオーラの繊細な層であり、主に親のアストラルオーラ体の影響を受けます。親が自らの周波数を心の闇意識より上に保っていない場合、親の機能不全の感情パターンは子供のアストラルオーラ体に刷り込まれます。ほぼ全ての思春期の子供たちは、それまでの人生で既に両親のオーラ体によって傷ついています。心理学で刷り込みといえば、態度の刷り込みと捉える傾向があります。それも事実ではありますが、実際にそれは心理学が認知するよりもはるかに繊細なレベルで起きています。14歳になり、多感な思春期の入り口に立った時、自然な知恵や心の知能（EI）、内なる安定を得てバランスが取れた14歳になっているか、はたまた思春期に大きく影響を与える強い無能感を持った14歳になっているかのどちらかとなります。

　しかし、井戸の底にも光は存在します。親が自らの感情的な問題を癒し、DNAの周波数を高めれば、子供たちに健康的な感情パターンを引き継ぎ、それは、そのまた子供にも引き継がれていきます。過去半世紀の間に、このようなパターンのお陰で、より健康的な大人が世界に増えてきました。親になる役割以上の人類に対する重要な奉仕は他にありません。それは自分を癒す一番速い方法であるだけでなく、全世界を癒す最速の道でもあります。健康的な大人は感情を恐れず、恐れすら恐れないため、地球の癒しの力強い才覚となります。地球全体のアストラルオーラ体では現在、このような人々による天の才周波数の増加によって癒しのプロセスが進んでいます。

　48番の心の闇を超越するための秘密は、一つの言葉 ― 信頼 ― に見つけることができます。より大きなスケールで生命を信頼するようになると、知恵の井戸は幾つかの秘密を明かし始めます。生命は心の闇周波数そのものを信頼し始めるよう人類の背中を押し、それによって一人一人の人間は自らの恐れに向かうことになります。48番の心の闇は、体の奥深くにある物理的な恐れの振動であるため、これには大きな不快が伴う場合があります。この恐れは一度来ては又去っていくものではなく、常に体内に固定されています。この恐れの領域に向き合うことによって、恐れを取り除くことはできなくても、精神的な不安は実際に軽くなります。それはまるで、自らの闇を避ける代わりに、闇深い井戸に遂に桶を降ろし、引き上げて井戸の中に何があるのかを見てみるようなものです。そこであなたは、素晴らしい贈り物を受け取ります。井戸の中から、周囲の世界のありとあらゆる試練に対する全ての解決策が湧き出てきます。あなたはそのような真っ暗闇から、それだけ多くの光が

生まれてくることに驚くことでしょう。これが「機知」の天の才の本質です。

　人生において、必要な時に常に必要な答えが現れると信頼するようになると、恐れや不安は次第に消え始めます。「機知」の天の才の素晴らしい点は、それを使う度にどんどん自信がついていくことです。井戸から桶が上がってくる度に、まさにその時に必要なものが含まれています。そのため毎回信頼が深まり、繰り返しによって内なる安心感が増幅していきます。次第に、無能への恐れが幻想であったことが分かってきます。その恐れは様々な形 ― 孤独になることへの恐れ、お金が足りなくなることへの恐れ、時間がなくなる恐れ ― に投影されているかもしれませんが、あなたの内側奥深くには、いつもそのような幻想の恐れを解決する自立した無限の才覚があります。これらの解決策は、恐れに対して心を開いて反発せず、無防備かつ無知である時にやってきます。人間はこのような無知によって知恵を授かることから、私たちは自らの恐れを抑圧したり、恐れに対して反発したりすることなく、ただ恐れと共にいることが必要なのです。

　答えを知らないという無知の状態に身を委ねることは、それ自体がとてもパワフルな行為です。それは通常の感覚を越えた大いなる力の領域を信頼することです。その力の領域は常に存在していますが、人間の体は通常、心の闇周波数の集合的な恐れに基づく刷り込まれたプログラムから反応します。無知の状態を信頼できるようになってくると、生命は優雅に楽々と自己解決し、内側で自然な刷り込みの解除プロセスが起こります。一般的に、このプロセスには少なくとも七年かかります。なぜなら、肉体の細胞が何かを身につけたり、解除するのにかかる時間だからです。人間の真の才覚は、生まれながらの才能 ― DNAに設計されている生来の天の才 ― にあります。最後の仕上げに、機知は内なる創造性の大きな波を解放し、それは人生におけるあらゆる疑問や問題に対して素晴らしい優雅な解決策をもたらします。先に触れたその力の領域は、生命全体のパターンなのです。生命と、このパターンが織りなす織物の一部としての自分を信頼し始めるに従って、人間の自然な才能が自発的に現れてきます。自分が可能だと思っていたことよりも、遥かに大きなことができることに気がつきます。生命のリズムと調和して進む時、生命は隠していたタイミングを明かします。そのタイミングは、常に完璧です。自分が頭で想像するイメージ通りに人生が展開するとは限りませんが、それによって素晴らしい満足感を得ることは間違いありません。

　生命それ自体が繁栄しているため、人間は全員が繁栄するようにデザインされています。繁栄と富は全く異なるものです。繁栄は十分な量というよりもほんの少しだけの量を必要としますが、富は十分な量を遥かに超えて多くの量を必要とします。この定義からすると、富は安全への欲求から生まれます。その安全は常に幻想であり、心の闇周波数の恐れに基づいています。生命はその人間の運命に関係なく、必要な量よりもほんの少しだけ多くの量を与えます。ある人たちにとってそれは本当に少しの量であり、別の人たちにとってはとても多くの量であるかもしれませんが、それは夫々の人間が異なった神話を生きているからです。人生においてその人間が満足しているかどうかは、偽りの安全を作り出そうと多くを貯め込まず、必要な時に必要な助けを得ていることから分かります。

　この「機知」の天の才のもう一つの重要な側面は、団結力です。全ての内なる才能と才覚は、生まれ持った究極的なプログラム ― 全体へ奉仕する ― という指針としてデザインされています。この意味で、全ての真の才能は全体主義的です。内なる井戸は、他人への奉仕のためだけに存在します。必要な人たちがやってきては井戸に桶を投げ込み、自分の才覚を汲み出していきます。例え

るならば、人間は全員がお互いの渇きを満足させるようデザインされているようなもので、それは繁栄するためには正直に、無私でやり取りする必要があることを意味しています。全体へ奉仕することが、最も効率的な方法で自分へも奉仕することになります。これが、才覚の大いなる敵同士を団結させる力の所以です。人類が夫々の才覚を集めれば、とてもパワフルになります。心の闇周波数においては、共通の危機や戦時中に限定された団結力でした。大衆意識の周波数が少しずつ上昇するにつれ、人類は世の中に新しいビジネスのやり方を生み出していくでしょう。将来、私たちは貪欲に基づいた文化ではなく、奉仕に基づいた文化を築くようになり、人類は一つの統一体として、高次元の宇宙のリズムに完璧に調和して生きるようになるでしょう。

48番の天の才における最後の洞察は、人類の現時点におけるエネルギーへの理解に関わるものです。人類は、爆発の力学に基づいて近代社会を築いてきました。内燃機関の発明は人類の歴史上、最も急速な発達をもたらしました。現在、人類は「石油ピーク」の入り口に差し掛かっており、エネルギー危機に直面し、原油の埋蔵量や化石燃料は次第に減少しつつあります。48番の天の才が人類全体で覚醒するようになると、もう一つの現状打破が可能になるでしょう。内なる爆発の力学を通したエネルギーの利用です。この48番の天の才の原型は、男性的で外交的なものではなく、女性的で内向的な性質を持つことは既に見てきました。物理学には、まだ見ぬ全く新しい世界が待っています。今までとは異なった角度から世界を見ることによって、点火を必要とすることなくエネルギーを作り出す方法を見つけ出すでしょう。そのような現状打破に繋がる発見は、おそらく重力に対する新しい理解を通してやってくるでしょう。48番の天の才の視点から世界を見るようになると、自由エネルギー ― 創造の核にある無限大の才覚 ― の秘密が明らかになっていくでしょう。この現状打破は、本当に新しいグローバル時代の幕開けとなるでしょう。それは、シンプルに素早く人類のエネルギー需要を満たし、全ての家庭やコミュニティの衛生を保ち、自給自足を可能にするでしょう。

48番の天の光 ― 知恵

存ることも、ないことも超えること

48番の天の光「知恵」は、天の光の中でも本当に素晴らしいものの一つです。「知恵」は、世の始まりから多くの文化において崇拝され、求められてきました。知恵の定義は多く存在し、ほとんどは通常の気づきを超えて物事を見ることを可能にする、ある種の内なる知識という概念に基づいています。64個の遺伝子の鍵を全体として見ると、それは人類という器の中の64個の原型、暗号の百科事典であるといえます。しかし天の光になると、そのような個別の原型は消えてしまいます。全ての天の光は言葉を超えた領域を伝えるために、矛盾を含んだ夫々に特有の言語を使います。ここから考えると、48番の天の光は超越そのものの大いなる原型であるといえます。それは、全人類が熱望するものであると同時に、恐怖を感じるものでもあります。48番の天の光は、人間の内側に空<rt>くう</rt>を作ります。これが、無知の原初の状態です。

知恵が知識を通さず、無知からもたらされるという逆説的な事実は、素晴らしい喜びであると同時

に非常に苛立たしいものでもあります。知っていること（＝知識）は、いつも人生とその経験から集めることができます。知ることは多大な努力を必要としますが、無知は常に人間の内側にあるものです。知恵は全て、"安全でない状態"に関係しています。不安であることと、"安全でない状態"には大きな違いがあります。不安であることとは、恐れに乗っ取られ、最終的な救済を約束する幻想の旅に出るものの、その約束が果たされることがない状態です。その旅はまさに人間の旅と呼べる旅であり、最終的に無意味なものであることが明らかになります。それに対する解決策はありません。なぜなら、そもそもそこに問題はないからです。一方で"安全でない状態"とは、恐怖のあらゆる逃避衝動を受け入れている状態のことです。それは、自らの体が死を恐れていないことが分かった状態です。体が息絶えることは、完全に自然なことです。思考も体の機能の一部に過ぎないため、本当の意味で死を恐れてはいません。それでは一体、人間の内側で死を恐れているのは何なのでしょうか？

　この問いの答えが、真の知恵の源です。それは、人間の全ての問いと問題に対する究極的な解決策となります。この問いに答えることができるのは、生命のみです。言葉は、人間の存在の大いなる幻想を指摘することはできません。体が息絶えた時、その構成要素は生命の大いなる源へと帰っていき、宇宙におけるあらゆる場所で際限なく再利用され続けます。それでは、あなたの中で残るものは何でしょうか？そのような問いは全て、もう一つの別の問いに繋がり、元がどんな問いだったとしても同じ ― どれが私たちなのか？どれがあなたなのか？どれが私なのか？ ― です。しかし、そこに私、あなた、私たちは存在しません。"安全でない状態"は、想像できる以上に安全であるということです。"安全でない状態"は、内なる問いを無限大に委ねることです。達磨という、偉大なインドの聖人にまつわる素晴らしい話があります。達磨は、中国皇帝の前に頭の上に靴を乗せて現れました。皇帝がその靴の意味を訪ねると、達磨は皇帝に自分がどんな人間であるかを知ってもらうためだと答えました。この物語は、真の知恵に伴う"安全でない状態"を象徴しています。それは、思考によってどう頑張ったところで理解できるものではありません。

　人類は太古の昔から、直感的に知恵が本質的に女性的なものであることを理解してきました。多くの文化の偉大な女神たちは、この理解を象徴しています。しかし、知恵そのものは、男性性、女性性の極を超えています。女性性の本質は、シンプルにこの知恵の体現への道を指し示します。それ故、知恵を説明するイメージは本質的に女性的なものです。水、井戸、泉、谷、闇などは全てその例です。水は知恵の本質の最も偉大な象徴の一つです。なぜなら水の本質は逆説的だからです。それは、空であると同時に満杯で、弱いのに強く、抵抗を作り出しながらも自ら譲る存在です。最終的に、水はそれ自体を溜める器の形になりますが、その器がなくなり、形を留めなくなった後も水は存在し続けます。真に賢い人間とは、このような意味で水のような人間といえます。自分が賢いということを知らないために賢く、力について気に留めないために力強く、本当の意味で存在しないために怖いものを知りません。

　知恵を探し求める人々が問うのは、どのようにしてそのような状態を体得できるのかです。この問いは、全ての神秘、全ての偉大な宗教、科学の中心にあるものです。近代科学は、宇宙の全ての疑問を解決する一つの統一理論を見つけるための努力をし続けています。しかし人類はまだ、この問いへの答えが紐解かれることはないということを理解していません。その答えは事実、宇宙を消散させてしまうでしょう！答えは、個人の内側にあると同時に、問いそのものの内側にあります。知恵の

不確かさの奇跡

真の唯一の現れは、完全なる平凡さです。この天の光が個人に生まれる時（この表現自体が既に逆説的ですが）、その個人は消えてなくなり、全体の一部となって、自発的に無垢に機能します。皮肉にも、この状態は知恵が起こる前の個人の状態と完全に同じです。つまり、知恵は人間の内側を変えることがないのです。そしてこの理解こそが、知恵をもたらします！

　人類全体を見渡しても、体ほど賢いものは他にありません。人間がこの秘密を発見すると、宇宙の知恵の源へと踏み入り始めます。知恵は、体への完全なる信頼に根差しています。知恵を通して物事を見ると、人間の経験の領域にあるもの、思考を含む全ては、最終的に身体感覚としてシンプルにすることができます。体は、それ自体が感じるままに自由に感じることを許され、それ自体が考えるように自由に考えることを許され、それ自体のやり方で自由に行動することを許される必要があります。体のすることに、間違いはありません。世の中には調和に導く方法と、不調和に導く方法があり、全人類のジレンマの原因はその不調和にあるという概念自体が誤りです。宇宙には調和しかなく、知恵しかありません。体が経験することが何であれ、それに従っていくことで、自らの行動、考え、動きは一つの独立した源からくるのではなく、全体性から現れることが分かる必要があります。人生において個人的な選択が存在しないというだけでなく、選択する人間すら存在しません。従って、自由や決定論という概念そのものがありません。

　この48番の天の才では、夫々の人生において数々の挑戦に直面する時、いかに人間が無能感を持つかという事実から見てきました。この無能感は人間の旅の始まりであり、それは人類に最初からデザインされているのです。知恵は体で感じるものであるため、それはこの無能感の中にすら存在します。精神的不安は体の知恵の一つの側面であり、欲望、空想、怒り、満足、性欲も同様です。全ては体から始まり、体に終わります。全ての感情が完全にあるがままに認められ、信頼されると、この内なる深い恐れの振動は最終的に消えてなくなります。その恐れは実際のところ恐れそのものに対する恐れであり、正面からまともに対峙すれば、その他の恐れはシンプルに現れては消えていく肉体の感覚として捉えられます。この深い知恵の段階においては、それらが肉体の感覚であるのか否かを区別することは不可能です。例えば、強烈な至福感も、性欲や、更には肉体的苦痛ですら同じ感覚となります。体はシンプルにその知恵に従い、その知恵は体の感覚と同化する全てのものを消滅させてしまいます。先にも述べたように、48番の天の光の後に残るのは、完全に平凡な人間以外の何者でもないのです。

49th GENE KEY

天の光
再誕

天の才
革命

心の闇
反発心

世の中を内側から変える

対<ruby>対<rt>つい</rt></ruby>:4番
コドンリング:旋風のリング(49、55)

生理的関連部位:太陽神経叢
アミノ酸:ヒスチジン

49番の心の闇 ― 反発心

自業自得

49番の心の闇は、人類が集合的に高次元の意識へと上昇するプロセスの引き金を引く、眠った遺伝子です。殆どの人間の中で引き金が眠ったままになっているので、人間が確実に、一貫してある周波数帯に留まるよう助けています。つまり、人間が眠りから覚めないようにしているのです!人間が、より高次の現実に目覚めるためには、この49番の遺伝子の鍵の中に眠るスイッチをオンにする必要があります。スイッチが入ると、進化の初期ステージが始まり、人間の感情パターンに急激な変化を起こします。49番の遺伝子の鍵の章では、この初期の目覚めのプロセスを深く掘り下げていきます。しかし、その前に私たちは、何が人間の進化を妨げているのか、そして、その現象がいかに人間社会に蔓延しているかを知らなくてはなりません。

49番の心の闇「反発心」は、人間の振る舞いを司る遺伝子の鍵としては最もパワフルなものの一つといえます。この心の闇に少しも気づきがない場合、むき出しの感情はその人の人生と、人生の重要な決断を常に支配します。幾世代にも渡って、このDNAの側面は少しずつゆっくりと進化してきました。この心の闇の最も純粋な表現は、他人との情緒的繋がりを絶ち切ることです。しかし、後により高い周波数を見ていけば分かる通り、他人と情緒的に断絶できるという概念自体が、人間の作り出した大いなる幻想です。この心の闇の原初の目的は、周りの動物や人間を殺すことでした。人間の生き残りのための手段は、効率性に則っているので、もし古代の遊牧民だったなら、周辺の動物を殺すことになります。しかし、集落を形成し、農耕が始まると、人類は狩りよりも長期的に安定した食料を調達する方法を見つけていきます。昨今では、人類が肉を食べずにベジタリアンとして生きていくことも十分可能です。農耕に基づいた集落や、部族単位の生活が落ち着くと、49番の遺伝子の鍵は更に進化していきました。多くの意味で、生活スタイルの変化によって、人類はよりお互いと、住む環境に対して敏感になってきたといえます。

しかし、この遺伝子の鍵の進化はそこで歩みを止めています。一緒に生活している集団の部族意

識が強ければ強いほど、自らの部族の安全に対する恐れが強くなります。部族の遺伝子給源として
夫々自立しつつ、その元来の性質として、常に他の遺伝子給源に淘汰される危険と隣り合わせにあ
ります。49番の心の闇の側面は、生まれながらにして、脅威となる人間を殺す性質です。部族意識
が強いほど、他人との情緒的繋がりを容易に絶つことができます。つまり、この心の闇は、他の部
族の人間を容易に殺せるよう、彼らを人間として見ないようにする性質を表しています。現代社会
では、そのような部族の遺伝子給源の考え方から抜け出た地域もありますが、大半はまだです。現在、
世界で起きている、新しいグローバル意識と古い部族意識の間の戦いは、この49番の遺伝子が集
合的に突然変異していることに起因します。他の命に対して敏感な遺伝子グループと、そうでない
遺伝子グループの間にある溝はどんどん深くなっています。ここで気をつけたいことは、グローバル
意識も部族意識のどちらも、敏感さに欠けるということです。グローバル意識によって、部族の大切
なものが失われることがあれば、その反対の場合もあります。

　49番の心の闇による社会的、政治的、経済的問題は、とても複雑です。それは、この心の闇が人
類の最も古い宗教観と結びついているからです。人間が他の人間を殺せる能力が、何らかの宗教
観を持つことへ繋がりました。部族社会の中のトーテムやタブーといった掟は、他の人間の命を奪
うことを正当化するために生まれたものです。これらの殺し合いの問題は、他人への反発心から生
まれます。ここでは、この反発心が鍵となります。ある部族が他の部族に戦争を仕掛けるのは、自
分たちの独自性を感情的に侵害されたという反発心からです。反発心は、未だに人類の意識に影
響を及ぼしている部族的行動様式なのです。西欧の強国のトップにいるような人々でさえ、大半が
まだそのような感情様式に支配されています。それら全ての根っこには、偏見と主観に基づいた善
悪の判断からくる反発心があります。自分たちが善で、他の人たちが悪という考えを持つ限り、49
番の心の闇に捕われたままです。

　49番の心の闇とその周波数帯は、とても重要な55番の心の闇と繋がっています。この二つの遺
伝子の鍵はどちらも「旋風のリング」というコドングループに属し、化学的に深く結びついています。
現在、このDNAの領域で起こっている、とてもパワフルな突然変異プロセスを理解するには、この
二つの遺伝子の鍵を理解する必要があります。55番の遺伝子の鍵の突然変異が個人を通じて現
われる一方、同じエネルギーが49番の心の闇を通して現れると、社会政治的、経済的革命となります。
そのため、遺伝子の突然変異の影響は55番の心の闇よりも、この49番の心の闇を通した方が分か
りやすいといえます。49番の影響は、自分たちの地域の危機的状況や、世界中のニュースの見出し
の変化に見られ、55番の影響は、一人一人が夫々の人生で体験する内なる革命です。

　49番の心の闇の突然変異の影響は、人間関係に最も顕著に現れます。全ての人間関係は、人間
とこの世界に存在する部族意識を繋ぐものです。この意識に、今、何が起こっているのか理解した
いならば、自分にとって一番親密な人間関係を深く考察するより良い手はありません。49番の心の
闇は「反発心」です。そして、反発心は人との関わり合いなくして生まれません。それは、膝を強く
打たれて反射的に脚が伸展するような、外的な要因です。49番の心の闇の根本に、夫婦関係があ
ります。法的に婚姻関係にあるかどうかは関係ありません。そこに親密な男女の関係が成立してい
るかどうかが重要です。49番の心の闇は、個人的なレベルで、同性カップルを含む全ての男女の間
に生まれるお互いへの反発パターンを見るとよく理解できます。これらのパターンは、人間関係の

基盤に組み込まれていて、この反発がなければそもそも男女間の情熱は存在しません。「反発心」に油を注ぐのは、拒絶されることへの恐れです。この恐れは、無意識のレベルで全ての感情的、性的なパターンを支配します。敏感であればあるほど、恐れは表層にあり、それは神からの祝福にもなれば、苦しみを招く呪いにもなります。気づきをもって見ることができれば、パートナーと何か意見の衝突がある度に、自分自身の反発パターンに気づくかもしれません。意識を更に高めていけば、まだ体の中には感情的なうずきが存在していたとしても、反発することを防げるかもしれません。

　人と人との結びつきは、遺伝子レベルでは、広い意味での家族、地域、更には神との繋がりの中に見られます。人類最大の恐れの一つは、この結びつきから切り離される恐れです。それは、人間が誕生の時に経験する、母親から切り離されるという無意識の記憶に遡ります。それは、人間の中にある最も深い拒絶の記憶です。全ての無意識の反発パターンは、そのような恐れによってより強固になります。これらの反発パターンが、49番の心の闇の対である、4番の心の闇「偏狭」へ繋がることが容易に分かると思います。偏狭が反発心を招くこともあれば、その反対もあるでしょう。いずれもその原因は、人が他人から挑発され、自分自身の中から湧き上がる恐れの大きさに圧倒されてしまうことにあります。49番の心の闇は、人類が夫々の部族の中で、他の部族に生存を脅かされながら暮らしていた時代の名残りです。当然、現在でも多くの社会はこのような状態にあります。しかし、昨今見られる現象は、地球規模の気づきの前兆で、次第により洗練され統合されていくでしょう。多くの部族グループが存在する中にも、実際には人類は一つの大きな部族であるという事実があり、遺伝子を辿っていけば、人類は皆、人類の祖先であるイブに辿り着きます。人類の気づきがそのレベルまで到達すると、素晴らしいことが起こります ― 集団意識と部族意識の融合です。

　個人レベルで見ると、現在49番の心の闇に起こっている突然変異は、人間関係に変化をもたらしています。自分の目の前にいる人は、自分の鏡であるということはよくいわれてきました。しかし、世の中をも映す鏡であることまでは、人々の理解はなかなか及びませんでした。新しい気づきを司る太陽神経叢が、その本来の機能を発揮し始めると、人間は太古の昔から染みついた反発パターンを手放すようになります。人類は今、拒絶の恐れに対して反発しないよう学習中で、その影響力は小さくなってきています。未来の新しい気づきは、人類は皆オーラを通じて相互に繋がっているという、肉体と感情の両方からの理解を生み出し、拒絶されたり、置き去りにされたりすることは決してないことに気づかせてくれます。人類のお互いに対する感受性は、信じられないほど洗練されるでしょう。それによって全てが変わります。社会、個人、そして特に人間同士の相互関係に大きな変化が起こるでしょう。今、49番の心の闇の中の引き金が引かれるという出来事によって、連鎖反応が起こり始めています ― 遺伝子の中で巻き起こる旋風が、人類の文明を根底から揺るがすことになるでしょう。

心の闇の抑圧的振る舞い ― 無気力な

「反発心」の心の闇の抑圧的振る舞いは、全くの無反応となります。多くの人は、幼少期に植えつけられた刷り込みや、衝撃的な出来事によって、適切な情緒機能が削がれ、自身の感情をシャットアウトしたり、感情に対して鈍感になったりしています。これは、無気力や素っ気なさとなって現れますが、

拒絶への恐れがないかのように振る舞いながらも、実は奥へ押し込んでいるだけなのです。このような人々は、見かけ上は情緒的にとても安定しているかのように見えますが、人間的な情熱が欠けています。性欲は絶え、気概も見られません。全ての情熱を含んだ感情は、偽りの調和のために抑圧されています。多くの人間関係は、衝突を避けて安全なパターンに陥り、お互いにコミュニケーションを取らなくなります。差し障りのないやり取りのみに終始し、本音でぶつかろうとしません。そのような関係は、とても表面的なものになります。大きな落胆を隠し持ちながらも、殆どの場合、その落胆を認めないまま過ごしています。

心の闇の反発的振る舞い ── 拒絶

全ての心の闇の反発的振る舞いの根底には、拒絶への恐れがあります。49番の心の闇のこの振る舞いは、拒絶される前に拒絶するパターンです。誰かが自分に近づき過ぎると感じた瞬間に、その人を目の前から払いのけます。関係が親密になると、恐怖はより大きくなります。彼らは通常、傷つくのを恐れ、傷つく前に関係を終わらせます。従って、彼らは傷つくリスクを避け、しばしば独り身で生きる選択をします。しかし、彼らは遺伝子的に誰かと真剣に関係を持つようプログラムされているので、例え自ら好んで独り身でいたところで、真の満足を感じることができません。殆ど一緒に居る時間がない相手となら、彼らは安定した人間関係を続けることができます。仮に一緒に住んでいたとしても、二人の間には殆どコミュニケーションはありません。

49番の天の才 ── 革命

静かな革命

49番の心の闇に、より高い周波数が通り抜けるようになると、人類は前例を見ない変化と動乱の時代に入っていきます。これは、「革命」の天の才です。49番の心の闇は、人間の心の闇の中でも、遺伝子レベルまで完全に突然変異することになる最初の心の闇です。これは人類に大きな影響を与えます。なぜなら、人間が感情的になり、反発心を抱くことによって自らを犠牲にすることを止めると、地球上から暴力が急速に減っていくからです。様々な社会で見られる生活環境の変化も、この突然変異と切り離すことはできません。世界中で今だかつてない程、人種を超えて平和を愛する人の輪が広がりつつあります。革命は世界中で起きています。個人レベルでは、恋愛を通した革命で、その革命は個人の家族、地域、国全体、ひいては人類全体としての独自性へと影響していきます。

　人々の中で、行き詰まったエネルギーに気づきがもたらされた時はいつでも、革命が起こります。それは、自分が病んでいると理解したことの直接的な結果です。49番の心の闇の暴力的で偏狭な性質が存在するところでは、争いは避けられません。現在、遺伝子レベルで革命が進んでおり、その中で最初に起こることは、古い遺伝子的性質の排除です。一つの解釈として、49番の心の闇のあらゆる闇が、表面化します。人類を遺伝子の観点から見ることで、既存の考えや偏見に影響を受けず、

物事を客観的に見ることができます。つまり、世界で本当に何が起こっているのか、なぜ起こっているか理解できるようになります。この理解（4番の天の才の対）が、人類の反発しがちな傾向を乗り越えさせてくれます。しかし、49番の遺伝子の鍵の中にはとてもパワフルな力が潜んでいて、常にその影響を発揮する場所を探しています。低い周波数で、他の生命を奪う能力は、より高い周波数になってもその破壊的な側面は失いません。より高い周波数では、その目的は全ての低い周波数の存在を破壊することに変化します。これが、革命の理想的な原型です。

　社会的、政治的な革命にはいつも、政府を根本から変えるという、人々の夢が込められています。残念なことに、この革命はいつも、それ以前にあったものと同時に、それまであった良い側面も壊してしまいます。49番の天の才の目的は、この爆発的な新しいエネルギーと気づきを、世界へもたらすことです。個人的（遺伝子の鍵55番の役割）というより、より集合的、社会的な影響を与えます。49番の天の才には、社会の中の非効率的なやり方を改革したいという、強い願望があります。この天の才を強く体現する人は、人種間の社会改革に何らかの形で関わっていることが多くあります。49番の天の才の革命は、歴史上繰り返されてきた多くの革命とは異なります。それは、反発心から起こす革命ではなく、真の意味の革命です。世界をより良い場所にしたいというこの衝動は、世界への深い理解に根差しています。

　49番の遺伝子の鍵が、遺伝子チャートにある人々は、人類が感情的障壁によって部族的考えを乗り越えられないために、どれだけ文明に制限がかかっているかをよく理解しています。彼らの役目は、恐れや縄張り意識に基づいた古い信条を、この世の中からなくしていくことです。しかし、この天の才は古いやり方を排除するだけでなく、古いやり方の中には、そのまま残していくべきもの、育てて成熟させるべきものがあることも理解しています。49番の天の才のエネルギーは、世界中で既に多くの人々の気づきの中に流れ込み始めています。世の中の革命を見ると、反発心から起きている革命なのか、真の意味の革命なのかは、一目瞭然です。反発心からの革命は、怒りと恐れに基づいています。一方、49番の天の才は古い感情的偏見の被害者ではありません。彼らは、他の誰かの反発を招くことなく、紛争を解決しようと試み、それと同時に、大きな未来へのビジョンに基づいた画期的な変化と新しい思想をもたらします。天の才の周波数は、恐れを乗り越え、生きとし生けるものへの思いやりに満ちています。

　更に、49番の天の才は現在の社会の仕組みがどのように機能しているのかを理解しているので、それを変化させるのにどれだけの時間が必要かも理解しています。49番の天の才が抱くビジョンは、集合的無意識から生まれたものです。その神秘的で深遠な事実は、天の才で生きる全ての人々を繋ぎます。より多くの人々が自然に周波数を上昇させていくと同時に、49番の心の闇の影響を受けない、新しい遺伝子構造を持った人間が、今後ますます誕生することで、これらの改革は世界中に広まっていくでしょう。しかし、この地球規模で起こっている突然変異によって、現在、このDNAの領域はおそらく最も不安定な戦場でもあります。私たちのDNAの中には、とても多くの恐れが存在し、それらはいずれ全て表面化されなくてはなりません。私たちの時間の尺度では、世界が平穏の兆しを感じるには、おそらくまだまだ時間が必要ですが、遺伝子の進化の観点から見ると、それはほんの瞬く間の出来事です。

49番の天の光 ― 再誕

人類の分岐点

49番の天の光は、「神秘的分離」の状態を生み出す、意識の大きな跳躍を意味します。49番の心の闇から天の才への視線の変化は、とても大きいものです。しかし49番の天の才から天の光への次元の変化は、超空間へと移行するような衝撃をもたらします。人類のDNAの中の、他の生き物を殺すことのできる同じエネルギー構造が、実は人類に完全な自由をもたらすための推進力にもなります。55番と49番の天の光の化学的繋がりの深遠な意味を、ここに見ることができます ― 二つは共同で自由の再誕、もしくは、再誕の自由を生み出します。これらの二つの遺伝子の鍵は「旋風のリング」というコドングループによって結びついています。49番の天の才が、古い世界を解体し始めた後に、世界を再建するのが49番の天の光です。この仕組みについて理解するには、天の才の意識の限界を知らなくてはなりません。49番の天の才では、「革命」は、まだ堂々巡りする傾向があります。恐れの周波数から抜け出すことができると、世界は目覚ましく変わります。急速に物事が劇的に改善され、目眩がするくらいでしょう。

しかし、人類のDNAには更なる秘密が潜んでいて、今現在もその種はあなたの中にあります。その秘密は、「神秘的分離」という言葉に隠されています。革命は、元来繰り返されるものです。意識の変容が起こった後は、人類は完全に新しいパターンと周期へと移行します。始まったばかりの遺伝子の濾過プロセスは、今後、幾世代にも渡って続いていくでしょう。人類に新しい突然変異が根づくには、とても複雑なプロセスを経る必要があります。遺伝子学では、遺伝子には、人間の態度と表現型に確実にある特定の影響を与えるものと、必ずしもそうでないものがあります。影響を与える遺伝子は、浸透性の遺伝子と呼ばれます。49番と55番の天の光に関係したコドンの中の突然変異の浸透率は、大きな重要性を持ち、人間の振る舞いのパターンに劇的な変化を起こします。しかし、一つの種の全遺伝子給源の隅々まで突然変異を浸透させるには、多くの要因によって限界が敷かれています。その要因の一つに、劣性遺伝子があります。それは、突然変異の浸透のスピードを著しく遅れさせます。

従って、そのような突然変異が、全人類にやってくる可能性は低いといえます。一番の可能性として、突然変異によって現在の人類が二つに分割されることが挙げられます。例えとしては、今から四万年前、世界には、かなり系統が異なる原始人、ネアンデルタール人とクロマニヨン人が生息していました。クロマニヨン人は、知られている最古のホモ・サピエンス（人類）の系統である一方、ネアンデルタール人はそれよりも更に古い、35万年も前から続く別の系統から来ています。理由は明らかになっていませんが、古い系統の人種、ネアンデルタール人は絶滅しました。49番の天の光は、人類の進化の一部である「再誕」の原型について明らかにします。これはつまり、人類の進化の道筋の中で、時折、古い種の中から新しい種が現れる現象について説明するものです。古人類学では、これは「ミトコンドリア・イブ説」＝アフリカ単一起源説と呼ばれています。しかし、神話に登場する不死鳥のような新種は、その親種とは似ても似つきません。古い遺伝子を基にして、全く新しい種が生まれるプロセスです。これが、49番の天の光の核心「神秘的分離」の意味です。革命は、ある一

定の周波数帯の中をぐるぐると回り続けますが、進化は突然の跳躍を必要とする螺旋状のプロセスです。そのような跳躍が起こる時、革命は再誕へと譲り渡されます。

既に、49番の天の才が、人類の文明の社会政治的基盤に深く関係していることは見てきました。49番の天の光は、そこに更なる気づきをもたらします。最初の気づきは、どんなに力強く、広範囲に渡る革命が起こったとしても、現在の世界の状況を修正するのは不可能であるということです。この現代社会の基盤は、常に恐れに基づいた決断をしてきた人種によって築かれたものです。そのように見ると、この文明社会全体は、そもそも芯から腐っているといえます。新たな未来を拓く唯一の方法は、ゼロからやり直すことです。49番の天の光はそのような観点から、とても手厳しいものでもあります。しかし、その目線は遥かに遠い未来の目標を見据えています。そして、その目標への道のりは、新たな出発 ―「再誕」からしか始まりません。この天の光が降臨すると、古い文明が崩れていく中、新しい文明が築かれていきます。二つのタイプの人間が、完全に異なった気づきを持って、共存する時代となります。人間の古い遺伝的自己相似性に属する系統は、恐れに根差して生き続けるでしょう。彼らは、これから周囲で起こる変化に間違いなく恐れおののくことでしょう。現在でも、そのようなパターンの前兆が世界には現れています。

これが全て本当のことならば、私たち個人は、そのような時代に何をするべきなのでしょうか。もし、そのような再誕が世界に訪れようとしていて、更に、集合的な進化の力によって、人類の未来が既に遺伝子的に決まっているのであれば、一人一人の個が何をしても関係ないのではと思われるかもしれません。もし、最も大きな革命の力でもってしても、現在の社会を修復することが不可能なのであれば、私たち一人一人がそれぞれの持つ天の才に従う目的は何なのでしょうか。多くの点で、これは本書が喚起する最も大きな問いといえます。

答えはとてもシンプルですが、深遠な意味を持ちます。この全く新しい社会の在り方へと移行する進化の跳躍は、私たち一人一人が、夫々の天の才を発揮できるかどうかにかかっているからです。もし私たちが、社会のあらゆる側面において、新たな革命の波を生み出すことができなければ、天の光の領域、意識の絶頂で起こる再誕は起こりません。再誕は、革命の有機的な開花です。私たちが現状の世界を修復することができないからといって、世界をより良い場所にできないということではありません。私たち人類の完璧な未来へのビジョンこそが、人類の遺伝子の分岐に必要な、周波数の変化を誘発する引き金となります。それは必ず起こります。なぜなら起こることになっているからです。しかしそれでも、私たちは、それが起こる未来を創造しなくてはならないのです。これは大いなる逆説です。

あらゆるものの中で進化の促進力が働いているのと同様、魂の領域から物質次元へと降りようとしている創造の力もそこには働いているのです。この創造の力は、49番の対である4番の天の光「許し」で詳しく説明されています。「許し」は、物質に降りようとする周波数のことで、通る道にある全てを浄化し解放します。この遺伝子の浄化によって、新たな人種の再誕が可能になります。天の光の領域そのものが、再誕の領域です。完全に再誕しなければ、天の光の意識に到達することはできません。真の覚醒を体験した人間は全員、そのような再誕を経験しています。天の光の状態は、それまでの人種の系統との神秘的分離、そして遺伝子レベルの離別の道を通らなければなりません。そのような覚醒を経験した者が、現在の進化の段階においては、遺伝子異常といわれるのはそのためです。

彼らは、未来から聞こえてくる反響音が、人間へと降り注がれようとしている中、初期の意識の開花を体現するとても稀な存在です。彼らは、人間の肉体が、未来の気づきを受け入れることができるよう、物質レベルで遺伝子が永遠に突然変異するよう促します。それが、彼らが持つ途方もなく大きな力なのです。あなたがこの文章を読んでいるということは、あなたもこのような初期の意識の開花を体現する一人になる可能性を、大いに秘めているということでしょう。皆さんも、それを聞いてわくわくしてきませんか？

50th GENE KEY

天の光
調和

天の才
均衡

心の闇
腐敗

宇宙の秩序

対：3番
コドンリング：イルミナティのリング（44、50）

生理的関連部位：免疫系
アミノ酸：グルタミン酸

50番の心の闇 ─ 腐敗

転写で失われるもの

何千年もの間、人類の文化にあまねく伝わる知恵は、驚くべき可能性を示唆してきました。ミクロ宇宙がマクロ宇宙を正確に映し出し、マクロ宇宙がミクロ宇宙を正確に映し出すという可能性です。「上の如く、下も然り」という、有名な神秘思想的原理もあります。もしこれが本当であれば、人間の体の奥底に、存在そのものへの答えを見つけることができるはずです。これは、ホリスティックな考え方から見れば理にかなったものです。実際、遺伝子の鍵自体が、DNAの64個の基礎的要素の中に、個人レベル、集合体レベルで、私たちが誰なのか、どこへ向かっているのかを説明する原型的暗号があるという考えを基に作られています。遺伝子には生命を生み出し、維持する内的プロセスを司るという別の顔もありますが、この前提でいくと、そのような遺伝子の側面と特定の原型の間にも、強い繋がりがあることが見えてきます。中でも50番の心の闇は、転写という遺伝子の処理を映し出す原型として、突出した存在です。

　50番の心の闇は、「腐敗」の心の闇です。腐敗といえば、多くの場合、私たちは権力を握る人物が個人的な利益のためにその力を乱用したり、誤用したりする政治的、又は社会的な腐敗を思い浮かべます。しかし、この50番の心の闇を掘り下げて見ていくためには、他の腐敗の概念を考慮する必要が出てきます。それは、情報の腐敗という概念です。情報の腐敗とは、コンピューターのデータ送信や、再読み込みの際に起こる誤変換を意味する言葉です。この50番の心の闇は、人間の社会的価値とも関係しますが、腐敗に対してこのような非個人的な見方をすることで、この言葉の意味を遥かに深く、客観的に理解することができるようになります。

　人生には、人間を司る自然の法則が存在します。一つの例に、人間には階層組織を作り出す傾向があるという法則がありますが、これは人類の哺乳類の先祖から生まれたものです。このような自然の法則の他にも、社会の中で一定の秩序レベルを保とうとする人工的な法則もあります。人間が階層組織を統治するために社会的法則を必要とするのは、人類が未だに階層意識で生きている

387

宇宙の秩序

からに他なりません。社会的階層は比較を生み出すため、貪欲や欲望、嫉妬、不可避な社会的腐敗が作り出され、結果として人類の間に大きな分断を生みます。人間の階層組織を作り出す性質は、お互いと競争し合う欲求からくるもので、その欲求は個の生存、最大でも部族の生存を目指す、脳の古い部分に根差しています。心の闇周波数は、このような恐れに基づいた人類の古い気づきの側面から作り出されます。しかし、人間の脳が進化し続けているお陰で、そこには他にも可能性が存在します。天の才周波数になると、50番の遺伝子の鍵は、人間の社会的交流に関する全く新しい現実を見つけ出し、その現実は今、世界において具現化の初期の段階にあります。

　人間の脳によって処理される情報は、心の闇周波数では、恐れを介して翻訳されます。これによって情報は腐敗し、歪んだ形で外の世界に現れます。遺伝子学においては、この50番の心の闇はRNAがDNAを複製する方法と強く関係しています。RNAは、DNAと似た化学物質で、その役割は新しいたんぱく質を合成するために遺伝子暗号の一部分を転写することです。つまり、RNAは生命に対する指示を読み込み、複製する伝達役です。転写という処理において、指示が翻訳される前に誤訳される可能性があります。これは、人間社会で起こっていることそのものです。恐れによって情報が誤訳されることによって、一つのグループの間に反発を招き、連鎖反応のように相手のグループの中にも同じ恐れを触発し、更なる反発が生み出されます。その結果は、50番の心の闇の対である、3番の心の闇の「混沌」です。

　古代中国人が50番目の卦につけた名前は、一般的に「火風鼎（かふうてい）～天下に堂々と存在する時～」で、宇宙の秩序と解釈され、そのシンボルは大釜です。ここからも明らかなように、古代の賢者たちは、50番の心の闇の最高の周波数における原型的役割をよく理解していました。社会全体の周波数が下がると、混沌と腐敗が支配するようになります。とても高い周波数で生活し、平和を謳歌した、孤立した社会や部族などが多く存在したことは知られています。しかし、問題は他の部族や家族、異なるしきたりを持つグループが一カ所に集まり、同じ領土に居住しようとした時に起こります。ここで再び、恐れに満ちた脳による行動が触発されます。この恐れは、情報を誤訳し腐敗させます。従って、腐敗とは集合体レベルで作り出された現実を表しているといえます。腐敗が存在するために、階層組織が必要不可欠であり、階層組織は一つの地域の中で秩序を維持しようとする低い周波数に基づいた試みです。概して、一つの法則を作り出した瞬間、同時に一つの反逆要素を社会に作り出すといえるでしょう。

　DNAとRNAの例えから分かるように、この腐敗の問題全体は、自然の法則の誤訳から起こるものです。50番の天の才はその最高の周波数に達した時、人類の全ての調和の青写真を握りますが、人類の古い脳の側面に根差した誤った転写処理が起これば、均衡は訪れません。この処理は、44番の心の闇「妨害」を通してより深く理解することができ、50番と共に「イルミナティのリング」というコドングループを人間のDNA内に形成する化学的な架け橋を作り出します。44番の心の闇は、直に社会的誤解釈に繋がる妨害パターンを仕掛けます。ここから、50番の心の闇がいかに私たちを取り巻く現在の複雑な世界に、深く関係しているかが見えてくるでしょう。テクノロジーの急激な進化によって、異なる法律や信条を持った様々な人種が、一つの集団として大釜に投げ出されることになりました。テクノロジーの劇的な革命にも関わらず、地球上のあらゆる文化において未だに古い階層意識がはびこり、最も豊かな国々によって国際社会が支配されるという地球規模の階層組

織が生み出されました。心の闇周波数では、この階層のトップには世界の秘密結社 ― イルミナティ といった闇の陰謀組織 ― が存在し、世界をコントロールしているという解釈がなされます。

　ニュースの見出しを通して見える現在の世界は、実際に世界が50番の心の闇を乗り超えようと、もがいている姿を映し出しています。腐敗は、地球上のあらゆる社会、政治、経済システムにはびこっています。豊かな国々は、階層組織によるコントロールによって世界の均衡を維持しようとする中、内側の腐敗によって苦しんでいます。どこを見ても、50番の心の闇の恐れに根差した考え方が蔓延しています。しかし、最終的に人類が学ぶことになるように、個人や一つのグループ、更には一つの国などを的にして、腐敗を撲滅することは決してできません。この惑星に均衡を取り戻すためには、腐敗自体を更に深く掘り下げて見ていく必要があります。腐敗は、世界の大きく歪んだ視点から生み出された単なる副産物であり、最大の根本的問題、階層組織そのものに挑戦を挑まない限り、腐敗はこれからも蔓延し続けるでしょう。

心の闇の抑圧的振る舞い ― 過負荷

50番の心の闇「腐敗」は二つの種類の人間を作り出します。反発的、もしくは抑圧的な階層組織の被害者と、個人の利益のために階層組織を利用する人間です。階層組織に屈する人は、それを恐れる人で、そのような人の内側で恐れは抑圧となります。彼らは世界の重みと身近な人たちを守らねばならないという重圧を重荷に感じます。彼らは階層組織そのものの被害者であり、社会システム内に捕われた人々の大半を占めています。社会システムから抜け出すことができない、もしくは抜け出したくないという思いから彼らは大抵、見かけの社会的責任を理由に、自らの夢を妥協して生きています。人間の創造性は夢の中にだけ存在するため、このような低い周波数は常に行止まりにぶつかります。深い恐れに向き合って初めて、創造力が社会システムを超越する出口を与えることができます。

心の闇の反発的振る舞い ― 無責任

階層組織を利用する人々も、階層組織の被害者と同じくらい、社会システムの被害者になっています。そのような人々においては、恐れは無意識の怒りとなって現れ、階層のトップに君臨する指導者たち、又は階層の下にいる人々へと向けられます。このような人々は、自らの行動の結果の責任は自分にないと思っているという点において、無責任な人々です。彼らは、富と名声に目をくらまされている帝国創設者、産業人、優秀な実業家です。彼らは又、社会のあらゆる階層に見られる、反逆者や犯罪者、腐敗官僚です。集合体レベルで見た時、彼らのそのような生き方は無意識ではあるものの、彼らが全ての階層組織に共通の醜悪さを表現する人々であることには変わりありません。

50番の天の才 ― 均衡

自己組織する聡明さの振る舞い

50番の天の才を理解することは、これから何年も先に渡って、人類に大きな希望を見いだしていくことに他なりません。50番の心の闇は、階層組織を超えたところには必ず新しい社会モデルが存在するのだという、この希望に関するヒントを内在しています。50番の心の闇を通して、人間の脳を通過する情報が腐敗するのであれば、次には、「情報が腐敗しなかった場合、どうなるのか?」という質問が自然と生まれてくるでしょう。個人レベル、集合体レベル共に、全ての人間の内側に調和を作り出す生まれ持った暗号が存在する ― というのがその答えです。50番の天の才は、人類の生活の質と世界平和に向かう未来の可能性とのバランスを取る、内なる均衡点を持っています。「均衡」の天の才として、50番の天の才は内なる深遠な平和への鍵を握っています。

その他全ての遺伝子の鍵の理解なくして、一つの遺伝子の鍵を真に理解することは不可能で、全ての鍵の本質を知ることがとても重要である理由です。一つのDNA分子の中には、64個の天の才が化学的な原型という形で含まれているため、程度の差はあれ、全ての原型が一人の人間の存在の内側で共鳴しています。ここで、50番の天の才「均衡」と、59番の天の才「親密さ」の間に、興味深い関係を見つけることができます。二つはある意味で、50番の天の才が均衡の青写真を持ち、59番の天の才がそれを施行するという関係になっています。心の闇意識においても、59番の心の闇「不誠実」と50番の心の闇「腐敗」の間に、深い繋がりを見つけることができます。親密さは、世界に均衡をもたらす鍵を握っています。ここでいう親密さは、人間同士の交流における誠実さのことです。すがすがしいグループのオーラを作り、全ての隠された指針を表に出すことが、誠実さが担う重要な役割です。この役割なくして、真の均衡に到達することはできません。

心理学者のカール・ユングの言葉に、以下のようなものがあります。「親が人生でやり残したことほど、彼らの環境、特に彼らの子供たちに強い心理的影響を与えるものはありません」。これは、50番の天の才において特に妥当性があり、一つの世代から次の世代へと価値観が引き継がれることに大きく関係しています。両親の間に抑圧された秘密や感情があると、それは彼らの子供を通して現れ、両親がそのような現象の責任を自ら取らない限り、不穏な雰囲気が生み出されます。ほどんどの親がその反対の態度を取り、問題の責任は自らにあると考える代わりに、子供を正し、助け、訓練しなければならないと思っていることは明らかです。この普遍的法則は、特に子供の最初の七年周期に当てはまるものです。この周期を抜けた頃には、全般的な態度は既に完全に刷り込まれており、子供は何らかの形の深い理解によって、背負わされた感情的負荷を取り除く必要が出てくるでしょう。七歳以下の子供を持つ親は、子供たちによって映し出される自らの態度をしっかりと受け止めることで、子供との間のオーラを浄化し、家庭に安定した均衡をもたらす、またとない機会を得ます。

これと同じ法則を、より大きな社会的なグループ、事業、地域全体にも当てはめることができます。50番の遺伝子の鍵の高い周波数は、グループに均衡をもたらすのに驚くべき効果を発揮する、力強い波紋と電磁気の流れを作り出します。50番の天の才に辿り着いた人がいる場所には、家族や事業、はたまた人種全体といった社会的なグループの中に常に均衡点が存在します。このような50

番の天の才を遺伝子の鍵チャートの主要な遺伝子の鍵として持つ人々は、地球上で大きな責任を背負っています。50番の天の才の大釜が、特定の地域や家族の社会的価値観とすると、50番の天の才の役割は、大釜の中に均衡を作り出すために、材料のバランスを取ることです。このような人々は、どのようなグループの人々の嗜好や要求でも正確に理解し、彼らに合わせて材料を調節することができる料理人のような人々です。この天の才は、人間同士の交流に関した技術を要する、複雑なもののように聞こえますが、このような人々は頭で考えることなく、グループの中に調和を作り出すことができます。彼らの真の力は、彼らのオーラの中を通り抜ける高い周波数に根差しています。

これまでに、50番の天の才が、社会的な均衡へのある種の遺伝子の青写真を持っていることを見てきました。そのため、この天の才はとても複雑な原型です。社会的な均衡を保つためには、個人とグループ全体の要求の両方を考慮する必要があります。このように見ると、50番の天の才が掲げるビジョンは、45番の遺伝子の鍵でより詳しく説明されている、多頭的階層という階層組織を超えた社会モデルの概念を土台としたものといえます。つまり、多頭的階層とは、個人の内側で均衡が保たれない限り、グループにも均衡は訪れないという概念です。従って、多頭的階層はその他全てを差し置いて、個人の均衡を優先します。これは、個人を創造的な方法によって力づけ、個人が信頼という素晴らしい恩恵を享受するよう促します。個人が、グループへの貢献に対する自らの責任を取ると信頼することによって、そのグループ内にはとても力強いエネルギー領域が築かれます。

50番の遺伝子の鍵の対とコドングループも又、多頭的階層モデルにおいて重要な役割を果たします。3番の天の才の「革新」は、遊び心と創造的自由を生み出し、多頭的階層そのものに力を与えます。個人が、個人の自由の中において信頼された時にのみ、本当に健全なコミュニティとして輝きます。3番の遺伝子の鍵は、実際、人間の肉体内の個々の細胞の突然変異を支配します。それと同時に、社会的なレベルでは、グループ全体も力づけられ、調和として組み込まれていきます。グループの均衡は、44番の遺伝子の鍵とその天の才「チームワーク」によって更に向上します。チームワークは、50番の天の才と共に、多頭的階層モデルの土台を形成します。真の均衡とチームワークは、常に自己組織化に基づいたもので、外側からのコントロールによって成功するものではありません。それは個人の自由と、その自由から生まれる自己組織する聡明さへの信頼を通して達成されるものです。

50番の天の光 ― 調和

イルミナティの集結

50番の天の光は、50番の天の才から生まれるプロセスの自然な延長線を辿った頂点にあります。均衡を作り出すことは、継続して対極にある二つのものの間のバランスを取るプロセスですが、完璧な均衡が生まれるまで二つの極から極への移動距離は次第に小さくなっていき、最終的には二つの極の間隔がなくなります。あらゆるシステムにおける全ての要素に、完璧で永久な共鳴をもたらす周波数レベルの暗号が真の調和です。均衡は崩れることがありますが、調和は常に一定で無限大です。調和は、宇宙とその中にある全てのものの真性です。それは、作り出す必要がない代わりに、

宇宙の秩序

既に存在する領域へ踏み入ることを必要とします。天の才では、意識は個人の均衡をより大きな社会的均衡の一部として経験することができます。グループ内での真の所属意識は、細胞レベルで内なる均衡を促します。しかし、天の光になると、この均衡は更に深まります。

　50番の天の光は、人間の気づきと天体又は宇宙の意識と調和させる経験を作り出します。肉体において真の調和を経験するためには、まず全ての分離感を消滅させなくてはなりません。それができて初めて、宇宙の調和といわれる状態へと融合することができます。この50番の天の光に到達して初めて、大釜の高次元における意味を真に理解することができます。多くの文化において、大釜は高次元の意識を受け取る器の象徴と捉えられてきました。天の光では、肉体という大釜を真空にするために、オーラ体における全ての不均衡を撲滅する必要があります。これが人間のDNA内で起こった時、肉体は最も高次元の普遍的な周波数と深く共鳴する空間となります。そのような周波数は、実際に肉体そのものを消滅させ、人間に宇宙が真の大釜だと経験させます。大釜はいくつかの文化においては、大いなる太鼓として解釈され、惑星や恒星の動きはこの太鼓によって演奏されるリズムであるとされます。

　50番の天の光を通して、人間社会の真の姿を見ることができます。人間は基本的に音楽の要素なのです。50番の天の光のレベルから経験すると、全てが音楽となります。個人の人生は、宇宙の楽譜の上に乗せられた音色であり、それらは進化がより深い調和を明らかにするに従って、より素晴らしく滑らかなものになっていきます。このより高い社会での調和は、人類が心の闇意識の領域を超え、人類の全ての文明の根底にある調和の青写真を理解するにつれて、徐々にその姿を現すようになるでしょう。これが、44番の天の光で説明されている「神性な共同統治」として実現されると、人間の遺伝子中でこのコドンが覚醒し、人類はより高次元の調和した進化の幾何学に気づくようになるでしょう。人類の高次元のオーラ体は、覚醒へ向かう力強く一貫した形態へと、自己組織化されるようにデザインされています。これが、「イルミナティのリング」の働きです。

　人類は、これまでも常にイルミナティや、選ばれし者たちの存在を感じていました。人類は彼らを伝説や夢、更には陰謀説にまで登場させてきました。しかし、一般的にイルミナティと呼ばれている存在は、理想から歪められてしまったものです。その言葉は、実際には天体や昇天した主指導者たちのより高度な進化を指していますが、彼らは決して人類と分離された存在ではありません。彼らは、人類のより高い振る舞いの化身です。人間の高次元の肉体が、低い次元の本能や感情を変異させるに従って、人間はそれらの高次元の調和の周波数領域へと移行するようになります。この領域は、人間を引き寄せ、徐々に人間のDNA細胞を変容させ、高次元の機能になります。私たちは今、イルミナティの集結の時に生きています。これまでに類を見ない地球レベルの変化の時です。覚醒がより多くの人々に広がっていくにつれて、個人の覚醒した高次元の肉体はより高度な共同体レベルの調和へと導かれ、人類全体の周波数を高めます。最終的には、イルミナティが全人類を自らのレベルにまで引き上げることで、人類はやっと自らを統一された一つの宇宙的存在として経験することができるでしょう。

　50番の天の光が、人類の間に姿を現し始めると、調和の全能のエネルギーが、人々とその仲間たちに注がれ始めます。社会的均衡を実現するために、地中深くに隠された問題は、白昼の下にさらされます。天体の周波数の力が、心の闇レベルの低次元から高次元へと意識を引き上げるため、

392

一人の人間の中にこの天の光が開花すると、周囲にいる人間全員の内なる天の才の引き金を引きます。人類は、この50番の遺伝子の鍵を通して、宇宙的調和に到達するよう運命づけられていますが、そのためには長期に渡って均衡が維持され、高次元の調和が活性化される必要があります。私たちは、この高次元の調和が、「神」との一体化だと知っています。

　50番の天の光には、もう一つの秘密があります。それは偶然にも全ての変容の基礎であり、又、あらゆる生物の種において、DNA細胞の変異に特別な関係を持ちます。この50番の遺伝子の鍵は、全ての変容のプロセスにおける転換点を表します。その存在は常に、一つの状態から別の状態への量子的跳躍を表します。この遺伝子の鍵が遺伝子の鍵チャートにある人々は、周囲の人たちの大きな意識の変化を促す可能性があります。一人の人間にこの天の光が現れる時、それは人類の進化全体における大きな転換点となります。50番の天の光が世界に現れる度に、3番の天の光と対となって、人類の細胞の突然変異を促進します。そのような変化を予測する一つの方法は、社会的多頭的階層 ― 階層組織の制限を課されることなく、共に創造的に働く、一人一人が自信に溢れた人々によるグループ ― を探すことです。これらは、50番の天の光が既に世界に現れている可能性を示唆する初期のサインです。易経の50番目の卦の名前は、「火風鼎（かふうてい）～天下に堂々と存在する時～」で、宇宙の秩序でしたが、まさにそれが50番の天の光が人類にもたらすものです。

　人類全員が、この50番の天の光が伝えるメッセージから、勇気をもらうべきでしょう。それは6番の天の光の「平和」と共に、人類の運命を司り、守る、真のマスターキーの一つです。例え見たり感じたりできなくても、外側の人生の表面下には調和が存在しています。人間の覚醒の青写真は、50番の天の光の地下金庫の中に厳重に保管されています。50番の天の光によって象徴される、深遠な宇宙の法則は、最も卑劣なものから、最も高尚な自己犠牲におけるまで、人間の行動全てを司っています。あなたが誰であろうと、あなたの行動は生涯を通して、徐々にあなたを聖なる調和へ導いていきます。ほとんどの人間が、内なる深い場所でこの大いなる調和の反響音に触れる経験をすることでしょう。一部の人々にとって、自由への愛と協力のビジョンから生まれる調和は習慣となるでしょう。50番の天の光についていえることは、その力が更に大きくなるにつれて、それは人間のグループや地域を指揮し、美しい交響曲に育てるということです。そこでは人間は楽器となり、意識そのものは、人間を介して奏でられる音楽となります。

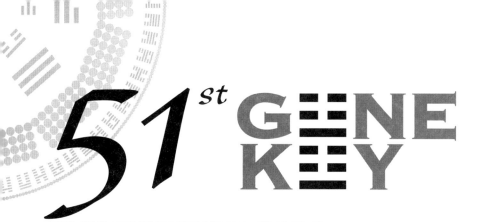

天の光
覚醒

天の才
自発性

心の闇
動揺

自発性から儀礼の通過

対:57番
コドンリング:人間性のリング（10、17、21、25、38、51）

生理的関連部位:膀胱
アミノ酸:アルギニン

51番の心の闇 — 動揺

恐れの門

51番の遺伝子の鍵とその周波数のスペクトルは、人間を覚醒と呼ばれるプロセスや経験に導くだけでなく、人間の振る舞いに関する幾つかの驚くべき秘密を含んでいます。遺伝子に基づいた人間の性質の中でも最も顕著なものの一つに、生まれ持った競争心があります。51番の最高の周波数レベルに辿り着くまでは、人類はお互いに競争し合うよう駆り立てられます。このエネルギーをどの方向へ向けるかによって、一体性または、分断のどちらかが生み出されます。対である57番の心の闇「不安」と共に、この51番の心の闇「動揺」は、人類の中に大きな騒動の種と不安感を生み出します。意識を天の才レベルの周波数に上げることができるまで、人類は多かれ少なかれ常にこの内なる動揺を感じているでしょう。

51番の心の闇が人類のエネルギー領域をそれ程までにかき乱す理由は、人間は人生をコントロールすることができないからに他なりません。人生には時折予測不可能なことが起こり、それらの出来事によって運命が大きく変わってしまう可能性があります。心の闇周波数では、そのような人生における偶発性は、いつ何時も不運が自分の身に降りかかるのではないかという、根本的な恐れに基づいた強い不安感を人類の中に生み出します。身近な人々に実際に不運が降りかかるのを目の当たりにして、この不安感はいよいよ増します。例えば、第二次世界大戦中のロンドン大空襲の最中は、一晩中、無作為に爆弾が投下されていました。ロンドンの主要な街道のほとんどが破壊され、爆撃で一家全員の命が瞬時に奪われる一方で、近隣の家屋は比較的無傷だということも多くありました。人生においても、どの家に爆弾が落とされるかという不安感が全人類を悩ませています。他人に不運が降りかかるのを見て、無意識に明日は我が身という恐れが生み出されるのです。

ショックな出来事は生きていれば誰もが必ず経験することですが、恐れが支配する心の闇においては、ショックなことが起こる可能性を恐れ、絶えず怖気づいています。人生に対する信頼の著しい欠如は、心の闇周波数の典型的な特徴です。人生を信頼することは、知性に関するものでもなけれ

ば感情的な問題でもありません。それは事実、純粋に身体的なものです。信頼は、体の細胞で感じるものです。信頼が欠けている限り動揺が収まることはなく、興奮して神経が高ぶり、ストレスを感じやすくなるでしょう。人類は動揺した状態では、恐れから人生に対して消極的になるか、怒りやパニック状態から人生に突進していくかのどちらかとなります。自らの周波数によって、ショックな出来事が起きた時の肉体的、感情的な対処法と、それに対する出来事への見方が変わります。高い周波数では、ショックな出来事は時空トンネルのように、新しい更なる高次元への移行を促す可能性があります。ショックな出来事は現実の基盤と、人間の現実に対する執着を直接揺るがします。この意味で、ショックな出来事の本当の役割とは、生命からの分離感を少しずつなくし、心の闇意識の偽りの安全から人間を解放することです。

　51番の心の闇は、必然的に免れようとすることに、全てのエネルギーを費やします。それは、究極的なショック ― 肉体が滅びること ― を否定しながら生きることであり、死を否定することによって、実際には生命力を枯渇させています。確実に訪れる死を完全に受け入れたものだけが、真に生きています。死から目をそらして生きれば、生命はその真価を失い、人間の感覚は鈍っていきます。51番の遺伝子の鍵は人類の競争心の根源でもあるため、人類は高次の目的を持たずに私利私欲のためだけに闘います。51番の心の闇の競争心は、頂点を制覇したいという欲求からくるものであり、それは自分を成長させるためではなく、他人に対して優越感を持つためのものです。心の闇周波数における人間の競争心は、トップを極めるため他人を払いのけて猛進する性質を持つため、非常に醜い争いになる可能性があります。競争心から見た他人は全員、自分が高みに昇るための道具に過ぎず、己の昇進のためだけに他人を利用します。優越感を感じようとするのは、死という避けられない運命の重圧から逃れようとする、儚い試みに過ぎません。これまでの歴史上、階層組織の中で頂点に登り詰めた人たちは、最後は平等に慎ましやかな死を迎えてきたのです。

　遺伝子の原型としての51番の遺伝子の鍵は、非常に特別です。特徴的なのは、それが入り口を表すことです。この入り口がどこに繋がるかは、自らのDNAをプログラムする周波数によって決まります。51番の心の闇の動揺には、物凄い量のエネルギーが蓄えられています。内なる目的や方向性を持たない場合には、危険な遺伝子の鍵となる可能性があります。動揺によって人間は、何かしらの反応を引き起こす行動を取り続けます。動揺はその落ち着きのない電気的エネルギーを解放するためなら何でもします。これは、動揺のエネルギーの解放という目的のためだけに行われ、あらゆる見境のない馬鹿げた行動に繋がる可能性があります。51番の心の闇に駆り立てられた人間は、他人が夢にも思わないような行動をすることがあります。このような心の闇の影響を強く受けると、不可思議な現象に繋がることがあります。彼らは実際に、恐怖心の克服を経験するかもしれません。しかし、この恐れ知らずの状態は、信頼に根差したものではありません。それは動揺がとても強くなった時、自分を消し去りたいという欲求から起こり、肉体の中にある恐れを掻き消します。

　51番の心の闇は、とても稀な人間、しばしば危険な人間を通じて集団に影響を与えます。51番の心の闇に強く影響されている人間は、酷い鬱状態に陥るか、世の中の重荷となります。このような人々の多くは、生命に対する敬意をほとんど、又は全く持たないため、全ての希望を失うか、不毛感から極端な行動に走ります。このような人々は、世界中で衝撃的な事件を引き起こし、どこにも安全な場所などなく、安全なものは何もないという大衆意識の恐れを増幅させます。凶事がいつ何時

起こるかもしれないという恐れは、まさにそのような事件をひっきりなしに報道するメディアによって更に強化されます。たった数人がこの心の闇の極端な方向に走るだけでも、世界が大きな影響を受けるというのは驚くべきことです。既に触れたように、51番の心の闇は入り口であり、心の闇周波数からこの入り口を通れば、恐れのレンズを通してしか世界を見ることができなくなります。

心の闇の抑圧的振る舞い ― 臆病

内向的な性質を通して51番の心の闇が現れると、ある種の臆病さとなります。このような人々は、少しずつ人生に失望していきます。心の闇の反発的振る舞いのように食ってかからないで、ゆっくりと心を閉じて内側へと引きこもります。このような人々には強い鬱傾向が見られ、人生において何にも熱意を示しません。この臆病さは、とてもパワフルなエネルギーの抑圧からくるものです。彼らは自らを解放する力を内に秘めているにも関わらず、シンプルに恐れに人生を支配させています。真の恐れは、恐れと向き合うことそのものに対する恐れです。皮肉にも恐れに向き合えば、それが幻想であったことが分かります。しかし、そのような心の闇の抑圧的振る舞いを持つ人々が勇気を出してその幻想から抜け出すことは稀で、むしろ惰性的に自己憐憫を繰り返すことを選びます。この鬱のサイクルから抜け出すためには、自分を助け出せるのは自分しかいないという事実に目を覚まさなければなりません。

心の闇の反発的振る舞い ― 敵対心

この心の闇の外交的表現は、敵対心となります。この敵対心は、恐れを知らぬ怒りと、強い不毛感の組み合わせから生まれます。程度の差こそあれ、これらの性質は世の中にショックな出来事を運んできます。このような人々は、他の人間に対する配慮の気持ちが欠けています。彼らは社会において競争心がもてはやされる、ビジネスからスポーツまでのあらゆる領域に惹かれる傾向を持ちます。彼らは、心の周りに頑丈な防波堤を張り巡らせた一匹狼といえます。彼らはしばしば、命を危険に晒す可能性すらある、危険で際どい状況に身を投じます。心の闇の反発的振る舞いにおいて、51番の遺伝子の鍵の根底にある強い動揺は、他人へと投影されます。従って、このような人々は他人の中の敵意も刺激します。しかし、そこに確固たる指針はありません。彼らはついそのように振る舞ってしまうだけですが、だからといって気が咎めることも一切ありません。そのようなパターンを止めるためには、最終的に動揺のエネルギーを、充足感をもたらす何らかの創造的な計画へと向けるしかありません。

51番の天の才 ― 自発性

幸運を呼び込む

51番の心の闇の入り口が地獄へ繋がる一方、51番の天の才は素晴らしい個人的な能力を発揮する場所と天賦の才の場所へと誘います。51番の天の才は、競争心が創造的な活動に活かされた時

に発揮されます。自分の創造的な情熱に従う勇気を持つことは、51番の「自発性」の入り口に踏み入ります。この51番の天の才は、個人の能力を発揮し活性させる暗号を持つため、人間の遺伝子構造の中で重要な位置にあります。自らの自発性に従うことは、踏みならされた道ではなく、内なる欲求に従う道を進むことです。このようなやり方で自分の運命に従う時には、安全網はありません。それは未だ誰も踏み入れたことのない道への大きな跳躍です。集団意識は、このような道を行く人々に畏敬を抱くと共に恐れもします。集団のやり方は安全第一ですが、個人の自発性に基づいたやり方は神秘的で不確かさを孕んでいます。これから見ていくように、それは真の覚醒への唯一の道でもあります。自らの創造性に従い独自の道を歩み始めることなしに、人間が覚醒することはありません。

　51番の天の才の入り口に実際に足を踏み入れる人たちは、先人たちに意図的に背を向けます。これまで学んだ教えや知恵に終止符を打ち、他人の真実ではなく、自らの真実を見極めるために進んでいきます。これは神話的な道で、しばしば旅人に多くの困難や試練が立ちはだかる暗闇の世界への旅に見られる道です。それは又、最終的には安息の場所へと帰る道です。それは、ハートによってハートの内側へと繋がる道です。38番と39番の天の才がそうであったように、この51番の天の才もまた戦士の原型です。しかし、51番の天の才は少し異なったタイプの戦士です。これは集合体レベルの恐れの戦いには全く関係がなく、「名誉」ともほとんど関係がありません。これは自らの恐れとの対戦であり、他の二つの遺伝子の鍵とは違い、そこに苦闘は見られません。そこにあるのは跳躍です。51番の天の才への跳躍は、高い周波数の自己への跳躍です。それは、ある存在のレベルから別のレベルへと覚醒する衝撃です。

　51番の天の才は、人間の競争心の最も高次元の表現です。このレベルでは、もはや他人と競い合わず、己と競うのみです。政治や財界、あるいは娯楽的な競争の場であっても、自分が上へと昇り詰めるために他人を蹴落とすのではなく、他人は自らの力量を映し出す鏡になります。例えばスポーツにおける51番の天の才は、他人との違いが分かることによって自らの天賦の才と長所を見つけ出します。この51番の天の才は、他人の得意分野で他人を打ち負かそうと努力するのでなく、他人との違いを活かすことです。真に自分自身を生きれば、自分だけの魔法のような天賦の才の力を解き放ちます。自らの自発性を発揮することは、それまでに学んだことや聞いたことを全て無視するということです。真の天賦の才を開花させる方法は、他にありません。これは恐れを通過する道であり、それを避けて通ることはできません。その恐れは、その人間にとって最もふさわしい形の最大の恐れとなって現れます。その恐れが何であれ、51番の天の才を通して向き合い、超越することになるでしょう。

　51番の遺伝子の鍵は、「人間性のリング」という遺伝子グループの重要な要素です。創造的な自発性は、全人類の精神（魂）の道です。人生において遅かれ早かれ、夫々の人間は群衆から離れ、私たちのハートの未踏の原野へと進んでいかなければなりません。これが真の道であり、人類の運命なのです。自発性が持つ生命力と勇気は、量子場からパワフルな反応を引き出します。従って、自らを信じてその信念に基づいて行動すれば、生命はより多くの援助を与えてくれます。自尊心の欠如を克服し、競争を超えることは、高次元の魔法を取り入れることです。自発性を発揮する人たちは、幸運と共時性の力を動員します。この意味で、51番の遺伝子の鍵は、忍耐強く自らのハートを信じる者に必ず褒美を与えます。それは驚くほどの幸運をもってあなたにショックを与えます！

自発性の天の才を持つ人々は、世界で初めて何かをする人々です。過去には他人の後に従った
ことがあったとしても、跳躍の時が来れば彼らは必ず自分自身の道を進みます。歴史上、人間はこ
のようにして一人一人がお互いの肩の上に立ち、人類の精神（魂）を進化させ続けてきました。51
番の心の闇が低い周波数の衝撃の回し者となるように、51番の天の才はポジティブな衝撃を世界
にもたらす使者となります。このような人々は、集合意識を覚醒させ、恐れに根差したやり方から人々
を脱出させるために現れます。誰かが道に迷っている時、51番の天の才を持つ人間は、人々が己
の道を進めるよう彼らの意欲を掻き立てます。51番の天の才を持つ人々は指導者ではないことを
理解することが大切です。彼らは自発性の発起人です。彼らは人類に幾つもの新たな始まりをもた
らすために現れるか、彼らの個性的で勇気に溢れる生き様が、人々を勇気づけ感化を与えます。

　51番の天の才は、組織の中で競争心を促進することで、特に商業界で重要な役割を果たします。
大規模なグループや組織において、64個の遺伝子の鍵は夫々が独自の遺伝子的役割を持ちます。
51番の天の才は、個人的業績のレベルではなく、ビジネス全体の風土に広く影響します。この遺伝
子が活性化した人間が増えれば、その会社の競争心は増幅するでしょう。しかしほとんどの人は心
の闇周波数の競争心を持つため、会社内に過度の競争が生まれ、従業員全体、特に経営陣の間に
動揺が生じます。しかし、64個の遺伝子の鍵が私たちに教えてくれるように、秘訣は量ではなく質に
あります。従って、例え51番の天の才を現す人物が一人しかいなかったとしても、その人間は会社の
集合的な形態形成場を通して、組織全体の向かう方向性を変えてしまう可能性があります。そのよ
うな人物が重要な役職に就いた時には、個人が抑圧されコントロールされる組織ではなく、個人を
勇気づけ、組織が全く新しい次元で機能するように、組織全体を生まれ変わらせることができます。

51番の天の光 ── 覚醒

雷のように与える

何千年もの間、人類は覚醒という現象に惹きつけられてきました。人類は、ある特定の人々がその
後の人生がすっかり変わるような経験をし、普通の人間には感じるだけで見ることのできない現実
と繋がることができるという経験に魅了されます。様々な霊的な教えにおいて、覚醒という言葉に
多種多様な解釈があることはいうまでもありません。覚醒には、数々の段階や度合いが存在してい
るように見えます。覚醒の新しい解釈の多くが、意識を梯子に見立て、一段一段昇っていくものとし
て捉えています。この64個の遺伝子の鍵の教えも又、意識の進化を人間の遺伝子を通したエネル
ギー的周波数の上昇によって、体と気づきの機能体系に変化を起こすものとして説明しています。
また本物の師と偽預言者の両方が、覚醒に至るための多くの条件をその教えの中で説いています。
さらに特筆すべきは、人類は現在、遺伝子と精神的な進化の最も重要な岐路の一つに立っているこ
とです。そのような時期には、この世の終わりを嘆く声と希望の声のどちらもがさらに激しさを増し、
夫々が自分独自の真実を強く主張します。

　51番の天の光は、このような全ての条件や教えシステムを跳ね除けます。それは全てを、シンプ

ルかつ明晰にします。51番の天の光にとって、意識は二つの状態にしか成り得ません。覚醒している
か、眠っているかのどちらかです。もちろん天の光の状態からすると、この覚醒しているか、眠って
いるかという分断そのものが言葉遊びのようなものに過ぎませんが、物質次元における現実からする
と両者には果てしない差があります。天の光の状態に入って行く前には、あることがその人間に
起こります。それは予測不可能な、原因もない、何かとても重大なことです。天の光の領域に踏み
込む人間に、その時に何が起こっているのか言葉で説明することはできません。世の中には、解き
明かされてはならない謎があります。覚醒前には、覚醒の科学が存在するかもしれませんが、覚醒
後には科学の存在は消えてなくなっています。ここには、逆説が存在します。51番の天の光は、精
神世界の様々な専門用語や体系を超えたものです。そこには独自の言語があり、その言語はシンプ
ルで衝撃的なものです。それは、人類が覚醒するまでは、人類は眠っているという言葉によっていい
表されています。覚醒には、段階がありません。51番の天の光にとっては、意識の段階を順序づけ
る全ての行為は馬鹿げています。それは覚醒していない人々が、自分たちの眠りの深さを段階分け
しているに過ぎません！

　それでは、覚醒とは一体何のことで、どのようにして覚醒した人間とそうでない人間を見分けられ
るのでしょうか？ これらは、眠れる世界の大いなる疑問です。覚醒した人間に同じ質問をすれば、彼
らは恐らく「そんなことは重要ではない。覚醒するまでは、なぜそれが重要でないか決して理解で
きないだろう」と答えるでしょう。そのような疑問は、覚醒していない人々にしか重要ではないのです。
人間は、覚醒によってその他の人々とは隔たった存在になることは事実です。それは意識の深い部
分が変わるからではなく、遺伝子に基づいた物理的な肉体と、その機能が変わるからです。その逆に、
いつか科学による遺伝子操作で覚醒を誘発できる可能性があるともいえるでしょう。それは理論上、
可能であるかもしれません。しかし人類が眠っている限り、人類は貴重な資源をそのような霊的な
志に費やすことはないでしょう。低い周波数は私欲に基づいており、覚醒は私欲とは全く無縁です。
加えて、覚醒はとても繊細な進化のプロセスです。それは個人による努力の結果ではなく、宇宙全
体に作用する、より大きな進化の力が可能にする自然に起こる進化の跳躍です。つまり、覚醒は一
つの神秘であり、その性質を明らかにすることも、それが同じように繰り返されることも許しません。

　深い眠りの中で、人類はこの覚醒という現象を理解しようと必死になっています。しかし51番の
言語を使っていえば、圧力をかけたところで、その謎が明かされることはありません。人類は誰かに
覚醒が訪れる時には、何らかの兆候があるのではないかと考え、覚醒に至る道を作ろうと努力して
きました。しかし、そこには兆候などありません。覚醒はこれまでに、善良な人々と、醜悪な人々の
両方に起こってきたのです！ 過去に覚醒した者たちがどんな言葉や道筋を残してきたとしても、覚
醒への道は存在しません。覚醒するということは、大いなるジレンマです。覚醒した後に何をいおう
と人々によって誤解されるため、言葉の根底に流れる周波数が伝わることを信じて話すしかありません。
覚醒していることを装うことも簡単です。力強いオーラを持つ人なら誰でも、自分が覚醒していると
主張することができ、更に自分が覚醒していると信じ込むこともできます。神秘体験も又、覚醒と誤
解される可能性があります。たくさんの常に人間に起こる多くの神秘的な出会いや先見の明の状態
がありますが、覚醒とこれらの体験は完全に異なります。多くの偉大な神秘家たちと、彼らを通して
伝えられた偉大な啓示による教えのシステムですら、真の覚醒の領域に触れることはありません。

GENE KEYS　51番の鍵　震為雷

　真の覚醒はシンプルに全てを見抜くものであり、態度や経験とは微塵も関係がありません。覚醒は、訪れては去っていくものでもありません。一度訪れれば、永遠に去ることのないものです。本書の64個の天の光の説明を一つ一つ読んでいくと、覚醒は実に多様な行動様式を持つことがよく分かっていきます。51番の天の光は、これら一つ一つの天の光全ての土台であり、真の覚醒なくしてこの状態を会得することはできません。覚醒を言葉で説明すれば、それは全体から分離された自己の永遠の消滅であり、体内における物理的な突然変異によって起こるものとすることができます。どんなに瞑想や精神性を高める訓練を積んでも、この突然変異を引き起こすことはできず、そういった行為によって覚醒が起こるかどうかも定かではありません。この突然変異は人間の経験や振る舞いに全く関係がないため、それに影響を与えることは不可能です。これは、精神世界における数ある幻想の中でも最大の幻想です。

　人類は、ノーという返事を受け入れたくありません。何かできることがあるはずだと思いたいのです。しかし、この領域は、自分自身を生きること以外に人類がなす術を持たないという一つの領域です。覚醒は、自分自身を生きることによってそれが必然となった人間に起こります。しかし、自分自身になろうとすることはできないというのは皮肉なことです。それは、シンプルに生まれ持った才能なのです。「動揺」の心の闇が、いかにこの遺伝子の鍵の最高レベルへと繋がっているかも、ここから見えてきます。例え覚醒したとしても、自らの存在が他人に精神的な動揺を与えるのです！　事実、天の光状態は全ての段階を超え跳躍した状態であり、その跳躍は空へと向かいます。跳躍に向けて準備をすることはできません。跳躍を決定づける前兆となるものもありません。さらには、あなたが跳躍を遂げるというよりも、むしろ跳躍があなたを連れていくかのようです。

　51番の天の光は、他にも多くの秘密があります。そこには、イニシエーションの秘密の数々も含まれています。私たちが生きているこの宇宙は、絶え間なくあらゆる物質を生み出しています。物質世界は常にそれ自身に向かって働きかけています。原子が他の原子と衝突し、小惑星は他の惑星と衝突し、人間は他の人間と関わり合うことで衝突しています。それは、あらゆるものが、その他のあらゆるものに浸透しようとするゲームです。そのような浸透は全て何らかの衝撃となり、ある種の突然変異や変容をもたらします。死そのものも、一つの形がそれを構成する様々な物質の形に帰っていく変容です。覚醒に至る前は、形は依然として形であるため、人間はいつもある種の強烈な影響や衝撃を被る恐れがあります。そのような衝撃は、実のところ自己という世界の境界線を揺さぶるイニシエーションの役割を果たします。覚醒後には、全ての形はお互いに浸透し合うものとして経験されるため、もはやそのような強烈な影響や衝撃を受けることはありません。気づきが個別の肉体に限定されないため、衝撃は起こりようがないのです。イニシエーションには常に一定の環境が要求されます。そして、覚醒はそのような環境の概念そのものを消し去ってしまいます。

　これまで見てきたように、覚醒の概念には多くの混乱が伴います。それは肉体レベルの恒久的な突然変異であり、体内の知覚器官における根本的な変化をもたらすものです。古代中国人は、51番目の卦を雷に見立てましたが、まさにそれは雷のように不意に人類を直撃します。覚醒はいつも不意に訪れます。それはたった一度だけ訪れ、一度訪れれば永遠に留まります。一度覚醒した後は、また眠った状態へ戻ることはありません。この遺伝子の鍵における雷は、生命の雷そのものです。それは雷のように衝撃的に与えることです。覚醒した人間は与えることしか知らない器となり、自らを通り抜ける

401

自発性から儀礼の通過

　生命の流れを妨げるものは何もありません。このように与えることは紛れもない愛の行為ですが、それは必ずしも愛情としての愛として現れる訳ではありません。事実、それは宇宙の普遍的な愛です。

　51番の天の光に関して最後に伝えておくべきことがあります。それは現在の人類の進化の時期から見て、大きな重要性を持つものです。これまでは個人の視点からのみ51番の天の光を見てきましたが、それは遥かに広い範囲にも影響します。この遺伝子の鍵は、「人間性のリング」の一部としていつか訪れる全人類の覚醒を約束します。実際に、将来この天の光は遺伝子給源全体を覚醒させ始めるでしょう。将来、人間関係における覚醒が起こり、次に家族で、その次に地域全体で覚醒が起こる時がやってくるでしょう。そして遂には、人類の遺伝子全体に雷が鳴り響く時がやってきます。そうなれば、人類全体が一つの個性を持った宇宙的存在として覚醒し、自らの真性を理解するようになるでしょう。個人の覚醒と同様、この現象は段階的なものに見えますが、そうではありません。それは気づきにおける予期しない突然の衝撃であり、それは自らの細胞とDNAを通して起こる突然変異の連鎖反応の結果です。人類が覚醒すると、人類は時間を超えていきます。人類が初めて真にその目を開いて覚醒すれば、それは気づきそのものの歴史においてかつてない最大の出来事となるでしょう。

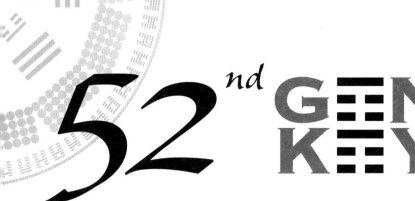

天の光
不動

天の才
自制心

心の闇
ストレス

不動点

対：58番
コドンリング：探求のリング（15、39、52、53、54、58）

生理的関連部位：会陰
アミノ酸：セリン

52番の心の闇 ― ストレス

恐れの表現型（フェノタイプ）

現代社会における最大の現象の一つ ― ストレス ― の原因は、52番の心の闇にあります。ストレスの影響は主に肉体レベルで現れますが、他にも多くのレベルに影響を与えます。52番の心の闇と、その対である58番の心の闇「不満」は共に、健康を脅かす人間の遺伝子に深く根づいた二進法のパターンです。これは特に、人類を集合体として見た場合にいえることです。ここで、ストレスに関してとても重要なことを理解する必要があります。ストレスは個人レベルの圧力ではなく、人類という集合体レベルの圧力だということです。ストレスは個人の問題によって生まれるのではなく、生きている人間一人一人から生み出されるエネルギー領域です。これはストレスが、環境や周囲の人々と深く関係していることを意味します。

　私たちの実際の環境は、人間のオーラの境界線によって形作られています。平均的な人間のオーラは通常、部屋の約半分を満たすくらいの大きさで、もし他人と同じ部屋にいるとすれば、その人とオーラを共有していることになります。より多くの人々が同じ空間を共有すれば、集合的オーラは大きくなります。人口が集中している街や都市では、例え自分の神聖なマイホームにいても、人類の集合的なオーラから逃れることはほぼ不可能です。人里離れた地域であれば、オーラの密度はもっと少なくなり、ストレスの度合いは低くなります。しかし現在、世界の人口がこれだけ多いと、その広大な集合的エネルギー領域から完全に逃れることは不可能です。何十億というオーラが合体して、世界を覆う広大な皮膚のようなベールを作り出しています。このベールこそが、全人類の真の意識の統合を理解し、経験することを阻害するものです。これが、東洋において知られる「マーヤ」― 壮大な幻想 ― の構造です。

　人間のDNAは、驚くべき物質です。DNAに内在する化学暗号は生来決まっており、これらは周りのエネルギー領域の振動波に非常に敏感です。遺伝学者たちは、個人の遺伝子構造を「遺伝子型」（ジェノタイプ）、その遺伝子型の表現を「表現型」（フェノタイプ）と表します。つまり、遺伝子型を通過

するエネルギーの周波数が、ある程度、表現型を決めます。これは、人間の気分や態度、更に最も重要な自己イメージが、環境によって決まることを意味しています。非常に繊細なレベルから見ると、人間の環境は亜原子粒子世界の振動によって作られています。肉体がどこにいようと、あなたの環境は、あなたが波長を合わせている周波数によって決まります。52番の心の闇の視点から見ると、人類の集合的表現型は、恐れによって形成されています。そのため、人類は強いストレスに晒されていることになります。

　この領域から逃れる唯一の方法は、エネルギーレベルにおいてこの領域を超越することです。これは容易なことではありません。それでも人間は、遺伝子型を通るエネルギーの周波数をどうにかして上昇させる必要があります。周波数が上がると、表現型 ― 自らの本質をどのように体験し、その本質がどのように表現されるか ― も変化します。大半の人間は、ごく僅かな時間であればこのエネルギー領域の上層へ上がることができますが、大抵の場合はすぐに元に戻ってしまいます。人間がストレス領域から永遠に逃れることは、滅多にありません。ここで重要なポイントは、内側の環境 ― 思考や感情 ― を変えることです。それによって、見るものや聞くものが変わります。聞くもの全てが雑音、見るもの全てが混乱である時、それがその人の経験を決定づけます。しかし、高い周波数に留まると、同じ人生でありながら、あたかも全く違う世界で生きているかのように経験することができます。

　ストレスとは、低い周波数で現れる肉体的な圧力のことです。ストレスサインの鍵の一つは、精神的不安から抜け出せないことです。これは、ストレスを取り除く決定権を思考に与えることで起こりますが、しかし、この試みの大半は惨憺たる結果に終わります。なぜなら、思考という活動自体、実際にはストレスの表れだからです。この典型的な生体自己制御の循環によって、取り除こうとしているはずのストレスは逆に強化されます。この52番の心の闇は、アドレナリン分泌機能と、人間の典型的な戦うか逃げるか反応（闘争・逃走反応）に深く関係しています。（内分泌系の活動は、遺伝子型を通過する周波数と直接関わっています。更に52番の天の光に到達すると、人間の線組織の機能は、生存本能や恐れに根差すアドレナリンなどのホルモン生成だけに留まらないと分かるでしょう。）

　52番の心の闇を理解する鍵は、52番の天の才 ― 自制心 ― にあります。52番の心の闇は、恐れからくる反応を自制できない低い周波数に根差しています。この遺伝子の鍵を突き動かす恐れは、時にその存在に気づかない程、人間の無意識の奥底に埋め込まれている場合があります。どちらにせよ、この恐れは社会全体に広がっていて、人間は二つのうちどちらか ― 挫折するか、逃げるか ― の反応をします。この心の闇は副腎系との繋がりによって、ストレスに対する人間の二つの反応 ― 活動と不活動 ― に深く関係しています。52番の心の闇から見ると、人間には二タイプあります ― じっとしていられない人間と、行き詰まって動けない人間 ― です。現代人はよく、ストレスというと混沌としていて、半狂乱的な躍動エネルギーを思い浮かべますが、他にも抑圧的な側面があります。

　自然の生命リズムは、季節の周期に従っています。生命は活動の時期と、休む時期を知っています。しかし、集合体レベルの52番の心の闇の力は、人間がこの生命の流れを信頼することを阻害し、極端に偏った状態を生み出します。現在の世界には、このような状態が明らかに見て取れます。西洋は、共同体として無目的に休むことなく極端な活動、拡大、進歩の方向に向かう傾向にあり、東洋は伝統的に、活動や進歩から距離を置き、より宗教的、精神的な領域に向かって動いてきました。現在

では、東洋が西洋化し、西洋が東洋化する方向へ逆転現象も見られますが、いずれにしても人類の表現型の土台は依然として恐れに根差したままであり、この心の闇の二つの極は現れ続けます。人類が万物との統合を経験するまでは、この潜在的なストレス ― 人類の最も根底にある、奥に隠された恐怖の体に現れたもの ― は作られ続け、人類はストレスによって突き動かされ続けます。

心の闇の抑圧的振る舞い ― 行き詰まり

52番の心の闇によって作られたストレスによる心の闇の抑圧的振る舞いは、肉体的、感情的、精神的な崩壊の傾向を表します。このような人々は、なかなか立ち上がることができません。「自制心」の天の才は、この極端な心の闇の表れの中で閉じ込められたままになっています。そして、行き詰まるという深い感覚になります。このような感覚は身体の隅々まで行き渡り、鬱や無気力状態に陥ります。このような人々が自分自身を諦めると、実際に副腎髄質系が委縮し、肉体的な運動が妨げられます。一旦この状態になると、そこから抜け出すことはとても困難になる可能性があります。このような状態から立ち上がる唯一の方法は、他人に奉仕する方法を見つけることです。52番の天の才には、他人を助ける必要が遺伝子的にあり、この必要性に深く関わると、生命エネルギーが徐々に回復してきます。

心の闇の反発的振る舞い ― 落ち着きがない

このような人々は、じっとしていることができません。活動を活発化することで恐怖心を紛らわせようとする傾向は、全ての心の闇の反発的振る舞いに共通して見られます。このような人々は、憤りや怒りを他人へ向けることによって自らの恐れを隠します。ストレスの落ち着きがない側面は、アドレナリン分泌腺が過度に刺激されることに基づいていて、必要以上のエネルギーを生み出します。アドレナリンの過剰分泌が長く続くと、やがて身体に大きなダメージを与えます。このため、このような人々は、人生に疲れ果ててしまいます。彼らにとっての重要な鍵は、自らの精神状態をよく観察し、内に深く根差した恐怖心を見つけることです。恐れに直面し、受け入れることによって、自分がしがみついている恐怖心を徐々に減らし、「自制心」の天の才を活性化できるようになります。

52番の天の才 ― 自制心

生態学の回転力

52番の天の才は、その名前のイメージから、あまり価値がないと思われることがあります。「自制心」という言葉には実際、それ程刺激的で躍動的な印象はありません。しかし、この天の才は人間の遺伝子情報の中でも最も重要なものの一つです。その他の天の才同様、この天の才は極端な二つのエネルギー間のバランスを取ります。この天の才の場合、活動と不活動のバランスを取り持ちます。

不動点

人生において、この天の才よりも根源的な天の才は他にありません。それは、世界の全ての活動の源となる信号を決定します。あなたが恐れに基づいて物事を始めれば、その恐れの種はそこから広がる活動のあらゆる側面に影響を与えます。人間のとても小さな行いが壮大な帝国を築くこともあれば、恐怖の種が最初にあれば、ウイルスのように構造全体に広がり、遂にはその構造を崩壊させてしまうこともあります。

52番の天の才には、生態学の重要な鍵が隠されています。あらゆる真の努力には、生態系の自然な現象である自制心に関する深い理解が必要です。一つの生態系が存続していくためには、成長しながらそれ自体が自給していく必要があります。繁殖するためには、多様化し、自らを滋養する資源を増やし続けなければなりません。しかし、一つの生態系が真に繁殖に成功するには、最初にある一つの重要な条件 ― 自らを利するだけでなく、他も利するものであること ― を満たす必要があります。52番の天の才「自制心」には、忍耐と、自然界の全てが自分自身のペースで動いているという理解が必要です。特に物事の初めは、状況の進展がとても遅く感じるものです。アイデアを実現しようとして焦って無理に進めようとすれば、その種が根づくのを妨げます。人間はこのようにして、いとも簡単にストレスの被害者になってしまいます。

既に皆さんも勘づいているかもしれませんが、52番の天の才は、人間の組織と関係があります。この天の才の最も深いレベルでは、いつの日か、全人類に完全な組織的統合をもたらす種が含まれています。まず、この天の才は信頼に関わります。何かを始めるには、初めにはっきりとした意図を持つことが必要です。あなたの意図が無私無欲であればあるほど、意図のパワーは大きくなります。もし、正しい意図で始めれば、全てが流れに乗っていきますが、でも、急に怖くなって腰が引けるかもしれません。意図は種であり、その種は旅の行く先々で必要な全ての材料と要素を備えています。更には適切な時に、適切な味方を引き寄せる特定の芳香さえも備えています。種に秘められたパワーが大きいほど、発芽するのに時間がかかるのも事実です。例えば、イチイの木の種と、ひまわりの種の大きさはほぼ同じです。しかし、ひまわりが数ヶ月で成長するのに対し、イチイの木の成長は深遠で複雑です。ひまわりとは異なったペースで成長し、独自のタイミングに従います。イチイの木は、ひまわりの高さに追いつくだけでも十年かかるかもしれませんが、五千年生きることもあります。人間のアイデアや行動についても、同じことがいえます。

全ての人間に、この意図が備わっています。それは、あなた自身の運命という種です。あなたの意図を明確にするためには、「どうしたら自分は最大限に人類に貢献できるのか」を自問することです。そして、その答えを生きなければなりません。人間は、旅の先々の細かいことを知ることはできませんが、例え現時点で意味が分からないとしても、自らの意図が導く方向を信頼する必要があります。物事を急き立てることなく、人生が自然に展開することを許すこと、これが「自制心」の力です。

52番の心の闇で見てきた通り、この遺伝子の鍵のもう一つの側面は、考えや感覚の行き詰りです。人は自分の最も深部のコアとの繋がりを見失った時にだけ、本当の意味で行き詰まります。自分の真の意図の種と繋がっている限り、外側の世界で一時的な停滞が起こったとしても、本当の意味で行き詰まりを経験することはありません。種の奥深く、又は成長した植物から、新しい芽が育っている時かもしれません。往々にして人間はこの段階で落ち着きをなくし、物事を無理に推し進め、自らの意図の次の進化のステージを作り出す繊細な蕾にダメージを与えてしまいます。皮肉なことに、

406

最大の成長というのは、全てのエネルギーが止まったように見える、外側の世界の一時的停滞時に訪れるものです。

　一人の人間の内側に蓄えられたエネルギーと可能性は、夫々の器量において無限大です。しかしこの可能性は、無駄なく管理され、有機的な成長、繁殖ができなければなりません。このように見ると、「自制心」の天の才は不干渉に関係しています。人生に当てはめるならば、自らが個人の視野を超えた、大きな流れの一部であることを受け入れる必要があります。それは同時に、人生には「自制心」というブレーキがかかる時期があるということも、受け入れなくてはならないことを意味します。この自制心を受け入れ、そこから生まれる忍耐は、多大な恩恵をもたらします。このことは、成長期における子供についてもいえます。子供たちは、夫々の将来への種を備えています。干渉され過ぎずに、自らのペースで、自らのやり方で成長することを許されれば、子供たちは最終的に花を咲かせます。どの親も、子供との健全な境界線を引くこと、子供の内側を流れていく生命エネルギーを信頼することとのバランスを取る必要があります。

　自制心によって、人間の力は創造的に使われるようになります。52番の遺伝子の鍵は、「探求のリング」というコドンリングの一員です。このコドンリングの六つの遺伝子の鍵を夫々旅していくと、全て圧力に関わっていることが分かります。この内側の圧力が、進化の原動力です。全人類のDNAのこの領域から、膨大な生命力が文字通り爆発したがっています。このコドンリングの天の才の呼び名 ― 磁力（15番）、躍動感（39番）、自制心（52番）、拡大（53番）、志（54番）、生命力（58番）― からも、それらの内に秘められた力を感じることができるでしょう。ここでも、52番「自制心」の天の才は、これらの全ての圧力を制御しているという意味において突出した存在です。それは、私たちの人生を制御し、内なるリズムと構造の維持のために重要な役割を果たしています。この遺伝子の鍵こそが、実際に全てのシステムが螺旋状に回転しながら進化するのに必要な回転力を生み出しています。

52番の天の光 ― 不動

凪

最高の周波数レベルでは、天の光の状態があらゆる周波数を超越する理由を理解するためのヒントとなる、興味深い現象が起こります。周波数の正体 ― 異なったスピードと間隔で揺れ動くエネルギーの波 ― について考えていくと、その振動の両極に一つの矛盾が存在することに気がつきます。エネルギーの波が低い周波数に向かって振動していくと、やがてその動きは止まり、「無」を経験します。スペクトルのもう一方の極においては、エネルギーの波が高い周波数に向かって段々と振動し、やがてその揺れは小刻みになっていき、もう一つの「無」を作り出すために融合します。この「無」の状態が、天の光の状態です。もちろん、この現象を表現する言葉は、「至福」、「普遍の愛」など数多くあります。52番の天の光の場合、「不動」となります。

　「不動」の天の光は、先に触れた周波数の超越という概念を理解する大きなヒントとなります。逆説的ですが、スペクトルの両方の極が同じ状態になります。スペクトルの両極で、同じ「不動」を体

験します。多くの精神世界のシステムや偉大な師らは、最終的な悟りの状態を「無」または「空」と表現してきました。特に仏陀は、この言葉を好んで使っていました。実際に52番の天の光は、仏陀のイメージを彷彿とさせます。古代中国人は易経の52番目の卦に「艮為山（ごんいざん）～山のように動かないが一番の時～」という名前をつけました。仏陀が菩提樹の下に座りじっと動かず、全ての現象が溶けてなくなり、真の悟りが降りてくるのを待っている姿を想像することができるでしょう。

52番の天の光に目覚めると、興味深い出来事が起こります。全ての周波数、エネルギーパターンが停止したように感じられる中で、自分が森羅万象のど真ん中に座っていることに気づきます。自らが森羅万象の不動点になることで、全ての現象が自分の周りを回っているように感じられます。世界のオーラによって作られた、とてつもない恐れとストレスのベールは、もうその人間に触れることはできません。なぜならその人間は、全ての振動波の外側に存在するからです。神秘主義者たちがこの状態を「空間のない空間」と表すのはこのためです。「不動」と共に訪れるのは、対である58番の天の光「至福」です。

52番、58番の素晴らしい天の光は、幾何学と物理学における一つの普遍的概念 — トーラス ― に反映されています。トーラスとは、全ての時空の中心に位置する、多次元の幾何学的形状です。トーラスは、回転力と螺旋状の力に基づいたエネルギー力学に関する宇宙の法則を説明しています。トーラスの一方の極は全てのエネルギーと物質を吸引・収縮・包含する陰の極を表すブラック・ホールです。もう一方の極は、時空そのものを創り出すため、全てのエネルギーを放出・創造・拡大する陽の極を表すホワイトホールです。このトーラスは、一つのシステムの中で遠心力と求心力を一つにし、そのシステムに内側と外側に向かう爆発的エネルギーをもたらします。人間のDNAの内部では、不動（ブラック・ホール）と至福（ホワイト・ホール）を一つにし、悟りの状態を通して、森羅万象の核として存在するトーラスを直に体験します。

この絶対的な不動と至福の体験は、人間のDNAの高次元の機能から生まれます。人間の内分泌システムは、化学的物質とホルモンを合成・生成する錬金術工場です。52番の心の闇で見たように、恐れによって心の闇が活性化される度に、内分泌機能はアドレナリンホルモンを分泌します。低い波動の幻想世界の住人たちは実際に、このホルモンと、それを生み出す恐れの中毒になっています。しかし、天の光の周波数の領域（＝周波数のない領域）では、身体は非常に崇高で希少なホルモンと神経伝達物質を生み出します。全ての天の光には固有の分泌物質があり、52番の天の光の場合、全身に至福と不動をもたらすホルモンが分泌されます。

数千年間に渡り、人類はこの魅惑的な分泌物質を追い求め、これらは神話の中で化学的に作り出せる錬金術秘薬/万能薬として登場してきました。近年では、このホルモン分泌物質と近い反応を起こしたり、その分泌を促進したりする物質やドラッグが作り出されています。そのドラッグの一例がエクスタシーです。ここで理解しておくべきことは、そのようなホルモンの分泌を導く変異は、エネルギーレベルで生じる更に微妙なプロセスによって引き起こされる、繊細で有機的なプロセスであるということです。このプロセスが、干渉されることなく多くの有機的な段階を通り抜けると、体は起こった微妙なプロセスの相対物となる物質を作り出します。52番の天の光の場合、不動の体験が一つの神経伝達物質を通じて伝達され、意思伝達のための気づきを必要としない時に、思考を効果的に停止します。

GENE KEYS　52番の鍵　　艮為山

　55番の遺伝子の鍵を既に読まれた方は、近い将来世界に訪れる感情の凪と呼ばれる集合的な現象について思い出してみてください。この現象は、2027年頃を起点に人類に広まるといわれていて、遺伝子の突然変異によってもたらされます。この突然変異は、集合的レベルで64個の遺伝子の鍵の開花をもたらし、世界に天の才と天の光を広く具現化することを含む、一連のプロセスの引き金を引きます。この「感情の凪」という表現は、現在、地球に影響を及ぼしている混乱した感情のエネルギー領域を鎮めることを意味しています。これから先、より顕著に地球に具現化されていく天の光のうちの一つが、この52番の天の光です。52番の遺伝子の鍵が「種の典型」であり、意図が奉仕を通じて個人の運命として展開されることに関わっているのは既に見てきた通りです。他の全ての天の光が集合的なものであるように、52番の天の光も、新たな始まりの大いなる種と、人類の本来の意図と夢 ─ 森羅万象の中心における不動点として、自分の役割を実現する ─ を含んでいます。

　52番の天の光は、人類を統一された一つのパターンに向かわせる力を含んでいます。それは、最終的に人類の感情システムを鎮める、集合的なエネルギー領域を広げます。52番の心の闇「ストレス」は時間と密接に関係しています。多くのストレスの原因は、時間の経過が速すぎると感じてパニックを起こし、必死に時間に追いつこうとすることにあります。52番の天の光を現す人間のオーラは、その周りにいる人々の思考を文字通り止めます。それは、亜原子レベルで粒子間の振動波の間隔を広げるため、あたかも時間が遅くなったように感じさせるのです。全ての天の光は、人類のエネルギー領域をその本質で溢れさせるため、ごく少数でもこのレベルの意識の人間が現れれば、全人類の感情の働きに変化が起きることでしょう。このような「不動」の周波数が地球のオーラに流れ込むと、何百万もの人々が、より広範囲の全体への奉仕に繋がる正しい運命を辿ることが可能になるでしょう。

409

53rd GENE KEY

天の光
あり余る豊かさ

天の才
拡大

心の闇
未熟

進化を超えて

対:54番
コドンリング:探求のリング（15、39、52、53、54、58）

生理的関連部位:尿生殖隔膜
アミノ酸:セリン

53番の心の闇 ― 未熟

個人という偽りのカルト

私たちのほとんどが「初志貫徹」という古い諺に馴染みがあるでしょう。お決まりの言葉ではあるものの、これは物事の始まりに備わる力に関係する53番の心の闇にまさに相応しい知恵であるといえます。人生において何か新しいことを始める時、私たちは「この始まりの本質は何か?」と自分に問いかける必要があります。大多数の人々は、多くの物事の始まりには微妙な恐れが含まれていることに気づいていません。このような恐れの種が自らの努力の根本に存在する場合、無意識のうちに最終的に物事が消滅する種を植えつけてしまうことになります。心の闇周波数において、人間の意図と恐れは内側で密接に繋がり、行動という弓から意図という矢から放たれる構図ができあがります。どんなに力を尽くしたとしても、矢が曲がっていれば意図した通りに命中することは稀でしょう。この遺伝子の鍵でいっている未熟さとは、まさにこの曲がった矢を放ち続ける人間の傾向のことです。このため、例えどんなに善意から放たれた矢であっても、その低い周波数の行動は更なる不調和へと繋がることになります。

　53番の心の闇は、54番の心の闇「貪欲」ととても親密な関係にあることから、最も一般的な未熟さの表現は、しばしば権力とお金に絡んでいます。従って商業界を見れば、ほぼ全てのビジネスの根っこには恐れがあることが分かります。奉仕が基盤であると主張するものですら例外ではありません。ビジネスが生き残りよりも奉仕を優先させることなど、ごく稀な芽生えたばかりの例を除けば未だ皆無であるといえます。過剰な成長は持続不可能であり、環境に害を及ぼすにも関わらず、心の闇周波数に基づいたビジネスでは、他の何よりも成長を称えます。しかし、53番の心の闇が現れるのはビジネスの領域だけではありません。それは人類の文明全体の根底にある、遺伝子に基づいた反応です。この恐れによる反応で、人類は自然の大いなる原則 ― あり余る豊さという主原則 ― を理解することができません。自然をあるがままに放っておけば、それは繁栄しますが、全体像を忘れることは決してありません。自然の中である一つの種が過剰に繁栄した場合、その不均衡に対す

る反作用が働いて均衡が取り戻されます。人類も又自然の一部であり、これらと同じ原則の元に生きていますが、人類はまるでその事実を否定するかのように振る舞っています。

「探求のリング」を構成する内なる六つの圧力の一つとして、53番の遺伝子の鍵は心の闇周波数における大きなストレスを生み出しています。近代社会で引き起こされているそのストレスは、物質的に豊かになることへの欲望に直接反映されています。そこに高次の目的がない限り、個人が膨大な富を蓄え続けることは不可能です。繁栄と富の間には大きな差があることを心に留めておいてください。富は恐れと欲望に基づいた大量の金の備蓄であり、繁栄は宇宙のリズムに合わせて拡大したり収縮したりする流れです。繁栄は、人間の高次の目的に合わせて自動的に調整されます。富は充足とは全く異なるものです。事実、富は一般的に充足とは正反対の結果を招きます。「探求のリング」の本質は、人間の欲望、貪欲、恐れの本質を明らかにすることによって、人間を未熟さから脱皮させることにあります。やがて、人類は自らが探し求めている充足感は外側にあるのではなく、内側にあるということを学びます。

未熟さの心の闇は、自らを自然と切り離された存在と見なす傾向に根差しています。人間の思考にとって、自らを自然や地球に深く根差した集合的な有機体であると捉えることは非常に困難です。誰か一人が利己的な行動や、恐れに根差した行動を取った時、それは全体性を通して行動が強化され、その結果その振動は強固なものになります。全体の一部であって、自らが全体であるといまだ理解していない全体の側面 ― これが未熟さです。しかし、人類はこれまでも常に創造に編み込まれた固有のバランスをとる力を感じてきました。それは仏教やヒンズー教のカルマの法則などに反映されています。全ての結果には原因があり、その結果は直接人類の未来に影響を与えるという法則です。見過ごしてしまいがちなのは、未来は個人だけでなく、人類全体という集合体によっても影響を受けることです。

人類が進化するためには、自分たちが統一された一つの有機体であり、人類はその有機体に自分たちが害を与えていることを目撃することで、統一された一つの有機体であることを学ぶ発達段階を通り抜ける必要があります。人類は、まだ躾けられていないために母親を困らせる子供のようなものです。私たちは何よりも、死への根源的な恐れを手放す必要があります。自分は、今生を超えて転生する魂だとする考えや、肉体とは別の霊的な存在として捉える、精神的な憧れでさえ、純粋な意識内に自らが消えてなくなることへの微妙な恐れに根差しています。人類を前進させるのは進化のフラクタルパターンであり、人類の進化に対する執着ではありません。死は個としての存在への執着を清く断ちますが、何千年もの間、人類はこの事実を恐れる余りそのことを真に認めることができないままです。生命の継続性を確かに感じるとしても、人類はそこに個の存在があるべきだと感じます。個人という存在そのものが幻想にも関わらず、人類は個人に基づいた大いなるカルトを作り出しました。

人類は、自分が不滅の存在ではないという事実を受け入れられないのは、なぜなのでしょうか？答えは簡単です。人類は生命が恐ろしくて仕方ないからです。生命には、道徳は存在しません。生命は個人の正義という概念を持ちません。マーヤの枠組みから見る時（22番の遺伝子の鍵参照）、転生を繰り返す高次元のコーザルオーラ体の存在にはある程度の真実が含まれますが、個人の魂が死後も続いていくことは絶対的なレベルからみるとありません。純粋な意識へ完全に浸ることの

ない全ての神秘体験は、個を存続させたいという欲求を微妙に投影しています。事実、53番の心の闇「未熟」は、これら全ての幻想を人間の思考へと植えつけます。生命はシンプルで純粋であり、人類の勝手な想像を必要としません。そこにあるものは、意識がその血筋とフラクタルライン、そして集合体レベルの進化の神話を辿って流れていく継続性のみです。これらはしばしば、思考と、恐れに基づいた信条と投影の複雑な体系にとっては衝撃的な真実となります。

　これらの「貪欲」と「未熟」の心の闇を通して、人類は最終的に単一の有機体であると、自らの性質が覚醒します。子供のような、我執から成熟した大人へと成長する必要があります。53番目の卦につけられた中国の易経の元々の名前は、「風山漸（ふうざんぜん）～　進む　～」であり、まさにその名の表す通りです。人類は自我に我執する余り、自らの行動の結果に気づかない、まるで幼い子供のような単一の有機体です。人類はまだ未熟ですが、人類のDNAにはやがて自らの行動による結果を顧みるプログラムが組み込まれています。しかしながら、それを遂行するのは恐らく未来の世代でしょう。従って、例え悪のレッテルを張られた人間がいたとしても、彼らのことを全体の持つ未熟さを表現する全体の中の一部として捉える必要があります。心の闇周波数においては、個人を罰したいという人類の欲望は自然なことのように見えるかもしれませんが、集合体レベルから見た場合、それは自己欺瞞です。人類は自分自身を罰するのではなく、単一の有機体としての自らの存在を理解しなければなりません。

　では、個人にとって53番の心の闇はどんな意味を持つのでしょうか？ それは、仏陀の言葉 ― 全てのものは絶えず過ぎ去り、また始まっている（諸行無常） ― ということが紛れもない真実であると証明するものです。生命に外側からの見識や教義などを課そうとすれば、未熟さを露呈することになります。心の闇周波数から行ういかなる行動も、自己が存在しなくなることへの恐れに根差すものです。人間の心理の奥深くに生えている雑草のように、この恐れは意識が完全に物質に浸透することを妨げます。53番の心の闇の恩寵は、人間がその行い、思考、言葉がどれほどこの恐れに根差しているかを理解し始めるまで、人間に己の未熟さを見せ続けます。この驚くべき大いなる洞察に至ると、人間のハートは再びあるがままの人生を信頼するようになり、意見や批判、執着、何よりも恐れを手放します。

心の闇の抑圧的振る舞い ― 真面目くさった

新しいことを始める驚くべき生命力を抑圧すると、真面目くさった人間になります。このような人々は大抵、一つの活動に人生の全てを費やして過ごします。そのような人々はいつ爆発してもおかしくない、深い悲しみを内側に抱えています。人生において深刻になる行為は多くのエネルギーを必要とし、その深刻さは蓄えられた無意識の莫大な恐れを表わします。彼らは人生において、新しいことをほとんど受け入れることができません。彼らは全てを現状のまま留めることによって、人生をコントロールしようとします。そのような人間は、全く変化に対応することができず、逆に変化によってより深く内側へと引きこもり、世界から自分自身を切り離します。彼らはしばしば深い悲しみを抱えたまま、その生涯を閉じます。

進化を超えて

心の闇の反発的振る舞い ― 移り気

53番の心の闇の反発的振る舞いは、一つのことに集中して留まることがないために、成長できません。一つのことをやり抜く代わりに、次々と新しいことへと移っていきます。このような人々は常に何か新しいことを始めますが、発展させていくことに深く関与する感覚を持ちません。そのような人々が次々に新しいことを始めるただ一つの理由は、最大の恐れから逃れるためです。それは、自らに向き合うことになるサイクルに捕われることへの恐れです。皮肉なことに、実際には彼らは不毛な結果にしか辿り着かない、繰り返し始まる周期に捕えられています。そのような人々の人生は時に刺激的に見えますが、深みや満足感に欠けています。心の闇の反発的振る舞いは、怒りとして無意識に現れる人間の恐れと関係します。彼らは自分の真の姿を偽っているため、どこへ行っても怒りの引き金を引き、移り気な衝動を更に正当化していきます。

53番の天の才 ― 拡大

シンプル理論

53番の心の闇を読み、観照したことで、この53番の遺伝子の鍵がいかに精神的なものであるか感じることができたでしょう。それは実際に意識が物質的生活により深く浸透してくる際の、進化の推進力を表します。生命は拡大することしか知りません。収縮することを選択した場合でも、それは新しい、又は異なった方向へと更に拡大するために起こるものです。53番の天の才周波数の視点からは、存在する全てはこの拡大への進化の絶え間ない衝動として映ります。最終的に、人類は自らを超えて拡大する運命を辿ります。もちろん人類が自らを滅ぼす可能性もありますが、例え滅ぼしたとしても、それは新しい方向へ更に拡大を遂げるためのことです。全て元々あったものが、次に来るものの原料となる。これが53番の天の才の法則であり、因果の法則の基礎です。真の拡大には、常に進化が伴います。53番の天の才の高い周波数を抱いた人間にとっては、拡大することがその全てとなります。生命が自らの型を超えて定期的に成長するように、彼らは努力によって定期的に自らの現状を打ち破って成長します。ビジネス界においては、シンプルに拡大する組織と、拡大し進化する組織とが存在します。ビジネスにおける過剰な拡大は、心の闇意識が働いていることの証です。一つの方向に過剰に拡大した場合、宇宙の法則によってその反対側に収縮の力が働きます。これが帝国や独占が、最終的に崩壊する所以です。真の拡大は、フラクタル的成長という概念も含んでいます。ビジネスにおいてフラクタル的成長が起こるのは、そのビジネスの中にいる人々 ― その組織の意識を代表する人々 ― が同時に進化する時です。真の成長は、ぬるま湯を出て拡大します。それは常にそれまでの在り方を超越していきます。真の成長が可能となった時、そのビジネスは一つだけではなく同時に多方向へと成長していきます。

　進化は近代科学でいうところの「複雑性理論」に従っています。生態系は進化が進むほどに複雑になるという理論です。一つの体系に、より多くの要素を取り入れていけば、より複雑になるように

見えることは確かです。しかし思考から見て複雑であったとしても、より非効率になる訳ではありません。実際に、進化はその体系がより効率的になることを要求し、効率とは複雑性よりもシンプルに基づきます。低い周波数レベルで身動きが取れない状態で、統合を知的に理解しようと努力すると、複雑に見えます。「拡大」の天の才は、個人が自らの意見、見解と、起こっていることを把握しようとする試みを超越するよう求めます。拡大は、思考にとって物事が複雑化するように見えるため、自らの人生を真に拡大させるには多大な信頼が要求されます。実際のところ物事は複雑化するのではなく、更なる統合へと向かいます。拡大におけるある時点で、人間の気づきが跳躍を遂げ、その統合を理解することができるようになります。これらの跳躍が来る時までは、そのプロセスに留まり、信頼し続けるより他ありません。

　一方で、心の闇周波数では貪欲に突き動かされ、自らは成長することなく拡大のみを望みます。これが実際に、真の拡大が比較的稀な出来事である所以です。拡大は、超越と包含のプロセスです。拡大の不思議さは、新しい統合が毎回その前にあった状態の上に築かれる点にあり、結果的に古いものも統合内に取り込まれることになります。これは、情報工学からビジネス、精神世界など、その他全ての人生の側面に当てはめて考えることができます。拡大は、意識がより物質に深く浸透する時に起こります。そこでは浸透が鍵となります。拡大するほどに、物質はその形を緩めるため、その背後に働いている意識が見え始めます。もちろん、究極的な拡大は人間の気づきそのものの拡大であり、それはその他全ての形における拡大の土台となります。

　一人の人間において、周波数の拡大はたった一つの方法 — ハートを通した方法 — でしか起こりません。この53番の天の才は、インドのバクティ＝奉仕のエネルギーの概念を通して美しく説明することができます。進化の中心にあるこのバクティは、自らの形状を絶えず超越しながら成長しています。その天の才周波数は、思考の超越の始まりをもたらします。自らの気づきが拡大することを許すと、人間のハートが開かれます。天の才の気づきから見えるものは、その進化の衝動が生まれ、生き、死んでいく様子だけです。そこでは、一本の木に宿る意識と、人間内に宿る意識の間に違いはありません。唯一の違いといえば、夫々の気づきの作動システムのみです。木は、その樹液、根っこ、葉を通して、人間は体と思考を通して生命を体験します。このように見ると、森羅万象はより高次元の進化に向かう同じ道を辿っています。死は人間が考えるような収縮ではなく、シンプルに一つの内側への拡大なのです。

　従って、53番の心の闇「未熟」についていえることは、それが自らを取り巻く環境に気づいていないということに尽きるでしょう。自分に気づいてない子供のように、それはまだ世界に対する自らの影響を理解していません。自己への気づきは成熟を意味します。人類が統一された一つの有機体としての自己に気づいた時に初めて、その人間は成長したといえます。従ってこの53番の天の才の秘密は、バクティ ― 生命そのものの永遠に拡大、超越、包含し続けるエネルギー ― にギアチェンジすることにあり、生命によって自らが流されることを許し、自己イメージ全てを手放し、どこに向かっているのかといった考えを全て捨てることが求められます。一旦、このハートへのギアチェンジが起こると、自分の人生がそれまでよりずっとシンプルに見えてきます。その時、宇宙の進化の衝動と列をなすことによって真の繁栄の周波数が活性化され、人間はそのような降伏によって絶え間なく満たされ、拡大し続けます。これが自然の「シンプル理論」です。「複雑性理論」と違い、それは理論というよりも明らかな普遍的法則です。

53番の天の光 ── あり余る豊かさ

進化の終わり

53番の天の光は、精神世界の歴史における最大の誤解の一つ ── 再生とカルマに関する誤解 ──
をもたらしました。東洋の伝統的神秘思想において広く信じられているのが、魂が生まれて死に、
そして又新しい肉体へと輪廻転生を続けていくという考えです。善行の蓄積によって、個人の魂は
最終的にカルマを超越し、自由、又は悟りの域に至り、その後は転生することなく、その無限の源へ
と戻っていきます。これが再生と魂の輪廻転生の基本的考え方です。以下、仏陀が残した言葉です。

> "自己は存在しないため、自己の転生はない。
> しかしそこに行動はあり、行動の影響はずっと続いていく。
> カルマの再生があり、輪廻転生がある。
> この再生、輪廻転生、肉体の再出現は
> 途切れることなく続いていくものであり、因果の法則に従うものである。"

　仏陀の言葉から、仏陀が何世紀にも渡って大いに誤解されて伝えられてきたことは明らかです。
仏陀はここで明快に、生まれ変わる個別の自己や魂はなく、転生するものは行動のカルマであると
いっています。これは、個人のカルマが存在しないことを意味しています。自らの行動は集合体の
無意識へと入っていき、その行動の真逆の反作用を起こします。全ての利己的な性質を孕んだ行
動は、集合体の心の闇周波数を強化し、統合をもたらす行動全ては集合体の高次元の周波数を強
化します。この輪廻転生のプロセスは、24番の天の光の「静寂」でより深く探求されています。53番
の天の光を通してやってくる大いなる真実は、生命が永遠の始まりによって形成され、終わりがない
ということです。これが、「あり余る豊かさ」の真に意味するところです。生命は新たな個体を創り出
し続け、その行動は未来の個体の性質と運命を決めます。夫々の個体そのものの間には、それらを
作り出している遺伝子の仕組み以外に連続性はありません。継続していくもの、あり余る豊かさとは、
意識そのものであり、それは集合体に際限なく浸透し続け、進化の物語を書き続けます。

　このように見ると、「あり余る豊かさ」の天の光はおそらく聞こえより華やかなものではないかもしれ
ません。天の才周波数ではより物質的豊かさが現れてくる可能性がありますが、そのレベルではまだ
個人や他人の運命に対する基本的な興味が存在しています。バクティのエネルギー ── 他人へと捧
げるエネルギー ── は、集合体のエネルギー領域に大きな高揚を作り出し、それによって、やがて自
分に返ってくるあらゆる幸運のエネルギーを喚起します。この意味で、53番の天の才は物質的豊かさ
の究極的秘密を解き明かすものであるといえるでしょう。しかし天の光になると、自らの肉体、運命、
個としての存在は消えてなくなり、人間は純粋な空と、あり余る豊かさを受け取る空間を持った神秘
的な状態になります。実際に、あり余る豊かさとは多くの意味で空の概念に近いものです。そこには
進化というものがないため、それ以上の拡大が起こりません。全ての生命は進化するようプログラム
されているため、物質世界にあるものに自らを同一化することは、変化と同一化することと同じです。

53番の天の光を通じて覚醒した人間にとって、人類は「ただ在ること」であるのと同時に「何かに成る存在」でもあります。形あるものは際限なく進化し、拡大し続けますが、意識は決して変わることはありません。ここで人類は基本的な間違いを犯します。進化の法則によって拡大し続ける、個の気づきを宿す外側の形と同一化してしまうのです。現在、実際に人類は新たな進化の段階へと入って行くところであり、人類の気づきは拡大という視点から見て、大いなる量子的跳躍を遂げる準備が整っているように見えます。しかし気づきが拡大したとしても、意識は拡大することも、その可能性もありません。なぜならそれは既に至る場所、もの、時に存在しているからです。これはとても重要な真実です。形あるものの表面化で、意識は決して変わらず、進化や拡大、収縮することはありません。それはただ存在するだけです。

あり余る豊かさとは、豊かさを超えた概念を指します。それは、生命が生命によって平然と目撃されている空間です。天の才では、進化の流れに乗り、気づきの最先端にいるためにそれはいつもワクワクするような興奮を伴います。しかし天の光になると、全ての興奮と責任は消えてしまいます。そこにはもはや気づきはなく、全てが時空間の中のゲームとして体験されます。そこには個人的な意思も存在しません。運命や進化、拡大などに興味はなくなり、それら全ての概念はあるがまま ── 真実が隠れた独自性の場所 ── として受け止められます。この53番の天の光において、私たちは再誕の寓話的意味を見つけることができます。あなたは再誕することはあり得ません。そもそも決して生まれたことなどないとわかっているのですから！ 思考は遂に進化の軌跡を辿ることを止め、あり余る豊かさを真性に持つ存在として安住の地を得ます。

53番の天の光に至った人々は、始まりをなくすか、又は終わりをなくします。どちらの方向を向いても、それらは人類の周期の逆説に終わりをもたらします。あり余る豊かさは周波数を超えた空間であり、それは世界において、もはや何もすることのない程のとても高い周波数として表すより他ありません。53番の天の光は、純粋な意識として知られる気づきの背後にある、気づきを超えた状態を表します。従って、行動中の意識は拡大と進化として現れ、休息中の意識は全ての土台となる真の性質を表すものとなります。この遺伝子の鍵は人間の段階的な気づきの拡大を伴うため、53番の天の光を持つ人々は、自分自身がそれまでに紛れもない探求者としての過去を経験した人々です。しかし、内なる気づきが肉体の外側へと拡大するにつれ、ある時点において彼らは探求を手放す必要があります。この時点までの拡大は段階的なもので、しばしば小さな跳躍によってより高次元の状態へと進んでいきます。最後の段階は、覚醒や悟りと呼ばれる段階となり、そこでは最後の大いなる跳躍が起こります。それは純粋な意識への衝撃的な跳躍であり、進化そのものを終わらせます。

54th GENE KEY

天の光
昇天

天の才
志

心の闇
貪欲

蛇の道

対:53番

コドンリング:探求のリング(15、39、52、53、54、58)

生理的関連部位:尾骨

アミノ酸:セリン

54番の心の闇 ― 貪欲

愛とお金のために

54番の心の闇は、人類に圧力をかけ、人類を駆り立てる力の一つです。それはもっと手に入れたいという人間を駆り立てる衝動であり、心の闇周波数ではこの遺伝子の鍵は盲目な貪欲さとなります。ここで覚えておくべきことは、これらの心の闇周波数は全て本来ネガティブなものではないということです。貪欲さが間違っている、悪であるという訳ではありません。それはシンプルに人間の性質の一つの側面であり、進化のための目的を持っています。貪欲さの目的は、人類の部族グループや個人を物質的に豊かにすることです。世界の先進諸国を見てみると、貪欲さによっていかに人類の文明を前進させてきたかが分かります。54番の心の闇の背後にある原初のエネルギーは、古代の人間の部族文化の生き残りに必要不可欠なものでした。現在でも、貪欲さのエネルギーが働いているのを見れるのは、物質的階層内のどこにいるかがしばしば生き残りに直接関わる発展途上国などです。又、貪欲さには他人に損害を与え、個人や一つの地域、部族などを優先させる傾向があることも明らかです。これはある進化の時点において、貪欲さがその目的を遂げ、超越する必要があることを意味しています。貪欲さが志になる、まさにこれが天の才の周波数で起こることです。この意味で、貪欲さは蓄財への欲望であるのに対し、志はより精神的なものを求める性質であるといえます。

貪欲さを超越せず際限なく追求すれば、自己破壊的になります。これは現在、近代社会において起こっていることです。貪欲さが頂点に達する時、それは個人と地球の両方にとって破壊的になるか、あるいは個人に新たな視点をもたらすかのどちらかになります。正真正銘の富と安定を手にすると、人々は多くの場合より精神的な領域に目を向けるようになります。対である54番と53番の遺伝子の鍵は、このようにして協力して働きます。現在世界で見られる多国籍企業のように、社会が成熟しないのであれば富は社会の上層部に偏ってしまいます。企業がこのような拡大成長をすると、企業自体が勝手に動き始め、地球の資源を枯渇していきます。自然の法則によると、シンプルに物質的富だけを追求する組織は、自らの重みによって最後には崩壊します。残念なことに、それらの組織

419

が崩壊する頃には、既に多くの破壊が起きてしまっています。

53番の心の闇「未熟」は、54番の心の闇と協力してあらゆる組織、グループ、個人を利己的な周波数に留めます。53番の心の闇は、古い周期からより高次元の周波数の新しい周期へと量子的跳躍を遂げるためのエネルギーを塞き止めます。それは、シンプルに何も学ぶことがないために未熟さと呼ばれます。これら二つの心の闇は共に、お金と富を作り出すことに深く関係しています。54番の心の闇は、階層パターンを通して機能する遺伝子的優位性を持ちますが、それは富を階層の上部に偏らせます。そのため、54番の心の闇は階層の上層部のご機嫌取りをするようになります。現代社会において、これはステータスを表す外側のシンボル ― ピカピカの新車や大きな家、最新のあらゆるもの ― に対する必要性となります。この心の闇の印の一つは成功することにありますが、他人から成功しているように見えることも同様に重要です。

54番の心の闇の物質的豊かさの本質は、自分の物質的資源を増やす人間関係を作り出す能力にあります。近代社会において、これはビジネスに関係します。ビジネスにおいて、成功は多くの場合、実りある関係の発展によってもたらされます。これらはビジネス自体の関係や、その他メディアなどの取引先や顧客などとの関係です。口コミも、未だにビジネスを成功に導く最も影響力のある手段の一つであり、54番の心の闇の大きな問題は口コミ伝達の周波数に関係します。貪欲さや必死さによるエネルギー領域は他人にも伝わるため、それは不信感を生み出し、実りある結果を招く可能性のある機会が閉ざされる結果となってしまいます。貪欲さと54番の天の才「志」の間には、明確な境界線があります。貪欲さとは、信頼を欠いた志のことです。全ての周波数は類似した周波数を引き寄せるため、貪欲さは自分の味方でさえも心から信頼することができません。なぜなら、引き寄せられてくる人々も又、自分と同じくらい利己的な人々だからです。

54番の心の闇は、階層組織を昇っていくために必要な注目を集める方法を知っているつもりですが、実は知りません。貪欲さは、欲しいものを手に入れるために瞬時に自らの尊厳を妥協するエネルギーであり、これが貪欲さにおける落とし穴となります。認知されるためには、貪欲は大志になるほど成熟しなければならず、この大志は貪欲と同じような絶望感は伴いません。この大志は利己的かもしれませんが、純粋な貪欲さの落とし穴を理解できる程には進化しています。貪欲さ自体は、物事を推し進め続ければ物質的な成功に繋がる可能性を持ちます。しかし人間は、そのような成功によってより高次の志の側面へと進化することはできず、そのような人々は物質的富の蓄積に基づいた低い周波数の繰り返しに陥った挙句、失敗に終わるでしょう。私たちがよく聞く「お金で幸せは買えない」という言葉は、過剰な貪欲さによって作り出された生体自己制御循環の本質をよく表しています。全ての遺伝子の鍵においてそうであるように、幸せは超越し続けることの中にあります。

純粋な大志には、超越し続けることへの遺伝的な衝動が組み込まれています。これが自然と西欧諸国において豊かさが、より精神的なものを求める志へと変容し始めている所以です。しかし貪欲さは恐れに基づき、所有権や蓄財への執着を強化します。貪欲さはその根にある恐れのために、自分の周囲のごく身近な協力者以外の人々を認識する余裕がありません。それは、他のグループや組織と直接競い合います。成功して手元に十分な量以上の蓄えがある時ですら、他から資源を奪い取ります。

54番の遺伝子の鍵は、人間のDNA内で大きな圧力を持つ「探求のリング」というコドングループの一員です。このグループを構成する六つの遺伝子の鍵は、夫々人間の進化の動きを推進します。

周波数の違いによって、人間のDNAを通り抜けるエネルギーが流れる方向が再定義されることは興味深いことです。例えば低い周波数では、54番の心の闇によってこの遺伝子の圧力は物質的豊かさを求め、蓄積する衝動として外側に現れます。しかし、高い周波数になるとそれと同じ躍動的な圧力は昇華され、内に向けられ、意味と目的を求める衝動となります。物質的豊かさを求める衝動が本質的に悪というわけではありませんが、それは必然的に落胆、孤独、惨めさに繋がります。物質的成功を手に入れた人々の多くは、その成功によってより高次元のものへの探求へのきっかけになりますが、その他の多くの人々は将来の満足を約束する物質的成功に中毒してしまいます。そのため、そのような人々は今この瞬間に自らの周りに存在する輝きを楽しむことができなくなります。

心の闇の抑圧的振る舞い ― 覇気がない

この心の闇の抑圧的振る舞いは、シンプルに大志の抑圧に関係したものです。このような人々は、大志と情熱を持って物事を始めたとしても、しばしば途中で夢から覚めて諦めてしまいます。よって、この遺伝子の鍵の背後にある素晴らしい推進力は邪魔され、彼らは受け身となります。この性質は、自らの目標を達成できないのではないかという恐れに憑りつかれているために、旅を始めることすら諦めています。その結果、大抵の場合は重い鬱状態に陥ります。この心の闇のもう一つの側面は、物質的な必要性を否定し、自らの物質的側面を犠牲にして精神的探求の道を歩む性質です。この遺伝子の鍵はとても物質的であり、その変容の旅は物質次元と肉体の基礎から始める必要があります。

心の闇の反発的振る舞い ― 貪欲な

この遺伝子の鍵の心の闇の反発的振る舞いは、物質的蓄財への強迫観念として現れます。このような人々は、貪欲さを怒りとして表現します。彼らの貪欲さは、低い周波数から決して抜け出せない飽くなき衝動として、貪欲さに更に拍車をかけ続けます。彼らは貪欲さに完全に乗っ取られ、物と金の亡者となる可能性があります。そのような人々には、人生において重要なもの ― 自らの人生が他人に貢献しているのだという感覚 ― が欠如しています。貪欲さによって彼らの心は閉ざされているため、彼らは真の人間関係を築くことができません。よって、彼らはしばしば物質的には豊かになっても、他人を所有者と所有物という観点からしか見ることができません。そのような性質のため、彼らは必然的に権力と怒りによって他人をコントロールしようとし、人生において真の充足感を得られない結果となります。

54番の天の才 ― 志

物質的・精神的流動性

今私たちが遺伝子の鍵として解釈する64個の原型に、古代中国人が名前をつけた時、そこには彼らの文化的背景による影響が存在していました。54番の遺伝子の鍵には、「雷沢帰妹（らいたくき

まい）」という名前がつけられました。この名前の漢字の意味を見ていくと、年若い妹（沢）が年かさの男（雷）を追いかけている姿（妾が妻を持つ男と結婚する）となります。ここには家族という階層構造において、調和の取れた立ち位置を理解する必要性が示唆されています。最も高次元のレベルでは、このイメージは54番の天の光の本質を表します。継続して志を抱くことによって、高次元の力の信頼を勝ち取る必要があります。努力の継続（54番の遺伝子の鍵にとって当然なこと）によってのみ、高次元の意識と昇天の自発的爆発が自然に起こります。

　54番の心の闇が高次元の周波数へと変容する時、54番の天の才「志」が生まれます。ここでいう「志」とは、物質次元を超越したものを志すエネルギーのことです。「志」はその中に、全ての高次元の意識の種を持っています。天の才において、志は他人の利益のために他人と協力して働くことに関係します。この天の才は、エネルギーの投資の方法に関係します。心の闇では、蓄積されたエネルギー全ては、更なる蓄財へと人間を駆り立てます。そこに蓄財以外の目的はありません。しかし高次元の周波数においては、蓄積されたエネルギーは再利用され、階層内の低層にいる人々への援助に使われます。真に健康的な社会モデルは、このようにして作られます。根が枝や小枝、花を支え、実は根の肥やしとなります。54番の天の才は、自然の中の全てのシステムは相互に関係し合っており、一つの領域でエネルギーを遮断すれば、最終的に自らの資源を枯渇させることになることを知っています。

　54番の天の才は、より高次の繁栄のビジョンに対する志を抱いています。それは未だ自らのコミュニティや組織の範囲内で機能しているものの、異なるグループや組織間で協力し合う形態に真の成長と拡大（53番の天の才）に秘訣があることを理解しています。志は、人類に全ての人に繁栄をもたらすための遥かに大きなビジョンをもたらします。ここでは、大志が個人を超えて共同社会へと向かいます。彼らはより多くの人々が低い周波数の自己破壊的パターンから、高い階層へと引き上げられるよう、地域全体が繁栄することを望みます。この他地域との相互交流による副産物は、全人類に急激な成長をもたらします。このような新しいホリスティックな視点で物事を考えるビジネス界の人間が増えるに従って、現在、54番の天の才はより多く世界に現れてきています。しかし、この新たな動きはまだ誕生し始めたばかりです。人々は、欲に根差したビジネスよりも、ホリスティックな視点に根差したビジネスの方がより成功するということを理解しようとしています。

　この利己的な視点から地域貢献の視点への変化は、ビジネスそのものにおける全く新しい枠組を生み出します。産業革命以来初めて、人々はビジネスの本当の目的を問い始めています。ビジネスのためのビジネスである代わりに、現在ビジネスはより良い持続可能な世界を作るための手段と見なされています。類似した高い周波数のビジネスとのネットワークを通して、世界に大きな変化を起こすことが可能です。これらの文化的な創造者たちが協力して働き始め、エネルギーと資源を上手く適合させるに従って、地球全体を変容させる可能性を秘めた全く新しい展望が開かれます。十分な数の人々が志を抱き、夫々の恐れと競争心を乗り越える時、彼らは世界経済において力強く持続する均衡を作り出すことでしょう。志の背後にある真の衝動とは、この高次元の調和を探し求める衝動であり、物質次元では、これはお金を過剰にある場所から、不足している場所に移動させることを意味します。

　この他にも「志」の天の才は、エネルギーを更に洗練された周波数へと変容させることに関係した幾つかの魅惑的な性質を持っています。54番の天の才は、遺伝的なレベルで記憶が、細胞内の

液体を通して伝達され保管される方法に関係しています。記憶そのものは、周波数に深く影響されます。54番の心の闇は、階層の上部へと上がらない限り絶滅してしまうのではないかという太古の遺伝子に基づいた恐れのみ記憶しています。この恐れは心の闇周波数の呪いにかかった人間から放出される、微妙なフェロモンを通して物質レベルに伝わります。心の闇レベルで誰かが成功すればする程、その人間はより多くの人々を脅かします。恐れや貪欲さから行動した瞬間、自分から発せられる香りが変わり、人間関係における信頼が失われます。54番の天の才は又、その場に存在することで高次元の周波数を伝達しますが、その物理的存在は他人に瞬時に安心感を与えます。恐れが簡単に嗅ぎ分けられるのと同様、協力的なエネルギーも又すぐに嗅ぎ分けられます。54番の天の才には、どこへ行っても信頼を作り出す生体自己制御循環が働いていることになります。

　54番の天の才は高次元の共同体のビジョンと同調しているため、それと同じ繊細な周波数に共鳴する人々のみを引き寄せます。従って、この天の才を持つ人々にとって、誰かと関係を構築する際には、最初に直接顔を合わせておくことと、本人が直接ビジネスをすることが重要です。54番の天の才には、記憶の流動的性質との遺伝的なの共鳴を通して、お金とエネルギーに対する深い本能的理解があります。エネルギーやお金が流動的で、人々や組織の間を自由に流れることができる時に、繁栄が生み出されます。それらが凍結され長期間大量に蓄積されれば、拡大が妨げられます。体内で働く原理と同じものが、社会や経済においても同様に働いています。

　「志」の天の才のエネルギーが高次元の周波数に近づくに従って、それはより精神的な様相を帯びていきます。従って、このような人々は、様々なヨーガの修行で教えられるようなエネルギーの流れや変容を理解しています。中国古来の風水という体系などは、54番の天の才の本能的理解によるもので、わざわざ勉強して身につける必要もないものです。繁栄の流れは、自らの肉体を始めとした人生におけるあらゆるエネルギーの流れと直接比例しています。肉体は、高次の意識へのあらゆる旅の基礎です。54番の天の才は、低い周波数の状態を高次の意識状態へ変容させる錬金術的な全システムの基盤であるため、とても力強く影響力のある天の才です。

54番の天の光 ― 昇天

肉体の錬金術

54番の天の光は、64個の天の光の中でも比較的明確に文書化されている天の光で、実際に、継続的な志の圧力によって引き金を引かれる天の光の一つです。これは探求者の天の光です。64個の遺伝子の鍵の研究と、それに関連したホロジェネティックスの科学を通して、神秘家たちや覚醒した聖人たちの「主要ギフト」に頻繁に54番の天の光があることが分かってきました。多分これらの中で最も有名な人物は、20世紀における偉大な神秘家の一人であり、「ライフワーク」にこの天の光を持っていたパラマハンサ・ヨガナンダでしょう。54番の天の光は「昇天」― 物質が精神的本質へと変容する継続的な錬金術 ― の概念に関わります。ここで、大志の根源的エネルギーは最も高次の周波数において経験され、階層の中を昇天し続ける圧力となります。しかしこのレベルでは、社会的、

物質的階層ではなく、意識そのものが昇天し、自らの源へと帰っていく精神的な進化の階段の階層のことを指します。

　54番の天の光によく関連づけられるものに、ヒンズー教のクンダリーニと呼ばれる、背骨の土台部分でとぐろを巻いている蛇のエネルギーがあります。変容をもたらすほとんどのヨーガの体系の目的は、この根源的なエネルギーを覚醒させることであり、それは下の方にあるセンター＝チャクラから人体の中を昇天していくとされます。このクンダリーニの早過ぎる覚醒や強制された覚醒が人間の神経系にいかに危険をもたらすかは、多くの人々によって身をもって証明されてきました。このようなヨーガの継続的な実践によって解き放たれる膨大なエネルギーの流れによって、実際に心理的障害を負った人々もいます。ほとんどのヨーガでは、何世紀にも渡って事前に多くの肉体的鍛錬と浄化を行った上で、この瞑想に対する順序立った誘導を提供することによって、この危険性を回避するよう取り計らってきました。どのレベルにおいてもそうであったように、この54番の天の光も又、物質次元に深く根差すことを要求します。

　この天の光のとても興味深いところは、明確に文書化されてきた具象ではなく、多くの人々がそれによって精神的な刷り込みを受けてきたことにあります。世界では精神的な道に関する数多の混乱がありますが、特に西洋において、あらゆる偉大な神秘的文化や伝統のるつぼとなっています。一人一人の人間には固有の道があり、特に高次元レベルにおいて自分の道以外の他の道を歩むことは、妄想や危険な状況すら招く可能性があります。悟りという天の光状態を会得した人間は、夫々に固有の天の光を通して語ります。しかしその聖人があなたの遺伝子構成にはない天の光を通して語る場合、あなたは容易に混乱する可能性があります。悟りの状態に至った人間は全員、このジレンマに気づいています。それに気づかないでいることは不可能なのです。従って、偉大な聖人たちはそれらの罠の代わりに、自らの状態における背後のエネルギーを伝えるように努めます。

　54番「昇天」の天の光は、とても特異な道です。それは肉体の全体的なエネルギーの流れが、より洗練され、変容していくことに関わります。それは偉大なタントラ、錬金術的ヨーガの多くの背後にある本質です。しかしこれらのシステムを活用するためには、相応の志が必要となります。それは強制されるべきものではありません。志の内側には最終的な開花の種が存在しますが、それはあらかじめ持って生まれたエネルギーです。その他のどんなエネルギーも、これと同じ種を持つことはありません。これはそのようなシステムによって、人々が高次の意識経験を得ることができないといっているわけではありません。実際に、それは可能です。しかし、これらのシステムを通して恒久的な最終的開花が可能となるのは、遺伝子レベルでこの天の光の種を既に持っている時に限られているのです。

　真の昇天は、志の低い周波数を通して自動的に活性化されます。ある時点で、自発的な肉体レベルの変容によって体が破壊し始めます。この段階において、テクニックは既に用なしとなります。それは昇天のプロセスに引き継がれ、本人はそれを止めることも妨害することもできず完全に無力になります。流動的な記憶 ― 個人的、文化的、遺伝的 ― は体から全て消し去られ、焼き尽くされなくてはなりません。クンダリーニエネルギーは、しばしば火に例えられます。実際、それは肉体において水分子が蒸発し、その蒸気によって精神的本質が蒸されて洗練されるプロセスを作り出すため、液体のような火であるといえます。しばしば強烈な肉体的苦痛を伴う期間がしばらく続いた後、肉

体には静寂が訪れ、思考の介在しない純粋な意識を経験します。この段階においてでさえも、蒸発のプロセスは続き、肉体は更に透明度を増していきます。

　昇天は、驚くほどに物理的な段階を経て進んでいく出来事です。視覚化や、脳レベルの瞑想などを伴う近代的なシステムとは全く関係がありません。それは大抵の場合、高次元への探求の道は志を持って進む道とする人間によって、何年もかかって探求されるものです。多くの人々がこのような道によって高次の意識を探求するよう刷り込まれてきましたが、その道は多くの人々の道ではありません。探求そのものによって、昇天のプロセスが作動することもありません。探求はより多くを知りたいという、完全に神秘的な強烈な衝動が表に現れたものに過ぎません。この道に属さない人々にとって、これはとても危険な道です。この道を志すように生まれついた人々にとっては、それは容易で自然発生的なものです。彼らが志を抱けば、遅かれ早かれ昇天します。そのように本来、昇天はとてもシンプルな出来事なのです。

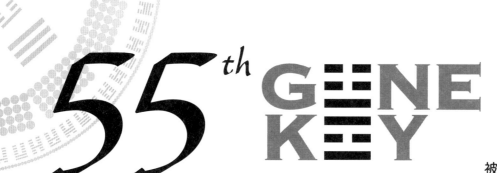

	天の光 自由
	天の才 自由
	心の闇 被害者意識

トンボの夢

対：59番　　　　　　　　　　生理的関連部位：太陽神経叢（骨髄神経節）
コドンリング：旋風のリング（49、55）　　アミノ酸：ヒスチジン

第1部　大いなる変容

55番の遺伝子の鍵　序章

あなたは、一人一人の真性が、遺伝子の配列によって最初から定められていることを知っていますか。本書のタイトルの通り、この本の目的は、あなたのDNAに秘められた崇高な目的の扉を開けることです。グレーターセルフ ― 肉体を超越した宇宙の一部としての自分 ― それは長い間、人類の内側に秘められてきました。それはどこか遠くの場所ではなく、体の内側、いわばすぐ目と鼻の先にあったため、人類の大半は、そんなにも身近な場所に永遠の安らぎや充足感があるとは考えもしなかったのです。これまでの時代は、内側への探求は、内なる世界の大胆な冒険家や勇敢な先駆者など、選ばれし者だけのものと思われてきました。内なる神性の探求は一般的な人々とはかけ離れた話で、大半は、世の中で日々やりくりしながら生きていくことに精一杯でした。

　今まさに、その全ては変わろうとしています。本書を読みながら、皆さんは多くの周波数の層を通り抜けていきます。その中で、目覚めへの旅がいかに豊かで美しく、そして多様であるかに気づいていくでしょう。あらゆる神話の中で「大いなる変容」の時について語られてきました。現在進行中のその変容を、今人類は感じ取っています。比較的短い変革の時を経て、私たちが生きているこの世界は、現在ほとんどの人が単なるお伽話だと思うような世界へと変容します。皆さんは今とてもロマンチックな時代に生きています。王子が眠れる森の美女にキスをし、目を覚ます瞬間。そして、眠れる森の美女が目を覚ます時、世界は変容するのです。この「大いなる変容」は、本書の中心テーマとして一文一文へと織り込まれています。今あなたがこの本を読んでいるということは、あなたの内なるガイドが、この予言を思い出すべき時が来たと判断したということなのです。これによって、あなたの個人的な覚醒へのプロセスが承認され、引き金が引かれていきます。

　今この瞬間に、この文章を読み進めながら、あなたがこの時代を旅するべく生まれてきたのだということ、そして、その旅があったからこそ、今のあなたがあるのだという事実を受け止めましょう。私たち人類は、夫々が違う方向（ベクトル）に沿って時空間を進んでいます。そして、ある時点でそれ

らの別々の道は、この体の奥深くにある一点で合流することになっているのです。私たちのDNAの中には、この覚醒へのプロセスの引き金を引くためだけに存在する領域があります。55番の遺伝子の鍵はこの領域について説明しています。それだけではなく、この遺伝子の鍵はあなたに観照の機会を与え、実際の覚醒のプロセスを早めます。55番の遺伝子の鍵と、その姉妹の光の伝達場である22番の遺伝子の鍵には、本書の中で最も重要なメッセージが含まれています。55番は物質から精神（魂）へ進む進化のエネルギーを、22番は精神（魂）から物質へ進む創造のエネルギーを説明しています。大いなる変容の神髄は、この二つの遺伝子の鍵の中にあります。

　この章を読み進め、この遺伝子の鍵の背景を読み解いていく中で、あなたの存在の最も深い部分へとこの光の伝達場が染み込んで行くことを許してください。あなたの中には眠ったままの記憶の暗号が存在し、その暗号はこの光の伝達場によって活性化し覚醒するようにデザインされています。この光の伝達場があなたに浸透していく間、湧き上がる感情、思考、衝動などを書き留めるのも良いでしょう。この55番の遺伝子の鍵に抵抗を感じたとしても、それも受け入れ、尊重しましょう。覚醒のプロセスには、不可思議なタイミングと順序に従って進んでいきます。ですから、まずは深呼吸をして、時々深いため息をついて、そして何より、ロマンスが現実になるこの素晴らしい世界の旅を楽しんでください！

　遺伝子易経の光の伝達場の核心へようこそ！

55番の心の闇 ― 被害者意識

インドラの網

55番の遺伝子の鍵と、その心の闇から天の光への神秘的な旅は、64個全ての遺伝子の鍵の核心といえます。被害者意識のはびこる暗闇の世界を抜けて、純粋で自由に満ちた世界を発見するという現代的な大冒険の旅に、私たちの心は強く共鳴します。これは、全ての遺伝子の鍵の中でも最も待ち望まれた天の才であり、間もなく人類はそれを手にするでしょう。64個の遺伝子の鍵が、今この時代に現れた背景には、この55番の心の闇があります。人間に自己反省意識の能力を与えた大脳新皮質の発達以来、人類のテーマとなりました。それは、被害者のテーマです。

　55番の心の闇「被害者意識」と、対である59番の心の闇「不誠実」は、細胞レベルで全人類をプログラムし、自分が自分の最大の敵となるように仕向けます。一般的に「自業自得」として知られる普遍的な法則が存在しますが、55番の心の闇はこれを見落としています。この法則は「自分で蒔いた種は、自分で刈り取る」という有名な聖書の言葉にも表われています。この古くからある決まり文句は、普通は表面的に解釈され、深いエネルギーレベルで解釈されることはあまりありません。実際、世の中の多くの成功は、周囲の人々の犠牲の上に成り立っているように見えますし、逆に何の罪もない善意に満ちた人々が、何の理由もなく酷い人生の試練に見舞われることもあります。ですから、一見すると「自分で蒔いた種は、自分で刈り取る」という言葉は真実味に欠け、諺のように扱われることがほとんどです。

しかし、このような表面的解釈しかしないために、人類の大衆意識は人生の重大な秘密の一つを見落としています。実際にエネルギー的に見ると、自分で蒔いた種は必ず自分で刈り取っているのです。物質次元では、単にそれが明らかになるまでに時間がかかるだけです。59番の天の光の表れは「透明性」です。その「透明性」が示すように、結局のところ、誰も自分自身には嘘がつけません。55番の心の闇を超越するための鍵はただ一つ、あなたの態度です。何が降りかかるかは問題ではありません。それにどう向き合うかが鍵なのです。

態度を改める

人間の態度は、大きく二つに分かれます。被害者の態度を取るか、状況に対して全ての責任を負うかです。シンプルに聞こえますが、これは何層もの事象が複雑に絡んでいます。55番の心の闇をもう少し詳しく見ていくために、まずは、あなたがもし状況の被害者の役を演じると何が起きるのかを見てみましょう。55番の心の闇は太陽神経叢の骨髄神経節の奥に存在し、感情に関係しています。低い周波数では、人間は気分の浮き沈みを経験した時に、まず自分の外側にその理由を探します。私たちは感情には何か理由があると思い込んでいます。気分が高揚している時には、喜びは何かの結果であると信じ、何かの原因であるとは考えません。この染みついた信じ込みによって、喜びの原因と考えられる自分の外側にあるあらゆるもの ― 完璧な関係性、お金、名声、理想の住居、神など ― を追求しながら、私たちは人生の大半を過ごすことになります。一方、気分が落ち込むと、私たちは責任転嫁のゲームを始めます。気分が優れないこと、食べたばかりの食べ物、パートナー、政府に責任転嫁します。

　気分の浮き沈みの理由を外側に求めるというこの傾向は、地球における私たちの最大の中毒といえます。それは、私たちがこの物質世界における被害者である、という重大な信じ込みに根づいています。この信じ込みが生み出す低い周波数パターンは、どんどん強化されていきます。つまり、私たちはこのような態度を取ることによって、自らが仕掛けた網にかかるようなものです。願望は私たちを嵌める罠となります。憂鬱な気分の時には気分の高揚を求め、最高の気分の時にはそれがいつまでも続くように望みます。結局、いつも高揚感を味わっていたいと願うばかりに、決して満たされることのない、いわば永遠の渇望状態に陥るのです。これは、充足感そのものに対する中毒ではなく、充足感を求めることに中毒している状態です。天国の追求にまつわる古いジョークがあります。「もしあなたが天国を見つけたら、あなたは天国が嫌いになるでしょう。なぜなら、あなたが愛したのは天国そのものではなく、天国に行けるという希望だったからです」これが周波数の秘密です。このような人生への無意識の態度の中にそれは根差しています。無意識の態度ですから、態度を改めるための周波数向上テクニックのようなものはありません。遺伝子が被害者周波数帯から抜け出し、天の才へと上昇するために必要な周波数があります。それは「理解」です。理解は、無意識の信じ込みよって、知らぬ間に被害者になっていたという理解が、あなたの純粋な存在の内側で始まらなければなりません。この理解が訪れると、すぐに人間は心の闇周波数帯を超越し始めます。精神世界の偉大な師であるゲオルギィ・グルジエフは、これをとても端的で美しい言葉で表現しました。「牢屋から抜け出すためには、まず先に自分が牢屋にいることを理解しなくてはならない」

自由なフリ

先ほども触れたように、55番の心の闇の被害者意識には多くの側面があり、あの手この手を使って人間を低い周波数帯に捕らえています。「悪魔の最大の罠の一つは、人間に神を探させることだ」という諺もある程です。最も陥りやすい55番の心の闇の罠は、精神世界の探求に関係します。それは、現代という歴史的にみても画期的な時代において特別な意味を持ちます。精神世界の探求は、闇や精神的苦痛から解放される手段があるという発想を生むことで、逆に被害者意識を煽りかねません。実際、これは現代における最大の幻想を生み出しました。それは、非日常的な世界が、現実世界とは違うどこか遠くの場所に存在するという幻想です。ここでは、充足感を追い求めるパターンと全く同じパターンが繰り返されています。仮想の現実を作り出せば、一生手に届かない世界を永遠に追い求めて、一生を過ごすこともできます。

　信仰者や精神世界の求道者の多くは、この真実を簡単には受入れられないかもしれません。実際、真の悟りは、私たちの多くが期待するものとはかけ離れています。実際は、少しも心躍るようなものではなく、むしろとても平凡なものです。それにも関わらず、ほとんどの精神探求の類は非凡性の追求に根差しています。高次の周波数が、必ずしも人間に非日常的な精神体験をさせるわけではありません。実際、高次の周波数は、そのような超体験が存在するという幻想そのものを壊します。現代のニューエイジ文化には精神的物質主義が蔓延しています。つまり、人々は真理の追究という最新の麻薬を手にしたのです。

　これらのことが決して悪いといっているのではありません。もしあなたが何か崇高なものへと引きつけられたのであれば、何かがあなたの背中を押し、どこかへ導いているということです。それを純粋に追求し続ければ、最終的には真の道が明かされるでしょう。一部の人にとっては、精神の求道は超越への直接的な道ですが、その他大勢にとっては、真性からさらに遠くへ離れる要因となります。

　55番の心の闇は、精神の求道者が内なる衝動に従って、自然な結論へと至る道の邪魔をします。それは教義や師、求道の道そのものの姿をして現れます。ここで、精神の求道者を三つの種類に分けてみましょう。一番目は教義の構造の罠にかかった人、二番目は影響力のある師の罠にかかった人、三番目は求道の道から外れてはならないという罠にかかった人です。これら三つの罠も、最終的に真の自由に辿り着くための一つの段階であることには間違いありませんが、しかしまた夫々が、あたかも真の自由であるかのように装います。これは「被害者意識」の心の闇の最も巧な手口の一つです。後に「自由」の天の才と天の光を考察していきますが、真に自由であることと、私たちが物質次元でどのように過ごしているかは全く関係がありません。真の自由は、何かの結果ではありません。真の自由とは、自分の中核となる信じ込みがどれだけ自分を被害者にしているかを理解した時に、自然と内側に現れ、無限に広がり続ける空間のようなものです。

メロドラマの終焉

人間を虜にするものの一つに、理想化されたロマンチックな恋愛があります。ここでは、誰かに恋焦がれることだけでなく、より広い意味でロマンスという理想について考えてみましょう。人生そのもの

をロマンスと捉えるのです。まず、ロマンチックな恋愛の基本性質は、決して円満に成就しないこと、失意のどん底から恍惚感までのすさまじい感情の起伏を繰り返し、ドラマのような出来事や感情が入り乱れる壮大なシンフォニーを紡ぎ出すことです。高尚な芝居から昼ドラに至るまで、全ての人間の演劇芸術は、人生というメタファーの中のメタファーだといえます。55番の心の闇によって、私たちは皆、人生劇場の被害者になっています。苦悩と喜びで編まれた、とても複雑な網に捕らえられています。私たちはその網を愛し、同時に嫌悪し、メロドラマのような感情劇の虜になりながら、その網に中毒しています。

　網の中の幻想の世界でなら、人間は最大の願望を満たすことができます。網の中でなら、夢を生きることができます。空高く舞い上がり、踊り、泣き、苦しむことが、そして何よりも、愛することができます。しかし、網の中の愛はとても制限されている上、幻想の枠を超えることができません。網の中で、恋に落ちたり、恋愛が冷めたりもするでしょう。しかしいずれにしても、自分自身の投影や期待、そして遅かれ早かれ訪れる失望の被害者であり続けるのです。人生の旋律に合わせて気分の浮き沈みを繰り返している間、55番の心の闇の網はあなたの呼吸のリズムを演出します。憂鬱な気持ちに襲われ、息の根が止まったかのように感じられる時、あなたの呼吸はとても浅くなっています。そうかと思えば、突然気分が高揚し、鼓動が高鳴り、あなたの胸は破裂せんばかりの呼吸で満たされます。私たちはそれが自由の真の姿だと信じています。二つの極の間で、旋律のリズムは変化し、テンポが変わることで、フレーズ、音符、トリル、休止符が変化し、ありとあらゆる感情が沸き起こります。私たちは、終わりのない感情の波の中に完全に浸って生きていて、この感情ドラマには終わりがありません。

　近い将来起こる遺伝子の突然変異は、55番の心の闇に関係が深く、メロドラマへの中毒の終わりと、自由の真の意味の発見という二つの引き金を引きます。55番の心の闇の核には「意識の統合への願望」が隠れています。それは通常、完璧なソウルメイトを求めるロマンチックな願望となって現れます。ヒンズー教では、宇宙というのは、網の目には無数の宝石が散りばめられていると伝えられている「インドラの網」という素晴らしい神話があります。一つ一つの宝石の中には、他の全ての宝石たちが完全に映し出されています。55番の心の闇はこれらの宝石をベールで隠し、人類を網の中に捕らえて、万物と一体になることを阻みます。しかし、これから起こる遺伝子レベルの変化によって、人類の気づきは、遂に感情の網の隙間をすり抜け、被害者意識から抜け出すことができるようになります。それによって人類は初めて、インドラの網に散りばめられた輝く宝石一つ一つの中に、万物の一体性という真実を垣間見ることができるようになるでしょう。

太陽神経叢 — 第二の脳

55番の心の闇の感情の基盤は、体においては太陽神経叢という部位に存在します。この領域には多数の神経節組織が存在するため、しばしば第二の脳と呼ばれます。それらは脳から自立していて、血管系と内臓系の働きによって機能しています。特に感情が頂点に達した時、普段は頼みの綱としている脳の判断能力は、完全に感情のもとにひれ伏します。太陽神経叢の神経回路や仕組み、真の可能性についてはまだよく知られていません。どんなに努力をしても思考は感情の前では歯が立たないことは、私たちはみな経験として知っています。

太陽神経叢の再覚醒 ― 時代の謎かけ

55番の遺伝子の鍵は、今「大いなる変容」を通過している種に関する未来の予言的な章となっています。そして、重要なパズルの一ピースは、人類の遠い過去にあります。幾世代にも渡って神話学者、民俗学者、考古学者、神秘家、歴史家たちは、現代史以前に存在した別の人種について語ってきました。事実、偉大なる神話やお伽話には、何らかの地殻変動、大洪水、水害によって絶滅してしまった失われた黄金時代についての情報が隠されています。心理学者たちは、これらの神話は安全な子宮の中へ戻りたいという、人間の願望が隠喩的に表現されたもの、人間心理の原型の一つという解釈をしてきました。しかし、もしそれが遺伝子に残された先祖からの記憶であったとすればどうでしょう。55番の遺伝子の鍵は、このことについて多くを語っています。

　多くの古代文明で、広大な時間の流れとサイクルを地図に描く方法が作り出されましたが、そこにはとても明快かつ神話的な共通の構造が見られます。三部構造です。素晴らしい芸術作品や寓話には全て、その中心に三つの時の流れが存在し、人間の内面や外側の物語が三部に構成されています。人間の心理構造の中に織り込まれ、古くからある根源的構造と深く共鳴する部分があります。最初に何か罪を犯すなどの堕落を経験し、その次に発見と試練の旅が続き、最後に救済を得るという構造です。人類の進化全体にこの構造を当てはめてみると、主に四つの意識の跳躍によって区切られた、三つの時代を見ることができます。

三つの時代と進化の段階

三つの時代と四つの転換期は、地球全体の意識の進化の軌跡を説明しています。基本的にこの三重構造は三つの主な進化の段階、そして最終的な四番目の超越の段階（意識の四面体構造）から成っています。

創造の理論と七つの根幹人種

遺伝子の鍵では、人生は二つの重要な力 ― 進化と創造― の相互作用によって成り立っています。西洋的思考回路に慣れた私たちは、内側の主観的事実よりも主に客観的な外側の世界に重点を置きます。そのため私たちは、現代の科学的アプローチの基礎である、進化の力をより重視します。しかし、世界中に存在する多くの神秘主義や秘教には、別の解釈もありました。意識が徐々に物質世界へと吹き込まれ、具現化に向かうという創造のプロセスが、人類を前進させているという考え方です。この考え方（「流出説」と呼ばれる）では、地球と個人の進化の各過程には、夫々隠された目的があり、それは連続的な段階を経て明かされていきます。神が地上に降りてくることで、人間と地球の生命が進化し、人類がより高い周波数の意識を目指せば、より物質次元にそれらを降ろすことができます。

　三つの大きな時代には、さらに七つの段階構造があり、それは「七つの根幹人種」と呼ばれています。この「創造論」で、各七つの人種は地球の主な成長段階を表しています。密教的な教えでは、

GENE KEYS　**55番の鍵**　☰　雷火豊

「七つの根幹人種」は現代の人種の前に実在した人類の種として理解されています。遺伝子易経では、これらの人種は地球の意識の微細な層について明らかにしてくれるものと捉えます。創造の視点から見ると、最も濃度の高い鉱物から、最も希薄なガスまで、地球のみならず宇宙に存在する全てのものに、様々な層の意識が吹き込まれています。最も古い人種は、周波数を少し下げて物質世界へ現れた、神の意識の最も微細な層を体現する人種です(一番目の時代)。地球の進化の過程で、ある地点まで進むと、今度は意識が物質界に深く入り込み、自分がどこからきたのか、何者であるかを完全に忘れてしまいます(二番目の時代)。そして次に、記憶を再び取り戻し神話的な楽園回帰の段階に入ると、意識が物質世界を変容させ、全ての層が再び意識に統合されるという、壮大な進化の叙事詩が完成します(三番目の時代)。

七つの根幹人種と対応する次元

「七つの根幹人種」はこの世に存在する七つの次元と、七つの聖なるオーラ体と対応し、意識の創造の筋書きと時代の流れを教えてくれます(22番の遺伝子の鍵は、この七つの聖なるオーラ体と、それに対応した次元について詳しく説明しています)。

　　一番目の根幹人種 ─ ポラリア人 ─ モナディック次元
　　二番目の根幹人種 ─ ハイパーボリア人 ─ アトミック次元(超思考次元)
　　三番目の根幹人種 ─ レムリア人 ─ ブディック次元(超感情次元)
　　四番目の根幹人種 ─ アトランティス人 ─ コーザル次元
　　五番目の根幹人種 ─ アーリア人 ─ メンタル(精神)次元
　　六番目の根幹人種 ─ トリビア人 ─ アストラル(感情)次元
　　七番目の根幹人種 ─ パンガイア人 ─ 物質(肉体)次元

一番目の時代 ─ 地球の楽園への準備

初めの二つの人種は、ポラリア人、ハイパーボリア人と呼ばれ、地球における物質の結晶化、つまり地球の創成時代を表します。モナディックオーラ体(神の根源)と対応するポラリア人は、神の考えや意志がまだ物質として具現化していない、神から切り離される前の状態を表しています。二番目の人種、ハイパーボリア人は光でできたアトミックオーラ体と対応しています。地球の鉱物と太陽の要素との融合を表しています。この時期は地球が生命を支えることができるよう、地球の大気圏の形成と、様々な元素や、ガスが精製される時代です。この進化の初期段階では、地球の全ての生命を構成する要素に微細な意識が与えられました。これらは神話の中に元素の天使、鉱物世界の神々として登場します。

433

二番目の時代 ── 発展と人間の堕落

レムリア人と呼ばれる三番目の人種は、水中から地上に出て繁殖した生命の誕生を表しています。これは楽園の時代で、有り余る神の豊かさが自然界に具現化されていました。地球のレムリア意識は、ブディック次元（超感情次元）に今でも一つの統一体として存在していて、快楽の次元として知られています。この次元はまた、神々の次元でもあります。生きとし生けるものに宿る意識が具現化する領域です。このレムリア時代に、最初の人間がこの世に誕生しました。

　四番目の人種、アトランティス人は堕落前の人類を表します。この人種はしばしば、アダムの人種と呼ばれ、現在の人種からもそう遠くありません。現代の人種は、度重なる天変地異によって源の神から引き離されましたが、それが「人間の堕落」として知られる神話となりました。この「人間の堕落」の真実は、様々な土着文化の中で物語や創造の神話を通して伝えられ、現代文化と信じ込みにも取り込まれました。その後、アトランティス人と彼らの文化や環境が完全に消滅し、人類の進化はいったん再起動され、新たな方向へと再出発しました。しかし、アトランティス人の意識はコーザル次元に存在し続けています。コーザル次元とは数々の原型 ── 論理的な思考を超越した量子レベルの言語 ── の次元です。現代の人種とは違い、アトランティス人の意識は太陽神経叢を中心としていて、万物の源との一体感を感じることのできる、母なる地球のハートと思考そのものでした。

三番目の時代 ── 五番目の人種とカリ・ユガ

優れた物語には、堕落がつきものです。インドのベーダ哲学では、進化の段階をユガと呼び、最も暗黒な段階をカリ・ユガと呼びます。「時と変化を象徴する暗黒の女神カーリー」から名づけられました。現代の人種、アーリア人は今、このカリ・ユガ ── 堕落のあとの時代 ── の終盤にきています。アーリア人の意識はメンタル次元（精神次元）に存在し、私たちの気づきの主な手段は今も進化し続ける脳です。皮肉なことに、私たちの最も素晴らしい贈り物である論理的思考能力が、自分は他の人間や周囲の環境から分離された個別の存在であるという幻想を作り出しています。しかし、三番目の時代では、人間は長い道のりを辿り、源へと戻っていきます。楽園から堕落して以来、私たち人間は家へ帰る道を探し続けています。科学や宗教を通じ、そして何より愛を通じて。

大いなる変容と六番目の人種

「大いなる変容」の時は、そこまできています。五番目の根幹人種から六番目の根幹人種、トリビア人への移行の準備の時期にあたる今の時代は、時間そのものがどんどんスピードアップしているかのようです。六番目の人種の登場を、神秘化や賢者たちは長きに渡り予言してきました。神の本質がアストラル次元 ── 感情と欲望の世界 ── へ降りていくのと同時に、六番目の人種は地球全体に変化をもたらします。神の意識は段々深く物質へと下降し続け、その真性を明らかにします。これからやってくる時代では、人間の性と欲望が無条件の愛へと昇華されます。55番の遺伝子の鍵と、人間の感情の中枢である太陽神経叢で起こる遺伝子の突然変異によって、六番目の人種が登場します。

トリビア人は、太陽神経叢の再覚醒を知らせ、人類は再び万物を繋ぐ普遍的量子場を体験するようになります。この再覚醒は過去の黄金期への回帰ではなく、下の三次元の物質次元、アストラル次元、メンタル次元と、上の三次元のコーザル次元、ブティック次元、アトミック次元の新たな融合です。

　最後の七番目の根幹人種、パンガイア人をもはや言葉で表現することはできません。地球に存在する全ての王国が、一つの波動の存在へと融合することを表しています。精神（魂）と物質が一つになり、神の根源から光が降り注ぎ、物質次元を上昇させる時です。地球に天の王国が出現します。

三部作の終わりとエデンの園への回帰

人類と地球意識は現在、前代未聞の壮大な入口 ― 三部作の終わり、時代の謎かけがついに解ける時 ― にきています。これは意識の発達の過程において未曽有の出来事で、生命のあらゆるレベルで変化をもたらします。これから起こる現実は、私たちの思考が及ばないほど途方もなく壮大です。お伽話の三幕目では大局が変化し、最後に必ず救済が訪れます。現に、主な神話、映画、ロマンスやドラマには全てこのような展開が見られます。この大逆転の展開がないと、私たちは物足りなさを感じます。物語はたいていの場合、最後の最後、救済への希望を完全に捨てた時、解放が訪れます。それは満ち潮のように押し寄せてきます。試練と勝利の三部作というお決まりの展開、どんでん返しのハッピーエンドを私たちはいつも期待します。これに憧れるのは、この銀河系の生きとし生けるものの遺伝子の構造に、そのような結末が刻み込まれているからです。このため、人類は最終的に、復活したエデンの園で永遠に平和に暮らすことになるでしょう。

55番の心の闇の抑圧的振る舞い ― 不平不満

55番の心の闇、被害者意識には二つの振る舞いパターンがあります。心の闇の抑圧的振る舞いは、不平不満です。不平不満は無意識の思考パターンで、自作自演のドラマの中で主要な被害者を演じます。心の中であろうと声に出そうと文句をいうたびに、人は自分の力を失います。心の闇の抑圧的振る舞いは心の中で不満を抱き、人生に対して悲観的になり、心の闇の反発的振る舞いは外側に責任転嫁する標的を見つけます。不平不満の周波数に捕われている時、私たちは人生のドラマ ― マーヤ ― の罠にかかっています。不平不満の周波数そのものが、人生がつらいものであるという幻想を強化します。さらに、文句をいうことは肉体にも持続的な倦怠感を与えます。根深い無意識の思考パターンを通して、このエネルギーの核心を見抜いた時、自由がもたらされます。

55番の心の闇の反発的振る舞い ― 責任転嫁

55番の心の闇のもう一つの振る舞いパターンは責任転嫁です。心の闇の反発的振る舞いは、不平不満を外側の物や人にぶつけます。誰かに責任転嫁する時、実際は状況に対する自己責任を放棄しています。つまり、自分の一部を他人任せにすることによって、本来の自分自身の力と存在意義を放棄しています。全ての責任転嫁は外に向けた怒りの表現ですが、それが標的に向けたものであ

る限り純粋な怒りではありません。純粋な怒りは、原始的な恐れのエネルギーが何かのきっかけで外へ放たれたものですが、そのきっかけとなったものを標的にはしません。他人に責任転嫁した瞬間、人はただ人生ドラマの被害者になるだけです。自分の運命を他人に責任転嫁している限り、自分が役を演じているだけだと理解することはできません。人生を深刻に考え過ぎていたことを見ることができれば、責任転嫁のエネルギーは解放されます。心の闇の反発的振る舞いにおいて、責任転嫁の矢が標的に辿り着く前に空中でキャッチできた時に、真の自由は訪れます。

第二部 ― 遺伝子の突然変異プロセス

55番の天の才と天の光 ― 自由

未来の精神（魂）

55番の天の才について観照すると、必然的に人類と地球の未来に思いを馳せることになるでしょう。ここから数ページに渡って、現在人類に何が起こっているのか、そして、前途に待ち受ける「大いなる変容」の時に何が起こるのかについてお話しします。しかしながら、64個の遺伝子の鍵に隠された暗号を読み解いていく中で、「大いなる変容」の内容を細部まで突き詰めようとするのは重要ではありません。そのような詳細を検討したところで、憶測や意見の域を出ることはないでしょう。しかし、64個の遺伝子の鍵の背後にある核の周波数に深く共鳴していくことで、未来の精神（魂）を捉えることは可能です。皆さんも、この章を読みながら、遺伝子の突然変異の波紋が地球の生命のあらゆる面に与える影響を予見できるでしょう。

　未来の変容に関してもう一つ特筆すべきは、不意に訪れるそのスピードです。進化の観点から見てみると、それはほんの一晩の出来事ですが、現実の私たちの時間の尺度では、変容はほとんど気がつかないぐらいゆっくりと起こります。突然変異した遺伝子が、徐々に人類に占有していきます。つまり、古い人種は排除されていくということです。これは、もうじき遺伝子の突然変異が完了した子供たちが誕生し、その突然変異が遺伝子給源に広がっていくことを意味します。この子供たちは、私たちとは違う人種です。彼らは被害者的な感情で人と関わることはなく、高い周波数を保って、長い年月をかけて自分の家族を変容させていきます。彼らの役割については、この章の最後の方で詳しく見ていきます。

高次元意識の解放暗号

高次元意識については、幾世紀にも渡って実に多くのことが書かれ、語り伝えられてきました。今よりたくさんの人が、真の高次元意識を直接体験できる時代に入ってきています。21世紀に人々が経験することは人類全体に広がり、今の私たちには夢物語としか思えないような時代へと大きく変化します。これまではごく少ない例を除いて、個人レベルの覚醒のプロセスしか語られてきませんでした。

偉大な先人、賢者、グルたちは彼らが見いだした真実を個人に適した形で伝達する手法を取ってきました。「どのようにしたら個が覚醒できるのか」が最大の関心事でした。この問いかけを構成する二つの要素は、その最盛期を急速に過ぎつつあります。一つ目の要素は「どのように」という点です。既に説明した通り、この質問は55番の遺伝子の鍵によって終わりをもたらすでしょう。二つ目の要素である「個」も、これから徐々に人類に起こってくる変化によって様変わりしていきます。なぜなら、人類はこれから「集団」の時代に入っていくからです。しかし、人類が一つの集合体であるという真実を完全に受け入れた後には、状況の逆転が起こります。私たちは再び崇高な集合体としての「個」になるのです。

人類に遺伝子の突然変異という、壮大で躍動的な変化がもうすぐ訪れます。55番の遺伝子の鍵と、関連するアミノ酸のヒスチジンによってこの変化の引き金が引かれます。この本を読んでいるあなたの身体は今現在、化学的にこの突然変異へ向けて準備をしています。集合体としても準備期間にあり、誰一人としてこのプロセスから逃れることはできません。最も高いレベルにおいて、高い意識を解放する暗号は55番の遺伝子の鍵です。このプロセスには多くの深遠な意味があり、特定の順序に従って展開していきます。この遺伝子の鍵を更に深く探りながら、私たちが今後どのような変化に直面していくのか、そしてそれらの変化が一般社会や個人にどのような影響を与えるのかに目を向けてみましょう。

気づきの回転軸

55番の天の才は、「意識のスペクトル」― 64個の遺伝子の鍵の土台となる言語基盤 ― の中でも特殊です。天の才の列と天の光の列を見てみると、55番の天の才と天の光は両方同じ「自由」であることが分かります。このパターンは意識のスペクトルの中でも唯一であり、重要な意味合いがあります。人間の中から生み出される新しい空間移動能力は、55番の天の才を回転軸にして発達します。この能力の発達によって、世界はすっかり変わってしまうでしょう。一度そのような形で気づきが自由に開放されると、それまで高次の意識だと思っていたものは日常の意識となります。天の光と天の才の言葉が同じなのはこのためです。この時を境に意識のスペクトル自体が自由に解き放たれ、天の才は一つ一つ心の闇から解放されていき、最高の可能性である天の光と溶け合います。心の闇のエネルギーが天の才に上がる時、天の光のエネルギーは天の才へと降りていきます。それはまるで遺伝子の運命の歯車が、ある決まった時点まで回ってきた時に、全く別の新しいギアにシフトするようなものです。このギアチェンジの時を知らせるのが、55番の天の才です。その瞬間から、新たな法則と、その波及効果と共に、新しいエネルギーが世界へと流れ込みます。

人類の歴史史上これまで、人間の気づきの範囲は一人の人間の範囲に限定されていました。私たちが気づきとして経験するのは、自分の動き、感情、思考です。天の光の状態にならない限り、自分の体の外側にある気づきに繋がることはできません。しかし歴史を遡ると、そのような拡張された気づきは一部の特定の人間の中で自然と開花し、私たち人類の未来を垣間見せてきました。意識の天の光状態では、気づきは、生き物同士を結びつける結合組織であり、意識と肉体を繋ぐ接点となります。例えれば、肉体は皮、果肉は気づき、種は意識といえます。最も端的に表すと、気づきは神と人間の間にある扉を開ける鍵です。

天の水力学

これからやってくる覚醒の真性は、トンボの一生に美しく象徴されます。トンボは生まれてから、ほとんどの時間を水中で過ごします。水中にいるうちはヤゴと呼ばれ、他の水中昆虫とは違い、空気を吸うために水面に出る必要がありません。トンボは一生のほとんどをヤゴとして葉くずから小魚までありとあらゆるものを捕食しながら、水中だけで生きます。一生におけるこの水中生活中に、ヤゴは成長し脱皮を繰り返します。トンボの一生の中でこの過程は数年間続くこともありますが、この間ヤゴは、どんな未来が待ち受けているか知る由もありません。その間、ヤゴには一連の突然変異が密かに起きています。そしてある日突然、奥深くで眠っていた遺伝子が目を覚まし、ヤゴはそれまでの生き様にまるで相応しからぬ行動を起こします。近くの草のまっすぐ伸びる茎を見つけ、それをつたって水面上に這い上がります。一生でその時初めて、空気に触れ、直射日光を浴びます。

　水中の安全な環境を後にすると、太陽光の作用によって、最後の脱皮の皮が作られていきます。奇跡が起こるのはこの次の瞬間です。ヤゴの中で密かに進化を遂げた生物が、幼虫の外皮を破ります。数時間かけて、四つのしわくちゃの羽が現われ、独特のほっそりとした胸部がまっすぐに伸び始めます。この過程で最も象徴的なのは水です。今まさに水中での生活を後にし、空気中で新たな生活を始めるために生まれ変わろうとしているトンボの体中に残っている水、それが変容のプロセスの鍵です。水力学的プロセスを経て、ヤゴの体中の水が羽と胸部へと送り込まれて初めて、それらはまっすぐに伸び、広がります。つまり、トンボは元の体の水を使って、空力特性を備えた形へと変容するのです。この水こそが、ヤゴからトンボへの突然変異の推進力です。全ての水を使い果たし、トンボが完全に姿を現した瞬間、空中での新しい生活が始まります。

　トンボの一生は、まさに55番の天の才と天の光の覚醒を連想させます。感情のエネルギーは、未来の気づきが開くための媒体です。そうして新しい気づきが一度生まれると、もう二度と低い次元に戻ることはありません。これから大半の人々が気づかないうちに感情の領域に一連の突然変異が起こりますが、トンボのたとえ話は、人類が感情の中に深く飛び込んでいくことが必要であることも示しています。感情の世界にどっぷりと浸りながら、人類を待ち受ける未来の世界を想像することは容易ではありません。55番の心の闇が完全に突然変異した後に初めて、真の集団的覚醒が始まります。

覚醒の道の初期段階

この章の最後に、覚醒の具体的なタイミングと順序について説明します。現在の私たちの段階は、トンボのたとえ話でいうと、水中から茎を登って太陽の光の下に這い上がっていく時期です。世界は今、ドラマチックな動揺の中にあるために、とても混乱した時期といえます。私たちの体や精神は、いわば遺伝子の突然変異のプロセスの戦場なので、既にこれから起こることを垣間見たり、予感したりしているかもしれません。特に、あなたが55番の遺伝子の鍵を主要ギフト（変容の活性化の道の領域にある四つの鍵）に持っている場合、この時期、日常のリズム、エネルギーパターン、感情などの大きな変動を経験しやすいでしょう。これはとても深遠な融合のプロセスで、時間はかかりますが、次第により安定した状態になっていくでしょう。

覚醒の初期段階（2012年以前）は、このプロセスの中でも最も激動の時期といわれています。この時期に、私たちの感情システムが「壊される」からです。55番の天の才に関係の深い遺伝子の鍵が二つあります。対である59番の天の才「親密さ」と39番の天の才「躍動感」です。これらもまた、この覚醒のプロセスの中で活発に活動しています。39番の天の才、そして天の光「解放」は、私たちの感情に関する側面をあらゆる角度から揺さぶります。ここで、二つの天の光、「解放」と「自由」が直接影響し合う関係であることが分かります。事実、「自由」の最終段階は39番の天の光によって引き起こされます。「解放」は躍動的なプロセスで、「自由」は手放しのプロセスです。同じくらい影響力のあるものに、55番の天の光と同時に覚醒する、59番の天の光「透明性」があります。この天の光の覚醒プロセスには隠された指針があることが分かるでしょう。その指針によって、人類はトンボの羽のように強制的に透明にさせられるのです。59番の天の才「親密さ」はその第一段階です。私たちは、人間関係を通してハートを開いていく必要があるでしょう。

　55番の遺伝子の鍵はロマンスに関係していることは既に話しましたが、55番の天の才の覚醒が人との関わり合いに関係するのはこのためです。この覚醒の後は、人類は個として存在しなくなります。気づきは集団的に機能するようになります。個の分離感の消滅のプロセスは、親密な関係性から始まります。今後は、他人に隠しごとをすればするほど自分自身の苦しみを増やすことになります。秘め事は全て白昼にさらされ、破壊されなくてはなりません。個の分離という強迫的な観念も、壊されなくてはなりません。利己主義の時代は終わるのです。これから、この突然変異の流れに抵抗する人たちが多く出てくることは、容易に想像できます。彼らはここで話している世界の流れからは外れていますが、彼らもまた尊重されるべきです。彼らを通して、今までの古いエネルギーがこの世界を去っていきます。そこに選択の余地はありません。未来の人類にとって、集合体として適切な遺伝子的要因がふるいに掛けられるだけの話です。

被害者意識の蒸発

これまで見てきたように、55番の心の闇は自分が被害者である、そしてとりわけ自分や他人の感情の被害者であるという考えに根づいています。55番の天の才が覚醒すると、感情が誰かのものであるという概念は不合理に思えるでしょう。周波数の波である感情は、集団的には一つの周波数の波として共有され、人類全体を繋ぎます。単純に、誰かが波を立てれば、他の誰かがそれを受け取る仕組みになっているのです。トンボに象徴されるように、新しい気づきは、暗い被害者意識の水の中から人類を引き上げますが、これは単なる超越ではありません。このプロセスで、人間らしさが失われる訳ではありません。むしろ傷ついた感情の中に深くダイブすることが、超越の引き金となります。

　覚醒のプロセスは、昔から知られています。これは、神秘の科学である錬金術によって最も的確に伝えられています。伝統的なタオの錬金術には「坎」と「離」の融合の思想があります。「坎」は水、「離」は火です。この錬金術の公式では、太陽神経叢は大釜、感情エネルギーがその大釜に入った水になります。大釜の下の火は意識（気）で、感情エネルギー（精）を煮立たせます。煮立った蒸気から、三つ目の超越的力が生まれます。中国ではこの三つ目の力を「神」と呼び、精神（魂）を表します。西洋の錬金術でも同じような原型が使われますが、文化的な違いがあります。西洋では、この二つ

の力を内なる男性性と女性性 ── アニムス(女性の中の男性像)とアニマ(男性の中の女性像)として見ます。この二つが神秘的な和合を通じて、水銀という魔法の子供を生み出すとされています。

64個の遺伝子の鍵の視点から見ると、心の闇の状態は最終的に超越を遂げるための原材料となります。心の闇の中に深く飛び込み、気づきを根っこから自由にしない限り、被害者意識は蒸発することはありません。至福に満ちたその蒸気のみが、私たちを感情の深みから引き上げ、集合的な波へと合流させることができるのです。

天の才の台頭

55番の天の才によって引き金が引かれる覚醒には、主に二つの段階があります。一段階目は、人類の大衆意識が被害者意識の心の闇から上昇します。これによって、既存の世界が徐々に様変わりしていきます。これまでに、心の闇の状態を抜け出し、天の才を世界にもたらすことができた人はごく少数です。天の光の意識レベルに到達した人は、まだほんの一握りもいません。これは全て当然のことだといえます。それぞれの周波数帯は、その上と下にある周波数帯に影響されます。つまり、心の闇の周波数帯から抜け出す人が多ければ多いほど、より高い周波数帯にいる人たちが天の光へと飛躍を遂げる可能性が高くなるということです。一人が天の光へと跳躍する勢いを得るためには、天の才を生きる人々が10万人必要になるかもしれません。同様に、一人の人間が天の光を生きるようになると、それは集合的周波数に影響を与え、何千という人々が心の闇の低い周波数を逃れて天の才を生きることができるようになるのです。

心の闇から解放された人間は、生命の創造の泉そのものとなります。同時に、その人間は全体の中で本来の役割を果たすようになります。私たちは全体として、6番の天の光と50番の天の光が象徴する「平和」と「調和」を最終的に実現するよう運命づけられています。人間が愛することをし始めると、肉体次元で「調和」と「平和」を共に創造し始めます。このプロセスの最終段階に辿り着くには何百年、何千年とかかるかもしれません。そこへ到達した時、地球は次の進化の段階である28番の天の光「不死」という、また異なる現実世界へと、トンボのように突然変異していきます。

この「自由」という言葉には、次元がありません。心の闇から超越するプロセスを始めると、人生には奇跡が起こり始めます。55番の天の才の精神(魂)は「自由」であり、それは人類の精神そのものです。あなたの気づきが広がっていくと、自由の精神(魂)によって人生の垣根が取り壊されていきます。フラクタル・ラインがあなたの周りに開通し、エネルギーの滞りが解消され、突如人生に思いもよらない幸運を運んできます。人生の全ての側面は繋がっているので、人間の奥深くで一度突破口が開かれると、それは波紋となって、存在を忘れていた領域を含む、全ての領域へと広がります。

三段階の覚醒の道

この章の第一部では、万物のリズムに備わる三段階の展開パターンを説明するために、進化の主な段階を表す三つの時代と、「333」として知られる現在のサブフェーズ(副段階)についてお伝えしました。この副段階は、三つの時代の幕を閉じるマスターとなる遺伝子配列を秘めています。過去20年余り

の間に、世界の内的構造は大きく変化しました。この途方もない時代の門を通過する際に、地球の覚醒と融合のプロセスの軌道を定める、三つの明確な日付、もしくは目印を特定することができます。これらの目印は、人類の進化を奏でる周波数の楽譜に示された転換地点です。それらは、1987年 ── ハーモニック・コンバージェンス（調和的な収束）、2012年 ── メロディック・レゾナンス（旋律の共鳴）、そして2027年 ── リズミカル・シンフォニー（律動的交響曲）── です。これら三つの、ハーモニー、メロディー、リズムの段階は、振動する地球生命を再構築するために必要な刻印づけの領域です。

1987年 ── ハーモニック・コンバージェンス（調和的な収束）

ハーモニック・コンバージェンス（調和的な収束）については、これまでも数多くのことが語られてきました。それは前例なき出来事であり、意識における転換地点として説明されてきました。1987年は、隣接した銀河系内の超新星に由来する「統合の時代」の始まりの年でした。前例のない天体の配置が次々と起きたことによって、人間の脳内化学物質が変化し、過去の時代から受け継がれた全ての素晴らしい教えの背後にあり、それらを一つに統合する「真理」を認識することができるようになりました。これらの目印は何か大きな出来事によって記されるのではなく、継続的な発達のプロセスであることを理解することが大切です。現在でも、過去には分かれていた人間の様々な領域での努力が統合され、多くの領域でハーモニック・コンバージェンス（調和的な収束）が起こっています。現在、私たちは人間のあらゆる科学と芸術、左脳と右脳、男性と女性、東洋と西洋の統合の幕開けを目撃しています。賢者ヘラクレイトスが残した「隠れた調和」という言葉の通り、これまでは密かに進んできたこの調和は、現在格段に明らかになってきています。

2012年──メロディック・レゾナンス（旋律の共鳴）

近代、最も話題を呼び、もう全て語り尽くされたともいえる2012年ですが、ここでは三段階の覚醒の道に沿って説明します。例えて表すと、1987年は妊娠期間、2012年は誕生、そして2027年は新しい秩序の結実といえます。旋律の真の意味は、ロマンスを理解すると見えてきます。音楽で旋律は、人間の感情を揺さぶり、様々な想像を掻き立てるものです。2012年は、呼吸と再覚醒した太陽神経叢センターの気づきを通して、人類が一つの有機体として揃う地点です。「アトランティス意識」又は「エデンの園意識」の再覚醒によって、私たちが人類のハートと共鳴するようになると、私たちの夢や願望の種は、例えどれだけ深く内側に秘められていたとしても、この日までに蒔かれ、根づきます。

　2012年は、その後の人間の進化の度合いによる棲み分けを決定づける時期でもあります。この日までに形になりつつある人類の夢に共鳴しない人間のDNAはその夢物語から締め出されてしまいます。しかし、これらは全て起こるべくして起こっているものです。今の人間のDNAの大部分は、新しい人種が誕生するためには消えていく運命にあるのです。そのため、今後人類は何世代にも渡って、たくさんの古い慣習がこの世界を去って行くのを目撃することになるでしょう。かなり長期に渡って、私たちの世界には二つの現実、古いシステムの中で生きる人々の現実と、新しいシステムを築く人々の現実の両方が平行して存在するように見えるでしょう。

2027年 ── リズミック・シンフォニー（律動的交響曲）

多くの神秘思想や古代暦において、人類の進化の大変革の中で、クライマックスが訪れるのが、この現代の時代といわれてきました。この64個の遺伝子の鍵の基礎となっている素晴らしいシステムの一つ、ヒューマンデザインは、易の64卦をいわば遺伝子の時計のようにして、人類のDNAの突然変異の時期を明らかにしています。その遺伝子の時計は、2027年を起点として、太陽神経叢を一掃するような壮大な遺伝子の突然変異が起こると予測しています。2027年は言葉にするのが難しい時期です。この時期に起こる意識の変容を言葉で説明するとすれば、極めて高い周波数の天の光意識の内なる爆発ということがいえます。これ以降の世界は、それまでとはまるで違うものになるでしょう。

　2027年を皮切りに、地球は少しずつ静まり、畏敬の念が広がっていきます。2012年から2027年の間に、覚醒しつつある人類の核のフラクタルが新しい時代への礎となり、幾世代にも渡って地球を徹底的に立て直します。古いシステムの中から新しい秩序が現われ、古いシステムは崩れ去っていきます。これはエデンの園の再現の時期です。エデンの園は地球から完全に失われたわけではなく、エネルギーの青写真として残っています。この時期にハーモニーとメロディーは、聖なる普遍的リズムへと統合します。人類は初めて、宇宙の壮大なオーケストラの中で偉大なソリストとして自分の奏でる音楽を聴くことができるでしょう。2027年以降のある時点で、ただそこに存在することの不思議を発見するでしょう。もうエデンの園を楽しむ以外にすべきことは何もありません。それは、人類が未だかつて見たことのない、この世の天国を謳歌する時代の訪れとなるでしょう。

第三部 ── 具現化

神聖なカップルの結婚

既に触れたように、これから起こる変容によって「個」の時代が終わり、「集団」の時代がやって来ます。そのプロセスには多くの段階があり、一段階目は主にこの地球上の人間関係における周波数の変化に関係しています。覚醒によって世界には数々の新しい現象が起きてくるでしょう。その一つに、人類が常に夢に描いてきた理想の「神聖な結婚」があります。近代の婚姻制度は、物質次元でその理想を捉えようとする試みです。しかし、これまでの婚姻や人間関係は例えどんなに純粋なものであっても、和合結婚の原理における究極の可能性である「同じオーラの共有」の体現にまでは至りませんでした。

　物質次元で神聖なカップルの理想が存在するには、まず気づきの融合が必要です。これは錬金術でいう「神秘の合一（*Unio Mystica*）」、又は「聖なる融合（*Coniunctio*）」です。悟りや覚醒はこれまで常に個人の内に開花し、歴史を見ても真の意味で悟ったカップルはまだ現われていません。象徴的な理想像を見聞きすることや、ごく短い間に覚醒状態を体験するカップルもありました。人間同士の間にある壁を壊すには、最初に男女の間にある陰陽の分離を癒す必要があります。しかし、先祖代々受け継がれてきた男女間の軋轢はとても大きく、真の融合を妨げてきました。

　悟ったカップルの初の誕生は、人類の最も深い傷が癒えたことを意味します。それは、アダムとイブ

の分断と堕落が象徴する傷です。神聖な結婚によって、周囲に信じられないほどのエネルギー場が作られ、彼らを中心に全く新しい価値観に基づいたコミュニティが生まれるでしょう。そのような体験は、既存の性のあり方にピリオドを打ちます。結局のところ、男女を反発させる遺伝子的な力は、男女を結びつける力と本質的に同じものです。つまり、人間の性エネルギーが、次第に創造性と高次の意識に昇華されることを意味しています。これはやがて地球の人口が減少傾向に転じることを意味します。

　55番の遺伝子の鍵は、豊穣の杯や聖杯の古代シンボルに表されています。心の闇の次元では、この杯が満たされることはありません。押されれば引き、求められれば拒絶する、水と油のような関係にあるからです。この原因は、お互いに責任を転嫁し合うことにあります。このようなカップルの間には、常に波風が立ち、永遠の消耗戦が繰り広げられます。

　未来の関係性にとって杯は、水が「半分も入っている状態」でも「半分しか入っていない状態」のいずれでもありません。二人の間には一つの共通の気づきしかないので、杯は常に満ち溢れています。人類は、恋に「落ちる」のではなく、恋に「上がる」ようになるのです。陰陽の間に存在する大きな愛が、ついに分離の幻想を打ち破り、創造の源から際限なくエネルギーを解き放ちます。究極的に神聖な結婚を果たしたカップルから派生した家族やコミュニティによって、新しい気づきは広がっていきます。

変容の音楽

多くの科学者たちがDNAと音楽の共通点を見いだしてきました。DNAとタンパク質の配列の反復には、共に僅かな例外が含まれています。この不完全な反復は、特にクラシックや東洋の音楽の構成によく例えられます。人体そのものが音楽的だという考えは、それほど的外れではありません。人間には、リズムとメロディーを奏でる繊細な体があり、脳波や血液の循環、心拍、内分泌系周期、細胞中の液体は全て規則正しいリズムに合わせて呼吸しています。更に深い量子場レベルで見てみると、私たちの分子やその原子構造はとても高い周波数で振動していて、普遍的な幾何学的デザインに基づいています。このように見ると、人間はリズム、テンポ、音が織りなすシンフォニーに他なりません。

　55番の遺伝子の鍵は音と深く結びつき、人間の体と感情がどのように音に対して反応するかに関わっています。人間の感情の幅と音楽との普遍の関係性は、この遺伝子の鍵に根づいたものです。DNAの構造と音楽の傑出した共通点はトリプレット（三塩基の配列、三連符）です。DNAは塩基対三個一組のトリプレットでできています。トリプレットは遺伝子全体の螺旋構造の鍵となる土台です。音楽におけるトリプレットは特異なもので、生命そのものの切なる願望を表現します。音楽のトリプレットの、次の別の音へ常に移行しようとする特性は、人間のハートを宙に浮かせます。この宙に浮いて次の着地点を求める状態こそ、55番の天の才から湧き上がるもっと作りたいという「創作欲」です。二連構造とは異なり、三連構造は直線的なラインに沿わず、休む代わりに際限なく繰り返し、常に自由で新鮮です。

　人類に大いなる変容が起こると同時に、人類の中の古い恐れは和らぎ、新しい音楽が聞こえてくるようになります。人類は高い周波数で振動し始めるようになり、それは化学的な作用をもたらして古い遺伝子に由来する恐れから人類を解放します。人類は生命の音楽と一体となり、恐れることも恥じることもなく、闇から光までの全ての感情を体験するようになります。これは人間にとって新た

な種類の音楽です。従うべき道はなく、安全を守るためのシステムや構造も必要としません。そのような古いやり方は、世界から消えていきます。新しい人類は、内から湧き上がる生命の純粋な願望から逃げようとはしません。人類の気づきは、思考や思考から生み出される未来の心配事を超えて機能するようになるため、もう真の自由を恐れません。究極の自由とは、置かれている現状と何ら関係はありません。究極の自由とは、大海原の波に我が溶けることです。それは、生命に対する絶対的な信頼から生まれる自由です。

詩人の遺伝子学

人間の最も高度な言語表現は詩です。本物の詩というのは、言葉にならない隠された本質を表現します。その秘密は、詩の中のリズム、調子、音の周波数にあります。詩を書くには、言語構造の枠を超えて自由に想像力を解き放つ必要があります。同様に、人間の真性は捉えにくいもので、均質化し理論的枠組みに入れることはできません。私たちの真性は、野生です。しかし、人は野生を恐れます。生命を捉えたと思った瞬間、それは突然変異をします。人類は今、人生や命を知的に理解しようとする努力を超越しようとしています。古代インドの聖人たちは、人間が住むこの世界をマーヤ（幻想）と呼びました。問題は、人類がいつも真の理解を妨げる法則に縛られた道具（思考）を使って、この幻想を理解しようとしてきたことです。幻想に属する道具を使って、幻想を理解することは不可能です。

　それに気づくことができれば、多くの疑問が解消します。一つは「どのように」という疑問です。物事を知的に理解したいという執着から人類は自由になります。これによって、人類の精神世界の探求も終わります。人類の気づきは、構造やシステムの枠から自由になります。人類はあらゆるレベルにおいて、渇望を感じなくなります。詩人や音楽家のように、神秘そのものに踏み入るからです。私たちは今、人類の遺伝子的性質を超越するための一歩を踏み出したところです。私たちの意識が、感情の純粋な気づきの上に上昇し始めると、長らく人類を捕らえていたベールが剥がされ、真実を見ることができるようになるでしょう。このように思考から自由になれば、私たちは人生という素晴らしい詩を紡ぎだすことができます。人類は今、とても美しい時代の入り口にいます。創造性が主導権を握り、人生そのものが芸術に昇華される、超越の時代です。

未来の遺伝子の突然変異の可能性と予想される影響

天体の配置の影響で、特に2027年以降、多くの変化が地球に訪れるでしょう。遺伝子の突然変異によって量子的跳躍が起こった後、長期的な融合の諸段階が続きます。社会的な変化は長期に渡って起こり、一つの段階が完了するのに何百年もかかることもあります。

肉体的変化

55番の天の才に関係した生理的な秘密は、一つの成分にあります。それは塩です。塩は古くからその浄化力と体内の解毒作用で知られています。塩は細胞の一つ一つの中にも存在し、体内の塩

分バランスは健康の重要な鍵です。55番の天の才に関係するものは全て、文字通りにも、象徴的にも水との関係に根差しています。32番の遺伝子の鍵では、水が記憶を保持することについて説明しました。感情が高ぶった時、涙や汗の中の塩と一緒に記憶が解放されます。人類が経験し始めているこの化学的な記憶の解放は、今後ますます加速し、太古の記憶が私たちの体から解放されていきます。感情に対する気づきが研ぎ澄まされると、徐々に人間の体から有害な遺伝子的記憶を排出していくでしょう。これは汗や涙、尿などを通して身体レベルで行われます。

　海水が蒸発して塩が残るのと同様に、肉体は現在、蒸発と蒸留のプロセスを経ています。人類は化学的に変化し始めているのです。太陽神経叢の新しい神経伝達回路が、恐怖に基づく古い爬虫類脳の神経回路に取って代わられています。59番の天の光で明らかにされるように、恐怖が生み出す古い化学物質が生成されなくなると、人間の体は透明感を増していきます。後脳に由来する、特定の化学的プロセスが行われなくなると、体が必要とするものが根本的に変化します。恐怖によって毒素が生成されなくなると、体は僅かな塩だけで生きられるようになり、密度もかなり低くなります。

食生活

人間の体に必要な塩分の量が減ると、消化器系が突然変異を始めます。これは太陽神経叢の突然変異によるものです。DNAを通過する高い周波数に対応するため、消化器系が突然変異すると、私たちの食生活も変化するでしょう。塩分の多い食物を渇望しなくなるだけでなく、実際に体がそのような食事を完全に受けつけなくなります。可能性として、将来、人間は肉を食べなくなり、現代の加工食品のような塩分の多い食物は受けつけなくなります。突然変異したDNAを引き継いで生まれた子供たちは、塩分の多い食物や肉類に対して生まれながらにアレルギーを持つ可能性も高くなります。これらの変化は全て遺伝子の突然変異の影響によるもので、その影響が現れるタイミングは千差万別です。新旧交代の過渡期である現在、人類は過去の毒を浄化するため更に多くの塩を必要とします。これが現代の加工食品革命の隠された理由です。人類の意図しないところにも、自然の計画は存在し、その役目を遂行しています。

　消化は、鉱物の世界に由来します。消化は食物と水から得た微量元素を使い分解するプロセスです。未来の世界では、食物から栄養を摂る方法が完全に変わり非常に効率が良くなります。それは、気分を介在させる方法になるでしょう。つまり、私たちの体が気分を通じて、いつ何を食べるべきかを知らせてくれるようになります。更にもう一つの可能性として、人類は今程頻繁にお腹が空かなくなります。結果、必然的に今よりもずっと食べる量が少なくなります。そして、人体はより高い周波数の栄養を空気や太陽光から吸収し始めます。天体のチェスゲームの終盤には、人類の中に6番の天の光が開花し、私たちの肌は完全に透き通り、純粋な光のみで生きることができるようになります。

感情と決断 ── 波の静まり

人類に起こる劇的な変化の中に、感情の変化があります。現在、人間は気まぐれな感情の起伏の被害者になっています。人類は自己の真性と調和した決断ができていないため、混沌とした集合エネ

ルギー場を作り出しています。突然変異が定着すると、感情は今とは全く違った役目を果たすようになります。それは、もはや感情と呼べるものではないでしょう。コミュニケーションの一つの手段となります。この突然変異が根づいた人間は、人生の感情ドラマの罠に捕まらなくなります。彼らは体の奥底であらゆる感情をニュアンスとして感じ取りつつも、感情の波にさらわれることなく、気づきを保ちながら悠々と波を越えていきます。よって、内面はとても落ち着き、目には平和が満ち溢れています。

　遺伝子の突然変異が起こった人間は、周囲にある波を静めることができます。より多くの人間がこの気づきを持つようになると、彼らの存在は徐々に人類をこれまでとは違う、際限ない明瞭さと静けさの次元へと同調させます。これは、人間の意思決定方法にも大きく作用します。その場の感情的な化学反応に任せて物事を決めることがなくなります。地球全体で集合的な化学反応が静まると、物事の決断は素早く、そして極めて明快になります。それは個人的な決断ではなく、調和の取れた共同体の中から直接生まれ出ます。

　感情の波が静まることによって、世界に平和の時代が訪れます。このプロセスは、オーケストラのコンサートの前の音合わせに例えることができます。現在は、まだ個々の楽器から無作為に音が鳴り、耳障りな音が響いている状態といえます。遺伝子の突然変異が起こると、指揮者がタクトをカツカツと鳴らして合図をし、全ての音が鳴り止むのを待ちます。静寂が訪れて初めて、人類の真性である隠された調和の音楽を聴くことができるでしょう。

環境

現在、多くの人々が地球環境に興味を持ち、地球規模化の影響による環境破壊や汚染についてとても心配しています。未来に関する明るいニュースを見ていく前に、なぜ人類が現在自己破滅的な行動を取っているのかを理解することが重要です。それには、物事を俯瞰的に見る必要があります。地球は人類の体の延長と考えることができます。人類の体に現在遺伝子の突然変異が起こっているように、それは万物の中で起きてきます。全ての生物は、互いに密接に関わり合う一つの繊細なネットワークです。一つの生物種が大きな遺伝子の突然変異を体験すれば、それは他の全ての種に影響を与えます。

　現在の世代は、犠牲の世代といえます。現在、集合体として人類は体から古い毒を一掃している最中です。食生活の面では、特に西欧で非常に高い塩分摂取により、多くの人々が肥満になっています。脂肪は突然変異の燃料となり、突然変異によって人類の集合的な心の闇を溶かし出しています。ストレスも、活性化した太陽神経叢によって見られる兆候の一つです。遺伝子の突然変異は、肉体へ大きなストレスを与えます。人類の太古の傷は、ビジネス、政府、環境問題を通して社会のあらゆる面に表れています。これが諸神話で語られる洪水の意味するところです。大洪水がやってくると、天の才意識が被害者意識から引き離されます。

　地球温暖化と環境汚染は、マクロ的に見た人類の傷の古典的な現れです。これらの事象は、被害者意識による最後の悪あがきと呼べるもので、地球そのものが被害者役を演じています。人類が環境に及ぼす影響について、多くの人々が恐れを抱いています。しかしその逆で、実はこのような地球規模の環境問題が起きなければ、逆に人類は自滅してしまう運命にあるのです。身体的な遺

伝子の突然変異を通して、55番の天の才が現れると、新しい人種が生まれてきます。人類の精神（魂）が安定し、気づきを介して他人との統合を経験すると、次は万物との統合を体験します。その新たな感覚によって、人類は動物との直接的な繋がりを体験するでしょう。動物の気づきは、既に集合体レベルで機能しているからです。動物の遺伝子は人類とは異なりますが、動物の真性は55番の天の才「自由」です。人類は肉を食べるのを止めるだけでなく、初めて動物との一体感を経験するでしょう。そのレベルに到達すると、何をするにも「自由」が中心的役割を果たすようになります。

人口の大幅な減少も、未来に関する重要な鍵を握っています。これは、人類の感情と生殖器官における周波数の変化によって起こるものです。将来、慌ただしい世界は、静けさを取り戻し、地球の大部分に、再び自然が蘇ります。地球の本質である雄大さと解放感が再び感じられるようになります。既にお伝えしたように、自由の本質は野生性です。実際のところ、人類が地球を癒すためにすべきことは何もないのです。地球に影響を与えるほどの人口が存在しなくなると、自然は野生のバランスを取り戻します。動物は自由に歩き回り、植物や森は自由に広がり、花を咲かせ、そこで人間はただ生きていることを自由に楽しみます。現時点へと人類を突き動かした恐れの力は、もうそこにはありません。

未来を具体的に予測することは容易ではありません。予測できるのは、その時代の精神（魂）といえるでしょう。人間は、今まで築き上げた素晴らしい技術を今後も応用し続けるだけでなく、夫々の天賦の才の上昇と共に更に加速度的な進歩を遂げるでしょう。人類は、原始時代へと逆行するのではありません。人類は自然と共創しながら、自然の管理人となっていきます。実際、今までもずっと人類は地球にとっての庭師でした。精神（魂）を吹き込むことによって自然の美しさを完成させる、これが、人類の地球における本来の役割なのです。

地球規模の変異は、海によって行われます。人類によって作られた全ての毒は、自然界の水の循環サイクルの中に入り、時間と共に海水の塩によって浄化されます。私たちは、55番の天の才の背景にある自然界の力をここにも見ることができます。更に、これから訪れる水瓶座の時代の神秘的な意味 ― 水瓶を持つ人の時代 ― の由来も垣間見えるでしょう。

未来の技術と新しい統合科学

未来の技術の可能性とその使い道や世界への影響を考える際、これから起こる遺伝子の突然変異が私たちの考え方そのものに影響を与えることを考慮する必要があります。科学における未来の洞察や現状打破の突破口は、論理的な思考とは別の場所、太陽神経叢を主体にした気づきの中から生まれてくるでしょう。このことは既存の科学的アプローチを完全に変えてしまうでしょう。疑いから始まり、その疑いは科学的方法を使って解消しようとするのではなく、確信から始まり、その確信を証明し、より強固なものにするために理論を用いるようになります。これによって科学技術に新たな時代が到来し、科学は将来、統合されていきます。科学は芸術、音楽、神話、心理学と力を合わせながら進歩していきます。特に重要な点は、人体の物理的構造と理解に根差した科学となることです。

この新しい統合科学の中で全ての論理の中心となるものは、聖なる幾何学です。幾何学は、人間の思考の立体画像的宇宙内の全ての事象を関連づけるための、中心的な管理モデルです。例えば、

64に基づく幾何学です。近代の高度な物理学は、64に基づいた幾何学がDNAの四面体構造の中に存在するだけでなく、時空そのものの基盤となっていることを明らかにしました。音楽の構造も、64に基づいています。現在、人類は発達したコンピューター技術を駆使し、フラクタル幾何学の法則によって、高度で複雑な宇宙モデルも生み出すことができます。この幾何学を用いれば、将来、科学と芸術を一つに統合し、結束した社会を作り出すことができるようになります。このような統合には、幅広い専門分野に跨った、大掛かりな連携が必要です。

　太陽神経叢の気づきが開花すると、新しい物理学はこれまでとは全く違う方向へ向かうようになるでしょう。太陽は人類に与えられた最も豊富な天然資源です。人類はそれを活かし、太陽を主なエネルギー源とするようになるでしょう。前世紀の偉大な西洋の賢人、ミカエル・アイバノフは、人類は将来、太陽の文明を築くといい残しました。人類の太陽神経叢にある内なる太陽が再覚醒すれば、宇宙の立体画像によって、それは人類の技術にも反映されるでしょう。外側の世界での発見が、内なる進歩の写し鏡であることは普遍的法則です。このことから更に未来の人類の姿が見えてきます。DNAの構造そのものを超越すると、人類は低い周波数帯の重力から解き放たれます。科学の分野では、プラズマ物理学のような新しい技術にそれは反映され、人類は近い将来、物理的な重力を超越し、時空を曲げることができるようになるでしょう。

　新しい科学は、今はSF小説と思われているような未来へ人類を連れて行くでしょう。重力をコントロールし、活用する技術が完成すれば、人類は太陽系の外へ出て、銀河や宇宙を旅することができるようになります。これによって、人類が既知の領域を遥かに超えて活躍する時代がくるでしょう。これらの飛躍は全て、実際に私たちが想像するよりもずっと早く訪れるでしょう。このような完全に新しい時代の技術的基盤は、今世紀前半に確立されるでしょう。

政府、貧困、お金

未来の人間社会構造を理解するためには、フラクタルの本質を理解する必要があります（これについては、44番、45番、49番の天の光を深く見ていくことで更に詳しく理解できます。それぞれの天の光は、人類の様々な集団交流に変革をもたらす、変化の段階を表しています）。現在、インターネットが世界中の人々を繋げるのと同様、究極的には人類が一つの大きな精神（魂）で繋がることは間違いありません。世界中に広がるインターネットは、これから遺伝子レベルで起こる未来の前触れです。未来の人類の精神（魂）の本性は「自由」です。将来、人間にとって「自由」が唯一の指針となるでしょう。

　人類の精神（魂）が自由になると、もう一つの重要な遺伝子の鍵が集団的に開花します。50番の天の才「均衡」です。この天の才は、人間が互いに尽くし支え合う上で最も重要な天の才の一つです。50番の天の才によって、人類は少しずつ宇宙的調和へ向かいます。社会的な面を見ると、この天の才が根づいた人間は、様々な社会や人種的集団に新たな秩序をもたらします。この天の才は道徳的腐敗や犯罪を徐々に排除していきます。これは、先進国と発展途上国の間で適切に援助が行き交い、最終的に貧困問題が解決することを意味します。

　お金の未来も、関連する天の才と天の光から見ていくことができます。特に、関係が深いのは45番の天の光です。本質的にお金は、被害者意識が形になったものです。お金は人類の「恐れ」を表し

ています。「人類とお金」の関係は、「人類と恐れ」の関係と同じです。お金以上に、人間の腹の内を一瞬にして炙り出すものはありません。お金を与える時も、受け取る時も、ほとんど必ず何らかの思惑が込められています。無条件に与え、受け取ることができた時にだけ、何の思惑もない純粋なお金となります。お金がより純粋な形で扱われると、お金はエネルギー的に浄化され、宇宙の素晴らしい法則「与えれば与えられる」という法則を体現するようになります。未来において最も成功するビジネスは、45番の天の才「シナジー（相乗効果）」を基盤としたものになるでしょう。それらの商売は、競争や恐れとは無縁で、透明性があり、とても効率的です。逆に貪欲と恐れは、元来とても非効率的です。

　45番の天の光の最高の可能性が具現化すると、最終的に世界からお金はなくなります。お金の終焉は、未だかつて地球に現れたことのない真の自由の象徴となり、世界中で盛大にお祝いされることになるでしょう。既に述べたように、55番の遺伝子の鍵は「旋風のコドンリング」というコドングループに属しています。49番の遺伝子の鍵と共に、社会のあらゆる面に劇的な変化を起こします。興味深いことに、このコドンリングは肉体的なオーガズムの際に放出される、ヒスチジンというアミノ酸を司っています。人ゲノムの中を突き抜ける旋風は、集合体レベルのオーガズムといえるでしょう。螺旋状の意識の力が人類の体内にさざ波を立て、より高次元の一体性と恍惚へと人類をいざないます。

死、薬、天の光超新星

将来、「自由」のみが真の薬となります。「自由」には多くの段階がありますが、究極的な自由とは、自らが生命から分離していると信じていることから自由になることです。55番の遺伝子の鍵を介して現れる気づきは、死への恐れの終わりを告げます。実際、55番の遺伝子の鍵は、死への恐れを終わらせるだけでなく、死そのものが存在しないことを証明します。死への恐れは28番の心の闇に見ることができますが、55番の天の才にも深い関係があります。55番の遺伝子の鍵が突然変異すると、28番の遺伝子の鍵も、少なくとも天の才の「全体性」まで突然変異します。健康の秘密は、28番の天の才にあり体中を自由に流れる生命力と関係しています。人類が古い恐れを昇華すると、生命力が再び自由に肉体を駆け巡るようになります。この純粋な力と生命力には、大いなる癒しの可能性があり、人類を悩ませる全ての病気を根絶します。

　全ての病気は、本質的に死への恐れに根差しています。この恐れが消えると、薬は不要になり、遂には薬が存在しない時代がくるでしょう。古い病気が絶滅する前には、突然変異して、一時的に更に蔓延する病気もあるでしょう。このプロセスはおそらく数百年間続くでしょう。真の癒しは先祖から引き継がれたDNAと関係があり、一人の人間が完璧な健康を手に入れるには、その人の遺伝的な血筋を根本から焼き尽くす必要があります。世界中に天の光が現れると共に、この浄化も起こっていきます。一人の人間が天の光をこの世に現す度に、その衝撃的な浄化の波は遺伝子のフラクタルラインを遡り全体に伝わります。世界に天の光周波数をもたらす人々は、先祖代々受け継がれた心の闇も自分の中に取り込みます。

　人類は天の光超新星爆発を今まさに経験しようとしています。大いなる転生が物質レベルに起こるにつれ、近い将来、天の光が現れ出る人の数は増えていきます。この具現化は、聖なる三位一体

の三番目の側面、聖なる女性性の精神（魂）を表します。しかし、この具現化は一人の人間に起こるのではなく、その精神（魂）は特定の人々の集団の中で共有され、各人が属するフラクタルの中心的存在を担います（核のフラクタルの役割については、44番の天の光で説明しています）。聖なる女性性の具現化のプロセスは、幾世代にも続いていきますが、最後には人類の全てのフラクタルラインの浄化が完了します。人類のDNAに引き継がれてきた集合的なカルマは燃え尽くされ、最終的に肉体次元で全ての病気がなくなります。

子供たちと教育

最後に見ていく領域は、多くの意味で最も重要といえます。未来を担うのは、子供たちです。今の時代に生まれてくる子供の多くは、遺伝子の中に突然変異の種を持っています。この子供たちの子孫、2027年辺り以降に生まれるてくる子供たちが、新しい気づきを世に開花させるでしょう。子供には、感情を素直に出し切るという素晴らしい特性があります。現在の子供たちの中には、未来に起こる感情に関わる化学的変化が反映されており、その点で彼らの感情的気質はとてもユニークだといえます。これらの子供たちの気分の浮き沈みや身体的表現は、その子供固有のものとしてではなく集合体レベルで捉えるべきです。もちろん、このような子供たちにも通常の枠は必要ですが、十分に自由を感じることも大切です。人類の感情が突然変異し、化学作用を引き起こすために、子供たちに突飛な行動パターンや予想外の感情表現が見られやすくなります。そんな時に親は、子供に何か問題があると思い込まず、更に愛を与え、大いに忍耐を持って接することが重要です。

　未来には、遺伝子の突然変異が根づいた子供と、そうでない子供の両方が存在するでしょう。突然変異は地球規模に現れます。新しい気づきを持つ子供には、通常子供が成長期に見せる激しい感情表現がないため、すぐに見分けることができます。新しい気づきを持った子供が一人でも家族にいると、親は今までにない平和の感覚が家族の中に生まれるのを感じ取るでしょう。これらの子供たちは皆、「遺伝子の鍵チャート」と「主要ギフト」に応じたユニークな才能を幼い頃から発揮し始めます。

　これらの子供たちの出現による大いなる変容の一つに、教育制度の変化が挙げられます。彼らの主な気づきは脳以外の場所にあるため、彼らのずば抜けた明晰さは周囲にも明らかです。思考を超越した時、本来の天賦の才が開花します。彼らは反復による学習よりも、むしろ様々なことを自然に吸収しながら学習し、記憶力もずば抜けています。このような子供たちは、既存の社会の中では、すぐに傷ついてしまうという印象を与えるかもしれません。しかし、そうではありません。彼らには優れた才能があるために、特別な待遇や学校教育を必要としません。逆に、彼らに必要なことは、普通の生活に溶け込むことです。どこへ行こうと、彼らは自らの才能を更に高めるような経験を引き寄せます。彼らの強みは、透明性にあります。今の私たちには理解できないほどの力強いエネルギーによって、彼らは突き動かされ、決して孤独感や被害者意識を感じることはありません。

　このような子供たちの存在によって、既存の教育制度の限界が明らかになるでしょう。復活する可能性の高い慣習に、見習い制度があります。子供たちは座学の代わりに、才能に応じて特定の師に弟子入りし実践を通して人生について学んでいきます。55番の天の才「自由」は、どんなレベルにおいてもその存在を周囲に知らしめます。子供にとって「自由」とは「遊び」のことです。子供は遊び

を通して世界について学びます。未来の子供たちは幼少期に学校へ行かされることなく、才能を本格的に開花させるために十分なスペースが与えられるでしょう。

　このような子供たちが大人になると、彼らは世界に新時代の幕開けを宣言するでしょう。そのためにも、彼らが既存の社会構造の中にしっかりと溶け込むことが不可欠です。多くは教えることを職業にするか、医者、弁護士、商売人、その他既存の職業に就くでしょう。彼らは人生を包括的に捉えます。ささやかな改革を進めることで、社会のあらゆる面に波及効果を及ぼすでしょう。彼らが関わることは全て、より効率的になります。彼らには恐れがありませんが、他人の中に恐れがある時にはそれを感じ取ることができます。このような高い共感能力によって、彼らは生涯とても良好な人間関係を築きます。彼らの子孫は、少しずつ繊細なレベルで地球に変容をもたらしていきます。既に述べたように、高次の意識は人類の中から被害者意識を排除していくのです。

結論

上記の全ての考察は、64個の遺伝子の鍵に見られる原型を、55番の遺伝子の鍵の視点から探った直感的なものです。特定の事象についてではなく、人類の未来における共通の周波数について示唆しています。最も重要なのは、64個全ての遺伝子の鍵の背後にある周波数です。この周波数に共鳴する人もいれば、共鳴しない人もいるでしょう。本書は、このような高次の周波数に共鳴する人々に向けて書かれました。人間一人一人に真実を計る物差しがあり、その表現は様々です。あなたがもし、本書の中に真実の息吹を感じ取ったのであれば、あなたは自らの心の闇へ深く飛び込み、しっかりと受け止める準備ができています。「自由」には代償がつきます。その代償とは「透明性」です。自分の内側のネガティブな感情や傾向を全て受け入れ、その責任を取らなくてはなりません。微かな責任転嫁の矢をも引っ込め、あなたの内側に潜む恐れの痕跡を全て見つけだし、恐れずに受け入れなくてはなりません。

　透明になり、自己と他人に対して正直になった時、未来の気づきの種が根を張り始めます。遺伝子の中で肉体的な突然変異が起きていないとしても、背後にあるエネルギー領域と共鳴することはできます。あなたがハートを開き、十分に謙虚でいれば、この気づきは必ずあなたの中で覚醒するでしょう。そして、人類が自由な世界へと空高く舞い上がるための発射台として、これからやってくる高尚でロマンに溢れる世界の土台を築くことになるでしょう。

56th GENE KEY

天の光
陶酔

天の才
充実

心の闇
注意散漫

神の道楽

対：60番
コドンリング：試練のリング（12、33、56）

生理的関連部位：甲状腺／副甲状腺
アミノ酸：なし（終止コドン）

56番の心の闇 ― 注意散漫

仮面を被せられた世界

64個の遺伝子の鍵をより深く探求していくと、夫々の暗号がいかに多様な次元で相互に関連し合っているかが分かるようになっていくでしょう。64個の遺伝子の鍵は、私たちが存在するこの宇宙の立体画像的な写し鏡として、夫々の人間の内側に存在する無限の宇宙空間を限なく旅することを可能にします。21種類のコドンリング― 体内の普遍的な遺伝子グループ ― は、人間のDNA構造における大いなる神秘の一つです。化学的な観点からすると、これらのコドンは64個の遺伝子の三重線（ヌクレオチド）を、主要なアミノ酸を分類する21種類のグループに振り分けます。コドンリングは、宇宙全体の均整を取る神秘的な原型を表しています。この相互に編み込まれた幾何学の内で、12番、33番、56番の遺伝子の鍵で構成される「試練のリング」は、進化そのものの大いなる劇の台本を描きます。これら三つの遺伝子の鍵は、アミノ酸を司る代わりに終始コドンとして知られる特定の指令に関係するものです。

自らのDNAを端から端まで観察していくと、自己の存在を構成する暗号情報が連なる中、時折特別な場所を見つけるでしょう。これらの三つの遺伝子の鍵と、41番の遺伝子の鍵（開始コドンとして知られている）は、人類にとって不可欠な遺伝的役割を担っています。それらは生物学者たちの解釈とは異なり、ただ指令を出すだけのものではありません。DNAは生物を形成する基礎として、進化し続けるために突然変異するようデザインされています。遺伝子暗号そのものも長い期間を経て形状を変えていき、機能を適応させます。遺伝子易経もまた、その機能を変化させていきます。35番の遺伝子の鍵が良い例です。それは、その特異な性質を見ていくと発見するように、終止／開始コドンと同じようにゲノム（遺伝子構造）内で独立した存在でありながらも、とてもユニークな鍵です。事実35番の遺伝子の鍵は遥か昔、初期の人類の進化の段階において、かつて終止コドンとして機能していました。しかし、このDNAの側面は進化するに従って突然変異し、今日ではその最も高次元の周波数において、人類がそれらの遺伝子を通して近道することを可能にし、一般的に奇跡と見

神の道楽

なされるような現象を起こします。

「試練のリング」によって、それらの可能性は更に増幅します。「試練のリング」を構成する遺伝子の鍵は、奇跡へと導きます。それは夫々が覚醒した際には、どんなことが起こり得るかの可能性は、計り知れないことを意味しています。しかし心の闇周波数では、それらが一体何をしでかし、人間にどのような影響を及ぼすかを見ることができます。「大いなる三つの試練」の最初の試練として、33番の心の闇は忘却のパターンを設定し、人間の普遍的な真性を隠してしまいます。この試練は、グレーターセルフ(肉体を超越した宇宙の一部としての自分)の記憶を取り戻すまでには、多くの輪廻転生を経て時空を旅する必要があることを意味します。56番の心の闇によって設定される二番目の試練は、人間が五感によって注意散漫になっているせいで、個の存在という幻想を持ち続けていることに関わります。自己の真性を思い出していくに従って、自らの外側の世界への中毒の深さを理解し、やがてエネルギーを内に向け、その強力な中毒を打ち砕くでしょう。三番目の試練、12番の心の闇「自惚れ」は、人間の進化の最後に現れます。それは最後の大いなる試練であり、あなたの降伏の深さを究極まで試します。人間はこの試練において、それまでの無数の旅で手にしたもの全てを諦めることによって、最後の超越に至ります。

これまで、56番の遺伝子の鍵の背景を明確にしてきたので、ここからはより本格的にこの光の伝達場に入り、注意散漫の心の闇がどれほど壊滅的な可能性を持つか見ていきましょう。最初に、この注意散漫の力を示す例を挙げます。人類の50%以上は、一度も電話を使ったことがありません。この統計の意味を、少し考えてみてください。これは、多くの人々が未だに生存のために必死に生き、注意散漫にならざるを得ない状況にあることを意味しています。残りのより幸運な50%の人々は、それに対して何をしているのでしょうか? 答えは「ほぼ何もしていない」です。彼ら自身も又、人生の些細な事柄 ― 住宅ローン、電話、レストラン、テレビ、政治、コンピュータ化など、思いつく限りのあらゆる事柄 ― によって注意散漫となっているのです。注意散漫は進化への大きな障害となる一方で、人間はそのような状態のお陰で、やっと自らの惨めさを認識していくことにもなります。近代社会の人間は、自分の本当の姿を見ないように、ほとんど必死になって注意を逸らせようとしているように見えます。それと同時に、現在、注意散漫となる要因が余りにも多いために、さすがの人間も自らの中毒の深さに気がつき始めています。

これから見ていくように、56番の心の闇の反発的振る舞いは刺激過剰です。五感に過剰な刺激が与えられている間は、内にある不快感を感じずに済みます。これが、注意散漫の本質です。刺激があり過ぎる時、又は刺激が少な過ぎる時、人間は麻痺します。「注意散漫」の心の闇は世界に仮面を被せ、人間が真の生命をあるがままに見ることを邪魔します。自らの中心から常に抜け出し、五感を通して外側の世界を旅し続けることによって、人間は物質世界における被害者となります。64個の心の闇の多くが人間を思考による被害者にしている一方、56番の心の闇は人間を他人の考えによる被害者にします。つまり、人間の環境の刷り込みの被害者にします。自国の政府、テレビやメディアを通してであれ、シンプルに自分の信じる宗教、文化、教師、親、仲間の信念体系を通してであれ、世界は一人一人の人間にどう考えるべきかを絶えず押しつけてきます。他人の信念体系による洗脳を受ける中で、自らの本当の夢や理想から簡単に気をそらしてしまうも無理のないことです。

注意散漫には、二つのタイプがあります。より一般的な方は、外側のものに起因する注意散漫です。外側の五感の世界が、より高次元の領域の現実である内側の感情の世界から人間の気を逸らします。この点で人間は、身に起こっていることに対して外側の世界と他人を非難し、自分の状況が自分の内側の状態を反映していることを理解していません。精神世界における「自分の現実は自分が作り出す」という常套句は、実際は真実の半分しか伝えていません。人間は、自らの人生に実際に起こる出来事を作り出すことはできません。しかし、自らの態度によって物事の展開に影響を与えることはできます。自分の周りにいる世界中の人々に責任を押しつければ、被害者の周波数を設定することになり、それは生涯に渡って何度も繰り返され、強化されていきます。その逆に起こる出来事を楽しいと思うかどうかに関わらず、その全てを受け入れることができれば、降参の周波数を設定することになります。素晴らしい流動性と輝きを携えて生きることができるようになるのと同時に、人生そのものが流動性と輝きを反映します。

一般的ではない方の注意散漫は、内側に起因した注意散漫です。内側で起こる注意散漫は、内側に注意を向け過ぎて、外側の世界のことを忘れてしまう時に起こります。それは自分で作り出した幻想の世界に生き、物質世界に真の拠り所がない状態です。そのような状態の人々は色眼鏡をかけ、自分の幻想の条件に合ったものだけを見ます。彼らは自分が見たいものだけを見て、真実を見ません。ここには、56番の遺伝子の鍵の対である60番「制約」の心の闇の威力も現れています。60番の遺伝子の鍵は、枠組みと形の重要性に関係しますが、一部の人々にとってこれは空想から気を逸らすように思えるかもしれません。60番の遺伝子の鍵の天の才「現実主義」では、思考による余計な投影を入れることなく、この瞬間をありのままに受け入れる必要があることを示唆しています。今実際に起こっていることから気が逸れた途端、その後の展開に大きな制約がかけられます。

60番の心の闇「制約」が、人間の注意散漫への欲求に拍車をかけることは容易に見て取れます。制約を感じるということは即ち、自らの思考に捕われていることを意味します。制約を感じている人間は、不快感と向き合い、受け入れることで自己を解放する代わりに、冷蔵庫のドアを開けることから、テレビをつける、電話を手に取るといった様々な手段を使い、できる限り早くその感覚から逃げようとするでしょう。仮面を被せられた世界において、人間は内側で起きていること同様に、外側で起きているドラマに夢中になり、注意散漫になります。仮面を被せられた世界において最も悲しいことは、おそらく人間が精神的に貧しくなることでしょう。注意散漫になり、無気力な麻痺状態から抜け出せない時、人間は本当に貧しくなります。

心の闇の抑圧的振る舞い — 不機嫌な

56番の心の闇の抑圧的振る舞いは、不機嫌な態度です。不機嫌なのは、刺激が不足しているからです。それは精神（魂）が崩壊し、ある種の麻痺状態になることです。この状態はよく、長期に渡って不機嫌な思春期の子供に見られます。困難な子供時代を過ごした大人の多くも又、そのような虚無状態の被害者となり、その状態は内分泌系や神経系のパターンとして固定されます。やがて肉体から化学物質を介した感情パターンが現れますが、これがその仕組みです。大人になると、56番の心

神の道楽

の闇の抑圧的振る舞いはしばしばハツカネズミ症候群（レミングシンドローム）となって現れ、自らの真の志を忘れ、退屈な日常の奴隷と化してしまいます。そのような人々の目は、この心の闇の存在を物語っています。彼らの目はどんよりとして、喜びが全て失われています。

心の闇の反発的振る舞い ― 刺激過剰

56番の心の闇の反発的振る舞いは、刺激過剰です。これは存在のあらゆるレベルで、休みなく動き回る欲求となって現れます。この心の闇には、視覚的娯楽 ― 読書からテレビ鑑賞、妄想や旅をすることに至る目からのありとあらゆる刺激 ― を求める特性があります。外から見ると彼らは全く普通に見えますが、内側ではありとあらゆる妄想が渦巻いています。一方で、このような人々は内側の世界を完全に否定し、外側の世界にのみ集中して生きることもあります。56番の心の闇は、ありのままの自分と、自分の感覚を味わうことを避ける、全ての振る舞いに見られます。彼らは絶えず動き回り、つき合う人たちを変え、新しい経験に向かっていきます。彼らはシンプルに、立ち止まる方法を知りません。

56番の天の才 ― 充実

内側へ向かう

64個の遺伝子の鍵の天の才が全てそうであるように、「充実」も又、闇から人間を引き上げ、高次元の周波数の光の領域へと導きます。「充実」は、人生の意味そのものを表しています。注意散漫は、人間を充実させている限りは問題ではありません。56番の天の才を見せる人々は、人間の精神を養うものと、枯渇させるものの違いを知っています。これは彼らがもはや注意散漫による被害者にはならず、自己修練を学んだことを意味します。これを読みながら、自分は注意散漫による被害者ではないと思うのであれば、以下の簡単なテストをしてみてください。「あなたは人生において、一つでもNOといえないものがありますか？」もしあるならば、例えそれが何であろうとあなたは多かれ少なかれ被害者です。覚えておくべきは、56番の天の才は節制することではないということです。それは生命が五感を通して自分の内に入ってくる時の割り充てる能力に関わります。

　天の才「充実」は、意志の力を持つことだけではありません。「充実」は、楽しむことや遊ぶこととは違います。例えばチョコレートケーキがあって、それを堪能するだろうことは分かっていたとしても、ある時には節度を持って食べるのを控えることができるのです。ここで重要なことは、自分の五感の被害者になっていないという点です。56番の天の才は、善と悪 ― 野性と責任 ― の間の健全なバランスを保つことに関わります。この天の才を持つ人々は、節制にも耽溺にも中毒しません。彼らはシンプルに、生命から最大限を得る方法を知っているのです。

　この56番の天の才は、悦楽の園を少しだけつまみ食いすることを好み、それ以上望むことはありません。それは、不快な場所や人間関係へとあなたを導くかもしれません。しかし、56番の天の才は錬金術的な要素を持っています。その錬金術は、私たちが悪と呼ぶものを超越の手段として利用

456

します。56番の天の才は、悪は低い周波数に存在するエネルギーの配置であるに過ぎないことを知っています。高い周波数になると、同じエネルギーでも全体に貢献する大きな可能性を持つようになります。従って、56番の天の才はありとあらゆる低い周波数に近寄っていきますが、それはこのエネルギーを喜びと、目的に突然変異させる方法を知っているからです。遺伝子の鍵チャートの主要な位置にこの56番の遺伝子の鍵を持つ人々は、他の人々に、夫々が持っている問題は素晴らしいチャンスであることを気づかせる稀な才能を持っています。この遺伝子の鍵は、素晴らしい軽やかさとユーモアを備えています。

　56番の天の才は大いなる真実 ― 真の喜びは外側ではなく、存在の内側に根差すもの ― であることを知っています。この真実を体現するようになると、自然と人間の気づきは内側を向きます。外側の世界において注意散漫にさせられていたエネルギーが、内側の源へ向かいます。その時、内なる変容がもたらされます。ある一定期間に渡って、56番の天の才は実際に瞑想の仕方を教えます。そこで正式な瞑想ではないとしても官能的欲望が見られる場所で、瞑想状態に入っていきます。それは、充足感を手にしようとする非現実的な試みです。瞑想は乞食や禁欲的な行者のようになるということではなく、外側の世界における充足感の探求の中毒から抜け出すことを意味します。中毒から抜け出すと、人生における感覚的な側面がより洗練されていきます。超感覚 ― 肉体、感情、思考の次元を超えたオーラ体のより高次の性質 ― が発達する可能性もあります。

　この天の才の素晴らしい特性の一つは、自らの人生で学んだことを通して、他人を充実させることです。必要な時に自己修練できる能力によって、人のお手本となる可能性があります。自分を愛する強さが備わっていれば、人は自動的にあなたに惹きつけられます。56番の天の才の本質は、バランスにあります。この天の才があれば、楽しむことと真剣になることの間で常にバランスを取ることができます。誰よりもパーティを堪能することもできますが、彼らは引き際をわきまえています。これが、一人一人の人間の内に備わる終止コドンの力です。それは、自分のエネルギーが漏れている場所で穴を塞ぐテープの役割をします。実際に、古代中国で五感は五人の泥棒といわれていました。それらは、肉体から生命力（気）が漏れる場所であると理解されていました。五感によって我を忘れる性質に歯止めをかけることができるようになると、内なる炎が強くなるのを感じるようになります。

　「充実」は、生命の髄をすすることを意味します。56番の天の才は、感じること、官能、生き生きと生きる才能です。それは、他人が単調だと感じるものに感動し、他人が醜いと感じるものに輝きを見いだすことを意味します。それは感謝の念を持つことと関係しています。一瞬一瞬に対して感謝すればする程、より多くの瞬間が自らの内側が生き生きするようになります。56番の天の才の最大の可能性は、何よりもそのコミュニケーション能力にあります。それは他人を楽しませ、他人の気をそらすことができます。低い周波数帯においては、この遺伝子の鍵は広告業界や政治界などに見られ、高い周波数においては芸人、エンターテイナーや素晴らしい講演家などに見られるでしょう。更に高い周波数になると、物語や神話などを創り出す偉大な古代芸術 ― 個人のハートを震わせ、ハートを開く経験の共有 ― となります。このような高次元では、56番の天の才「充実」は愛の天の才となります。あなたが、他人の人生を充実させる程に、あなたのハートにこの天の才がより多く注がれます。

56番の天の光 ── 陶酔

神のエンターテイメントビジネス

56番の天の光は、実際にとても楽しませます。これは「注意散漫」の逆の芸術です。この天の光を表す人々は、神と、気分を高揚させるものと、最も光り輝く流れと、流出によってのみ、注意散漫にさせられるよう自らを修練した人々です。これが「陶酔(Intoxication)」の天の光です。この古典的な言葉の語源は、有毒(toxic)や毒素(toxin)であり、それらはギリシャ語で矢を意味します。究極的な毒とは愛のことです。キューピットとその愛の矢の神話は、ここから来ています。この天の光に浸る人々は、「充実」の天の才を頂点まで極めた人々です。彼らは愛によって何度も射抜かれる経験をしてきました。このレベルの意識の皮肉な点は、「充実」は修練を必要とするものの、「陶酔」はその状態を維持するのに少しも修練を必要としないことです。天の光は、意識における大いなる現状打破の突破口を通過した後にのみ訪れます。ある意味で、それらは褒美です。「陶酔」の天の光の褒美は、永久に注意散漫 ── 純粋な愛による注意散漫 ── になることです。

　神話的な観点から見ると、56番の天の光は多くの原型的な類似点を有しています。神々たちは全員、64個の遺伝子の鍵から現れてきました。偉大な快楽主義的な神々たちは全員、56番の遺伝子の鍵から現れました。ギリシャの神々、ディオニュシウス、バッカス、パンなどが良い例です。56番の天の光は、物質次元の喜び、試練、深みを全て知っています。しかしそれは物質的な道楽のことではなく、神の道楽のことを意味します! 56番の天の光は、人類が人生の充実を経験することを望み、しばしば精神性と物質的な退廃の統合を生み出します。56番の天の光の純粋さにとって、退廃に必要なものは一口のワインだけです。物質次元におけるその一口で、高次元では陶酔の引き金が引かれます。56番の天の光を持っている人々は、物質的な喜びを諦めているわけではありません。彼らは単に、ごく微かな残り香だけで酔いしれることができるというだけです! このため、56番の天の光は俗にいう聖なるものや霊的な感覚には順応しません。それは最終的に、神性でいることは官能的喜びを捨てることではないと人類に教えるでしょう。それは、官能的喜びを必ずしも必要としないだけで、それゆえに人生のあらゆる面を本当に楽しむことができます。

　56番の天の光は、とても伝染しやすい天の光です。心の闇周波数における多くの注意散漫の要因 ── コンピュータを眺める、テレビを見る、薬を飲む、アルコールを飲むなどの行為 ── が伝染しやすいように、56番の天の光の最も高次元の性質も又、他人に伝染しやすく中毒的です。この中毒は、愛の最も高い周波数への中毒です。外側の世界で、悪名高き愛のキューピットを追い求める低い周波数の愛の表現とは違い、56番の天の光は毒の源そのもの ── 人間のあり余る豊かなハート ── を見つけだします。陶酔とは、自らの愛に呑み込まれた状態のことです。そのような有頂天な状態を現している人々は、自己破壊的なパターンから他人の気をそらし、愛を通して他の人々を高次元の周波数へと引き上げます。この天の光が「注意散漫」の心の闇に深く根差していることから、彼らは人類を支配する法則を抜け目なく理解しています。彼らは「充実」の天の才を既に経験してきたため、過剰が優勢であることを理解しています。彼らは人々にどのように語り、愛とユーモアを伝染させるかを十分に心得ています。このような人々は、シンプルに自らの愛のオーラに酔いしれている

高次の酔っ払いであるため、彼らを拒否することは不可能です。彼らの指針は、人生において出会う人全員と自分の幸運を共有すること以外にありません。

64個の天の光は、多くの人々が聖なるもの、もしくは神なるものと見なす性質の百科事典です。56番の天の光は、通常ほとんど狂気、又は泥酔と見なされる状態です。天の光の開花によって人生における継続性は見事なまでに失われるため、彼らは笑わずにはいられないのです。彼らを笑わせないようにするのは、至難の業です。彼らは生命によって興奮で沸き立ちます。彼らはその他の人間の精神（魂）にちょっかいを出し、くすぐります。彼らを理解するのにどんな論理も役に立ちません。彼らは神性なる酔っ払いであり、時折物質世界に千鳥足で現れます。このような人々は、人生は愛と美と楽しみのためにあるという「源」からのメッセージを伝えてくれます。これは道化師によるゲームであり、私たちは一人一人が自らの愚かさに気づき、笑いと受容をもってそれを受け入れなくてはなりません。

56番の天の光は、直接ハートを通して流れていきます。これはエンターテイメントと笑いの最も高度な芸術です。それは素晴らしく詩的な天の光の一つです。この56番の天の光は、私たちの知っている修練とは全く関係がありません。この状態が現れた稀有な人々は、慣例を無視して自分の思う通りに物事を進めていきます。思考によって彼らを理解することは不可能でも、彼らと一緒に座って共に笑えば、彼らの絶妙な周波数に酔いしれてしまうかもしれません。彼らは、まさに完熟ワインのようです。彼らの望みは、自らのハートから終わりなく流れ出る愛を飲み続けることだけです。この天の光によって陶酔状態になった人間は、存在に関する驚くべき事実を理解します ― 存在に理由などない ― という事実です。彼らの辞書に、信条や探索という文字はもはやありません。残っているものは、感動と喜びのみです。このような人間にとって、人生は娯楽以外の何物でもありません。彼らには、それ以上学び、行動し、やり遂げるべきことがありません。「陶酔」が高次元から流れ出す時、全ての学びは感動に変わります。人生の喜びは変わらず吸収し続けるものの、そこに学ぶことはもうありません。学びは進化を示唆しますが、この天の光は進化のゲームを終わらせます。

古来の易経の順番において、56番の天の光は55番の天の光の次に来るため、それは55番の遺伝子の鍵が説明するように、人類が集合体レベルで覚醒した後に向かう方向について手がかりをくれます。本質的には、人類はエンターテイメントビジネスの方向へ向かっていきます。手にするべきものを全て手にした時、観客席で存在することを楽しむ以外に人類の役割はなくなってしまいます。真の娯楽は笑い、ひらめき、感嘆、そして究極的には陶酔を伴います。この天の光の対である60番の天の光「正義」は、56番の天の光とほぼ同時期に覚醒し始めるでしょう。その時がやって来ると、世界は自身と自身の不均衡を正し始めます。私たちが長いこと当たり前だと思っていた決まり ― 経済、制度、法体系、政治体制と近代社会を作り出した死への恐怖そのもの ― も解体され始め、全ては朽ちていきます。古い体制が崩れていくに従って、高い周波数で生きる人々（そのような人間の数は日々増えています）は、人類の集合体レベルの太陽神経叢を通して大いなる愛と陶酔の波を解き放ちます。

神の道楽

タルムードというユダヤ教に古来から伝わる聖典には、風変りで神秘的な予言が記されています

"将来
　「聖なる者」が公正な人々の為にごちそうを作るでしょう。
　それはレビヤタン（巨大な海獣）の肉を使い
　その皮は晩餐会が開かれるテントの
　覆いとして使われるでしょう。"

　この予言は、人類の中核にある「共同統治」の覚醒に関係します。「公正な人々」とは、高次元の
ハートの周波数のことを指します。心の闇意識の毒から目を背けず、それらを内側で変容させる人々
は、高次元の意識の秘密を解き明かすでしょう。これは、レビヤタン（巨大な海獣）の肉を食べること
を指しています。キリスト意識は低い周波数を自らの内側に取り入れ、変容させることで光に還元
します。フィナーレは、盛大な晩餐会として描かれ、レビヤタン（巨大な海獣）の皮はお祝いが執り行
われるテントに利用されます。この素晴らしい神秘的なたとえ話は、人類が自分たちの高次元の性
質に知るのを邪魔するマーヤ＝幻想の崩壊を表しています。その皮とは、人類から真実を隠す思考
による気づきのことです。更に、私たちはその皮をお祝いの道具の一つとして利用します。これは
56番の天の光の役割そのものです。それは思考によって騙される代わりに、素晴らしい思考とその
創造物によって陶酔状態になります。
　あなたの知人がこの56番の天の光を遺伝子の鍵チャートに持つならば、彼らの態度の背後にこの
最高の可能性が奥深くに秘められているのを見いだす練習をしてみてください。その人間の内側に
は愛が秘められ、誰が想像するよりも素晴らしいものです。あなたの遺伝子の鍵チャートにこの天の光
があるならば、あなたは世界とその中の苦しみを通して、人生でこの愛について学ぶことになっています。
苦しみから決して目を背けてはなりません。苦しみは、陶酔状態に至るために利用すべきものです。生
命の矢によって次から次へと射抜かれていくと、最終的にぼろ負けしている自分の姿を笑わずにはい
られなくなります。あなたは生命の舵取りをしようと努力することを止め、降伏します。この素晴らしい
瞬間、あなたの意識全体は水平から垂直のネットワーク形態に変化します。このレベルになると、人生
における全てが自分を充実させることを可能にします。それは全て、人間の態度によって決まります。

"自らの苦しみに近づく時
　それはなんたる喜びであろう！
　その炎は水のようだ
　顔を強張らせてはいけない。
　その役目は魂の内に存在することと
　人間の誓いを破ることだ。
　その複雑な芸術によって
　これらの原子はそのハート内で震えている。"
　　　　　　　　　　　　　　　　　　　ルーミー

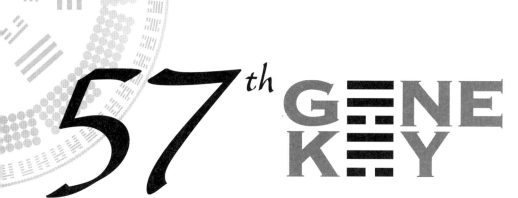

天の光
明晰さ

天の才
直感

心の闇
不安

優しい風

対:51番
コドンリング:物質のリング（18、46、48、57）

生理的関連部位:脳神経節（腹）
アミノ酸:アラニン

57番の心の闇 ― 不安

恐れの周波数帯

57番の遺伝子の鍵からみると、人生における全てのものはもれなく音となります。光でさえも、音波表示と捉えることが可能です。しかし、人間が感知できる音域は実際にはとても限られています。最も繊細な哺乳類は、人間の遥か上をいく聴力を持っています。犬は高周波の音を聞き取ることができ、クジラや象などの生物は人間の聞き取れる音域よりも遥かに低い周波数音を聞き取ることができます。その他の昆虫などの生物は、体全体や足から純粋な振動として音を感じ取ります。音は純粋な振動そのものなのです。この64個の遺伝子の鍵の教えは、私たちが生きるこの宇宙、私たちの内外を通り過ぎる様々な周波数の世界を、より目に見える形にしようとしたものです。これから説明していくように、最も高次元のレベルでは、人間はシンプルに点滅する交流音波の層からできた存在です。

　64個の心の闇は全部、恐れに支配された意識の状態です。ある特定の周波数帯に焦点を当てると、恐れという言葉の意味をより正確に理解する助けになるかもしれません。恐れに根差した状態が特定の周波数帯に対応するというのであれば、周波数を調整してこの恐れの周波数帯より上に上昇するのは簡単に見えます。しかし、言うは易し行うは難しです。人類が、集合体レベルで恐れの周波数内で振動しているという事実を忘れてはなりません。一人一人の人間は、その周波数に共鳴するよう、多大な圧力に晒されています。人類は、全員が音叉のようなものです。人間が大音量で鳴っているスピーカーの隣に立てば、すぐさまスピーカーから出ている音に自動的に共鳴するでしょう。地球上では、このプロセスを幼少期の刷り込みを通して経験するようになっています。人間が普段聞いているスピーカー音源は、恐れに基づいた57番の心の闇「不安」です。

　易経の57番目の卦の古代の象徴は風です。象徴としての風には多くの次元が含まれています。それは世界中を目に見えない形で移動し、誰にでも触れるため、精神（魂）の広汎性の象徴でもあります。心の闇意識からすると、風は残忍で恐ろしく、行く先々でものを破壊し、人々から家を奪い去るものにもなります。吹き荒れる強風は、しばしば不安感を煽ります。この57番の心の闇は、太古の

とても深い恐れ ── これから何が起こるのか、風の中に何があるのか分からないことに対する恐れ ── です。人類は、将来を恐れるように遺伝子によってプログラムされています。それは、この57番の心の闇を通して人類のDNA内に組み込まれています。原始時代には、人類はほぼ完全に夫々の周波数の共鳴に基づいて生きていました。風から何か危険なものを察知した時には、彼らは本能に従い、走る、隠れる、武器を持つなどの行動を取りました。

　現代人は、その時代とは異なる発達を遂げました。現代人は体よりも遥かに脳に偏っており、直感よりも合理的な理由に基づいて物事の判断を下す人間が大半です。この脳の発達が57番の心の闇の「不安」に変化をもたらしました。かつて生存のために一時的な恐れとして現れた「不安」は、もはや原始時代のように危険を本能的に察知するシステムとしては機能しません。今では不安は思考によって解釈されるため、不安は途切れなく続き、心配へと変換されます。更に思考が介入することで、それは人類を一つに繋ぐ普遍的な形態発生領域を通して増幅されます。思考は本能よりも強くなり、外側に防壁を作ることで心配を拭い去ろうとしてきました。近代社会の際限のない競争は、ここから始まりました。思考に偏った人間になればなるほど、思考はより一層守備を固めますが、そのような試みは心配症に更に拍車をかけます。今や安全と防衛に世界中の人々が取りつかれていますが、それらは単なる幻想に過ぎません。人生は今も昔も変わらず不確実なものであり、最も裕福で守られた人間ですら、不安から完全に自由になったわけではありません。

　現代人は、聴覚と視覚に基づいた恐れの中で生きています。心の闇周波数は、膨大な圧力のように思考に重くのしかかり、人間を捕らえて逃がしません。しかし、進化の時計の針を逆に戻すことはできません。人類の脳は既に発達し、思考は強力な振動を持つようになったため、もはや思考を止めることは不可能です。人類は世界を覆う恐れの網に捕われています。そのため、恐れは集団レベルとなり、人類は自分の将来への不安を持ちます。近代におけるお金は、大いなる恐れの象徴です。莫大な富を手にした人間ではない限り、大多数の人間は未来への恐れをお金、又はお金の不足に投影します。皮肉なことに、大金を手に入れた人間は、お金で恐れがなくなることがないと気づいてきました。恐れはシンプルに人間の心理の内側で、場所を移動するだけです。これら全ての恐れと心配は、人間を思考に縛りつけて逃がしません。どんな思考であっても、恐れをなくすことはできません。なぜなら、思考のせいで恐れは生まれるからです。

　大脳新皮質の発達以前の人類初期の先祖たちは、現代人には想像もつかないような刹那的な現実を生きていました。人間の体を含む全ての生命は、今この瞬間に生きているにも関わらず、人類は思考のせいで今を生きることができなくなってしまいました。人間一人一人の思考のイタチごっこが、現代社会を形成しました。その意味で、恐れはとても創造的な力であるということもできますが、人類全体が種としてある特定の周波数帯から上に上昇することを阻む力でもあります。人類は現在、この低い周波数帯の中で最も高い周波数へと到達したところです。もしこれ以上、もたもたしていれば、人類が最も恐れる自己破滅の領域へと進んでしまうでしょう。一つだけ確かなことは、個人レベル、集団レベルの双方において、この状況が思考によって救われることはないということです。しかし、朗報もあります。人類は、病気にかかっているわけではなく、シンプルに進化の成長段階の一つを通り過ぎているだけなのです。

　57番の心の闇は、51番の心の闇「動揺」と対となって増強され、常に人間を不安にします。これ

は心の闇の対の中でも、体内に妨害と病気を生み出す強力な対の一つです。肉体の病気は全て、恐れの周波数に根差しています。現在の段階から更に進化していくと、人類は最終的に恐れを超え、全ての病気は淘汰されるでしょう。

　興味深いことに57番の心の闇は、人間が母親の子宮の中で胎児が成長する時期に最も強力に刷り込まれます。恐れの周波数は、実際に受精の時点で植えつけられます。それは両親のオーラ領域によって更に強化されますが、特に母親の影響を強く受けます。この九カ月の間に、誕生から21歳までの主要な発達周期の基礎がDNA内に刻み込まれます。これは、18番、46番、48番、57番の遺伝子の鍵から構成される「物質のリング」という化学物質のグループを研究し、考察することでより深く理解できます。天の才で見ていくように、57番の遺伝子の鍵は、人類が恐れを超えた高次の周波数に基づいた種へと変容を遂げるためにとても重要な役割を担います。

　この遺伝子の鍵を通して、全ての恐れは人間の思考によって増強されることが分かるでしょう。51番と57番の心の闇によって、人間は常に将来について心配するようになり、狭い周波数帯に留まり終わりのない思考ループに陥ります。幸いなことに、そこから抜け出す方法はあります。恐れが影響力を持たない新たな道に向かう方法が存在し、現在人類はその方向へと進化しつつあります。直感の声をよく聴くことのできる人は、風から驚くべき新しい情報を掴むかもしれません。風の噂は、常に信頼するべきだといえるでしょう。

心の闇の抑圧的振る舞い ── 躊躇

躊躇は、思考によって直感が抑えつけられた時に現れます。体は存在の中の全細胞にとって何が正しいのか知っていますが、思考は間髪入れずに疑い、心配、意見を挟み、真の知覚を殺してしまいます。今という瞬間に秘められた力との真の調和はこのように失われ、原始的で直感的な明晰さは体の奥に抑え込まれてしまいます。自発的な明晰さは思考の外に存在する状態で、存在の純粋さを通してのみ知ることができます。明晰かつ瞬間的な認識は、人間の内なる美しさと健康の土台です。躊躇や優柔不断な態度は、心の闇周波数の表れです。このような人々は、しばしば自らの心配事にとらわれ、瞬間的な明晰さや深い関与を真に感じることができません。

心の闇の反発的振る舞い ── 衝動的

衝動的な性質は、人間の不安と恐れに対する反応として現れます。そのたった一つの目的は、素早い決断をすることで、恐れを回避し、恐れを終わらせようとすることです。そのような決断は、上記で説明したような明晰な状態からなされたものではなく、決断自体が恐れに根差しています。衝動的な決断の振る舞いゆえに、それらが更なる惨状に繋がるのは目に見えています。それらは不安感を拭い去ることができないばかりか、人生に更なる騒動をもたらします。何かに対する反発によってなされた決断は、進化とは真逆の方向に進むより他なく、自然の流れに逆らうことになります。ここでは、そのような決断が絶対的に間違っているといっているわけではありません。生命は、自分の覚醒プロセスの一部として騒動を作り出す必要があるのです。そのような決断によって必然的に作

り出される堂々巡りから抜け出す鍵は、自らの恐れを見つけ出し、それに対して反発することなく完全に経験することにあります。このような観察的な行為こそが、堂々巡りを解消することになるのです。

57番の天の才 ― 直感

共鳴領域へ入る

64個の遺伝子の鍵全ての中で、この57番の遺伝子の鍵と同じくらい個々の人間の健康に強く関係する鍵は稀です。「物質のリング」の土台としての側面を持つことから、57番の遺伝子の鍵は懐胎の周期を支配し、それによって幼少期の発達様式が作り出されます。この最初の周期に、人間の全ての遺伝子のプログラムが植えつけられます。遺伝子は、その母親が生きるエネルギー場の周波数に基づいて人間の体を作ります。従って母親は全員、子供の生理的、感情的、精神的な形成において極めて重要な役割を担います。実際に母親は、地球に転生しつつある子供の共同創造人であり、母親の内側を駆け巡る思考、感情、衝動は全て、胎児のDNAの方向づけをします。この事実から、妊娠中の母親たちの責任の重さは明らかです。それは同時に、人類がその重要性に名誉を与えることを通し、種全体として変容することに重要な意味を持ちます。

　発達中の胎児は、周波数の世界に住んでいます。胎児は文字通り、周波数内で泳ぎ、周囲の環境の音色や色、音、感情、思考を吸収します。いずれにせよ、胎児は母親の環境への反応を通してそれらの周波数を取り入れます。従って、母親の周波数は直接、次世代の人間の運命を左右することになります。妊娠三半期は、出生後の子供の発達の三つの周期に関係しており、第1三半期は肉体、第2三半期は感情、第3三半期は思考に関係します。つまりこの最初の九カ月の間に、人生の最初の21年間の基礎が完全にできあがってしまうということです。もちろん、人間は完全に母親の周波数の被害者になるわけではありません。発達周期のどの段階においても、問題は受容され、浄化され、癒されるために現れます。自らの周波数が上昇するに従って、数多くの内面の層を癒していきます。しかし、子供が妊娠中の母親の受け取る高い周波数の膨大な恩恵については強く理解しておくべきでしょう。

　57番の天の才「直感」は基本的に、外界と調和し相互に影響し合うため体に備わったシステムといえます。胎児期における低い周波数の計画は後々、直感の明晰な働きを阻害します。しかし、懐胎中に刻み込まれた全ての病気は、自分のDNAの周波数を上げることで直接癒すことができます。この癒しによって、遺伝子の管理システム全体が根本からリセットされ、再起動されます。そのようなプロセスによって自然と表に出てくる心の闇に向き合うに従って、周囲の世界の物と人、全てに対する内なる感受性が高まっていくのが分かるでしょう。全人類にとっての自然な誘導システム、それが57番の天の才「直感」です。

　過去から現時点に至るまでの人類の気づきの進化を辿ってみると、未来の人類の進化に関する重要な洞察を得るかもしれません。この洞察は、内なる男性性と女性性の原理の役割に関係するものです。原始時代にまで遡って進化を見てみると、人類の本能的な気づき ― 腹からの直感＝第六感 ― がどれだけ深く発達していたかが分かります。その時代には、人間の基本的な五感と、五

感が実際に知覚する前に危険を察知する神秘的な第六感を通した体ベースの生来の動物的本能に、一人一人の人間の生存がかかっていました。今日の人間にも全員、この内なる第六感が引き継がれてはいますが、皆それを信頼することを忘れてしまっています。いずれにせよ、人間にとって最も強力な内なる羅針盤は直感であることに違いはありません。

人類は、心理の中の女性的側面である直感を発達させた後、男性的側面の思考を発達させました。直感が、物事を聞いて受け取るものである一方、思考は物事を探求し征服します。これが今という時代がとても魅惑的である所以です。人類は今、自らの過去を思い出し、直感の力と繋がりを再度取り戻さなくてはなりません。その次に、思考を飛び越えて、直感を信頼することを学ばなくてはなりません。このようにして、人間は自然の中に構造化されている、内なる精神（魂）を写し出すでしょう。直感は、自然が人間を通して人間に話しかける方法です。それは、全体が部分と調整し、伝達する耳道です。この優しく微細な内なる声と調和することができれば、人類は遂に肉体からの安心感を得始めるでしょう。更に、人類の内なる階層構造がこのような形で自然に築かれれば、思考の天賦の才が遂に開花し、自然のやり方に従うようになります。

人間の思考は、本当に驚くべき道具です。同時に、それは内なるふさわしい導きがなければとても危険な道具にもなり得ます。全体との繋がりを感じられないまま、好き勝手に動くことが許された状況では、思考がどれだけ破壊的になるかは明らかでしょう。現在、人類は再び自らの深い女性的な側面を信頼し始めていますが、それに従って、思考は自然に独自のリズムを取り戻していくでしょう。この革命は個人レベルで既に起こっています。直感は全体からやってくるものであるため、自然と人類を一つに統合させる。知性によって裏づけされた直感は、驚くようなことを可能にします。事実、直感を信頼すればする程、人生はより全体へと統合されていきます。まるで宇宙全体があなたを支えてくれているかのように、人間関係が大きく開かれてより穏やかになり、自らの運命の道はより鮮明になり、物事がより楽に運ぶようになります。嬉しいことに、これが今まさに地球上で起こっていることなのです。

直感を再び信頼することを学ぶプロセスは、自らが生命と分離された存在であるという幻想を壊していくことに他なりません。それは、あなたが母親の子宮にいた時に持っていた高い感受性に戻ることです。この内なる導管を広げていく程、人生はより容易になっていきます。最初のうちはまだ恐れや不安を感じるかもしれませんが、しばらくすると刷り込まれた過去のプログラムが見えない力によって上書きされるかのように、内なる直感はより自然で強力になっていきます。更に、自分の直感を信頼する度、又は直感に基づいて決断を下す度に、あなたのオーラ全体の周波数が上昇します。あなたの気づきの管理システムがギアチェンジし、体は生命の音楽に合わせて歌い出します。この新しい気づきに深く入って行く程に、内なる恐れは更に超越されていきます。更に高次元レベルになると、体全体を通して振動を感じ始めるでしょう。57番の天の才は、大いなる啓示の一つを人間にもたらします。恐れの源は自身の内側にはないということです。それは、人間にとって新たな世界であり、人間にはその周波数領域を生き、通り過ぎ、更に超えていくことが可能なのです。第六感と呼ばれる感覚は、この振動による昇天のプロセスの第一段階です。第六感は、人類が普遍的な量子場や集合無意識へアクセスすることを可能にします。

一旦肉体が軽くなり、高い周波数で振動するようになると、様々な伝統の中で沢山の名前で知られる驚くべき世界へと入っていきます。これは神々と女神たちの世界であり、神智学者たちがコー

ザル次元と呼ぶ領域です。このレベルでは、思考が高次元で機能を始めます。それは、低い周波数で経験するような思考とは似ても似つかないものです。高次元の思考に特徴的な能力は透聴 ― オーラを通して振動を受け取り、脳を通して理解する能力 ― です。このコーザル次元や共鳴領域から、偉大な啓示や霊的な知識全てが人類にダウンロードされます。そのような啓示は当然、天の才の様々な周波数帯においてもたらされ、そこで伝えられるメッセージの純粋さは、受け取る人間のオーラの周波数によって決まります。しかし、周波数スペクトルの上へと上昇すればする程、その光の伝達場はより統合的、複合的になっていきます。57番の天の才「直感」は人類に様々な恩恵をもたらしますが、最終的には、内なる心の闇を超える最も明晰でシンプルな道の一つを人類に示します。

57番の天の光 ― 明晰さ

柔らかさの芸術

57番の遺伝子の鍵が更に高次元のレベルに達すると、時間の枠を超えた透聴能力が開花し始めます。この驚くべき天の才は、時間軸を曲げて未来を直感し、それによって人間は生き方を改め、かつてないほど自己の存在の内側に深くリラックスすることができるようになります。しかしこの極めて高次元の意識においても、心の闇周波数の僅かな痕跡が残っている可能性があります。未来を察する能力を持っていても、そのレベルで人間はまだ二元性に基づいた次元で機能しています。未来を見ることによってその存在を認識し、人間はそれが存在し続ける限り、現在において完全に機能することはありません。このレベルでは、人間の気づきはほぼ現在に安定して留まってはいるものの、まだ時折、今という瞬間から出たり入ったりしています。

　古代の賢者たちが、天の光や特別な力が解放への道の障害となり得ると説明した際、彼らは57番の遺伝子の鍵の高次元レベルについて話していた可能性があります。このレベルになると、人間の周波数はとても洗練されてくるため、直感が人類を含め、全てのものに浸透していきます。そのような方法で未来を察知したり、他人のオーラを観察したりできることから、このレベルにいる人間はその能力を過信し、中毒してしまう場合があります。残っていた微かな恐れは、更に周波数が上がることによってその力を失うことへの恐れとなっていきます。いざ幕が上がり、57番の天の光が現れる時には、実際に人間はその力を失いますが、通常私たちが考える意味での喪失とは違っています。そこで失うものは、自らの能力への過信です。自己の存在が全体から分離されていると感じなくなるため、個人の力という概念そのものがなくなってしまうのです。

　57番の天の光は、「明晰さ」の天の光です。51番の天の光「覚醒」と57番の天の光は対であるため、両者は常に引きつけ合います。従って、人類は完全に覚醒した時にのみ現実を明晰に見ることができるといえます。一人一人の人間から恐れを完全になくす唯一の方法は、個々の存在自体を消し去ることですが、それは天の光の意識次元において起こることに他なりません。一人一人の人間がある種の音叉であり、自分が置かれた環境に流れる音の周波数と共鳴するという心の闇レベルにおける概念は既に見てきました。これが天の才になると、人間の気づきはより広がり、より広範囲で統

合された現実のビジョンを受け取るようになります。天の光になると全てのレベルは消え、音と聴き手は互いに相殺し合います。両者は完璧に調和するため、音は静寂として経験されるということもできるでしょう。これは、永遠の今の状態です。それは不死の真実そのものを表し、伝えるものです。明日は存在しないため恐れは存在せず、従って死もありません。これが「明晰さ」です。

　この原型が元々象徴するのは、風であると既に話しました。易経では、それは通常優しい風として解釈されます。この柔らかさの本質は、人生における偉大な秘密の一つです。意識は最も優しく、最も繊細な存在です。これが古代の賢者たちがしばしばそれを水、又は風に例えた所以です。水、風の要素はとても繊細で優しいため、どんなものも貫通します。「明晰さ」とは、全てのものの中心にこの柔らかさを見いだすことです。生命からやってくる音の領域では、全ては柔らかさから生まれ、その同じ柔らかさへと還っていきます。この柔らかさと調和して生きる時、人間は古代中国の人たちがタオ＝道と呼んだものと同調するようになります。タオとは、二元性の超越のことを表しています。この柔らかさに自己を更に開いていくにつれ、人生において明晰さが繰り返し現れるようになります。それは梢に跡をつけて吹き去る風の音や、海の上にぽっかりと浮かんで流れていく一つの雲に見いだされます。それらと同じ柔らかさは、どこにでも見つけることができます。なぜなら、その柔らかさこそが生命の精神（魂）だからです。それは、望めば直ちに人間を永遠の今の世界へと誘うでしょう。

　柔らかさの芸術は、人間にとって失われた最も偉大な芸術です。柔らかく触れれば触れる程、それを受け取る側はより自らを開き、従ってより奥深くまで至れることを人間は理解していません。思考は、人類にその反対のことを教え込みます。この57番の天の光は二元性を超えつつも、その他の天の光と同じように、女性性の原理の神秘を含んでいます。癒しの本当の意味を真に理解している人は、癒しの本質がこの柔らかさにあるということを知っています。この57番の天の光は、物質的なDNAの繊細さに同調するその独自の能力を通して、奇跡的な癒しの秘密を隠し持っています。そのような柔らかさは、人類のハートを開き、人類の超越につなぎます。思考がどのように思い込もうと、柔らかさに弱点を見つけることはできません。それはシンプルに、独自の法則とタイミングで動いています。それは、弱さと強さという概念を超えた次元にあるため、全てに浸透していきます。「明晰さ」は、柔らかさを通して全ては繋がっているという理解です。

　この57番の天の光を通して人間が悟りを得る時、それは目を見張るような美しい方法で現れます。彼らは「神の存在」と共鳴する音叉となります。彼らと共に過ごせば、信じられない程の柔らかいオーラによって、周りの人間の周波数は急速に高まり始めます。そのような人間の存在によって、突然多くの人々が天の光を体験する可能性があります。それは、音を介した高次元意識の発現です。長期に渡ってそのような人間の傍にいることによって、最終的に全体から分離された感覚は個人からすっかり消えてなくなることでしょう。しかし、このような音を発する人間のすぐ近くにいることに関しては用心が必要です

　このような人々には、必ず正しい態度 ― 無限大の柔らかさを持って近づかなくてはなりません。57番の天の光は、偉大なマスターや覚醒した存在に近づく正しい方法を教えてくれます。それは、人生のあらゆる側面にどうアプローチすべきかを教えてくれます。これと同じ柔らかさの精神（魂）を生涯にわたって持ち続ければ、偉大な師の元で修行するかどうかに関わらず、最終的に「明晰さ」はその姿を現し、人間は存在の真性に目覚めるでしょう。

467

58th GENE KEY

天の光
至福

天の才
生命力

心の闇
不満

ストレスから至福へ

対:52番
コドンリング:探求のリング(15、39、52、53、54、58)

生理的関連部位:会陰
アミノ酸:セリン

58番の心の闇 ― 不満

聖なる不満

64個の遺伝子の鍵の元祖である中国の易経では、卦は、雷、風、土、火などの八つの異なるシンボルの自然現象の組み合わせで表されます。58番の天の才は、湖沢のシンボルが繰り返されることよって象徴されます。湖沢は穏やかさの本質そのものを即座に想起させるため、瞑想に適した美しくシンプルなシンボルです。湖沢は知的な不動の状態の他にも、感情的な穏やかさも意味します。更に、58番の遺伝子の鍵の対である52番の遺伝子の鍵を見てみると、その最も高次元の自然な具象は「不動」であることを発見します。この喜びと不動の両テーマは、遺伝子レベルで親密な繋がりを持っています。これに対して58番の心の闇「不満」は、特定できないものです。それは、58番の心の闇の対である52番の心の闇「ストレス」に根差した充足感の欠如です。それは直接的に、悲しみ、退屈、欲求不満などの感情状態や、不安や心配などの知的状態などを意味するものではありません。それはシンプルに、喜びの欠如と落ち着きのない深い体感覚を表わすものです。

52番の心の闇「ストレス」が内なる湖の静かな水面に波風を立てる時には必ず、あなたの存在の自然な状態が失われてます。この58番の心の闇に関する疑問は、次のようなものがあるでしょう。「それはどのようにして起こるのか?」「人間がいとも簡単に自らの自然な状態を維持できなくなるのはどうしてか?」その答えは未来という、たった一つの概念の中にあります。64個の遺伝子の鍵を精読し、観照するにつれ、10番と20番のように、その遺伝子の鍵全体が"今この瞬間に生きる"という経験のために費やされている鍵があることがわかるでしょう。この"今この瞬間に生きる"というシンプルな表現は、全ての偉大な神秘的、霊的なシステムや道における中心原理です。それでは、一体どのようにして人間は今この瞬間に生きるのでしょうか? 人生において今この瞬間から離れてしまうのは一体なぜなのか、どのようにそれは起き、いつ起こるのかを理解すれば、このなぞなぞに関する大きなヒントが得られます。この意味において、58番の心の闇と天の才は大きな洞察をもたらす可能性を持っています。

遺伝子易経の教えに惹かれるタイプの人々の大半は、既に人間の内側における犯人が思考である

ことを知っているでしょう。精神世界や自己啓発などに興味がある人なら、おそらく"問題は思考にある"という説明を幾度となく聞いたことがあるでしょう。実際にこの事実から、数多くのシステムが生まれてきました。瞑想、精神修行、アファメーション、治療法などは全て、人間が思考を超越し、内なる充足感を見いだす手助けをするという一つの目的のために生まれてきました。問題の原因が思考にあるという説には一理あるにせよ、思考は厄介な構造を持っているため、思考と直接対峙する行為には大きな危険が潜んでいます。思考における問題は、自己の改善を切望することにあります。それは、58番の心の闇の核となる性質です。それは他の何よりも、何かすることによって喜びを得られるという期待感を人間に植えつけようとします。残念なことに、この意味で人間のあらゆる行動 ── テクニック、システム、戦略 ── は全て、絶え間ない不満をもたらす可能性を持っていることになります。

　58番の心の闇は、人間の内側で遺伝子に基づいた大きな圧力を生み出し、人間に何かを改善したり、何らかの貢献をするように圧力をかけます。「不満」は、完全に未来に向けられたエネルギーの周波数のことです。この遺伝子の鍵は圧力を受けていない時には自然な状態 ── 生命力と喜び ── となって表れます。「不満」は、外の世界で幸せを見つけ出すよう人間を駆り立てます。しかし「不満」が最終的に人間に教えるのは、"喜びは既に内側にあるため、改めて喜びを作り出すことはできない"という事実です。58番の心の闇が、とても皮肉である理由はここにあります。58番の心の闇は、幻想の未来を作り出します。人間が充足感を求めて外の世界へと駆り立てられる時、実際には世界を改善し、少しずつより統合していくことに役立っているというのは、まるでジョークのようです。つまり、人間の不満そのものは全体に貢献しているのです。

　58番の心の闇「不満」と、52番の心の闇「ストレス」を一緒に吟味していくと、これら二つの暗号は遺伝子を超越したレベルで人間をプログラムすることが分かります。つまり、両者は集合体レベルの形態形成場を通してお互いに強化し合っているのです。地球上に不満足な人間が多く存在すればするほど、この心の闇周波数は強化されます。皮肉にも、このために人口爆発が生活の質の大幅な改善を生み出しました。近代社会において、個人による満足と充足感の探求は事実上普遍的なものといえます。人間が充足感を追い求める時、ストレスをなくすことを望みますが、実際にはその探求のせいでストレスが生み出され、増幅されるのです。考えてみると、これは驚くべきことです。進化は人間を惨めにし、人間はその惨めさを解消するための探求に駆り立てられている間に、無意識のうちに進化します。これが、進化の仕組みなのです。

　58番の心の闇は、実際に個人に大きく奉仕します。それは、ある種の平和を追い求めるように仕向けることで、内なる静かな湖を波立たせます。最終的には、人間は自分が叶えようとしている未来の夢が外側の世界には存在しないことを理解し、再び自己の内面を見るように導かれます。多くの人が、この段階で精神的な探求を始めます。それはシンプルにいえば、世界を良くしようとすることから自己を改善することへのギアチェンジです。しかし精神的探求も、もう一つの不毛な探求に過ぎません。なぜなら、それもまた幻想の未来に基づいているからです。いずれにしても、そのプロセスを避けることはできません。58番の心の闇が圧力であることに変わりはなく、人間の内なる探求が終わるまではそれは人間を休ませることはありません。その圧力は、圧力を軽減するために何かするべきだと人間を駆り立て続けます。更に神秘的な教えを探求していくうちに、人間は"その圧力を取り除くことができる"と謳う多くのシステム、師や道に出会います。人間がこれらのシステムを一

つ以上試すであろうことは、必然です。多くの人間が、このプロセスを超越することができず、完璧で平和な未来という期待感に一生涯中毒したままとなります。

「不満」の心の闇は、"幸せを得るために何かできることがある"という偽りの約束に基づいています。このような事実を知って、心の闇を避けようと何もしないという反応に出ることすら、微かに"幸せのために何かしている"ことになります。従ってこの心の闇の役割とは、人間にいかに自らの置かれた立場が絶望的なものであるかを理解させることなのです! そういうと聞こえは悪いかもしれませんが、この心の闇は少しもネガティブなものではないのです。この心の闇は、人間が疲れ果てて白旗を揚げるまで人間を駆り立てます。この意味で、「不満」は真に神からの贈り物であり、恩寵の秘密を含んでいるといえます。一度自己の内側の深い場所でこの真実を理解し始めると、それまで執着していた未来がゆっくりと崩壊していき、人生で初めて素晴らしい「生命力」の天の才が内側から溢れ出してくるでしょう。

心の闇の抑圧的振る舞い ― なし

58番の心の闇は、遺伝子構造において唯一抑圧することのできない心の闇です。それは、この心の闇が生命力そのもの ― つまり生命力を意味するものであり、人間のコントロールの範疇にはないものだからです。もし仮にそれが人間によって意図的に抑圧できたとしたら、人類は種の絶滅を招き、進化することはなかったでしょう。しかし幸いにも、生命は人間よりも遥かに強く、淘汰されることはありません。人類は不満と対峙するよう定められており、それに関して人類にできることは反応することしかありません。

心の闇の反発的振る舞い ― 妨害する

生命力はとても強いため、人間は意識的に、又は無意識的にそれに反応するしかありません。典型的な反応は、自然の自然な流れを妨害することです。そのような妨害は、不快感と不満足感を増幅します。最も難しい問題は、人間が元々持っていた自己の喜びを時折突発的に味わう時に生じます。その喜びを味わってしまったばかりに、人間はそれを強く求め、絶えずそれを再現しようとします。「不満」が、単に人間を進化させるための圧力であり、低い周波数における生命力の具象であることが分かった時に初めて、大いなる奇跡が起こります。人間は遂に生命を妨害することを止め、本来の喜びに溢れた自らの性質を経験します。

58番の天の才 ― 生命力

奉仕の喜び

"未来に充足感を追い求めるよう永遠に駆り立てられている一人の人間"という、自らの苦境を受容した瞬間、人生の全てが変化します。この深い理解によって内なる生命力が新たな段階にギアチェ

ンジする時、次のプロセスが触発されます。知的なレベルにおいて自己のジレンマの大きさを理解するようになると、そのプロセスが本格的に開始されます。その理解は、知性から直感へ、最終的には深くあなたの肉体の中心 — DNA — へと移っていきます。受容が自己の内側においてこのレベルに到達すると、その受容は"原子レベルの狂喜"と説明するより他にないものを作り出します。不満を通して外側の世界にハケ口を探求し続けていたエネルギーは、自らの元に返ってきて、肉体の原子構造の中に強制的に戻されます。その結果、生命力の内部爆発が起き、人間の生理機能において驚くようなミクロレベルのプロセスが促されます。つまり、再び自分自身を生き始めるのです。

不満として経験していたエネルギーは、天の才周波数では喜びに変化し始めます。この喜びは全人類の内側に存在するもので、それは全く抵抗を受けることのない生命の自己表現に他なりません。個人の進化において、この段階では、"進化による自己への気づきの衝動"という内側の不思議な現象が生まれています。生命は、境界線や制約から自由になった自己に気づくことを望みます。従って、それは個の独自性を壊すプロセスを開始します。未来は存在しないということをより深いレベルで真に理解すると、自らの生命力が未来に投影されるのを阻止するようになります。そうなると、まるで思考との間により広い空間が開けたかのように、思考がより静かになります。自己と未来の関係も変わっていきます。人類は、未来がかつても今も、決して自分たちの手中にはないこと、未来は個人という小さな存在を内包する集合体レベルの力にかかっていることを理解しています。まだ自己の一部は未来に対する期待を手放すことはできずにいますが、このような深い理解によって、将来自分の身に起こることに関して心配することは少なくなります。

これらの内なる態度の変化の全ては、人間の生命を維持する原子レベルの生命力の方向性が変化したことで引き起こされます。生命力の増加は、自由の増加を意味しています。どれほど肉体が老いて、よぼよぼだとしても、自己の内側から湧き出し始めた喜びによって若返ったように感じます。理由もなく、自分が幸せであるように感じます。そのような力は外の世界にハケ口を見つける必要があり、その最も自然な道は他人への奉仕の道です。しかし心の闇とは違い、58番の天の才は自らの不満を解消しようとして他人に奉仕するわけではないため、自然の有機的プロセスを妨害することはありません。その逆に、「生命力」の天の才は共感をもって、妨害しないやり方で生命のプロセスと協力して働く方法を知っています。「生命力」は常に生命力を認識し、塞き止められている生命力の解放を手伝うことを特に得意とします。事実、そのような人々がその場にいるだけで、一つのシステムのエネルギーの流れを増加させることができます。これらの原理は、肉体の癒しから橋の建設、更に事業における利益の増加に至る、人間の努力を要するあらゆる領域に当てはめることができます。

58番の遺伝子の鍵は、「探求のリング」という遺伝子グループの一部であり、アミノ酸のセリンを司る複雑なコドンです。このグループにおける夫々の遺伝子の鍵は、人間の内側で異なる圧力を作り出します。これらの六つの圧力が一緒になって、内なる強い願望を終わらせるための答えの探求へと人間を掻き立てます。従って全ての探求は、部分的に不満に根差し、最終的に人間を内側へと向かわせます。この内側への意識転換によって、人間が十分にリラックスした時に使うことのできる膨大な生命力の貯蔵庫が解き放たれます。全ての探求は生命の自己探求に過ぎないと理解するにつれ、人間は次第に探求を止めていきます。内なる圧力がなくなっていくにつれ、生命力は内側でより透明度を増し明るく輝き出します。このようにして覚醒し始めている多くの人々は、オーラ体のエ

ネルギー基盤が肉体と再接続されることによって、ある種の癒しの危機を実際に経験します。これによって、強烈な肉体の変容の時期を経験する可能性があります。

とりわけ、58番の天の才の力を止めることはできず、一度動き始めたら後戻りさせることは不可能です。58番の心の闇は抑圧することができないという特別な性質のため、この遺伝子の鍵の周波数が天の才に到達すると、人生において物事がとても速く展開する傾向があります。自分の人生がそれまでとは異なった様相を帯びてくるだけではなく、それよりも更に深いレベルの"ハートの領域へと移行するプロセス"がやってきます。これは、周囲の環境と深いレベルで調和して進むことを学ぶ、伝染力の強い段階です。集合体レベルでこの天の才を見てみると、それはいつか人類を高次元の目的に向かって一体化させる大きな力を持っています。ある意味で既に世界中でその力を発揮し始めており、近代の地球規模化志向はその一例です。人間の進化は、本当に奉仕の理想に向かいます。奉仕が人類により多くの恩恵をもたらすという事実に、人類が真に気がつけば、奉仕の精神はいつか全てのビジネス、経済、政治の土台となるでしょう。個人が追い求める喜びと、集団の喜びは密接に繋がっているため、58番の天の才は喜んでそれらの探求に励みます。

58番の天の光 — 至福

焦点を超えて

天の才において、未来と自己を同一化することが徐々に減っていくと、人間はより深く今という瞬間に存在するようになります。核にある不満は生命力へと変換され、自己の肉体へと還元されます。自分の生命力の周波数が更に上昇していくと、ある時点で絶頂を迎え、自然発生的な気づきの変化が起こります。前述のとおり、この生命力は自己の存在の内側にとても深く入って行き、悟りとして知られるDNA内のプロセスの引き金を引きます。それが起こる前には、まるで自分の気づきは接着剤のようにDNAに貼りつき、生命は自己の内側にのみ局所化されているかのような印象を与えます。それが絶頂に辿り着くと、気づきは遂にDNAへの執着を手放し、人間はある種の死を経験します。

心の闇周波数の最後の名残は、岩に張りつく苔のように、天の才周波数にまで影響を与えます。しかし、悟りが起こる直前の焦点を定めた周波数の力は、内側でこれらの最後の苔をそぎ落とすのに素晴らしい効果を発揮し、その時点で内側の最も深い場所で何かが自己を解き放ちます。生命力は突然内側に向かうことを止め、あなたは自己の内側の中心軸を感じなくなります。生命力の焦点が自己以外へと解き放たれたため、全てが純粋な清らかな状態へと回帰し、人間は再び純粋で静かな湖に戻ります。これらの湖は焦点を定めない純粋な意識であるため、もはや二度と波立つことはありません。意識が現れる時、それは洪水のように人間の内側に押し寄せ、瞬き（100万分の1秒）よりも速く自己を洗い流します。それは存在の最大の神秘の一つです。

この58番の天の光を通して悟りを得た後は、完全に焦点を持たない状態になります。気づきは無限に広がり、眼差しは定まることなく夢見がちになり、ハートはとても満たされているために森羅万象に対する愛ではち切れんばかりです。そのような存在の気づきが普遍的に焦点を失っていたとしても、

今度は彼らの肉体が「至福」というプロセスの強力な焦点となります。「至福」は、これらの出来事を経験する際に、その人間にもたらされる副産物です。物理的にいうと、「至福」の経験は脳内における特定の化学物質の自然な放出によって誘発されます。そのような人間の内側では、DNAの活性化によってそれらの化学物質が絶え間なく生産されるようになっています。人間は、このような活性化により、止むことなく押し寄せる無限の生命の波が内側からこみ上げるのを目撃します。

そのような高次の意識状態の経験は、私たちが知る世界においてまだ比較的稀な出来事です。地球全体でそのような変容を経験する人間の割合は、おそらく一世代に一人です。この天の光の状態は特定の訓練や活動によってもたらされるものではなく、理解と恩寵によって生まれるため、そのような経験は、多くの場合どのような宗教的、精神的な教えにも傾倒していない人々に起こります。58番の天の光が自然に爆発した一例は、20世紀にインドに生きた聖者、シュリー・ラマナ・マハルシです。マハルシは16歳の時に、そのような現象に関する事前知識を得ることなく、まさにそのような自然な死を経験しました。この「至福」の天の光は、いかなる方法でも隠すことや抑えることはできず、その存在の全ての毛穴から光を放ち輝きます。シュリー・ラマナ・マハルシの写真から、今でも「至福」の真髄をマハルシの目に感じることができるでしょう。

真の悟りとは何か、それがどのように起こるのかについて、"専門家"と呼ばれる人々の見識が多く存在します。天の光の状態は夫々、根本的には同じ経験です。それは、意識が個別の遺伝子配列を通して、抵抗に遭うことなく自己を表現している状態です。悟りの具象における多くの可能性については、求道者たちや、更には師たちの間にすら大きな混乱が存在しています。そのような化学物質を活性化する薬物を摂取することで、心の闇の状態でさえも一時的に「至福」の経験をすることがあります。高次元の霊的な状態では、この上なく幸せな状態が何日も、何カ月にさえも及んで続くことがあります。これらの経験は、本当の悟りの状態とは全く比べ物にならないものです。一部の人たちは、悟りは至福の経験とは全く関係がないといい、それらの状態が真の悟りを阻む罠であるという人さえいます。しかし64個の天の光は、悟りや覚醒の具象に、どれだけバリエーションがあるかを教えてくれます。

求道者たちの間で起きる大きな問題の一つに、悟りの具象と自己を同一化し、悟りは自分の経験した悟りの意味しかなく、それが悟りのあるべき姿であると思い込んでしまうことが挙げられます。実際の具象は、実に様々な形を取ります。ある人間は継続した至福の波に満たされるようプログラムされ、又別の人間は人々から名誉を与えられ、人々の徳の模範となったりしますが、そのような実際の具象は重要ではありません。重要なことは、それらが重要ではないということです！悟りの前に探求をしたとしても、悟りの経験は人間がどう考え、行動し、語ろうと、探求によって会得することはできません。最終的な状態は、人智を超えています。求道者は、幾度となくこの袋小路にぶち当たらなければなりません。リラックスし、自分の置かれた状況にユーモアを見いだすまで、絶え間なく内側に現れる不満に向き合っていく必要があります。このように人間は遂に、種の内側にいつも花が存在するように、天の光が心の闇の中に存在することに気づくでしょう。

59th GENE KEY

天の光
透明性

天の才
親密さ

心の闇
不誠実さ

ゲノムに宿る龍

対:55番
コドンリング:和合のリング(4、7、29、59)

生理的関連部位:仙骨神経叢(生殖器官)
アミノ酸:ヴァリン

59番の心の闇 ― 不誠実さ

遺伝子の洗濯

59番の心の闇には、世界中の社会構造に見られる全ての問題の根本原因があります。人間のゲノム全体を見渡しても、59番ほど現在、話題性のあるテーマはありません。現在人間のDNA内で、59番、55番、そしてある意味では49番の遺伝子の鍵で、完全な突然変異が起きています(この変化の時期と、その長期的な意味については、遺伝子の鍵55番の章で更に詳しく説明しています)。人間のDNA内に存在する原型を見ていく時、夫々の心の闇、天の才、天の光と対をなす原型を深く理解することで大きな洞察を得ることができます。人間は二進法によってプログラムされ、全ての心の闇には対となる心の闇があることが明らかになっていきます。55番の遺伝子の鍵が現在、人類全体に遺伝的な変化を引き起こしているということは、59番(55番の対)も又、同様の変化を起こしています。55番が、地球上の人間一人一人の覚醒を促進している一方で、59番の遺伝子の鍵は、地球全体の突然変異を遺伝的に推し進めています。

59番の遺伝子の鍵の根幹には、セックスと生殖が関係し、人間が子供を産み、繁殖する衝動を象徴しています。従って、その力は生殖の相手を選ぶ非個人的な衝動です。人間が特定の一人の人間に惹かれるのかの理由は複雑ですが、本質的に見て、人間の遺伝子が生存本能に強く突き動かされているという事実に間違いはありません! そもそもほとんどの人間関係は、そう上手くはいかない設定になっています。人間同士が惹かれ合う別の理由に、より精神的な領域に根差すものがあります。カルマ的要因はその一例です。しかし、普遍的な観点から見ると、宇宙レベルで私たちを引き寄せる力は、私たちの遺伝学と生物学の両方を介して機能しなければならないので、最終的にはこれら全ての異なる視点が結びつきます。

59番の心の闇の背後には、他人に対する深い不信感と、人間関係の核となる恐れが隠れています。人間は、多くの時間を他人と過ごしているにも関わらず、この心の闇のせいで表面的なコミュニケーションにとどまり、孤独な世界を作り出しています。59番の天の才と天の光を探求する中で、その本

当の意味を見ていきます。

59番の心の闇とその他の心の闇の相違点は、その恐れが個人に根差したものではないことです。それは、人間同士の間にできるオーラに存在しています。その恐れは、自分一人でいる時には存在しません。しかし、他人が部屋の中に入ってきた瞬間、59番の心の闇が底流として微かに流れ出します。さらに驚くべきことにそれは、異性を惹きつける魅力となります。多くの人々にとってショッキングな事実かもしれませんが、相手への恐れがなくなった瞬間、その相手に感じる性的魅力も超越することになります。その恐れは、性的な魅力を作り出すために必要な摩擦を生み出します。これが59番の心の闇が「不誠実さ」である理由です。私たちが他人に隠し事をしている限り、他人は恐れを抱きます。これは、意識的に不誠実である場合に限りません。人間は、遺伝子レベルで不誠実に生まれついているのです。59番の心の闇について観照からくる途方もない啓示は、遺伝子が人間に不誠実であるよう望んでいるということです。これは、人間の生態そのものが、人間が高次元の性質に目覚めないよう邪魔していることを意味します。この事実を理解するには、少し時間がかかるでしょう。現在の人間の進化の段階では、遺伝子がその可能性を発揮するためには、人間がお互いを恐れているという前提が必要なのです。

この59番の心の闇の素晴らしい深みを十分に理解するには、人類の進化を広い視野から見る必要があります。人類には恐れがあるため、共通の祖先の存在を理解できません。それは、地球に独立した部族の遺伝子給源が多く存在するという現象になりました。もしお互いを恐れていなければ、移住先でどこでも直ちに異種交配が行われていたでしょう。そして、社会的、政治的、地理的な境界線 — 国、国境、戦争など — も存在しなかったでしょう。しかし、ここで強調しておくべきことは、そのような恐れがなかったとしたら、遺伝的な固有の特徴や芸術、宗教、多様な文化も生まれなかったであろうということです。恐れがなかったら、人類は組織を持たない一つの集団となっていたでしょう。そしておそらく、生き残ることができなかったでしょう。進化の視点から見ると、全てには目的があり、タイミングがあります。一つの段階があるからこそ、またその次の段階へと進むことができます。現在の世界 — 輝きも恐れも共存する世界 — は、お互いへの遺伝的な恐れによって生み出されました。今現在、次の段階へと移行する時期がやってきています。55番の遺伝子の鍵が突然変異を起こしている中、59番の心の闇も又、根底から覆されようとしています。現在多くの意味で、人間同士の間にある恐れが表出してきているために、それは増加しているように見えるかもしれません。

今の時期、この59番の心の闇「不誠実さ」に関わる全てのことを、洗いざらい表に出す必要があります。59番の遺伝子の鍵は、人種、信条、信念へと深く切り込んでいきます。それは、一人一人の血族的繋がりよりも更に深く、人類を遺伝子レベルで一つの家族として相互に関連し結びつけます。現在の世界には、未だ独立した異なる種族、社会、国、境界線が存在していますが、それは、世界が大いなる変容のほんの始まりに立っているからです。この変容は、社会的、又は経済的な革命を通してやってくるものではありません。カリスマ的な偉大な統率者の愛情によってもたらされるものでもありません。これら全ては、世界の変容の鍵となるかもしれません。おそらくそうでしょうが、その根本は59番の心の闇にあります。恐れは、徐々に人類の中から淘汰されていくでしょう。お互いへの恐れがなくなると、世界は劇的に変化するでしょう。中でも最も大きな変化は、人間の性に関する変化でしょう。人類は、男女という二つの極が一人の人間の中で一緒になった、男女両性を併せ持つ中性的な人種へと向かっています。

GENE KEYS　59番の鍵　▤　風水渙

　55番の心の闇で説明しているように、私たちは自らの性と動物的な性質に捕われています。又恐れからくる集合的な化学物質を、感情的に対処することもできず、捕らわれています。この恐れは、政府や教育のシステムと同様に、人間関係や一人一人の人生を支配しています。59番の心の闇は、他人と正直に関わることができないことに根差しています。それは、全ての隠れた指針の根底にあるものです。現時点で私たちが理解すべきことは、現在の世界は遺伝子の突然変異を経験しており、人間は地球遺伝子研究所の中のモルモットであるということです。全ての遺伝物質は、現在ふるいにかけられ、整理されています。先祖から引き継いだ古い恐れに根差した振る舞いは全て、ここで捨て去られます。それらはシンプルに、人類のゲノムから消え去ります。これは、特定の人格が世界から立ち去り、二度と戻ってこないことを意味しています。私たちは、未来の人類全体を視野に入れた方法と、過去の部族的な方法との戦いの最中で、この古い方法は、現在最後のあがきを経験しているところを見ることができます。しかし、これによって過去の全てのものが失われるわけではありません。恐れや隠れた指針に基づいた態度は、シンプルにより高次元のDNAの機能へと融合されていきます。世界中のニュースの背後にある、真相を読み取らなくてはなりません。現在は、政治家が主張するような善と悪の戦いの時ではありません。これからの焦点は、遺伝子給源ではなく、人間の高潔な行動です。

　私たちが地球規模で現在経験している遺伝子の浄化は、これから先、何世紀にも渡って続く可能性が高いでしょう。遺伝子が幾世代も受け継がれていく中で、浄化が行われていきます。人間の性の突然変異と、世界的な恐れの減少によって人口が減り、世界は自然により静かで平和な場所になっていきます。現在、実際に「最後の審判」が私たちの遺伝子の中で行われています。そこでは、誰かが罰せられたり、褒められたりすることはありません。シンプルに、包括的な視点を備えた遺伝物質が増えていき、自己破滅的、孤立主義的な遺伝物質が徐々に淘汰されることを意味します。

　これを読んでいるうちに、皆さんの中には次のような疑問を持つ人もいるかもしれません「それを知ったところで、一体どうすれば良いのか？ 人類の進化の突然変異が既に始まっているのであれば、一人一人の人間がこれについて取り組むことに何の意味があるのか？」と。これは、興味深い逆説に繋がっていきます。人類の集合的な振る舞いが、遺伝子の変化に影響しているのか、はたまた、遺伝子の変化が人類の集合的な振る舞いに影響を与えているのか？ 革命家や精神的活動家などは前者の見方を、科学者は後者の見方をすることが多いでしょう。逆説は常に、両方の主張が真実です。片方がもう一方の真実を生み出します。そこには、精神的な力が物質次元へ降りて具現化することで、人類の遺伝子に突然変異を起こしている創造の力と、人類の態度をより精神的に導く、遺伝子の進化の力の両方が存在しています。何をすべきなのかという問に対する答えは、59番の心の闇の観照の中で明らかになっていきます。

　世界は、自然とある方向へ向かって進化しているため、人間はその流れに乗るか、逆を行くかのどちらかになります。進化の流れに乗りたい場合、進化のプログラムと自分の指針を合わせることです。自らの恐れと向き合い、隠れた指針がないよう、正直に生き始める必要があります。本書の大きな目的の一つは、より多くの人が内なる悪を直視し、古い恐れを手放していく手助けをすることです。遺伝子の洗濯をする時がきています。自分自身に対して、パートナーに対して、仕事に対して不誠実であるならば、そこで目をしっかりと見開いて、怯まずに立ち向かわなくてはなりません。

477

59番の心の闇から、より高い周波数である天の才へと進んでいかなくてはなりません。一つ確かなことは、このような時期に進化に逆行して進めば、不可解な抵抗勢力に遭うということです。そのような力は、利己主義と分離に根差した態度を破壊しながら、最終的にその人を破滅させるでしょう。

心の闇の抑圧的振る舞い ── 仲間外れ

59番の心の闇の抑圧的振る舞いは、仲間外れと関係があります。仲間外れにされているという感覚は、典型的な被害者の状態で、自らの感情の責任を取る代わりに、他人のせいにしています。このような人々は、コントロールを失うことに対する深い恐れから、無意識に自らを仲間外れにしています。他人に対して心を開くことは、コントロールを失うことでもあります。実際には彼らは、仲間外れになることによって、他人からネガティブな注意を惹くことができます。更に、良い気はしないものの、仲間外れでいる限り自己防衛機能を使わずに済みます。仲間外れは、常習的になる可能性があります。それは、自らの感情をコントロールできているという幻想を与えます。しかし、仲間に入ることを選んだ瞬間、その幻想は一瞬にして全て崩壊します。

心の闇の反発的振る舞い ── 出しゃばり

59番の心の闇のもう片方の側面は、怒りに根差しています。ここでは仲間外れにされる恐れは抑圧されずに、反発的に怒りとして表現され、出しゃばりになります。このような人々は、物理的、感情的に他人のオーラの中に押し入ろうとします。彼らは、相手に抵抗されると怒りを露わにし、人の輪から外れます。それは、自らの感情の責任を他人に推しつけることで、感情をコントロール下に置こうとする点で、心の闇の抑圧的振る舞いと同じです。違いは、出しゃばった振る舞いは、他人にわざと拒絶されるように仕向け、抑圧的振る舞いは受け身である点です。そのような反発的振る舞いを持つ人々は、被害者役を買って出る相手がいる限り、健全とはいえない人間関係に中毒することがあります。彼らは、相手の抵抗をねじ伏せるため、優位に立とうとします。その結果、彼らに対して正直に問題提起をしようとする相手との関係続きません。

59番の天の才 ── 親密さ

昇華と蛇

59番の心の闇から天の才「親密さ」への変化は、古代からの伝承や予言の中でよく語られてきました。59番の心の闇は、抑制の効かない動物的な繁殖への性衝動を表すことから、その周波数を上げていくことによって、セックスの持つ超越的なパワーを解き放ちます。人類は千年もの間、性にまつわる多くの問題の解決策を探し求めてきました。特に宗教において、それは根強い問題であることがわかります。性が抑圧されると、そのことで頭がいっぱいになり、最終的に不健全な歪んだ行動を

引き起こす可能性があることは誰もが知っています。この59番の遺伝子の鍵からくる純粋な遺伝子の圧力は、個人と社会にとって大きなジレンマを作り出します。この力の可能性を完全に理解していた古代中国の易経の賢者は、59番目の卦に「風水渙（ふうすいかん）〜良いことも悪いことも離散する時〜」と名づけました。心の闇周波数における59番の唯一の関心事は、自らをできるだけ広範囲に、頻繁に離散させることです。

　59番の心の闇は、一夫一婦主義を目指す人類の試みを、長いこと台なしにしてきました。実際、この遺伝子の鍵が持つ恐れに対する反発は、男女で非常に異なります。古典的な男性の反応は、一人の女性に捕らわれることから逃れようとする態度に表れます（この恐れは55番の心の闇の極性です）。女性の反応は、子供を守る存在である男性にしがみつこうとする態度に表れます。女性は直感的に、遺伝子を拡散させたいという男性の衝動を理解しています。心の闇周波数では、女性は男性を近くに置いておこうとするため、男性からの心の闇の反発的振る舞い ─ 逃げ出して自由になりたいという欲求 ─ を引き起こします。大昔からの男女の戦いは、このようにして起こってきました。

　しかし、59番の心の闇の奥底には又、低い周波数を超越し、高次元に生きる人間を生み出す進化への衝動が隠れています。おそらく、性を象徴する最も深い原型は、蛇、又は龍でしょう。この錬金術的シンボルの中には、59番の天の才に対する鍵が隠されています。蛇の脱皮に見られるように、蛇や龍のエネルギーは、自己を変容させる進化への衝動を表しています。人間の性の力は、昔から高次元の意識へと導く鍵であるとされ、人類はその力を利用するために多くのテクニックやシステムを作り出しました。しかし、これらの試みは一長一短で、上手くいくことは稀でした。いくら進化と変容への衝動が人類の中に存在しているといっても、適切な時期がこなければ実現しません。これらを強引に起こすことはできないのです。庭の花が順番に咲いていくように、最初は限られた人間の中で開花します。準備が整う前に性の力を強引に開花させようとすれば、危険を招く場合があります。それは、タイミングが整った時にのみ訪れます。

　55番の遺伝子の鍵が、人間の太陽神経叢に突然変異を起こしていくと、それはより高次元の性の機能を開花させるようになるでしょう。これは、未来の子供たちが持って生まれてくるもので、永遠に変わらない機能です。このプロセスがどのように起こっているのかを理解するには、性の力が天の才周波数に上がり、本当の「親密さ」が表れる時に何が起こるか、更に深く見ていく必要があります。「親密さ」という言葉は、優しく寄り添うような印象を与えるかもしれませんが、59番の天の才「親密さ」は少し違った意味を持ちます。「親密さ」は、正直であることと、心の闇状態の受容が前提にあります。これば、男女間にある恐れを認め、理解し、その存在を許さなければならないことを意味します。この許しは、人間の存在の根底を覆すような、強引な性の力を完全に解き放つ弁となります。そのむき出しの力に、人々は恐れを感じます。性の力を完全に受け入れた時、高次元への扉が開かれるという事実は、まだあまり理解されていません。

　59番の天の才の性の力は、大きな矛盾を含んでいます。それは創造的であり、破壊的でもあります。それは、人類を分離するあらゆる妨害パターンを、オーラのレベルで壊すものです。つまり、それは独自性やエゴを消滅させます。地球における性の力の核心である59番の天の才は、根底に非直線的なパターンを持っています。近代の科学が「カオス理論」を研究し始めた時、59番の遺伝子の鍵が紐解かれ始めました。性エネルギーの本質は、野性的かつ、有機的で、飼い馴らすことは不可能

です。しかし、その混沌の中でさえ、それは普遍的なパターンに沿っています。性の力は螺旋状で、あらゆる生き物に見られる同様の螺旋形態にも反映されています。この力は、自然の中に見られるような、フラクタル幾何学を生み出します。全体と部分が相似していて、全てが相互に影響を与えながら、唯一無二のシステムです。このような創造的で変容を引き起こす模様や幾何学は、人間関係の中にも存在しています。人間の親密さが持つ力とは、二人の人間のオーラが相互に作用し合って、三つ目のオーラを作り出す力です。その中で、元の二人のオーラは昇華されます。元のオーラが、夫々に生来の個性を発揮していればいるほど、高次元への超越の可能性は高くなります。

　人は、常に対極を必要とします。そして、近い将来人間の太陽神経叢で起こる突然変異は、そのような二つの極が出会う時に大釜を生み出します。その大釜の中で、二つの極のオーラ領域が混沌とした状態を融合し、錬金術的プロセスを経た後、太陽神経叢に新しい気づきが訪れます。このプロセスの集大成は、実際には太陽神経叢ではなく、ハートで起こります。古代から受け継がれる秘教体系において、複数ある肉体のエネルギーセンターを、単一システムの一部としてではなく、夫々個別のものとして考える傾向があります。実際は、ハートのセンターは、太陽神経叢のより高次元の、腺に関する働きを担います。ハートのセンターが開花すると、真の親密さが生まれ、二人の人間が一つの気づきの中で出会います。そのため、性の力の昇華というプロセスの、真性を理解することが重要になってきます。このプロセスは、とても衝撃的なもので、高次元への昇華が起こる前に、混沌を経験する必要があります。このプロセスは現在、人類全体の遺伝子給源で起こっています。現在、世界中で起こっている出来事は、世界のオーラの崩壊という混沌を映し出しているともいえるでしょう。この混沌が頂点に達して初めて、人類は三番目の気づきの誕生を目にするようになるでしょう。これは物質次元にも反映され、新しい気づきを宿すことだけを目的とする、新しい種類の人間が生まれてくるでしょう。

59番の天の光 ― 透明性

ケツァルコアトルの再来

59番の遺伝子の鍵の中に隠された進化の衝動の最終段階が、集合体レベルで地球に現れることは、おそらくこれから先何千年もの間ないでしょう。しかし、時間の性質そのものが急激に変化しているため、長い時間がかかるという概念すら、あまり意味を持たなくなるでしょう。恋をしている時、時間が止まるのは、皆が知っていることでしょう！太陽神経叢における突然変異は、地球のハートのセンターの本質的な開花と同様の意味を持ちます。この心の闇から天の才への変容を超えた先に、脳内の松果体と下垂体の化学物質において、更なる遺伝子の突然変異が起こります。この高次元のプロセスが、59番の天の光「透明性」へと導きます。

　天の光において「透明性」という言葉は、一般的な意味とは似ても似つかない意味を持っています。一般的には、透明性というと他人に対してハートを開き、素直になることを意味します。天の光でいう「透明性」は、自己のあらゆる側面が、創造の海へと回帰し、散っていくことを表します。創造神話

的に見ると、59番と55番の遺伝子の鍵は、夫々陽の力、陰の力を象徴しています。59番の天の才が精子なら、55番は卵子です。これらの遺伝子の鍵が、天の光に到達すると、二元性の世界は崩れ、このようなシンボルも意味を成さなくなります。59番の遺伝子の鍵の精子は消費され、卵子は必要なくなります。残るものは、言葉では説明ができない、進化を超越した状態です。「透明性」は、進化が意味を成さなくなった時の状態を表します。遺伝的に見ると、59番の天の光は肉体の中に存在することはできません。なぜなら、それは進化を背後で推し進めている力だからです。「透明性」には、指針や目的がありません。それはシンプルに気づきの導管としての役割を持ちます。従って、59番の遺伝子の鍵の唯一の目的といえば、和合の邪魔をする全ての障壁を壊すことです。和合が完了した時、この遺伝子の役目は終わります。

　59番の遺伝子の鍵は、「和合のリング」というコドングループの中で、マスターキーを握る存在です。これらの四つの遺伝子の鍵 ― 4番、7番、29番、59番 ― は、昔から地球上の人間関係におけるパターン（機能不全を含めた）を支配してきました。それらの究極的役割は、人類という一つの家族を高次元の和合へ覚醒させることにあります。「透明性」へと繋がる流れは、4番の遺伝子の鍵によってもたらされる「許し」のプロセスから始まります。他人との関係を自分の鏡とみなし、自分自身を許した時、自らの「徳」（遺伝子の鍵7番）の真のオーラを見つけるでしょう。内なる徳を見つけると、出会う人全てに同じ神性な源を見出し、自らを他人へと捧げ始めます。この「献身」（遺伝子の鍵29番）によって、「透明性」への真の扉が開かれます。「献身」によってあなたは空（くう）となり、純粋な高次元の気づき状態へと上昇し、他人や物を自分と別の存在とは考えなくなります。「透明性」は、全ての物事を自らの中へ取り込み、それによって内側、外側の概念はなくなります。それは命ある全ての存在を最大限に平等にするものです。

　自然界において59番の天の才は、黄金律を意味する普遍的な幾何学によって表されます。しかし、その黄金律から天の光の螺旋を生み出そうとすれば、即座にお決まりの数学的矛盾にぶつかります。なぜなら、そこに始まりも終りもないからです。それは自然の中にはなく、数学的視点から見ても理解不能です。これは、59番の天の光をよく表しています。それはシンプルに、存在すら分からないものです。それゆえに「透明性」なのです。集合体レベルの「透明性」によって、宇宙にある形ある全てが消え去ってしまう理由が分かると思います。これは最終的には必ず起こることですが、それが遂に起こった時、人間がどのような形をしているか、もしくは、形を留めているのかは予測し難いところです。もし人類が、何らかの未来の形を取るとすれば、それは確実に今私たちが知っているような進化の延長線上にはないでしょう。その存在は永遠で、おそらく繁殖の必要性もなくなっているでしょう。

　未来、そしておそらく現在でも、59番の天の光の訪れはもうすぐそこまできています。この天の光を完全に現した高次元の存在が、世界に降りてくるようになるでしょう。大衆意識が、当前のこととして59番の天の才「親密さ」を現するようになるにつれて、その最も洗練された周波数の人間も現れてくるでしょう。そのような人々は、指針にまつわる全ての概念を超越しているでしょう。究極的な指針とは進化 ― そこにまだ成長の余地が残っているという概念 ― です。世界は物質次元において進化し続けますが、物質の元となる意識にとって、進化は不可能であり、これまでも進化することはありませんでした。気づきの能力のみが進化をします。この天の才と天の光の変容と突然変異は、現在その進化を急激に加速させています。しかし、気づきの能力が究極の地点に至ると、意識を映

し出す鏡となります。これが「透明性」の意味するところです。それは他に何もつけ加えることなく、生命そのものを映し出しています。それは、人類が昔から夢見てきた力 ― ジャッジを交えず世界を見る能力 ― を表しています。

　古代マヤ文明の予言に、「ケツァルコアトル」― 羽のついた蛇に象徴される高次元の存在 ― の再来についての語りがあります。古代歴では、この出来事と2012年を昔から結びつけてきました。マヤの予言によると、その年から時間が存在しなくとされました。そのような予言は、文字通りに意味を解釈するのではなく、集合無意識から生まれてくる錬金術的な印であると捉えるべきでしょう。59番の遺伝子の鍵を介した意識の旅は、この「ケツァルコアトル」によく象徴されています。羽の生えた蛇は、龍の象徴でもあります。それは、低次元の性質（蛇）と高次元の性質（鳥）との調和を表します。私たちは今、新たな時代への一歩を踏み出しているところです。

　人間の遺伝子の中に、生存のための秘められた指針が存在することは、多くの科学者が認めるところです。既存の生命が生存の危機に直面した時、人間が何をしようとも遺伝子はどんな手を使ってでも突然変異の道を見つけ出します。遺伝子は、人間の意識的な気づきの下で働きます。遺伝子の中には神が隠れていると考える人もいるでしょう。しかし、人間が自らの周波数を上昇させない限り、神の存在を経験することはできません。従って私たちは、自分自身に対して、他人に対して、透明になる術を学ばなくてはなりません。最初の一歩は、自分の周りの壁を低くし、自らの恐れを深く探っていくことです。愛する人をなくすことへの恐れなどの、最も深い遺伝的恐れですら微かな壁となり、人間の遺伝子が排他的ではなく包括的であるという真実へ目覚める邪魔をします。人間は全員、遺伝子によって繋がった兄弟姉妹であり、一人の人間、家族、部族、国は皆、支え影響し合う存在です。

60th GENE KEY

天の光
正義

天の才
現実主義

心の闇
制約

器のひび割れ

対:56番
コドンリング:ガイアのリング（19、60、61）

生理的関連部位:結腸
アミノ酸:イソロイシン

60番の心の闇 ― 制約

閉じた思考回路

60番の心の闇は、人類の進化を逆行させる強い力の一つです。それは退化と制約の力で、生命エネルギーとは逆に向かう力です。この遺伝子の鍵の心の闇周波数の影響を受け続ければ、死に繋がります。60番の心の闇は、生命エネルギーの循環を遮断するため、時間と共に、その流れは徐々に窮屈なパターンに制限されていきます。現代社会において、60番の心の闇が至るところに存在します。官僚的な形式主義によって、革新や創造性が抑圧されている場所、そして人間が人間らしさを忘れた時に現れます。世界中の多くの人間が未だ貧困状態にあり、限られた裕福層が富を享受している事実は、60番の心の闇に大きな責任があります。

　現在までの人類の進化の過程において、ただ一つの力が、調和した世界への夢の実現を妨げてきました。それが、「制約」の心の闇です。私たちの意図がどれだけ善意に基づいたものであっても、その実現を躍起になって妨げようとする何らかの力が働いているかのように感じられる時があります。しかし同時に、60番の心の闇は、より高次元の調和へと人類を解放してくれる素晴らしい暗号でもあります。その解放を強制的にもたらすことはできず、ただ時が来るのを待たなくてはなりません。万物は、時間に基づいたサイクルに従っています。元々の易経は、この大いなる啓示を背後にして作られました。64個のシンボル＝掛は、自然の大いなる計画を紐解くものです。心の闇周波数から逃れることができなければ、人生に生来備わった自己調整機能を受け入れられません。心の闇周波数では、人生の自然な流れを信頼できません。時々、進化の流れが滞り前進していないように感じられる時がありますが、人間はそれを、決まった枠組みやパターンから抜け出せない行き詰りとして経験します。

　60番の心の闇と天の才は、枠組みと関係があります。形あるものの法則は、持続できないということです。全てのものは、やがて衰退し、死滅するようプログラムされています。その事実一つだけでも、多くの洞察を与えてくれます。60番の心の闇は、人間が枠組みへ過度に頼ることと、その結果と

して素晴らしい魔法が失われることに関係しています。魔法とは、論理や順序の法則には従わない事象を表します。魔法は自然発生的に起こり突然変異するため、予測することもコントロールすることもできません。私たちの理屈や、理解を超えているところに、魔法の素晴らしさがあります。60番の心の闇は、魔法を誰よりも辛辣に批判します。その心の闇のただ一つの目的は、人生の自然な流れを抑制し、あらゆる物事が自然発生的に起こるのを妨げることです。60番の心の闇は、人間社会の法律の分野によく見られます。私たち人間は、社会を規制するための法律を作り、それらの法律が施行されるよう、洗練された立法機関を設置します。法律の元々の目的は、罪のない人々を守り、法律を犯した者たちが正義によって裁かれるようにすることです。しかし、それらの制約によって、組織そのものが上手く機能しなくなり、効率性や、さらには公正さが失われてしまうことが多々あります。

現代社会において、平和で普遍的社会の創造を大きく制約しているのが、官僚的形式主義です。数多の法律が社会に存在することによって、人間は狭い枠組みの中でしか考えたり行動したりできなくなっています。法律には、社会的、道徳的、宗教的、経済的なものなど、様々な種類があります。60番の心の闇の対は、56番の心の闇「注意散漫」で、この二つの遺伝子の鍵が協力して罠を仕掛け、人間を本当にやりたいことから遠ざけていることは、容易に想像できるでしょう。私たちは、枠組みの中にあまりにもどっぷりと浸かり、注意散漫になり、本来の意図を忘れてしまいます。世界経済は、地球上で最も人類を制約している枠組みの一つです。お金は実際、人間にとってとても大きな足かせとなっています。お金の存在が、人間を縛り、人間の行動をコントロールするための法律を必要としています。地球上にお金が存在する限り、人類はこの究極的な物質的制約の中で、自らの首を絞め続けることでしょう。お金がなくなるまでは、人類は真の物質的自由を体験できません。

全ての枠組みは、最終的に消滅し、影響力をなくします。この法則は、歴史を見ても大いなる帝国が全て衰退の運命を辿ったことからも明らかです。その際に、枠組みそのものが衰退の原因となったことも、特筆すべきでしょう。枠組みは、生きる上で必要不可欠なものです。しかし、どんな枠組みも、やがて消耗してなくなります。肉体も、地球も同じ運命にあります。高次の意識が物質世界に浸透し、物質そのものを変異させるまでは、物理的な枠組みは不可欠なものです。これは、人類にとって鍵となる事実です。60番の心の闇は、精神や思想に焦点を置く代わりに、形への過度な執着と過度に頼ることを生み出します。60番の天の才が更に高次になると、60番の天の光 ― 普遍的な「正義」―が現れます。しかし、人間がこの美しい概念を、物理的な枠組みの中で捉えようとすれば、いかにそれが簡単に歪められ、法律文書によってがんじがらめになってしまうかは、容易に想像できるでしょう。

「制約」の心の闇には、もう一つ過去に関する側面があります。人々が古い考え方にとらわれている時には、60番の心の闇が働いています。この心の闇は、新しいこと、革新的なこと、独創的なことを嫌います。60番の心の闇は、変化と若者にとっての天敵です。これは人間のDNAの奥深くにある一つの原型で、常に世の若者をコントロールし、抑圧しようとしてきました。近代の学校の硬直した枠組みは、幼い頃から子供たちを枠に押し込め、均質化し、さらには規格化します。学校制度が子供たちに強いる最大の制約は、走り回って人生を探求したい元気な盛りに、室内でじっと机に向かって座らされることです。精神的、身体的、情緒的に著しく発達する時期に、そのような制約が課されると、子供たちはその反動で反発的に振る舞うようになります。それは社会のあらゆる階層の子供たちに見られます。子供たちを檻の中に閉じ込めれば、後々とても深刻な代償を払うことになるのです。

GENE KEYS　60番の鍵　☰　水沢節

　60番の心の闇は宗教において、その真の力を発揮します。宗教による道徳律は、地球上で最も古い法則ということができます。一方、宇宙の自然な道徳律は、それを施行するためのシステムや構造を必要としません。法律を作れば作るほど、それに対する反発が増加し、結果的に更に多くの取締りが必要になります。これが60番の心の闇が作り出す、典型的な悪循環です。規制とそれに対する反発の連鎖が、永遠と続いていきます。例えば、60番の心の闇は、コーランや聖書に書かれた一語一句を、文字通りに解釈し実践しなくてはならないと主張します。このような古代の法典や規律の厳守を現代人に強制することは、精神的に多大な制約と拘束となります。本来、人間は何が正しく、何が間違っているかを教えてもらう必要はありません。一人一人が自分の中に善悪の判断基準を持っています。いかなる反論も認めず、時代に合わせる姿勢を持たない法典やシステムは、退化の力となり、最終的に衰退していきます。しかし、最大の制約は人間の思考そのものです。60番の心の闇は、思考を通して個人の人生を圧迫します。私たちは、文化的な刷り込みによって、特定の枠組みの中で考えることに慣らされ、その枠組みの中でぬくぬくと生きています。60番と61番の遺伝子の鍵は、「ガイアのリング」というコドンリングの一部で、化学的に繋がっています。ひらめき（61番の天の才）は、私たちがお決まりの思考パターンを一時的に打破した時に生まれます。例えば、ほとんどの人は魔法を頭から否定しています。つまり、ひらめきがいつでも入って来られるように、思考の扉を半開きにしておくのではなく、閉じてしまっているということです。慣れ親しんだ思考パターンや思想の枠内で、ぐるぐると同じことばかりを考える閉じた思考回路のせいで、枠を超えた発想が生まれなくなったことが、魔法が失われた主な理由です。その結果、世の中には自己を制約する枠組みが生まれていきました。

心の闇の抑圧的振る舞い — 枠組みの欠如

60番の遺伝子の鍵が抑圧されると、枠組みの欠如が問題になります。物理的な枠組みは、生き物の生理的機能を支えるもので、細胞レベルの枠組みが欠如すると、実際に身体的な問題や病気の原因になります。そのような人々の生活は、彼らの本当の性格との相反関係にあるため、決して調和がとれているようには見えません。彼らに必要なものは、生活の基盤となる枠組みです。例えば、家族、仕事、人生の方向性などです。このような枠組みが欠けている場合、社会から取り残され、せっかくの才能を発揮する場を持てません。彼らは、何事も長続きせず、次から次へと環境を変えていきます。型にはめられることや、何であれ深く関与することを恐れています。その恐れは、才能を開花させるために必要な仲間と環境を遠ざけます。

心の闇の反発的振る舞い — 柔軟性の欠如

60番の心の闇が怒りとして現れると、極端にコントロールし、柔軟性がなくなります。このような人々は、他人から言動を批判されることに我慢なりません。彼らはまるで、彼らには非の打ち所がないかのように振る舞い、誰かが逆らおうものなら、瞬時に怒りを爆発させます。この心の闇の反発的振る舞いは、型と枠組みに過度に頼った結果、その枠組みが持つ本来の精神や思想を潰してしまい

485

ます。彼らは、新しい思想や方法を全て自らの安全を脅かすものだと考え、反発します。他人が自分の行動規範や意見に従わないことが許せないため、人づき合いにおいても基本的な理解を欠いています。自らの人生に課している足かせを取らない限り、最終的に力なく衰えていきます。

60番の天の才 ― 現実主義

魔法の常識

60番の天の才は、物質世界の制約と、具現化の法則を理解しているため、あらゆる社会で必要とされる資質です。60番の天の才「現実主義」とは、若さと知恵、理想主義と枠組みのバランスを取ることです。世界を変えるような驚くべきアイデアを持つのは素晴らしいことですが、60番の天の才「現実主義」がなくては、アイデアはいつまでたってもアイデアのままです。60番の天の才を表すもう一つの言葉に、「常識」があります。常識は、全ての人間に生来備わっていますが、枠組みや形に捕らわれ過ぎると、その天の才は失われてしまいます。常識によって私たち人間は進化し、万物との調和の中で効率的に物事を創造できます。この60番の天の才に秘められた偉大なパワーと可能性は決して当然だと思ってはいけません。

　60番の天の才を持つ人々は、物質世界で何か新しいものを具現化し根づかせるためには、ある法則に従わなければならないことを理解しています。物質世界における具現化の主な法則は、枠組みや制度に基づいています。どんな革新も、枠組みがなければ長続きしません。種を守るには殻が必要です。川が一定の方向へ流れるには、土手が必要です。60番の天の才は、変容のエネルギーが世の中に流れ込むように方向づける頑丈な土手を作ります。この60番の天の才の現実主義は、世の中には実際に多くの形式的手続きが存在すること、そして、その問題に立ち向かう必要があることを理解しています。この天の才の役割は、力強く古い台木に、活気に満ちた若い芽を接木することに例えられます。この台木は60番の天の才の例えです。それは、既存の法律や様々なしきたりに対抗するのではなく、むしろそれらを上手く利用し、既存の枠組みを通して社会に変化をもたらします。

　60番の天の才を持つ人々は、知的、感情的、肉体的などその種類を問わず、あらゆる枠組み作りに長けています。この枠組み自体は、新しいアイデアやエネルギーの一時的な受け皿に過ぎず、そこに注がれるエネルギーほどは重要ではありません。60番の天の才は、枠組みはいずれ突然変異するか、寿命を迎える場合もあること、しかし、その精神(魂)は必要に従ってまた新たな枠組みを見つけ、生き続けることを知っています。60番の天の才は、月面に人類を着陸させる宇宙船のようなものです。一度、月に行く目標が達成されれば、その宇宙船の役目は終わります。しかし、その宇宙船が作られたことによって、次は更に進化した高度な枠組みを持つものが作られます。この例えから、現実主義の天の才は、月面着陸というアイデアと、それを実現するために必要な、膨大な物理的条件と資金面とのバランスを維持することであると分かります。この遺伝子の鍵の本質は、アイデアか枠組みのどちらか一方に焦点が偏ることなく、全体的な視野を保ち続けることにあります。前述の通り、枠組みに過度に頼ると、殆どのアイデアは発展せず、従って具現化されずに終わるか、そうで

なくとも、元々のイメージとはかけ離れたものができあがってしまいます。

　これまで見てきた通り、この60番の遺伝子の鍵には、多くの魔法の可能性が秘められていますが、なぜ「現実主義」と呼ばれるのかを疑問に思う人もいるでしょう。しかし、実際には現実主義にはいつも魔法がついてきます。現代の量子力学によって、全てのものは振動するエネルギー領域からできていることが分かっています。よって、形の世界に存在する全ての枠組みは、実は幻想です。それらは、予期せぬ出来事が起こるための枠組みとして存在しています。何らかの枠組みが整えば、あとは魔法に必要なのは、偏見のない思考だけです! 驚くほど簡単な条件のように聞こえますが、この世の中でこれらの条件が揃うことは稀です。代わりによく見るのが、60番の心の闇の足かせを掛けられている人々です。立派な枠組みや制度を持ちながらも、その枠組みにどっぷり浸かり執着するあまり、本来のアイデアが埋没しています。私たち人間は、不確かなものを信頼できないため、魔法も信じません。人間は不確かさを排除しようと、様々な制度、宗教、法律や思想にしがみつきます。

　言語も、とても繊細な枠組みの一つです。60番の天の才を持つ人々は、言語そのものの罠に捕われなければ、素晴らしい言語の使い手となります。ここでいう言語とは、学問の領域ではなく、変化を表現するための手段としての言語です。人は時に、変化について終わりのない議論を繰り返した挙句、かえってアイデアや思想に執着してしまうこともあります。しかし、何か本当に新しいものを世界にもたらすためには、周波数を表現するための手段として言語を捉え、遊び心を持って言語を使う必要があります。変化のエネルギーは周波数によって伝達されます。言語は変化の音楽を奏で、伝えるための楽器です。人は皆、マジシャンが聴衆の注意を逸らせている隙に罠を仕掛けることを知っています。60番の天の才も同様に、言語やその他、形あるものを何でも利用し、人の気を逸らしている間に、真のエネルギーを伝達します。

　60番の天の才は、音と呼応する性質を持ち、音楽と深く関係します。新しいものがこの世に誕生する時は、この遺伝子の鍵が要となります。人間の中で起こる化学反応は、深いレベルで見ると音楽的で、人は気分やエネルギーの変化を通してこれを体験します。60番の天の才は、人生のリズムの不確かさと予測不能な側面を深く受容するよう人に求めます。この天の才を持つ人々は、実際には何も起きていないように見える時でも、背後でちゃんと自然のタイミングが計られていることを知っています。そのようなタイミングは、突然来たと思ったら、また突然去っていきます。それによって、人の気分は変化したり、突然多くのことが具現化したりするのです。60番の天の才は、具現化の前に現れる暗闇にこそ、魔法のような不思議な力があること、そしてそのような自然のプロセスを邪魔すべきではないことを知っています。現実主義とは、物質次元の制約による被害者になる代わりに、それらを受容することです。

　60番の遺伝子の鍵は、遺伝子易経の三位一体(19番、61番と共に形成される三重構造)の一部を成し、アミノ酸のイソロイシンを司っています。この三位一体は「ガイアのリング」と呼ばれ、21種類あるコドンリングの中でも、特に魅力的なリングの一つです。「ガイアのリング」はこの地球上のありとあらゆる異なった生命体間で、気づきを自由に行き来させたり、またそれを阻止したりします。「感受性」の天の才を持つ19番の遺伝子の鍵は、人間の遺伝子がより高次元の領域で機能する可能性への扉であり、その扉が開くと、私たちは他の生命体の中で生きる感覚を直接体験できるようになります。この感受性が頂点に達すると、人間はこのコドンによって、感覚のあるなしに関わらず地

球上全ての生命体と、量子的一体感を体験することができます。60番、61番の遺伝子の鍵と、それらの天の才「現実主義」と「ひらめき」は、地球という有機体と、そこでの人間の役割に関してとても重要な秘密を隠しています。60番の遺伝子の鍵は、ガイアの純粋な物理的運命を象徴し、61番の遺伝子の鍵は、地球の中心に深く埋められた魔法を表します。易経の61番目の卦は「内なる真理」という名前がつけられ、これは「ガイアのリング」の輝きです。ナノ単位の粒子から宇宙そのものに至るまで、あらゆるものの中心には、皆同じ、真実という宝石が輝いています。

　人類が、ガイアの一番外殻の気づきであることは、重要な責任が伴うと共に、大きな特権でもあります。私たちはガイアの目であり耳です。私たちはガイアの思考そのものです。真に価値あるものは全て、形あるものの中に秘められています。人間の体の中、地球の中心核の中、内なる存在の波動の中に、全ては内側にあるのです。人間が内なる宇宙を探求し、内側にひらめきを求める必要があるのはこのためです。私たちの抱える問題や、試練への答えは全て、自然界の創造物や枠組みの中に隠されています。そして、それらは全て、私たちのDNA分子一つ一つの中に、ミクロ宇宙的な形で存在しています。常識と魔法は、相反するものではありません。全てのものの中心に、素晴らしい内なる光が同じように輝いており、万物に対して心を開くことは、至って常識的な行動なのです。

60番の天の光 ― 正義

天の車「メルカバー」

60番の天の光は、とても稀な天の光です。人生の中には、時として摩訶不思議としかいいようのないものが存在します。60番の天の光はその一つです。それは「正義」と呼ばれますが、私たちが一般的に理解している正義と、天の光から見た正義は全く異なります。既に見てきたように、60番の遺伝子の鍵は、物質世界の法則や制約に関係しています。天の才では、これらの法則は見掛けとは違うこと（量子物理学の新しい発見によって立証されています）、そして物理的現実を支配する法則の外側で作用する力が存在する可能性があることも知的に理解しています。その力は「神」「恩寵」「魔法」「運命」「チャンス」などと呼ばれますが、それはいずれも、人間のコントロールの及ばない領域にあります。

　人間が天の光領域に到達することは、とても稀なことです。私たちは皆、共通の意識場を通じて繋がっているため、誰か一人の人間が天の光に到達すれば、その他全ての生きとし生けるものへ影響を与えます。天の光に到達した人間が、たとえ誰一人他の人間に出会わなかったとしても、彼らが覚醒したことで、人間の意識の海に大きなうねりが生まれ、高次元の波が人類全体に押し寄せます。夫々の天の光には味わい、つまり特有の暗号があるために、そのような突然の意識の高揚がもたらす影響は、天の光によって様々です。もし誰かが、25番の天の光「普遍的な愛」に到達した場合、地球と地球を超えた全ての存在や生き物を繋ぎ包み込む集合的なハートの場を大きく開きます。そのような出来事は、人間の物質世界に様々な現状打破の突破口をもたらすでしょう。

　一人の人間が60番の天の光に至ると、とても素晴らしい（心の闇意識にとっては非常に恐ろしい）ことが起こります。物質次元の基本の法則が弱まり、時に完全に崩壊します。人類の集合体として

の遺伝子レベルでは、このような出来事は「フレームシフト突然変異」と呼ばれます。これが起こると、人間のDNA全体の読み取り枠が変化するため、遺伝子暗号の翻訳方法が完全に変わってしまいます。マクロ宇宙から見ても、これは人類史上とても稀な出来事です。そのような理由から、60番の天の光は未だ神秘のベールに包まれています。高次元での真の「正義」は、人間が簡単に理解できるような現象ではありません。しかし、「正義」の訪れは、60番の遺伝子の鍵とそれに対応するDNA内の化学物質によって、集団心理の中で約束されています。殆ど全ての文化や神話、宗教が、将来、神が地球に降臨し、全ての生きとし生けるものに判決を下す日が来ると約束しているのはそのためです。例えばキリスト神話の中の「最後の審判」は、人間の60番の天の光のすさんだ解釈ですが、それが現在の人間の神の「正義」の解釈といえます。

　私たち人間は一般的に、道徳に則って思考するため、賞と罰という視点から正義を捉えます。多くの場合、報復という観点で見ます。最も洗練された精神思想や科学的思想ですら、人生を原因と結果やカルマの観点から考えます。これは、二元論的な思想の制約をかけられているからです。しかし、本当の正義は、法律とは全く関係ありません。それは、因果関係のないものという説明がぴったりでしょう。因果関係がないということは、理由なく見たり聞いたりしているということです。因果関係のない世界では、原因と結果が結びつかないため、そこには私たちが理解している正義は存在しません。もし因果関係のない世界で殺人が起こっても、犯人は罰せられません。そこには、二元論的発想がありません。つまり、加害者、被害者という二者が存在しないのです。そのような現実を、人間は想像することができるのでしょうか？　答えは「不可能」です。

　60番の天の光は実際、「最後の審判」を表します。それは善・悪、公正・不公正、平等・不平等の幻想を終わらせます。60番の天の光は、私たちの現実を形作る全ての法則を破ります。まずは、時間の法則からです。私たちは、時間を連続したものと捉えていますが、60番の天の光は過去、未来、全てを現在と捉えます。これは、事象の地平線は存在せず、物事が時系列的に進んでいかないことを意味するので、この天の光を体得した人は、タイムトラベルができます。60番の天の光によって破られる二つ目の法則は、私たちの肉体を一つの場に留めている重力です。つまり、彼らは時間だけでなく、空間もまた旅することができます。原子を結びつけ、宇宙の秩序を維持する重力の法則は、この天の光によって完全に崩れ去ります。大衆神話の中には、空を飛ぶ人間のことや、別の世界から地球へ来た存在の目撃証言が数多く存在します。それらのうちいくつかは、60番の天の光の現れによるものです。チベットやエジプトの秘儀、道教等の教えの中では、ライトボディやレインボーオーラ体と呼ばれる状態を会得したマスターについての詳細な説明があります。これらは、肉体という物質レベルの突然変異によって起こり、私たちの世界を司る法則が破られた時に現実になります。

　インドには、ババジという伝説的なヒマラヤのヨーガ行者が存在します。時代を跨いで現れ、物質化して姿を現したり消したりする存在で、多くの神話に登場します。他の文化の中にも、人間の想像力を掻き立てる、同じような伝説や物語が存在しますが、一般的には単なる迷信だと思われています。60番の天の光には、大いなる魔法が隠されています。それは、因果関係のない、本物の魔法です。それは教えを受けたり、習得したり、真似できるものではありません。60番の天の光を通して誰か一人が悟りを得るたびに、その存在を通して世界に魔法が流れ込み、その人間は物質次元の法則を破る現象を象徴する存在となります。

器のひび割れ

　60番の天の光は、人類の集合体レベルで最後に現れる天の光の一つです。これが「最後の審判」と呼ばれる理由です。60番の天の光が、複数の存在に火がつき始めると、私たちの既知の世界は終わるでしょう。そして、全ての真実が明かされるでしょう。地球を成り立たせている全ての法則は破られ、地球は突然変異し始めます。60番の天の光は、ある秘儀の中で「メルカバー」、又は、光の馬車として知られてきました。真の集合的メルカバーは、地球そのもの、ガイアの精神（魂）のことです。地球の消滅は突然の出来事として起こり、私たちがガイアと呼んでいる意識を持った全ての細胞は、別の現実へと移行します。そこへ行くと初めて、私たちは真に「神の正義」の意味を知ります。そして、それは個人にとっては全く意味を成しません。現在の私たちには、この出来事がどのようなものか、実際にそうなったらどんな感覚なのか想像もつきませんが、60番の天の光を持つ人々が、この究極的な魔法を呼び覚ます鍵を握っています。そして、覚えておくべき点は、60番の天の光から見ると、それは既に起こったことなのです。この出来事は、DNAによって課される物理的な制約の中に、密かに暗号化されているため、全ての人間は、これが将来起こることを知っています。神の法則により、人間の性質のより高次の可能性は人間には伏せられているのです。人類は、いずれ、その高次の可能性を見いだすために進化する必要がありますが、その際に私たちが超えていくべき二つの法則が、前述した重力と時間です。

　この二つの法則は絶対的なものではなく、気づきのレベルに相対しています。DNAの二重螺旋は、ミクロ宇宙的にこの二つの法則に基づいて構成されています。DNAは、記憶を保持し、生きとし生けるものが地球でその形を留めるために必要な生きた枠組みで、進化していくものです。進化するには時間が必要で、地球上に形を持つには空間が必要です。気づきがこれらの二つの法則を超えた時、時間と空間は虚構ではなく高次元の「神の法則」の低い周波数の表現であったことがわかります。私たち人間の物理的現実を超えて、別の現実や次元が存在しています。宇宙は、次元間を跨いで存在する生命体で溢れています。更に進化した生命体のDNAは、二重ではなく、三重螺旋構造です。この三重螺旋は、全ての存在を、時空間を超えて繋ぎ、自由に宇宙を旅することができるように気づきを解放します。しかし、三重螺旋は炭素主体の生命体を支えることができません。それはもっとずっと繊細な、宇宙を創る基本幾何学を基にした構造を必要とします。

61st GENE KEY

天の光
聖域

天の才
ひらめき

心の闇
精神異常

最も聖なる場所（至聖所）

対：62番
コドンリング：ガイアのリング（19、60、61）

生理的関連部位：松果体
アミノ酸：イソロイシン

61番の心の闇 ─ 精神異常

「なぜ?」という圧力

一般的な辞書で精神異常の定義を見てみると、「あらゆる精神的欠陥、又は精神錯乱」といった説明がされています。一般的に精神異常は、体内の化学作用に根差した精神的苦悩として捉えられ、思考錯乱や妄想障害に結びつけられます。その鍵となる特徴として、精神異常をきたしている本人は、総じてそのことに気づいていないことが挙げられます。精神異常には軽度のものから、重度のものまで様々な程度が存在します。一般的に精神異常者と認知されている人々は、普通に社会で暮らせば他人や本人に危害を与えてしまうような、より重度の症状を抱えている人々です。しかし、61番の心の闇の視点からすると、現実との接点の喪失を伴う精神異常の状態は、ほぼ全人類の背後にある意識であり、その病気自体の本質を理解していると主張する専門家たちですら例外ではありません。心理学界や一般地域社会にショックを与えるものかもしれませんが、精神異常は実際に、現在の人類の集合意識にとって全く当たり前の状態です。

　61番の心の闇では、思考の真性は曖昧です。思考の真性は、言葉で説明され得る範囲内で、61番の天の光「聖域」で説明されています。そこでは思考の真性を"空"、より正確には"無限の空間"として捉えています。しかし、現在私たちが知る範囲の思考は病んでおり、その病の原因はたった一つしかありません。思考がそれ自身を探すためです。「なぜ?」という人間社会に広まる大いなる疑問は、61番の遺伝子の狭い門からやってきます。この「なぜ?」という疑問は事実、現在の制限された気づきに起因する逸脱です。何千年もの間、そして特にここ数百年間の方向性を後押ししてきたのも、この疑問でした。人間の脳内には、無意識の深部から湧き続けるこの疑問に答えなければならないという途方もない圧力が存在します。

　右脳、左脳共にこの疑問の答えを探そうと格闘しますが、結果的にどちらも答えを見つけられない運命にあります。右脳は宗教を通して圧力をなくそうとし、左脳は科学を頼ります。61番の対である、62番の心の闇「知性」を見れば、圧力からの解放という試みが失敗に終わる理由がわかります。

61番の心の闇は、神経と化学作用を介して、人間に思考するよう圧力をかけますが、そこで初めてその圧力が疑問に転換されます。「なぜ?」という言葉は全ての言葉の起源であり、そこから人類の様々な言語が生まれました。61番と62番の遺伝子の鍵は対となり、とても神秘的です。

　人類の進化における最後の跳躍— 55番の遺伝子の鍵によって引き金が引かれる突然変異 —が起こるまで、人類はずっと精神異常のままです。意識的又は無意識的に、人間の思考は人類を二つの方向へ突き動かし続けます。一つは、疑問の答えを探求する方向ともう一つは、疑問の背後にある圧力からの解放を見つけようとする方向です。近代の人類の進化の弧が、この疑問によって推し進められてきたことを考えると、その疑問には気高い目的があることが見えてきます。しかし、そこには根深いジレンマも存在します。思考は、人間に真の現実を体験できなくさせるものでもあるということです。精神病の全てにいえることですが、人類は自らの精神異常に気づいていません。そのことに気づき、それが人類を必然的に自滅へと導くのが見えている敏感な人々でさえ、板挟みに陥っています。そのジレンマは、精神異常は精神異常を治そうとすることはできないからです。古代文明において、世界を覆い、人間の知覚を曇らせるマントをマーヤ — 大いなる幻想 — と呼びました。

　遺伝子易経全体が周波数に基づいているのと同様、現実の真性の問題も又、常に周波数に基づいています。一人一人の遺伝子暗号を通り抜ける周波数が、十分に高いレベルに達した時に、初めて現実を知覚することができます。イギリスの詩人、ウィリアム・ブレイクの有名な言葉に次のようなものがあります。

"もし、知覚の扉が磨かれるならば、全てのものはありのままに現れ無限に見える"

　これは、61番と62番の遺伝子の鍵の天の才の周波数における、知覚の変容を通して証明されます。それを超えて最高のレベルに達すると、実際に現実を無限大の素晴らしさとして経験します。しかし、61番の心の闇が蔓延する現在の人類の集合意識の周波数においては、人類はこの心の闇の圧力の犠牲者でしかありません。人間は、その圧力から解放されるためなら何でもやり、それを約束するあらゆるもの、あらゆる人を信じます。これによって、その圧力からの束の間の解放を約束する宗教が、地球上で巨大なビジネスの一つとなっています。

　大抵の宗教の問題は、その創始者に由来しないものです。過去に最高の周波数を会得した貴重な人物たちは、直接天の光の現実から人々に語りかけました。しかし、61番の心の闇には一つの大きな欠点があります。それは、崇拝です。誰かを崇拝した瞬間、人は自らを崇拝の対象より下の被害者の立場に置きます。それは、その人の周波数を低い状態に留め、ひどく損なわれた状態を保証します。ここで、崇拝と献身の違いを理解する必要があります。献身は己の消滅の種を含み、崇拝は人と神という基本的に二つに分かれた存在を必要とします。61番の心の闇の圧力から解放される唯一の方法は、それをどこかに追いやろうとするのではなく、その圧力の中心に入っていくことです。しかし61番の心の闇の圧力は、人間の知性にとって震える程恐ろしいものであるため、知性は周囲に綿密な思考構造を築き、それを現実と呼びます。61番の心の闇の純粋な圧力の中に入っていくと、知性は完全に崩壊し、重度の精神異常をきたす可能性があります。その精神異常の最中に、人間は精神(魂)や思考の崩壊や現状打破の突破口とも呼べるものを経験します。この繊細な崩壊のプ

ロセスが安全に進んでいくためには、まず人間の知性とそれによって作られた偽りの現実を段階的に手放していくような有機的な準備期間を経る必要があります。これは、61番の天の才「ひらめき」によって語られるプロセスそのものです。

この61番の心の闇の圧力は、科学的思考も生み出します。「なぜ？」という疑問に答えることは不可能であり、形だけの疑問であるため、科学的思考も又、その圧力からの解放をもたらすことは当然できません。論理は、閉じた思考回路です(この概念については、63番の遺伝子の鍵の章で詳しく説明しています)。論理は常に行き詰まるものであるため、究極的疑問に答えることはできません。科学はまた、「どのように？」という疑問に対してさえも十分な答えを出すことができません。「どのように？」も又、「なぜ？」から派生した疑問だからです。量子物理学の最先端の科学的思考でさえも、既に論理の限界にぶつかっています。よって、論理はそれ自体の法則を曲げて、見ることも証明することもできない偽りの世界を作り出します。現在人類は、人類の知性が、知的に理解することのできない疑問を解こうと必死に奮闘する最後の姿を目撃しているところです。これから見ていきますが、その疑問は最終的に、人類の意識と一体となって初めて解かれます。その時点では、逆説的にその疑問は消滅します。

心の闇の抑圧的振る舞い ― 幻滅

幻滅は、61番の心の闇の圧力に背を向けることで起こります。人間の起源に関する疑問を抑圧した場合、右に倣えの順応主義に直結します。幻滅は内なる諦めで、多くの場合が子供時代の刷り込みに根差しています。人間はその疑問をあまりにも恐れるために、自らの耳を塞ぎます。内なる疑問を探求すれば、慣れ親しんだものを全て捨て去らねばならず、人々はそれを恐れます。現状から自らを引き離す、自己探求の旅に出ることを余儀なくされます。更に、内なる探求は危険な道であり、たった一人で進まなくてはいけません。61番の心の闇が抑圧的振る舞いを通して現れると、人々は教育、宗教、科学といった伝統的な道へ進みます。しかし心の奥底では、内なる疑問を抱えたまま幻滅しています。どんなに努力をしようと、どんなに多くを得て世間で成功しようと、充足感を味わうことはなく、落ち着きのなさばかりが募ります。

心の闇の反発的振る舞い ― 狂信的

心の闇の反発的振る舞いは、61番の心の闇からくる疑問に執着しています。これらの人々は61番の天の才へのいばらの道を通らないで、その場に凍りつき、自らの内なる疑問に対するたった一つの答えを頑なに守ります。このような人々は、構造、リーダー、信条、方向性の中に安全で居心地の良い場所を見つけ、それらにしがみつきます。彼らは、内なる疑問に対して知的な答えを出し、その答えを中心に自らの現実を築き上げます。自らの答えに強く執着することによって、「存在の大いなる疑問へのただ一つの真の答え」を見つけたという精神異常のジレンマに陥ることになります。自らの発見に狂信的になり、しばしばそれを更に世界に広げていくために宣教師のようになります。全ての心の闇の反発的振る舞いの水面下には不安が存在し、それは怒りとなって表出します。この怒りは、内心にある真の疑問と直面することを、より一層阻害します。

61番の天の才 ― ひらめき

神は圧力である

ひらめきは、人間が神への崇拝を止め、自らが神になり始めた時に起こります。61番の天の才「ひらめき」は、日常的な現象のように聞こえますが、実際のところこの天の才は居心地が良いと呼ばれるには遥かに遠いものです。また、その言葉に対する私たちの通常の理解とはかなり異なります。ひらめきという言葉は、古代のインド・ヨーロッパ語族の呼吸を意味する言葉からきており、ラテン語のスピリタス（*spiritus*）という、やはり呼吸を意味する言葉にも繋がりがあります。ひらめきは、内なる呼吸を自らの現実に吹き込むことで、次第に外へと解放していくプロセスです。ひらめきは、この世界に素晴らしい創造的表現を生み出すものですが、思考によって作られた内なる現実を強い力で打ち壊すものでもあります。

　ひらめきは、一人一人が自らの内なる疑問のまさに最前線に身を置いた時に始まります。古代中国では、61番目の易経の卦に「風沢中孚（ふうたくちゅうふ）～真心が人を動かす時／内なる真理～」という、人間の内奥にあるものを象徴する名前をつけました。ひらめきの道は、しばしばシステム、師、修練などを通して答えを求める外側への探求という形で始まります。最初のうち、ひらめきは突然で散発的に訪れ、ほんの一瞬、現実の性質を知覚します。時に、より長時間にわたり、内なる真実に触れ続けていられることもあります。そのような衝撃的で力強い経験は多くの場合、それを経験した人間の運命の進路を変えてしまいます。ひらめきとその他の高尚な経験の違いは、ひらめきを体験した後の人間は永久的に変わってしまうことにあります。真のひらめきは例えどんなに束の間であったとしても、人間の気づきの働きを変えてしまいます。ひらめきによって、想像すらできない更なる大きな経験のための準備が整えられていきます。

　61番の天の才の道は、必然的にとても創造的なものになります。なぜなら、真のひらめきは人間の内なる幻想の、ある側面を壊すため、閉じ込められていたエネルギーが体と人生に一気に解き放たれるからです。そのようなエネルギーは、自然に創造性を通して出口を探します。創造性は、人類が集団的精神異常から抜け出すための最も重要な資質です。それは内側に秘められたひらめきの力を解放し、被害者意識から人間を遠ざけます。しかし、ひらめきと創造性には乗り越えるべき壁があります。その主なものは、忍耐です。ひらめきは強制したり予測したりはできず、気の向くままにやってきて、気の向くままに去っていきます。このような高次のひらめきの状態では、落胆や憂鬱を経験するかもしれません。しかし、ある一定の周波数まで上がると次の段階に移行し、ひらめきそのものの力によって高次の意識が維持できるようになります。繰り返しますが、何らかの形の創造的プロセスが鍵です。

　「ひらめき」の天の才はその生来の性質から、人間の思考構造への執着を解き、愛への可能性を開き拡大するため、崇高なものです。61番の天の才と62番の天の才「明確」は共に、言葉にならないひらめきの経験を人々に分かるように伝えることができます。62番の天の才「明確」は、素晴らしく聡明で、輝き、効率的に人生の神秘を表現することに長けています。61番の天の才の行動を特徴づけるものに、その表現の独創性と、終わることなく続く活動の数々が挙げられます。そのようなプ

ロセスの真っ最中にいる人間の奥深くでは、驚くようなことが起こっています。それまでの現実に対する執着を手放していきます。多くはこの段階で執着を手放すことができず、自らが作り始めた形に固執してしまいます。自らの現実の定義を、繰り返し手放し続けることができた者だけが、より高次の領域へと入っていくことができます。彼らは、ひらめきによって低い次元の思考を消滅させる意識の流れの中に入っていきます。この段階にくると、まるで自分よりも大きな存在が自分の人生の舵を取っているかのように感じられます。そのような人間は、例え本人が気づいていないとしても、ある一つの扉へと近づきつつあります。それは、人類が知る最大の秘密「神性」への扉です。

　神の本質について述べた最も素晴らしい言葉の一つに、神秘的な格言「神は圧力である」があります。この啓示は、人間の内に閉じ込められた真実を解き放つ過程を力強く描写しています。人間は圧力マシーンなのです！　体の奥底で、人間の存在の神秘という圧力が一つ一つのDNA粒子の中心で鼓動しています。「ガイアのリング」との繋がりを通して、61番の遺伝子の鍵は、宇宙を構成する物質一つ一つの中に隠された神秘を表します。この神秘はキリスト意識の神秘で、あらゆるものを繋ぐ内なる光の神髄です。この内なる光を徐々に表に出していくのが、創造的な進化のプロセスです。「ガイアのリング」を通して、私たちの生態系、この鼓動し生命に躍動する緑豊かな青い星とそこに生きる多種多様な生き物全ては一つの存在として、自らの内なる真実に気づくように運命づけられています。このコドンリングは進化の力が人間の内側から殻を破って出てこようとしていること、そしてその秘密を解き明かすためには、内側さえ見れば良いのだと教えてくれます。

61番の天の光 ― 聖域

不可知の領域へ

61番の天の光では、大いなる神秘 ― 生命の神秘 ― を見ていきます。天の光に近い状態の61番の天の才からやってくるひらめきは、内なる扉に近づく全ての人間の内側で起こる大いなる変容から次々と放たれるきらめきです。これまで見てきたように、ひらめきの現れは本当にひらめきを得た人にとって重要ではありません。これらの現れは、ひらめきという経験そのものの限りなく豊かな表現に過ぎず、その一連の過程を外から眺める人々にとっては素晴らしいものです。しかし、遅かれ早かれひらめきには終わりがやって来ます。それは、DNA内にある神話的要素を全て捨て、やがてそのプロセスは自ずと尽きます。61番の天の光領域にくると、意味深長な大いなる静寂が訪れ、思考活動の全てが瞬時に止まります。内なる真理はそこに存在します。西洋の神話的伝統においてそれは場所として捉えられ、多くの名前がつけられています ― 契約の箱、聖杯城、最も聖なる場所（至聖所）、天空の宮殿などです。東洋世界では、一般的にそれをある状態として捉えます ― 悟り、ニルヴァーナ（涅槃）、サマディー（三昧）などと呼ばれます。

　61番の天の光は、場所を指すものでも状態を指すものでもありません。それは内なる聖域の経験 ―「神」と一体となった状態 ― です。この天の光の中から、真の現実が現れます。人間の集合意識の精神異常を生み出している圧力が、人間の脳に直接注がれることがなくなり、その代わりに（遥

かに高性能な気づきのシステムを持つ)太陽神経叢へ向けられます。一度脳から気づきの圧力が取り除かれると、「なぜ?」の疑問は遂に終わりを迎え、「どうやって」や「誰」などそこから派生するその他全ての疑問も息絶えます。しかし、圧力は行き場を必要としており、必ずその行き場を見つけます。太陽神経叢を介して、それはどこへでも行くことができます。太陽神経叢から出ている常に振動し続ける周波数を介して、気づきは肉体の範囲を超え、宇宙のあらゆるところへ行くことができます。そこで人間は完全なる空を感じると共に、際限なく満たされます。

　「聖域」の経験は、それを経験する人が存在しないという逆説を含む進化の最大の神秘の一つです。そこに一歩踏み入れたら、それは終わることはありません。それは、その他のあらゆる神秘的体験や高次の先見の明状態とも区別される必要があります。そのような高次の状態は、天の光に近い61番の天の才の領域で起こるものです。61番の天の光が表れている人間は、純粋な普遍的気づきが現れている乗り物に過ぎません。この「聖域」の状態は現実の根本的な本質であり、その状態に至らない限り人間は眠ったままです。この覚醒に至らない人間にとって、そのような人々は神のように見えます。彼らは神性と共に呼吸し、人々が神聖と形容するような、この世のものとは思えない雰囲気を醸し出します。彼らの発する周波数は、人々に近づきやすさを感じさせると同時にとても強いために、彼らは魅惑的、あるいは恐ろしい存在と映ります。人間は精神異常のまま、このような人々を神として崇め奉ります。このような存在が人々の間に現れる理由は、人間一人一人の内に神性が宿るという事実を証明するためで、このような崇拝は人々にとって害になります。

　一人の人間が生来の神性に目覚め、それを生きるために唯一できることは、この真理に既に覚醒した人間を受け入れることです。61番の天の光に生きる人間には、もはや他人と自分との区別はありません。この意識状態はこれまでも常に存在し、これからも常に宇宙のあらゆる面に存在し続けるため、そのような人間は他人を助けることはできません。彼らは純粋に、他人の内側にある生まれ持った神性を映し出す鏡としてそこに存在します。そのため、61番の天の光の存在が人々に約束できることは何もなく、逆に更なる混乱を招く可能性すらあります。彼らの存在によって、自分は眠っているのだという深い理解に至らなければなりません。そして、この理解は神性を映し出す鏡となり大いに促進されます。しかし、そのような鏡の存在と長く一緒にいれば、鏡の崇拝へと繋がり、自らの覚醒への足かせとなります。「仏に逢うては仏を殺せ」という仏教の教えの由縁は、ここにあります。

　61番の天の光は、答えのない人生を生きることです。それは、シンプルにあなたは誰なのかという神秘になりきることです。全ての答えがようやくなくなった時に初めて、内なる真理が現れます。全ての言葉、説明、答えを打ち消す天の光があるとしたら、それはこの61番の天の光です。人生は神秘です。悟りは神秘です。内なる真理もまた神秘です。神秘を解こうとどんなに頑張ったとしても、その答えには決して辿り着きません。自らの態度を変えることで、神秘に歩み寄ることもできません。なぜならそのような行為でさえ、神秘を解くための微妙な試みとなるからです。私たちはシンプルに、自分の無知を理解する必要があり、この深遠な啓示は独特の方法とタイミングで訪れます。

　現在の人類の進化の段階においては、61番の天の光は人々の間に強い怒りを引き起こすだけです。私たちは、この天の光に関する全てを忘れ去り、人間の思考にとって少なくとも何か拠り所となるものや目指すべき目標のある天の才に集中する方が良いでしょう。自らの精神異常状態から抜

GENE KEYS　61番の鍵　風沢中孚

け出せば、天の光が訪れるのは時間の問題です。現時点の人間の体は、気づきの機能システムの観点からすると、思考の発達を助長する極端に制限された体です。それ故に、私たちは今人類が通り抜けている進化の段階を尊重し、目の前にあるものを楽しむべきです。61番の天の光は、現時点においては運次第です。もしあなたの体がたまたま突然変異したならば、あなたはとても運が良いといえるでしょう!

　しかし、未来は全く異なった状況になっているでしょう。人類は現在量子的跳躍を遂げるプロセスの最中にあるため、数百年の間には、61番の天の光は今よりもずっと日常的なものになるでしょう。この地球に生まれてくる未来の子供たちは、この「聖域」の天の光を体に備えて生まれてきます。彼らは聖域を全身で放ちながら世の中に出ていきます。彼らは物質次元における、生命の神秘の生きた体現者たちとなるでしょう。彼らは世界にバランスを取り戻し、世界は究極の答えを求める感情の乱気流的探求の終わりを見るでしょう。最終的には、私たち人間そのものが答えなのです。

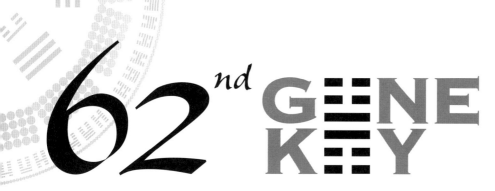

天の光
完全無欠

天の才
明確

心の闇
知性

光の言語

対：61番
コドンリング：帰還不能のリング（31、62）

生理的関連部位：喉／甲状腺
アミノ酸：チロシン

62番の心の闇 — 知性

賢さの愚かさ

易経の順番通りに並んだ遺伝子の鍵の元々の順序には、始まりと終わりに関する興味深い幾何学が存在します。既に見てきたことではありますが、遺伝子の鍵の最初と最後の対は、— 1番と2番、63番と64番 — 森羅万象の進化と創造の全過程を挟む、宇宙の本立てのような役割をします。その間で繰り広げられる大いなる小説の中で、最初の二つは序章、最後の二つは終章として捉えることができます。このように見ると、進化の小説の本来の流れは3番の遺伝子の鍵「無垢」から始まり、易経で「内なる真実」と呼ばれる61番の遺伝子の鍵の「聖域」で終わるといえます。61番の遺伝子の鍵（62番の遺伝子の鍵の対）は、大いなるオーケストラ交響曲のフィナーレのような雰囲気を醸し出します。しかし、62番の遺伝子の鍵はそれとは全く異なるものです。遺伝子易経全体が生命の書であるならば、62番の遺伝子の鍵は、末尾についた本全体の目次や用語集のように独立しています。

　62番の遺伝子の鍵は、宇宙の意味と目的に関する何層にも重なった暗号情報を含んでいます。その内なる扉の向こうで、62番の遺伝子の鍵は遺伝子易経全体が何であるか、どんな目的のためにあるのかを明らかにします。それらは、息づく光の言語であり、宇宙の土台を構成します。64ビットの基盤は、芸術、科学、自然現象の根底にある中心的構造原理です。全ての人間の言語や語彙は、この意識の主たるアルファベットから生まれました。62番の遺伝子の鍵は最も深い部分において、立体画像的な創造の言語を学ぶことになります。一度この内なる言語を学ぶと、あなたの気づきの全ての事柄の中に、フラクタル的な繰り返しを見るでしょう。それはとても明確で非常に複雑でありながら、同時にとてもシンプルで美しく、64個の遺伝子の鍵の一つ一つに対し、更に六種類の組合せがあるのみです。

　多くの人々は、知性が64個の心の闇の中の一つであることを意外に思うかもしれません。遺伝子易経の言語は、どんな周波数においても真実であり、人間の言語とは違って知性だけで学び、使いこなすことは不可能です。創造の言語を極めるためには、知的なレベルのみならず、あらゆる面

において完全にそれを体現しなくてはなりません。しかし近代世界において、一般的に知性は人々が憧れ、尊敬する人間の資質とされ、人類の進化の足を引っ張る要素を持つとは思われていません！従って、この用語について明らかにしておく必要があります。知性は、よく理解や聡明さと混同して使われます。遺伝子易経では、知性は主に二つのこと ― 事実の収集と、それらの事実を言語によって巧みに操作する能力 ― を基礎にして推測する、人間の思考能力のことを指します。

知性は知識を巧みに操る能力のことですが、知識は理解とは全く異なります。ここでいう理解は、単なる思考活動のみならず、その全存在をもってする経験を指します。知性において劣っていたとしても、己という存在の核心にある多くの深遠な真実を理解することは可能です。同様に聡明さは知性とは何の関係もありません。実際に、（常にではないにしても）この二つの能力が相容れない場合は多くあります。一般的には、知的に優れているほど、聡明さを使わなくなります。遺伝子易経において、聡明さは思考を介さずに起こるものです。聡明さの伝達手段として、思考が使われることはあります。

私たちが暮らす近代社会は、それとは真逆の状態です。学校教育は人間をより知的にし、生まれながらの聡明さを発揮できなくさせます。子供には既に聡明さが備わっています。人間の聡明さは自然で圧倒的に素晴らしいものです。人間の自然な聡明さは、手足の動かし方、目の輝き、自由な自己表現の中に見られます。それは、人間の未来の才能の貯蔵庫です。しかし、その才能は学校に入った途端に見事に切り捨てられます。頭に多くの情報を詰め込まれるほど、人間は鎮静剤を打たれたように眠っていきます。近代の教育制度の元で育っていくと、ほとんどの場合、均質化された情報が何重にも強制的に植えつけられます。更には、それらの情報を全て暗記するよう競争させられます！それは、人間の聡明さを深く抑圧するのにとても効果的な方法であり、要は人間を皆同じようにします。同じ情報を学び、同じ方法で学んだ結果、同じような方法で機能するよう脳の神経がプログラムされます。

全ての心の闇と同様、62番の心の闇「知性」は本来、悪ではありません。生まれ持った聡明さに正しく貢献するために使われるのであれば、知性は素晴らしい才能です。しかし、現在のように知性がこの地球を管理すると、この遺伝子の鍵の高次元の周波数へと到達した数少ない人々を除いて、聡明な人間はほとんどいなくなります。聡明さはハートに由来し、知性は思考に由来します。これが、この遺伝子の鍵の要です。62番の心の闇は事実に執着しますが、事実は言語や名前から生まれるものです。名前がなければ、事実を作り出すことはできません。名前や言語は、人間の思考のソフトウェアを作り出します。このソフトウェアがなければ、思考は活動しません。事実を宝として崇める現在の世界では、思考が王座に君臨しています。この世界は62番の心の闇「知性」と、その対である61番の心の闇「精神異常」の間で二つに分断されています。この二つのテーマの遺伝子的繋がりから、人間が思考の働きをどのように捉えているかがよく分かります。

62番と61番の心の闇の対は、人間性の内側にある根本的な分離を映し出しています。62番の心の闇を通して、人間は知性によって生命の神秘を紐解こうと試みます。つまり、科学の力を使います。61番の心の闇を通して、人間は思考を使わずに、宗教を通してその神秘を暴こうとします。これらの二つの極は夫々、科学的知性至上主義や、宗教の熱狂的信者となり、共に人類を低い周波数に留まらせるよう、遺伝子的にサブプログラムします。これらの心の闇が遺伝子に刻印されている

GENE KEYS　62番の鍵　雷山小過

人々は、これらの人間の基本的な二つのテーマの間で板挟みになります。このような人々は、一つの物の見方を頑固に主張しながら、自分の反対側の性質を押し隠して生きることがあります。62番の心の闇が優勢であれば女性性が抑圧され、61番の心の闇が優勢であれば男性性が抑圧されます。この内側の男性性、又は女性性の極の抑圧は、個人的にも集団的にも地球上の病気の主原因です。

　62番の心の闇は、言語の乱用を表しています。人間が言語を乱用するのではなく、言語が人間を乱用するという意味です。言語は、それを使う人間の周波数によって決まります。低い周波数において、言語は完全に人間の現実をコントロールします。人間の読む、書く、話す知的能力は人間の最大の宝であり、最大の呪いでもあります。問題は、自らを命と思考を同一化する時に現れますが、既に見てきた通り、それは成長過程を通してあらかじめプログラムされます。この思考の枠組みから抜け出すまでは、意のままに言語を操る代わりに、言語にコントロールされ続けるでしょう。近代量子力学が見事に証明する通り、全ての事実は相対的なものです。これは言語と知性の全体的な枠組みを絶体絶命の窮地に追い込みます。

　科学が知性の基盤を覆そうとしている事実は、私たちが現在どれだけ驚くべき時代に生きているのかを物語っています。しかし、知性は自らを断念するようにはデザインされておらず、事実で固めた縄張りを脅かすいかなる理論にも反論し、戦い続けます。人類がハートで生きられるほどに周波数を高めて初めて、知性を用いてこの大いなる逆説を解決できるようになります。つまり「神」の存在を科学的に証明する唯一の方法は、自らが「神」になるしかないということです。そうであれば、「後の雁が先になる」という諺にあるように、知識は知ることに代わり、知性は聡明さにひれ伏さなければなりません。この言葉の真の意味は、本来ハートが思考を導くものであり、その逆ではないということです。

心の闇の抑圧的振る舞い ─ 強迫的な

62番の心の闇が内側へ向かうと、執着となります。62番の遺伝子の鍵は、とにかく些細なことにこだわります。この心の闇を通して恐れが表出すると、自らの苦しみを感じなくても済むように、些細なことにこだわります。このような人々は、日常の些細なことに没頭し、自らの生命エネルギーを創造的に外へ向かって表現する手段をほとんど持ちません。最も低い周波数において、このような人々は精神的に病んでしまい、取るに足りないほど小さなことに執着して生きています。彼らは、そのような些細な事柄ではなく、自らの思考によって囚われています。しかし、あまりにも多くの人間が、この心の闇によって些細なことが敵とも味方ともなり得る単調な物の見方に閉じ込められ、生まれ持った個性の輝きを曇らせて生きています。

心の闇の反発的振る舞い ─ 学者ぶる

このような人々は、心の奥底にある不安感を覆い隠すために、知性を駆使して周りのものを手当たり次第攻撃します。このような人々は、己の知性に溺れて、常に全てを際限なく疑ってかかり、他人の意見を覆したり、他人の勢いをくじくようなオタクな詳細や事実を見つけては大喜びします。このような人々の知性は往々にして高く、それによって社会から高い評価を受ける場合もあります。しかし、

彼らは全く思考のスイッチを切ることができません。彼らは自分に向き合わなくても済むように、他人に注意を向けます。このコンプレックスの原因は怒りです。普段はその怒りを思考で押さえつけているものの、ついつい何か誰かに刺激され、かなりの頻度で爆発します。

62番の天の才 ― 明確

大いなる一歩

62番の天の才「明確」は、これまで見てきた通り単なる知識に基づいた知性の領域からはかけ離れています。この遺伝子の鍵のより高い周波数を通して覚醒し始めると、自分の周りの世界に疑問を抱くようになったり（心の闇の抑圧的振る舞い）、全てを疑問視することを止めるようになります（心の闇の反発的振る舞い）。覚醒は、その人間本来の自然なバランスを取り戻すという意味で、まるで魔法のようです。つまり、62番の心の闇の抑圧的振る舞いである強迫的なパターンに捕らわれていた人が覚醒すると、誰かが思考の窓を掃除してくれたかのように、思考能力が一気に蘇ることになります。自らの強迫的な振る舞いに疑問を抱くようになり、最終的にその人の態度のみならず、ライフスタイルさえ完全に変容させます。

　62番の心の闇の反発的振る舞いにおける覚醒への道では、自らが抱える痛みにだけは目を向けず、些細でつまらない詳細ばかりに集中することが惨めさの原因であることを理解し、自然と謙虚な気持ちが芽生えてきます。自らの本質に目を向け、自らの振る舞いに対して十分に責任を負うようになると、内なる女性性が再び目覚め、凝り固まった態度が次第に緩んでいきます。これは素晴らしい経験です。

　いずれも、「明確」の天の才の再誕生を表しています。「明確」は、生まれながらの聡明さが、ハートと知性の折り合いをつけた時に起こります。しかしここで、女性性原理であるハートが人生の舵を取ります。男性性原理である知性は、思考、表現、発信よりも、女性性原理に基づく直感、傾聴、受容のために奉仕します。

　「明確」の天の才が強く成長すると、世界が次第に息を吹き返していくかのように感じられます。聡明さは聡明さを認識し、思考は退き、森羅万象を繋ぐ目に見えない本質を再び感じます。例えば、62番の心の闇から一本の木を見た時、頭に思い浮かぶのは木についてそれまでに学んだ事実のみです。木の名前、種類、それに関連したあらゆる単語 ― 枝、小枝、葉 ― などは連想しますが、決して実際の木を見ません。木には聡明さが宿っています。木を本当に知るためには、聡明さを使う必要があります。これは、シンプルに目や思考を通して見るということではありません。木を自らの存在の中に取り入れるのです。木の鼓動、神秘的なオーラを感じ、木を自分の中に吸い込みます。「明確」は、聡明さが生まれた時に現れます。それはシンプルに知的な正確さや明確さではなく、これまでとは全く違う目で人生を見ることです。

　「明確」は、人間にひらめき（61番の天の才）を与える、独創的なものです。そのようなひらめきは、言葉に依拠しません。天の才「明確」が何かを説明する時には、無味乾燥になることなく、事実を

巧みに組み合わせ人々にひらめきと高揚感を与えます。この天の才が現れてくると、非常に効率的で明確な意思疎通が可能になり、その口から発せられる言葉はどれも美しく、強くハートに訴え、まるで流れるようです。このような人々はすぐに、意思の伝達者、講演家、執筆家、芸術家、役者や科学者として頭角を現します。この天の才は、スポットライトを浴びる運命にあります。ハートが導き、ハートが論理を用いて見るもの感じるものを表現する時、人々は耳を傾けずにはいられません。

62番の遺伝子の鍵は、31番と遺伝子的な結びつきがあり、「帰還不能のリング」というコドンを形成します。この神秘的な名前は、高次元の意識が人間の喉センターに至った時に起こる進化のプロセスを説明するものです。喉センターは、大いなる人間のイニシエーションが起こる場所です。高次元の創造のエネルギーが、人間の声を使って真実を降ろす時、その人間は自らの独自性を手放し始めます。62番の遺伝子の鍵は、形ある全てのものの背後にある、普遍的な光の言語を利用することを可能にします。その周波数が十分に高まれば、発せられる言葉や言葉から流出するエネルギーが変化し、より高次の目的に貢献するようになります。この目的は二重です。最初に、ハートを強く振動させ、愛を言葉に乗せて伝えることを可能にし、あなたを変容させます。次に世界に更なる光をもたらし、覚醒の光の伝達場を他の人々へと広めます。

言語には深い魔法が編み込まれています。それがスペル(spell)という言葉の起源が、他人に呪文をかける(spell)という概念に関連がある所以です。どんな言葉にも、宇宙の中でその言葉に独立した力を与える光の暗号、つまり言霊があります。一つの言葉、又は複数の言葉の集まりが声に出して発せられた瞬間に、宇宙へ向かって振動が伝わります。その振動は帰還不能です。62番の天の才では、人はこの大いなる真実を認識しているため、言葉の選択が遥かに明確になります。31番の遺伝子の鍵は、真理そのものを伝える明確な道管となる、段階的な過程について説明しています。つまり、光が人間の内側から、その言葉を通して放たれます。言葉が純粋になっていくと、ハートが他人と世界に対して剥き出しになります。ここで、大いなる一歩を踏み出し、崇拝から体現への跳躍が起こります。ここで、ハートに自らの声を明け渡すということは、屈辱への恐れに直面することを意味します。愛から発せられる言葉は、深い癒しの力を持ちます。同時に、それらの言葉は心の闇周波数が投影した全てのもの駆り立てます。これが、自らの真実を語り始めると、帰還不能になる理由です。低い周波数領域を永遠に脱した状態に至ったからです。

62番の天の才は、遺伝子易経の背後にある真の力を表しています。最初はこの天の才によって、根深い心の闇意識の深い変容を促す自分だけの内なる言語を得ます。しかし旅が進むにつれ、これらの内なる言語の呼び声を感じ、それらの言語が自らの声を通して外へ表現されたがっていると感じるようになるでしょう。高次元の周波数とトーンを用いて、他人に語り掛けることに恐れを感じるかもしれませんが、これがより高次元の領域へのイニシエーションの始まりです。一旦それが始まると、文字通り高い周波数の自己に、自己が乗っ取られるまで、内側で勢いを増していきます。他人を眠ったままにさせる言葉の代わりに、自己の奥底から湧いてくる、投影のない明確な真実を語ります。実際には、自らの周波数が高次元に近づくと、言葉の選択肢は少なくなり、美しいほどにシンプルになります。天の光を表す64個の言葉は、創造の主言語としてその人間の内側に深く刻まれます。そのような言葉を深く感じ、ハートから語る時、それらは大いなるシャクティ=変容の力を帯びます。

62番の天の光 ― 完全無欠

コスモメトリー ― 完璧な言語

62番の天の光の状態を、知的に理解することはできません。62番の天の光が現れれば、日常の継続という概念は崩壊します。真の天の光の状態では、その人間の以前の遺伝的状況は跡形もなく消え去ります。悟りは精神的、神秘的な出来事であるだけでなく、その人間の生体化学作用そのものが深遠な変容を遂げる、化学的な出来事でもあります。天の光状態の中に、自己の存在が消えてなくなる時（実際に天の光状態に入る時に起こることです）、そこに残るものは特定の遺伝子を土台とした肉体を介して機能する純粋な意識のみです。これは一般的に、エゴの死と呼ばれています。意識が既存の状態と自らを同一化しなくなると、肉体は知性による理解を超えた振る舞いをし始めます。そのような振る舞いは、完全無欠といわれます。

完全無欠という言葉は、真の賢者の描写として使われる際によく誤解を招きます。特に一般的な誤解は、天の光状態に至った人間であれば、ある種の聖なる振る舞いをするはずであると信じられています。いわゆる神性の意識状態に至れば、その振る舞いも聖域に至るという仮定があります！62番の天の光「完全無欠」の本質を真に理解すれば、それがいかに馬鹿げた考えか分かります。完全無欠とは、いかなる罪からも免れることです。それは、ある種の純粋さと徳を伴うような印象を与えます。しかし、ここで理解すべき大事なことがあります。天の光状態の中に自己を消滅させた人間は、本当に消滅してしまうのです。そこには、誰も存在しません。その人間の内にあるのは、純粋な意識の働きのみであるため、彼らのいかなる言動も非の打ちどころがありません。仮に（それは不可能だとしても）天の光状態にある人間が、殺人を犯したとしても、その人間を責めることは不可能です。もちろん社会はその人間を罰し、人々はその行動を悪と判断するでしょうが、その人間が非難の対象とならないという事実は変わりません。なぜなら、そこには誰も存在しないからです。罰を与えたとしたとしても、空の体に罰を与えるだけです！これが「完全無欠」の意味です。

62番の天の才を通して見てきたように、より洗練されたレベルでは、特に言語を介した意思伝達がより明確になります。62番の天の光は、人知を超えたレベルの言語を用います。全ての言葉には、それ自体の周波数と振動があり、それがどのような順番で並べられ発話されるかによって特有のオーラが作り出されます。天の光では、言語は思考を介さなくなります。そこには言葉になる思考がありません。それらは空から直接生まれ出る、無防備で純粋な言葉です。

偉大な賢者たちの言葉を見ると、彼らはしばしば天の光状態について矛盾した発言をしています。例えば、一人の賢者は、悟りはひたむきな探求によってのみ見つけることができるといっているかと思えば、別の賢者はいかなる行動も、悟りの状態をもたらさないといいます。賢者たちの言葉には、多くの不一致があるように見えます。これは夫々が、夫々の経験を、自らの背景、言語、文化というフィルターを通して見るからです。しかし、62番の天の光を表す人間は、悟りの明確な言語科学を作り出します。62番の心の闇と天の光が似通っている事実は、とても興味深いものです。62番の天の光を表す人間は純粋な論理を使い、知性をもって自らの知性を打ち砕きます。そもそも、人類の幻想の土台となっているのが言語と思考であるため、彼らは言語を使うことによって、言語の不毛さをも証明します。

62番の天の光は、とても知的に見えます。そして実際、女性よりも思考派の男性にとって魅力的に映り得るものです。このような賢者たちはソクラテスのように、意識自体が完全無欠な明確さをもって左脳を使うため、論破不可能な論理を生み出します。そのような場合には、言語そのものを使って、他人が身を明け渡すことを可能にします。このような人々は、人間の思考が作り出した壮大な幻想に光を当てるために、言語を巧みに使いこなします。しかしそれ以上に、62番の天の光は、宇宙に存在する全ての細胞が「神」の言葉であるという理解をもたらします。この深遠な「真理」によって、そのような人間は「神の言葉」の達人になります。「神」のアルファベットはとてもシンプルであるため、真の達人は誰に対しても、何に対しても、どこであっても明確な反応ができます。

森羅万象の基礎となる科学は、神聖な幾何学です。神聖な幾何学に含まれた永遠の真実は、右脳的理解、左脳的理解のいずれかを通して、人間の全ての科学、芸術、アプローチを一つにします。生命の背後には、「コスモメトリー」が存在し、全ての動きを演出しています。完全な覚醒に近づいていくほど、人生はこのコスモメトリーと共に、調和して流れるようになります。最終的に意識の海に合流した時に初めて、「聖なるコスモメトリー」と完全に一体化します。考えること、話すこと、行動すること全てが、個人の行為ではなく、全体の行為になります。従って、その行為は、完全無欠で非の打ち所がありません。天の光と心の闇の真の違いは、天の光状態では完全に恐れが消えていることです。それは、自我一体意識の喪失を意味します。

「聖なるコスモメトリー」は完璧な言語です。それは、人間の一つ一つの動きと呼吸が純粋な光の流出となる、完全無欠さの現れです。存在全体が、何も抵抗を受けることなく動き、流れる、生きた聡明な力線となります。自らの存在内に、不自然なものはもはやありません。そこにはもういかなる欲求、指針、不快感もありません。自らの内にも、その他全ての人の内にも、全てはあるべき場所にあります。この真実の体現は、究極的な平和へと繋がります。喉にある大きな隔たりを渡り、もう二度と分離の幻想に戻ることはありません。光そのものの言語の中に入り、全ての言葉の中にたった一つの言葉を見いだします ― 果てしなく、神聖な、言葉に尽くせない言葉 ― 存在の完全無欠の輝きです。

63rd GENE KEY

天の光
真理

天の才
探究

心の闇
疑い

源へ至る

対:64番
コドンリング:神性のリング(22、36、37、63)

生理的関連部位:松果体
アミノ酸:プロリン

63番の心の闇 ― 疑い

逆説的な疑いの力

63番の遺伝子まで辿り着くと、必然的に64個の遺伝子の鍵の終着点にきたことになります。神秘的な進化の物語において、63番と64番の遺伝子の鍵は終焉です ― ある種の完結の雰囲気を持つ章です。ここでいう完結は、終わりとは異なります。易経と遺伝子の鍵は、無限大のシンボル、メビウスの輪のように、弧を際限なく巡り拡大し続けるものです。易経の伝統的な解釈では、卦は1から始まり64で終わるとされます。しかし、数字に無数の組み合わせがあるように、その順序もまた無数に存在します。進化の順序は人それぞれ全く固有のものであり、同じ順序が繰り返される可能性は極めて低いでしょう。遺伝子の鍵は、意識のデジタル百科事典といえますが、それらにアクセスし活性化させるには、完全にアナログ的で不規則な手法が用いられます。これが、遺伝子易経の逆説的な驚きです。

　従来の順序は、遺伝子の鍵の始まりが1番と2番、終わりが対極にある63番と64番です。これらの四つの遺伝子の鍵は、遺伝子学的に見ても、数学的に見ても大変重要なものです。これまで、易経に隠された数学的根拠について、多くの論理的解釈が成されてきました。17世紀の名高い哲学者であり、数学者のゴットフリート・ライプニッツは、易経の中に自身が編み出した二進法で、事実上、現代におけるコンピューターの基礎設計理論への確信を得ました。64個の遺伝子の鍵が、DNAと、コンピュータープログラムの両方と基盤を同じくしているという事実は、この64個の意識の暗号が、いかに深遠かつ現実的であるかを示唆しています。63番と64番の遺伝子の鍵によって形成される極は、人間の思考にとっては苛々するものであると同時に、それ以上に素晴らしい逆説を含むものです。

　63番と64番の天の才の関係は、論理と想像力、もしくは、左脳と右脳の関係ということができます。これから見ていくように、双方はお互いに強く結びついており、容易に切り離すことはできません。アインシュタインの有名な言葉があります。「想像力は知識よりも大事である。」論理の法則は、実は無限大という完全に非論理的な概念を前提としています。無限大は、論理的には不可能であるにも

関わらず、人間の脳はこの逆説を思い描くことができるように作られています。これらの大いなる遺伝子の原型、63番と64番は、夫々疑いと混乱を生み出します。疑いは、想像力の可能性と繋がりが絶たれた時に生まれます。混乱は、論理的思考に頼り過ぎた時に起こります。この概念をひっくり返してみると、疑いは論理の土台となり、混乱は想像力の元となることは、容易に見て取れるでしょう。

　63番の心の闇「疑い」は、人間の脳の回路に組み込まれた大きなはてなマークを象徴します。論理的な左脳は、繰り返しパターンに基づいて物事を見るようになっており、人間の進化において重要な要素となってきました。人間の脳の認知機能が発達するにつれ、人類の祖先たちは、生き残りのための効率的な技能を身につけていきました。現在、人間の道具を使う能力は飛躍的に高まり、DNAに織り込まれた論理的パターンすら解読できるようになりました。そのような視点から見ると、疑いは進化を推し進めるための力であるということができます。しかし「疑い」の問題は、決してなくならずいつまでも立ち去らないことです！疑いは人間の脳の神経回路の奥深くに居座り、無意識の大きな圧力を生み出します。疑いを純粋にあるがままに見た場合、それは単に、常に感じている知的な圧力という言葉にしか過ぎません。この圧力が、どのような影響を与えるかは人によって異なりますが、共通していることは、誰しもがその圧力を取り除こうという衝動に駆られることです。内側の奥深くで果てしなく感じる落ち着きのなさを受け入れるのは容易なことではありません。殆ど全ての人間が、知的な確実さを求め、頭の中の疑いに対抗するための確かな信念や価値観を持とうとします。

　疑いは人間の旅の始まりであり、終わりです。それは人を「探究」の天の才へと導き、更に、全ての疑いへの最終的な答え「真理」の天の光へと導きます。しかし、この63番の天の才の旅は、私たちが期待しているような方向には向かいません。論理に対する最終的な解決策は、論理の外の領域に存在します。この観点から見ると、「真理」は、外側からくる答えというより、内側から「光明」（64番の天の光）としてきます。私たちの謎は、進化の過程で生じた回路の問題です。つまり人間の脳が、内なる圧力を解放する試みの中で進化してきました。しかし、疑いの答えなど存在しないため、人類は宇宙に欺かれてきたともいえます。それと同時に、精神的不安を取り除こうという努力は、人類の脳の更なる発達を促したともいえます。このように、不安は進化にとって意味のあることなのです。

　疑いに関してもう一つ重要な点は、疑いはそもそも個人的なものではないにも関わらず、人類はそれを個人的に捉えてきたことにあります。疑いが純粋な探究に生かされれば、創造に向かいますが、個人的に捉えたり、内側の問題として捉えたりすると、破壊的な影響を持つようになります。思考を創造的に使わなければ、疑いの圧力は他人やものに投影されたり、内側で崩壊し自信喪失となったりします。人は自信喪失によって自分に本来備わる創造力への信頼を失くします。疑いは集合的なものです。私たち一人一人が理解すべきことは、自信喪失が、低い周波数の刷り込みの領域であること、人類全体への奉仕という高次元の人生に進化する集合的な圧力であるということです。自信喪失に苛まれたとしても、その危機を乗り越えなくてはならないのです。自信喪失に対処する一番良い方法は、疑いを他人と分かち合うことです。そうすることで、それを受け止め、手放していくことができます。一番やってはいけないのは、自信喪失に苦しんでいる最中に、無理に行動したり、早まって行動したりすることです。

　疑いの圧力に屈した時、独断的な考えや意見で疑いを抑圧するもう一つの心の闇の道に陥ることもあります。63番の心の闇は、科学的思考の根源であるため、誤った論理的現実を築くことで、疑

いに対する思考レベルの答えを見つけることもあります。論理的思考が疑いを持つことを止めれば、それは進化しなくなります。疑いがなくなると、質問をし続けるという論理的思考の元来の健全な性質も失われます。先にも述べたように、論理を限界まで突き詰めていくと、逆説にぶつかります。それは数学、哲学、量子物理学の領域に見ることができます。そもそも人間の論理的思考は、逆説だけが確実であるように仕向けられているのです！ 逆説に到達していないものは全て、心の闇周波数に属し、従って論理的にも間違っているということになります。

　論理の美しさは、それ自体が大いなる逆説です ― 疑いを終わらせようと答えを追求するものの、どの一つの答えにも満足はできないのです。満足できる唯一の答えは、論理に反するものだけです！ 心の闇周波数では、人間の思考が求めるものは確実さのみです。答えが見つからない時は、答えを作り出します。独断的な考えやお堅い体制は全て、人間の不確実さの恐れから生まれてきました。何か外側にあるものを通じて、不確かさを取り除くと謳ういかなる人物や事柄も、虚偽を売っています。そのような人物や体制は、逆に危険な存在となり得ます。疑いは敵ではありません。人間は、不確かさへの恐れを認め、受け入れることが必要です。なぜなら、不確かさを深く受け入れることができるほど、超越の時は近いからです。

心の闇の抑圧的振る舞い ― 自信喪失

疑いが抑圧されると、私たちは自信喪失に悩まされます。自信喪失は比較に基づくものです。思考の刷り込みパターンとして観察しているうちは、害はありません。自信喪失が破壊的になるのは、人がそれと同化し、その声に耳を貸してしまう時です。自信喪失をそのまま放っておけば、最終的に破滅します。疑いを完全に信頼するのなら、自信喪失にさえも疑いを抱かねばなりません！ これが進化の推進力としてみた時の、疑いの逆説的な力です。しかし大抵の人間は、自信喪失のプロセスを最後まで完結させません。恐れに屈し、疑いは特定の周波数に留まります。このような状態になると、自信喪失は不安となって人々を蝕みます。この不安は常に人間を悩ませ、健康全般に大きな影響を与えます。それは人間の夢の世界にまで忍び込み、睡眠の邪魔をします。私たちの気づきが、このような思考パターンの同化を止めない限り、何をしても何をいっても満足できない、悲惨な世界へと入り込んでしまいます。

心の闇の反発的振る舞い ― 嫌疑

63番の心の闇が反発的に現れる時、それは外の世界へ投影され、嫌疑を持ちます。結局のところこれも自信喪失に根差すものですが、このような疑いは、怒りとなって他人へとぶつけられます。疑いの最も一般的な形は、その人間の一番身近な人々へと向けられます。63番の心の闇の下では、恋人、妻や夫、上司、更には子供たちへと疑いが投影されます。疑いを個人的に捉えたとすれば、際限なく連鎖が止まない破壊の荒波の中へ入っていくことになります。疑いを持たれると人はむきになり身構えた反応をする場合が多く、そのせいで疑いが更に深まる結果となります。このようにして、論理的思考は他人に対する自分の嫌疑の正しさを証明します。これが、多くの関係性においてよく見られ

源へ至る

る古典的な生体自己制御の循環です。自信喪失をしっかりと自分のものとして受け止めるか、創造的で探求心を伴った方法で社会へと投影できれば、そのような状況は容易に避けることができます。

63番の天の才 ── 探究

自己探究の階段

疑いのエネルギーが純粋に開花すると、「探究」の天の才になります。「探究」は、人生に対する絶対的な答えがない状況においても、心を開いたままでいることです。全ての純粋な「探究」は、人類に対する大きな貢献です。生命をこと細かに考察することによって、多くの自然の鍵を必然的に開けます。疑いの真の目的は、個人的な感情を交えずに、自分よりも大きな目的のために奉仕することです。疑いを持ち、疑問を抱く遺伝子的傾向を持つ人は、疑いを個人的に捉えることなく、奉仕に向かうことによって、人生と人間関係を大いに改善できます。63番の天の才は、様々な人生の階段を一段一段上がっていくものです。これは、論理的理解の仕組みです。絶え間ない疑いの圧力は探究心を煽り、理解はどんどん深められていきます。しかし、探究が深まれば深まるほど、物事は複雑さを増します。それが科学的理論であれ、内燃機関であれ、細かく分け、一つ一つを見ていかなくてはなりません。最も重要なことは、そのプロセスから何を学ぶかです。

　周波数の階段を少しずつ上がっていくに従い、探究の質が変わってきます。最初は、周囲の世界の特定の側面に対して探究が始まるかもしれません。自分が本当に理解したいと思っていることや、改善したい、変化を起こしたいと思っていることかもしれません。63番「探究」の天の才には黄金律があります。何かを十分に深く探究すると、観察者と観察の対象が複雑に繋がっているという啓示に辿り着きます。この発見によって、論理的アプローチは終わり人生を客観的に評価する能力の終焉の始まりの到来です。より高次の周波数域に達すると、全ての現象がお互いに影響を与え合っていることがますます明らかになる、ホリスティックな統合の領域に入っていきます。この新しい量子世界によって、人間の探究は更に主観的な領域に向かいます。それは、自らの内なる世界です。ある段階まで進むと、「探究」の天の才は必ず人を内側へと導きます。

　63番の遺伝子の鍵は、「神性のリング」という遺伝子グループを構成する、四つの遺伝子の鍵（36番、37番、22番、63番）の中の一つです。要の22番の遺伝子の鍵との繋がりから、このコドンリングは、人間の苦しみを通した気づきの変容に深く関係しています。63番の遺伝子の鍵は、このテーマにおいて中心的な役割を担います。なぜなら、元々人は「神聖な疑い」によって、精神的な求道へと駆り立てられるからです。自身の真の性質を思い出せないことからくる根深い不安は、それを深く探究することでいよいよ強まります。自らの内に疑念を見つけると同時に、他の全ての人間の内にある疑いにも気づくようになります。ここで、大いなる真理に出会います。この疑いの苦しみにおいて、人類は皆平等に作られている（37番の天の才「平等」）ということです。疑いは人に人間味を与え（36番の天の才「人間性」）、他人に対する振る舞いにおいて、特定の「人間の愛」（22番の天の才）へと導きます。

510

自らの性質と目的に対して、真剣に、そして素直に疑問を投げかけ始めると、時代を超えた素晴らしい精神探求の道の一つ、東洋でヨーガと呼ばれる道に入ります。ヨーガは、肉体と精神を段階的に洗練し、解放や精神的目覚めという高みを目指すものです。それは、人間の生命力を内側に向け、より高い周波数へと導きます。これまで、多種多様なヨーガが開発され、世界中の文化に取り入れられてきました。ある種類のヨーガでは、肉体的鍛錬に重点を置き、瞑想や祈りに基づいたものや、奉仕に根差したのもあります。全てのヨーガの体系における共通点は、順番に段階を追って進展していくプロセスによって、低次元から高次元へと自らの周波数を上げていくことです。「探究」の天の才は、そのプロセスにおける全ての状態を理解するよう駆り立てます。

高次元の気づきにおいても、人間と共に常に存在してきた主要な疑い ― 自らの存在に対する疑い ― は頑固に残り続けてきました。人間は、自分が誰で、人間とは一体何なのかを知りたいという欲求を核に持っています。低い周波数では大抵、この質問は種の形でのみ存在します。気づきの段階が高くなればなるほど、内側にある疑問に取りつかれていきます。探究は、気づきと目覚めを段階的に進歩させるよう導きます。その途中で、内なる不思議な体験をするかもしれません。この段階はまだ、63番の天の才の領域内にあるため、人間がどこかに向かっているといった印象、あるいは、ある状態から別の状態へと進化していくような印象を与えます。探究は、このような高次のレベルにおいても、まだ僅かに思考による論理的枠組みに頼っています。しかし特筆すべきことに、論理は元来の性質として、最終的に自らを否定するようにできています。全てのヨーガは、一つの方向 ― 論理の天敵であり、全てに身を委ねるアプローチであるタントラ ― に向かいます。

対同士である、63番と64番の遺伝子の鍵は夫々、ヨーガとタントラを表しています。タントラがありのままを受容する道であるのに対して、ヨーガは人間の探究心が開花する疑いの道といえます。ヨーガの道では、テクニックが中心となります。人間が根源的に分離の状態にあるという前提から始まり、この分離を繋げることがヨーガの役割となります。繋ぐ、結合する ― これがヨーガの言葉の意味です。高次の状態を目指して、段階的に上を目指す全ての体系は、ヨーガから生まれてきました。人間の思考は、時系列的に進展する論理的な概念を一番に好むため、この種の道は、多くの真剣な求道者たちや、真理の探究者たちを常に惹きつけてきました。次に見ていく神秘的な63番の天の光「真理」は、大きな逆説を含むものです。

63番の天の光 ― 真理

道の全ステップが真理である

ヨーガの道に象徴される「探究」の天の才は、そこに惹きつけられてきた人々に衝撃を与える秘密を隠し持っています。中国の易経では、63番と64番の遺伝子の鍵に対応する卦に、とても意味深い名前がついています。63番目の卦は「水火既済（すいかきせい）～完成～」、64番目が「火水未済（かすいびせい）～未完成～」と呼ばれます。63番目は、64番目の卦の前にあることは明らかですから、意味が反対なのでは、と思うかもしれません。しかし、易経の最後の卦までくると、そこには逆説や、

詩、パズルといった難解な問題が待ち受けています。そこから、私たちは「本物の真理」の領域に入っていきます。どんなに気づきが高度な状態になろうと、どんなにヨーガの修行において熟練していようと、この天の光の領域に達しない限りは、「真理」という究極的な逆説には目覚められません。そのような状態に至るには、内なる帰依の域へ到達するしかありません。「真理」を見つけるための膨大な努力の果てに、人は自らの疑いと一つにならなくてはいけないのです。

　疑いは「真理」、これが63番の天の光の衝撃です。これは、探究心にとって大きな失望となります。究極的な失敗と落胆の状態といえます。論理の力を余すところなく発揮すれば、常に自らの論理を否定して、自らを帳消しにするでしょう。同じように、全てのヨーガはタントラに通ずるといえます。これは、「真理」を追い求める探究心を否定しているわけではありません。全ての男性的な道は、最終的には女性的な大海へと至ります。論理的な道を辿っていけば、やがてその道はより神秘的で詩的になっていきます。しかし最終的に、論理は行き止まりに到達します。論理と対の疑いは、自己破滅するようになっているため、論理的な観察者も又、その運命の道連れとなります。そのような深遠なレベルから疑いを信用するならば、疑いを持つ者は疑いの中に消え、真理だけが残ります。しかし、そのプロセスに順番は存在しません。「真理」は疑いの内に常に存在します。それは、まるで真珠貝の中の真珠のように、シンプルに人に気づかれるのを待っています。掘り出されずとも、ただ認識されるだけで良いのです。高次の認識や悟りに至るための、順序立った直線的な道を進む時、その道は一見悟りと関係しているようですが、実は悟りとは何ら関係していません。

　「真理」は多くの異なった方法で実現されます。この天の光の反対側、64番の天の光「光明」は、全く正反対の方法 ― 詩的で無作為なアプローチ ― によって同じ結論に至ります。段階的に進んでいく論理的な道を好むのであれば、それがその人の道となります。多くの意味で、そのように「真理」に出会う準備をしている感覚を与えてくれる道の方が、人間にとって安全に感じられるでしょう。従うべき地図も図式もない、あるのは人生の混乱だけ、といった右脳的な"左道"に惹かれる人は少数派でしょう。ヨーガ的な「真理」への道は、64番の天の光の野性的なジャングルに比べると、美しく整備された庭といえます。63番の心の闇「疑い」から始まる道は、最終的に尽き果てます。仏陀のように、勉学に励み、修行を積み、山の頂に登り、努力をし、その果てに答えは道中に常に存在していたこと、更には道を辿る前から存在していたことが分かります。「真理」の天の光はあらゆるところに存在します。実際、「真理」でないものなどありません。何が起ころうとも、一瞬一瞬に何を感じようとも、精神が錯乱し不安になろうとも、それは「真理」でしかありません。「真理」が、存在する全てです。心の闇周波数でも、天の才周波数でも、そこには「真理」しかありません。道の全ステップが真理です。この64個の遺伝子の鍵の本は、人間の意識の中に存在する、認識可能なあらゆる原型へのヨーガ的な旅で、過去、現在、未来を繋ぎます。それは疑いと、存在のあらゆる側面に疑問を呈する欲求によって駆り立てられる探求です。それは、人間のDNAの隅々にまで存在し、自分の本質を知りたいという人間の衝動の証といえます。しかし、「真理」の視点から見ると、この本は失敗作です。実際に、そうとしかいいようがないのです。理解への全ての試みは、失敗するように運命づけられています。64個の天の光全てを一つ一つ読んでいくと、ここでいう失敗の意味が見えてくるでしょう。全ての天の光は、言語的に僅かに異なった視点を持ちながら、同じ逆説を含んでいます。疑いに対する答えは、そこにありません。あるのは、観察者が見いだすパターンと幻想のみです。全

ての段階と全ての言葉の中に、「真理」は存在します。

　全てが「真理」であるというこの目覚めは、易経の「水火既済（すいかきせい）～完成～」という名前によく象徴されています。「真理」への目覚めは、存在全体の完全なくつろぎを伴います。探求者がいなくなったため、探求は尽き果てます。質問者は、質問の中に完全に溶け込み、質問は本人の気づきを飲み込んでしまいます。従って、「真理」へ通ずる全ての道は完全に装飾でしかなく、全てのテクニックは注意散漫の原因であり、全ての体系と概念は最終的には何の価値もないといえます。自らと探求を同一視する求道者たちにとっては、これは受け入れがたいことかもしれませんが、それもまた「真理」です。歪められた「真理」や、隠された「真理」も存在しません。「真理」はただシンプルに、今この時、一瞬一瞬にあり、全ての人生の段階に存在します。それは永遠で、絶えることなく、純粋で、腐敗することがなく、シンプルな美しさを備えています。

　果てしなく広がるくつろぎを伴う「真理」は、最も貴重で美しい天の光の体現といえます。それは、一日中歩いた後に、暖かで穏和な夜、木の下で休んでいるような感覚です。夕日が海に沈むのを眺め、風が吹いて落ちた木の葉が足元で舞い、潮が渦を巻いて岩の上をさらさらと優しく流れていきます。「真理」と共にある時、内なる旅 ── 疑いの源を探し求め、高い山に登り、沼地をさまよう旅── は終わりを迎えます。

　心配をやめて休んだ時、あなたは「真理」のすぐ手前にまできています。顔に笑みを浮かべ、深くため息をついた時、あなたは「真理」に近づきます。顔から力が抜けて、柔らかい表情になった時、「真理」を思い出すことができます。「真理」はあなたの自然な状態です。複雑さや心配事のない、ただシンプルな状態です。それは空間に漂い、完全に自らの存在に深く身を沈めた状態です。この本の真の終りから分かるように、そこには意味づけや、答えを見つけられるのだろうかという心配の必要もありません。それは、あなたの遺伝子にも刻まれています。「真理」とは、宇宙の永遠の時のことです。

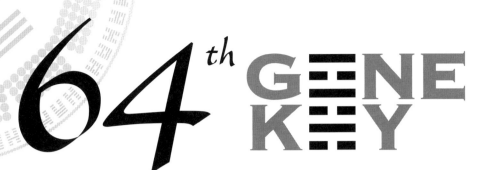

天の光
光明

天の才
想像力

心の闇
混乱

内なるオーロラ

対：63番
コドンリング：錬金術のリング（6、40、47、64）

生理的関連部位：松果体
アミノ酸：グリシン

64番の心の闇 — 混乱

混沌塊

64番の遺伝子の鍵に辿り着き、存在の最大の神秘の一つ — 内なる光の神秘 — の章にやってきました。人間の内側においてこの光が奪われている時、64番の心の闇「混乱」が生まれます。「混乱」は、人間の最大の心の闇の状態です。それはまるで世界を覆う布のように広がり、大衆意識から現実の真の姿を遮り、力を奪います。64個ある遺伝子の鍵のうち最後の遺伝子の鍵として、64番の遺伝子の鍵は私たちに最後の警鐘を鳴らします。何といっても、これは「混乱」の心の闇なのです。64個の遺伝子の鍵全体を通して見てきた通り、心の闇はそれ自体が悪というわけではありません。実際に、それらは高次元の意識領域の原材料で、世にも美しいダイヤモンドを内に隠す、石炭の塊りのようなものです。混乱が本性を明らかにし、組織化されたエーテル体と合体し始めれば、それは人間の想像力の源となります。最終的に、高次元の周波数において想像力が自らを超えていく時、万物の中心にある内なる光は、人間の内側で霊的光明として爆発を起こします。これが人間一人一人の旅です。

　「混乱」そのものは、完全に自然な状態です。古代の錬金術師たちはこの状態を、錬金術の第一物質（*massa confusa*）＝混沌塊と呼びました。この混沌塊は宇宙の始まりの前に存在した、原初の渦のようなものです。「混乱」した状態は、秩序や構造を持ちません。それは、純粋な可能性が波打っている状態です。人間が思考を使ってそれを解釈しようとした時に初めて、それは目まぐるしい混乱状態となります。思考を働かせることなく、この原初の意識の状態を見ることができれば、存在の真性が64番の天の光「光明」として具現化されるでしょう。64個の夫々の心の闇は、人間の思考が、目にする全てのものを同一視するという傾向から生まれます。この傾向は、心の闇の夫々の対同士の間を行ったり来たりする生体自己制御の循環を生み出します。ここでは、64番の心の闇「混乱」と、その対である63番の心の闇「疑い」の間にその循環が生まれます。それは以下のような仕組みです。

　人間の思考は常に、肉体の内側で何を感じているかを反映してます。人間の全体的な周波数が

515

低くなっている時、その人は自らの肉体、感情、思考全体を通して、それらの背後に存在するある種の不安を感じます。この不安は私たちが暮らす地球全体の周波数によって生み出されるものです。つまり、全人類を繋ぐ量子場を通して、人間一人一人が全世界の苦しみを感じるということです。自分の体の声に注意を向ければ向けるほど、この恐れに根差した集合体レベルの不安をより強く感じるでしょう。大抵の人々は、この壮大な痛みの世界を感じないよう、幼少のうちにその痛みから逃避するパターンを身に着けます。そして、思考が最前線で痛みからの防御の役割を担います。思考に中毒している限りは、痛みを完全に感じなくて済みます。

　夫々の人間の内なる苦しみは全て、過去に根差しています。それは自分の先祖からDNAを通して引き継がれ、親や仲間たちの対処方法を通じて幼少期に身に着けてきました。この痛みからの基本的な逃避衝動は、本当の自己に直面することから人間を遠ざけます。そして細胞の奥底で、もう一つの人間の大いなる心の闇 ― 自信喪失 ― を生み出します。人間は、そもそも本来の自分を生きていないため、自分自身に対して疑いを持ちます。代わりに人間は混乱に住み、思考が混乱に対処しようとすればする程、自信喪失に餌を与えるのです。それは生体反応の悪循環です。地球の全般的な低い周波数において思考は、自ら逃れることができないのですが、代わりに自分の幻想に自分で餌を与え続けるのです。このような幻想が、人間が人生と呼ぶ一連の出来事を通じて演じ切ります。従って、人間は真の可能性を完全に生きることなく、米国の思想家、ソローの言葉通り「静かなる絶望の生活を送っている」のです。

　どんな人間でも、気づきの表層を剥がして内側を見てみると、そこには何層もの抑圧された痛みが存在します。思考は永遠の混乱状態に住んでいて、その混乱を追いやろうと努力しています。しかし混乱は、最終的に出口がありません。混乱は、思考によってでっち上げられた虚偽です。思考が止まる瞬間、混乱も終わります。これは、混乱が見せかけの虚構であることをよく物語っています。これから天の光周波数で見ていきますが、私たちが混乱と呼ぶ状態は、実際は、あるがままの気づきの最も聖なる状態です。

　64番の遺伝子の鍵に話を戻すと、それは全て光に関係しています。64個全ての遺伝子の鍵は、光に関係しています。この光は、意識の内なる性質であり、万物の内側に存在します。それは、進化の過程を経て自然と姿を現すまで人類から姿を隠しています。これが錬金術のプロセスです。それは、全ての科学の中でも傑出した科学です。64番の遺伝子の鍵は「錬金術のリング」の一部で、それは他にも三つの錬金術的な偉大な遺伝子の鍵によって構成されています。6番の遺伝子の鍵は人間関係における混乱の原因を作り出し、47番は自らの思考との不毛な戦いに人を閉じ込め、40番の遺伝子の鍵は強い孤独感を生み出します。混乱している時、人は孤独です。64個の遺伝子の鍵を流れる光は、人間を感動させ、混乱の代わりに思考にひらめきを与えようとしています。しかし、それは人間の態度にかかっています。態度は、その人間の基本的な周波数レベルを調べるリトマス試験紙です。よって、気分が沈んでいる時には、思考を高次元のものに変換するのが一番です。もしこれができない時の最善策は、その時期が過ぎるのを待ち、自然と次の段階へと移行するのを許すことです。忍耐を持ち、状況に対して反発しないでいられれば、最終的に光が射すでしょう。

GENE KEYS　64番の鍵　☲☵　火水未済

心の闇の抑圧的振る舞い ── 人を真似る

遺伝的に受け継いだ痛みを押さえつけることは、並大抵のことではありません。皮肉に聞こえるかもしれませんが、そのような大きな痛みをあなたが抑圧するには、実際には他人からの多くの援助が必要です。この援助はごく自然な日常からやってきます。全人類が感じている痛みの事実からあなたと同じように目を背け、活動や思考に明け暮れているその他何百万人もの人々からです。世界の半分は、誰かの真似をすることで混乱を抑圧しています。自分の両親がやってきたことを真似、友達や教師などを真似ます。真似は、想像力の天敵です。それは世界の現状を感じないよう仕向ける集合意識によって編み出された、壮大な虚構の安全網です。抑圧的振る舞いは、他人を真似ることによって自らの恐れと戦います。人の真似をしながら、あたかも自分独自のことをやっているように偽る人もいます!

心の闇の反発的振る舞い ── 錯乱状態

抑圧された感情には、お手上げ状態の人々も存在します。夫々の人間の生理機能によっては表面下に、少なくとも長期間痛みを押さえつけていることができないようになっている人がいます。そのような人々は、自らのDNAの内に存在する人類の痛みの本質を、外側の生活を通して外へ表現します。そのような人生は、いつでも極度の錯乱状態です。このような人々は、暴力を使うことでしか人間関係を維持できません。抑圧的振る舞いは、現状の被害者となる一方、反発的振る舞いは現状に対する自らの怒りの被害者となります。彼らは、無意識のうちに人生そのものへの仕返しをしようとします。彼らは、現状に対してしばしば攻撃的で予測不可能な態度で反発します。この抑圧的振る舞いと反発的振る舞いの基本的な関係から、いじめる側といじめられる側が生まれる構造が浮き彫りになります。

64番の天の才 ── 想像力

人生という芸術

人類が経験し、表現する苦悶のどん底は、64番の遺伝子の鍵とその対である63番の遺伝子の鍵から生まれます。そして、その苦悶を解消することができるのも、他ならぬこの対です。人間に生まれつき備わる痛みの現実は変わらないとしても、朗報もあります。その解決法は、とてもシンプルなのです。人間が感じる苦しみは、それが生理機能における実際の苦しみであったとしても、思考レベルで見ると幻想です。そして、苦しみを手放す鍵を握るのは人間の思考です。心の闇周波数で見てきたように、思考は人生の基本的な痛みに直面した時、自動的に混乱に陥ります。もしあなたが日常から切り離されて、一週間でも孤独な幽閉状態に置かれたならば、すぐに肉体の内側深くにある痛みに気づくでしょう。何もすることがなく、気づきを邪魔するものが何もない状況ならば、痛みは素早く表面に上がってくるでしょう。痛みを気づきの表層に浮き上がらせ、それを変化させること、こ

517

れは興味深いことに、瞑想の役割の一つでもあります。

　自ら進んで痛みを感じることだけが、奇跡を起こすのに必要な全てです。痛みを取り除こうとする試みが無駄であると気づくと、自らが捕らわれていた循環にやっと気づき始めるでしょう。人間を痛みから遠ざけ続けるのは、思考です。内なる精神（魂）が本当の自分と向き合うことを決めると、人生で初めて思考による罠に気づきます。その気づきによって、長いこと自分を支配してきた思考が崩れ始めます。混乱を理解したり、避けようとしたりする自らの思考を更に注意深く見ていくことで、より多くの変化が内で起こるようになります。思考は、多くのエネルギーを必要とします。全ての神経は、どこかからエネルギーを得なければなりません。従って、思考の栄養 ― 思考が人間の手助けをするという考え ― を手放した瞬間に、思考へと流れていた全てのエネルギーが徐々に解放されます。稀にこのエネルギーが不意に解き放たれ、突然の悟りという現象を引き起こす場合もあります。

　全ての自然エネルギー、又は生命エネルギーは、ある一つのプログラムを内蔵しています ― 成長し、進化する ― というプログラムです。これが、生命の本来の姿です。よって、自らの内に眠る量子エネルギーを解放すると、それは上昇し始めます。上昇するに従って、進化の力はその人間の思考に影響を与え、思考を塗り替え始めます。これが真の創造性が生まれ、人間の想像力が解放される仕組みです。想像力は、人間の遺伝子の中を邪魔されることなく流れる、生命力の表現です。これが、64番の天の才です。「想像力」は混乱から生まれるものですが、それは混乱を変えようとせず、受け入れた時にしか生まれません。「想像力」のお陰で、錬金術があなたの内側で起こることができるのです。始めのうちは、自らの痛みを絵や文章、歌にしたり、単に自らの痛みの物語や、それがどう感じるのかを語ったりするかもしれません。痛みを表現するのに、どのような手段を使うかは重要ではありません。重要なのは、それが表現され、受容されることです。実際に、天の才周波数では、痛みは単に表現されるだけではなく、それ以上のものです。そしてそれは芸術となり得ます。

　自らの痛みや世界の痛みが、芸術的なプロセスによって表現を許された時、そこには錬金術による働きが存在します。人間の芸術は、原型的で自然な順番を辿ります。まずは象徴的に暗闇の世界へと下っていき、そこに住むあなたの内なる悪魔や恐れの周波数に好きにいわせ、表現させます。周波数を上げていくと、その内なる悪魔はその真の姿を現し始めます。彼らの内から光が現れ始め、カエルが王子様になります。全ての真の芸術は錬金術的です。内なる光を解き放つ芸術的プロセスがなければ、それは単に心の闇意識が想像力を通して具現化したものです。勇気を持ち、正直でいる限り、人間の表現は自然とより高い周波数へと進化し続けます。私たちは皆、最後には天使の絵を描いていることでしょう！

　想像力はもう一つ、真似を消滅させる魔法を持っています。未踏の地に踏み入るための手段を想像することは、精神的、知性的、文化的制限から自由になり、心の羽を使って思考を高く舞い上がらせることです。「想像力」は、抽象的で、非論理的で、野性的です。それは異なる世界との間に、時空トンネルを作り出し、自らの意味や理由を考える余裕などないほど素早く動き回ります。想像することは、跳躍することです。つまり、全ての理論やパターンの外で、喜びの雄叫びを上げることです。それは、全ての芸術の源です。

　「想像力」の天の才を体現する人々は、光と、光の性質を理解しています。光があるから、像が浮き上がります。語源からも分かるように、像（image）は想像力（imagination）の元です。従って、想

像すること(imagine)は見ることであり、形、色、形状や動きを心に描くことです。それは内なる光景と、外の世界の架け橋です。それは、人間の人生を進行中の作品 ─ 真の芸術作品 ─ にします。

64番の天の光 ─ 光明

悟りの詩

64番の天の光は、「光明」です。これは、「わたし」がいなくなった想像力です。その「わたし」が「わたし」という存在の必要性を手放した時、魔法が起こります。進化の力が形あるもの全てとの同一視することを止め、「光明」が洪水のように存在へと流れ込みます。天の光に近づく多くの人は、内側で完全なる爆発が起こる前に、時々悟りの一瞥を経験します。霊的体験や宗教的体験には、多くの種類があります。異なった師は、異なった状態について話します。これらの状態に達するための特定の修練を提唱する師もいれば、そのような状態は修練を全て止めた時にのみ到達できるという師もいます。天の光の状態から発せられた言葉には全て、同じ「真理」が宿っています。それらは64個ある遺伝子の鍵の中から、一つのみを通して現れます。従って、特定の師の話す言葉の意味を理解しようとすれば、おそらく路頭に迷うことになるでしょう。あなたに秘められた主要な天の光と同じ天の光から話す人物と出会う確率は、1/64しかありません。

　おそらく、天の光を体現する師に出会った人に対してできる最善のアドバイスは、聞こえることと意識的に聴くことの違いに関したものです。そのような師のいうことを意識的に聴くのを止めた時にのみ、やっとその師の声が聞こえます。つまり、ここで話しているのは、思考を用いて意識的に聴くことではないということです。思考は、結論を出したいがために話を意識的に聴きます。それは、誰かに話しかけられているにも関わらず、自分の頭の中で自分自身が話しているために、人のいっていることが聞こえないかのようです。しかし、言葉の意味を理解することを諦めた瞬間、自分と他人の間にある妄想の空間で、真に伝達されることが耳に入ってきます。天の光は、静寂を通してのみ伝えられます。伝えられるべきことは、言葉の行間に存在しています。才能ある師であれば、彼らの話し方は聞き手の思考を落ち着かせ、「真理」が伝わる一種のトランス状態へと導きます。

　何世紀にも渡って、偉大な賢者たちは、人々を混乱させることによって人々の思考を停止させ、言葉にならない真理を伝えてきました。おそらくその偉大な例の一つは、禅のアプローチでしょう。禅問答という、解決できない逆説について考えることを通した瞑想です。これらの禅問答による多大な混乱によって、最終的に思考が止まり、エネルギーをいくらか取り戻します。その思考停止状態において、悟りの一瞥と呼ばれる意識の跳躍が起こります。あなたの遺伝子の鍵チャートの中に64番の遺伝子の鍵がある場合、この意識の突然の跳躍を経験する可能性があります。禅のアプローチのように、混乱は時に直接的であり、間接的な時もあります。「真理」の間接的な伝達は、思考を鎮めるために逆説や詩を用います。詩を真の意味で聞くことができれば、「真理」はもう、すぐそこまで来ています。詩は、言葉にならないものを例えて表現するものです。それは静寂の岸に沿って踊りながら、遊び心をもってあなたを真理へ誘います。

64番の天の光「光明」と、その対である63番の天の光「真理」は、タントラとヨーガの二つの流派を象徴します。それは、同じ究極的な現実へ向かう、正反対の道です。これらは夫々、高い周波数における芸術と科学を表します。ヨーガが修行を通した段階的な高次元の「真理」の獲得を目指す一方、タントラは帰依の道であり、意識の突然の跳躍を扱います。64番の天の光を体現する人々は、即興的にものを教えます。彼らは、「真理」と一体になることの意味を説明するために、良いと思うものなら何でも用います。彼らと彼らの教えに、論理やパターンはありません。論理を手段として使い、態度や言葉ではそれとは完全に矛盾したことを表現したりもします。タントラの道は誤解されやすい道です。なぜなら、その道は思考を使わずに、ハートによってしか辿ることができないからです。このような未踏の道を進む人は、一定のレベルの狂気を必要とします。それは詩的な魂の道で、野性、即興性、逆説、そして今という瞬間をこよなく愛する道です。

存在が「光明」によって満たされると、思考もその光明に占拠されます。この意味で、光明を得るとは、「神」の考えを考えることです。そのような考えは、考えという概念そのものを超えています。このレベルでは、メンタル体からコーザル体へと移行し（22番の遺伝子の鍵参照）、内在する気づきと考えそのものが一体となります。そのような考えは、思考にとっては意味を成しませんが、自らのDNAの中で猛烈に白熱します。「神性」に至ると、コーザル体（しばしば魂と呼ばれる）がその人間の事実上の体となります。死を伴う教えの数々が、人間は悟りを得た後には、もはや物質世界へと生まれ変わることができないと説明するのは、この偉大な神秘に起因しています。そのような人間は、繊細な高次元の存在として生まれ変わることはできても、炭素系の肉体に生まれ変わることはできません。

一度内なる光の周波数が肉体を照らせば、その肉体は上昇し始めます。個人の遺伝子構成によって、物理的な上昇は叶わない場合もあります。肉体の上昇は、直接「神の意志」（40番の天の光）にかかっているため、それは既に運命づけられたものです。進化の観点から見て、この目的に対応した肉体のみが昇天することができます。コーザル体が、それ自身に肉体を効率的に統合させること、これが「変貌」（47番の天の光）の意味するところです。「錬金術のリング」の高次元の暗号のみが、そのような現象を起こすことができます。64番の天の光は、後光 ― 悟りを得た者の光背 ― も生み出します。このイメージは、多様な文化の宗教画に多く見られるもので、歴史を通じて起こってきた「光明」の天の光が直接反映されています。

「光明」の天の光は、「神の思考」の直の表現です。神性の思考は、瞬時に物質化できるくらい強力な力です。従って、「光明」の天の光の状態にある人間は、直に神の創造を体験します。これらの思考との同一化が起これば、内なる気づきが、思考を通して際限なく世界を作り出す神や救世主だと自らを見るようになるでしょう。しかし、「光明」の最も高次元の状態になると、いかなる形の同一化も打ち消されます。神の思考は、理解不能です。神の思考は、様々な周波数のエネルギーの導管に過ぎず、それらが織り込まれた、美しいアイデア、詩、言葉、絵が生み出されます。その想像元である肉体や脳とは、何も関係がありません。ただひたすら他人にひらめきを与えるためだけに存在しています。そのような天の光は思考レベルでは全く意味を成さないものの、あらゆる事柄の中で最も道理に叶っています。64番の天の光を通して光明を得るということは、内側を空の状態に維持し続けるのと同時に、常に内なるオーロラの虹色の光で満たされ続けることです。それは、宇宙の想像力のための白いキャンバスとなることです。

水面の風は、

忘れられた言葉の顔と共に歌う

遺伝子易経用語集

この章は、本書の用語を理解するための参照として、又、観照のツールとしても活用できるようになっています。夫々の用語や説明は、私たちを力づけてくれるものであり、これらの用語やその深遠な意味、自らの人生との関連性について一定の期間観照することによって、私たちの周波数を上げる一助となってくれることでしょう。この用語集もホログラム的になっており、一つの用語が別の用語の説明に登場してきます。従って、より多くの用語を観照するほどに、その知恵はより深く浸透し、全体像がよりはっきりと見えてくるでしょう。いずれこれらの用語や意味は、言語を超越した高次元の記憶の領域として、私たちの内側に刻み込まれることでしょう。

アストラルオーラ体（感情オーラ体） ― 人間の主なオーラの二つ目。アストラル次元と対応する。全てのオーラ体の中でも、アストラルオーラ体は肉体と肉体の対となるエーテルオーラ体の周波数に一番似ています。従って、感情の状態は肉体の健康と活力に最も力強く、直に影響を与えます。アストラルオーラ体は、人間の二回目の七年周期、8歳から14歳の間に徐々に発達し、その間に主な感情パターンが形成されます。心の闇意識領域と、心の闇意識領域が自分にどのような影響や支配を及ぼしているかについて観照するにつれ、自らのアストラルオーラ体と出会い、より高い周波数によって基本的な感情パターンを塗り替えることになります。これによって、反発的な反応が減少し、感情的に成熟することで、全ての人間関係に大きな変化がもたらされます。

アストラル次元（感情次元） ― 全ての人間が生きる七つの主な次元のうちの二次元目。アストラル次元は、全人類の低い周波数の欲望や感情から生まれる、微細な電磁場です。アストラル次元では、人間の感情や欲望は全て、特有の周波数を持つ独立した存在として解釈することができます。類は友を呼ぶように、自分の感情や欲望の周波数とよく似たアストラル次元の存在を、自らのオーラに引き寄せます。自らの感情を浄化していくことで、次第にアストラル次元の存在がその人間の人生や感情に影響を与えることはなくなっていきます。そこへ到達すると、人間はアストラル次元よりも一オクターブ高い、ブディック次元という次元に生きるようになります。

アトミックオーラ体（超思考オーラ体） ― 人間の主なオーラの六つ目。アトミック次元とキリスト意識に対応する。64個の天の光を通して現れるアトミックオーラ体は、途方もなく壮大であるため人知を超えています。このオーラ体に完全に入るには、低次元のオーラ体 ― 肉体、感情（アストラルオーラ体）、思考（メンタルオーラ体）との同一化を完全に断ち切る必要があります。これが起こると、輪廻転生は終わります。アトミックオーラ体は、その光が徐々に低次元のオーラ体に差し込むに従って、低次元のオーラ体に圧力をかけていきます。これはレインボーオーラ体の顕現として知られる、崇高な現象を引き起こします。やがて、アトミック次元の光が自らの内に現れると、人生を完全に再構築し、神性の完全な体現に至ります。

アトミック次元（超思考次元） ― 全ての人間が生きる七つの主な次元のうちの六次元目。アトミック次元はメンタル次元の一オクターブ高い周波数で、より高い周波数の自己にあたります。アトミック次元では、宇宙全体を主に愛によって突き動かされた生き生きとした思考として経験します。この次元の入り口を通り抜ける時（第六のイニシエーション）、個としての思考は瞬時に終わりを迎え、純粋な光に取って変わります。アトミック次元に存在するより高い周波数の自己と繋がるために必要なことは、この内なる光に継続して一心に意識を向け続けることだけです。

アミノ酸 ― 人体の中でプロテイン生成に使われる化学成分。主に20種類のアミノ酸があります。人間

は、体中のアミノ酸の多様な組み合わせに対して影響力を持ち、それによって輝くような健康と、より高い周波数の状態を誘発する化学作用の基盤を作り出します。

意識 — 意識は、宇宙に存在する全てです。現実の源であり、現実の創造主であり、それは不可分、全知、遍在、全能の存在です。意識が存在するために、必ずしも気づきが必要ではありません。それは、実在するもの、しないもの全ての基礎です。

遺伝子暗号 — 全ての有機的生物のマスター暗号。遺伝子暗号は、肉体、感情、思考をプログラムするハードウェアを持っています。遺伝子暗号には、人間の態度 — 思考、感情、言葉、行動 — によって起動する、何層ものプログラムが存在します。（恐れの意識に根差した）低い周波数の合図は、人間の古い爬虫類の脳のハードウェアを起動させる一方、創造性、愛などの高い周波数の合図は、人間に高次元の意識を体験させ、最終的に高次元の意識の体現を可能にする遺伝子ハードウェアを起動させます。

遺伝子易経の総合的教え — 古今東西の教えが一つの新しい体系となって、遺伝子易経の光の伝達場として現れた総合的教え。遺伝子易経の総合的教えは、古くから伝承されてきた、多くの素晴らしい霊的教えや求道の立体画像的な総合体です。遺伝子易経の総合的教えは、現在地球で起こっている壮大な変化を探求、理解、統合するための、最も包括的で取り組みやすいホリスティックな体系の一つです。

遺伝子の鍵 — 普遍的な64個の意識の特性のうちの一つ。夫々の遺伝子の鍵は、内なる存在への多次元的な入り口です。その目的は、人間の夫々の高尚な目的を活性化し、最終的にその人間が内なる神性を受容するよう促すことです。遺伝子の鍵と、その三つの周波数帯に対する継続的な観照は、人間の高尚な目的を活性化する一つの方法です。

遺伝子の鍵チャート — 個と全体の関係を表すことを主な目的とする、普遍的な幾何学基盤。遺伝子の鍵チャートは、人間一人一人の固有の地図であり、人間の天賦の才の多様な側面を開き、覚醒させる遺伝子配列です。遺伝子の鍵チャートは、占星術的計算と遺伝学における原型への理解を統合させることによって得られ、あなたが何者で、どのように機能し、更にはあなたという存在の理由を指し示してくれます。あなた自身のチャートと、そこに示された多くの道、旅、幾何学に対して観照を深めていくにつれ、あなたの生きたオーラ領域において、チャートと共鳴する才能が呼び覚まされていきます。遺伝子易経の総合的教えにおける主な道具として、遺伝子の鍵チャートは、観照の力を自分の人生に深く積極的にもたらすことができます。遺伝子の鍵チャートのどの側面に気づきを向けても、「立体画像的」な特性によって同時に全ての通り道を活性化することになります。これは、チャートの全ての道と通り道は、ただ一つの目的 — あなたの存在全体のオーラの周波数を上げ、DNAに秘められた高次元の目的を活性化させること — へと向かっていることを意味します。

イニシエーション（通過儀礼） — 意識が人間の人生を旅していく時、それは進化の決まった行程を辿ります。この行程は、地球レベルのイニシエーションの「九つの入り口」として知られています（遺伝子の鍵22番参照）。人間は輪廻転生において肉体を出たり入ったりする中で、この意識の梯子を徐々に昇っていきます。旅のある地点で、人間は「イニシエーション」— 大きな変容をくぐり抜ける怒涛の時期 — を通り抜けます。真のイニシエーションは、予測することも、形だけの儀式として行うこともできません。これは、生命の進化の自然な一部です。特別なことを学んだり、宗教や霊的な活動に参加したりする必要もありません。真のイニシエーションは、常にたった一人でのみ通過可能な、稀な出来事です。大いなるイニシエーションは、人間のオーラ体の周波数の急上昇を伴い、通過する際はしばしば劇的で収集困難な試練が訪れます。個々の人間がイニシエーションを通過するように、人類全体も集合体レベルで意識の梯子を昇っていく必要があります。

ヴィーナスの道 — 人生における深い中核の感情パターンを手放す、重要な遺伝子の道。ヴィーナスの道は黄金の光の旅の主柱であり、あなたがDNAを通じて先祖から受け継いだ、感情的傷のパターンに気づいていく観照の道です。人間が生まれた時点の地球、月、火星、金星の位置から導き出されたもので、現世における全ての感情パターンを司る六つの遺伝子の鍵の自然な道を辿ります。六つの遺伝子の鍵の特に人間関係における心の闇の側面を理解し、観察するようになると、低い周波数のパターンが高い天の才周波数へと変容し始めます。このように、人間のアストラルオーラ体（感情の性質）は、恒久的にハートが開かれた状態に変異するプロセスを辿ります。「大いなる変容」という現在の進化の段階において、ヴィーナスの道はその背後にある目的が、太陽神経叢に新たな気づきの中心を目覚めさせることであるが故に、大きな意味を持っています。

エーテルオーラ体 — エーテルオーラ体は肉体と対応しており、肉体を超えてオーラへと広がり、「エーテルダブル」と呼ばれることもあります。オーラ体の中でも肉体に一番近く、多くの伝統文化において、特に肉体の健康との関係性において理解されています。指圧やエネルギー療法などは、オーラの基本的な網目を成す繊細なエネルギーの通り道、経絡＝「ナディ」の壮大なネットワーク、エーテルオーラ体に直接働きかけます。肉体レベルの体調不良や病気は、まずこれらの内なるエネルギーの道の詰まりから発生します。しかし、人間の病気の原因はエーテルオーラ体にあるのではなく、アストラルオーラ体、メンタルオーラ体の奥深くにあります。アストラルオーラ体、メンタルオーラ体を浄化するに従って、エーテルオーラ体は直に影響を受け、気＝プラーナの流れを妨げる障害物が取り除かれていきます。これによって大きな癒しのエネルギーが解放され、肉体に活力がもたらされます。そして肉体は次第により軽く、健康に、更に輝いていきます。コーパスクリスティの教えにおいて、エーテルオーラ体は単独では存在せず、肉体と切り離すことのできない肉体の一部として捉えられています。

易経 — 紀元前四世紀頃に起源を持つ、中国の神聖な書物。遺伝子易経の第一材料（プリマ・マテリア）。易経は多くの解説やバリエーションを持ち、最もよく知られているのは、大衆占いとしての易経でしょう。遺伝子易経は、これまでの易経の自然な集大成です。それは聖なる本に記されていることが、全て人間の内側からきたものであるという事実を示唆しています。古代の賢者たちが直感的に理解した真実 — 宇宙が、解読可能な自然の暗号の上に成り立っているということ — は、近代遺伝学によって証明可能になりました。元の易経自体は、あらゆる瞬間に対して生きた知恵を与えてくれる神聖な書物として、深厚な敬意が寄せられてきました。遺伝子易経も同様に、心の闇の中に苦悩の源を見つけられるように人間の内側を指し示し、その苦悩を創造と自由に変容させるよう導いてくれます。

エピジェネティクス — 遺伝子学の一派で、環境的な信号がどのように遺伝子の表現型に突然変異を起こし、なぜそれをすることができるのかを専門的に研究する学問。既にエピジェネティクスによって発見された新事実は、科学における進化の王道の概念を変えつつあります。古いパラダイムにおいては、遺伝子は既に決定されており、人間の態度のあらゆる側面をコントロールするという解釈がされていましたが、エピジェネティクスにおいては、環境との相互作用によってDNAに永久に変化がもたらされる可能性があり、それはその人間の子孫へも受け継がれる場合もあります。エピジェネティクスによる人類への最大の恩恵は、全ての生物がいかに相互に関わり合っているかを教えてくれること、又、相互依存的で立体画像的宇宙についての理解を深めてくれることにあります。エピジェネティクスを通じて、私たちは人間の態度と、それがDNAへ与える電磁気レベルの真の影響力について理解することができます。遺伝子の配列が同じであっても、その人間の態度によって生み出された異なる周波数が、遺伝子から異なる表現型を引き出します。エピジェネティクスによる最も深い洞察 — 意識が現実を作り出す — という時代を超えた真実は、科学界にやっと芽を出してきたばかりです。

黄金の光の旅 ― 心の闇周波数から天の才周波数へ永久に移行するための、遺伝子の鍵の主要な旅。黄金の光の旅は、変容の活性化の道、ヴィーナスの道、パールの道から成り、人間の気づきが心の闇周波数における被害者パターンを超越して成熟していく、自然な過程を説明しています。黄金の光の旅は、人間の個々の「魂」が通るべき最初の四つのイニシエーションを象徴しているため、全ての人間は遅かれ早かれ黄金の光の旅を歩むことになります。人間の低次元の三つのオーラ体（肉体、アストラルオーラ体、メンタルオーラ体）が次第に浄化され、調和に導かれると、その人間のハートは開かれ、創造性豊かな天賦の才を世界へ解き放つようになります。黄金の光の旅は、高次元の周波数で生きるための基盤を築きます。

大いなる変容 ― 宇宙に存在する全てのシステムが、高次元の世界へと量子的跳躍を遂げる進化の一段階。大いなる変容は、人間の気づきが利己的なものから集合的なものへと移行する、特定の期間を指します。この変容を迎えるために、現在全人類の間で、地球規模の遺伝子の突然変異が起こっています。この前例のない出来事は、1987年から2027年の間に起こり、その余波はその後何百年にも渡って、人類の進化を推し進め、変化を促します。大いなる変容の後は、新しい人類 ― ホモ・サンクタス＝聖なる人間 ― が次第に姿を現し始めます。全ての宇宙に存在するシステムや生体系は連動しているため、大いなる変容は太陽系に限られた現象ではなく、時空を通り抜ける宇宙における壮大な波紋の一部です。

オーラ/オーラ体 ― 人間の多次元にわたるオーラ体は、肉体から放たれる幅広いスペクトルを持った電磁場で、肉体に根差しています。オーラ体はプリズムのように働き、異なる様々な光の波長を屈折させます。それは、ある時点の人間の肉体で起こっている化学作用の電磁気的反映です。これは同時に、オーラを用いて生理的化学作用に変化を起こすことができることを意味します。オーラについて瞑想したり、精神を集中させることによって、オーラの周波数を高め、肉体、感情、考えをより健康的な状態へと導くこ

とができます。オーラ全体の周波数が高まると、その磁力は増加し、周囲の環境や人々にさえ変化を及ぼし始めます。オーラは、全ての考え、感情、衝動、隠れたパターンなどを常に微細な放射として表し、内側の状態の完全なる真実を伝えます。64個の遺伝子の鍵を活用することで、何層にも重なりあった密度の高いオーラ層を効果的に浄化し、より輝きより繊細になり、全ての存在に対する慈悲が深まります。

卦 ― 易経の基礎を成す、象形文字のような二進法記号。易経の64卦は、64個の遺伝子の鍵と相似関係にあります。夫々の卦は、真ん中が途切れた二つの短い横棒（陰）と、長い横棒（陽）の組合せによる、六つの横棒によって構成されています。遺伝子の鍵は、64卦の解釈を現代風にアレンジしたもので、人間の遺伝子と宇宙そのものの根底にある基礎的構造と繋がっています。全ての卦と遺伝子の鍵は、あなたと、あなたの宇宙における立ち位置に関する知識と洞察を有する、百科事典の入り口です。卦とその構造、相互の依存関係に対して一定の期間観照を続けることによって、DNAを通る光の周波数を上昇させ、新しいレベルの気づきでもって人生を経験することができるようになります。

カルマ ― カルマは苦悩の断片であり、あなたは人生においてそれを変容することを請け負っています。サンスカーラは、カルマをもたらすもので、人生において展開される特定のカルマの現れです。遺伝子の鍵の総合的教えの視点から見たカルマは、既存のものとは異なります。例えば、カルマは個人的なものではなく、常に集団的な現象であるとする解釈です。これは、全ての行いが全体によって、全体の目的のために成されることを意味します。更に、カルマは現世を超えて、天罰も褒美も来世に持ち越すことはありません。しかし、死後のバルドー段階では、言葉にできない程強烈な形で自らのカルマと直面させられます。それ故に、私たちは常に現世の行いに対して完全に責任を持つよう心掛けるべきなのです。カルマは、オーラ体に直接反映される周波数のレベルと、九つのイニシエーション（遺伝子の鍵22番参照）のどの段階にいるかによって決まります。

観照 ― 光の吸収と悟りの体現という高次元の意識状態へと導く、三つの主な方法のうちの一つ。観照はタオ（道）に代表される、中道の道です。集中力（努力）と瞑想（無努力）の両方の要素を活用し、周波数を高めていく方法です。観照は低次元の三つの全ての次元において行うことができ、肉体の観照、感情の観照、思考の観照があります。観照は、やがて肉体、アストラルオーラ体、メンタルオーラ体を、夫々の高次元の対であるコーザルオーラ体、ブディックオーラ体、アトミックオーラ体へと変容させます。64個の遺伝子の鍵の観照を続けていくことは、あなたのDNAに秘められたより高い周波数を一番早く簡単に活性化する方法の一つです。

気づき ― 生きとし生けるもの特有の、意識の一側面。人間の気づきは、主に三つの層 ― 肉体の気づき、感情の気づき、思考の気づき ― に分かれています。これら三つは、実際には一つの意識です。低い周波数では、人間の気づきは肉体に限定されます。肉体の気づきは生存競争と恐れに、感情の気づきは欲望と感情ドラマに、そして思考の気づきは比較とジャッジに基づいています。人間の全体的な周波数が高くなれば、気づきはより洗練され、局部的なものから広大無限なものへと広がっていきます。肉体の気づきは神の存在に、感情の気づきは普遍的な愛に、思考の気づきは静寂と知恵になります。

共時性 ― 高次元の周波数から思考し、話し、行動する時に必ず現れる幸運の普遍原理。これは、無条件に与えることによって現れます。共時性は、全ての周波数において普遍的な原理です。あらゆる瞬間における宇宙の完璧さを理解した時、人間は人生に身を委ね、信頼するよりほかなくなります。共時性は、「偶然は存在しない」という言葉に集約されます。人生で起こる全ての出来事は、個々の人間の内に隠された高次元の才能を開花させ、進化させるための機会なのです。人類が高次元の機能によって、共同統治、統合、シントロピーの真実を理解するようになると、それら三つの原理が一つであり、共時性によって繋がっていることが分かるでしょう。

共同統治 ― 集団的知性が、万物との完全なる調和を実現するための普遍原理。共同統治は、人類の基本的性質ですが、人類が心の闇周波数から抜け出すまではベールの後ろに隠されています。地球全体に新たな集合意識が目覚めると、人類は創造性溢れる天賦の才を自発的に組織化し、「新しい楽園」の創造というDNAに秘められた真の高次元の目的を開花させ始めます。心の闇意識が、階層組織を通してその原則を物質次元に具現化する一方、天の才意識は多頭的階層を通して、天の光意識は共同統治の原則によって具現化されます。

ゲノム ― 生体系の完全なる遺伝子基盤。DNAから構成され、人生を構築し、維持するための遺伝的な指示一式。全てのゲノムは、量子レベルで立体画像的に関連し合っています。例えば、生体系における一種のゲノムが突然変異したとすれば、それはその他全人類に微細な影響を与えることになります。全てのゲノムは、オープンシステムとしてプログラムされており、環境から出される合図によって、自身のプログラムを突然変異することができるようになっています。ゲノムは、サンスカーラ ― その人間の今世のカルマの青写真 ― の収納庫です。これらのカルマを実際に生きることによって、ゲノムが突然変異し、いつかDNAを完全に超越した、第六のイニシエーションにおける神性の完全な体現の状態に辿り着くでしょう。

原型 ― 多様な次元における意味、イメージ、感情を含んだ、凝縮されたアイデア。原型は、人種、遺伝子、育った環境に関わらず、全ての人間の意識において深い普遍的なテーマと共鳴します。遺伝子の鍵によると、64個の普遍的な原型が存在します。特定の原型について継続して観照し、同一視することで、それは意識を低い周波数から高い周波数へと変容させることができます。

コーザルオーラ体 ― 人間の主なオーラの四つ目。コーザル次元と対応する。コーザルオーラ体は、一般に「魂」として知られ、何度も繰り返し物質次元に生まれ変わる人間の意識の一つの側面を表しま

す。コーザルオーラ体には、幾つもの転生における善意が集められ、光で描かれた記憶として保存されています。死後は、低次元の三つのオーラ体（肉体、アストラルオーラ体、メンタルオーラ体）は崩壊し、洗練された純粋な性質だけが引き上げられコーザルオーラ体に残ります。コーザルオーラ体が発達し、転生によって明るさを増すと、高次元の三つのオーラ体はコーザルオーラ体を使って低次元の三つのオーラ体をどんどん高い周波数へと導きます。この意味で、コーザルオーラ体は低次元と高次元を繋ぐ架け橋といえます。

コーザル次元 ── 全ての人間が生きる主な七つの次元の四次元目。コーザル次元は肉体より一オクターブ高い周波数帯で、思考と感情が一つになる、純粋な原型の次元を表しています。コーザル次元は統合の領域で、全ての人類の天才的な資質は、宇宙の立体画像的性質が明らかになるこの領域に集まります。コーザル次元は言語の域を超えてはいるものの、そのエネルギーと特徴を周波数として言語を通して理解することができます。64個の遺伝子の鍵そのものは、コーザル次元から伝わる光の伝達場です。また、コーザル次元は人類の進化と、人類を超えた高次元の進化とを繋ぐ架け橋であり、死に関する秘密を握っています。コーザル次元を超えて周波数を上げることは、死を超越することでもあります。

コーパスクリスティ（キリストの聖体） ── コーパスクリスティは、遺伝子の鍵の総合的な教え全体を織りなす旅の一つであり、レインボーオーラ体 ── 全人類の純粋な性質 ── の完全な科学です。コーパスクリスティは64個の遺伝子の鍵の柱となる、光の伝達場、教え、テクニックの統合です。遺伝子の鍵の中の高尚で神秘的な教えを代表するもので、その教えは「七つの封印」「人間の七つの聖なるオーラ体」「九つのイニシエーション」を含みます。コーパスクリスティの教えに深く身を浸すことによって、より高次元の光の周波数を日常生活の中に降ろし、体現できるようになります。これらの教えやテクニックは、遺伝子易経の光の伝達場を、あなたのオーラを構成するオーラ体の一層一層に順番に伝えていきます。

「キリストの聖体」という意味を持つコーパスクリスティは、肉体から順次、人間の内なる多くの次元を浄化し、より高い進化の周波数に対応できるように準備をさせます。

心の闇（心の闇周波数） ── 全人類の苦悩に関係する周波数帯。心の闇周波数帯は、人類の脳の太古の回路から生まれます。そのような回路は、個の生存に基づき、恐れと直に繋がっています。人間の無意識に根差した恐れは、外側の世界との分離感を助長し続けます。外側の世界から自分は分離していると思い込んだ途端、外界からの影響に対してなす術がなく無防備な自分を感じるため、この根深い信念は、「被害者意識」を蔓延させます。低い周波数帯で生きる時、人間は責任転嫁と恥の文化の住人となります。自分の外側にあると思っている力や他人に責任を転嫁し、自らの人生の責任は自分だけにあると思った時、恥を感じます。自分を含めた、この世界の大半の人間が心の闇周波数によってコントロールされていることを理解し始めると、そこから抜け出すことがいかにシンプルであるかに気づきます。人間は、シンプルに自らの態度を変えることによって、心の闇周波数の内に秘められた創造的な力が解放され、人生が高次元の目的に向かうようになります。自らの苦悩自体が、自らの救いの源となります。そこから、自らを被害者に留める内側のパターンや癖から離れる旅が始まり、人間は生まれ持った天才的な資質と、本来の姿である愛の方向へと向かいます。

コスモメトリー ── 創造の土台となる、聖なる幾何学の視覚に基づいた科学。コスモメトリーの基礎を完全に理解することで、メンタルオーラ体（思考）は全ての現象の完璧さに身を委ることができるようになります。コスモメトリーの法則を受け入れることで、アストラルオーラ体（感情）はやがて浄化され、愛すべきものとなります。コスモメトリーの原理を体現するようになると、肉体は宇宙全体の周波数と調和し、光り輝き、くつろいだ状態になります。

コドン ― 三つの塩基の組み合わせから成るDNAの一部分であり、特定のアミノ酸を生成する情報を持ちます。人間のDNAには、合計64個のコドンが存在します。64個の遺伝子の鍵は、共鳴の法則によって、肉体の細胞一つ一つに存在するDNAの64個のコドンとの直接的なコミュニケーションを可能にします。遺伝子の鍵の観照、光の吸収、悟りの体現を通して、64個のコドンにおける周波数を上昇させ、あなたのより崇高な性質の秘密が明かされるでしょう。

コドンリング（魂のグループ） ― 一つあるいはそれ以上のコドンから成る、体内の化学物質のグループのこと。全部で21種類のコドンリングがあり、それぞれは特定のアミノ酸や終止コドンに対応しています。コドンリングは、共通の遺伝情報を持った化学物質のグループで、人類の隅々まで作用し、特定の人々を自然に引き寄せ合い、一対一の関係性や集団を生み出し、最終的に社会全体を形成するものです。コドンリングは、昔から「カルマ」とよばれるものの背後にある、生物学的な仕組みです。それらの互いに連動し合う仕組みは、人類の基盤となる幾何学的な一つの統合場を作り出します。人類のDNAが「大いなる変容」がもたらす高い周波数に対応するために突然変異していく中、21種類のコドンリングは、人類の本来の性質と一体性を肉体レベルで実現するでしょう。

サンスカーラ ― 全先祖から引き継がれた生物発生的記憶。あなたのサンスカーラは、個々の人生に受け継がれた傷であると同時に、傷を癒す機会です。そのような記憶はシンプルに頭脳に記憶されたものではなく、蓄積された運動エネルギーであり、人間の行動パターン、信念、総合的な価値観を生み出します。あなたのサンスカーラは個人的なものではなく、過去生の行いの結果でもありません。サンスカーラは、個々の人生で直面する大いなる試練の具体的なテーマを決めます。それらのパターンが個人によって意識的に作り出されるものではないことや、それらが変容と進化のための最大の機会であることに気づくと、人生の試練をもっと楽に受け止めることができるようになります。ヴィーナスの道は、個々の人生における特定のサンスカーラを知り、変容させるための体系的な手段を与えてくれます。

三位一体 ― この世に具現化された、形あるもの全ての基本性質。境目のない無形の状態から形が現れる時、それは自然に一から三へと変化します。人間の思考と現時点での気づきからは、世界が全て二元的に映ります。現時点では、気づきに制限がかかった状態であるため、万物の創造の中心にある三位一体は、人間の意識にはなかなか上がってきません。三位一体は、無限の反映であり、二元論は有限を反映します。あなたのDNAの周波数が上昇し、高次元の片鱗が見えてくるにつれ、最初に気づくのがこの三位一体の性質です。三位一体は、ホログラム的宇宙の土台として、生命を超越させ、進化させ続けます。物事が一定で固定されているように見える時でも、三位一体によって物事は必ず変化します。三位一体の隠れた本質に思考と心を合わせるようになると、人は宇宙の真理、自ら秩序を維持する完璧さの中でより深くくつろぎ始めます。

シャクティ ― 自然に訪れる恩寵に伴う「聖なる雨」。シャクティは、想像し得る最も洗練された繊細で流動的な周波数の流出です。それは、アトミックオーラ体やブディックオーラ体のような最も高次元にあるオーラ体から、対応する低次元のオーラ体へと移動していきます。奉仕に身を捧げ、人生に身を委ねて生きた時、もしくは、恩寵を受け取る幸運に恵まれた場合、シャクティはオーラ体に注ぎ込まれ、吸収と体現という高次元の状態を経験することができるでしょう。

集中力 ― 光の吸収と悟りの体現という高次元の意識状態へと導く、三つの主な方法のうちの一つ。集中力は、古来より伝わるヨーガの科学に代表される、左道です。集中的な努力と、意志の力を使って一連の変化を起こし、気づきの周波数を段階的に高めていく方法です。

周波数 ― 音、光、更には気づきなどの、放射エネルギーの振動の性質を測る手段。遺伝子易経の総合的教えは、DNAを通り抜ける光の周波数を変化

させることで、進化そのものの力を加速したり減速したりすることができるという前提条件の上に成り立っています。64個の遺伝子の鍵と、その教えに対する観照を深めることによって、DNAの周波数を高め、それによってオーラの周波数に変化をもたらし、宇宙の普遍的領域と調和したより高次元の状態へと入っていくことができます。

周波数帯 ― 遺伝子易経の総合的教えにおいて、人間のオーラの振動レベルは「心の闇」「天の才」「天の光」の三つの周波数帯に分けられています。実際には、そこにはもっと多くの層や周波数領域がありますが、三つの区分けによって遺伝子易経への理解、観照、そして究極的な体現がしやすくなっています。三つの周波数帯は、「意識のスペクトル」―64個の遺伝子の鍵と、その周波数を言語で表記したリスト ― に記されています。

主要ギフト ― 生まれた日時と場所から計算された、人生における相対的な目的に深く関係した四つの一連の遺伝子の鍵。「ライフワーク」「進化」「内なる輝き」「目的」から成る主要ギフトは、受精の際にDNAに刻印された天賦の才の生きた領域を象徴しています。四つの主要ギフトに位置する遺伝子の鍵の心の闇の側面を理解し、受容することによって、それらの高次元の周波数が活性化され、DNAの奥で突然変異が引き起こされます。このプロセスを、「変容の活性化の道」といいます。主要ギフトの高次元の周波数に対して一定の期間観照を続けることで、真の天賦の才が開かれ、人生における完全な変容を目撃することになるでしょう。

進化 ― 形あるもの全てに内在する衝動、高次元の意志のこと。進化のエネルギーは、気づきを持たない物質を含めた全ての物質の周波数を少しずつ上昇させていきます。形あるものは進化し、次第に気づきを帯び始め、やがて分離感を超越して形のない本質へと戻っていきます。進化には多くの領域があり、それら全ては相互に関連し合っていて、人間の進化はその一つに過ぎません。進化は物質に内在し、常に創造主の方へと向かう力を表しています。

創造は、その対となる力で、創造主の本質が物質に降り、そこへ留まる力です。

シントロピー ― 集団的な聡明さが、それ自体を物質レベルで共同統治へと変容させるための普遍原理。シントロピーの法則においては、例えどんなに混沌とした状態であったとしても、宇宙の全てのエネルギーの背後には秩序が存在します。シントロピーの法則の本質は、「与えれば、与えられる」という言葉に集約されています。シントロピー的世界観においては、全てのものはその他全てと複雑に絡み合っており、全てのものはその他全てに対して責任を持ちます。人間社会におけるシントロピーの集団的体現は、利己的な思想の終わりを意味します。全体のために自らを捧げる時、その人間は恩寵の周波数を活性化し、全体と共時していきます。天賦の才が覚醒するに従って、人類は自然現象とシントロピーの法則を映し出した生活形態を採用するようになるでしょう。この法則に基づいた世界は、現代人にとっては全く未知の世界でしょう。その世界では、いつでもどこでも自由エネルギーが利用可能であり、最終的にはお金の必要性がなくなっていくでしょう。お金は、条件つきに与えることを象徴する集団的シンボルです。

創造 ― 人知を超えた神の本質である「恩寵」が、徐々に物質次元に降りて具現化されること。創造は、人間が自発的に進歩し進化しているような印象を与える進化とは正反対の力です。創造の視点から見ると、全ての出来事は高次元のシナリオ通りに展開し、全ての物事の運命は最初から定められているため、そこに個の自由意志は存在しません。進化が人間に、より高次元のものに対する志を抱かせる一方、創造は既に人間の内に存在し、発見されるのを待っている高次元のひらめきを呼び覚まします。

体現 ― 集中力、瞑想、観照のプロセスによって、自然に到達することのできる至高の状態。光の吸収の状態(第四と第五のイニシエーション)に到達した後に、やがて大きな量子的跳躍によって完全なる体現(第六のイニシエーション)に至ります。体現は、

多くの教えが悟りと呼ぶ出来事に関係しています。そこでは、高次元の三つのオーラ体が、夫々に対応する低次元の三つの次元に具現化されます。体現のプロセスは、あなたが人間の肉体に生まれてきた瞬間から始まり、あなたの進化の軌道に沿って進みます。あなたが進化すればするほど、更に体現が進んでいきます。

太陽神経叢 ── 横隔膜下から会陰を含む身体の部位。レインボーオーラ体の科学であるコーパスクリスティを理解するにおいて、太陽神経叢は高次元のキリスト意識を生み出す錬金術の実験室です。全人類の間で、現在この部位に大きな変容が起きており、やがてそこから新しい種類の人間「ホモ・サンクタス」が、世界に生み出されるでしょう。人類の個人レベル、人種レベル、集合体レベルの記憶（サンスカーラ）は、太陽神経叢の複雑な神経節を通して変化しています。人類の太陽神経叢における突然変異は、人間の生理学を劇的に変えるでしょう。そして、やがて人類は、自らの肉体に高次元周波数のエネルギーを引き寄せ、消化できるような手段を進化させるでしょう。これにより、将来人間はより繊細な栄養素によって生きることができるようになります。未来の人類は、おそらく今よりも密度の低い食物を食べているでしょう。肉を食べなくなり、最終的に植物類も食べなくなるでしょう。人類の食生活が変わるにつれ、太陽神経叢はより高次元の気づきに対応した新たな機能を進化させます。いつか人類が経験する森羅万象との一体性は、太陽神経叢を通して訪れるでしょう。

対（つい）── 立体画像的に結びついた、二つの対照的な遺伝子の鍵。お互いの逆を忠実に映し出す鏡。遺伝子基盤の中には、32組の対が存在します。パートナー同士の間に、生体自己制御の循環を作り出し、全ての周波数レベルで夫々の遺伝子の鍵のテーマを強化します。対同士は、心の闇周波数において、肉体的、感情的、思考的なパターンをお互いに強化し、関係をより複雑化させます。これらのパターンに気づき、それらを変容させると、天の才周波数における創造的エネルギーの流れが幾つも解放さ

れ、お互いに良い影響を与え強化し合いながら進化の周波数を引き上げ続けます。天の光の周波数に到達すると、対同士はもはや対立しなくなり、双方の間にある差を打ち消すほどの調和を生み出す純粋な意識となります。

DNA ── デオキシリボ核酸。人間の意識をプログラムする多面的なソフトウェア。DNAは、肉体の全ての細胞の中にある超敏感物質です。DNAは、その時点における人間の態度によって（内分泌系を通して）その人間の肉体、感情、思考における現実を作り出します。DNAを通り抜けるエネルギーの周波数を上げることによって、人間の内に秘められた高次元のプログラミング機能が明らかになります。これらの高次元の機能は、人間の生まれながらの天賦の才の自然な表現を生み出します。最も洗練された周波数に達すると、DNAがあるホルモンを合成し、肉体レベルの気づきが実際にDNAそのものを超越することを可能にし、究極的な内なる神性の体現へと導きます。

天の才（天の才周波数） ── 人間の天賦の才と、ハートを開くことに関係した周波数帯。あなたの気づきの探求が十分に心の闇周波数に入り込んでいくと、DNAに秘められたエネルギーの扉が開かれます。このエネルギーは、光として肉体、アストラルオーラ体（感情オーラ体）、メンタルオーラ体（思考オーラ体）から解き放たれます。肉体レベルでは、これによって体内の化学作用に変化が起き、生命力が増すでしょう。感情レベルでは、高揚感や喜びを味わうようになり、より楽天的になるでしょう。思考レベルでは、洞察と想像力が生まれてくるでしょう。天の才周波数は、自己の高い周波数の性質（天の光）が明らかになるにつれて、少しずつ啓示が降りてくるプロセスです。天の才周波数帯にも、多様な状態と段階があります。それは進化と創造が一つに交わる量子場を表しています。天の才周波数の顕著な特徴の一つとして、考え、感情、発する言葉、行動、つまり自らのカルマの責任を全て負う能力を挙げることができます。人間は、この周波数レベルでは、外界のいかなる出来事の被害者にもなりません。

天の光（天の光周波数） ― 完全なる体現と、霊的な覚醒に関係した周波数帯。天の光の領域で真理に覚醒した瞬間、周波数や段階という概念そのものは逆説的に消滅します。本書では天の光と翻訳した「シディ/Siddhi」という言葉は、サンスクリット語で「神からの贈り物」を意味します。天の光は、特に集合体レベルにおいて心の闇の痕跡が跡形なく光に変換された時に初めて訪れます。光の吸収の段階に入ると、この錬金術的変容は加速し始め、最終的に全てが静寂に帰り、第六のイニシエーションを通って体現の段階に入っていきます。天の光の数は64個あり、夫々が異なる「聖なる覚醒」の表現を表します。どの天の光においても覚醒することに変わりはありませんが、夫々異なった表現を持ち、矛盾するように見えることもあります。「遺伝子易経の総合的教え」における天の光を、他の特定の霊的な教えの解釈と混同するべきではありません。64個の天の光は覚醒への障壁ではなく、覚醒の成就であり、表現そのものです。

天賦の才 ― 全ての人間が生まれながら持つ聡明さ。純粋な天賦の才は（頭でっかちな秀才とは対照的に）、無条件の愛に根差した、自発的で学ぶことを必要としない、創造性豊かな個性です。天賦の才とは、生命力が無理強いさせられることなく、拡大できる時に起こる自然な現れです。天賦の才は、その人間が天の才周波数帯にあることの証で、自分を許すことによってハートを開くことが進み、存在全体に漲る創造的エネルギーの爆発が起こります。DNAの周波数が高くなればなるほど、その天賦の才を世界のために奉仕したいという衝動がより強くなります。天賦の才に目覚めた人間がより多く集結すれば、現在とは全く違う世界になるでしょう。

統合 ― 集団的知性が、立体画像的現実を理解するための普遍原理。人類が、周りの世界を完全な相互関係にあるフラクタルパターンとして理解できるようになると、人類はそのパターンを目撃する目となり、「統合の時代」へと入っていきます。統合の意味を理解するには、まずDNAに秘められた天賦の才の扉を開く必要があります。天賦の才が現れることは、一つの特定の訓練を超えて物事を見ることです。天賦の才の段階になると、全てのパターンと訓練における相互関係を見いだし、それらを直接理解することができます。人類はより共同統治として動き始め、統合の真実が外側に現れ始めます。

突然変異 ― 宇宙においてあらゆるレベルで、あらゆる直線的な順序立った物事の連続性を中断する予測不可能な事象。遺伝学において突然変異は、細胞の複製の際に起こる「ミス」です。突然変異は多様性の母で、進化の衝動の枝葉を無限に広げ、今までになかった新しいプロセスを生み出します。人間の日常においても、突然変異は常に起こっています。それは、人生において完成したパターンやリズムが崩れる時に必ず起きます。突然変異への恐怖によって、心の闇周波数に油を注がれます。突然変異の過渡期には、自分と人生に対して強い不安を感じることでしょう。恐れからこれらの感情に対して抑圧的、又は反発的に反応すれば、突然変異にもれなくついてくる幸運のプロセスを阻害することになります。人生において自然な突然変異のプロセスに身を委ねることができるようになると、内に秘められた力強く創造的な才能が開き、真の運命の共時性と合致しながら生きることができるようになります。

七つの封印 ― 七つの封印は、創造の高次元のエネルギーの流れと恩寵が、徐々に人類の間に浸透していくにつれて、人類が覚醒していく特定のパターンを説明するものです。ヨハネの黙示録に寓話として表されているように、七つの封印の解除は、全ての人間のDNAに組み込まれた連続的で既に定められた覚醒の暗号として理解することができます。七つの封印の神秘が一つずつ紐解かれる度に、全人類の個人レベル、集合レベルの傷が癒されていきます。七つの封印の教えは、「恩寵」の天の光を持つ22番の遺伝子の鍵の光の伝達場に含まれています。ヴィーナスの道の教えは、個々の苦悩のパターンとその精密な科学を伝えています。これらの心の闇により深く気づくようになると、七つの封印の働きが自らの覚醒に影響していることに気づくようになるでしょう。更に深いレベルに達すると、人類の間に少

しずつ七つの封印が目覚め始めていることにも気づくでしょう。そのような洞察によって、慈悲と平和が内側から溢れんばかりに湧き上がるでしょう。

パールの道 ── 黄金の光の旅を形成する、最後の三番目の道。パールの道は、人間の思考レベルの気づきがより高次元の領域で機能する扉を開くための、重要な遺伝子の鍵の道です。パールの道は、その人間の生まれた時の火星、木星と太陽の位置によって決まり、遺伝子の鍵を使った内省的な旅であり、その目的は人間の思考を宇宙に対する超越的な視点へと開くことです。そのような視点を持つと、生命の本来のシンプルさを見ることができ、生命と合致してエネルギーやものを動かすことができます。一人一人のパールの道は、四つの特定の遺伝子の鍵から成り、夫々の人間が人生において効率的になり、繁栄する能力に直接関わっています。これらの四つの遺伝子の鍵は、成功と自由を謳歌する人生から私たちを遠ざける心の闇パターンを表しています。これらの心の闇パターンに気づき、秘められた天の才の扉を開くと、まだ使われていない天賦の才と創造力の元を発見するでしょう。パールの道のもう一つの大いなる秘密は、フィランソロピー（慈善活動）の力を世界観として掲げていることです。パールの道は、人間が親しい仲間を見つけ、共に社会と高次元の目的に向って貢献できるよう導いてくれます。

バクティ ── 人間のハートが最高善へと捧げられた時に、ハートから放たれる微細な流動的な光のこと。人間の内なる光が成長を続けていくと、オーラからバクティが放たれるようになります。バクティは、低次元の三つのオーラ体（肉体・アストラルオーラ体・メンタルオーラ体）の本質が洗練されたものです。献身と奉仕の道を生きることによって、その人間は自身のオーラと世界をバクティで満たします。バクティが常に内から湧き出てくる一方、バクティの対のシャクティは、常に天から降り注ぎます。バクティは進化し続ける全ての人類の善の神髄であり、シャクティは神性が物質へと降りてくる創造の神髄です。よりハートを開き、人生においてバクティが語り、生きるようになれば、その人間は更なるバクティを生み出し、

シャクティ（聖なる恩寵）も又、より多く降り注ぐようになるでしょう。

バルドー（中間生） ── 輪廻転生の中間に存在する段階。肉体が死を迎える前に、人間はバルドーの道に入り、オーラの微細な層が低次元の三つのオーラ体（肉体、アストラルオーラ体、メンタルオーラ体）から分離のプロセスを始めます。この道は肉体の死に繋がるものの、死んだ後も続いていきます。この死後のバルドー段階では、人間のオーラ体は一連の錬金術的な蒸留を通じ、生前に収集した低い周波数のものが、高い周波数の本質から切り離されます。このバルドー周期と、これら一連の段階的な出来事は、人間の多くの転生を繋ぐもので、第六のイニシエーションで人類が人間としての進化を超越するまで続きます。

光の吸収 ── 人間のオーラが自らの光を糧として、その人の存在自体がとても安定した高い周波数を恒久的に保つようになること。光の吸収が起こると、DNAは人間の内分泌系を刺激し、希少なある特定のホルモンを継続して分泌し続けるようになります。これらのホルモンは高次元の脳の機能と関係し、光明の状態や、超越状態へと導きます。この段階に来ると、低い周波数に長く引き戻されることはありません。「光の吸収」は、人間が四番目のイニシエーションの後に、ブディックオーラ体を通して生き始めた時に起こり、「観照」から自然に生まれ、「悟りの体現」へ導きます。

光の伝達場 ── まだ大いなる現実に気づいていない自らの側面に光を当て、目覚めさせることを唯一の目的とする高次元の意識領域。ほとんどの光の伝達場は、世界がその光の伝達場に対して準備ができた時、何らかの教えという形で現れます。全ての光の伝達場は、自然なフラクタルラインを通って人類に伝わり、高次元の意識の秩序をもたらしていきます。光の伝達場が言葉や実践の形を取ることはあっても、それらの真性は神秘に包まれています。「遺伝子易経の光の伝達場」は、人類が「大いなる変容」を感じるにつれ、押し寄せる覚醒の波の一つです。

ブディックオーラ体（超感情オーラ体） — 人間の主なオーラの五つ目。ブディック次元と対応する。ブディックオーラ体と繋がるには、ハートが完全に開いている必要があります。高次元の神秘体験や啓示全ては、ハートから発生するものであるため、それらはブディックオーラ体に根差しています。人間の意識が、完全にブディックオーラ体と繋がると、コーザルオーラ体は消滅し、一般的にいわれる輪廻転生はもはや起こらなくなります。ブディックオーラ体は又、光の吸収（第四、第五のイニシエーション）という神秘体験と対応し、それは人間の気づきが高次元の周波数に安定するようになると起こります。それは、聖なる三位一体の三番目の側面である、女性的な神の行動、又は慈悲深い行動を表します。

ブディック次元（超感情次元） — 全ての人間が生きる七つの主な次元のうちの五次元目。ブディック次元はアストラル次元よりも一オクターブ高い周波数帯で、献身と恍惚の次元です。多くの太古の教えにおいて、この次元は神と女神たちの世界として知られています。神性な存在と自らを同化させる時、人間はこのブディック次元と直に繋がります。ここでは、人間の個々の独自性が人類の集合意識に溶け込み、全ての低次元領域における苦痛や苦悶が、全てを包み込む愛に変化します。人間のDNA内から先祖の記憶と心の闇のパターンが浄化されると、ブディック次元における新しい人生の在り方を理解するようになります。

フラクタル — 光が物質次元に降り、物質の真性を明るく照らす時に起こる、光の立体画像的な具象。フラクタルは自然の模様が終わることなく繰り返され、大小様々な大きさで宇宙のあらゆる場所に存在します。例えば、人間の体の細胞膜に見られるミクロレベルの模様は、宇宙から地球を見た時の地表の模様によく似ています。同様に、銀河の星雲を司る幾何学的法則を視覚的に表すと、果物を半分に切った形そのものになります。現実におけるフラクタル的側面への気づきが深まるにつれ、より統合され、愛に溢れた人間になっていきます。人生における人間の行い全ては、フラクタル的な模様の波紋として広がり、森羅万象に影響を与えます。休むことなく続く進化の生体自己制御のプロセスを通して、人生を洗練していくことで、宇宙のフラクタル的側面全てと完全に共鳴できるようになります。

フラクタルライン — ビッグバンによって現在の宇宙が誕生した時、人類の進化の結晶の種が、無数のフラクタル的な破片となって宇宙に散りました。宇宙全体の写し鏡であるこれらのフラクタル的側面は、フラクタルラインという正確な幾何学模様として中心から放射されました。全てのフラクタルラインを辿っていくと、三つの主要なフラクタルラインの中の一つに行き着きます。立体画像的な宇宙の全ての側面に、三位一体の種が植えつけられているのはこのためです。自らの真性とより深く調和するようになると、自らに植えつけられたフラクタルライン上に存在する全ての存在と調和するようになり、人生に素晴らしい共時性と恩寵をもたらします。

変異 — 突然変異に降伏し、受容する時に起こる、躍動的かつ恒久的な変化のプロセス。突然変異は、心の闇周波数においては、既存の確立されたパターンやリズム、習慣などを崩すものとして人々を震撼させます。しかし突然変異（自然に起こる激変の時期）を完全に受け入れることなくして、変異はありません。変異は、状態や次元が完全に変化することをいいます。変異後は、全てが様変わりします。変異は、被害者意識が気づきを通して細胞レベルで一掃される天の才周波数になって初めて起きます。人生における激しい突然変異の時期は、必ず変異への好機となります。変異は、ハートを開き、全てを受け入れ、自らの置かれた状態に対してまるごと責任を取る者にすべからく起こります。変異には、大いなる明晰さ、自由、創造性が伴います。それは、人間の天賦の才がこの世界に具現化する過程なのです。

変容の活性化の道 — 変容の活性化の道は、遺伝子の鍵チャートの中でも主要な遺伝子の配列です。変容の活性化の道は、夫々の人生において展開する連続した三つの気づきの跳躍で、DNAの中に秘められた高尚な目的を活性化させます。これら

の内なる気づきは、それぞれ「試練」「現状打破の突破口」「コアの安定」と呼ばれます。変容の活性化の道は、あなたの出生時の太陽の位置から導き出されたもので、特定の四つの遺伝子の鍵（四つの主要ギフト）を指し、あなたの天才的な資質の周波数領域を形成します。変容の活性化の道はその名前から連想されるように、人生の激しい変容の流れを活性化する引き金となります。

ホモ・サンクタス ── ホモ・サンクタス（*Homo Sanctus*）を直訳すると、「神の祝福を受けた人間」で、世界に現れ始めた新しい人類のことです。「大いなる変容」によって誕生するホモ・サンクタスは、新しい遺伝子構造を持った人間たちです。この新しい人間たちのゲノムは、現在の人間と同じかもしれませんが、彼らは現在進行している太陽神経叢における、数々の精妙な突然変異のお陰で、生まれつき高次元の周波数と共鳴するようになっています。これらの突然変異は、DNAのより高次の遺伝子暗号の道を活性化させ、心の闇周波数に対して免疫を持ちます。ホモ・サンクタスは、多くの神秘家たちによって「六番目の人種の出現」と名づけられました。彼らは、太陽神経叢とハートを通して、森羅万象との立体画像的な一体性を直に経験します。ホモ・サンクタスは、地球規模の遺伝子の突然変異が、幾世代にも渡って徐々に起こっていくことによって世界に現れてきます。この新しい人類の登場は、宇宙の真性を忘却した現代に終止符を打ちます。

マーヤ ── 人間の思考によって作り出された幻想のベールで、意識が永久に変わらないという性質へ目覚めるのを阻害するもの。万物は、何層ものベールの下に存在しています。人間の知覚も、人間の周波数帯によって制限されています。気づきをより高次元の周波数に合わせることによって、何層にもなったマーヤのベールの先を見ることができるようになります。

6つのライン ── 6つのラインは、易経の卦の構造に関係し、64個の遺伝子の鍵夫々の更なるニュアンスをより深く説明します。遺伝子の鍵が、事前に描か

れた原型的な絵だとすれば、ラインはそれらの色合いです。色合いが分かった時、その絵の全容が浮き上がります。6つのラインとそれぞれの要点を理解することはマスターすべき重要な側面です。なぜなら多くの遺伝子の鍵チャートの側面をシンプルに容易に理解することができるようになるからです。それぞれのラインの要点には多数の層が存在し、それらを学ぶことは楽しい作業でもあり、応用することで大きな気づきを与えてくれます。内側で6つのラインとより深く共鳴できるようになればなるほど、あなた自身の道が容易に理解できるようになり、その共鳴を他人と共有できるようになります。

瞑想 ── 吸収と体現という高次元の状態へと導く、三つの主な方法のうちの一つ。瞑想は、タントラという古代科学に代表される、右道です。瞑想的な道の本質は、物事をただ見て、目撃し、起こるがままにすることにあります。瞑想を通じて、徐々に個々の人間の気づきには選択肢がないという真実を理解していきます。この偉大なる目覚めは、あなたの聖なる自己を永遠に体験することを可能にし、あなたの気づきの周波数を上げる穏やかな展開として、あるいは突然の爆発としてやってくるでしょう。その両方の形でやってくる場合もあります。

メンタルオーラ体（思考オーラ体） ── メンタルオーラ体は感情よりも高い周波数帯に存在し、思考活動によって形成されています。メンタルオーラ体は、人類の集合的なメンタルオーラ体から強い影響を受けており、しばしば人間の思考をアストラルオーラ体の満たされない欲望へと陥れます。高尚な動機を元に機能するようになると、メンタルオーラ体は次第にアストラルオーラ体から切り離され、より大きな力を持つようになります。メンタルオーラ体はまた、アストラルオーラ体の自然な衝動を抑圧するために低次元の意識によって利用される場合があり、これはあらゆる健康上の問題へと繋がります。低い周波数とメンタルオーラ体における限定的な思考の枠組みは、アストラルオーラ体において低次元の感情パターンを生み出し、高い周波数の思考の枠組みは、感情的な明晰さと自由を生み出します。

メンタル次元（思考次元） ― 全ての人間が生きる主な七つの次元の三次元目。メンタル次元は思考のエネルギーによって創造され、支配されている次元です。メンタル次元では、全ての思考と考えは独立した生命を持ち、人間はそれを引き寄せたり、撥ね退けたりします。メンタル次元自体は、異なった思考エネルギーの層から成り、それぞれの層は異なった周波数と共鳴しています。例えば低い周波数の思考の枠組みでは、自らに制限を課すような思考パターンから作られ、分断や分離を生み出します。そのような枠組みは、恐れと生存競争に基づいた神経回路を活性化させます。高い周波数の思考の枠組みは、より高次元にあるコーザル次元からの洞察と現状打破の突破口を促す、開かれた思考によって特徴づけられています。このような思考は物事を統合し、ポジティブに捉え、物事が脅かされている部分ではなく、相互に関係し合っている部分へと目を向けます。他人と全体にとってより貢献するための方法に基づいた、高次元の思考へと入っていくに従って、あらゆる洞察、知恵が思い浮かぶようになります。最終的に、人間の気づきは思考の周波数領域を全て超越し、メンタル次元を超えて上昇し真の明晰さを体験します。

モナディックオーラ体 ― 人間の主なオーラの七つ目。モナディック次元と対応する。モナディックオーラ体はオーラ体というより、むしろ「創造」、又は「神意」の流れの源泉を表します。六番目のアトミックオーラ体において人間の意識が、最大の可能性を開花させると、レインボーオーラ体が現れるといわれています。これはモナディックオーラ体のことを指しており、一体生と完結を表すことから、しばしば花の開花や虹に象徴されます。モナディックオーラ体が人間の気づきによって現れるには、三つの低次元の肉体、アストラルオーラ体、メンタルオーラ体が、夫々の高次元の対であるコーザルオーラ体、ブディックオーラ体、アトミックオーラ体へ吸収される必要があります。これが起こる時、全ての層や段階は消え去り、人間は全ての力と天の光を超越し手放して、再び普通の人間に戻ります。

モナディック次元 ―「聖なる三位一体」の一つ目の側面 ―「神の意志」の次元。モナディック次元は進化と創造の対になる二つの流れが自然に出会う地平線です。法輪の中核として象徴されるように、モナディック次元は全ての生命の成り立ちに関わる摂理です。モナディック次元は、無限小の性質を持ち、想像しうる最小の粒子にも意識を植えつけます。コーパスクリスティの神秘的なメタファーにおいて、モナディック次元は低次元の三位一体と高次元の三位一体が交わる交差点であり、本来次元と呼べるものではありません。それは分離の全ての段階を超越することであり、人間の進化の極みです。

立体画像的 ― 宇宙の基礎的な性質。立体画像的な視点の土台にあるのは、万物がその他全ての映し鏡であり、相互に躍動し合い、完璧に連携して時空間を動き回るものであるという気づきです。自らの真性を体現する究極的な経験をすると、その人間は宇宙の立体画像の中心に立ち、体の全ての細胞がこの根本的な立体画像的真実と共鳴し合うようになります。

ロゴイックオーラ体 ― コーパスクリスティ（キリストの聖体）の神秘的な八つ目のオーラ体。ロゴイックオーラ体は、常にあらゆる概念を超えたオーラ体を表しています。コーパスクリスティの神秘的な教えにおいて、究極的な意識状態は、モナディック次元として知られる七番目のオーラ体です。八番目のロゴイックオーラ体は、空そのものの逆説的な表現です。全ての進化と創造の力が、壮大な宇宙ドラマを繰り広げた後には、人間が知る宇宙は再び存在しなくなります。ロゴイックオーラ体は、古代ベーダの賢人の間で「ブラフマの夜」として知られていた、宇宙の永遠の休止を表します。

参考文献

序章

p.xxvii:

　"初心者には無限の可能性があり、エキスパートには可能性がほとんどない。"

鈴木俊隆 2006年(*Zen Mind, Begginer's Mind* 禅の思考、初心者の思考)より

遺伝子の鍵1番

p.2:

　"ある閉じられたシステムの中で、エネルギーの秩序がなく役に立たない度合いのこと。

　エントロピーが増えると、何かに使うことのできるエネルギーが減少することを意味する。"

www.pbs.org/faithandreason/physgloss/entropy-body.html

遺伝子の鍵16番

p.111:

USニュース・アンド・ワールドレポート誌1986年10月27日の記事

Elie Wiesel(ホロコーストの生き残りの作家)からの引用

遺伝子の鍵34番

p.273:

　"世の中で最も柔らかいものだけが

　　奔馬のようにひた走り

　　世の中で最も堅いものを突き抜けることができる

　　それはまるで、水が岩の隙間に染み入るように

　　そこには人智を超えた目に見えない何かが介入する

　　だから、私は何もしないという行動が

　　賢いことだと知っている

　　このことを知る者がどんなに少ないことか!"

図解道徳経

(Kwok, Man-Ho; Palmer, Martin;Ramasay, Jay2003年版)

遺伝子の鍵36番

p.290:

　"八福の教え"

マタイによる福音書 第5章新国際訳聖書

遺伝子の鍵40番

p.319:

“独りあることを感じる者、その人のみが、深遠な法則、宇宙の法則に従っている。夜明けに出かけたり、出来事に満ちた夜に耳を澄ませる時、その場で何が起こっているのか感じることができたら、まるで死ぬときのように全ての状況が崩れ去る中でも、その人は生命の中心に立っている。”

ライナー・マリア・リルケ著

翻訳　Burnham, Joan M.,

「若き詩人への手紙」（New World Library 誌 2000年版）

遺伝子の鍵53番

p.416:

“仏陀”

「仏陀の福音」Paul Carus による古代のからの編纂1894年版

Mauntain Man Graphics 社　ウェブ出版

遺伝子の鍵56番

p.460:

“将来

「聖なる者」が公正な人々の為にごちそうを作るでしょう

それはレビヤタン（巨大な海獣）の肉を使い

その皮は晩餐会が開かれるテントの

覆いとして使われるでしょう。”

タルムード Baba Bathra, 74b

p.460:

“自らの苦しみに近づく時

それはなんたる喜びであろう！

その炎は水のようだ

顔を強張らせてはいけない。

その役目は魂の内に存在することと

人間の誓いを破ることだ。

その複雑な芸術によって

これらの原子はそのハート内で震えている。”

ジャラール・ウッディーン・ルーミー

Shambhala 社刊 2005年版 *The Rumi Collection*

翻訳 Helminski, Kabir Edmund より

遺伝子易経意識のスペクトル

	天の光	天の才	心の闇
1	輝き	鮮烈	エントロピー
2	一体性	方向性	漂流
3	無垢	革新	混沌
4	許し	理解	偏狭
5	時の超越	忍耐	焦り
6	平和	交渉術	争い
7	徳	導き	分断
8	光輝	独創的スタイル	凡庸
9	無敵	決意	無気力
10	ただ在ること	自然体	我執
11	光	理想主義	曖昧
12	純粋	区別	自惚れ
13	共感	識別	不協和音
14	絶倫	才気	妥協
15	開花	磁力	単調
16	達人	万能	無関心
17	全知	先見性	意見
18	完璧	高潔	ジャッジ
19	犠牲	感受性	共依存
20	存在	自己確信	浅はか
21	勇敢	権威	コントロール
22	恩寵	人間の愛	蔑ろ
23	神髄	シンプル	複雑
24	静寂	発明	中毒
25	普遍的な愛	受容	束縛
26	不可視	巧妙	プライド
27	無私	利他主義	利己主義
28	不滅	全体性	無目的
29	献身	深い関与	中途半端
30	狂喜	軽やか	欲望
31	謙虚	統率力	傲慢

	天の光	天の才	心の闇
32	畏敬の念	保全	失敗
33	天啓	正念	忘却
34	荘厳	強さ	強引
35	無限	冒険	渇望
36	慈悲	人間性	感情の乱気流
37	優しさ	平等	弱さ
38	名誉	粘り強さ	苦闘
39	解放	躍動感	挑発
40	神の意志	決断	消耗
41	流出	予想	空想
42	お祝い	無執着	期待
43	神性の顕現	洞察	聞く耳を持たない
44	共同統治	チームワーク	妨害
45	霊的交わり	シナジー（相乗効果）	優位
46	恍惚	歓喜	深刻
47	変貌	変異	困難
48	知恵	機知	無能
49	再誕	革命	反発心
50	調和	均衡	腐敗
51	覚醒	自発性	動揺
52	不動	自制心	ストレス
53	あり余る豊かさ	拡大	未熟
54	昇天	志	貪欲
55	自由	自由	被害者意識
56	陶酔	充実	注意散漫
57	明晰さ	直感	不安
58	至福	生命力	不満
59	透明性	親密さ	不誠実さ
60	正義	現実主義	制約
61	聖域	ひらめき	精神異常
62	完全無欠	明確	知性
63	真理	探究	疑い
64	光明	想像力	混乱

闇を受け入れ、才を解放して、光を体現してください！

遺伝子易経
あなたのDNAに秘められた天の使命を開花する

発行日：2019年5月1日
初版第1刷発行

著者：リチャード・ラッド
翻訳監修：石丸　賢一
翻訳：安田　幸江
　　　澤村　佳代子
照校：沖村　恭子
デザイン：石丸　けい

発行：日本キネシオロジー総合学院
〒180-0001
東京都武蔵野市吉祥寺北町2-1-16-301
TEL/0422(27)6579
www.kinesiology.jp

発売元：㈱市民出版社
〒168-0071
東京都杉並区高井戸西2-12-20
TEL/03(3333)9384
www.shimin.com

印刷：水九印刷株式会社
〒510-0071
三重県四日市市富士町1-147
TEL/059(332)6600

©2019　石丸賢一
乱丁、落丁はお取り替え致します。
無断複写、転記を禁じます。